1 MONTH OF
FREE
READING

at

www.ForgottenBooks.com

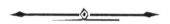

By purchasing this book you are eligible for one month membership to ForgottenBooks.com, giving you unlimited access to our entire collection of over 1,000,000 titles via our web site and mobile apps.

To claim your free month visit:

www.forgottenbooks.com/free479390

ISBN 978-0-666-28306-1
PIBN 10479390

ARCHIVES GÉNÉRALES

DE

MÉDECINE

PUBLIÉES PAR MM.

Ch. LASÈGUE

Professeur de clinique médicale à la Faculté de Médecine,
Médecin de l'hôpital de la Pitié,

ET

Simon DUPLAY

Professeur de pathologie externe à la Faculté de Médecine,
Chirurgien de l'hôpital Lariboisière.

———

1881. — VOLUME II.

———

(VIIe SÉRIE tome X.)

148e VOLUME DE LA COLLECTION.

———

PARIS

ASSELIN ET Cie, LIBRAIRES DE LA FACULTÉ DE MÉDECINE
Place de l'École-de-Médecine.

—

1881

ARCHIVES GÉNÉRALES

DE MÉDECINE

JUILLET 1881.

MÉMOIRES ORIGINAUX

DE LA PNEUMONIE FRANCHE AIGUE, DE SON ÉVOLUTION ET DE SA CRISE.

Par le Dr Ch. FERNET,
Agrégé de la Faculté de médecine,
Médecin de l'hôpital Lariboisière.

La pneumonie franche aiguë, encore appelée pneumonie fibrineuse, est une maladie à évolution fixe et déterminée, une maladie cyclique comme on dit aujourd'hui; c'est-à-dire que son début, sa marche et sa terminaison suivent un cours régulier, qu'à partir du moment où apparaissent les premiers symptômes, on peut prévoir le développement successif des différents phénomènes qui vont survenir et fixer à peu près la durée de la maladie. Il existe en un mot, au point de vue de l'évolution, un type dont les cas particuliers s'écartent peu et dont ils ne s'écartent que dans certaines conditions dont il est ordinairement possible de déterminer l'influence.

On a pris souvent la pneumonie et on la prend encore quelquefois comme type des phlegmasies aiguës : il me semble qu'elle en diffère par des caractères fondamentaux. L'évolution des phlegmasies aiguës est très variable, soumise à des rémissions et à des exacerbations qui en modifient singulièrement le cours et la durée; il est quelquefois possible, par un traitement approprié, d'en enrayer la marche et d'en obtenir la résolution dès les premières phases de la maladie. Pour la pneumonie, au contraire, la marche est habituellement régulière du

commencement à la fin, les différentes périodes de début,
d'état, de terminaison se déroulent sans qu'il soit possible
d'arrêter la maladie, d'empêcher qu'elle parcoure toutes ses
phases èt de faire autre chose qu'atténuer les symptômes
fâcheux et écarter les complications.

Si la pneumonie n'est pas une phlegmasie simple, elle se
rapproche, au contraire, des fièvres et elle ressemble par sa
marche aux fièvres éruptives. Elle s'en éloigne assurément au
point de vue étiologique : en effet, tandis que les fièvres éruptives reconnaissent pour cause l'introduction dans l'organisme
d'un principe infectieux spécial et qu'elles sont avant tout contagieuses, la pneumonie n'a pas cette spécialité d'origine; je
n'entends parler ici que de la pneumonie franche aiguë : or,
celle-ci paraît être une maladie essentiellement accidentelle, et
le refroidissement en est de beaucoup la cause la plus ordinaire. Sauf cette différence (considérable, il est vrai) relative à
l'origine, à la cause de la maladie, la pneumonie se rapproche
des fièvres éruptives sous le rapport de son évolution ; j'ajoute
qu'elle me paraît s'en rapprocher aussi sous le rapport de la
lésion locale.

Je crois, pour ma part, et dans un autre travail (1) j'ai cherché à établir, après M. le professeur Parrot (2) et M. Lagout (3),
que la pneumonie franche aiguë est une maladie éruptive, un
herpès du poumon; j'ai en outre voulu poursuivre la pathogénie de cet herpès que je considère comme un trouble trophique placé sous la dépendance d'une lésion irritative du
pneumogastrique. Les faits que j'ai publiés alors et plusieurs
autres que j'ai observés depuis me paraissent appuyer cette
manière de voir (4). Mais ce n'est pas ce côté de la question que

(1) De la pneumonie aiguë et de la névrite du pneumogastrique. (France
médicale, nos 23 et 24 1878, analysé dans les Archives gén. de médecine,
juillet 1878, p. 90.)

(2) Parrot. De la fièvre herpétique. (Gazette hebdomadaire, 1871.)

(3) Lagout. Observ. et considér. relatives à l'herpès labialis. (Mémoires de
la Soc. méd. des hôpitaux, 1873.)

(4) Je tiens à bien spécifier que, dans ce mémoire comme dans celui que je
viens de citer, il s'agit exclusivement de la pneumonie franche aiguë. dite
fibrineuse, qui me paraît constituer une espèce tout à fait à part dans le

je veux étudier aujourd'hui ; mon objet, beaucoup plus restreint, est d'appeler encore une fois l'attention sur l'évolution de la pneumonie franche, d'établir que plusieurs des phénomènes importants de la maladie apparaissent dans un ordre constant, de déterminer la valeur de ces phénomènes ; enfin de montrer que l'affection fébrile se termine par une crise particulière, dont une sueur abondante est, avec la chute brusque de la température, le caractère fondamental.

La manière d'envisager l'évolution de la pneumonie a complètement changé, surtout depuis l'introduction dans l'observation médicale des recherches thermométriques suivies avec méthode. Jusque-là, sans négliger l'étude des phénomènes généraux et notamment de la fièvre, on appréciait la marche de la maladie presque exclusivement par les lésions pulmonaires et par les signes physiques qui permettent de les reconnaître sur le vivant : ainsi dans les beaux travaux de Laënnec (1), d'Andral (2), de Chomel (3), de Grisolle (4), qui ont servi de modèles jusqu'en ces derniers temps aux descriptions classiques de la pneumonie, les phases de la maladie sont représentées par les périodes d'engouement pulmonaire, d'hépatisation rouge, d'hépatisation grise, la marche appréciée et suivie

---

groupe des pneumonies aiguës. Dans quelques critiques, aussi bienveillantes que courtoises d'ailleurs, qui ont été adressées à mon premier travail (Lépine, Lagout), on a paru penser que je voulais confondre toutes les pneumonies aiguës et que je les considérais toutes comme des herpès du poumon. C'est précisément le contraire que je pense ; je crois qu'il existe plusieurs espèces de pneumonies aiguës et qu'il faut distinguer complètement de la pneumonie franche la pneumonie catarrhale ou broncho-pneumonie, l'érysipèle du poumon et toutes les pneumonies secondaires, sans parler des pneumonies chroniques. Je voudrais contribuer pour ma part à séparer, comme espèce tout à fait distincte de ce groupe, la pneumonie franche aiguë qui diffère à tous les points de vue des autres pneumonies que je viens d'énumérer.

(1) Laënnec. Traité de l'auscultation médiate, édit. de la Faculté de médecine de Paris, 1879, p. 274, 288 et suiv.

(2) Andral. Clinique médicale, 4ᵉ éd., 1840, t. III, p. 507.

(3) Chomel. Dict. en 30 vol., art. Pneumonie, t. XXV, passim.

(4) Grisolle. Traité de la pneumonie et pathologie interne, 7ᵉ éd., Paris, 1857, t. I.

à l'aide des phénomènes d'auscultation et de percussion que ces auteurs ont, avec une merveilleuse précision, rattachés à chaque lésion anatomique. Si cette méthode d'observation a eu de grands avantages et a rendu d'incontestables services au diagnostic, nul doute qu'elle ait eu aussi des inconvénients : outre qu'elle a conduit à confondre en partie plusieurs espèces distinctes de pneumonie aiguë, elle a, même à ne prendre que la pneumonie franche, déterminé sa marche sur des caractères qui sont assez variables ou qui, du moins, n'ont certainement pas la fixité de la fièvre appréciée par le thermomètre. Aussi, dans les travaux que je viens de citer, la durée de chacune des périodes de la pneumonie est-elle considérée comme susceptible de varier dans des limites assez étendues et la durée totale de la maladie est indiquée comme étant en moyenne de sept à vingt jours. Nous verrons que le type de la pneumonie franche est beaucoup plus précis et moins variable que ne l'indiquent les données précédentes.

- Cependant quelques auteurs avaient, sans l'emploi du thermomètre, été frappés de la marche si spéciale de certaines pneumonies et en avaient bien reconnu le type : je citerai notamment M. Marrotte (1) qui en avait fait une espèce particulière qu'il considérait comme un simple épiphénomène de la fièvre synoque, M. Parrot (2) et M. Lagout (3) qui y avaient vu une manifestation locale de la fièvre herpétique. Je n'ai pas à m'arrêter au côté théorique de ces travaux ; je veux seulement faire remarquer que ces auteurs avaient reconnu une évolution particulière à certaines pneumonies, mais je crois qu'ils ont trop limité l'espèce de pneumonie qu'ils avaient en vue et qu'en réalité tous les cas de pneumonie franche aiguë rentrent dans le même groupe.

- Enfin, dans la période moderne, c'est surtout à l'aide du thermomètre que l'on suit l'évolution de la pneumonie. Depuis les recherches si précises de Baerensprung et de Traube, de

(1) Marrotte. De la fièvre synoque péripneumonique. (Archives gén. de médecine, 1855, 2e vol.

(2) Parrot. Loc. cit.

(3) Lagout. Loc. cit.

Wunderlich et de Thomas, l'évolution de la maladie est caractérisée de la façon la plus précise; appuyé sur ces recherches et sur les siennes propres, M. Jaccoud arrive à déclarer que c'est par la fièvre qu'est appréciée la marche de la pneumonie et il en trace avec exactitude les particularités (1).

En m'aidant de ces travaux et de mes observations personnelles, je voudrais, dans ce mémoire, suivre l'évolution naturelle de la pneumonie franche aiguë, en fixer aussi exactement que possible le type et montrer comment ce type est modifié par certaines influences.

Quant à la crise de la pneumonie, depuis longtemps on en considère l'existence comme fréquente, et tous les auteurs sont d'accord pour la considérer comme marquée habituellement par des évacuations critiques; parmi celles-ci on range des sueurs abondantes, des sédiments urinaires, des épistaxis, des éruptions d'herpès autour des narines et des lèvres, des flux diarrhéiques. A ces caractères, les modernes ont joint la chute brusque de la fievre marquée par un abaissement rapide de la température qui constitue la défervescence. Relativement à la cessation brusque de la fièvre, je suis d'accord avec tous les auteurs modernes : comme eux, j'ai constaté cette défervescence rapide qui est un des phénomènes les plus curieux de la pneumonie, un de ceux aussi qui présentent le plus d'intérêt pratique; mais à côté de la défervescence se place un second phénomène, la sueur profuse, dont l'importance me paraît avoir été amoindrie de deux façons, d'abord parce qu'on en a méconnu la fréquence, en second lieu parce qu'on a mis sur le même rang divers phénomènes dont la valeur et la signification sont toutes différentes. Je m'appliquerai, en effet, à démontrer que ni les modifications de l'urine, ni les épistaxis, ni la diarrhée, ni l'éruption d'herpès naso-labial ne sont des phénomènes critiques et je chercherai à mettre ces symptômes à leur véritable place.

L'évolution typique de la pneumonie franche aiguë se mon-

(1) Jaccoud. Leçons de clin. méd. faites à l'hôpital de la Charité. Paris, 1867, p. 23 et suiv.; et Traité de pathol. int. Paris, 1871, t. II, p. 59 et 60.

tre chez les individus dont la santé antérieure est bonne et exempte de toute tare : elle est ordinaire chez les jeunes sujets et chez les adultes qui mènent une vie régulière et ne sont entachés d'aucune maladie constitutionnelle ; on l'observe même et je l'ai rencontrée plusieurs fois chez des vieillards qui étaient, comme on dit, bien conservés.

Quelques heures après le refroidissement, qui est la cause habituelle, la maladie débute brusquement par un frisson violent, prolongé pendant une heure ou deux, ordinairement unique, accompagné ou bientôt suivi d'un point de côté sous le mamelon ; ce frisson n'est que le premier acte d'un état fébrile qui est d'emblée intense et qui persiste ainsi durant plusieurs jours. Très peu de temps après le début des accidents, l'examen de la poitrine révèle dans une partie du côté malade des signes physiques parmi lesquels le râle crépitant est un des plus précoces et des plus importants. Bientôt, dès le deuxième ou troisième jour de la maladie, on trouve les signes d'une hépatisation pulmonaire plus ou moins étendue et, en même temps, se montre l'expectoration si caractéristique de crachats teintés de sang, visqueux, transparents, non aérés, crachats constitués par l'exsudat fibrineux. Vers la fin du troisième jour apparaît une éruption d'herpès naso-labial. Pendant quatre, cinq, six jours, la fièvre persiste intense, d'une seule tenue, la courbe de température figurant une sorte de plateau élevé dont les courtes oscillations se maintiennent autour de 40 degrés et le pouls se soutenant entre 100 et 120 pulsations ; durant ce même temps on constate la persistance de l'hépatisation pulmonaire, sans autre changement que quelques variations dans l'étendue du souffle ou du râle crépitant qu'on trouve à la périphérie de la zone hépatisée, variations qui semblent plutôt en rapport avec la congestion péripneumonique qu'avec la pneumonie elle-même ; c'est la période d'état de la maladie. Puis tout à coup la détente arrive : du cinquième au huitième jour, après le frisson initial, généralement pendant la nuit, surviennent une défervescence brusque et des sueurs abondantes, la maladie se termine aussi brusquement qu'elle était arrivée, la crise est faite ; en quelques heures, le malade se sent complètement soulagé.

La fièvre qui, dans la soirée précédente, était encore des plus intenses, est nulle maintenant : la température est tombée de 40 à 37 degrés et même au-dessous, le pouls s'abaisse à 70 ou 72 pulsations ; en même temps, les signes qui indiquaient l'hépatisation pulmonaire font place à ceux qui annoncent la liquéfaction et l'élimination de l'exsudat, l'expectoration devient plus abondante, le souffle est remplacé par le râle crépitant de retour, puis par les râles sous-crépitants et enfin graduellement par le bruit pulmonaire normal. Pendant cette dernière phase de la lésion locale, les phénomènes généraux sont nuls comme la fièvre, l'appétit revient; ce n'est plus la maladie au vrai sens du mot, c'est la convalescence et cette convalescence est ordinairement rapide : en une semaine environ, à partir de la crise, le rétablissement des forces est à peu près complet et tout désordre local a disparu.

Cette évolution si remarquable et si spéciale présente une fixité et une constance qui me paraissent un des caractères les plus importants de la maladie et un de ceux qui la différencient complètement des phlegmasies ordinaires : que la pneumonie siège à la base du poumon ou au sommet, qu'elle soit limitée à une petite étendue d'un lobe ou qu'elle envahisse un et même deux lobes du poumon, la marche de la maladie, l'intensité de la fièvre et des phénomènes généraux, la terminaison critique, n'en sont pas moins les mêmes et conformes au type; le pronostic en est, en somme, à peu près le même et ordinairement favorable, sauf les cas où la lésion est si étendue que la fonction respiratoire en est rendue impossible.

Obs. I.

S... (André), âgé de 18 ans, balayeur, entre dans mon service à l'hôpital Saint-Antoine, le 26 mars 1878.

Ce jeune homme, Italien d'origine, habite Paris depuis dix-huit mois. Il n'a eu d'autre maladie antérieure qu'une rougeole, il y a un an. Il est vigoureusement constitué et n'a pas d'habitudes alcooliques.

Le 24 mars, vers 7 heures du matin, il est pris tout à coup, au milieu d'une santé parfaite, d'un frisson violent accompagné de tremblement; d'après son dire, ce frisson aurait duré vingt-quatre heures. Le lendemain, le malade a une fièvre vive et il ressent en outre une douleur au niveau de l'appendice xiphoïde. La toux arrive fréquente, pénible, avec une expectoration peu abondante de crachats contenant quelques filets de sang. Le 26, troisième jour de la maladie, apparaissent dès le matin plusieurs vésicules d'herpès sur la lèvre supérieure. Le malade entre à l'hôpital.

Le soir de ce même jour, on constate que la fièvre est intense (40°,8). La face est rouge, également des deux côtés. La toux est fréquente, elle n'a encore amené que quelques crachats muqueux sans caractères particuliers. La langue est saburrale. Sur la lèvre supérieure existe une éruption abondante de vésicules herpétiques qui s'étendent jusqu'au voisinage de la cloison nasale. La douleur persiste à l'appendice xiphoïde, elle est exagérée par la pression; on ne trouve pas de points douloureux sur le trajet des nerfs phréniques. L'examen de la

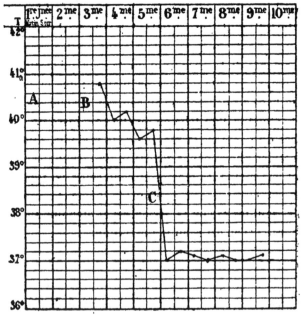

A. Début par un frisson. — B. Apparition de l'herpès labial au 3e jour (non critique). — C. Sueurs critiques et défervescence à la fin du 5e jour.

poitrine dénote l'existence d'une hépatisation pneumonique à la partie moyenne du poumon gauche: diminution de la sonorité dans la moitié inférieure de la fosse sous-épineuse, au même niveau souffle tubaire mêlé de râles crépitants.

Le 27. La fièvre persiste sans changement notable : temp. 40°, pouls 110. Les signes physiques sont les mêmes que la veille, mais l'expectoration a pris les caractères habituels des crachats pneumoniques à cette période : le crachoir contient une assez grande quantité de crachats nettement visqueux et rouillés.

Le 28. La fièvre est sensiblement la même : température 39°,6-39°,8, pouls 108. On entend un souffle tubaire pur dans la fosse sous-épineuse gauche, quelques râles crépitants autour du foyer de souffle, quelques frottements pleuraux à la base de la poitrine du même côté. Aux crachats rouillés sont mêlés quelques crachats blancs opaques.

Dans la nuit du 28 au 29 surviennent des sueurs très abondantes, profuses, qui durent toute la nuit. Le 29, à la visite du matin, la malade est encore si inondé de sueur qu'on croit devoir, crainte d'un refroidissement, s'abstenir de le découvrir pour l'ausculter. Il se sent beaucoup mieux ; il n'a plus de fièvre : la température est tombée à 37°, le pouls à 76. Il expectore abondamment des crachats marmelade d'abricots.

Le lendemain de cette crise salutaire, l'apyrexie se maintient, l'état général est excellent ; la toux et l'expectoration diminuent. Le souffle de la fosse sous-épineuse est remplacé par un mélange de râles crépitants et sous-crépitants. Le malade commence à manger.

Le 31 mars et le 1er avril, l'amélioration continue; l'auscultation du foyer morbide ne donne plus que quelques crépitants dans les fortes inspirations.

Le 5 avril, le malade sort de l'hôpital, complètement guéri.

Le traitement avait été borné à des soins hygiéniques.

Cette observation peut être prise pour type de l'évolution naturelle de la pneumonie franche survenant chez un sujet jeune et valide. J'insiste notamment sur le début brusque par un frisson intense ; sur la persistance de la fièvre d'une seule tenue, sans modification notable pendant cinq jours; sur l'apparition de l'herpès naso-labial au commencement du troisième jour, quarante-huit heures après le frisson, sans qu'il y ait ce jour-là ni les deux jours suivants la moindre atténuation dans les phénomènes locaux ou généraux, par conséquent sans aucun effort critique; enfin sur l'existence d'une sueur profuse et de la défervescence à la fin du cinquième jour; à partir de

ees deux phénomènes vraiment critiques, le malade se sent
guéri et l'appétit lui revient, la convalescence commence,
la maladie est terminée, elle est jugée, il ne reste plus
que la lésion locale dont la réparation se fait progressivement
dans les jours qui vont suivre.

Il serait aisé de rapporter un certain nombre d'observations
analogues, car le type est commun; la crise est très rarement plus précoce, cependant je l'ai observée au quatrième
jour et même, dans un cas, à la fin du troisième; elle est, au
contraire, assez souvent plus tardive, elle n'arrive communément que le sixième, le septième jour, quelquefois même un
peu plus tard, l'évolution morbide ne présentant cependant
d'autre modification que ce retard dans la solution définitive
de la maladie.

Rien ne montre mieux la fixité du type de la maladie que la
persistance de ses caractères principaux même dans les cas où
elle est compliquée ou accompagnée d'autres maladies et où
cependant elle évolue suivant la règle ordinaire. Ainsi les
observations suivantes montrent que l'existence d'une pleurésie concomitante ou celle d'une tuberculose commençante n'ap-
portent quelquefois aucune modification à la marche naturelle
de la pneumonie franche.

Obs. II.

Le nommé T..., âgé de 17 ans, serrurier, entre à l'hôpital Saint-
Antoine le 8 octobre 1878 (salle Saint-Etienne, n° 13).

Ce jeune homme a une bonne santé habituelle; il n'y a rien à relever dans ses antécédents qu'un rhume qu'il a eu il y a quatre ans et
qui lui a laissé un peu de toux.

Le dimanche 6 octobre, il est pris brusquement d'un point de côté
et de toux, accompagnés de fièvre et de céphalalgie; ce même jour,
il a quatre vomissements qui se répètent encore le lendemain.

Le mercredi 9 octobre, à la visite du matin, la fièvre persiste intense. Le malade a eu pendant la nuit une petite épistaxis et des
sueurs abondantes. On remarque l'existence de deux vésicules d'herpès sur les lèvres. L'examen de la poitrine fait reconnaître une hépatisation pulmonaire occupant la partie moyenne du poumon gauche;

la pneumonie est accompagnée d'une pleurésie avec épanchement peu abondant du même côté de la poitrine.

Le 10 octobre, on constate une nouvelle éruption de vésicules d'herpès à l'entrée de la narine droite. La céphalalgie a un peu diminué, mais le point de côté est plus douloureux et la respiration est un peu difficile. Les signes physiques sont les mêmes que la veille. La fièvre est un peu moindre, mais elle persiste.

Le 11 octobre, sixième jour de la maladie, la scène est complètement changée : le malade a transpiré dans la journée d'hier et dans

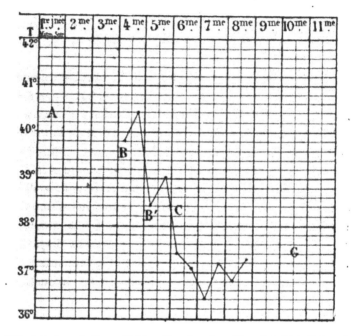

A. Début de la maladie. — B. Première éruption d'herpès labial. Epistaxis. — B'. Nouvelle éruption d'herpès naso-labial. — C. Légère épistaxis. Sueurs et défervescence ; crise. — G. Guérison complète.

la nuit ; ce matin encore, il est humide de sueur. La fièvre est nulle : temp. 37°,4, pouls 80. L'expectoration, peu copieuse jusque-là, arrive plus facilement ; elle est composée de crachats visqueux très colorés en rouge. Dans la matinée, le malade a eu un très petit saignement de nez ; le mal de tête a diminué. Les signes physiques indiquent un commencement de liquéfaction et de l'élimination de l'exsudat : le souffle est en effet mêlé de râles sous-crépitants. La pleurésie concomitante est aussi en voie de diminution : sur les limites de l'épanchement qui est borné au tiers inférieur de la poitrine en arrière, on entend quelques frottements.

Le 12 octobre, la fièvre est nulle. L'épanchement pleurétique a complètement disparu. Toute la partie correspondante à la pneumonie donne à l'oreille des râles sous-crépitants accompagnés de frottements ; l'expectoration est composée de crachats visqueux moins colorés.

Du 13 au 16 octobre, l'amélioration continue : il n'y a aucune fièvre, la respiration redevient facile, les crachats sont de moins en moins abondants, les râles sous-crépitants et les frottements disparaissent progressivement ; l'appétit revient.

Le 17 octobre, le malade est complètement guéri.

Je relèverai dans cette observation le développement de l'herpès naso-labial en deux poussées successives après trois et quatre jours de maladie, l'existence de deux épistaxis dont la première se montre dans la période d'état de la maladie, dont la seconde, très peu abondante d'ailleurs, coïncide avec la crise ; la crise enfin, caractérisée par des sueurs et la chute de la fièvre, au sixième jour de la maladie. Je noterai encore que, dans ce cas, la pneumonie a été accompagnée d'une pleurésie subordonnée par son siège et sa marche à la pneumonie et que l'épanchement pleurétique a rapidement disparu en même temps que s'opérait la résolution de l'inflammation pulmonaire, ce qui est à peu près la règle en pareille circonstance.

Obs. III.

J... (Gustave), âgé de 23 ans, ébéniste, entré à l'hôpital Saint-Antoine le 11 janvier 1878, salle Saint-Étienne, n° 9.

Le mercredi 8 janvier, dans la soirée, il a été pris brusquement d'un frisson violent, qui a, dit-il, duré toute la nuit, avec claquement de dents. Les jours suivants, il a eu une fièvre très vive, a toussé et expectoré des crachats teintés de sang.

Le soir de son entrée à l'hôpital, on constate qu'il a une fièvre intense ; il est oppressé, il tousse et il expectore des crachats rouillés. L'examen de la poitrine révèle l'existence d'une pneumonie qui occupe le sommet du poumon droit (souffle et râles crépitants dans l'aisselle) ; en outre, râles muqueux dans toute la hauteur du poumon droit en arrière. L'interne du service lui fait administrer 1 gr. 50 d'ipéca en trois doses.

Le 12 janvier, à la visite du matin, l'état du malade n'a pas changé. L'ipéca l'a fait vomir et a amené trois ou quatre selles en diarrhée. La fièvre persiste, même plus intense (temp. 40°,8, pouls 108). L'oppression est la même; crachats rouillés. Les signes physiques de la pneumonie sont nettement accusés dans le creux sous-claviculaire droit et dans l'aisselle; il y a de plus quelques râles muqueux disséminés dans le reste du côté droit de la poitrine. Le soir, la température s'élève encore et atteint 41°,4.

Le 13 et le 14, la situation reste sensiblement la même; la fièvre est pourtant un peu moindre, quoique toujours très intense (40°,2 à pitants. Le soir, fin du septième jour de la maladie, la défervescence est complète (37°,6); la crise est opérée.

Le 16, l'amélioration se soutient; pas de fièvre (temp. 37°,4, pouls 76; crachats visqueux peu colorés. Le malade commence à manger.

Les deux jours suivants, cet état se maintient et les crachats perdent le caractère pneumonique. Cependant des râles sous-crépitants persistent dans le creux sous-claviculaire; cette fixité des râles au sommet de la poitrine, alors que la maladie aiguë est terminée, jointe au retour de la fièvre sous le type presque intermittent à accès vespéraux, fait craindre le développement de lésions tuberculeuses dans la région même précédemment occupée par la pneumonie. Néanmoins, le 14 janvier, le malade part pour l'Asile de convalescence de Vincennes.

Dans cette observation, l'évolution de la pneumonie est régulière; la crise, caractérisée par une défervescence rapide et par des sueurs abondantes, arrive après sept jours de maladie comme dans les cas les plus simples, et pourtant il est à craindre que cette pneumonie, si franche et si régulière, mais occupant le sommet, ait mis en éveil une tuberculose peut-être en puissance jusque-là. C'est ce que l'observation ultérieure pouvait établir; mais nous n'avons pas eu occasion de revoir le malade.

Un autre point bien important encore et qui montre que la pneumonie ne saurait être assimilée aux phlegmasies ordinaires, c'est que la marche de la maladie, l'intensité de la fièvre et des phénomènes généraux ne sont nullement subordonnés à l'étendue de la lésion locale; une pneumonie limitée à une petite partie du lobe et une pneumonie occupant la plus grande partie d'un poumon ou encore une pneumonie double présentent en réalité mêmes phénomènes principaux et même évolution, ne diffèrent, en un mot, que par l'extension plus ou moins grande de la manifestation locale.

Obs. IV.

B... (Ariste), âgé de 24 ans, instituteur, entre à l'hôpital Saint-Antoine, le 24 mars 1878 (salle Saint-Etienne, n° 11). Sa santé est habituellement bonne; à l'âge de 12 ans il a eu des épistaxis fréquentes, et à 19 ans il a eu une première pneumonie dont l'évolution a été rapide.

Depuis une douzaine de jours il était un peu souffrant, éprouvant du malaise général, quelques frissons qui revenaient tous les jours, une douleur peu caractérisée dans le côté droit de la poitrine, avec une toux sèche d'abord, puis accompagnée de quelques crachats dont il ne peut bien indiquer les caractères. Il continuait cependant à vaquer à ses occupations, lorsque le 24 mars il fut pris brusquement d'un frisson prolongé, unique, puis la fièvre continua intense et le malade fut obligé d'interrompre ses travaux.

Le 27. Nous constatons une fièvre vive : la peau est chaude, humide; temp. 39°,8, pouls fréquent. Le malade est abattu; la face est rouge des deux côtés également. Au pourtour des lèvres on constate l'existence de deux groupes d'herpès. La langue est blanche,

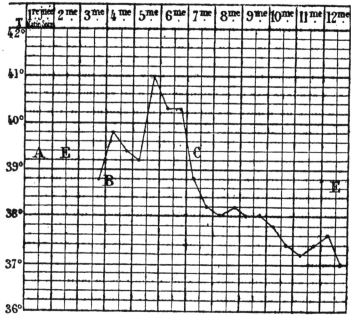

A. Début de la maladie. — B. Apparition de l'herpès labial. — C. Crise. —
EE. Epistaxis au début et dans la convalescence.

un peu tremblottante. Il y a un peu de gargouillement dans la fosse iliaque droite et la pression est à ce niveau un peu plus douloureuse qu'à gauche. Cet ensemble de symptômes, joint à quelques légères épistaxis que le malade dit avoir eues ces jours derniers, pourrait faire penser à une fièvre typhoïde, si l'absence de diarrhée, de céphalalgie, d'éruption de taches rosées ne venait à l'encontre de ce diagnostic; si surtout l'expectoration de crachats rouillés et l'examen de la poitrine ne démontraient l'existence d'une pneumonie. On constate, en effet, du côté droit, une hépatisation pulmonaire occupant la partie moyenne du poumon droit en arrière; à la percussion, submatité dans la fosse sus-épineuse et jusqu'à la partie moyenne de la fosse sous-épineuse; sonorité exagérée en avant dans le creux sous-claviculaire; à l'auscultation, souffle mêlé de râles crépitants dans le tiers supérieur du côté droit en arrière et dans l'aisselle.

Le 28. La fièvre persiste; mêmes signes physiques que le jour précédent. Le malade expectore des crachats qui ressemblent à de la marmelade d'abricots. Il a eu des sueurs assez abondantes hier dans l'après-midi: ce matin encore il est en transpiration.

Le 29. L'état du malade s'est aggravé; hier soir, on a constaté une fièvre très intense (41 degrés) et la nuit dernière il y a eu du délire. Ce matin, la parole est un peu embarrassée, les lèvres tremblent, les narines se dilatent avec force; le malade est tout en moiteur; la fièvre est encore très vive : temp. 40°,3, pouls 100. Cette recrudescence s'explique par le développement d'un second foyer de pneumonie dont on trouve les signes du côté gauche; il y a en effet du souffle tubaire dans toute l'étendue de la fosse sous-épineuse. La pneumonie du côté droit reste sensiblement stationnaire.

Le 30. La crise commence; la fièvre a très sensiblement diminué. Cependant, on trouve encore une légère augmentation de la température pendant deux jours. Ça n'est qu'à partir du 2 avril que les températures deviennent normales; alors aussi les lésions locales, qui étaient restées à peu près stationnaires durant plusieurs jours, entrent en résolution, le souffle est remplacé par des râles sous-crépitants.

7 avril. On constate que, des deux côtés de la poitrine, le poumon est revenu à l'état normal. Cette nuit et ce matin, le malade a eu de légères épistaxis.

Guérison complète. Sortie le 13 avril.

Dans ce cas, bien qu'il s'agît d'une pneumonie double, l'évolution a été régulière et la crise s'est produite le septième jour : elle n'a pas été complète dès le début, et ce n'est qu'au bout de trois jours qu'on est arrivé aux températures normales, peut-être à cause de l'étendue et de la multiplicité des lésions. J'appelle ici l'attention sur l'apparition de l'herpès labial après trois jours de maladie, sans crise; et aussi sur les épistaxis qui sont survenues au début de la maladie et à la fin de la convalescence, sans aucune valeur critique.

Cependant je dois signaler ici le danger des pneumonies, même de celles qui surviennent chez des individus sains et vigoureux, lorsqu'elles occupent une étendue considérable, comme dans bon nombre de pneumonies doubles. Le danger tient alors, qu'on le remarque bien, non pas à la nature de la maladie qui est au fond bénigne, mais à son siège et à l'obstacle mécanique qu'elle apporte à la fonction respiratoire. J'ai vu récemment encore succomber, au neuvième jour d'une pneumonie, un jeune homme d'une vingtaine d'années dont la maladie avait suivi une évolution régulière ; la mort fut le résultat de l'asphyxie due à l'étendue excessive des lésions locales. A l'autopsie, on trouvait : à gauche une hépatisation rouge occupant tout le poumon excepté une partie du lobe supérieur et le bord antérieur du lobe inférieur, à droite une hépatisation rouge occupant la moitié postérieure du lobe inférieur ; en outre, il y avait un épanchement séro-fibrineux dans les deux plèvres, de près de 2 litres d'un côté, peu abondant de l'autre côté. On comprend que la respiration était rendue impossible dans ces conditions.

L'évolution de la pneumonie franche est si fixe, que lorsqu'on observe une anomalie du type régulier, il faut en chercher la raison dans quelque complication. Ainsi il est de règle que la fièvre disparaisse sans retour après la crise; si on la voit revenir, il faut craindre, soit une tuberculose comme dans l'observation que j'ai rapportée tout à l'heure, soit quelque autre accident étranger. C'est en cherchant ainsi la raison d'une fièvre rémittente, qui se montrait après une crise légitime, que j'ai, dans le cas suivant, reconnu que ce retour de fièvre était dû à la suppuration d'un vésicatoire enflammé.

Obs. V.

Le nommé L... (Jean), âgé de 23 ans, jardinier, d'une bonne santé
habituelle, sujet aux épistaxis, fut pris soudainement, dans la journée
du 5 mars 1879 pendant son travail, d'un frisson accompagné de
douleurs aux reins, au cou, à la tête, avec sentiment de courbature
générale; la nuit suivante il ne put dormir et il eut encore des
frissons, il vomit des aliments et de la bile. Il ne toussa pas, mais
éprouva une légère douleur à la gorge et une autre à la partie supérieure droite de la poitrine.

Le lendemain, 6 mars, le malade entrait à l'hôpital Saint-Antoine,
salle Saint-Étienne, n° 11.

Le soir, on constate une fièvre vive : temp. 40°, pouls 108.
La face est rouge, il y a une céphalalgie frontale intense; dans la

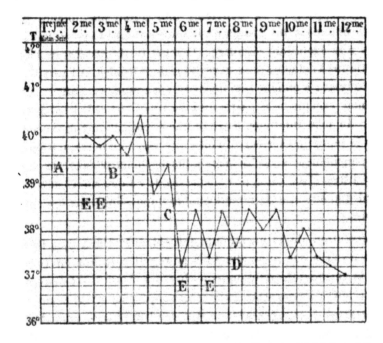

A. Début de la maladie. — B. Apparition de l'herpès labial le troisième
jour. — C. Crise; sueurs abondantes. — D. Fièvre rémittente due à un
vésicatoire enflammé. — EEEE, Epistaxis durant la période d'état de la
maladie et après la crise.

journée une épistaxis abondante. La langue est humide, couverte
d'un léger enduit; inappétence, soif modérée, constipation. Dans la

gorge, on ne trouve qu'un peu de rougeur de la luette et des piliers
du voile du palais. Le malade se plaint en outre de douleurs dans le
côté droit du cou, à la base du thorax du côté droit et à l'épigastre
dans les grandes respirations; il tousse peu et ne rend que quelques
crachats muqueux, sans caractères. L'examen de la poitrine fait
constater une matité à la base du thorax à droite en arrière, et au
même niveau des râles crépitants.

Le 7. La fièvre persiste : temp. 39°,8, pouls 100; la nuit s'est
passée sans sommeil, avec un peu d'agitation; il y a eu une épistaxis
peu abondante. La rougeur de la gorge a disparu. Le malade accuse
spontanément une douleur au cou sur le trajet du nerf pneumogastrique. La toux est peu fréquente, elle commence à amener
quelques crachats visqueux, couleur sucre d'orge. Les râles crépitants
de la base du poumon droit sont remplacés par du souffle tubaire qui
s'étend jusqu'à l'angle inférieur de l'omoplate. Le soir de ce même
jour, on voit apparaître quelques vésicules d'herpès à la commissure
labiale gauche.

Le 8. Persistance de la fièvre et de la céphalalgie; une
épistaxis peu abondante. Il y a une nouvelle éruption d'herpès au
pourtour de la bouche. La toux, peu fréquente, amène quelques
crachats visqueux. On trouve toujours de la matité et du souffle
dans le tiers inférieur du côté droit en arrière; sur les limites du
souffle et vers l'aisselle, quelques râles crépitants.

Le 9. La nuit dernière, le malade a eu des sueurs peu abondantes; la crise est encore incomplète : temp. 38°,8, pouls 86. La
douleur de la base de la poitrine est plus intense; les signes physiques
ne sont pas modifiés. On applique un vésicatoire à la base du thorax,
du côté droit.

Dans la nuit du 9 au 10 mars (cinquième jour de la maladie), le
malade a eu des sueurs plus abondantes et une légère épistaxis. Ce
matin, la fièvre est nulle; temp. 37°, 2, pouls 78. La toux est peu fréquente et n'amène que deux ou trois crachats pneumoniques. Le
point de côté a disparu, mais les signes physiques restent les mêmes.
Dans la soirée, le malade se plaint encore de sa céphalalgie; il a eu
une épistaxis assez abondante.

Le 11 et le 12, la situation ne change pas; encore une petite
épistaxis. La matité et le souffle subsistent dans la même étendue; il
n'y a chaque jour que quelques crachats. Peu d'appétit.

13 mars. L'appétit est revenu. L'expectoration est presque nulle.
Le souffle tubaire est maintenant mêlé de quelques râles crépitants.

On constate que, depuis la crise qui était complète le 10 mars, le malade a une fièvre rémittente légère; cette fièvre paraît imputable au vésicatoire qui est rouge et enflammé.

Les jours suivants, la lésion locale s'améliore progressivement, l'expectoration demeurant très peu copieuse, le souffle diminue, les râles sous-crépitants augmentent au contraire, et le 15 mars on n'en trouve plus que des traces.

Cependant le malade, guéri de sa pneumonie, n'était pas encore tout à fait hors d'affaire; le vésicatoire se mit à suppurer abondamment, et sans doute sous cette influence, il y eut un retour de fièvre rémittente à exacerbations vespérales, qui dura jusqu'au 23 mars. L'état général était du reste excellent, et quand le vésicatoire fut guéri, cette fièvre disparut et, au bout de quelques jours (1er avril), le malade put quitter l'hôpital.

(*La suite au prochain numéro.*)

QUELQUES REMARQUES CLINIQUES SUR LE DÉLIRE DE LA FIÈVRE TYPHOÏDE, PARTICULIÈREMENT LE DÉLIRE DE LA CONVALESCENCE.

Par MM. BUCQUOY, professeur agrégé, médecin de l'hôpital Cochin, et HANOT, médecin des hôpitaux.

Il est inutile de rappeler le rôle important que joue le délire dans la fièvre typhoïde et les précieuses indications que le diagnostic et le pronostic peuvent retirer de l'analyse délicate de ce symptôme.

Malheureusement, une telle analyse n'est pas toujours travail facile, tant est complexe la pathogénie de ce délire symptomatique.

Nous n'avons pas la prétention d'élucider les diverses parties du problème; nous voulons simplement soumettre ici quelques remarques cliniques, surtout en ce qui concerne le délire de la convalescence.

On distingue ordinairement le délire de la fièvre typhoïde suivant qu'il se produit au début de la maladie, pendant la période d'état ou pendant la convalescence.

Cette distinction n'a rien d'arbitraire ni d'artificiel; elle permet des considérations pratiques plus saillantes et plus précises.

Elle consacre déjà cette visée importante dans l'espèce, que le délire de la fièvre typhoïde ne doit pas être envisagé seulement en lui-même à telle ou telle période, mais encore dans son indépendance ou dans ses connexions chronologiques avec les autres périodes. Le délire d'une période donnée a éclaté pendant cette période même, ou est la prolongation du délire d'une période antérieure. D'où la nécessité d'établir préalablement la filiation du délire de la convalescence avec les troubles intellectuels antécédents.

Le délire de la convalescence est en thèse générale un délire apyrétique, et par là il se rapproche du délire des vésanies proprement dites.

Cette notion de la coexistence de la fièvre et du délire est toujours précieuse, très précieuse en particulier pour l'étude du délire qui nous occupe.

On sait qu'il n'est pas rare que, dès le début, la dothiénentérie se manifeste, entre autres symptômes, par un délire qui peut offrir les apparences les plus variables et reproduire, aussi exactement que possible, ce qu'on observe dans les vésanies les mieux caractérisées.

Ainsi le délire du début peut être un délire lypémaniaque ou mégalomaniaque des plus correctement systématiques ; mais déjà on constatait une élévation de la température ; or, cela seul rendra suspecte l'hypothèse d'un délire purement vésanique.

Ce n'est là d'ailleurs qu'un cas particulier de cette loi générale que tout individu qui entre dans un délire sans fébriciter est un aliéné, que tout délirant qui délire avec de la fièvre a beaucoup de chances de ne pas être un aliéné. Si donc une difficulté se dressait ici, elle ne consisterait pas à distinguer un aliéné d'un malade qui commence une dothiénentérie, mais à établir quelle est l'affection aiguë dont le délire est symptomatique ; encore peut-on ajouter qu'assez restreint est le groupe des maladies aiguës inaugurées quelquefois par un tel délire et que la dothiénentérie s'y place au premier rang.

Ce délire des premiers jours, des premières heures, a une

portée bien différente, suivant qu'il s'éteint rapidement ou qu'il persiste continuant son évolution en pleine période d'état.

Cette seconde occurence implique évidemment une plus grande gravité, comme aussi un délire qui commence à la période d'état est de meilleur augure, toutes choses égales d'ailleurs, qu'un délire de la période d'état qui date des premiers moments de l'affection. C'est que la durée, la fixité du phénomène, abstraction faite des autres conditions, constitue un élément pronostique de premier ordre.

Nous n'avons pas à insister ici sur les modalités multiples de ce délire que les auteurs ont décrites et qui répondent évidemment à la multiplicité des circonstances pathogéniques : congestion des méninges et de l'encéphale; méningite, encéphalite; hyperthermie, alcoolisme concomitant, agonie, etc. Nous voulons seulement, comme pour le délire du début, rappeler ici quelques particularités qui s'appliquent aussi au délire de la convalescence ou qui aident à le mieux comprendre.

A quelque moment que se produise le délire, s'il dure et prend du relief, il est toujours loisible de faire cette supposition que le trouble profond survenu dans la nutrition, la circulation, l'état anatomique de l'encéphale, n'a fait que rappeler à l'activité des prédispositions latentes jusque-là ou qui s'étaient déjà donné carrière de telle ou telle façon.

Toutefois il convient de ne pas abuser de la prédisposition, de l'idiosyncrasie. Il ne faut pas oublier, en effet, que la maladie peut être la cause totalement déterminante d'une diathèse qui se crée ainsi de toutes pièces pendant son cours, de telle sorte qu'un individu, absolument indemne jusque-là, présentera pendant la maladie et aussi plus tard, à des intervalles variables, des accidents cérébraux découlant de cette même origine.

La dothiénentérie joue alors le rôle de ces traumatismes qui sont capables de modifier de fond en comble la constitution cérébrale d'un homme sain, lequel manifestera cette constitution morbide acquise par des troubles variés, non seulement immédiatement après l'accident, mais encore plus ou moins longtemps après.

Il y a lieu de rappeler maintenant cet aphorisme pronostique que le délire seulement nocturne est beaucoup moins sérieux que le délire diurne ou à la fois nocturne et diurne.

Et encore convient-il ici de distinguer.

Le typhique est un individu qui ne dort jamais complètement et qui n'est jamais complètement réveillé. Il faudra donc établir par une analyse délicate sans doute, mais encore relativement facile; il faudra établir, à propos d'un délire pendant le jour, si le malade n'est pas justement alors dans cette sorte de demi-sommeil prolongé dont nous venons de parler.

Encore une fois les quelques considérations précédentes sont également applicables au délire de la convalescence.

De même qu'il est indispensable de séparer le délire de la période d'état, né pendant cette période, du délire qui n'est que la continuation du délire primitif, de même il faut placer dans des catégories différentes le délire de la période d'état prolongé dans la convalescence et le délire de la convalescence proprement dite.

Le premier trouve évidemment sa raison d'être, toute sa portée et toute sa valeur, dans les diverses conditions contemporaines de son éclosion. Toutefois, par ce seul fait qu'il dure davantage, qu'il s'incorpore pour ainsi dire à l'apyrexie, il semble indiquer une transformation cérébrale plus profonde, plus tenace, susceptible de retours offensifs.

A cet égard, il ne serait pas interdit de faire intervenir ici l'hypothèse que nous avons soulevée plus haut, et qui assimile le processus typhique à un véritable traumatisme modifiant profondément d'ores et déjà la constitution cérébrale.

Le délire apyrétique de la convalescence serait à ce titre le premier retentissement de ce travail morbide intime. Toutefois, les qualités de ce délire, du moins dans la majorité des cas, s'adaptent mal à une telle interprétation.

Le plus souvent, en effet, le délire de la convalescence se meut plutôt dans la sphère de l'intelligence que dans celle des facultés affectives, des sentiments. L'hallucination y est rare, encore plus rare la systématisation inflexible. Le malade prononce de temps à autre des mots sans suite, émet des idées

sans coordination, puis revient à la réalité des choses, à la logique pour retourner plus ou moins tôt à la même démence
superficielle autant que passagère. On dirait que le malade
passe tout à coup de la veille à un sommeil où il rêve tout
haut, et qu'à la moindre excitation il reprend possession de
soi-même. En réalité, un tel état indique plutôt le retour progressif à l'exercice intégral d'un organe dont le fonctionnement
a été troublé plus ou moins profondément. C'est justement ce
je ne sais quoi de vague et de fugace qui a conduit plusieurs
auteurs à rattacher ce délire à l'inanition ; le délire d'inanition
présentant d'ordinaire la même physionomie.

Mais d'abord, cette pathogénie est assez difficilement applicable au délire de la convalescence, puisque à cette période les
malades s'alimentent et souvent même amplement. D'ailleurs,
l'inanition, qui pourrait être invoquée lorsque les typhiques
étaient soumis à une diète rigoureuse, trouve moins de crédit
au milieu des errements de la thérapeutique actuelle.

D'autre part, la lecture des observations ne prouve nullement que le délire de la convalescence se produise plus souvent
sous l'une ou l'autre méthode.

Et puis, l'interprétation serait valable si toujours le délire
de la convalescence revêtait la forme typique qui a été indiquée ;
mais, il faut bien le dire, les exceptions sont nombreuses.

Pour s'en convaincre, il n'y a qu'à parcourir ce qui a été
écrit sur le délire de la convalescence de la fièvre typhoïde.

Ainsi pour Chomel, Forget, les troubles nerveux qui suivent
la fièvre typhoïde sont fugaces et superficiels ; pour les auteurs
du Compendium ils sont très rares. Louis a vu deux fois, alors
que la fièvre a beaucoup diminué, ou même au commencement
de la convalescence, le délire porter sur des objets fixes. Il cite
le cas d'un malade qui, pendant cinq jours, prétendait avoir été
acheter des louveteaux qu'il voulait vendre ; cet homme se levait
et allait au jardin pendant la nuit. Le second cas est celui d'une
jeune fille qui soutint pendant deux jours que sa sœur, qui
était à Saint-Germain, était morte ; qu'elle l'y avait vue trois
jours auparavant ; elle s'occupait de ses nièces, de leur deuil et
suppliait M. Louis d'écrire à ce sujet.

Weber a noté alors une véritable manie aiguë consécutive, accompagnée d'hallucinations des sens avec prédominance d'idées de frayeur. M. Delasiauve dit que les malades offrent d'ordinaire un singulier mélange de torpeur et d'agitation qu'il range parmi les aliénations demi stupides. Thore rapporte plusieurs exemples de délire avec hallucination, et d'autres auteurs, M. Chéron entre autres, signalent des troubles intellectuels simulant ceux de la paralysie générale progressive. Max Simon rapporte l'observation d'un soldat de 22 ans qui présentait les aberrations psychiques, les troubles du mouvement et de la phonation propres à la méningo-encéphalite diffuse.

Ces variations ont frappé les aliénistes les plus distingués. Marcé fait remarquer que l'encéphalopathie de la convalescence de la fièvre typhoïde guérit vite habituellement sous l'influence d'un régime tonique. Mais il peut se faire que les malades offrent des altérations irrégulières d'excitation et de dépression, que l'incohérence des idées se complique d'impulsions désordonnées, d'instincts pervertis et aboutisse à la démence.

« Le malade, dit Griesinger, n'a plus de fièvre, mais il conserve encore quelques traces de son délire fébrile, ou bien, en dehors de ce délire, il exprime sur tel ou tel sujet des idées tout à fait dépourvues de sens, complètement perverties ; ou bien il a des hallucinations, son intelligence est faible, mais son caractère n'est pas profondément excité. Dans cette forme de folie, dans ce délire fragmentaire, le prognostic est généralement favorable ; le délire disparaît presque toujours rapidement quand le malade reprend des forces, quand bien même, comme cela se voit quelquefois, il existe en même temps un peu d'agitation maniaque. Dans ces cas, il n'y a pas de folie, à proprement parler, c'est plutôt un retour lent des fonctions cérébrales à leur état normal ; aussi ces malades n'entrent-ils pas dans les asiles.

« Mais il y a aussi des cas plus graves de folie chronique : c'est généralement de mélancolie qu'il s'agit ; la maladie mentale va en augmentant peu à peu ; elle s'accompagne parfois de stupeur ; ou bien les malades croient qu'on veut les empoisonner, ils refusent de manger. Enfin, ces cas se transforment

en manie où en démence profonde, les fonctions du cerveau
ne peuvent plus se rétablir chez ces individus, peut-être en
raison des troubles de nutrition dont cet organe est le siège; le
pronostic est défavorable. »

M. Chéron cite 33 cas sur lesquels il y eut 24 guérisons. Les
9 cas de non-guérison appartiennent soit à la manie, soit à la
stupidité, soit enfin à la monomanie ambitieuse.

Le délire des actes a été aussi observé. Bartels, entre autres,
cite le cas d'un jeune homme qui, après une fièvre typhoïde,
devint kleptomane. Chez quelques-uns de nos malades nous
avons aussi rencontré le délire des actes.

Parmi tant de variantes, une qualité très intéressante de ce
délire de la convalescence, et qu'on s'étonne tout d'abord de
trouver au milieu de circonstances qui s'éloignent tant des vésanies vraies, c'est la systématisation.

Le délire de la convalescence de la fièvre typhoïde peut être
et est assez souvent systématique.

On trouve dans la thèse de M. Chéron un cas de délire hy-
pochondriaque, un cas de lypémanie, un cas de délire mystique.

Mais c'est le délire ambitieux qui s'observe le plus souvent ;
il a été signalé par Fauvel, Max Simon, Leudet, Marcé, Chris-
tian. C'est aussi la forme de délire présentée par certains des
malades dont il sera question plus loin : celui par exemple
qui chaque matin comblait de ses largesses tous ceux qui
étaient appelés à lui donner des soins, ou bien encore le
malade qui se croyait l'héritier de M. Gambetta. Nous pourrions encore citer le cas d'une jeune fille qui nous annonçait qu'elle allait épouser un prince, et qui se plaisait à
nous énumérer les beautés de la corbeille, la richesse des équi-
pages et des toilettes.

Nous observons en ce moment même une autre jeune fille
qui, à la fin d'une fièvre typhoïde grave, vient de systématiser
son délire. Elle nous dit qu'on vient de lui remettre une malle
contenant un million, avec lequel elle se propose de créer un
établissement de marchand de vins ; cette idée persiste depuis
quelques jours.

Mais ici encore, d'ordinaire, cette monomanie n'est que passagère, et elle est parfois tellement superficielle que les malades en ont conscience en quelque sorte et qu'ils avouent qu'ils ne comprennent pas pourquoi ils arrivent à débiter ainsi des insanités. Si légère qu'elle soit, la monomanie peut durer cependant assez longtemps et M. Baillarger cite le cas d'un médecin des hôpitaux qui, pendant plusieurs mois, se crut propriétaire d'une maison de campagne et d'un magnifique cheval blanc qui n'existaient que dans son imagination.

M. Raynaud a bien montré en quoi ce délire ambitieux diffère de celui qui caractérise la paralysie générale.

« D'abord, dit M. Raynaud, le délire ambitieux de la paralysie générale des aliénés est moins systématisé que celui que l'on observe au décours de fièvre typhoïde ; les idées s'enchaînent moins logiquement les unes aux autres ; elles sont plus puériles, moins ridicules. Les paralytiques généraux croient bien posséder des millions, mais interrogez-les sur l'origine de leur prétendue fortune, ils répondent par des incohérences. Le malade atteint de fièvre typhoïde, au contraire, vous débitera une petite histoire vraisemblable jusqu'à un certain point ; son délire est plus systématisé, mais il est moins tenace que dans la paralysie générale. » (Gaz. heb., 1877.)

Si ces particularités n'étaient pas des exceptions, elles appuieraient efficacement cette opinion qui fait de la dothiénentérie une cause toute puissante de vésanies latentes jusque-là ou créées de toutes pièces du fait même de la maladie.

Mais il est encore une autre considération que suggère le délire de la convalescence et qui nous semble avoir été généralement omise. Aussi insisterons-nous un peu plus sur ce dernier point.

C'est un fait acquis, constaté par la majorité des observateurs, que selon les épidémies, les symptômes de la dothiénentérie, diarrhée, météorisme, sudamina, congestion pulmonaire, etc., etc., se présentent avec des degrés très divers d'intensité, des modalités cliniques fort distinctes.

Et certes, à défaut d'explications irrécusables, les hypothèses les plus plausibles ne manquent pas pour rendre compte de cette variabilité des symptômes suivant les épidémies : diffé-

rences dans la quantité et la qualité de l'agent infectieux, dans
la force de réaction de l'organisme variant avec les conditions
climatériques, etc.

Quelles que soient les hypothèses auxquelles on s'arrête et
dont nous n'avons pas en ce moment à discuter la valeur, il
nous a paru qu'il en était du délire, au point de vue de sa plus
grande fréquence dans certaines épidémies, comme de tous les
autres symptômes, et que cette particularité était surtout remarquable pour le délire que nous avons en vue, celui de la
convalescence.

Il serait, en effet, facile de démontrer par l'analyse des diverses épidémies que dans certaines le délire a été absolument
rare, dans d'autres relativement fréquent.

Deux exemples suffiront. En 1853, dans le service de Louis,
à l'Hôtel-Dieu, l'un de nous recueillit sept observations où ce délire de la convalescence prit une véritable importance ; ces
observations furent d'ailleurs communiquées au Dr Herbet,
aujourd'hui professeur de clinique interne et directeur de
l'Ecole de médecine d'Amiens, qui les consigna dans sa thèse
inaugurale : « Considérations sur la nature de la fièvre typhoïde
« et sur les troubles de l'intelligence qu'on observe dans cette
« maladie. »

Dans la première de ces observations, la fièvre typhoïde
avait été légère, d'une durée relativement courte ; la convalescence commençait, lorsque le malade présenta une véritable
monomanie. Pendant sa maladie on lui avait ouvert le crâne
pour en tirer le tabac qui s'y était logé et dans le but de le corriger d'une mauvaise habitude qui ruinait sa santé et aussi sa
bourse, « puisque, disait-il, il fumait jusqu'à 0,20 c. de tabac
par jour. » Il insistait beaucoup sur l'importance d'une telle
somme. Pendant quinze jours il fut tout entier à cette idée
fixe.

Chez un autre malade, entré le 18 décembre à l'hôpital, le
délire commença vers le 5 janvier et alla s'accentuant. Il accusa
d'abord un petit frère qui venait le voir de lui jouer de mauvais tours, d'uriner dans son lit, d'y déposer toutes sortes d'or-
dures ; c'est ainsi qu'il expliquait pourquoi ses draps étaient

souillés. Puis, quelques jours plus tard, il annonça un matin qu'il allait sortir le jour même de l'hôpital pour se rendre à l'invitation que l'Empereur lui avait faite de venir chasser dans les forêts de l'Etat, en compagnie du Dʳ Louis. Ce délire fut d'ailleurs passager.

Un troisième malade sortait d'une rechute lorsqu'il déclara qu'il venait d'accoucher ; il avait pris une alèze, l'avait roulée et faisait le simulacre de la bercer comme un enfant en maillot. Ce manège durait depuis deux jours lorsque le malade succomba brusquement. L'autopsie ne put être faite.

Un autre convalescent mangeait déjà depuis quelques jours, lorsqu'il soutint à la religieuse du service qu'on lui avait promis une place de vacher. Pendant plus de huit jours il la poursuivit de cette réclamation, demandant à tous ceux qui l'approchaient des lettres de recommandation pour son futur patron. Par contre, si on lui demandait ce qu'il ferait en quittant l'hôpital, il répondait qu'il reprendrait son métier habituel.

Dans une cinquième observation, il s'agit d'un garçon de 19 ans, entré en convalescence du 10 au 15 avril, qui, le 21, raconta que huit jours avant son entrée à l'hôpital un cheval l'avait mordu, lui enlevant le nez. Le bout séparé avait été ramassé et remis en place par un médecin de Bordeaux. Pendant un jour et une nuit un ami tout dévoué avait maintenu les surfaces vives en contact, de telle façon que la restauration fut parfaite. Le malade ne tarissait pas sur l'habileté du médecin et demandait que l'observation fût publiée dans un journal de médecine.

Une jeune fille, sur le point de sortir de l'hôpital, se figura que son père et sa mère étaient morts en venant la voir à Paris ; elle ne paraissait pas autrement affectée de cette catastrophe ; cette idée délirante ne dura que deux jours.

Enfin, dans une septième observation, un jeune garçon est pris, au début de la convalescence, de délire des grandeurs. Il distribue à tous ses largesses, des louis à l'infirmier, des billets de banque à la religieuse et aux médecins. Ce délire dura un mois.

Celui de nous qui avait observé cette épidémie n'avait plus eu l'occasion d'en retrouver l'analogue en vingt-huit ans, lorsque cette occasion se représenta en 1880 à l'hôpital Cochin.

Cette année, sur un nombre restreint de fièvres typhoïdes, deux malades présentaient le délire de la convalescence.

Une jeune fille atteinte gravement et qui pendant toute la durée de la maladie était restée plongée dans une hébétude profonde, était entrée enfin dans la convalescence, lorsqu'on la vit se jeter à bas du lit et vouloir s'habiller pour aller se promener dans le jardin. Pendant quinze jours elle ne cessa pas de recommencer les mêmes tentatives, tout entière dans ce désir de descendre au jardin, à n'importe quelle heure, incapable de manifester aucune autre tendance, aucune autre idée.

Un autre malade n'avait plus de fièvre et commençait à manger avec appétit, lorsqu'il demanda à sortir de l'hôpital, bien qu'il ne se fût pas encore levé. Comme on lui demandait le motif de cette détermination subite, il annonça qu'il venait de faire un héritage; que M. Gambetta l'avait institué son légataire universel, et que ce jour même il devait toucher un acompte de 80 francs. Fait intéressant : ce malade eut une rechute où le délire cessa, mais au sortir de cette rechute il retomba dans un état délirant qui dura plusieurs jours. Le jour, il répondait aux questions qu'on lui posait par des mots sans suite, des idées absurdes; la nuit, il quittait son lit, errait dans la salle qu'il salissait de son urine et de ses matières fécales.

Cette variabilité du délire suivant les épidémies, en supposant qu'elle soit indiscutable, n'a sans doute rien qui étonne, rien non plus qui ajoute beaucoup à l'histoire du délire dans la dothiénentérie; elle vaut cependant d'être indiquée, ne serait ce que pour prouver une fois de plus la multiplicité et la complexité des problèmes que soulève cette question du délire dans la fièvre typhoïde.

DES LÉSIONS TRAUMATIQUES CHEZ LES SYPHILITIQUES.

Observations cliniques du Dr Francesco POLINEA,
Chirurgien du grand hôpital des Incurables de Naples, etc. (1).

Trad. par le Dr L.-H. PETIT,
Sous-bibliothécaire à la Faculté de médecine de Paris.
(Suite et fin.)

II. — De l'action du traumatisme sur la syphilis.

Le trauma peut agir de quatre manières sur la syphilis et nous examinerons successivement :

1° Les manifestations syphilitiques dans la région blessée ;

2° Les manifestations syphilitiques locales, mais à distance du trauma ;

3° Les manifestations syphilitiques générales consécutives au traumatisme ;

4° Les accidents syphilitiques qui peuvent éclater sur les cicatrices anciennes, antérieures à la contagion ;

1° *Manifestations syphilitiques au voisinage du trauma.* — Dans ce paragraphe nous pouvons réunir les observations précédemment rapportées par Petit, Ambrosoli, Schweich, Thomann, Huguier, Cazenave, Blasius, Blanpain et Merkel, et notre cas n° 26, dans lequel un individu affecté de syphilis tardive à une période latente fut atteint d'une fracture de jambe ; la fracture se consolida sans accident, mais le cal devint le point de départ d'une ostéite gommeuse qui resta stationnaire pendant une année et guérit seulement lorsque le malade fut soumis au traitement mercuriel et iodique.

Nous avons pu, en outre, recueillir les quelques faits suivants :

N° 29. — Romito (Gaetana) fut atteinte de syphilis en 1871, et eut deux poussées de syphilides cutanées dont elle guérit par le mercure. Un an après survint une iritis double qui céda au même traitement. Le 11 mars 1877, elle n'accusait que des douleurs ostéocopes, lorsqu'elle tomba, la région antérieure du tibia portant sur une pierre ; il en résulta une forte contusion. Peu à peu il se forma en ce point une tumeur et, au bout de six mois, la peau devint sensible, rougit et finit par s'ulcérer. A l'entrée à l'hôpital, l'ulcération avait tous les caractères d'une gomme, qui, avec les antécédents et l'existence d'un polyadénite, nous permit d'affirmer sa nature syphilitique. Le traitement mixte par l'iodure de potassium et l'onguent mercuriel confirma ce diagnostic en assurant la guérison en moins de deux mois.

Nᵒ 30. — Raimo (Giovanna), 31 ans, tombe d'une échelle; luxation traumatique scapulo-humérale (sous-coracoïdienne de Malgaigne) produite par action directe sur le moignon de l'épaule. Réduction par rotation en dehors à la première tentative.

Huit jours après, la malade guérie de sa luxation présentait à la région deltoïdienne, mais à la face interne, sept ou huit pustules ayant le type de l'acné syphilitique. La malade fut gardée en observation et on se contenta de prescrire pendant huit jours des applications de poudre de lycopode.

A cette époque la région deltoïdienne était couverte de pustules, quelques-unes en formation et très récentes, tandis que certaines des premières commençaient à disparaître. Cette fois l'idée qu'on avait affaire à une syphilitiqne se fortifia et on interrogea la malade en conséquence. On apprit, en effet, que dix-huit mois auparavant elle avait eu un chancre induré, et plus tard des plaques muqueuses à la bouche et des taches cutanées. On prescrivit un traitement mercuriel, et en vingt-trois jours la malade fut guérie, ne conservant à la région deltoïdienne que des taches pigmentées.

Nᵒ 31. — Alessandro Gennero, 25 ans, eut un chancre infectant en 1873, et à la suite des plaques muqueuses buccales une polyadénite générale. En 1878 il fait une chute ; ,forte contusion au tibia gauche,à la suite de laquelle l'os commence à grossir. A l'examen, forme classique de périostite ossifiante du tibia ; le malade n'éprouvait que des douleurs ostéocopes peu intenses. L'administration de l'iodure de potassium à l'intérieur et les onctions mercurielles au point affecté firent disparaître le mal presque complètement en deux mois.

Nᵒ 32. — Avagliano (Maria), 16 ans. Il fut impossible de savoir exactement comment elle avait contracté la syphilis ; le plus probable était que la mère avait gagné d'un nourrisson un ulcère au sein et que la fille avait été ensuite contaminée. On constate actuellement :

polyadénite inguinale, sous-axillaire et cervicale ; au tibia droit, deux foyers de périostite ossifiante, distants l'un de l'autre de 2 centimètres ; sur la face, une ostéite gommeuse du nez, avec ulcère des parties molles et carie des os sous-jacents ; en dehors, un vaste ulcère qui s'étend de l'angle interne du nez le long de la paupière inférieure droite, en dehors de l'arcade orbitaire du même côté et descend vers l'arcade zygomatique pour arriver à l'aile drcite du nez. La maladie dure depuis environ un an et a résisté à tous les traitements. Cet ulcère n'a aucun caractère spécifique, mais reste dans un état atonique sans tendance à s'améliorer.

Guidé par les faits précédents, je soumis la malade à la cure générale, et l'amélioration survint rapidement. La cause déterminante de l'ulcère et par suite de l'ostéite, paraît avoir été une contusion légère, et le frottement continu des mains de la malade sur le mal a fini par amener une solution de continuité à la peau et les accidents que nous avons mentionnés.

Outre ces observations, nous en citerons d'autres qui ont été recueillies par Petit.

Une appartient à Schweich, et a trait à un malade qui, présentant une syphilide érythémateuse, fut atteint de pustules d'ecthyma à la jambe à la suite d'un traumatisme.

Cazenave a vu des syphilides suivre l'application d'un vésicatoire ; Chausit, un traumatisme produire une éruption syphilitique sur le nez ; Thomas, des gommes survenir autour du siège d'une fracture de jambe ; Huguier, une iritis spécifique causée par un courant d'air ; Petit, une piqûre du pouce provoquer un panaris et des ulcérations spécifiques sur le dos de la main et du poignet ; une luxation de l'humérus suivie de pustules de rupia sur le moignon de l'épaule, etc., etc.

Ces observations ne font que confirmer, par leurs effets identiques, celles que nous avons recueillies personnellement.

2o *Manifestations syphilitiques locales à distance du trauma.*

N° 33. — Genovese (Philomena), syphilitique, n'a eu que le chancre initial et la polyadénite consécutive. Pas d'accidents généraux. Fracture traumatique de la jambe droite ; immobilisation dans un appareil plâtré. Huit jours après, palpules muqueuses vulvaires au nombre de 6, qui restent stationnaires. Rien à la bouche, à l'anus et sur le reste du corps. Par le traitement mercuriel ces papules guérirent en vingt jours. Au quarantième jour on leva l'appareil ; la fracture était consolidée avec un cal énorme. La malade resta encore quinze jours en observation, pendant lesquels survinrent des papules butanées non confluentes qui cédèrent rapidement à une reprise du traitement mercuriel. Elle ne voulut pas rester plus longtemps à l'hôpital et sortit guérie de sa fracture.

Nº 34. — Del Vecchio (Pellegrina), atteinte de syphilis invétérée, fut reçue à l'hôpital pour une plaie du cuir chevelu. La solution de continuité se cicatrisa lentement sans revêtir aucun caractère spécifique, mais il survint à la région claviculaire droite une gomme cutanée qui, au bout d'un mois et demi, guérit sans ulcération sous l'influence du traitement antisyphilitique.

Nous n'avons pu recueillir d'autres observations à ce sujet, et les faits doivent être assez rares, car dans nos recherches nous n'avons pu en trouver que deux, l'un de Verneuil (adénopathie tertiaire consécutive à une nécrose du calcanéum avec amputation de la jambe) et l'autre de Petit (gomme syphilitique du tibia survenue après une castration).

Cependant nous ne pouvons passer sous silence que chez beaucoup de syphilitiques, dans la période latente ou dans celle des manifestations tardives, nous n'avons rien observé d'anormal pendant le cours des lésions traumatiques. Nous pourrions citer aussi plusieurs cas de fracture et de plaie qui ont eu une marche normale sans que le trauma ait nullement influencé celle de la syphilis.

3º Manifestations générales consécutives au traumatisme.

Nº 35. — Trino (Carmela), 42 ans, syphilitique depuis quatre ans, eut des plaques muqueuses dans la bouche et l'arrière-gorge, deux fausses couches à quatre mois, et depuis six mois elle n'avait rien présenté, sauf des douleurs plus ou moins fortes et erratiques dans les os. Le 17 avril 1876 elle est renversée par une voiture et se fait une fracture des deux os de l'avant-bras au tiers inférieur. Immobilisation du membre avec un appareil plâtré. Au douzième jour, éruption d'ecthyma superficiel plus ou moins diffus. La malade est soumise au traitement mercuriel et est guérie de cette manifestation dans l'espace de quarante-sept jours. La fracture était complètement consolidée au quarantième jour.

N° 38. — Scafa (Anna), 22 ans, entre pour une plaie contuse de la région externe du bras gauche, paraissant sans importance, longue de 3 centimètres et intéressant seulement la peau. Elle fut pansée simplement, mais au lieu de se réunir par première intention elle s'ulcéra dans toute son étendue.

La malade nous apprit qu'elle avait eu un chancre induré un an auparavant, et que six mois après elle avait présenté des plaques muqueuses buccales pour lesquelles elle avait pris du mercure, qui l'avait guérie.

A l'entrée on trouve une polyadénite inguinale et cervicale, un léger catarrhe pharyngien et un écoulement utérin. Au quinzième jour surviennent des papules qui se transforment rapidement en pustules sur la région antérieure du bras droit, et qui en peu de temps s'étendirent au dos, au cou, au thorax et aux cuisses. Cette éruption ressemblait à de l'acné disséminé, mais sur les jambes les pustules s'élargirent, et prirent les caractères de l'ecthyma superficiel.

Au flanc droit les papules se mêlèrent aux pustules d'acné et la solution de continuité ulcérée se transforma en un ulcère plus profond.

La malade fut soumise au traitement mercuriel. La syphilide cutanée s'améliora peu à peu; les papules du flanc disparurent d'abord, et enfin les pustules de la jambe. L'ulcère du bras guérit rapidement et la malade quitta l'hôpital en bon état.

A ces observations on peut joindre celles de Cazenave (éruption syphilitique généralisée consécutive à l'application de tartre stibié; — une autre survenue après un accouchement et ayant envahi tout le dos) — et de Merkel (éruption consécutive à une fracture du bras par arme à feu et ayant envahi tout le corps sauf le bras blessé). Dans ce dernier cas, l'auteur suppose que le bras fut préservé de l'éruption syphilitique par l'oblitération des lymphatiques et par la compression exercée par la cicatrice sur les tissus voisins indurés. Cette opinion ne nous semble pas exacte, parce que dans beaucoup de cas, comme nous le verrons, dans lesquels la syphilis a été réveillée par le traumatisme, les cicatrices sont les points de prédilection de ses manifestations (1).

4° *Accidents qui peuvent survenir dans les cicatrices à la suite de l'infection syphilitique.* — Ce fait n'est pas habituel, mais nous avons eu occasion de voir plus d'une fois, chez les individus qui étaient exempts de syphilis au moment où ils furent blessés et qui furent ensuite infectés, des manifestations survenir sur les cicatrices.

Nous diviserons ce paragraphe en deux parties; dans l'une, nous considérerons les accidents syphilitiques qui peuvent survenir sur la cicatrice chez des individus infectés au moment du trauma; dans l'autre, les effets qui peuvent se produire sur une cicatrice chez des individus qui étaient sains au moment où ils subirent la lésion traumatique, et qui, guéris de celle-ci, ont contracté la syphilis.

Dans la première partie nous pouvons ranger l'observation de Delpech, relative à une rhinoplastie exécutée sur un individu syphilitique et guéri momentanément de sa maladie. L'opération réussit, mais dix mois après il survint sur la cicatrice un bouton qui s'ulcéra et mit longtemps à guérir malgré le traitement mercuriel (Petit, obs. 51).

Blandin a rapporté un fait identique : une tumeur syphilitique de l'amygdale et du voile du palais prise pour un cancer, fut enlevée et l'opération réussit bien. Mais quelque temps après la tumeur reparut et le traitement ioduré administré par Maisonneuve la fit disparaître sans retour (Petit, obs. 52).

Petit signale deux cas de ce genre. Un menuisier a le gros orteil écrasé et guérit bien. Plus tard, la syphilis dont il était atteint se manifeste sur la cicatrice et ne guérit que par le traitement spécifique (obs. 53)

(1) M. Verneuil a vu encore, chez une malade atteinte de syphilis tertiaire, une légère opération (destruction d'onyxis rebelle par le thermocautère) provoquer une éruption rapide de gommes sous-cutanées, puis des troubles cérébraux, avec aphasie et hémiplégie, terminés par la mort. C'est le seul cas que nous connaissions dans lequel un traumatisme ait aggravé assez la syphilis pour la rendre mortelle. (*Revue mens. de chir.*, 1879, t. III, p. 371.) — P.

Plaie par arme à feu de la face postérieure de la jambe. Guérison au bout de six mois. L'année suivante, la plaie se rouvre et ne guérit qu'au bout de deux mois et demi ; six mois après l'ulcère reparaît et s'élargit beaucoup. Le malade soumis au traitement antisyphilitique finit par guérir (obs. 54).

Nous n'avons recueilli qu'un fait de cette catégorie.

N° 37. — Carbone Santa, syphilitique, eut de nombreux accidents parmi lesquels des pustules d'ecthyma sur les fesses. Guérie de cette lésion, elle fut prise d'érysipèle d'une des fesses, suivi d'abcès qu'on incisa. La plaie s'ulcéra et guérit par le traitement spécifique. Environ quatre mois après, il revint sur la cicatrice une pustule d'ecthyma qui s'étendit beaucoup en largeur et resta stationnaire pendant trois mois. De nouveau le traitement iodique mercuriel amena lentement une amélioration qui se termina par la guérison.

Nous arrivons à la seconde partie, relative aux cas dans lesquels le trauma survenait chez des individus exempts de syphilis ; et celle-ci ne fut inoculée qu'après la guérison de la lésion traumatique. Voici les observations que nous avons recueillies à ce sujet.

N° 38. — Antonietta Lombaglia, 27 ans, domestique, reçut au bras une plaie par instrument tranchant, laquelle intéressait transversalement la région externe, longue de quatre à cinq centimètres, et comprenant la peau, le tissu cellulaire sous-cutané et une partie des fibres postérieures du deltoïde. La plaie guérit par suppuration en vingt-cinq jours.

La malade fut dans la suite atteinte de syphilis, et en quarante jours guérit d'un chancre induré dont il ne resta qu'une tache pigmentée. La polyadénite inguinale syphilitique existait alors. Trois mois après, apparut une éruption pustuleuse à type d'acné, qui, partie de la cicatrice, s'étendit à la région externe du bras et sur le corps. Ce fait est intéressant parce que les dermatoses syphilitiques n'occupent pas d'habitude le côté de l'extension sur les membres. La malade guérit en un peu plus d'un mois par le traitement mercuriel.

N° 39. — De Rose Nunzia fut atteinte d'une fracture compliquée de la jambe dont elle guérit en six mois, ne conservant comme souvenir de l'accident qu'une grande cicatrice.

Au bout d'un certain temps, la malade fut infectée par la syphilis, et quelques mois après elle entra dans notre salle pour un iritis spécifique.

A ce moment on constata sur la cicatrice un ulcère de la grandeur d'une pièce de cinq francs, et ayant les caractères d'un ulcère syphilitique. Près de là étaient des sortes de pustules qui, recouvertes de croûtes, avaient l'aspect de pustules de rupia. Outre l'iritis il y avait des plaques muqueuses aux amygdales et une polyadénite généralisée.

La malade fut soumise au traitement mercuriel soit localement, soit par injections hypodermiques, et guérit, quoique lentement, dans l'espace de trois mois.

A ces faits nous ajouterons celui de Verneuil (1), dans lequel un jeune homme ayant eu à 7 ans un abcès sous-périostique du tibia dont il avait parfaitement guéri, fut atteint vingt ans plus tard d'une gomme de cette région (Thèse de Petit, obs. 55).

Telles sont les observations que nous avons pu recueillir sur la question (2). Avant d'en tirer des conclusions, on nous permet-

---

(1) En voici encore un autre. Une femme de 20 ans, n'ayant aucune trace de syphilis, est opérée en 1872 d'un petit kyste hydatique de la racine de la cuisse et guérit parfaitement. En 1875, survient en ce point une tumeur qu'on soupçonne être un syphilome et qu'on traite par le mercure et l'iodure de potassium. Guérison en cinq semaines. On n'a pu savoir à quelle époque la malade a été infectée. (Verneuil, même travail, p. 364.) — P.

(2) M. Folinea a laissé de côté dans son travail un chapitre que j'ai également passé sous silence dans ma thèse, faute d'observations. Il s'agit de l'influence réciproque du traumatisme et de la syphilis chez le même sujet, que M. Verneuil a appelée *influence bilatérale*. Dans ce cas le traumatisme agit sur la syphilis en faisant éclater des manifestations dans différents points du corps, tandis que de son côté la syphilis retentit sur le traumatisme en donnant à la plaie des caractères spécifiques.

C'est ce qui eut lieu dans les deux faits suivants :

Premier cas. — Amputation de jambe chez une syphilitique pour un pied bot ancien, la maladie constitutionnelle étant méconnue. Au troisième jour, éruption généralisée de syphilides papuleuses qui progresse jusqu'au septième jour, commence à pâlir le onzième, se transforme en taches couleur feuille morte le vingtième et persiste sous cet aspect pendant deux mois environ.

L'influence de la syphilis sur la blessure opératoire se révèle le dix-neutra de faire quelques remarques sur les faits rapportés précédemment.

Ce que nous avons exposé jusqu'ici a démontré clairement que la syphilis a une action sur les lésions traumatiques en modifiant leur processus, de même que celles-ci agissent, sur les individus syphilitiques, d'une manière spéciale et déterminée. Cependant nous ne pouvons nier ni disconvenir que suivant la période de la syphilis les effets changent et se comportent différemment.

Dans la période initiale qui correspond à la période primaire de Ricord, la syphilis, ainsi que nous l'avons vu, n'influe sur le trauma que lorsque celui-ci est en rapport direct avec l'induration, mais elle n'a aucune action modificatrice sur lui lorsqu'elle en est éloignée.

Dans la période inflammatoire, condylomateuse de Zeissl, qui correspond presque à la période secondaire de Ricord, la syphilis modifie avec la plus grande facilité le cours et la forme des lésions violentes, qu'elles soient au voisinage ou à distance de ses manifestations.

Dans la période néoformative, néoplastique, gommeuse, qui correspond à la troisième période de Ricord, la syphilis exerce quelquefois son action sur les lésions traumatiques, mais souvent celles-ci peuvent suivre leur cours sans ressentir en rien l'influence de l'infection et sans subir de modification dans leur forme et leur marche.

Tant que la syphilis ne manifeste pas son action, mais demeure latente, les phénomènes n'ont rien de spécial. Si cette

---

vième jour par une ulcération de la plaie qui s'étend en superficie jusqu'au vingt-neuvième, où elle reprend sa marche vers la guérison, sous l'influence du traitement antisyphilitique. Toutefois la cicatrisation marche avec une lenteur extrême et n'est terminée qu'au bout de six mois environ.

Deuxième cas. — Syphilis latente. Fracture du tibia de cause indirecte; pas de consolidation au bout de trois mois. Irritation des fragments par la méthode de Dieffenbach. Suppuration intense du foyer, sans consolidation de la fracture. Deux mois après l'opération, éruption érythémateuse généralisée et iritis syphilitique. Traitement mixte. Guérison de tous les accidents en moins d'un mois et consolidation de la fracture. (Verneuil, même travail, p. 354 et 360.) — P.

période latente est comprise entre la sclérose initiale et les premières manifestations générales, la plaie ou autres lésions traumatiques produites ont une marche propre, qui n'est en rien modifiée par la diathèse syphilitique non encore apparue. Seulement si la période de la selérose initiale n'est pas récente, mais se trouve voisine du moment des manifestations générales, alors le trauma peut agir comme cause déterminante, et accélérer l'époque de l'apparition des premiers symptômes de la syphilis inflammatoire.

Quand au contraire la période latente est comprise entre les éruptions cutanées de la syphilis inflammatoire, on voit le trauma subir l'influence de la diathèse et souvent les solutions de continuité se transforment en lésions syphilitiques. Enfin, quand la période latente se trouve au moment de la syphilis néoplastique, souvent la solution de continuité reste complètement indifférente à la diathèse syphilitique.

A propos de l'action particulière du trauma sur la marche de la syphilis, nous avons vu que dans la période condylomateuse il peut devenir le point de départ d'une lésion syphilitique locale ou générale, circonscrite ou diffuse, tandis que dans la période tardive c'est seulement sur le siège de la lésion qu'il peut agir comme cause déterminant une manifestation locale ou circonscrite dans ce point, n'ayant aucune influence par son action sur les points éloignés. Il peut en dernier lieu devenir le centre d'une manifestation syphilitique chez les individus qui n'ont subi que beaucoup plus tard la contagion du mal celtique.

Voyons maintenant comment nous pouvons nous expliquer ces faits.

1° *Période primaire, ou de sclérose initiale.*— Les observations recueillies ne concernent que les lésions de continuité qui sont en rapport direct avec l'induration syphilitique. Celles-ci ont toujours pris le caractère de la sclérose initiale, c'est-à-dire que cette dernière en se diffusant a envahi le champ de la lésion traumatique. Cela se comprend si l'on songe que dans cette période l'infection paraît s'être limitée simplement au point malade, et que par suite elle ne peut avoir aucune action sur un point qui en est éloigné et ne se trouve pas encore sous l'influence de la diathèse générale. Ainsi on s'explique facilement que toutes les solutions de continuité ne souffrent aucune altération alors que le syphilome initial se trouve dans la période d'état ou d'incubation et que les lésions traumatiques ont lieu à une certaine distance de lui. Nous n'avons pas, quant à nous, l'intention en ce moment de continuer la longue discussion qui a eu lieu pour savoir si la sclérose initiale est la première manifestation d'une infection générale, ou bien le point de départ de l'infection qui, d'abord circonscrite, se répand ensuite dans tout l'organisme en se servant des ganglions lymphatiques comme organes d'incubation, puis des vaisseaux qui en partent comme moyens de diffusion, bien persuadé que les observations et les études continues des auteurs n'ont pu encore résoudre cette question. Nous rappelant que l'excision de la sclérose initiale faite au début par Zeissl, Kölliker et autres a parfois préservé le malade de l'infection celtique consécutive, qui dans d'autres cas s'est montrée légère et bénigne, nous devons avec beaucoup de raison considérer l'induration primitive comme un signe d'infection locale, parce que, si elle était l'expression d'un fait général aucun avantage n'aurait dû résulter de son ablation pour l'organisme, de même qu'il ne s'en produit aucun par l'excision des plaques muqueuses.

2° *Période secondaire, ou période inflammatoire.*—Il n'en est pas de la période secondaire comme de la période primaire. On y remarque constamment qu'une lésion de continuité simple se change en spécifique quand même elle est loin de la manifestation syhpilitique. La raison en est facile à trouver. Dans la période inflammatoire nous pouvons admettre que tous les tissus sont également soumis à l'action du virus syphilitique, parce que, comme l'ont démontré les inoculations expérimentales, le sang est à cette époque le véhicule du virus, et nous devons aussi admettre que, comme l'organisme le montre en divers cas, tous les tissus réagissent chacun différemment à l'action du virus, sauf que les phénomènes apparaissent d'abord dans quelques-uns et plus tard dans d'autres.

Or, si dans cette période une lésion se produit sur les tissus infectés, il est clair qu'elle doit subir les modifications de ceux-ci, et cela autant dans le voisinage qu'à distance de la partie qui est le siège de prédilection de la manifestation syphilitique, parce que ce sera toujours le tissu altéré qui devra réagir et non le point limité de l'accident spécifique.

3° *Période tertiaire, ou néoplastique.*—Cependant le virus s'est éliminé, mais les tissus qui sont demeurés pendant un certain temps sous son influence sont devenus sujets, sans offrir de manifestations morbides externes, à une altération permanente qui, d'une part, les rend impropres à subir une nouvelle conta-gion syphilitique, et d'une autre, les rend plus aptes à con-tracter des affections inflammatoires, lesquelles, en raison de la modification particulière apportée aux tissus par le virus syphi-litique, prennent une marche particulière et offrent pour ainsi dire un caractère spécifique (gomme). Une action extérieure, une cause occasionnelle est souvent nécessaire à la production de ce processus inflammatoire. Cette disposition engendrée par le virus syphilitique n'affecte pas nécessairement toutes les parties du corps, et elle peut, par intensité spéciale du virus, se mani-fester dans un organe ou un tissu déterminé, plutôt que dans un autre. C'est ainsi que dans l'un il se développe une gomme, et dans les autres, en tout ou en partie, il ne se produit encore rien de morbide.

C'est dans cette période, qu'on pourrait appeler gommeuse, que les manifestations sont graves, profondes, comme la carie et la nécrose des os, les ulcères de la peau, les gommes des organes; mais c'est précisément dans ce moment que ces mani-festations sont non seulement asymétriques, mais encore cir-conscrites et isolées.

Ces caractères qui distinguent la période tertiaire de Ricord ou la néoformative de Zeissl, nous montrent pourquoi les altéra-tions traumatiques ne sont pas toujours soumises à l'influence de la syphilis, et comment cette influence peut se manifester sur le siège de la lésion et non s'étendre à grande distance ou à des parties plus ou moins étendues de l'organisme; parce que le sang, qui dans la période récente et infectieuse sert de véhicule au virus syphilitique, ne domine plus à lui seul la situation, mais à cette époque les tissus imprégnés répondent avec plus ou moins de force à l'action déterminante représentée par le trauma.

Dans la période latente, les mêmes raisons expliquent l'action variable de la syphilis sur les lésions violentes ; ainsi nous voyons dans la période secondaire que les tissus, se trouvant irrigués par un sang infecté, même dans un moment où l'on ne constate pas d'accident spécifique, peuvent réagir sous l'action d'un stimulus tant dans le voisinage qu'à distance, en modifiant complètement la marche et l'apparence d'une lésion traumatique.

Dans la période latente de la syphilis néoplastique, le trauma peut ne pas agir sur les tissus, de sorte qu'ils restent indifférents au stimulus ; et comme le processus néoformatif est un processus local et que l'infection va graduellement en s'épuisant, de même le tissu et l'organe, ou ne répondent pas à l'action du trauma, qui suit son cours sans aucune altération, ou bien, s'ils réagissent, ce ne sera que dans le point vulnéré, et alors le trauma modifiera sa marche et subira l'action de la diathèse syphilitique.

Que ce soit là la vérité, les observations precédentes le démontrent, et aussi le fait que les os à cette époque sont d'autant plus sujets à subir des altérations qu'ils sont placés plus ou moins superficiellement, plus ou moins soumis ainsi aux manifestations morbides ; par exemple le tibia, le crâne, la clavicule, les côtes seront plus exposés que la colonne vertébrale, les os du bassin, le fémur, le péroné, l'humérus, etc. Dans ces circonstances, tandis qu'une lésion traumatique peut donner naissance à un accident syphilitique dont elle subira l'influence spécifique, dans d'autres cas elle peut marcher indifférente et sans éveiller aucun accident syphilitique.

Involontairement, à cette occasion, nous avons dû parler de l'action du trauma sur les syphilitiques, et quoique nous n'ayons pas pu nous expliquer parfaitement son affinité avec la syphilis, nous ne pouvons nier que, une action violente ou une contusion agissant sur un tissu qui n'est pas physiologique, mais qui est modifié par une infection syphilitique, les lésions produites ne soient soumises aux conditions de la diathèse qui imprègne l'organisme. Une plaie se changera en un ulcère syphilitique, comme une inflammation produite par un stimulus externe se transformera en une gomme ou en un granulome. Un trauma sur un syphilitique sera le point de départ d'une manifestation celtique, et bien que nous ne puissions exactement expliquer la relation qui existe entre un trauma et la syphilis, nous croyons néanmoins que la cause la plus probable est celle qui vient la seconde.

Toutes les fois qu'un trauma atteint notre corps, tôt ou tard un processus inflammatoire apparaît comme conséquence ; or, nous savons que les tissus soumis à l'infection syphilitique tendent à s'enflammer, d'où le traumatisme devient cause déterminante d'une inflammation des tissus malades ; mais ceux-ci, sous l'influence de la diathèse, se trouvent dans des conditions spéciales, d'où l'inflammation tend à révêtir un type spécial et tout particulier. Puis, suivant que les tissus se trouvent sous l'influence d'une syphilis récente ou tardive, on s'expliquera non seulement la diversité de forme dans l'inflammation, mais encore pourquoi le trauma pourra avoir une action circonscrite et locale, ou diffuse et éloignée du siège de son action.

D'après les faits que nous venons d'exposer, nous pouvons nous expliquer pourquoi les plus grandes dissidences qui ont lieu entre les auteurs, à savoir si la syphilis a ou n'a pas d'action sur les lésions violentes, concernent la période tardive ou néoplastique, et non la période condylomateuse. Il est vrai qu'aujourd'hui tous les auteurs ne veulent pas reconnaître que la diathèse syphilitique a une action particulière sur les traumatismes et réciproquement ; des auteurs de grande autorité, comme Vidal de Cassis, Follin, Nélaton, Billroth, Fano, n'en font pas mention dans leurs ouvrages ; mais il est encore plus vrai, non seulement par nombre d'observations faites par d'autres, mais aussi par les études récentes, que dans la période inflammatoire de la syphilis, pour les raisons déjà exposées, toutes les lésions traumatiques subissent des modifications qui sont absolument dues à l'infection celtique.

Complètement d'accord avec Gamberini, nous n'avons eu que des résultats négatifs dans nos observations, toutes les fois qu'une lésion traumatique a été reconnue chez des individus affectés de syphilis tardive, ou de syphilis latente dans cette période ; nous ne voulons pas pour cela contester la valeur des observations de Verneuil et de Petit, mais nous croyons seulement trouver une raison de cette différence dans les conditions spéciales où se trouvent les tissus à ce moment de la syphilis. Ainsi, par l'élimination plus ou moins complète du virus de l'organisme, par le rétablissement plus ou moins complet des conditions physiologiques des tissus, par la force plus ou moins grande de la lésion traumatique, par son siège, nous croyons pouvoir expliquer les différences qui se produisent dans les observations. La vérité de cela est démontrée par ce fait que nous avons pu recueillir des observations dans lesquelles le trauma a été le point de départ d'une manifestation syphilitique, ce qui prouve que si la syphilis tardive n'a pas une réaction aussi énergique que la syphilis récente, elle peut en certaines circonstances données modifier l'allure d'une lésion traumatique en la transformant en une lésion complètement syphilitique.

Des faits rapportés ci-dessus nous pouvons tirer les conclusions suivantes :

1° La sclérose initiale, dans le cas de plaies accidentelles ou chirurgicales en continuité avec elle, les transforme en indurations syphilitiques.

2° La sclérose initiale dans les lésions traumatiques à distance n'a aucune influence modificatrice sur elles.

3° La période qui s'étend entre la sclérose initiale et les manifestations générales, surtout dans le début de celles-ci, n'a aucune action sur les lésions produites par le trauma.

4° La syphilis, dans la période inflammatoire *in actu*, agit toujours sur les lésions traumatiques en les transformant en lésions spécifiques.

5° Les transformations des lésions traumatiques survenant lorsque la syphilis récente est *in actu*, peuvent revêtir les ca-

ractères de la manifestation syphilitique, qu'elle se trouve près
ou à distance du trauma.

6° La syphilis inflammatoire *in actu*, lorsqu'elle ne change pas
la lésion traumatique en lésion spécifique, agit sur la solution
de continuité de telle façon que, sans la transformer en ulcère
syphilitique, elle la rend stationnaire, et celle-ci ne guérit que
par le traitement spécifique.

7° La syphilis néoplastique elle-même a une action négative,
que le trauma soit ou non à distance des manifestations syphilitiques, bien qu'elle puisse encore, dans certaines circonstances,
transformer une lésion violente en une syphilide ulcéreuse ou
la rendre stationnaire.

8° La syphilis, dans les intervalles de latence de la période
secondaire, agit comme lorsqu'elle est en activité, soit en faisant
prendre à la lésion des caractères spécifiques, soit en en empêchant la guérison lorsqu'on n'a pas recours au traitement
mercuriel.

9° La syphilis latente, dans la période néoplastique, a rarement une action spécifique sur le cours d'un trauma quelconque,
mais presque toujours celui-ci reste complètement indifférent
à la diathèse syphilitique.

10° Les lésions traumatiques chez les syphilitiques peuvent
devenir le centre de nouvelles manifestations spécifiques.

11° Les lésions traumatiques dans la syphilis récente, patente
ou latente, peuvent devenir le point de départ de nouvelles manifestations syphilitiques localisées au siège du trauma.

12° Les lésions traumatiques chez les syphilitiques peuvent
faire éclater des éruptions à une distance plus ou moins grande
d'elles. Cela a lieu surtout dans la période inflammatoire, rarement dans la période néoplastique.

13° Chez les syphilitiques, un trauma peut être de nouveau
le point de départ d'une lésion spécifique, soit dans la seconde
période, soit dans la troisième.

14° Une lésion traumatique chez un individu non syphilitique,
et qui plus tard vient à être infecté, peut devenir alors le point
de départ de manifestations de la syphilis.

DES LÉSIONS DU LARYNX CHEZ LES TUBERCULEUX.

Par le Dr JOAL (du Mont-Dore).

(Suite et fin.)

IV. — Nous donnons le nom de phthisie laryngée à une affection dont les caractères anatomiques et symptomatologiques sont intimement liés à l'existence et à l'évolution de produits tuberculeux dans le larynx. Nous ne confondons pas cette maladie avec la syphilis, la scrofulose, le cancer laryngés, comme l'ont fait Trousseau et Belloc; nous la séparons de la laryngite catarrhale observée chez les poitrinaires. Pour nous, tuberculose et phthisie laryngées sont synonymes. De même que dans le poumon, la plèvre et le péritoine, le processus tuberculeux peut, au début, prendre la forme granuleuse ou la forme infiltrée. Mais que les lésions aient une origine nodulaire ou bien diffuse, il s'ensuit un travail ulcératif, une destruction des parties atteintes. L'ulcération est le terme où aboutit la tuberculose laryngée. Il faut noter que tandis que dans les autres organes c'est la granulation grise, le tubercule miliaire qui se présentent le plus souvent, ici, au contraire, on rencontre surtout la forme infiltrée, les lésions caséeuses; et les auteurs qui ont prétendu que la tuberculose laryngée était rare n'ont certainement eu en vue que les produits granuleux observés en effet peu fréquemment.

On s'est préoccupé de savoir dans quelles proportions se trouvent les phthisiques dont le larynx est atteint par le processus tuberculeux. Sur 1,226 sujets présentant à l'autopsie des lésions du poumon, Heinze a vu 376 fois des ulcérations du larynx, soit 30 fois sur 100. Willigk a examiné *post mortem* 1,316 phthisiques et a constaté dans 237 cas des ulcérations laryngées, soit 14 fois sur 100. Comme il y a un certain écart entre les résultats fournis par les statistiques précédentes, nous avons pris la moyenne des chiffres obtenus par les deux observateurs, et nous pensons nous rapprocher beaucoup de la réalité des faits en disant que les phthisiques ont de la tuberculose laryngée dans environ un cinquième des cas.

La phthisie du larynx peut être primitive ou consécutive,
c'est-à-dire que l'apparition des produits tuberculeux dans
l'organe de la voix peut précéder ou suivre l'envahissement de
l'appareil broncho-pulmonaire. Sans parler de la tuberculose
miliaire pharyngo-laryngée dont nous avons cependant observé
deux beaux exemples, nous dirons que la forme primitive est
assez rare, et qu'en tous cas l'on ne devra se prononcer qu'après
le plus minutieux examen des sommets du poumon, car l'auscultation présente les plus grandes difficultés et donne les résultats les plus incertains lorsque, par suite d'ulcérations
d'œdème ou de simple gonflement de la muqueuse laryngée, le
calibre du conduit aérien est rétréci, il se produit alors un
sifflement parfois si bruyant que l'on ne peut savoir les modifications survenues dans l'intensité, le timbre, le rhythme du
murmure respiratoire, et que l'on ne peut percevoir les souffles,
râles, frottements et autres râles adventices. Rien de plus facile
en pareille circonstance que de méconnaître des lésions pulmonaires qu'aucun signe stéthoscopique ne vient révéler à l'oreille.
Ajoutons que la propagation de ce sifflement dans les tuyaux
bronchiques peut être une cause d'erreur dans le diagnostic
différentiel de la phthisie laryngée et du cancer ou de la syphilis. Nous avouons, pour notre part, nous être trompé dans
deux cas de ce genre. Nous avons pris au premier abord pour
du cancer des lésions tuberculeuses ; les signes laryngoscopiques
n'offraient rien de caractéristique ; l'état général des malades
était satisfaisant, le sifflement laryngien nous avait empêché
de constater les altérations des sommets pulmonaires.

La phthisie laryngée consécutive se montre aux différentes
périodes de la tuberculose pulmonaire dont elle accentue la
marche, accélère l'évolution et hâte le dénoûment ; les deux
affections ont une influence marquée et immédiate l'une sur
l'autre. Que les lésions laryngées fassent des progrès et deviennent plus graves, l'état du poumon ne tardera pas à s'en
ressentir et réciproquement. On a dit que la maladie pouvait se
présenter sous deux formes, la lente et la rapide. Cette dernière
est de beaucoup la plus commune. Nous sommes même bien
tenté de croire que dans le premier cas il s'est souvent agi

d'une laryngite chronique simple; chez bien des sujets il est bien difficile de différencier celle-ci de la phthisie laryngée au début, c'est sur la marche ultérieure des accidents que l'on se base pour porter le diagnostic de tuberculose laryngée, et en ce qui nous concerne, nous mettons toujours sur le compte d'un catarrhe chronique les lésions inflammatoires qui évoluent lentement et n'aboutissent pas à l'ulcération, ou du moins nous n'acceptons ces faits qu'avec la plus grande réserve. En un mot, nous pensons que dans la grande majorité des cas de phthisie laryngée il se fait un travail ulcératif; or, les auteurs sont presque unanimes à reconnaître que la marche de l'affèction devient rapide, dès que le processus est arrivé à l'ulcération glandulaire; dès lors, il faut conclure que la forme rapide est la plus commune. Ce n'est pas à dire pour cela que nous nions d'une façon absolue la curabilité de la phthisie laryngée, et que nous regardions comme inévitable et fatale la période ulcéreuse, telle n'est pas notre pensée. Nous connaissons des cas de guérison de tuberculose laryngée, soit avant, soit après la formation des ulcérations, mais nous n'hésitons pas à dire que ces faits sont bien rares, et qu'on pourrait presque les compter.

Isambert, qui a fait une excellente description de la phthisie laryngée, admet trois périodes dans la marche de la maladie : 1º catarrhale et épithéliale; 2º ulcérative et œdémateuse; 3º suppurative et nécrosique. Nous reconnaissons qu'il est rationnel de réunir en trois groupes les lésions et symptômes de l'affection; mais les dénominations données aux différentes périodes ne nous semblent pas des plus heureuses. On pouvait croire que les ulcérations et l'œdème se rencontrent seulement pendant la deuxième phase; que la suppuration appartient exclusivement à la troisième période; nous proposons une division qui a pour base les notions classiques d'anatomie pathologique et qui, en indiquant quels sont les tissus envahis par le processus ulcéreux, correspond assez directement au point de vue de la symptomatologie à la division adoptée par la plupart des auteurs. Nous admettons :

1º Une période superficielle ou épithéliale;

2º Une période intermédiaire ou dermique;

3° Une période profonde ou sous-muqueuse.

C'est à dire que dans le premier stade nous plaçons les troubles vasculaires, les desquamations qui constituent la période catarrhale d'Isambert; le second stade comprend les phénomènes dus au travail ulcératif qui détruit la membrane muqueuse; l'œdème et la suppuration s'y rattachent; enfin dans la troisième phase nous rangeons les lésions qui atteignent les tissus sous-jacents à la muqueuse, tels que muscles, ligaments, cartilages, articulations. Ceci posé, indiquons rapidement quels sont les signes que l'on trouve à l'examen laryngoscopique dans ces trois périodes.

Il s'en faut que dans tous les cas le laryngoscope nous révèle au début des symptômes caractéristiques de la phthisie laryngée, le plus souvent l'on ne constate qu'un état hyperhémique et inflammatoire de la muqueuse tout à fait semblable à celui de la laryngite catarrhale, et nous avons déjà dit que ce n'est que par l'évolution ultérieure des accidents que l'on pourra établir le diagnostic de tuberculose laryngée. Chez certains sujets, au contraire, se présentent dès le début des phénomènes objectifs auxquels les auteurs s'accordent à attacher une valeur réelle; ce sont des signes de probabilité, mais rien de pathognomonique.

Celui de ces symptômes auquel nous attribuons le plus d'importance, c'est la décoloration des muqueuses qui revêtent le voile du palais, le pharynx et le larynx. La membrane interne de l'organe de la voix est blanche, exsangue; cette pâleur, due à une anémie locale, est parfois si prononcée que l'on distingue difficilement des cordes vocales inférieures, les rubans ventriculaires, dont l'aspect rouge à l'état normal tranche assez nettement sur le blanc nacré des ligaments thyro-aryténoïdiens. Cette décoloration du larynx méritera d'autant plus de fixer l'attention qu'elle ne coïncidera pas avec une anémie générale de l'individu, avec une teinte pâle des autres tissus de l'économie; mais chez les jeunes filles chlorotiques l'on ne devra pas s'en laisser imposer par l'exsanguité de la muqueuse, et de l'existence de ce symptôme il ne faudra pas trop se hâter de conclure à une phthisie laryngée.

Au début de l'affection, des notions utiles au point de vue du diagnostic peuvent être tirées du siège et de la forme qu'affecte la rougeur observée sur les parties enflammées; c'est par la région aryténoïdienne et par le tiers postérieur des cordes vocales inférieures que nous a paru le plus souvent commencer cette coloration qui peut ensuite se propager aux bandes ventriculaires, à l'épiglotte, aux replis aryténo-épiglottiques, mais le caractère important que présente cette rougeur, c'est de n'être pas généralisée; elle est en plaques, elle occupe de petits îlots de la muqueuse, sans se répandre uniformément sur toute l'étendue du larynx; lorsque les cordes vocales inférieures sont atteintes on y voit de fines arborisations : ce sont des stries parallèles au bord libre des cordes, ce sont des coups de pinceau, des taches étoilées. A la région aryténoïdienne la coloration est rosée; sur les ligaments thyro-aryténoïdiens la rougeur peut prendre une teinte hémorrhagique signalée par Fauvel, que nous avons plusieurs fois observée.

A la fin de cette première période, du gonflement peut se montrer au niveau des aryténoïdes; il peut y avoir de l'épaississement, un aspect terne et grisâtre des cordes vocales inférieures, l'épiglotte peut être tuméfiée sur ses bords; de petites exulcérations, des desquamations épithéliales seront parfois constatées, mais tous ces phénomènes n'offrent rien de bien caractéristique. Il n'en est pas de même de l'aspect velvétique dont certains auteurs ont même voulu faire un signe pathognomonique de la phthisie laryngée, mais on le rencontre aussi dans les laryngites arthritique et herpétique. L'état velvétique est constitué par de petites villosités interaryténoïdiennes qui rappellent l'aspect du velours d'Utrecht; elles sont, croyons-nous, simplement dues à une prolifération anormale et exagérée de l'épithélium. M. le Dr Cadier, dans son Manuel de laryngologie, recherche la nature de ces petites saillies, et se demande si ce sont les papilles du derme qui s'hypertrophient ou bien encore si elles sont dues à la présence de granulations tuberculeuses. Notre excellent confrère pense que ces trois causes peuvent contribuer à la formation de l'aspect velvétique, tout en accordant une plus grande importance à l'action des deux dernières dans la phthisie laryngée. M. Cadier trouve là l'explication d'un fait qu'il a remarqué, à savoir que dans la tuberculose le grain était plus gros que dans la laryngite arthritique; nous n'avons pas encore pu vérifier l'exactitude de cette assertion. Quoi qu'il en soit, cet aspect velvétique, la décoloration de la muqueuse laryngée, la rougeur en plaques ou limitée à la région aryténoïdienne et à la partie postérieure des cordes vocales, sont les symptômes les plus sérieux et les plus propres à établir le diagnostic de la phthisie laryngée au début.

A la deuxième période de la maladie les altérations portent sur la muqueuse proprement dite. Le processus tuberculeux a terminé son travail de destruction dans le derme et dans les éléments glandulaires qui y sont contenus. A l'examen laryngoscopique on constate des ulcérations d'étendue et de forme variables. Quel est leur siège le plus habituel ? Les auteurs ne s'entendent pas à ce sujet. Les uns mettent en première ligne la région aryténoïdienne, puis l'épiglotte, les bandes ventriculaires et enfin les cordes vocales inférieures ; M. Krishaber est de ce nombre. Les autres disent que les parties le plus souvent ulcérées sont par ordre de fréquence, les rubans vocaux, l'épiglotte, les aryténoïdes, les replis thyro-aryténoïdiens, de telle sorte que l'on se trouve en présence d'avis diamétralement opposés : la corde vocale inférieure qui pour celui-ci est le siège de prédilection, devient pour celui-là le point où l'on rencontre le plus rarement les ulcérations. Devant une telle divergence d'opinions, nous avons mis la question à l'étude, et il résulte de notre observation personnelle que, dans la grande majorité des cas, le travail ulcératif débute par la région aryténoïdienne et par les cordes vocales inférieures ; ces parties sont sans contredit celles qui de beaucoup sont le plus souvent atteintes ; l'épiglotte n'est altérée que dans des proportions bien moins grandes ; il en est de même des bandes ventriculaires.

A la commissure postérieure, les ulcérations, habituellement petites et confluentes, peuvent se réunir en une seule, dont la surface peut alors être assez étendue; le fond est grisâtre, granulé, les bords sont irréguliers et font un léger relief sur le reste de la muqueuse. De ces bords s'élèvent parfois des végétations de volume variable; ce sont des polypes pédiculés d'origine tuberculeuse ; dans certains cas elles ressemblent aux crêtes de coq, elles sont dites en choux-fleurs. Sur les cordes vocales inférieures les ulcérations présentent les formes les plus différentes : tantôt l'on ne voit qu'un simple coup d'ongle, lorsque les altérations ne portent que sur les couches superficielles de la muqueuse, tantôt le ruban vocal est tout à fait détruit sur un ou plusieurs points; les bords libres de ces ligaments peuvent être ébréchés, déchiquetés, taillés en dents de scie, et présenter cet état auquel l'on a donné le nom de serra-tique ; à cette période de la phthisie laryngée les cordes vocales ont presque toujours perdu leur aspect blanc et nacré, elles prennent une coloration terne et grisâtre, elles ne sont plus minces et aplaties comme à l'état normal ; elles se sont épais-sies et sont devenues cylindriques, il s'est produit là un véri-table travail hypertrophique. Leurs mouvements sont entravés, elles ne peuvent plus vibrer et se tendre, c'est une paralysie de cause locale.

A l'épiglotte les ulcérations occupent principalement la par-tie inférieure de la face laryngée; elles sont le plus souvent étendues et larges, mais peu nombreuses ; nous avons rarement constaté cet état chassieux des bords libres de l'opercule qui a été signalé par Isambert, et qui, au dire de cet auteur, tiendrait à la présence d'érosions petites et rapprochées; il est important de différencier à la région épiglottique les ulcérations tubercu-leuses de celles qui ont une origine syphilitique; ces dernières débutent ordinairement par la face supérieure de l'épiglotte; elles ont une forme très irrégulière, serpigineuse ; elles repo-sent sur une base indurée, les bords sont taillés à pic, elles sont entourées d'un liséré carminé; ces caractères, bien tran-chés chez certains sujets, seront à peine marqués dans d'autres cas ; le diagnostic pourra présenter alors les plus grandes dif-ficultés : il sera impossible de dire si l'on a affaire à de la tuber-culose ou à de la syphilis. Du reste, les deux affections peu-vent se rencontrer concurremment chez le même individu.

A la deuxième période de la phthisie laryngée s'observent les phénomènes de suppuration, qui sont toujours en rapport

avec le nombre et l'étendue des ulcérations; dans les cas les
moins graves le pus ne se voit qu'au niveau des surfaces ulcérées; d'autres fois toute la muqueuse baigne dans un liquide
mal lié, de mauvaise nature, qui imbibe et ramollit les tissus,
et devient ainsi une cause d'aggravation dans la marche des
accidents.

C'est aussi dans ce stade de la maladie qu'apparaissent les
premiers signes de cet état du larynx décrit sous le nom
d'œdème de la glotte, et qui est constitué par une infiltration
séreuse ou purulente du tissu cellulaire dans les régions épi-
glottiques, aryténoïdiennes, et vers les replis aryténo-épiglottiques et thyro-aryténoïdiens, ou bien encore par une infiltration
tuberculeuse et par une production scléreuse; les phénomènes œdémateux sont en général bien plus prononcés à la
dernière période de la phthisie laryngée, si nous en parlons en
ce moment, c'est qu'ils peuvent se rattacher à l'existence d'une
seule et petite ulcération. Le gonflement et la tuméfaction en-
vahissent en même temps les parties du larynx qui sont dou-
blées d'un tissu cellulaire lâche, ou bien l'œdème reste limité
à une seule région; les cordes vocales inférieures, où la muqueuse est très adhérente au tissu fibreux sous-jacent, échappent ordinairement à cette complication. Lorsqu'on examine
au laryngoscope un tuberculeux atteint d'œdème de la glotte,
on aperçoit d'abord une déformation complète de l'épiglotte,
qui a beaucoup augmenté de volume; elle apparaît sous la forme
d'un gros bourrelet saillant et arrondi; les deux bords de
l'opercule très tuméfié peuvent même arriver en contact; ce
sont ces dispositions qu'Isambert a décrites sous le nom d'épiglotte en phimosis ou paraphimosis. Les replis aryténo-épiglottiques, les aryténoïdes sont aussi le siège d'un gonflement
qui a pour effet de rétrécir l'ouverture supérieure du larynx;
étant données ces altérations, il est bien difficile de voir avec
le miroir les bandes ventriculaires, qui sont épaissies et bour-
souflées, et recouvrent les cordes vocales inférieures. La membrane muqueuse présente une coloration tantôt pâle et exsangue, tantôt grisâtre, ardoisée, tantôt rouge, violacée; ce dernier
cas s'observe lorsque la membrane interne du larynx est en

même temps soumise à un mouvement fluxionnaire inflammatoire poussé à un degré avancé.

La consistance des tissus est tantôt molle, tantôt dure; aussi
rejetons-nous la dénomination de sclérose, que MM. Doléris et
Gouguenheim ont voulu substituer à celle d'œdème. S'il est
vrai que chez certains sujets les parties tuméfiées soient indurées, résistantes sous le doigt, qu'elles se présentent sous un
état dense et lardacé, qu'elles crient sous le scalpel, qu'elles
aient été, en un mot, transformées par une véritable sclérose
interstitielle, il s'en faut que ces altérations soient constatées
dans tous les cas de phthisie laryngée; l'on doit encore laisser
une grande place aux œdèmes mous, auxquels on ne peut évidemment appliquer le nom de sclérème; pour notre part, nous
croyons à la fréquence relative dans la tuberculose pharyngée
du véritable œdème, produit par une infiltration séreuse ou
purulente; nous basons cette opinion sur bon nombre d'observations antérieures, mais plus particulièrement sur une série
de 17 malades que nous avons examinés, dans ces trois derniers mois, à la clinique du Dr Fauvel, et chez lesquels la consistance molle des tissus était manifeste.

Nous repoussons donc, en tant que s'adressant au genre, la
dénomination de sclérose, qui ne saurait convenir qu'à l'espèce,
et, avec le Dr Moure, nous continuerons à nous servir du mot
œdème, jusqu'à ce que du moins l'on nous propose une expression plus heureuse.

La troisième période de la phthisie laryngée comprend les
lésions qui atteignent les parties profondes, muscles, ligaments,
cartilages, articulations; ces altérations peuvent être le fait de
la propagation du travail ulcératif aux tissus sous-jacents,
mais le mal peut débuter aussi par les couches sous-muqueuses.
Il se produit des périchondrites, des chondrites, et dans les
petites articulations du larynx de véritables tumeurs blanches;
des abcès se forment et se montrent au laryngoscope sous la
forme d'un gonflement pyramidal, comme nous en avons vu
l'an dernier un très bel exemple avec notre confrère M. le
Dr Cadier. A ce moment la langue subit une véritable fonte
purulente; ce n'est plus partout qu'ulcérations, fongosités

lambeaux flottants dans la cavité. La muqueuse est recouverte
par un pus infect et abondant; le calibre du canal aérien est
considérablement rétréci et peut amener directement la mort.

Jetons maintenant un coup d'œil sur les symptômes rationnels de la phthisie laryngée; examinons les modifications de
la voix, les caractères de la toux, de l'expectoration; disons un
mot de la douleur, de la dyspnée, de la dysphagie. Au début
de la maladie les altérations de la voix sont sensiblement les
mêmes que celles signalées à propos de la laryngite chronique,
il y a de l'enrouement, les sons deviennent plus graves, la voix
éraillée après les efforts de parole ou de chant prend un caractère de bitonalité assez prononcée, il y a de la dysphonie; puis
avec les lésions ulcéreuses, avec les destructions partielles de
l'organe, ou bien simplement avec le gonflement et la tuméfaction de la muqueuse recouvrant les points dont l'intégrité est
essentielle à la phonation, peut survenir l'aphonie, qui dans
certains cas est produite par la paralysie des récurrents; enfin,
dans les derniers temps de la tuberculose laryngée la voix est
éteinte et chuchotée.

Il est assez difficile de déterminer la part exacte que prennent les phénomènes laryngés dans la production de la toux,
les lésions pulmonaires ordinairement concomitantes pouvant
être regardées comme la cause prépondérante de ce symptôme.
Pour nous, nous croyons à l'influence directe des lésions du
larynx dans le développement et le caractère de la toux. Les
poussées congestives et inflammatoires dans la muqueuse laryngée la rendront plus fréquente; les quintes sont observées plus
souvent chez les sujets qui présentent des ulcérations ou de
petites végétations à la région aryténoïdienne; par le fait des
lésions du larynx, la toux chez les phthisiques devient rauque
et voilée; enfin, par suite d'une insuffisance des cordes vocales
inférieures à la dernière période de la maladie, elle peut être
éructante. Mais n'oublions pas que l'on a cité des cas où les
malades ne toussaient pas, bien qu'ils présentassent des altérations profondes du larynx; nous avons vu un très bel exemple
de ce fait chez un malheureux éguiseur de Thiers venu au Mont-
Dore en 1878; chez cet individu l'on constatait une grande perte

de substance de l'épiglotte, un lambeau flottant au niveau de la bande ventriculaire droite, et de nombreuses ulcérations sur la corde vocale inférieure gauche. La lésion pulmonaire était à l'état stationnaire, foyer de ramollissement à l'angle inférieur de l'omoplate droite, pas de caverne; ce malade avait seule· ment quelques quintes de toux le matin au réveil; il n'était nullement incommodé par ce symptôme, qui chez certains sujets prend une forme si pénible et si fatigante; il est vrai que nous n'avons vu jamais d'individu présentant une sensibilité spéciale de la muqueuse laryngée aussi peu prononcée; l'examen laryngoscopique, les attouchements intra-laryngés étaient impunément pratiqués, sans donner lieu au plus petit mouvement réflexe, au moindre spasme.

Rien de particulier à signaler à propos de l'expectoration qui est nulle au début de la maladie ou se compose de quelques mucosités. Plus tard les crachats sont purulents et varient en quantité, suivant l'étendue et la gravité des lésions observées dans le larynx, mais il est toujours extrêmement difficile de différencier ces produits de sécrétion de ceux qui sont fournis par les bronches et le poumon.

Le sang contenu dans les crachats des malades atteints de phthisie laryngée a-t-il toujours une origine pulmonaire ou bien peut-il être le fait des altérations qui ont pour siège l'organe de la voix? D'après la plupart des auteurs, les véritables hémorrhagies laryngées sont extrêmement rares en dehors du cancer ; dans la tuberculose elles ne consistent qu'en de légères stries sanguines mélangées aux crachats ; il n'y a pas d'écoulement abondant: « C'est toujours du poumon, dit Bordenave, que viennent les quantités un peu considérables de sang rejetées par la toux ou l'expectoration. »

Fauvel, cité dans l'excellente thèse de Moure, émet à ce sujet une opinion plus formelle encore : « Jamais, selon cet éminent praticien, de laryngorrhagie dans la tuberculose. Le sang que l'on voit dans le larynx est du sang qui ne vient pas de la muqueuse laryngée, mais qui s'y est collé au passage. » Cette manière de voir ne saurait nous satisfaire ; c'est aller trop loin que de nier d'une façon absolue les laryngorrhagies de nature

tuberculeuse, nous n'en voulons pour preuve que les trois
faits suivants que nous avons eu occasion d'observer.

1° Le premier, dont nous avons déjà parlé dans un autre
travail, est relatif à une vieille dame de 83 ans, qui présentait
à la base droite de l'épiglotte une large ulcération de nature
tuberculeuse ; les accidents pulmonaires qui siégeaient au
sommet droit en étaient à la période de ramollissement ; cette
malade, en traitement au Mont-Dore, eut trois hémoptysies
dans les circonstances suivantes. Elle fit trois séances à la salle
de pulvérisation, où au lieu de se servir de la palette de Lembron elle employa le tamis de Sales-Girons, et chaque fois elle
rejeta des crachat sanguins à aspect rutilant, assez nombreux
pour salir deux mouchoirs ; le premier jour nous n'avons pas
soupçonné et reconnu la cause de l'hémorrhagie, mais après la
troisième séance nous avions tout préparé pour faire l'examen
laryngoscopique, et nous vîmes nettement le sang sortir au
niveau de l'ulcération épiglottique. Le jet pulvérisé était arrivé
sur la partie malade avec une trop grande force, l'action directe
avait été trop énergique, il s'était produit une rupture de l'un
des vaisseaux de la surface ulcérée.

2° Mme X... est âgée de 58 ans ; elle fait au Mont-Dore sa
quatrième saison thermale ; personne nerveuse, très intelligente, elle nous raconte qu'elle est poitrinaire depuis douze ans ;
à cette époque elle a eu une pneumonie. L'auscultation indique
la présence d'une caverne à la région sous-claviculaire du côté
droit ; depuis 1877 la malade a des enrouements fréquents, il
y a six mois, aphonie pendant quarante-trois jours ; actuellement la voix est rauque, bitonale. Cette dame a eu au début
de l'affection pulmonaire des hémoptysies abondantes et répétées ; depuis quelque temps des crachats sanguins sont
expectorés, mais la malade a conscience qu'il ne viennent pas
de la poitrine ; elle n'éprouve pas les sensations perçues au
moment des anciennes hémorrhagies, le sang est *immédiatement
dans la bouche*, il ne vient pas de loin, et puis il paraît après des
quintes de toux, après que la malade a expectoré des matières
muco-purulentes qui ne contiennent pas les moindres stries
sanguinolentes. Nous pratiquons l'examen laryngoscopique et

découvrons une large ulcération sur la corde vocale supérieure gauche, la surface ulcérée doit se prolonger dans la cavité ventriculaire ; cette perte de substance est assez profonde, le fond est grisâtre, sauf à un point où nous apercevons une saillie rougeâtre; nous nous demandons si ce n'est pas là la source de l'hémoptysie, et nous invitons la malade à venir nous voir au moment où elle expectorerait de nouveaux crachats sanguinolents. Quelques jours après nous voyons très nettement des gouttelettes de sang sortir du point indiqué ; avec une petite éponge l'on pouvait nettoyer la surface ulcérée et de suite le sang réapparaissait au point de rupture d un capillaire. Sous l'influence des quintes de toux et des efforts la cicatrice du vaisseau se déchirait, et il s'échappait une petite quantité de sang, deux à cinq crachats au maximum.

3° M. X..., né en Auvergne, a joui pendant sa jeunesse d'une excellente santé ; il n'est âgé que de 48 ans et présente cependant tous les signes d'une vieillesse précoce ; son organisme est usé par les plaisirs, *in Baccho et Venere*, auxquels il s'est livré depuis quinze ans qu'il habite Paris. En 1877 il a eu plusieurs hémoptysies, l'on entend des craquements secs en arrière et au sommet du poumon droit. Au mois de décembre dernier sa voix s'est subitement voilée, et depuis lors elle a toujours été rauque et éraillée. Nous voyons le malade les premiers jours du mois de février ; il se plaint d'un sentiment de chaleur et de cuisson à la région laryngée, et il nous dit que depuis huit jours il crache du sang en petite quantité à la fin des quintes de toux les plus violentes. Au laryngoscope plusieurs ulcérations des cordes vocales inférieures, solution de continuité assez profonde et arrondie à la partie médiane et supérieure de la bande ventriculaire droite ; après notre examen laryngoscopique, léger spasme de la glotte, et quatre à cinq crachats sanguinolents. Quatre jours après nouvel examen ; une demi-heure après une expectoration sanguine, nous voyons un point rougeâtre au centre de l'ulcération ; l'application du miroir provoque encore des mouvements réflexes suivis de crachats sanguins en très petite quantité; le lendemain nous apercevons le même dépôt sanguin sur la surface ulcérée, nous l'enlevons au moyen d'un porte-ouate ordinaire, et voyons le sang sourdre de l'ulcération.

Les trois faits que nous venons de relater nous permettent de soutenir que des laryngorrhagies peuvent être observées dans le cours de la phthisie laryngée ; mais nous ne pensons pas faire de cet accident un symptôme commun et fréquent de la maladie, nous croyons au contraire que ce phénomène est très rare, toutefois il ne nous a pas semblé juste de nier son existence d'une façon absolue ; des hémoptysies d'origine laryngée peuvent se montrer lorsque à la surface des ulcérations des petits vaisseaux viennent à se rompre ; remarquons en outre que nos malades étaient à un âge avancé, et par suite se trouvaient dans des conditions favorables à la rupture des tuniques vasculaires. Nous n'avons jamais observé d'hémorrhagies laryngées, chez les phthisiques, en dehors de la période ulcéreuse de la tuberculose du larynx.

Les autres signes rationnels de la phthisie laryngée, dont nous n'allons dire que quelques mots, sont la douleur, la dysphagie, la dyspnée. Les altérations diverses des parties malades sont en général indolores, les sujets ne souffrent que pendant les périodes inflammatoires au moment des poussées aiguës ; mais la douleur peut être provoquée par les efforts de toux, de phonation, par les mouvements de déglutition, et il faut en particulier noter les horribles douleurs d'oreille que les malheureux éprouvent lorsqu'ils avalent des aliments solides et principalement liquides. La dysphagie est surtout prononcée lorsque l'épiglotte est le siège d'ulcérations ; si cet opercule est détruit en partie ou en totalité des parcelles d'aliments peuvent franchir le vestibule laryngien, et provoquer des quintes de toux suivies de regurgitations.

Les troubles de la respiration tiennent, dans quelques cas bien rares, à la paralysie des muscles dilatateurs de la glotte ; la dyspnée se rapporte ordinairement au rétrécissement du conduit aérien par un gonflement œdémateux, par des végétations, par des lambeaux de muqueuse détachés ; la respiration peut être gênée au point de devenir sifflante et de prendre les caractères du cornage. Nous avons observé à différentes reprises des spasmes laryngés chez les malades atteints de tuberculose du larynx, nous les avons vus se produire chez les jeunes sujets présentant des phénomènes congestifs ou inflammatoire de la muqueuse, et que l'on voulait soumettre à l'examen laryngoscopique, ou bien chez lesquels on pratiquait des attouchements intra-laryngiens ; nous avouons même, en deux circonstances, avoir été fort effrayé et avoir craint un instant un dénoûment fatal chez des jeunes malades qui ont eu des spasmes de la glotte après une cautérisation légère de la membrane muqueuse. Nous appelons l'attention sur ce fait parce que certains auteurs prétendent que les spasmes laryngés sont rarement observés dans le cours de la tuberculose du larynx ; s'il est des cas où la sensibilité réflexe du larynx paraît être diminuée ou abolie, dans d'autres, en revanche, elle nous a semblé considérablement augmentée, et nous avons surtout fait cette remarque chez les malades à tempérament nerveux et à l'époque de la mue de la voix.

V. — Le traitement à employer chez les phthisiques qui présentent des complications du côté du larynx se compose des moyens généraux que l'on oppose d'ordinaire à la tuberculose pulmonaire et des procédés locaux, topiques à l'aide desquels on combat les manifestations propres à l'affection laryngée. Nous n'avons pas à nous occuper ici des nombreuses méthodes thérapeutiques avec lesquelles on s'efforce d'empêcher l'apparition et d'enrayer l'évolution des phénomènes tuberculeux ; nous nous contenterons même de dire quelques mots de la médication laryngée proprement dite. Nous recommandons l'usage des inhalations émollientes, des révulsifs au devant du cou, des dérivatifs par les voies intestinales lorsque les signes de congestion ou d'inflammation se montrent avec un certain degré d'acuité. Dans la laryngite chronique et dans le premier degré de la phthisie laryngée, nous retirons de bons effets de l'alcoolature de coca employée en pulvérisation et en application directe sur la muqueuse ; les attouchements avec la glycérine iodée ou avec une solution légère de chlorure de zinc fournissent aussi de bons résultats ; enfin lorsque la maladie est arrivée à

la période ulcéreuse, nous touchons les parties altérées avec
la liqueur de Villatte ou bien avec de la glycérine créosotée.
De plus on aura recours aux préparations morphinées chaque
fois qu'il se manifestera de la douleur locale ou de la dysphagie.
A ces différents moyens thérapeutiques, sous l'influence desquels les lésions laryngées des phthisiques sont susceptibles
de s'amender, il faut ajouter les pratiques balnéaires et atmia-
triques usitées dans la plupart de nos stations thermales.
La médication mont-dorienne en particulier rend d'incontestables services dans le traitement des complications affectant
l'organe de la voix : c'est ce que nous permet d'affirmer notre
expérience personnelle. Aussi, désirant faire accepter notre
manière de voir par nos lecteurs, nous allons exposer les propriétés médicamenteuses de l'eau du Mont-Dore, indiquer son
mode d'emploi, étudier son action sur les symptômes laryngés
des tuberculeux.

L'eau du Mont-Dore est un médicament modérateur réflexe
et modificateur des sécrétions de la muqueuse tapissant les voies
aériennes. Les effets généraux de la cure thermale consistent
en des phénomènes de sédation, la sensibilité réflexe est diminuée, la circulation est régularisée et modérée ; en second lieu
l'eau minérale a une action spéciale et élective sur les organes
de la respiration ; après avoir été absorbée et entraînée dans le
torrent sanguin, elle est éliminée en grande partie par les surfaces broncho-pulmonaires. Sous l'influence de ce travail élimi-
nateur, la muqueuse qui revêt l'arbre aérien subit d'importantes modifications, il se produit une diminution sensible des accidents hyperhémiques ; les sécrétions sont améliorées, l'expectoration devient plus facile, la toux est apaisée, les crachats de
moins en moins abondants finissent par ne plus se montrer en
même temps que disparaît l'état inflammatoire. Telles sont les
propriétés générales de l'eau du Mont-Dore ; la note caractéristique en est d'une part la sédation de l'organisme, d'autre part
la décongestion des organes broncho-pulmonaires. Aussi
depuis les temps les plus anciens la station thermale est-elle
fréquentée par les malades qui sont atteints d'affection de
l'appareil respiratoire. C'est en parlant de ces sources que

Sidoine Appolinaire disait autrefois : « Aquæ phthisiscentibus medicabiles. » Ce sont ces eaux qui aujourd'hui encore donnent de si brillants résultats dans le traitement de la phthisie pulmonaire, ainsi qu'en témoignent les nombreuses observations recueillies par MM. Bertrand, Beudant, Mascarel, Lassallas. Le traitement thermal abaisse la fièvre, excite l'appétit, relève les forces, améliore l'état général, modifie l'expectoration, calme la toux, diminue l'état hyperhémique de la muqueuse bronchique, combat l'élément congestif qui accompagne les néoformations pulmonaires, met en un mot l'organisme dans les conditions les plus favorables pour lutter contre le travail de tuberculisation. Ces effets thérapeutiques tiennent surtout à la composition minérale, à la constitution chimique du liquide mont-dorien, mais il faut attacher néanmoins une importance aux formes médicamenteuses sous lesquelles sont administrées les eaux, formes que nous allons rapidement passer en revue, et qui sont :

1º L'eau en boisson prise à la dose maximum de quatre à cinq verres dans la journée à la source Madeleine et à la source Ramond.

2º Les vapeurs minérales respirées par les malades, dans les salles d'inhalation. Ces vapeurs obtenues en portant l'eau à l'ébullition contiennent les éléments minéralisateurs renfermés dans les sources. Elles ont une action locale sur la muqueuse respiratoire, elles produisent des effets émollients et sédatifs, la méthode atmiatrique favorise en outre l'absorption du médicament introduit dans l'économie par les voies pulmonaires.

3º Les poussières liquides, obtenues dans les salles de pulvérisation en projetant un mince filet d'eau à travers le tamis de Sales-Girons ou sur la palette de Lembron, l'eau poudroyée ne change pas de composition, comme cela a lieu pour les eaux sulfureuses. L'analyse chimique nous a démontré que la constitution de l'eau du Mont-Dore n'était pas modifiée par le fait de la pulvérisation. Les locaux affectés à ce service sont réchauffés au moyen de la vapeur minérale afin de maintenir à une température constante de 28º les poussières liquides et le milieu ambiant. L'eau poudroyée agit en produisant une légère

excitation de la muqueuse pharyngo-laryngée ; de plus, sous
la force pulvérulente, elle est absorbée par la muqueuse
respiratoire.

4° Les bains, qui sont au Mont-Dore de deux sortes : (a) les
bains tempérés, qui donnent lieu à des phénomènes de sédation; (b) les bains chauds ou hyperthermaux pris dans la source
Saint-Jean. Ils amènent une augmentation passagère de la chaleur animale et occasionnent une vive irritation de l'enveloppe
cutanée; leurs effets généraux sont essentiellement excitants.
Dans la source Saint-Jean, l'on ne prend que des demi-bains,
d'une durée de huit à quinze minutes. Le pédiluve est fréquemment prescrit au Mont-Dore : c'est un dérivatif puissant et
utile.

5° Les douches, en jet ou en pluie, locales ou générales, qui
ont pour but de stimuler les fonctions de la peau, de développer la circulation capillaire, d'opérer une révulsion cutanée.

Ces différents moyens balnéothérapiques dont l'ensemble
constitue la médication mont-dorienne, sont tous utilisés dans
le traitement prophylactique et curatif de la tuberculose ; leur
emploi et leur association varient suivant le tempérament du
sujet, suivant la forme de la maladie, suivant la prédominance
de tel ou tel symptôme. Toutefois, lorsqu'on se trouve en présence d'accidents du côté du larynx, c'est surtout sur les inhalations, les pulvérisations, les douches en jet au devant du cou
que l'on doit insister plus particulièrement.

Les vapeurs minérales du Mont-Dore ont des propriétés émollientes et sédatives; chaque fois que se manifestent des symptômes aigus, congestifs ou inflammatoires, elles agissent à la
façon d'un topique adoucissant ; leurs effets sont comparables
à ceux d'un baume, d'un cataplasme que l'on applique sur une
plaie, sur une partie enflammée, elles doivent être considérées
comme un agent antiphlogistique. Mises en contact avec la
muqueuse du larynx, les vapeurs diminuent l'irritabilité de
cette membrane, la sensibilité réflexe est notablement atténuée,
et nous avons depuis longtemps remarqué que l'examen laryngoscopique était bien mieux toléré par les malades, les jours où
ils se rendaient aux salles d'aspiration. Les inhalations miné-

rales produisent d'excellents résultats dans la laryngite aiguë, dans l'hyperhémie passagère des tuberculeux ; sous l'influence des vapeurs l'afflux sanguin se modère, la sensation de chaleur, de sécheresse perçue par le malade se fait moins vivement sentir, la toux diminue de fréquence et d'intensité, le miroir laryngien permet en même temps de constater un amendement des symptômes objectifs, la coloration et la tuméfaction de la muqueuse deviennent moins prononcées. Dans les cas de phthisie laryngée à la période d'ulcération et de suppuration, les vapeurs opèrent un lavage général de la cavité vocale, elles détergent la surface des plaies, et débarrassent les parois laryngées des produits purulents qui y sont accumulés. Dans les derniers temps de la maladie chez les sujets qui ont de la douleur à la déglutition, qui ont de la dysphagie, les inhalations seront employées avec le plus grand profit, elles atténueront, ou même feront disparaître momentanément les phénomènes douloureux. C'est ce que nous avons observé chez trois malheureux phthisiques, qui pendant leur cure thermale du Mont-Dore ont pu se passer d'applications morphinées auxquelles on avait antérieurement recours pour les faire manger. Comme traitetement, ces malades ont seulement bu de l'eau et fait de l'inhalation.

C'est réduite en poussière que l'eau minérale doit être administrée de préférence dans la laryngite chronique. L'eau pulvérisée produit sur la muqueuse laryngée une légère action excitante, elle relève la vitalité de la membrane. Il se fait un travail irritatif, mais à un degré bien peu marqué, et l'on a singulièrement exagéré la puissance thérapeutique de la pulvérisation, en soutenant qu'après cinq ou six jours de traitement les cordes vocales présentaient souvent une coloration rosée chez les personnes qui respiraient des poussières liquides.

Il y quatre ans, nous disions qu'ayant voulu vérifier l'exactitude de cette assertion nous avions examiné quarante-deux malades faisant de la pulvérisation, et que chez deux d'entre eux nous avions constaté sur les cordes inférieures une légère modification dans le sens hyperhémique. Depuis lors, le nombre de nos observations s'est augmenté, et nous persistons dans notre manière de voir : les effets excitants de l'eau poudroyée sont dans la grande majorité des cas peu prononcés ; il n'y a pas de teinte rosée des rubans vocaux.

L'emploi de la pulvérisation est très utile dans le traitement des paralysies des cordes vocales qui sont d'origine nerveuse, ou qui tiennent à une atonie des tissus ; l'on augmente ainsi la tension des rubans vocaux.

Administrée pendant la période ulcéreuse de la phthisie laryngée, l'eau en poussière facilite le développement des bourgeons charnus nécessaires à la réparation des surfaces ulcérées. Est-il vrai qu'à ce moment de la maladie l'eau minérale employée sous la forme pulvérulente puisse provoquer un œdème de la glotte ? Nous ne le pensons pas, bien que par la crainte de cette complication plusieurs de nos confrères interdisent la pulvérisation aux phthisiques atteints d'ulcérations laryngées. L'eau en poussière n'a pas de propriétés irritantes assez marquées pour déterminer les phénomènes inflammatoires qui aboutissent à l'œdème de la glotte, et nous n'avons jamais eu pour notre part à déplorer pareil accident.

Dans le traitement des laryngites, nous faisons un usage fréquent des douches en jet dirigées sur la partie antérieure du cou, et nous avons toujours retiré de bons effets de ce moyen balnéothérapique, dont nous ne saurions trop recommander l'emploi.

REVUE CRITIQUE.

DE L'ÉLONGATION DES NERFS.

Par le Dr A. CHAUVEL, professeur à l'École du Val-de-Grâce.

(Suite et fin.)

IV. — *Tétanos. Spasmes traumatiques.*

1° *Vogt*, 1876. — Plaie contuse de la main, tétanos. Distension forte du plexus brachial, dans les directions centripète et centrifuge. Guérison immédiate. (*Loc. cit.*)

2° *Drake*, 1876. — Homme, 28 ans, Tétanos consécutif à une blessure insignifiante du pied gauche; symptômes très violents. Élongation du nerf sciatique gauche, amélioration marquée. Les accès reviennent le soir et les jours suivants, et le patient succombe deux semaines après l'opération. (Canada med. and surg. Journal, novembre 1876.)

3° *Kocher et Emmert*, 1876. — Homme, 45 ans. Tétanos consécutif à un corps étranger logé dans le gros orteil gauche. Élongation, le sixième jour des accidents, du nerf tibial postérieur gauche, épaissi et rougeâtre, derrière la malléole interne. Le nerf poplité mis à découvert est trouvé normal. Après l'opération, les spasmes de la jambe disparaissent, la température s'abaisse et les accès s'arrêtent jusqu'à trois heures de la nuit, où ils reviennent avec violence. Malgré l'emploi du chloral, le patient succombe le lendemain de l'opération. L'autopsie montre une inflammation des nerfs tibial postérieur et poplité gauches et une forte injection de la gaine du nerf sciatique. (Schweiz. Corresp. Blatt, VI, 17-20, 1876.)

4° *Verneuil*, 1876. — Homme, 36 ans. Contractions douloureuses des muscles de la main droite à la suite de l'amputation de l'annulaire, de l'index et du médius très violemment contusionnés. Chloral et morphine sans succès. Après huit jours d'alternatives de mieux et de pire, le médius est mis à découvert au tiers supérieur et le nerf cubital au tiers inférieur de l'avant-bras. Ces nerfs sont attirés jusqu'à 5 centimètres du membre à l'aide d'une sonde cannelée passée au-dessous, puis écrasés par une forte pression du pouce contre les bords aigus de l'instrument. Grande amélioration dès le soir sans perte de sensibilité, et guérison définitive après quelques semaines. (*Duvault*, thèse de Paris, 1876.)

5° *Verneuil*, 1876. — Femme de 60 ans. Consécutivement à l'extirpation de ganglions cancéreux de l'aisselle, hyperesthésie du bras, contracture dans la sphère du nerf musculo-cutané. La morphine et l'électricité étant impuissantes, le tronc nerveux est mis à découvert, soulevé et écrasé sur une sonde cannelée. Au bout de quelques jours, cessation de la contracture du bras, mais persistance de la raideur des muscles cervicaux qui s'insèrent à l'omoplate. Diminution des douleurs sans insensibilité des parties. La patiente succombe dix jours après l'opération aux progrès d'un érysipèle phlegmoneux. (*Idem.*)

6⁰ *Petersen*, 1876. — Plaie de la jambe, spasmes traumatiques. Elongation du nerf tibial postérieur; guérison. (*Loc. cit.*)

7⁰ *Schneider*, 1877. — Tétanos après amputation de Pirigoff chez un homme frappé de gangrène par le froid. Un jour plus tard, élongation des nerfs péronier, tibial et saphène. Les accidents persistant, on pratique le lendemain l'élongation des nerfs crural et sciatique sans plus de succès. Mort le troisième jour. (Berlin. Klin. Wochensh., XIV, 43-638, 1877.)

8⁰ *Paul Vogt*, 1877. — Homme, 63 ans, blessure à la main droite. Le vingt-troisième jour, trismus, accès violents d'opisthotonos, raideur des muscles inférieurs et crampes cloniques intermittentes. Cicatrice exubérante et douloureuse, sensibilité à la pression sur le trajet du plexus brachial. Crampes douloureuses des muscles de la nuque. Incision cruciale de la cicatrice, section d'une bride rigide de l'aponévrose palmaire et des bords cicatriciels de la plaie dorsale de la main. Les nerfs du plexus brachial sont mis à découvert dans le triangle formé par le trapèze, l'omo-hyoïdien et le scalène, trois doigts au-dessus de la clavicule, tirés au dehors avec un crochet mousse et énergiquement élongés dans une direction centripète et centrifuge. Le névrilème parut très injecté. Immédiatement après son réveil, le patient peut ouvrir la bouche, et, dès le dixième jour, l'amélioration est assez grande pour que la guérison soit certaine. Le malade n'éprouve aucun autre trouble du bras que quelques picotements dans les doigts. (*Loc. cit.*)

9⁰ *Eben Watson*, 1877. — Homme, 16 ans. Tétanos à la suite d'un écrasement de l'index. Insuccès des stimulants et de la fève de Calabar. Le troisième jour des accidents, mise à découvert des nerfs médian, cubital et radial à la partie supérieure du bras. Les troncs nerveux, soulevés sur une aiguille de Cooper, sont saisis entre le pouce et l'index et tirés en haut et en bas assez fortement pour mouvoir le membre, et donner aux doigts du chirurgien une sensation de légère fatigue. Cessation de l'anesthésie, spasme général, puis semblant d'amélioration. Injections sous-cutanées de calabarine. Mort la nuit suivante. L'autopsie est refusée. (Lancet, I, p. 229, 1878.)

10⁰ *Eben Watson*, 1877. — Homme, 35 ans. Trismus, suite d'écrasement de la main gauche. Le lendemain, dénudation et élongation des trois gros nerfs du bras, amputation des parties écrasées, pansement antiseptique. Au sortir de l'anesthésie, spasme général. Pendant treize jours, on emploie l'extrait de fève de Calabar, le chloral et les stimulants. Le patient pouvait ouvrir largement la bouche. Le quatorzième jour, spasme général et mort. Pas d'autopsie. (*Idem.*)

11° *Nankivell*, 1877.— Homme, 28 ans. Tétanos consécutif à une blessure de la face palmaire du médius gauche. Le chloral échoue, et le sixième jour des accidents le nerf médian est mis à jour au-dessus du poignet et élongé. Pendant deux jours, pas de convulsions. L'opisthotonos reparaît et la mort arrive après quarante-huit heures. Pas d'autopsie. (Lancet, I, p. 311, 1878.)

12° *Nankivel*, 1878. — Homme, 46 ans, trismus et tétanos à la suite d'une luxation compliquée et réduite de la phalangette du pouce droit. Amputation du pouce et élongation du nerf médian au-dessus du poignet. Les accidents s'aggravent rapidement et le malade succombe le lendemain de l'opération. (*Idem.*)

13° *Thomas*, 1879. — Homme, 23 ans. Blessure de la main gauche; tétanos rapporté à une division du nerf collatéral interne du pouce, dont les extrémités seraient enflammées et comprimées. Insuccès de la morphine et du chloral, accidents graves. Le nerf médian est découvert à la partie inférieure du bras, chargé sur une sonde cannelée, attiré en dehors et pressé fortement avec le pouce sur la cannelure de l'instrument. Pendant l'opération, accès convulsifs qui se répètent deux fois après elle, mais moins violents. Disparition de l'opisthotonos, du trismus et de la dysphagie. Le soir, délire, coma, mort.

L'autopsie montre le nerf collatéral interne du pouce près de la plaie, induré, sclérosé, jaunâtre, adhérent à la cicatrice. Nerf médian normal à l'avant-bras, vivement injecté au pli du coude, fortement congestionné au point d'élongation où il est aplati et sans consistance. Au microscope, rupture des fibres nerveuses périphériques, mais intégrité des filets centraux. (Bull. et mém. de la Soc. de chirurgie, t. V, p. 173, 1879.)

14° *Ramshoff*, 1878. — Homme, 13 ans, tétanos très violent, huit jours après une plaie insignifiante du pied droit. Trois jours plus tard, élongation du nerf tibial postérieur faite avec une force consi-

dérable. Motilité et sensibilité normales, six heures après l'opération. Diminution graduelle des crampes et guérison complète au
bout de quelques semaines. (Cincinnati Lancet and Clinic, n. s., II,
p. 41, 1879.)

15° *Clarke*, 1878. — Femme, 24 ans. Tétanos consécutif à l'amputation du gros orteil avec résection ultérieure de la tête du premier
métatarsien. La pression sur le dos du pied exagère les accidents.
Élongation du nerf sciatique dans le creux du jarret. Le nerf soulevé,
l'opérateur exerce, dans les deux sens, sur le tronc nerveux, des
tractions avec toute la force dont sa main droite est capable. Pas de
convulsions pendant l'opération, mais au réveil spasme violent et
prolongé, limité toutefois aux muscles du dos et du cou. Potion à
l'extrait de fève de Calabar. Les accès se répètent longtemps, mais
en diminuant de fréquence et d'intensité, et la malade sort guérie
après quelques semaines. (Glascow med. Journal, juillet 1879.)

16° *H. Morris*, 1879. — Enfant, 7 ans. Écrasement du pied gauche,
tétanos aigu. Le lendemain, élongation du nerf sciatique à son émergence au-dessous du grand fessier. Le tronc nerveux isolé est accroché
avec le doigt et des tractions sont exercées dans tous les sens au
point de l'attirer hors de la plaie. Malgré l'emploi de l'opium, de
l'aconit uni au camphre et des inhalations chloroformiques, les
spasmes deviennent plus fréquents et le malade succombe dans la
nuit. (Brit. med. Journ., I, p. 983, 1879.)

17° *Johnstone*, 1879. — Blessure au-dessus et en avant du genou.
Isolement complet(?). Paralysie de la partie affectée pendant dix-huit
heures et cessation totale de tout spasme pendant le même temps.
Mort. L'observation manque de détails précis. (Lancet, II, p. 893,
1879.)

18° *Hutchinson*, 1878. — Homme, 22 ans, coup de feu à plombs
dans la jambe droite, tétanos violent. Élongation du nerf sciatique
faite avec une force considérable. La nuit est calme, mais le lendemain, pendant le pansement, les accès reparaissent et le patient
succombe vingt heures après l'opération. (Med. Times and Gaz., I,
p. 818, 1879.)

19° *Smith*, 1880. — Homme, 54 ans. Tétanos consécutif à des inci-

cisions pratiquées pour un phlegmon diffus de l'avant-bras droit.
Élongation du nerf médian à la partie moyenne du bras; fortes tractions en haut et en bas. La douleur et les spasmes musculaires
disparaissent. Guérison complète. (Med. Times and Gaz., II, p. 216,
1880.)

20° *Klomroth.* — Tétanos traumatique. Élongation, guérison (?),
1878. Résultat douteux. (Deutsche med. Wochensch., 1878.)

21° *Heath*, 1880. — Tétanos traumatique. Élongation, mort. (Med.
Times and Gaz., II, p. 464, 1880.)

22° *Omboni*, 1879. — Enfant, 7 ans. Lésion traumatique de la jambe
droite, tétanos. Élongation du nerf sciatique et résection du nerf
tibial antérieur. Amélioration passagère, mort. (In *Trombetta*, Sulla
Siramento dei nervi, 1880.)

23°-26° *Ratton*, de Madras. — Sur 4 cas de tétanos où il a pratiqué l'élongation, compte trois morts et une seule guérison.

L'idée de séparer de toute connexion avec les centres nerveux la partie blessée, point de départ des accidents tétani-
ques, remonte déjà bien loin. L'amputation du membre, la
névrotomie, la résection des nerfs ont été successivement
employées, puis abandonnées en raison de leur valeur thérapeutique des plus discutables. La distension dans les mains de
Verneuil, de *Vogt*, donne quelques succès, et ces éminents chirurgiens la conseillent au début des accidents, dans les cas de
traumatismes périphériques. *Richelot* penche vers la neuro-
thripsie de *Verneuil* qui assure plus complètement l'interruption transitoire de la transmission nerveuse. Alors que l'affection
ne consiste encore qu'en spasmes locaux, alors que les contractions ne sont pas généralisées, l'opération présente, sans doute,
des chances plus grandes de succès (*Blum*, *Vogt*, *Verneuil*, etc.).
Mais quels en sont en réalité les résultats? *Blum* compte
7 guérisons sur 8 malades, mais comprend dans ce nombre
les contractures localisées, d'origine traumatique, que nous
avons placées dans une classe spéciale. *Johnstone* rejetant les

trois faits de *Morris* et de *Watson*, où tous les nerfs qui se
rendent à la partie blessée n'ont pas été élongés, arrive à un
total de 12 cas avec 5 guérisons. Dans les insuccès, bien que
l'échec définitif soit imputable à une action trop tardive,
il y eut toujours une intermission considérable dans les
symptômes. Pourquoi, dit ce chirurgien, ne pas reprendre
l'élongation quand elle a produit une amélioration manifeste
mais passagère? On en agit ainsi avec tous les médicaments.

Gen, dans une statistique considérable, compte 7 guérisons,
7 améliorations temporaires, et 3 cas sans modification,
soit 10 morts sur 17. Les mêmes faits, certainement, ont servi à
Pooley, qui sur 12 cas de tétanos traités par l'élongation
relève 4 guérisons, 7 morts, et 1 résultat inconnu. Nous
ne discuterons pas la valeur des théories admises pour
expliquer les succès et les échecs de l'élongation dans la cure
du tétanos. Il est évident qu'en opérant immédiatement après
l'apparition de la plus légère contracture du masséter ou de la
nuque, alors que l'irritation partie de la plaie n'a pas eu le
temps de produire des lésions centrales (*Poncet*), le chirurgien
se met dans les conditions les plus favorables. Mais dans les
cas aigus, à marche rapide, quand le spasme envahit déjà
une grande partie des muscles du tronc, l'élongation doit-elle être
rejetée comme irritante et capable d'aggraver les accidents ?

Sur les 25 faits que nous avons réunis, les observations I et VII se rapportant probablement au même patient, et
dont un certain nombre manquent malheureusement de
détails, nous relevons : 8 guérisons, 8 morts après amélioration manifeste, 6 morts sans amélioration, et 3 décès où
l'effet de l'opération n'est pas indiqué. Au point de vue du
manuel opératoire, 3 neurothripsies (procédé de *Verneuil*),
donnent 1 guérison et 2 insuccès, l'un de ces derniers ne
pouvant être attribué à l'opération. Dans 14 cas, l'élongation
est pratiquée avec une force non déterminée, pendant que dans
8 observations les auteurs indiquent qu'ils ont fait une distension considérable des troncs nerveux. L'analyse des observations semble favorable à l'emploi d'une élongation énergique, et
les expériences récentes nous conduisent également à cette

opinion. En somme, les résultats, sans être miraculeux, plaident en faveur de nouvelles tentatives, à condition que l'opération soit pratiquée de bonne heure, que tous les troncs nerveux du membre soient successivement élongés, et qu'au besoin on répète l'élongation si l'amélioration obtenue est indiscutable mais seulement temporaire.

V. — *Paralysies.* — Il semble étonnant qu'une action chirurgicale, dont le principal effet est d'interrompre la circulation nerveuse centripète et de produire une diminution de la sensibilité, ait pu être conseillée et utilisée contre l'anesthésie. Cependant un certain nombre de faits plaident en faveur de l'élongation contre certaines paralysies de la sensibilité.

1° *Blum*, 1878. — Homme, 29 ans, atteint d'une anesthésie de la moitié externe de la face dorsale de la main, avec troubles trophiques et musculaires, à la suite d'une plaie de la partie supérieure de l'avant-bras droit. Insuccès de l'électrisation. Le nerf radial est mis à découvert sur le bord interne du long supinateur, ses branches, qui présentent une coloration rosée (névrite), sont isolées, chargées sur le dos d'une sonde cannelée et soulevées par un mouvement de va et vient, de l'angle supérieur à l'angle inférieur de la plaie, mouvement répété une dizaine de fois sans grande violence. Même opération sur le nerf médian, au même niveau. La sensibilité reparaît immédiatement, les troubles trophiques s'effacent et la motilité s'améliore dans les parties paralysées. Plus tard on constate une légère hyperesthésie au tiers externe et antérieur de l'avant-bras, des fourmillements, des douleurs articulaires, et une vive sensibilité sur le trajet du nerf cubital. Le malade, après deux mois, accuse une légère douleur au point où le nerf radial contourne le radius, mais la sensibilité est complètement rétablie pendant que la motricité fait défaut. (Arch. de méd., I, 1878.)

2° *Lawrie*, 1878. — Ce chirurgien a pratiqué une *trentaine* de fois à Calcutta l'élongation des nerfs pour combattre l'anesthésie de la lèpre. Les résultats ont toujours été plus ou moins favorables, mais les patients suivis trop peu de temps pour savoir si le bénéfice est resté définitivement acquis. Comme exemple :

Homme, 40 ans, lèpre anesthésique. Insensibilité très marquée du

bras droit, main affaiblie, élongation du nerf cubital épaissi. Après
quelque temps, la sensibilité reparaît, la main est plus forte, l'épaississement du cubital a complètement disparu. (Indian med. Gaz.,
septembre 1878.)

3° *Von Muralt.* — Paralysie dans le domaine du nerf radial à la
suite d'une fracture du bras. Elongation du tronc nerveux; guérison.

4° *Mac Leod,* 1879. Homme, 26 ans, parésie atrophique de l'avant-
bras et de la main gauche datant de huit ans, sensibilité abolie
dans la sphère du nerf cubital épaissi, douloureux et comme cartilagineux. Mise à découvert, dégagement et discision du tronc nerveux. L'atrophie persiste, mais les douleurs (?) ont presque totalement
disparu. (Brain, t. II, p. 117, 1880.)

5° *Gerald Bomford,* 1880. — Homme 40 ans ; perte de pouvoir de la
main gauche, atrophie des muscles fournis par le nerf cubital, anesthésie absolue. A droite, anesthésie, mais atrophie musculaire moins
prononcée. Le nerf cubital droit forme sous la peau, au-dessus du
coude, un cordon uniformément épaissi, triple de son volume normal.
Le cubital gauche est extrêmement gonflé, mais irrégulièrement, et
présente au tiers inférieur du bras la grosseur du médius.
Le nerf cubital droit est facilement élongé. Le cubital gauche,
noueux, épaissi, adhérent, est difficilement isolé, et se brise au premier essai d'extension. Les deux extrémités libérées sont suturées au
catgut. La sensibilité de la main droite est complètement restaurée
par l'opération et la force musculaire rapidement recouvrée. A gauche,
la sensibilité reparaît dès le second jour, et le onzième, l'anesthésie
n'existe plus qu'à l'extrémité du petit doigt. Malgré l'atrophie des
muscles la force musculaire est déjà considérable, et trois mois plus
tard le patient a repris sa profession de journalier. (Lancet, I, p. 329,
1881).

Ces faits nous paraissent difficilement explicables. Si l'on
admet avec *Blum* qu'une distension légère peut augmenter l'excitabilité du tronc nerveux élongé, que dire des faits nombreux
de *Lawrie,* de *Bomford,* où la rupture du nerf a donné les
mêmes résultats favorables que son élongation. Jusqu'à plus
ample informé, il nous semble prudent de rester sur la réserve.

VI. — *Ataxie locomotrice.* — (Tabes dorsalis.)

1° *Langenbuch*, 1879. — Homme, 40 ans, atteint de douleurs des membres et d'ataxie présumée.

Le 13 septembre, élongation violente du nerf sciatique gauche que l'on trouve gonflé, injecté; disparition complète des douleurs. Paralysie du mouvement et de la sensibilité, disparaît en quelques jours.

Le 25. Élongation, dans la même séance, des deux nerfs cruraux et du nerf sciatique droit. Les douleurs sont immédiatement et restent supprimées, la sensibilité et le mouvement reviennent en quelques jours. En même temps les troubles ataxiques s'améliorent et disparaissent assez complètement pour rendre la marche possible. Content du résultat obtenu, le malade demande que la même opération soit pratiquée aux membres supérieurs. Il meurt dès le début de l'anesthésie, probablement d'une attaque épileptiforme. L'autopsie de la moelle, pratiquée par le professeur *Westphal*, ne montre aucune altération des cordons postérieurs. Le diagnostic doit être en conséquence réservé. (Berlin. Klin. Wochensch., XVI, 48, p. 709, 1879.)

2° *Esmarch*, 1880. — Ataxie reconnue par le professeur *Quincke*, douleurs vives de l'avant-bras, élongation forte des nerfs dans le creux axillaire. Résultat remarquable. Non seulement les douleurs, mais aussi l'incoordination motrice disparaissent après l'opération. (Deutsche med. Wochensch., n° 19, 1880.)

3° *Erlenmeyer*, 1880. — Homme, 30 ans. Ataxie dont les débuts remontent à huit ans.

Le 22 juin, on découvre le nerf sciatique droit dans l'échancrure sciatique. Saisi entre les doigts, il est fortement élongé, puis tordu et maintenu quelque temps dans cette position.

Le 5 juillet, même opération sur le nerf sciatique gauche. L'auteur constate une légère augmentation de la force, mais aucune amélioration des troubles de la sensibilité et de l'incoordination motrice. (Centralblatt f. Nervenheilkunde, n° 21, p. 441, 1880.)

4° *Gillette-Debove*, 1880. — Homme, 56 ans, ataxie avec douleurs fulgurantes dans les quatre membres, depuis six ans au moins. Elongation du nerf sciatique gauche à la partie moyenne et postérieure de la cuisse. Le nerf dénudé dans une longueur de 1 centimètre au plus est soulevé sur une sonde cannelée, puis par les doigts recourbés en crochet, il est attiré brusquement en haut et perpendicu-

lairement au membre, à deux reprises, à 12 ou 15 centimètres du plan
postérieur de la cuisse. Repris entre le pouce et l'index de chaque
main, il est alors étiré violemment et parallèlement à lui-même. Pas
de paralysie. Les douleurs fulgurantes disparaissent dans les quatre
membres et l'incoordination est très diminuée. Cicatrisation très
lente par mouvements exagérés. Le résultat reste satisfaisant. (Bull.
et Mémoires de la Société de chirurgie, t. VI, p. 707, 1880.)

5° *Sury-Bienz*, 1880. — Homme, 33 ans, ataxie. Elongation du
nerf sciatique droit, faite par *Socin*, les douleurs disparaissent complètement mais la plaie suppure. On élonge alors le nerf sciatique
gauche. Quinze jours après, mort subite par embolies pulmonaires
ayant pour point de départ une thrombose de la veine crurale droite
dans le creux poplité. (Deutsche med. Zeitung, n° 1, 1881.)

6° *Gillette-Debove*, 1880. — Homme, 56 ans, ataxique. Douleurs fulgurantes surtout dans les membres supérieurs. Elongation de deux
troncs nerveux du bras droit à la partie supérieure, probablement le
médian et le cubital. Les troncs soulevés sur une forte sonde cannelée dont les extrémités sont saisies avec les deux mains, sont
successivement attirés perpendiculairement à l'axe du membre, main-
tenus par un aide, et écartés d'au moins 10 centimètres. L'aide sent
une sorte de froissement ou de crépitation par le glissement des nerfs
dans leur gaine celluleuse. Réunion immédiate aussitôt après l'opération, fourmillements dans le côté interne de la main, sphère du cubital. Les douleurs fulgurantes cessent, et l'incoordination motrice
diminue dans les membres inférieurs, au point que la marche devient possible. (*Loc. cit.*)

7° *Gillette-Debove*, 1680. — Homme, 30 ans, ataxique. Douleurs fulgurantes atroces, surtout la nuit, dans les viscères abdominaux.
Elongation du nerf sciatique gauche. On applique sur le membre
une palette de bois, percée à son centre d'un trou ovalaire par lequel
on attire un lac passé au-dessous du cordon nerveux. Une veine de
grosseur moyenne se rompt par l'élongation. Amélioration persistante. (*Id.*)

8° *Gillette*, 1881. — Femme adulte, ataxique depuis 5 ans. Elongation des nerfs cubital et médian du côté droit; traction jusqu'à
15 kilogrammes, très forte pour une femme. Fourmillements dans

le membre supérieur gauche, constriction du thorax; cessation des douleurs dans les membres supérieurs, mais augmentation dans les membres inférieurs.

8 faits qui comptent 1 mort, 1 insuccès et 6 améliorations plus ou moins prononcées, sont-ils suffisants pour juger la valeur de l'élongation contre les troubles de l'ataxie? Nous ne le pensons pas. Cependant les résultats obtenus autorisent, il nous semble, des tentatives nouvelles.

VII. — *Névralgies.* — C'est principalement contre les névralgies rebelles que l'élongation nerveuse a été mise en usage. Nous laisserons de côté les faits de *Billroth* (1869) et de *Nussbaum* (1872), que nous avons analysés plus haut.

1° *Gartner*, 1872. — Femme, 38 ans ; douleurs violentes sur le trajet des nerfs du bras droit paralysé. Les cordons nerveux du plexus brachial mis à découvert au-dessus de la clavicule sont distendus à l'aide d'une érigne mousse passée au-dessous des faisceaux isolés. Les nerfs cutanés externe et interne sont vivement colorés et plus grêles que normalement. Au réveil, les douleurs ont disparu comme par enchantement, et elles ne reparaissent pas. La malade succombe le quinzième jour, à la suite d'hémorrhagies de la veine jugulaire, non blessée pendant l'opération, et par l'entrée de l'air dans les veines. ;Deutsche Zeittsch. für Chirurg., p. 462, 1872.)

2° *Palruban*, 1873. — Homme, sciatique rebelle depuis trois ans. Elongation violente du nerf sciatique. Résultat favorable, bien que de temps en temps quelques douleurs se montrent le long de la jambe. (Centralblatt f. med. Wissensch., p. 254, 1873.)

3° *Callender*, 1875. — Homme, 20 ans. Névralgies rebelles et troubles trophiques du bras droit, après une amputation. Dénudation du nerf médian augmenté de volume, forte distension. Les douleurs, revenues le soir et le lendemain sur le trajet du nerf, disparaissent la nuit suivante et ne se reproduisent plus. Les troubles de nutrition s'améliorent, et le patient est en excellent état, un mois après l'opération. (The Lancet, I, 883, 1875.)

4° *Nussbaum*, 1875.—Pas de récidive des douleurs au bout de quatre à cinq ans. Jeune fille, élongation du nerf tibial dans le creux du jarret ; excellent résultat. Le drainage amène, en deux semaines, l'usure de l'artère poplitée et une hémorrhagie très dangereuse. L'élongation pour ce chirurgien doit toujours être très forte. Bien qu'une mesure précise de la force à employer lui semble difficile, il assure que dans ses mains la distension a toujours été suffisante. Quant aux cordens nerveux atteints, tantôt ils sont épaissis, tantôt anormalement amincis.

5° *P. Vogt*, 1876. — Femme, névralgie du cubital consécutive à une cicatrice douloureuse de la partie interne et inférieure de l'avant-bras. Mobilisation du nerf sans résultat. Six mois après, mise à nu du tronc nerveux enfoui dans le tissu cicatriciel épaissi. Elongation avec une sonde cannelée dans deux directions. Guérison durable. (Deutsche Zeitsch. f. chirug., VII, 2, p. 155, 1876.)

6° *Petersen*, 1876. — Homme, 31 ans. Plaie de la jambe, névralgie consécutive. Le nerf tibial mis à jour montre un léger épanchement sanguin dans sa gaine avec un peu d'injection au voisinage. Elongation avec une sonde cannelée, les douleurs diminuent et disparaissent le trentième jour. Guérison durable et retour des fonctions du membre. (Schmidt's Jarhrb., 1877, 173, p. 54.)

7° *Byrd*, 1877. — Sciatique rebelle durant depuis six mois. Elongation, guérison. (New-York med. Record, XIV, 13 septembre 1877.)

8° *Macfarlane*, 1877. — Femme, 29 ans, sciatique rebelle après refroidissement. Au bout d'un an, élongation forte du nerf, toutefois sans soulever les membres du lit. Deux mois plus tard la guérison se maintient. (The Lancet, II, n° 6, 1878.)

9° *Masing*, 1877. — Homme, 37 ans, névralgie violente des membres inférieurs depuis sept ans, atrophie musculaire, anesthésie presque complète dans le territoire des deux nerfs sciatiques. Le 15 septembre, élongation des deux sciatiques, suivie de violentes douleurs, et bientôt de souffrances le long du nerf crural gauche et au saphène interne. Après quelques semaines, amélioration des douleurs et de la motricité dans la sphère des sciatiques. Le 8 novembre, élongation du nerf crural gauche sous le ligament de Poupart. Incision cutanée au point de départ de toutes les douleurs, entre la crête iliaque et le trochanter. Amélioration notable, l'anesthésie et les douleurs ont beaucoup diminué, mais les troubles du mouvement persistent encore à un léger degré, surtout dans la plante du pied et les orteils. (Petersb. med. Wochensch., III, 34, p. 281, 1878.)

10° *P. Vogt*, 1877. — Homme, névralgie faciale gauche rebelle. Le nerf alvéolaire inférieur est soulevé et distendu sur une sonde cannelée à sa sortie du canal osseux. Immédiatement, sensibilité obtuse dans la sphère de distribution. Le troisième jour, dernier accès douloureux. Guérison. (*Loc. cit.*)

11° *Duplay*, 1878. — Homme, 26 ans. Névralgie et troubles trophiques par compression du nerf cubital par un fibrome cicatriciel ou par névrite irritative. Mise à jour et élongation légère du cordon nerveux après ablation du fibrome. Une petite épingle est insinuée sous le nerf et laissée en place pendant vingt-quatre heures. Retour graduel de la contractilité musculaire. Le malade quitte l'hôpital avant la guérison complète, satisfait du résultat obtenu et pouvant exercer sa profession. (Bull. et mém. de la Soc. de chir., t. IV, p. 773, 1878.)

12° *Struckmann Maag*, 1878. — Femme, 37 ans, névralgies rebelles de la face palmaire de la main et de l'avant-bras droit, avec anesthésie cutanée et troubles de nutrition. Elongation légère du nerf médian au milieu du bras. Le volume du nerf paraît un peu diminué. De violentes douleurs suivent l'opération, mais elles disparaissent au bout de quelques jours. La malade n'a pas été suivie. (Hosp. Tidende, 2. R. V. 44, 1878.)

13° *Nussbaum*, 1878. — Homme âgé. Depuis 21 ans, névralgie intercostale violente et rebelle, siégeant dans les branches abdominales des huitième, neuvième et dixième nerfs intercostaux, des deux côtés, surtout à une largeur de main de la ligne blanche entre l'appendice xiphoïde et l'ombilic. Le 6 novembre 1878, élongation avec le doigt des nerfs, par une incision parallèle au bord du muscle droit. Malgré la division attentive du plan musculaire, le péritoine fut ouvert du côté droit, l'épiploon hernié fut réduit et la plaie suturée au catgut. Pas de douleurs dans les premiers mois. D'après *Langenbuch* (1880) la guérison ne fut que temporaire et la névralgie reparut aussi intense qu'avant l'opération. (Bayer arztl. intell. Blett., XXV, 53, p. 558, 1878.)

14° *Chiene*, 1878. — Homme, 40 ans. Sciatique cruelle, ancienne, rebelle. Elongation du nerf sciatique, amélioration notable, retour des fonctions. (Lancet, I, p. 905, 1878.)

15° *J. Bell*, 1878. — Sciatique invétérée. Elongation du nerf tiré avec le doigt jusqu'à soulever le membre au-dessus de la table d'opération, ou presque. Pas de paralysie. Résultat non précisé. (*Id.*)

16° *Chiene*, 1878. — Homme, 40 ans, chauffeur. Sciatique vieille de cinq ans, avec atrophie du membre. Le nerf, découvert au-dessous du grand fessier, est tiré au dehors avec assez de force pour soulever le membre ; il offre l'aspect normal. Guérison complète. (*Id.*)

17° *Chiene*, 1878. — Homme, 41 ans, chauffeur. Sciatique gauche depuis dix mois. Elongation, le 23 avril 1877, du nerf qui paraît graisseux, épaissi, couvert de veinules gonflées et variqueuses. Les douleurs disparaissent complètement à l'exception d'une petite surface derrière le trochanter, qui reste sensible à la pression. (*Id.*)

Le même chirurgien dit avoir pratiqué deux autres fois l'élongation du nerf sciatique, par une incision d'un pouce placée dans l'angle formé par le biceps crural et le bord inférieur du muscle grand fessier.

18° *Struckmann's Maag*, 1877. Femme, 20 ans. Névralgie sciatique rebelle avec atrophie du membre, et contractions cloniques du grand fessier. Le 12 juin 1877, élongation du nerf au bord inférieur de la fesse. Le cordon nerveux isolé est soulevé avec un crochet mousse et longuement élongé dans les directions centrale et périphérique avec une force assez grande. Les douleurs et les spasmes cessent immédiatement après l'opération et la patiente sort de l'hôpital le 9 août avec l'usage de ses membres. (Hosp. Tidende, 2. R. V. 44, 1878.)

19° *Struckmann's Maag*, 1878. — Femme, 19 ans, sciatique rebelle datant de 3 ans. Le 18 février 1878, élongation du nerf sciatique. Disparition immédiate des douleurs. La malade sort le 5 mars complètement guérie. (*Id.*)

20° *Estlander*, 1878. — Homme, 27 ans, névralgie consécutive à un coup de feu du bras droit. Le 7 février 1878, dénudation du nerf médian, gonflé par places et altéré dans une étendue de 5 centimètres environ, surtout dans sa racine interne. Le cordon nerveux injecté est très adhérent à l'artère et au tissu cicatriciel dont il ne peut être séparé que par dissection. Elongation du nerf, pansement antiseptique, réunion immédiate. Les douleurs disparaissent pendant la première journée, puis reviennent et persistent pendant trois semaines, pour s'atténuer progressivement. (Finka läkaresälbsk handl. XX, 4, s. 278, 1878.)

21° *Morton et Cox*, 1878.— Homme, 32 ans, névralgie plantaire consécutive à une paralysie produite par une chute sur la fesse. En 1867, excision d'une partie des nerfs plantaires gauches, guérison pendant sept ans. En 1874, douleurs plus violentes que jamais. Elongation du nerf sciatique. Dans les jours suivants, spasmes des muscles de la jambe et de la cuisse, puis disparition des douleurs. La névralgie reparaît une troisième fois, et cède à une résection de 5 centimètres du nerf poplité externe au niveau de la tête du péroné. (Americ. Journ. of med. Sciences, 1, 1878, p. 150.)

22° *Morton* et *Cox*, 1878. — Femme, névralgie violente de la main et de l'avant-bras, suite de plaie du poignet. Elongation forte, avec le doigt, du nerf cubital, qui n'offre ni épaississement, ni induration. Aucun trouble consécutif de la motilité et de la sensibilité. L'engourdissement et les élancements persistent durant le premier mois, et ne cessent complètement que six mois après l'opération. (*Id.*)

23° *Maning*, 1879. — Névralgie de la branche ophthalmique du trijumeau. Elongation du nerf sus-orbitaire. Diminution du nombre et de l'intensité des accès douloureux, et finalement guérison complète. (Journal hebdom. de méd. de Saint-Pétersbourg, n° 49, 1879.)

24° *Higgens*, 1875. — Névralgie de la branche ophthalmique du trijumeau après extirpation du globe de l'œil. Homme, 62 ans. Elongation des nerfs sus et sous-orbitaires. La sensibilité dans la sphère des troncs nerveux se rétablit rapidement, et les douleurs cessent d'une façon durable. (British med. Journal, 1879, I, 893.)

25° *Higgens*, 1878. — Homme, 53 ans, névralgie ophthalmique après énucléation du globe. Elongation du nerf sus-orbitaire droit. Retour rapide de la sensibilité dans les parties et guérison durable. (*Id*)

26° *Cserny*, 1878. — Homme, 63 ans. Le 24 avril 1878, élongation du nerf sus-orbitaire, puis résection du tronc nerveux dans une étendue de 15 millimètres environ à son entrée dans le canal osseux. Aggravation des douleurs la semaine suivante, kératite ulcéreusé. Après un traitement prolongé, amélioration et finalement guérison. (Archiv. f. Psych. u. Nerven-krankheiten; t. X; abth. 1, p. 284, 1879.)

27° *Cserny*, 1878. — Homme, 60 ans. Névralgie ophthalmique. Elongation, le 25 juillet, des nerfs frontal et sus-orbitaire; insuccès complet. Le 9 août, résection des troncs nerveux. Les accès douloureux d'abord revenus disparaissent complètement vers la fin du mois. (*Id.*)

28° *Cserny*, 1878. — Homme, 24 ans. Une contusion au coude suivie de phlegmon a déterminé, depuis deux ans, des accès névralgiques qui paraissent provenir surtout d'une névrite du cubital. Le 25 septembre 1878, élongation du nerf cubital dans l'aisselle. Soulagement et amélioration persistantes. (*Id.*)

29° *Cserny*, 1879. — Homme souffrant d'une myélite par compression avec douleurs violentes dans les membres paralysés. Elongation des deux nerfs sciatiques; pas de soulagement, la myélite semble marcher plus rapidement qu'avant l'opération. (*Id.*)

30° *Kocher*, 1879.— Homme, 32 ans. Depuis quatorze ans névralgie violente. Elongation du nerf sus-orbitaire. Trois mois plus tard, la sensibilité est presque complètement rétablie, les douleurs ont cessé. (Schweiz. Correspond. Blatt., IX., 11, 324, 1879.)

31° *Robertson*, 1880. — Homme, 45 ans, névralgie sciatique rebelle depuis huit mois. Le nerf mis à découvert au-dessous du grand fessier est soulevé et fortement élongé. Trois semaines après l'opération il n'y avait eu aucun nouvel accès. (The Lancet, I, 1880, p. 587.)

32° *Paton Bramwell*, 1880. — Homme robuste, névralgie traitée depuis un mois sans succès. Elongation forte du cordon nerveux; insuccès. Nouvelle élongation plus violente qui détruit les adhérences. Guérison constatée après six mois. (British med. Journal, 1880, t. I, p. 921.)

33° *P. Bramwell*, 1880. — Homme robuste, névralgie rebelle. Elongation du nerf sciatique. La guérison persiste pendant un an, puis l'exposition au froid détermine une nouvelle attaque. (*Id.*)

34° *P. Bramwell*, 1880. — Femme, 28 ans, névralgie. Elongation du nerf sciatique dix-huit mois avant par *Stirling*. La guérison persiste pendant un an, puis un refroidissement amène une rechute nouvelle. L'élongation pratiquée six mois plus tard ne procure que peu de soulagement. (*Id.*)

35° *P. Bramwell*, 1880. — Homme, 27 ans, sciatique. Elongation du nerf par *Stirling*, insuccès. Un mois plus tard une nouvelle élongation échoue. Cependant les douleurs disparaissent lentement et ne se reproduisent pas l'hiver suivant. (*Id.*)

36° *P. Bramwell*, 1880. — Homme, 46 ans, névralgie sciatique avec atrophie du membre. Le 31 mars, élongation du nerf au milieu de la cuisse, retour des douleurs, anesthésie légère, diminution de la contractilité musculaire. Le 31 mai, les souffrances n'existent plus. (*Id.*)

37° *Crésié*, 1880. — Femme, névralgie de la face. Elongation, puis section du nerf maxillaire inférieur en arrière de la branche montante de la mâchoire luxée temporairement en avant. Elongation à l'aide d'un crochet mousse. Dès le cinquième jour, retour de la conductibilité dans le tronc nerveux, sans récidive des douleurs. Guérison depuis trois mois. (Berlin. klin. Wochensch., 19 avril 1880).

38° *E. Hahn*, 1880. — A pratiqué deux fois la résection et l'élongation du nerf maxillaire inférieur. Dans l'un de ces cas, où une hémorrhagie secondaire le força de réséquer la mâchoire, la guérison persista deux ans et demi. Chez l'autre malade, la névralgie revint au bout de dix-huit mois, et dans toutes les autres opérations de ce genre il a vu la récidive se produire encore plus rapidement. (*Id.*)

39° *Langenbuch*, 1880. — Elongation intra-buccale du nerf maxillaire inférieur, phlegmon suppuré. (*Id.*)

40° *Kuester*, 1880. — Trois élongations chez deux patients. Dans un cas de névralgie traumatique (coup de feu), le nerf sciatique dut être distendu à deux reprises. (*Id.*)

41° *Spence*, 1880. — Homme, névralgie persistante de l'index après

un panaris. Depuis sept ans, tous les traitements ont échoué. Dénudation et élongation des nerfs digitaux, cessation des douleurs.
(Lancet, I, 1880, p. 249.)

42° *Spence*, 1880. — Homme, sciatique rebelle avec amaigrissement
du membre. Le nerf mis à nu sous le bord du grand fessier est soulevé sur le doigt, et le pied fixé par un aide. Le cordon nerveux est
allongé avec force jusqu'à sensation de déchirure. Réunion immédiate.
Depuis plus d'un an, le patient éprouve encore parfois de légers tres-
saillements dans les temps humides, mais pas d'accès douloureux. (*Id.*)

43° *Golding-Bird*, 1879. — Homme, 21 ans. Amputation de la cuisse
au tiers inférieur, névralgie du moignon. Amputation au tiers moyen,
retour de la névralgie. Le 3 novembre 1877, le sciatique dénudé est
étiré avec le doigt jusqu'à soulever le membre de la table. Après deux
ou trois jours d'amélioration, les douleurs reparaissent aussi intenses.
Bird pratique le 4 novembre la résection d'un tronçon du nerf qui
ne présente pas de lésion apparente. Guérison. (Brit. med. Journal,
1880, t. I, p. 969.)

44° *Quinquaud*, 1880. — Névralgie sus-orbitaire, élongation, cessation des douleurs, l'anesthésie persiste encore après trois mois. (Soc. de
biologie, 12 mars 1881.)

45° *Quinquaud*, 1881. — Névralgie sus-orbitaire, élongation du
nerf. Cessation des douleurs. Pour qu'il y ait amélioration l'anesthésie obtenue par l'opération doit être de longue durée. (*Id.*)

46° *Kleef*, 1879. — Femme, 35 ans, névrite chronique ascendante
des quatrième, cinquième et sixième nerfs intercostaux du côté droit,
après ablation inutile d'un adéno-fibrome de toute la mamelle droite
et d'un noyau dur à l'extrémité de la cicatrice. Elongation violente
des nerfs intercostaux intéressés. Guérison persistante. (Ein Fall von
Dehnung der Interkostal nerven. Wiener med. Woch., n° 40, 1880.)

47° *Blum*, 1878. — Homme, 39 ans, névralgie sciatique violente,
atrophie du membre et parésie de certains muscles. Elongation violente sous le grand fessier. Diminution, puis disparition des douleurs,
atrophie persistante. Après deux ans, guérison maintenue, reste seulement un peu de faiblesse (Bull. et mém. de la Soc. de chirurgie, 1880).

48° Blum, 1880. — Homme, 39 ans. Sciatique rebelle, pas d'atrophie ni d'épilepsie spinale, mais diminution des réflexes, sensibilité intacte. Douleurs continues avec exacerbation. Élongation dans l'espace ischio-trochantérien le 15 mai 1880. Amélioration notable au sixième mois. (*Id.*)

49° P. Vogt, 1876. — Névralgie du nerf alvéolaire inférieur. Élongation du nerf, guérison. (*Loc. cit.*)

50° F. Trombetta, 1880. — Homme, 75 ans. Névralgie sciatique invétérée. Essai d'élongation du nerf par la flexion forcée de la cuisse sur le bassin. Guérison. (*Loc. cit.*)

51° Gillette, 1881. — Femme. Névralgie sciatique rebelle. Succès complet au bout de cinq semaines par l'élongation du sciatique. (Communication.)

52° Gillette, 1881. — Femme. Névralgie rebelle. Élongation du sciatique. Disparition immédiate des douleurs, mais augmentation d'autres névralgies. (*Id.*)

53° Norman Mackintosh, 1881. — Homme, 41 ans. Névralgie sciatique rebelle depuis quatorze ans. Élongation forte du nerf, en dessous du grand fessier. Guérison complète, persistant le quatrième mois. (Brit. med. Journal, 1881. t. I.)

Au point de vue du siège, les névralgies traitées par l'élongation se décomposent comme suit : 14 névralgies de la face, 2 névralgies intercostales, 9 névralgies du membre supérieur et 27 névralgies du membre inférieur, parmi lesquelles 25 sciatiques plus ou moins rebelles. La distension fut suivie 30 fois d'une guérison complète, 12 fois d'une amélioration notable, et 10 fois enfin d'un insuccès plus ou moins complet. L'opérée de *Gartner* succomba à l'entrée de l'air dans les veines du cou, et l'une des malades de *Nussbaum* vit sa vie mise en danger par une hémorrhagie de l'artère poplitée ulcérée. Dans aucun cas, il n'est fait mention d'une paralysie persistante de la motilité. L'élongation n'offre donc, en somme, que peu de danger pour l'existence, et dans ces névralgies rebelles, invétérées, qu'aucun remède ne soulage, il est bien permis d'y recourir. Sans doute, la guérison complète n'est pas certaine, et cependant les statistiques sont toujours trop favorables, mais la névrotomie, la résection des cordons nerveux ne comptent pas que des succès. L'élongation est plus facile à pratiquer, elle n'expose pas à une paralysie incurable lorsqu'on agit sur un nerf mixte, ses dangers sont moins grands; certainement elle sera plus aisément acceptée par les patients. Si elle échoue, non seulement il est possible d'y revenir, mais la division et l'excision du nerf restent toujours comme une dernière ressource.

Sans entrer dans le détail des faits, il est permis de dire aujourd'hui que, dans les névralgies rebelles, la distension des nerfs compte de brillants succès. Déterminer avec précision ses indications, établir jusqu'à quel degré elle peut être poussée sans inconvénient, jusqu'à quel point il faut la conduire pour assurer le succès, nous paraît actuellement impossible. Mais déjà les recherches physiologiques et les faits cliniques semblent d'accord pour indiquer qu'une anesthésie complète et prolongée est une condition première de la guérison durable. Les uns ont été trop loin, les autres se sont arrêtés trop tôt dans les tractions, et il en devait forcément être ainsi, en l'absence de toute règle précise. Jusqu'ici on opérait au juger, et l'on réussissait fort souvent; en dosant exactement la force déployée, en la proportionnant au volume du nerf et au but à atteindre, les succès seront encore plus nombreux.

VIII. — *Affections du nerf optique.* — Dans un récent travail, de *Wecker* a démontré la possibilité d'appliquer l'élongation au nerf optique, dans son trajet intra-orbitaire, et décrit un procédé pour cette opération. Ni l'expérience, ni l'observation clinique ne nous permettent d'étudier cette application nouvelle de la distension des nerfs. (Annales d'oculistique, t. LXXXV, p. 134, 1881.)

Nous ajouterons ici quelques indications bibliographiques qui n'ont pu trouver place dans le courant de ce travail.

Harless et Haber.—Bericht über die Fortschrite der Anatomie, Zeitsch. f. rat. Medecin. 1859.

Schleich. — Versuche über die Reizbarkeit des Nerven in Dehnungszustande. Zeitsch. f. Biologie, VII, 379, 1871.

Callender. — Cases of nevralgia treated by nerve stretching. Lancet, I, 883, 1875.

Tutschek. — Ein Fall von Reflexepilepsie geheilt durch Nervendehnung. Diss. inaug. München, 1875. ·   )

Conrad. — Experimentelle Untersuchung, über Nervendehnung, Diss. inaug. Greifswald, 1876.

Duvault. — De la distension des nerfs comme moyen thérapeutique. Thèse de Paris, 1876.

P. Vogt. — Die Nervendehnung als Operation der chirurgische Praxis. Leipzig, 1877.

Richelot. — Traitement du tétanos. *In* Revue des sciences médicales, t. XI, 1878.

Marchand. — Sur la distension chirurgicale des nerfs. Gaz hebdom. de méd. et de chir., p. 209, 1878.

Blum. — De l'élongation des nerfs. Archiv. gén. de médecine. I, 1878.

Nussbaum. — Nervendehnungen. München, 1878.

Craith. — Nerve stretching operation. British med. Journ., II, p. 267, 1880.

Trombetta. — Sullo stiramento dei nervi, studdi pathologici e clinici. Messina, 1880.

Pooley. — De l'extension des nerfs. New York med. Record, p. 173, 1880. (Revue d. sc. méd., t. XVI, 1881.)

Gen. — De l'extension des nerfs. London med. Record, 15 octobre 1880 et Rev. d. sc. med., t. XVI, 1881.

Discussion au neuvième congrès des chirurgiens allemands (*Credé, E. Hahn, von Langenbeck, Esmarch, Kuester, Trendelenburg, Vogt*). *In* Berlin. Klin. Wochensch., p. 235, avril 1880.

Communications à la Société de biologie en 1880 et 1881, par *Brown-Séquard, Laborde, Quinquaud, Mathias Duval, Poncet, Paul Bert*, etc.

Grasset. — Traité pratique des maladies du système nerveux. Paris, 1881.

Voir aussi les Journaux de médecine français et étrangers des dernières années, qui tous renferment des travaux critiques sur l'élongation des nerfs.

REVUE CLINIQUE.

Revue clinique chirurgicale.

HOPITAL LARIBOISIÈRE

SERVICE DE M. DUPLAY.

Hernie inguinale étranglée réduite en masse.— Mort au sixième jour sans lésion grave de l'intestin (1).

Le nommé Sc... (Jean), âgé de 40 ans, garçon de cuisine, entre le mercredi 20 avril à l'hôpital Lariboisière, salle Saint-Ferdinand, n° 16, dans le service de M. Duplay, alors remplace par M. Félizet. Le malade raconte que, porteur depuis dix ans d'une nernie inguinale gauche, complètement réductible, qu'il maintenait avec un bandage et qui n'avait jamais occasionné d'accidents, il a senti dimanche dernier, vers 3 heures, en se promenant, sa hernie sortir sous le bandage qui était cassé depuis quelques jours. Cette sortie de la hernie n'avait été provoquée par aucun effort, et cependant la hernie était plus grosse que d'habitude, et le malade éprouva de suite une douleur assez vive dahs l'aine gauche. Il put cependant continuer à marcher, et entra presque aussitôt dans un urinoir, où, toujours debout, il parvint à réduire sa hernie, mais plus difficilement que d'habitude.

Cette réduction ne fit cependant pas cesser les accidents; la douleur inguinale fut remplacée par des coliques s'étendant à tout l'abdomen, mais plus prononcées dans la fosse iliaque gauche; au bout de quelques minutes survinrent des nausées, puis un vomissement alimentaire. Le malade rentra alors se mettre au lit, eut une selle dans la journée, et resta chez lui jusqu'à mercredi, éprouvant toujours des douleurs abdominales et vomissant dès qu'il avait bu quelque chose; il se décida alors à entrer à l'hôpital, et put y venir à pied soixante heures environ après le début des accidents.

A son entrée, l'interne de garde trouva le malade refroidi, avec le facies grippé, les yeux excavés, le pouls petit, battant 100 fois par minute, et des douleurs vives dans l'abdomen. Le ventre était très ballonné, et sensible à la pression dans la fosse iliaque gauche; la percussion révélait un peu de matité sur la ligne médiane. Enfin, le

---

(1) Observation recueillie par M. Hache, interne du service.

malade n'avait pas eu de selles depuis quarante-huit heures, mais il affirmait avoir rendu des vents par l'anus. On fit appeler de suite un chirurgien du Bureau central, qui ne crut pas devoir opérer, pensant à une péritonite par perforation ; à ce moment, là douleur à la pression était très vive et étendue à tout l'abdomen. On ordonna seulement au malade 8 centigrammes d'extrait thébaïque et des boissons glacées.

Le lendemain matin, cet homme souffrait beaucoup moins, et la nuit avait été tranquille ; le ventre était ballonné et sensible à la pression, toujours avec maximum dans la fosse iliaque gauche, où elle était cependant supportable ; le malade était pâle, mais n'avait pas la face grippée ; la température était à peu près normale. L'examen du ventre, difficile à cause du météorisme, ne permettait de sentir aucune tumeur ; le doigt introduit dans le canal inguinal sentait un orifice assez large pour admettre sa pulpe, sur laquelle les intestins venaient presser pendant les efforts de toux, sans que cette exploration éveille aucune douleur. Le malade disait rendre des gaz par l'anus ; il avait une soif très vive, et la moindre ingestion de liquide déterminait des vomissements composés d'un liquide verdâtre abondant, n'exhalant aucune odeur fécaloïde et n'ayant pas pour le malade de saveur trop désagréable.

En présence de la bénignité des accidents et du soulagement qu'accusait le malade depuis la veille, M. Félizet repousse l'hypothèse d'une réduction en masse, pour admettre celle d'une poussée de péritonite consécutive à la réduction peut-être un peu brutale de l'intestin. Il lui fait mettre 20 sangsues sur l'abdomen, et lui ordonne 10 centigrammes d'extrait thébaïque en 5 pilules à prendre en vingt-quatre heures.

Le lendemain, vendredi (sixième jour), le malade se trouve mieux et continue à rendre des gaz ; mais il n'a toujours pas de selles, le ventre reste très tendu et un peu sensible à la pression, et les vomissements persistent avec les mêmes caractères, tout en diminuant un peu d'abondance, à cause de la diminution de la quantité des boissons, remplacées en grande partie par de petits morceaux de glace. La soif est vive et la bouche desséchée, mais il n'y a à aucun moment d'élévation notable de température ; le malade urine extrêmement peu, tout en vidant complètement sa vessie. A la visite du soir, on le trouve dans le même état ; à 11 heures et demie il parle comme d'habitude à la sœur qui lui fait prendre ses pilules, et à minuit il cherche à se lever, tombe de son lit, et est ramassé mort.

A l'autopsie, faite trente-quatre heures après la mort, on trouve le cadavre bien conservé ; les poumons, très emphysémateux, ne sont nullement congestionnés ; les autres viscères sont sains. A l'ouverture de la cavité abdominale, on voit des anses d'intestin grêle très distendues, du volume du gros intestin, faire saillie entre les lèvres de l'incision ; leur surface péritonéale est rougeâtre, très fortement injectée, et présente même par places de petites ecchymoses, ainsi que le péritoine pariétal ; mais on ne trouve ni fausses membranes ni épanchement. Au-dessus de ces anses distendues se cache le gros intestin et 1 mètre de l'intestin grêle, très rétractés et complètement vides. Le bout supérieur contient une quantité considérable de liquide fécaloïde.

Derrière la paroi abdominale, sous le péritoine pariétal, en arrière et au-dessus du pubis, appliquée sur l'orifice supérieur du canal inguinal, on trouve une tumeur, du volume d'une pomme, qu'on peut prendre au premier abord pour la vessie, mais qui est constituée en réalité par le sac herniaire réduit en masse, et dont la surface externe est assez fortement adhérente aux parties voisines. A la partie postérieure de la tumeur on trouve un orifice, le collet du sac, qui livre passage à l'intestin et à une toute petite portion du mésentère. Ce collet, bordé par un tissu blanchâtre et très résistant, présente un bord presque tranchant. La surface interne du sac est plus rouge que le reste du péritoine, et présente dans presque toute son étendue des adhérences molles avec l'intestin ; ce sac contient une certaine quantité de sérosité sanguinolente et une petite anse intestinale avec très peu de mésentère ; il n'y a pas du tout d'épiploon. L'anse herniée, distendue par du liquide qu'une pression modérée fait passer dans le bout supérieur, est violacée, presque feuille morte, et présente, comme nous l'avons dit plus haut, des adhérences avec le sac dans presque toute son étendue ; elle ne présente ni perforation ni ulcérations, et ses adhérences avec le collet du sac sont difficiles à détruire. L'étranglement est en somme peu serré, et l'on peut facilement faire passer de l'eau et de l'air du bout inférieur dans le supérieur ; poussés par le bout supérieur, au contraire, l'eau et l'air ne passent que très difficilement dans l'anse herniée.

Il s'agit, en résumé, ici d'une hernie inguinale étranglée par le collet du sac et réduite en masse, avec péritonite herniaire sans lésion grave de l'intestin, début de péritonite généralisée et mort au sixième jour.

Cette observation nous paraît intéressante à plus d'un titre. D'abord, l'étranglement n'a été déterminé par aucun effort, et est survenu pendant que le malade se promenait tranquillement; il faut noter ensuite la facilité avec laquelle s'est produite la réduction en masse, puisque le malade a pu la faire debout. Une autre particularité très intéressante à signaler, au point de vue du diagnostic, est la persistance de l'émission des gaz par l'anus, malgré l'étranglement d'une anse complète et l'absence de vomissements fécaloïdes au bout de six jours d'étranglement. Nous noterons aussi le manque total de phénomènes nerveux, qu'il faut sans doute attribuer à ce que la constriction de l'intestin n'était pas considérable. Mais nous insisterons tout particulièrement sur la marche bizarre des accidents et sur cette rémission trompeuse qui s'est produite le lendemain de l'entrée du malade dans nos salles, et qu'on peut peut-être expliquer par l'emploi de la médication opiacée, et surtout sur le peu d'intensité des phénomènes généraux, qui a permis à ce malade de venir à pied à l'hôpital au bout de soixante heures d'étranglement.

Cette absence de réaction générale nous rappelle une vieille femme de 60 ans qu'on a apportée l'année dernière à Laënnec, dans le service de M. Nicaise, au cinquième jour de l'étranglement d'une hernie crurale; son état général était encore très bon, et elle n'a eu son premier vomissement fécaloïde qu'après les secousses qu'a nécessitées son transport à l'hôpital. La pauvre femme était restée trois jours seule dans sa chambre, ne prenant que quelques gorgées d'eau, et c'est à cette abstinence presque complète, et surtout à l'absence de purgatif, que M. Nicaise a attribué le peu d'intensité des accidents. Elle a, du reste, très bien guéri, après ouverture et ligature du sac. Chose curieuse, elle se rapprochait encore de notre malade par la persistance de l'émission des gaz; il est vrai qu'il ne s'agissait là que d'un pincement de l'intestin.

REVUE GÉNÉRALE.

Pathologie médicale.

Néphrite interstitielle. — Éclampsie urémique. — Mort. — Autopsie Absence du rein gauche, par le Dʳ BARRÈS (thèse 1880).

Gaumer (Henri), âgé de 22 ans, profession d'ouvrier en étiquettes, est entré à l'hôpital Saint-Antoine le 19 juillet 1884, salle Saint-Étienne, n° 15, service du D^r D'heilly. Il nous raconte que, quelques jours avant de tomber malade, il avait quitté l'hôpital, après avoir été traité pour un épanchement pleurétique droit et de l'albumine dans les urines.

Il y a environ quinze jours, il demandait à sortir pour retourner dans sa famille. L'hiver dernier, il habitait une chambre extrêmement humide, où il a souffert du froid. C'est la seule étiologie que nous trouvions à son albuminurie. Le début remonterait à quelques mois ; mais elle n'a été vraiment reconnue et traitée que lors de sa première entrée à l'hôpital, c'est-à-dire il y a deux mois.

Le malade est surtout précis dans les détails qui ont trait aux accidents qui se sont produits depuis sa sortie. Il toussait encore et avait des points de côté ; le lendemain, ou le surlendemain, il se trouvait avoir beaucoup de difficulté à respirer, et prenait le lit. A dater de ce moment, la respiration est demeurée très embarrassée ; l'œdème des jambes, peu marqué dans les premiers jours, n'a fait qu'augmenter ; et, lors de son entrée dans le service, nous le trouvons dans l'état suivant :

Jeune homme de grande taille, avec un visage très pâle, une bouffisure de la face plus accusée à gauche, et un œdème des paupières inférieures qui permet presque de faire un diagnostic à distance.

Les deux membres inférieurs sont également le siège d'un œdème assez considérable, que l'on retrouve, à la pression du doigt, jusque sur les parois du tronc. Il n'a pas, et prétend n'avoir jamais eu de troubles de la vue ; le sommeil est rare, et très agité depuis quelques jours. Pas de vomissements, très peu de diarrhée. Ce qui frappe dans le malade, après la bouffissure de la face, c'est l'oppression considérable dont il se plaint, du reste, avant tout.

L'examen de la poitrine permet d'ailleurs de trouver la raison évidente de cette gêne respiratoire ; car il existe, aux deux bases, un épanchement de liquide occupant à peu près le tiers inférieur. Râles de bronchite, sibilance dans les deux côtés de la poitrine. La respiration est fréquente ; le malade se plaint de violents points de côté, et il n'existe pas de douleur à la pression de la légion lombaire.

Traitement. — Régime lacté, pilules de tannin, ventouses sèches sur les deux côtés de la poitrine.

Le 20. L'examen des urines, qui n'avait pu être fait la veille, nous fait voir qu'elles sont assez abondantes (plus de 2 litres dans les vingt-quatre heures), et d'un jaune clair. Elles renferment de l'albumine en petite quantité (5 à 6 grammes par litre). L'œdème des jambes est toujours aussi accusé; la gêne respiratoire n'a pas diminué.

Le 21. Dans la journée d'hier, le malade a été pris d'une attaque convulsive limitée au côté gauche, et après laquelle il est demeuré quelque temps dans le coma. Le lendemain, à la visite, nous le trouvons abattu, répondant mal aux questions qui lui sont adressées. Quelques instants après, il était pris d'une nouvelle attaque, à laquelle il nous a été donné d'assister. Les convulsions épileptiformes sont toujours limitées au côté gauche; elles durent environ dix minutes; le reste de la journée se passe assez bien, et le malade n'a que deux attaques d'éclampsie.

Le 22. Dans la journée il est pris d'une série d'attaques, et, dans l'intervalle, le malade est sous le coup d'un délire violent, pendant lequel il sort de son lit et parcourt la salle en poussant des cris. A la visite du soir, l'agitation était extrême et les attaques plus rapprochées et plus violentes. M. Rivet, interne du service, pratique une saignée assez abondante, qui amène un calme presque immédiat. Un peu plus tard, cependant, le jeune homme tomba dans le coma, la respiration s'embarrassa de plus en plus, et, sous le coup d'une asphyxie progressive, il succomba le 23 juillet, à 1 heure du matin.

Autopsie faite le 24 juillet, trente-deux heures après la mort. — *Poumons* : Nous trouvons dans chaque plèvre 1 litre de liquide.

Cœur : De volume normal, sans trace de lésions valvulaires.

Cerveau : Les ventricules sont remplis de sérosité, œdème considérable.

Reins : Nous cherchons vainement le rein gauche; on ne le trouve nulle part, non plus que l'artère correspondante. L'aorte ne donne à ce niveau qu'une seule branche droite. La vessie, enlevée avec précaution, permet de reconnaître qu'elle ne reçoit qu'un seul uretère, celui du rein droit. Elle ne présente qu'un seul orifice, à travers lequel nous introduisons sans difficulté un stylet qui pénètre dans l'uretère droit.

En aucun point, quelque soin que nous y ayons apporté, nous n'avons pu trouver l'ouverture correspondante à l'uretère gauche, qui n'existe nulle part. Le rein droit occupe sa situation normale et affecte les dimensions d'un rein ordinaire, sans augmentation de volume. Il est dur au toucher et présente, après décortication, une surface légèrement granuleuse; à la coupe, on voit que les pyramides, ou traces de pyramides occupent leur situation normale et se dirigent vers un seul calice et bassinet; il n'y a donc pas association ou fusion des deux reins pour n'en former qu'un seul, comme dans le rein unique en croissant. La plus grande partie des pyramides est altérée; il n'en reste que trois ayant conservé leurs dimensions habituelles; les autres sont sensiblement diminuées ou presque entièrement disparues.

Antiseptic inhalation in pulmonary affections, par SINCLAIR COGHILL, médecin de l'hôpital des phthisiques.

Si c'est une condition essentielle, dans le traitement des maladies en général, d'agir sur le centre même de l'activité morbide, il faut reconnaître que cette utilité première d'une action directe s'impose tout spécialement dans une affection comme la phthisie pulmonaire où la lésion locale retentit si manifestement sur l'état général.

La fièvre qui survient dans les formes assez avancées de la tuberculose, au moment de la mortification du parenchyme pulmonaire, est depuis longtemps considérée comme une pyrexie de nature infectieuse directement attribuable à la résorption purulente. L'influence septicémique s'exerce ici absolument dans les mêmes conditions que dans l'abcès, car l'excavation pulmonaire n'est qu'un abcès interne.

Dans les deux cas, il s'agit d'un processus ulcératif, sans cesse envahissant, entraînant la mortification progressive des tissus environnants et une suppuration qui épuise les malades proportionnellement à son intensité, véritable foyer d'infection, de dissémination morbide dont le résultat prochain est la fièvre hectique. Cependant cette marche vers une terminaison fatale n'est pas constante : l'ulcère peut se circonscrire, et comme l'illustre Laënnec le premier l'a montré, comme nous l'ont prouvé depuis, tous les jours, les examens nécroscopiques, la nature suffit à elle seule à cette tâche réparatrice.

Il n'en est pas moins vrai que le médecin a pour devoir de lui venir en aide par tous les moyens qui sont en son pouvoir.

Se fondant sur l'analogie dont il vient d'être question, M. Sinclair Coghill s'est mis, depuis cinq ans, à traiter ses phthisiques par des inhalations antiseptiques, sorte de pansement listérien sur l'ulcère pulmonaire, méthode qui a d'autant plus sa raison d'être si l'on admet, d'après les théories les plus récentes, le caractère contagieux de la maladie par la présence de microbes dans l'air expiré.

Les trois indications principales à remplir sont: 1° de diminuer la sécrétion ; 2° de faciliter l'évacuation des liquides purulents déjà amassés dans l'excavation ; 3° de désinfecter l'air qui circule dans les bronches.

M. Sinclair Coghill a depuis plusieurs années reconnu défectueuses les méthodes d'absorption de substances médicamenteuses par les voies respiratoires. L'inhalateur dont il se sert est des plus simples, tout en remédiant aux inconvénients qu'il trouve aux autres appareils. Il est essentiellement constitué par un masque buccal, plutôt en forme de cuvette que d'entonnoir, formé de deux enveloppes perforées à la façon d'un crible, entre lesquelles est interposé un petit paquet d'étoupe ou une feuille de ouate. L'appareil est maintenu en place au moyen de deux anses élastiques qui s'adaptent au pavillon de l'oreille de chaque côté. Le tampon de coton, que l'on peut renouveler à volonté, grâce à la mobilité de l'enveloppe interne, est imbibé de dix ou vingt gouttes de la solution antiseptique, deux fois par jour. Du reste, le malade est le meilleur juge et de la durée et de la fréquence d'application de l'inhalateur.

En général, l'appareil est appliqué une heure le matin, après le réveil, et une heure le soir, au moment du coucher. Beaucoup de malades, dit M. Sinclair Coghill, appréciant les bénéfices de ces inhalations sont les premiers à en réclamer l'usage presque constant. En outre, il est essentiel que l'acte respiratoire se fasse dans les conditions suivantes : le malade doit s'étudier avec grand soin pendant la durée de l'inhalation à inspirer par la bouche, de façon à ce que l'air y pénètre chargé des molécules antiseptiques rencontrées dans son passage à travers le tampon de ouate; l'expiration doit se faire exclusivement par le nez.

Au début, l'inspiration doit être courte pour devenir graduellement plus ample, plus profonde, de manière à faire pénétrer l'air, ainsi modifié, dans toutes les parties du poumon. Ce jeu respiratoire énergique a le double résultat de faciliter l'hématose et de favoriser dans une large mesure l'expulsion des exsudats purulents en mettant en action toute l'élasticité du tissu pulmonaire.

En fait de substances à inhaler, M. Sinclair Coghill, après de nombreux essais, choisit de préférence l'acide phénique, la créosote, l'iode en combinaison avec l'éther sulfurique et l'alcool rectifié.

Le thymol a été aussi employé avec succès.

Sous l'influence de ces inhalations, la quantité et la purulence des sécrétions bronchiques diminuent, la toux devient moins opiniâtre ; les effets sont également des plus remarquables dans la pneumonie n résolution, le catarrhe et la dilatation des bronches.

M. Sinclair Coghill cite les cas suivants, pris au hasard, comme exemples de cette efficacité.

OBSERVATION I. — M. B..., 32 ans, tailleur, admis à l'hôpital des phthisiques, le 8 janvier. Tuberculose parvenue au troisième degré au sommet droit et au deuxième degré au sommet gauche. Crachats nummulaires. Soumis aux inhalations antiseptiques, les signes s'amendèrent : les crachats devinrent moins abondants et moins purulents ; les râles sous-crépitants des sommets étaient beaucoup moins nombreux après deux mois. Les hypophosphites, l'huile de foie de morue et les badigeonnages à la teinture d'iode furent employés concurremment.

OBS. II. — E. M..., 20 ans, fille de boutique, de constitution scrofuleuse. Excavations aux deux sommets. Expectoration muco-purulente abondante. Traitée par les inhalations pendant quatre mois environ. Au bout de ce temps, l'exsudation bronchique était arrêtée, les râles humides avaient beaucoup diminué et les phénomènes cavitaires étaient bien moins prononcés. La fièvre qui était d'abord très marquée disparut. Les autres moyens consistèrent dans l'emploi d'atropine, d'oxyde de zinc, et de teinture d'iode comme révulsif.

OBS. III. — J. B..., 25 ans, domestique. Excavations aux deux sommets du poumon. Etat fébrile très marqué. L'expectoration, qui était considérable, était réduite des trois quarts au bout de deux mois d'inhalations ; la maladie semblait arrêtée dans sa marche ; les signes constatés aux sommets devinrent moins accentués, surtout à gauche. Concurremment, sulfate de quinine, acide phosphorique.

OBS. IV. — 31 ans, horloger Tuberculose avancée ; deuxième et même troisième degré au sommet droit, premier degré à gauche. Expectoration abondante, muco-purulente et nummulaire. Après deux mois de traitement, celle-ci avait cessé ; plus de gros râles humides. A droite, où les excavations semblent avoir diminué, plus aucun signe au sommet gauche, et le malade avait engraissé notablement. Concurremment, sulfate de quinine, injections d'ergotine contre l'hémoptysie.

Les inhalations antiseptiques dans la phthisie laryngée n'ont pas aussi bien réussi. L'air médicamenteux semble avoir une action trop astringente, irritante, et l'absorption de vapeurs humides est, dans ce cas, bien préférable.   Paul GARNIER.

Orchite épidémique, par le Dr HELLER (*Berlin. klinisch Wochenschs.* 1880, n° 38).

L'auteur a observé à Dantzick, une épidémie d'oreillons sévissant sur la garnison.

Dans l'espace de trois mois environ, sur une garnison de 2,600 hommes, les cas d'orchite ont été relativement fréquents. 29 hommes sont entrés à l'hôpital pour cette affection ; chez trois d'entre eux, l'orchite s'était manifestement développée à la suite de contusions. Chez 8 autres, l'orchite s'était montrée alors que la parotidite était en pleine évolution, ou bien à une époque où déjà elle avait disparu. 16 des militaires examinés, présentaient une orchite venue spontanément, sans cause appréciable, dont l'apparition ne pouvait guère être attribuée qu'à l'épidémie régnante : c'étaient des orchites ourliennes d'emblée. Quelques-uns des soldats en question accusaient, il est vrai, comme cause de leur orchite, des contusions ou des froissements légers. La proportion ainsi observée est tellement supérieure à celle que l'on constate habituellement qu'il faut admettre une autre cause qu'un traumatisme léger, et, du reste, une dizaine de malades n'accusaient aucune cause extérieure. Aucun n'avait la blennorrhagie.

Les symptômes de l'affection étaient du reste suffisamment caractéristiques. Le testicule présentait une augmentation de volume modérée, atteignant au maximum le double du volume normal. La pression était douloureuse. L'épididyme était ordinairement normal, quelquefois très légèrement augmenté de volume. La peau du scrotum ne présentait rien de particulier. Tantôt au début tout phénomène fébrile manquait, tantôt au contraire la réaction était intense, et souvent on a vu 39 et 40°.

Le plus souvent, l'inflammation s'épuisait en 5 ou 6 jours, et le malade pouvait reprendre son service habituel.

M. Heller a eu l'occasion de revoir à la fin de l'année une dizaine des soldats atteints d'orchite ourlienne.

Cinq d'entre eux présentaient une atrophie notable du testicule autrefois atteint : il avait perdu la moitié de son volume. Parfois il était douloureux, parfois indolent. Le plus souvent, sa consistance était assez molle. Chez un des malades, au bout de quatre ans, l'atrophie était plus prononcée encore, le testicule était arrondi et non plus allongé.

A. MATHIEU.

Essai sur la désintégration de la fibre musculaire cardiaque,
Par A. CHALOT. (Thèse de Paris, 1880.)

La thèse de M. Chalot constitue une excellente étude d'anatomie pathologique.

On sait, depuis les recherches d'Eberth, de Weissmann, de Ranvier, que les fibres musculaires du cœur sont formées par des cellules unies bout à bout, et solidement accolées par une sorte de ciment qui correspond aux traits scalariformes d'Eberth. Artificiellement, on peut séparer ces cellules anastomosées en les traitant par des réactifs chimiques : solution d'acide chromique à 1 p. 1000 ; solution de potasse à 40 pour 100.

MM. Renaut et Landouzy ont constaté que le ciment qui unit les cellules les unes aux autres pouvait disparaître, se dissoudre spontanément dans diverses circonstances morbides : c'est ce qu'ils ont appelé la désintégration des fibres musculaires du cœur.

Ces auteurs avaient surtout rencontré cette lésion dans des cas où il existait de l'œdème, et M. Renaut en avait fait une conséquence de l'œdème du cœur. En vertu de la stase des liquides, l'acide sarcolactique, qui se forme pendant la contraction musculaire, se trouve retenu dans l'interstice des fibres, et ces fibres ainsi baignées par une solution acide se décomposent en leurs éléments premiers ; les cellules se dissoudent, elles se désintègrent.

Cette lésion accompagnerait fréquemment la dégénérescence graisseuse du cœur, si bien étudiée dans la fièvre typhoïde par Zenker et M. Hayem. Les fibrilles musculaires s'infiltrent de gouttelettes graisseuses colorées en noir par l'acide osmique, et le ciment intercellulaire des traits scalariformes disparaît. Cela donne la formule de ces segmentations des fibres musculaires suivant leurs longueurs, nettement remarquées et décrites par M. Hayem et M. Laboulbène.

M. Chalot s'appuie sur l'existence de cette dégénérescence graisseuse pour donner de la désintégration une théorie nouvelle et ingénieuse. Il considère le ciment intercellulaire comme une substance sécrétée par les cellules musculaires. Dès que ces cellules subissent un trouble grave de nutrition, elles cessent de sécréter le ciment et se séparent des cellules auxquelles elles étaient normalement unies.

Il oppose cette théorie à la théorie chimique de M. Renaut, à la théorie mécanique dont M. Colrat a fait du reste la réfutation. Il a trouvé que, dans l'œdème expérimental, les fibres du cœur n'étaient pas désintégrées.

On pourrait objecter que cette lésion est cadavérique. Mais, répond M. Chalot, elle ne se montre pas sur tous les sujets morts de la même maladie, exposés aux mêmes causes de putréfaction. Elle a été trouvée chez un supplicié immédiatement après la mort. Elle n'est pas non plus un simple accident de préparation.

La désintégration se rencontre dans des conditions très diverses, dans des maladies chroniques, dans des maladies aiguës. On l'a vue dans l'asystolie, la myocardite interstitielle, la myocardite chronique, les lésions valvulaires, l'hypertrophie et la dilatation, la maladie de Bright, la tuberculose, le cancer, l'alcoolisme, la cirrhose hypertrophique, l'emphysème, l'athérome des vieillards. On l'a vue encore dans les péricardites, les endocardites, la fièvre typhoïde, la variole, la pleuro-pneumonie.

Si on la considère, ainsi que l'a fait M. Chalot, comme le résultat d'un vice de nutrition cellulaire, on s'explique très bien son apparition dans la plupart de ces maladies.

Les conséquences sont faciles à deviner. Les fibres cardiaques sont dans leur action, en vertu de leurs anastomoses, solidaires les unes des autres. La désintégration, née souvent de l'asystolie, augmente cette asystolie qui lui a donné naissance. Quand l'asystolie ne l'a pas précédée, elle la provoque ou bien encore aboutit à la syncope.

La digitale, les révulsifs, les diurétiques, en cas d'œdème, pourront être utiles. Il est évident qu'on devra, dans ces conditions, manier la digitale avec une grande prudence.   A. MATHIEU.

Pathologie chirurgicale.

Kyste dermoïde volumineux trouvé dans l'abdomen d'un homme, par William MILLER et Charles BRODIE SEWEL. (*Medico-chirurgical transactions*, 2ᵉ série, vol. 45, page 1.

Le 8 mars 1879, le Dʳ Sewell reçut une lettre d'un de ses clients, homme de 28 ans, d'une constitution robuste, le prévenant qu'il avait un furoncle à la fesse. En arrivant, le Dʳ Sewell fut frappé du changement survenu dans le faciès du malade, et fut fort étonné qu'un simple furoncle retînt au lit un homme habitué aux exercices violents et qui tous les jours montait à cheval et chassait. Aussi se livra-t-il à un examen général du patient, ce qui lui fit constater une augmentation de volume de l'abdomen due à la présence d'un liquide fluctuant. La face était légèrement bouffie, et les malléoles n'étaient pas œdématiées.

La distribution du liquide n'était pas très nette, car on constatait une résonnance normale dans le flanc gauche et en travers de l'abdomen au-dessous de l'ombilic, tandis qu'au-dessus il y avait de la matité ; les changements de position du corps ne faisaient pas varier ces résultats fournis par la percussion. Les muscles droits étaient séparés sur la ligne médiane et le foie repoussé en haut. A la suite d'une consultation qui eut lieu entre plusieurs médecins, on fit une ponction qui donna issue à deux pintes d'un liquide analogue à de la purée de pois. En l'examinant au microscope, on y trouva des poils et des cellules épithéliales, dont un très petit nombre avait des noyaux. Il n'y avait pas de crochets d'hydatides ni de cristaux.

Trois heures après cette opération, une péritonite se déclara et le malade mourut en l'espace de cinq jours.

On trouva à l'autopsie un kyste volumineux rempli de matière solide, occupant presque tout l'abdomen, tellement uni à la vessie et au rectum, que ces organes paraissaient faire partie intégrante des parois du kyste. Outre les adhérences dues à la péritonite récente, on en constatait d'anciennes qui, en divers points, unissaient le kyste à des anses intestinales.

Les autres viscères étaient normaux. Sorti de la cavité abdominale, le kyste se présente sous la forme d'une poire aplatie, dont la petite extrémité est située entre le rectum et la vessie. Ses dimensions sont les suivantes : longueur 13 pouces ; largeur 10 pouces en haut et 4 1/2 en bas ; épaisseur 4 à 8 pouces. Examiné sous l'eau, on voyait à travers son ouverture de fins poils qui venaient se projeter devant son orifice. Le contenu du kyste avait une odeur rance, l'aspect d'une masse de graisse mélangée de poils et la consistance du savon. A une des extrémités de la tumeur les parois ressemblaient tout à fait aux couches profondes du chorion cutané par les éléments en forme de glande qui y étaient disséminées, et par des réseaux de vaisseaux sanguins et lymphatiques. Cette ressemblance fut confirmée par l'examen microscopique qui fit constater la présence d'un épiderme et des différentes couches du derme avec des follicules pileux, dont quelques-uns contenaient des poils, un grand nombre de glandes sébacées, mais aucune trace de glandes sudoripares.

Au point de vue chimique, le contenu du kyste était composé de 99,75 pour 100 de graisse et d'acides gras.

C'est un spécimen très remarquable et très rare de kyste dermoïde développé dans l'abdomen d'un homme, et probablement unique eu égard à son volume.

Le Dr Wilks (1) rapporte un cas analogue de kyste dermoïde occupant une position semblable chez un homme de 21 ans. M. Curling (2)
soigna plus tard cet homme, et retira de la vessie une pierre molle de
phosphate, dont le centre était constitué par de petits poils noirs.
Lebert (3) rapporte dix observations de kystes non ovariens trouvés
dans les parties profondes du corps. On trouve aussi quelques cas de
ce genre rapportés par Blackman.

Beaucoup d'hypothèses ont été faites pour expliquer la présence de
ces kystes dans le corps humain ; nous citerons seulement les trois
principales :

1° *Théorie de l'inclusiou fœtale* dans laquelle on admet qu'un individu
moins parfait est englobé dans la surface de développement d'un individu parfait. Tel serait le cas cité par Velpeau, où un kyste congé-
nital, contenant un petit fœtus, fut enlevé du scrotum d'un adulte.

2° *Théorie de l'inclusion pendant le développement* d'après laquelle des
parties peuvent être, par un accident quelconque, séparées de l'appareil auquel elles appartiennent et implantées ailleurs dans une position vicieuse. Tels seraient les kystes dermoïdes de la tête et du cou,
ainsi que l'ont fait remarquer Remak en 1854, Cresset (4), et M. Wags-
taffe (5).

3° *Théorie de l'aberration dans le développement.* Il y a des difformités
auxquels le corps est sujet en dehors de la persistance de la structure
embryonnaire qui devraient disparaître ou se fondre complètement si
le développement était normal ; c'est ainsi qu'un appareil génital
mâle peut simuler un appareil femelle et réciproquement.

Dans le cas actuel, les auteurs inclineraient plutôt vers la dernière
opinion, se fondant sur la corrélation qui existe entre ce cas et les
tumeurs ovariennes de même nature.   Paul Rodet.

Greffe musculaire et tendineuse, par le Dr Gluck (*Arch. f. Klin. Chir.*,
tome XXVI, fascic. 1).

Dans un travail antérieur (Arch. f. Klin. chir., tome XXV, fasc. 3),
l'auteur avait montré la possibilité de la transplantation de fragments
de cordons nerveux, avec conservation plus ou moins parfaite des pro-

---

(1) Pathological Transactions, vol VIII, p. 148.
(2) Pathological Transactions, vol. 20, p. 238.
(3) Lebert. Anatomie. Pathologie générale.
(4) Cresset sur l'appareil bronchial des vertébrés.
(5) Pathological Transactions.

priétés conductrices; des expériences plus récentes, faites sur le tissu musculaire chez des poulets et des lapins, ont également conduit à des résultats intéressants, et qui pourront dans certains cas trouver leur application chez l'homme.

L'auteur procède de la façon suivante : le muscle gastrocnémien d'un poulet chloroformé est isolé avec soin et divisé au niveau de son tiers supérieur, et tout près de l'insertion osseuse du tendon d'Achille. Le fragment ainsi excisé est remplacé par un fragment analogue, mais un peu plus long, pris sur un second poulet.

Au bout de quarante jours (la démarche de l'animal ne diffère en rien de celle d'un individu normal), la plaie est rouverte, et l'on constate une incorporation parfaite du fragment musculaire avec conservation de sa couleur et de ses propriétés.

Dans une seconde série d'expériences faites également sur des poulets, une portion des muscles biceps et tenseur du fascia lata réunis était remplacée par un fragment musculaire de volume convenable pris sur un lapin.

De toutes ces expériences résulte ce qui suit :

1° La transplantation chez des poulets ou des lapins de fragments avec ou sans tendon réussit constamment, si on a rigoureusement observé les règles du pansement antiseptique, évité une manipulation exagérée des fragments, et apporté le plus grand soin à la confection des sutures.

2° La régénération parfaite du fragment transplanté n'a lieu que si la réaction inflammatoire a été aussi peu intense que possible; en d'autres termes, si la réunion par première intention a pu être obtenue.

3° Dans les cas où la suppuration se produit, le fragment subit une transformation fibreuse plus ou moins complète, et le muscle devient demi membraneux.

4° Même dans ces cas malheureux, le muscle ne perd pas ses fonctions, et on peut lui en rendre l'intégrité par l'électrisation et un traitement approprié.   E. HAUSSMANN.

Deux cas de gastrotomie suivis de succès, à la suite d'un rétrécissement cicatriciel dans l'un, cancéreux dans l'autre, par Thomas BRYANT. (*The Lancet*, vol. I, 1881, n° 15.)

Le premier cas est celui d'une femme de 22 ans, nommée Lydia G..., qui est entrée à Guy's Hospital le 15 juillet 1880. Sa santé avait toujours été bonne quand, à la suite de chagrins domestiques, elle avala un demi-verre d'acide sulfurique. La dysphagie augmentant tous les jours, elle se présenta à l'hôpital.

A cette époque, on reconnut l'impossibilité de faire pénétrer toute espèce de cathéter plus loin que la partie postérieure du cartilage cricoïde ; c'est alors que l'on se décida à faire l'ouverture de l'estomac. Une incision de trois pouces de long fut faite le long du bord inférieur des côtes gauches jusqu'au péritoine qui fut ensuite incisé. L'estomac fut attiré entre les lèvres de la plaie et on prit soin qu'aucun liquide ne s'écoulât dans la cavité abdominale. Deux ganses de soie furent introduites à travers le revêtement péritonéal de l'estomac à un tiers de pouce d'intervalle, afin de maintenir l'estomac en place. Ensuite le viscère fut fixé par des sutures à la peau qui l'entourait, mais tandis que d'un côté le péritoine était compris dans les sutures, de l'autre il ne l'était pas. Six jours après ces préliminaires, on ouvrit l'estomac. Pour cela, on souleva le viscère à l'aide des ganses de soie, dont il a été question, et, avec un ténotome étroit, on sectionna d'une ganse à l'autre sur une longueur de 1/8 de pouce (0^m,0031).

On introduisit dans cette petite boutonnière un tube de caoutchouc par lequel on versa d'abord du lait dans l'estomac, puis petit à petit des aliments plus épais, tels que de la viande hachée, du pancréas formant une espèce de pulpe. C'est ainsi qu'en trois mois la malade avait regagné 19 livres. Maintenant elle commence à avaler quelques liquides, de la mie de pain ou des gâteaux spongieux.

L'auteur attribue le beau résultat qu'il a obtenu au soin qu'il a pris d'éviter toute pénétration du contenu stomacal dans la cavité abdominale ou sur les lèvres de la plaie, qui grâce à cela ont toujours eu un très bel aspect.

Aujourd'hui, huit mois après l'opération, la malade peut prendre de la nourriture, assise ou debout, et jouit d'une excellente santé.

Remarques. — L'opération de la gastrotomie est pratiquée dans deux circonstances principales : pour les cas de rétrécissement ou obstruction de l'œsophage par un cancer et pour les cas de rétrécissement cicatriciel de ce conduit. Dans le premier ordre de faits, les résultats n'ont pas été très brillants, car, sur trente cas réunis par M. Verneuil jusqu'en 1879, 22 opérés moururent la première semaine, 2 survécurent un mois et 1 cinq mois après l'opération. On obtiendrait certainement de meilleurs résultats si l'on faisait l'opération dès que le diagnostic a été posé d'une façon certaine et que l'obstruction est assez prononcée pour empêcher la déglutition des

aliments solides. Cette pratique aurait pour conséquence de placer le
patient dans de meilleures conditions pour supporter l'opération,
d'empêcher l'estomac de s'atrophier et de mettre le malade à l'abri
des souffrances de l'inanition en même temps que les progrès du
cancer seraient considérablement retardés.

Quand l'opération est pratiquée pour un rétrécissement cicatriciel,
on obtient de meilleurs résultats; c'est ainsi qu'un malade de M. Verneuil survécut dix-sept mois et mourut d'une maladie inconnue, qu'un
autre de Trendlenberg survécut trois ans et qu'enfin M. House a opéré
il y a deux ans un malade qui vit encore. Ceci nous conduit à faire
quelques remarques sur l'opération elle-même. Il faut faire une incision oblique de 3 peuces de long à un demi-pouce au-dessous du
bord des côtes gauches. Dès qu'on aperçoit l'estomac, il faut l'amener
en avant de la plaie et y passer deux brins de soie phéniquée à un
demi-pouce d'intervalle pour marquer l'endroit où l'on fera l'ouverture.
Ensuite on fixera l'estomac au bord de la plaie cutanée par de fins
points de suture qui seront passés seulement à travers le revêtement
péritonéal du viscère. Au bout de cinq ou six jours, on fait l'ouverture
de l'estomac; celle-ci sera très petite, égale en longueur à la largeur
d'une lame de ténotome et sera suffisamment élastique pour permettre l'introduction d'un tube de 3/8 de pouce de diamètre et empêcher la sortie d'une seule goutte de liquide hors du viscère. On
nourrira le malade d'abord avec du lait, des œufs, du thé de bœuf,
et plus tard avec une bouillie faite avec du bœuf et du pancréas
hachés; tout d'abord l'on se servait d'un tube et d'un entonnoir;
mais plus tard, pour introduire des aliments plus consistants, on
emploiera l'appareil que j'ai décrit.

La seconde observation rapportée par M. Hind est celle d'un cancer
de l'œsophage qui avait retréci ce conduit au point qu'une bougie
ne pouvait pénétrer plus loin que la partie supérieure. L'opération
fut pratiquée comme il a été dit plus haut et réussit parfaitement,
mais le malade mourut deux mois après par extension de la dégénérescence cancéreuse aux poumons, à la trachée, au foie, aux ganglions thoraciques.   Paul RODET.

Observations et recherches sur l'urine phéniquée et l'intoxication
phéniquée dans le pansement de Lister, par le Dr FALKSON (Arch.
f. klin. Chir., XXVI, t. fasc. I).

L'acide phénique qui occupe aujourd'hui une place à part dans la
thérapeutique chirurgicale, n'est pas un agent absolument inoffensif.

Employé sans précaution, il devient une cause d'accidents et peut même entraîner la mort. Il était donc intéressant de rechercher les moyens d'employer cette substance sans faire courir de péril aux malades, d'indiquer les cas où cet emploi doit être évité, de montrer enfin quels sont parmi les différents actes qui constituent le pansement de Lister ceux qui présentent surtout du danger.

Les recherches de l'auteur poursuivies dans ce sens, ont porté sur 27 opérés tous soumis au pansement phéniqué plus ou moins complet. Pendant toute la durée du traitement, et à des intervalles peu éloignés, l'auteur a noté la quantité de l'urine des 24 heures, sa densité, sa couleur. A l'aide de deux méthodes, l'une qualitative due à Sonnenburg (1), l'autre quantitative indiquée par Brieger (2), il a pu constater dans l'urine de tous les malades ayant subi une opération importante la présence du phénol.

L'urine phéniquée est en effet le signe pathognomonique de l'intoxication. Il peut être constaté alors que tous les autres signes manquent encore et a par cela même une importance capitale.

La couleur de l'urine phéniquée varie du vert-olive au brun noir, dans quelques cas l'urine est complètement noire. Cette coloration particulière ne se manifeste au moment de l'excrétion que si l'urine a stagné plus ou moins longtemps dans la vessie et cela seulement chez le vivant. Dans le cadavre l'urine conserve sa coloration normale et ne brunit que si elle est exposée à l'air. Dans tous les autres cas, l'urine ne prend que peu à peu sa coloration caractéristique et elle n'atteint toute son intensité que 3 ou 4 heures après l'excrétion. La coloration de l'urine est en rapport avec le degré de l'intoxication et à ce propos il est bon de faire remarquer que l'urine normale de l'homme et des animaux contient une très petite quantité d'acide phénique, 15 milligrammes environ dans les 24 heures. La première urine excrétée à la suite d'une opération de quelque durée contient du phénol. Au bout de 3 jours, souvent plus tôt, la coloration disparaît s'il n'y a pas eu de nouvelle absorption de poison.

Il y a cependant des cas où l'excrétion phénique a persisté pendant plusieurs semaines. C'est ainsi que l'auteur cite le cas d'une femme de 42 ans, amputée d'un carcinome du sein, et qui malgré l'absence

---

(1) Sonnenburg. Zur Diagnose und Therapie der Carbolintoxicationen (Deutsche Zeitschrift f. Chirurgie. 1818, Bd IX, S. 356, u. f.).

(2) Brieger. Uber Phenolausscheidung Hoppe Seyler Zeitschrift f. phys. chemie, II, S. 242.

de tout pansement phéniqué consécutif excréta pendant 2 semaines et demie une urine brun foncé, ce qui s'expliquerait par une formation pathologique de phénol dans l'économie.

La réaction de l'urine phéniquée fraîchement excrétée a été constamment trouvée acide. La décomposition ammoniacale paraît s'y produire plus rapidement que dans l'urine normale. L'urine des vingt-quatre heures est ordinairement diminuée et cela d'autant plus que l'absorption a été plus considérable. C'est ainsi que chez un tuberculeux atteint de carie vertébrale avec suppuration de la hanche, la quantité de l'urine descendit de 1500 à 400 grammes. Ni albumine ni éléments figurés dans l'urine. A l'autopsie, reins parfaitement normaux. Et en effet ce n'est pas d'un trouble fonctionnel qu'il s'agit dans ces cas. L'abaissement de la quantité de l'urine serait due à une diminution de la soif probablement d'origine centrale, de telle sorte qu'une ingestion considérable de liquide serait un traitement à la fois prophylactique et curatif de l'intoxication phéniquée.

Le poids spécifique de l'urine phéniquée est ordinairement augmenté. Chez le malade cité plus haut il était, le jour de la mort, de 1046 pour 400 grammes d'urine. La densité avait été les jours précédents, de 1,028, 1,037 et 1039 avec 1,000 et 600 grammes d'urine.

Comme conclusion l'auteur pose en fait que chez un malade chez lequel on aura constaté à la fois une diminution de la quantité d'urine, une augmentation anomale du poids spécifique et une coloration brun noir de l'urine on devra immédiatement suspendre le pansement phéniqué.

Les différents actes du pansement de Lister n'ont pas la même puissance d'intoxication.

En première ligne viendraient les lavages phéniqués, surtout ceux que l'on fait la plaie une fois suturée en exerçant une certaine pression.

Puis viendrait le spray particulièrement dangereux dans les opérations de longue durée et chez les enfants et dont les nombreux inconvénients ont été signalés par différents auteurs, notamment par Trendelenburg (1), von Bruns et Mikulicz (2), et qui est dans un temps plus ou moins éloigné destiné à disparaître.

La résorption phéniquée ne présente pas chez tous les individus le

(1) Trendelenburg. V. Langenbeck's Archiv, Bd XXIV, S. 779.

(2) V. Bruns. A bas le Spray! Berliner Klin. Wochenschrift, 1880, n° 43; Mickulicz, v. Langenbeck's Arch., Bd XXV, S. 735.

même danger. Elle devra être surtout redoutée chez les anémiques, les lymphatiques, les enfants, et plus encore chez les malades atteints d'affections rénales.

L'anémie consécutive à une perte de sang opératoire prédisposera puissamment à l'intoxication, et l'application de la bande d'Esmarch présentera à ce point de vue une double utilité en empêchant à la fois l'hémorrhagie et la résorption dans un membre presque totalement soustrait à l'influence de la circulation.

Tous les tissus ne jouissent pas d'une égale faculté de résorption. C'est d'abord le péritoine ; puis les autres séreuses plèvres et synoviales et enfin les os avec leurs opérations fort longues et par cela même particulièrement dangereuses.

Dans les cas ou l'intoxication entraîne la mort, celle-ci survient rapidement et, dans presque tous les cas, très peu d'heures après l'opération. Collapsus rapide, perte de connaissance, abaissement extrême de la température, petitesse du pouls, contraction et insensibilité des pupilles, sueurs froides et visqueuses, enfin arrêt de la respiration, tels sont les phénomènes que l'on observe et qui, comme on le voit, ne présentent rien de caractéristique. Dans ces cas foudroyants la thérapeutique est presque absolument impuissante. Ce sont d'ailleurs de beaucoup les plus rares.

L'intoxication légère est beaucoup plus fréquente. Les signes apparaissent alors immédiatement après l'opération et peuvent en partie être attribués à l'action du chloroforme ou bien plus tard à un moment où le phénol seul peut être incriminé ; on peut alors constater la couleur foncée de l'urine, sa densité élevée, sa rareté et puis l'anorexie, les vomissements, la céphalalgie, la sténose, plus rarement la dilatation des pupilles, la diminution de la sensibilité réflexe.

La salivation et la dysphagie n'ont été observées qu'après les opérations faites sur le cou.

Ces signes disparaissent ordinairement au bout de vingt-quatre heures après l'opération, mais ils persistent et s'aggravent, si le pansement et les lavages sont renouvelés chaque jour ou plusieurs fois par jour. Dans quelques cas, surtout chez les enfants, on observe une diarrhée qui résiste énergiquement au traitement par les astringents et les opiacés.

L'intoxication phéniquée peut, dans certains cas, s'accompagner d'ascensions fébriles coïncidant avec chaque renouvellement du pansement. C'est ainsi que l'auteur cite le cas d'un malade chez lequel la fièvre ne disparut qu'à partir du moment où le pansement, au lieu d'être renouvelé chaque jour, ne le fut que tous les cinq ou six jours.

Comme traitement de cette forme légère de l'intoxication, pansements très espacés ; apporter le moins possible d'acide phénique au contact de la plaie, remplacer le spray phéniqué par le spray salicylé et surtout ingestion considérable de boissons : eau, bière ou eau rougie. Dans un très petit nombre seulement de cas on se verra obligé de suspendre absolument le traitement.

E. HAUSSMANN.

BULLETIN

SOCIÉTÉS SAVANTES

1. Académie de médecine.

Altérations du lait dans les biberons. — Borate de quinoïdine.— Propriétés et fonctions des microzymas pancréatiques. — Anémie aiguë des mineurs du Saint-Gothard par l'ankylostome. — Rage. — Ferments et fermentation de l'urine. — Frémissement pleurétique comme signe diagnostique des affections pulmonaires de nature arthritique. — Réaction des ptomaïnes et conditions de leur formation.— Vaccination charbonneuse.

Séance du 17 *mai.* — De la part de M. Henri Fauvel, chimiste au laboratoire de la préfecture de police, une note sur les altérations du lait dans les biberons, constatées en même temps que la présence d'une végétation cryptogamique dans l'appareil en caoutchouc qui s'adapte au récipient en verre. Dans quelques cas on a trouvé dans les tubes des biberons en très mauvais état du pus et des globules sanguins ; et les médecins ont constaté que les enfants auxquels appartenaient ces biberons présentaient des érosions dans la cavité buccale. On peut donc en conclure que la salive pénètre dans les biberons et vient ajouter ses propres ferments à ceux du lait. Reste à déterminer l'influence de ces altérations sur le développement des affections intestinales parmi les enfants.

— Présentation d'un mémoire du Dr Eugène Gley (de Nancy) intitulé : Etude expérimentale sur l'état du pouls carotidien pendant le travail intellectuel.

— Dans une précédente séance, il avait été question d'un réactif particulier aux ptomaïnes. Cette réaction, négative avec la très grande majorité des bases naturelles, ne saurait pourtant, d'après M. Gautier, caractériser l'origine cadavérique d'un alcaloïde, car elle s'applique à la fois à des bases phényliques, à la naphtylamine, aux alcaloïdes pyrridiques, allyliques et acétoniques, alcaloïdes extrêmement vénéneux. Mais elle restera comme un précieux moyen de distinguer, dans les cas douteux, un alcaloïde artificiel ou cadavérique d'un alcaloïde naturel.

— Au nom d'une commission composée de MM. Bouley, Vulpian, Davaine, A. Guérin et Villemin, rapporteur, ce dernier rend compte d'expériences absolument confirmatives des recherches de M. Pasteur sur la longue durée des germes charbonneux et leur conservation dans les terres cultivées. La parole est à M. Colin, qui conteste l'exactitude de ces propositions.

— Communication sur un nouveau fébrifuge, le borate de quinoïdine, par M. de Vrij (de la Haye). En découvrant la quinoïdine, Sertuerner avait constaté son action fébrifuge. M. de Vrij se propose de la faire entrer dans la thérapeutique en combinant l'alcaloïde amorphe contenu dans la quinoïdine brute à l'acide borique. Le borate de quinoïdine est soluble dans trois parties d'eau froide, ce qui lui donne une supériorité sur le sulfate de quinine pour les injections hypodermiques. En outre, il est plus de dix fois meilleur marché ; et, d'après le Dr Hermanides, 1 gramme de ce sel donnerait le même résultat que 0 gr. 66 de sulfate de quinine.

— M. A. Béchamp, de Lille, communique un travail sur les propriétés et les fonctions des microzymas pancréatiques. Ses expériences tendent à établir que toutes les propriétés connues du pancréas se trouvent concentrées dans les granulations moléculaires ou microzymas, lesquelles ont une activité chimique extraordinaire. Les microzymas seraient les agents des trois formations chimiques qui s'accomplissent dans le pancréas, les producteurs de la pancréazymase. En outre, leur injection intra-veineuse déterminerait la mort, ce qui n'existe pas pour les microzymas hépatiques. M. Colin combat les conclusions de ce travail.

— Le Dr Niepce (d'Allevard) lit une étude sur l'anémie aiguë des ouvriers du tunnel du Saint-Gothard, produite par l'ankylostome. C'est le nom d'un entozoaire particulier, dont les médecins italiens ont reconnu la présence dans l'intestin grêle des malades.

Séance du 24 mai. — L'Académie est consultée pour savoir si la demande adressée par une société contre l'abus du tabac, à l'effet d'obtenir le bénéfice de la reconnaissance légale, est justifiée par un grand intérêt d'hygiène publique, et si les considérations d'ordre médical invoquées par les membres de cette société reposent sur un ensemble de faits et d'indications acquis dès à présent à la science. A la suite d'un rapport dans lequel M. Lagneau, au nom d'une commission composée de MM. Vulpian, Peter, Villemin, L. Colin, étudie d'une façon complète les dangers du tabac et les maladies qu'il détermine; l'Académie répond affirmativement.

— M. Colin communique le résultat de ses recherches sur la transmission de la rage du chien au lapin par voie d'inoculation. Les lapins auxquels il a inoculé de la salive prise dans la gueule d'un chien enragé vivant ont, après 18 à 20 jours, succombé à la rage, bien que les symptômes caractéristiques aient fait défaut ou du moins aient été extrèmement vagues. Les ganglions étaient considérablement tuméfiés; ils semblent être les réceptacles du virus introduit et peut-être les agents de régénération. Or, si le virus se localisait dans le ganglion et y demeurait pendant la longue incubation de la maladie, on réussirait peut-être à l'atteindre, soit directement, soit par des topiques d'une grande énergie. Ajoutons que ces expériences ne sauraient être considérées comme la contre-épreuve de celles de M. Maurice Raynaud, dans lesquelles on avait inoculé aux lapins de la salive prise chez un enfant atteint de la rage. Ici les lapins avaient succombé à une maladie inconnue qui, d'après M. Pasteur, n'était ni la rage ni la septicémie.

Seance du 31 *mai.* — Certaines observations histologiques faites sur le cerveau de personnes ou d'animaux morts de la rage avaient porté à penser que le système nerveux central et de préférence le bulbe sont particulièrement intéressés et actifs dans le développement du mal. Cette opinion avait été soutenue, il y a deux ans, par le Dr Duboué. Plus heureux que M. Galtier, de Lyon, qui avait en vain tenté des expériences analogues, M. Pasteur a réussi à déterminer la rage en inoculant le bulbe rachidien et même la portion frontale d'un des hémisphères et le liquide céphalo-rachidien. Le siège du virus rabique n'est donc pas dans la salive seule. M. Pasteur est arrivé, en outre, à abréger la période d'incubation en inoculant directement à la surface du cerveau, après trépanation.

—M. Béchamp lit un travail sur les ferments et les fermentations de l'urine au point de vue physiologique et pathologique. Voici les conclusions. Les germes atmosphériques ne peuvent pas pénétrer dans la vessie par le canal de l'urèthre. En supposant qu'ils y aient été introduits par le cathétérisme, ils ne sont pas la cause de la fermentation ammoniacale de l'urine.

Des bactéries peuvent exister dans l'urine, dans la vessie, sans qu'elle y subisse la fermentation ammoniacale. Lorsque l'urine devient ammoniacale dans la vessie, le phénomène est corrélatif de la lésion ou de l'état morbide de quelque partie de l'appareil urinaire, ou d'un état diathésique, etc. Le fait que l'urine peut être ammoniacale dans la vessie et que cet état est corrélatif de la présence d'infusoires (bactéries, bactéridies, etc.), tend à démontrer qu'il y a lieu de distinguer fonctionnellement des microzymas dans l'état de santé des microzymas devenus morbides consécutivement à une altération quelconque de l'une des parties de l'appareil urinaire, ou à un état général caractérisé. La zymase qui fait fermenter l'urée est le fruit de l'altération morbide de la fonction des microzymas, car tout ferment soluble est sécrété par quelque chose d'organisé, cellule ou microzyma. Les ferments de la fermentation ammoniacale peuvent faire fermenter le sucre et la fécule. Il y a une fermentation acide de l'urine, et les ferments de cette fermentation sont semblables à ceux de la fermentation ammoniacale. On peut toujours, à l'aide de l'acide phénique ou de la créosote, empêcher l'évolution des microzymas de l'urine normale et, par suite, son altération ammoniacale.

Séance du 7 juin. — Après quelques présentations, et l'élection de M. Baudrimont dans la section de pharmacie, la séance est levée, en signe de deuil, à l'occasion de la mort de M. Littré.

Séance du 14 juin. — M. Woillez lit un rapport sur le travail de M. E. Collin (de Saint-Honoré) sur un bruit particulier de frémissement pleurétique comme signe diagnostique des affections pulmonaires de nature arthritique. Ce frémissement a pour siège la rencontre du tiers inférieur avec le tiers moyen d'une ligne perpendiculaire allant du creux axillaire à la base de la cage thoracique. Il ressemble au râle crépitant du premier degré de la pneumonie. Il ne se produit que pendant l'inspiration, il a quelquefois besoin, pour être entendu, d'une inspiration longue et prolongée. On peut constater sa présence, soit en même temps des deux côtés de la poitrine, soit alternativement dans l'un et l'autre côté, mais dans la majorité des cas c'est à droite qu'il est perçu. Sa valeur diagnostique serait telle que l'auteur le considère comme l'indice de l'arthritisme, non seulement pendant la pyrexie rhumatismale, mais encore comme unique signe du rhumatisme chez les sujets exempts jusqu'alors de toute manifestation rhumatismale, et soumis simplement à une diathèse arthritique latente jusque-là.

Ce bruit anormal serait en outre d'un pronostic favorable quand il coïncide avec des hémoptysies survenant chez les rhumatisants. Ces hémoptysies doivent être présumées peu graves, même lorsqu'il existe au sommet des poumons quelques signes de tuberculisation pulmonaire.

Le rapporteur a pu constater par lui-même le bien fondé de ces diverses propositions.

— M. Brouardel communique une nouvelle note sur les ptomaïnes et sur quelques-unes des conditions de leur formation. Il signale en passant un autre réactif que le cyanoferride pour les diagnostiquer des alcalis végétaux, le bromure d'argent. Elles semblent naître de préférence lorsque la putréfaction s'opère à l'abri du contact de l'air, et résulter de l'union de certains hydrogènes carbonés avec l'azote provenant des tissus ou des liquides animaux, quand l'oxygène de ces matières et leur carbone disparaissent à l'état d'acide carbonique. La confirmation que l'hydrogène carboné concourt soit à l'état de méthyle, de phényle, etc., à la formation des ptomaïnes, se trouve dans ce fait qu'en introduisant les radicaux hydrocarbonés dans des alcalis végétaux, ces derniers acquièrent des propriétés réductrices des ptomaïnes vis-à-vis du cyanoferride, quoique avec un peu plus de lenteur.

Des observations d'un ordre un peu différent doivent faire penser que les ptomaïnes peuvent se développer pendant la vie, sous l'influence de certains processus morbides, dans les affections septiques particulièrement. M. Brouardel avait déjà fait remarquer en 1870 que dans la variole hémorrhagique, l'érysipèle, etc., les globules sanguins ont perdu le pouvoir d'absorber une quantité normale d'oxygène : ce qui constitue des conditions analogues à celles qui sont favorables à la formation des ptomaïnes.

— M. Gautier émet une opinion analogue en avançant qu'on peut trouver dans des produits normaux d'excrétion des alcaloïdes présentant les caractères physiologiques et toxiques des ptomaïnes et qui ne seraient pas formés uniquement par le processus de la putréfaction. C'est ainsi qu'on peut retirer des urines normales un alcaloïde très oxydable, d'une énergie toxique considérable ; il est accompagné d'une substance azotée incristallisable très vénéneuse, dont la composition se confond presque avec celle de certains venins très actifs. Les propriétés vénéneuses de ces deux substances pourraient expliquer les phénomènes d'intoxication qui s'observent chaque fois que les urines ne sont plus éliminées. Si des substances analogues peuvent normalement ou anormalement s'accumuler dans le sang ou être sécrétées par telle ou telle glande, nous aurions la clef d'un grand nombre de phénomènes pathologiques. On peut d'ailleurs déterminer leur genèse en observant qu'il suffit d'enlever à la molécule de l'albumine un certain nombre de molécules d'ammoniaque, d'acide carbonique et d'hydrogène pour retomber sur la formule des bases pyridiques ou autres qui présentent le plus d'analogie avec les ptomaïnes.

— M. Pasteur donne le compte-rendu sommaire d'expériences faites à Pouilly-le-Fort, près Melun, sur la vaccination charbonneuse. C'est la démonstration éclatante des recherches et des théories de l'éminent savant. Nous possédons maintenant des virus-vaccin de charbon, capables de préserver de la maladie mortelle, sans jamais être eux-mêmes mortels, vaccins vivants, cultivables à volonté, préparés enfin par une méthode qu'on peut croire susceptible de généralisation puisque, une première fois, elle a servi à trouver le vaccin du choléra des poules.

II. Académie des sciences.

Peptones et alcaloïdes.— Microzyma. — Altérations du lait dans les biberons. — Sensibilité de la rétine. — Lésions corticales. — Mécanisme de l'infection dans les différents modes d'inoculation du charbon. — Actions vaso-motrices symétriques. — Microzyma. — Lésions corticales.

Séance du 16 *mai.* — M. Ch. Tanret a répété sur les alcaloïdes des peptones la réaction indiquée tout récemment par MM. Brouardel et Boutmy pour distinguer les alcaloïdes animaux des alcaloïdes végétaux. La réduction du cyanoferride s'obtient comme pour les ptomaïnes expérimentées par ces auteurs, mais au lieu d'être instantanée par elle ne se produit qu'au bout de quelques secondes. Cette réduction s'obtient à peu près de la même manière avec l'ergotinine cristallisée, mais elle est instantanée comme pour la morphine (exception signalée par MM. Brouardel et Boutmy) avec l'ésérine, l'hyosciamine liquide, l'aconitine et l'ergotinine amorphes. Comme on le voit, cette réaction du cyanoferride ne devra être employée qu'avec les plus sérieuses réserves, d'autant plus que la liste des alcaloïdes végétaux est loin d'être close.

— Il ressort des expériences faites par MM. Chamberland et Roux, que la craie de Meudon se comporte comme la craie stérilisée par le chauffage, qu'elle ne contient dans son intérieur rien qui puisse donner naissance à des organismes microscopiques ou à des fermentations quelconques. En conséquence les résultats annoncés en 1866 par M. Béchamp au sujet de ce qu'il a appelé microzyma cretæ sont controuvés.

— M. Henri Fauvel ayant été chargé d'examiner les biberons recueillis dans une crèche de Paris, a pu constater que le lait acide à demi coagulé offrait à l'examen microscopique des globules graisseux déformés avec une apparence piriforme, de nombreuses bactéries très vivaces et quelques rares vibrions. Le tube en caoutchouc, qui sert à l'aspiration, incisé dans toute sa longueur, renfermait du lait coagulé et les mêmes microbes que ceux rencontrés dans le lait du biberon; mais, en outre, l'examen révéla dans l'ampoule qui constitue la tétine du biberon, la présence d'amas plus ou moins abondants de végétations cryptogamiques. Ces végétations, ensemencées dans du petit lait, ont donné en quelques jours dans des proportions considérables des cellules ovoïdes se développant en mycéliums, dont il n'a pu encore observer les fructifications. Des visites pratiquées immédiatement dans dix crèches de Paris, il résulte que sur 31 biberons examinés, 28 contenaient dans la tétine, dans le tube et même pour quelques-uns dans le récipient en verre, ces mêmes végétations et ces mêmes microbes.

Séance du 23 mai. — M. Gillet de Grandmont adresse une note dans laquelle il communique un procédé expérimental pour la détermination de la sensibilité de la rétine aux impressions lumineuses colorées.

Au point de vue de la vision des couleurs, l'œil ne conserve sa sensibilité que grâce à sa mobilité. Si l'on place un objet coloré de telle façon que les rayons émanés de sa surface aillent impressionner une portion de la rétine de l'observateur, celui-ci constate que ces rayons colorés, si lumineux qu'ils lui parussent au début, perdent peu à peu de leur éclat, pour s'éteindre définitivement. En moins d'une demi-minute, il ne voit plus l'objet qui lui est présenté.

Si alors on fait passer entre l'œil et l'objet non perçu un écran de couleur autre que la couleur même de l'objet, on constate que l'objet réapparaît aussitôt. De ce qui précède il faut conclure que, si le pourpre rétinien s'éteint promptement, il se régénère rapidement, mais qu'il finit toujours par disparaître dans toute la portion de la rétine qui reste sous l'influence des rayons colorés.

L'auteur ajoute de plus que, si la rétine n'aperçoit pas tous les objets dont les rayons l'impressionnent, elle peut aussi percevoir l'image des objets qui n'existent pas. Il est donc possible, comme cela arrive pour le nerf lingual, de faire naître à volonté dans l'œil des sensations subjectives, que l'on peut varier à son gré de forme et de couleur. Un petit instrument, destiné à rendre les faits sensibles, est appelé par l'auteur chromastroscope.

— M. Couty, dans une note présentée par M. Vulpian, sur les troubles sensitifs produits par les lésions corticales du cerveau, termine par les conclusions suivantes :

L'analyse des troubles de la sensibilité, comme celle faite précédemment des troubles de la motilité, nous montre qu'il n'y a pas de relation directe, constante et précise entre le cerveau et les appareils périphériques et, puisqu'une lésion corticale peut, quel que soit son siège, réagir en même temps sur les fonctions des divers appareils moteurs ou sensitifs, nous sommes forcés de rejeter pour le cerveau toute idée de localisation fonctionnelle.

— D'inoculations faites : 1° dans le tissu conjonctif (dermique, sous-cutané et intra-musculaire); 2° dans les veines; 3° dans les voies respiratoires ; 4° dans les voies digestives, MM. Arloing, Cornevin et Thomas concluent :

On peut donner un charbon avorté soit par l'inoculation intra-veineuse, soit par l'inoculation à très petites doses dans le tissu conjonctif, soit par l'introduction du virus dans les voies respiratoires.

Les auteurs poursuivent des expériences pour essayer de rendre pratiques les deux derniers procédés.

Quant à l'inoculation intra-veineuse, ils en ont réglé le manuel de façon à le rendre absolument sans danger, et, grâce aux ressources mises à leur disposition par M. le ministre de l'agriculture, ils l'ont déjà appliquée dans le Rhône, la Haute-Marne et l'Algérie, sur 295 animaux de l'espèce bovine.

Séance du 30 mai. — MM. Tessier et Kaufmann adressent une note qui est le résumé d'une série d'expériences entreprises à Lyon dans le laboratoire de M. le professeur Chauveau, dans le but de juger du degré de constance des lois établies par MM. Brown-Séquard et Tholozan sur les symétries vaso-motrices.

Depuis les recherches de ces expérimentateurs, la plupart des phy-

siologistes ont admis, en effet, que, en déterminant un resserrement
capillaire d'un côté du corps on provoquait une constriction analogue du côté opposé ; et qu'au contraire une dilatation vasculaire
entraînait une dilatation symétrique. Tout en confirmant l'exactitude de ces données, dans la grande majorité des cas, les expériences
de MM. Tessier et Kaufmann semblent prouver qu'il existe certaines
conditions physiologiques dans lesquelles les phénomènes se passent en sens inverse, à savoir : une dilatation capillaire produite
sur le côté gauche, par exemple, entraînera une constriction
vasculaire dans le côté droit, ou réciproquement, une constriction capillaire pourra s'accompagner dans le point exactement
symétrique du côté opposé d'une dilatation des vaisseaux.

Séance du 6 juin. — Du rôle et de l'origine de certains microzymas.
Note de M. Béchamp. Conclusion générale. Les microzymas que l'on
retrouve dans la craie, dans les roches, dans la terre, dans le
terreau, dans la poussière des rues, dans la vase des marais, n'ont
pas d'autre origine que les microzymas qui font partie intégrante de
tout organisme vivant, et dont le rôle physiologique, après la mort,
est la totale destruction de cet organisme, et cette nécessaire destruction étant opérée, ils restent, selon les circonstances, enfouis
dans le sol ou répandus dans l'air, pour, au besoin, remplir d'autres
fonctions.   :

— MM. Chamberland et Roux contredisent les opinions de M. A. Béchamp au sujet de la non-existence du microzyma cretæ.

— M. Couty a constaté que l'animal dont on a lésé une ou plusieurs
circonvolutions redevient bientôt bientôt actif et agile et ses divers
actes volitionnels ou instinctifs paraissent complètement intacts ; ou,
s'ils sont modifiés dans leur exécution, c'est par la suite d'un trouble
unilatéral du bulbe et de la moelle.

Ce sont ces modifications des fonctions du bulbe et de la moelle
qui lui ont paru constituer, dans toutes les expériences, les plus
constants et les plus importants de tous les phénomènes. En somme,
les lésions corticales unilatérales et limitées entraînent toujours les
modifications profondes des diverses fonctions du bulbe et de la
moelle opposés, tandis qu'elles laissent relativement intactes les
fonctions du cerveau. Le bulbe et la moelle ne seraient donc pas seulement des lieux de passage, des intermédiaires obligés entre le cerveau resté intact et la périphérie, et ils interviendraient activement
dans la production des phénomènes. La destruction d'une circonvo-

lution, sans action par elle-même, agirait à distance sur les organes nerveux sous-jacents par un mécanisme probablement analogue à celui que M. Brown-Séquard a si bien étudié sous le nom d'inhibition.

VARIÉTÉS.

Le dernier concours pour trois places de médecin du Bureau central s'est terminé par la nomination de MM. Danlos, Gingeot et Cuffer.

BIBLIOGRAPHIE.

ABCÈS FROIDS ET TUBERCULOSE OSSEUSE, par le Dr LANNELONGUE. Paris, 1881, chez Asselin.

L'important travail que M. Lannelongue vient de publier sous ce titre est basé sur des observations qu'il a recueillies chez de jeunes sujets jusqu'à l'âge de 15 ans.

La première partie comprend l'étude anatomo-pathologique et clinique des abcès froids proprement dits.

Tout abcès froid définitivement constitué est limité par une membrane qui joue dans l'évolution de l'abcès un rôle capital.

C'est sur le vivant que l'étude de cette membrane a été faite et par les procédés suivants. Dans l'un, application de la bande d'Esmarch et extirpation complète de la poche au moyen d'une simple incision; dans l'autre, dissection d'un court lambeau cutané qu'on relève au devant de la paroi de l'abcès, dont on excise ensuite une partie. On verra que ces procédés d'étude sont aussi les méthodes de traitement préconisées par l'auteur.

C'est la surface externe de la paroi qui est surtout importante à considérer. Elle peut être lisse et unie, surtout lorsqu'elle est contiguë à une aponévrose, ou libre dans une couche cellulo-graisseuse; mais, dans les points où la poche est en voie d'évolution, on constate la présence de petits prolongements, véritables bourgeons suivant les vaisseaux, pénétrant dans les organes circonvoisins, et

qu'il importe de connaître pour faire l'excision totale de la poche. Ce
sont ces bourgeons qui sont l'instrument du développement ultérieur
de l'abcès. Le mécanisme de ce développement est donc essentiellement actif et antérieur à l'existence de pus dans la cavité.

Mais c'est la constitution histologique de la paroi qui présente surtout de l'intérêt. A un faible grossissement (25 à 60 diamètres), sur
des coupes perpendiculaires à la paroi, on constate ce qui suit :

Le bord tangent à la cavité présente des sinuosités, des dentelures,
des anfractuosités séparées par des trajets simples ou rameux terminés en culs-de-sac ou aboutissant à des cavités creusées dans l'épaisseur même de la paroi. La paroi elle-même est constituée par des
éléments embryonnaires tantôt juxtaposés comme des cellules épithéliales, tantôt groupés autour d'une cellule géante, ou associés de
façon à constituer des corps arrondis ovoïdes. L'aspect de la paroi
n'est pas d'ailleurs le même dans toute son étendue. Dans la zone la
plus rapprochée du bord libre, ce sont des fragments de cellules, des
amas de fibrine prêts à tomber dans la cavité ; plus loin ce sont des
cellules presque toujours granuleuses, des follicules tuberculeux,
des amas caséeux ; enfin, la zone la plus excentrique est composée de
cellules que le carmin colore fortement et de tubercules élémentaires
jeunes.

Il faut bien remarquer que le tubercule élémentaire se présente ici
sous deux formes : c'est ou bien le follicule ordinaire avec cellule
géante au centre, ou bien un petit corps arrondi ovoïde de même dimension que le follicule proprement dit, mais exclusivement composé
de cellules très impressionnables au carmin. Ces deux variétés de
tubercules élémentaires ont d'ailleurs le même aboutissant, la formation de cavernes.

A l'origine l'abcès froid se présente sous la forme d'une petite
tumeur dure, soit sous-cutanée, soit profonde, constituée primitivement par un agrégat de tubercules élémentaires; puis survient le
ramollissement qui conduit à l'abcès proprement dit. En même
temps la périphérie de la tumeur est le siège d'une prolifération cellulaire incessante, avec envahissement des parties voisines, graisse,
tissu conjonctif, aponévroses, muscles.   •

On conçoit que si l'abcès siège à proximité du tégument, il puisse
venir s'ouvrir à sa surface. Mais l'ulcération n'est pas une terminai
son fatale, et la résolution de la tumeur primitive, devenue ou non

un abcès, est un fait qui s'observe assez souvent. L'auteur en rapporte plusieurs exemples.

Le contenu des abcès froids est bien connu. C'est le pus séreux mal des auteurs avec les flocons décolorés qu'il tient en suspension. On peut y rencontrer des caillots récents, ou plus anciens, ou encore des globules rouges en proportion parfois énorme communiquant au liquide une coloration café au lait plus ou moins foncée.

Un point intéressant de la symptomatologie de ces abcès, c'est l'intermittence qu'ils présentent dans certains cas, et qui résulte de la résorption du liquide avec persistance de la paroi génératrice.

L'auteur cite un cas dans lequel la résorption et la reproduction du liquide se sont montrées un grand nombre de fois pendant une période de dix-huit années.

Les abcès froids peuvent subir la transformation kystique. La paroi devient cellulo-fibreuse, l'accroissement de la tumeur cesse, ou n'est plus qu'un phénomène de distension. Le liquide également change de nature. Il devient plus fluide, moins visqueux, et l'on conçoit que le véritable diagnostic puisse dans certains cas présenter de grandes difficultés. C'est alors qu'il importe de rechercher dans d'autres régions l'existence de noyaux tuberculeux, et à leur défaut de prendre en considération, comme ayant une valeur réelle, une affection concomitante des os. L'auteur a observé plusieurs cas de ce genre, et en rapporte trois exemples dans son mémoire.

Le contenu de l'abcès, au lieu d'être liquide, peut être solide. Il se présente alors sous forme de blocs plus ou moins stratifiés, friables, d'une couleur jaunâtre ou décolorés et très adhérents à la paroi. Ces amas caséeux ont pour origine la paroi elle-même, et ne passent pas par une période intermédiaire pendant laquelle ils seraient en suspension dans le liquide de l'abcès.

Il était intéressant de rechercher si les phénomènes d'accroissement de la tumeur s'accompagnaient ou non de changements de la température locale. Or on trouve là où siège l'abcès une élévation de température s'élevant à 4/10es, d'après une moyenne de faits.

L'augmentation est beaucoup plus sensible dans les cas où une ponction est venue précipiter l'évolution de la néoplasie; elle peut alors atteindre 1 degré.

Le dernier chapitre de cette première partie est consacré au traitement des abcès froids soit idiopathiques, soit consécutifs à des lésions osseuses. Les premiers seront traités par la décortication. Il suffira,

après avoir ouvert largement la poche, de procéder à la décortication en se servant d'un instrument émoussé quelconque. On introduira
un drain dans la partie déclive, en cherchant la réunion immédiate
pour le reste de la cavité.

Quant aux abcès ossifluents, la conduite du chirurgien variera suivant les cas. Les abcès sessiles proprement dits seront traités comme
des abcès froids simples. Par l'abrasion des parties fongueuses pratiquée avec soin, on obtiendra en même temps la guérison de l'abcès
et de la lésion osseuse. Les abcès par congestion présentent deux
variétés importantes : ou bien ils siègent dans un membre et sont
symptomatiques d'une lésion des os de ce membre, et c'est à la décortication qu'il faudra avoir recours, ou bien ils se montrent dans
les cavités du tronc. On ne devra pas alors indéfiniment retarder l'intervention, mais ouvrir l'abcès dès qu'il apparaît dans une région
chirurgicale accessible où l'on ne court risque de blesser aucun organe
important. Incision large, tube à drainage volumineux, pansement
phéniqué rigoureux.

La seconde partie est consacrée aux abcès froids apparaissant dans
le cours des affections chroniques des os, et que l'auteur a appelés
abcès tuberculeux concomitants. Ces abcès peuvent apparaître au
voisinage de la lésion osseuse ou en être au contraire fort éloignés,
la lésion osseuse occupant les os de la main, du pied, par exemple,
tandis que les abcès se montrent sur le tronc ou sur le membre du
côte opposé.

Ces collections sont constituées anatomiquement comme les abcès
tuberculeux simples. Leur paroi, le liquide contenu, présentent les
mêmes particularités. On y constate de la façon la plus évidente
l'existence de tubercules élémentaires, follicules ou nodules. N'est-on
pas en droit de conclure de là que l'affection osseuse est elle-même
primitivement tuberculeuse, et cette conclusion ne reçoit-elle pas un
nouvel appui de l'apparition des manifestations locales de la tuberculose dans d'autres organes, poumon, encéphale, péritoine, dans les
premières périodes de l'affection osseuse, à un moment où l'organisme n'a pas encore subi de débilitation notable ? Les lésions primitives du squelette dans les affections chroniques des os sont donc le
plus habituellement d'origine tuberculeuse, et l'auteur le prouve dans
la troisième partie de son travail consacrée aux abcès ossifluents sessiles et par congestion.

On sait, et l'auteur insiste sur ce point, que les lésions chroniques des os ne restent confinées d'habitude qu'un certain temps dans le tissu même de l'os. S'agit-il d'une arthrite consécutive à une altération scrofuleuse de l'extrémité osseuse, on peut, si l'examen a été fait dans la première période de l'affection, surprendre en quelque sorte le moment de la propagation de la lésion osseuse aux parties molles. La lésion a-t-elle pris naissance sur le corps même de l'os, le processus est identique, des fongosités vasculaires traversent le périoste pour aller envahir les parties voisines, comme dans le cas d'abcès froids simples. L'abcès froid qui se forme ne se distingue de l'abcès froid idiopathique que par son origine osseuse. Il est pourvu comme lui d'une membrane isolante présentant des follicules tuberculeux aux divers degrés de leur évolution. Sur 11 cas d'extirpation partielle ou totale d'abcès ossifluents sessiles et par congestion sur le vivant, 9 fois l'examen microscopique a prouvé l'existence de tubercules élémentaires. Dans les deux exemples où cette existence n'a pas été constatée, la paroi présentait les mêmes transformations que dans les autres cas, de telle sorte qu'on doit se demander si ce n'est pas à un vice de préparation qu'il faut attribuer cette non-constatation de nodules tuberculeux.

Les lésions osseuses de la tuberculose sont décrites dans un long et intéressant chapitre qui termine ce remarquable travail.

E. HAUSSMANN.

INDEX BIBLIOGRAPHIQUE.

DE LA SYPHILIS TERTIAIRE DANS LA SECONDE ENFANCE ET CHEZ LES ADOLESCENTS, par le Dr A. ROUSSEL, 1881.

Ce travail intéressant, et qui mérite de sincères éloges, débute par une confession pleine d'honnêteté scientifique : De cette étude entreprise à l'instigation de notre excellent maître M. Aubert ressortent des conclusions défavorables à l'hypothèse de la syphilis héréditaire tardive. Nous devons à la vérité de déclarer que telles n'étaient pas nos dispositions lorsque nous avons abordé ce sujet ; nous étions séduits par l'idée que nous repoussons à cette heure.

Le problème est, en effet, de ceux qui sollicitent la curiosité et l'intérêt des médecins. Soulevé récemment, il a été résolu avec plus de foi peut-être que de preuves. Tandis qu'on avait nié jusqu'à ces dernières années l'existence d'une syphilis héréditaire après l'enfance, on a affirmé non seulement sa possibilité, mais on l'a accusée d'une foule de lésions de l'adolescence. On obéissait ainsi à la tendance de notre temps qui porte les médecins à faire intervenir la syphilis dans tant de maladies dont on ne la supposait pas responsable. Où est la vérité ?

On comprend que ce rendu compte sommaire ne se prête pas aux développements que comporte une pareille discussion. En principe la syphilis infantile se développe du 1er au 7e mois de la vie. Comment a-t-il été donné à Hutchinson d'observer 64 cas de syphilis héréditaire tardive en s'en tenant à la seule observation de l'œil ! L'auteur s'en étonne, et prenant la question par son vrai côté, il se demande jusqu'à quel point on n'a pas confondu la syphilis juvénile acquise avec l'héréditaire.

Une série de chapitres à signaler, originaux et bondés de faits, est consacrée à la syphilis acquise de l'enfant, à sa fréquence, à ses lésions, à leur localisation et au traitement. Incidemment des exposés de détail qui prouvent que l'auteur est au courant des objections et des controverses. Ainsi les lésions dentaires attribuées, tantôt au rachitisme, tantôt à la syphilis, attribuables à d'autres maladies survenant à l'âge de la deuxième dentition, sont l'objet d'un substantiel examen.

Parmi les régions où se montrent les syphilides tertiaires des jeunes sujets, le Dr Roussel fait, avec son maître le Dr Hubert, de l'ulcère temporal un signe exceptionnellement probant. Cet ulcère avoisine le petit angle de l'œil et aurait été souvent rapporté par erreur à la scrofule. La monographie se termine par quelques observations destinées à montrer l'innocuité de l'iodure même à hautes doses chez les enfants syphilitiques.

LES MALADIES DE LA MÉMOIRE, par le Dr Th. RIBOT, 1881.

M. Ribot s'est déjà fait connaître par des travaux philosophiques dont quelques uns, comme le traité de l'hérédité, ne sont pas sans attaches médicales. Cette fois le livre porte le titre plus osé de maladie. On s'est, dit l'auteur, beaucoup occupé de la psychologie de la mémoire et peu de la pathologie. Il offre ajoute-t-il, au lecteur un essai de psychologie descriptive, c'est-à-dire un chapitre d'histoire naturelle. Le programme comme on le voit n'est pas conforme au titre : l'histoire naturelle d'un organe ou d'une fonction n'est rien moins que l'équivalent de sa pathologie.

L'éloge que fait M. Ribot des études de la mémoire poursuivies par l'école écossaise appellerait bien des réserves; quant à la définition de la mémoire, efflorescence dont les racines plongent dans la vie organique, fait biologique par essence et psychologique par accident, nous avouons, malgré les commentaires, n'avoir compris qu'à demi.

La distinction entre la mémoire sans conscience et la mémoire consciente serait beaucoup plus claire sans les explications qui l'accompagnent. Une modification particulière imprimée aux éléments nerveux, une connexion particulière entre les éléments, le quelque chose qui, retenu dans le système nerveux, s'engage à fonctionner de nouveau, la théorie des *résidus* nerveux sont autant de formules inacceptables pour des médecins, eussent-elles été imaginées, un jour de phraséologie, par Maudsley.

Les maladies de la mémoire sont classées avec une suffisante méthode pour permettre d'indiquer la plupart des possibles avec des exemples, les uns bien choisis les autres médicalement fort discutables.

L'auteur termine par ce qu'il appelle une conclusion générale.

La mémoire consiste en un processus d'organisation à degrés variables compris entre deux limites extrêmes, l'état nouveau, l'enregistrement organique. Le livre, qui avait débuté par une proposition passablement obscure, ne se dément pas en terminant par la conclusion qu'on vient de lire.

CONTRIBUTION A L'ÉTUDE DES NÉPHRITES, par le Dr BRAULT, 1881.

Cette étude se divise en trois parties qui probablement, contre l'intention de l'auteur, manquent de solidarité. Dans la préface, le Dr Brault insiste sur sa méthode d'analyse histologique par l'acide osmique dont il ne parlera plus. Dans la 1re partie, il envisage exclusivement les altérations histologiques des reins, en donnant les résultats ou plutôt les conclusions, sans revenir sur les procédés de recherche. La 2e partie est clinique et assez confuse. L'auteur ne semble pas s'être préoccupé des difficultés que son programme accumule; il paraît même les avoir à peine entrevues. De là, plus de critique que d'affirmation; aucun intérêt d'exposé symptomatique; des concessions aux formes admises comme types par les auteurs, avec des réserves non définies; enfin des conclusions dont on ne retrouve pas la justification dans les premières.

On en jugera par le résumé suivant, qui donnera bien l'idée des indécisions de l'ouvrage :

Les altérations du rein dans les fièvres méritent le nom de néphrites catarrhales; quelques-unes peuvent donner lieu à des néphrites permanentes. Les néphrites parenchymateuses aiguës ou subaiguës sont des inflammations au

vrai sens du mot; ces néphrites sont dues soit à un gros rein blanc, soit à un petit rein, la dégénérescence graisseuse y est quelquefois très accentuée. Histologiquement, il existe dans toutes ces formes des lésions mixtes qui rentrent toutes cliniquement dans la néphrite parenchymateuse ou maladie de Bright; la néphrite interstitielle est l'apanage d'un âge avancé.

Enfin l'auteur finit en déclarant modestement, et peut-être moins justement qu'il importe pour apporter quelque clarté dans ce sujet obscur et obscurci, de reprendre les expériences de pathologie expérimentale dont les résultats ont été, dit-il, si instructifs.

LES CIMETIÈRES ET LA CRÉMATION, par le Dr F. MARTIN.

Exposé historique et critique qui a le défaut de manquer de simplicité. L'auteur débute par le récit douteux des funérailles de l'âge de pierre; après quoi il passe aux rites et inhumations et incinérations des âges de pierre polie, de bronze et de fer. Viennent ensuite les peuples sauvages et les civilisés. Ces préambules étaient-ils bien nécessaires et surtout pouvaient-ils gagner à la forme solennelle que l'auteur leur a donnée. Il commence par cette proposition : l'homme primitif n'obéit qu'à deux mobiles, n'a que deux besoins aveugles, impérieux : se nourrir et se reproduire. — Plus tard son cerveau privilégié s'étage et s'ennoblit. — Quand la mort a frappé, sous son toit de feuillage, le chef aimé, tout le logis s'émeut. — Après avoir caché le cadavre sous des branches, comme le dit Mme Clémence Royer, on jettera sur les branches des pierres. — Avec mille variantes, c'est le mode d'ensevelissement qui subsiste, comme subsistent les instincts qui, du gorille aux classes plus élevées, sont demeurés les mêmes.

Après cette excursion dans le passé, l'auteur conclut à l'innocuité des cimetières et déclare que la crémation n'est réclamée par aucune raison hygiénique.

MÉMOIRES DE LA SOCIÉTÉ DE MÉDECINE DE NANCY, 1879-80.

Ce fascicule contient, outre les procès-verbaux des séances, les mémoires originaux suivants : calcul biborne uréthro-vésical. — des souffles cardiaque dans l'ictère, — de la ligature antiseptique des gros troncs artériels, de l'arrêt mécanique des palpitations de cœur, — de la trachéotomie dans la laryngite striduleuse et plusieurs observations avec commentaires.

ANNUAIRE DE THÉRAPEUTIQUE, POUR 1881, par le professeur BOUCHARDAT et le Dr J. BOUCHARDAT.

Outre une série d'articles relatifs à la thérapeutique, à la matière médicale et à la pharmacie empruntés aux publications les plus récentes, l'annuaire de cette année se termine par une monographie intitulee : hygiène et thérapeutique du scorbut. Le professeur Bouchardat a habitué ses lecteurs, qui accueillent ces communications avec intérêt, à trouver, à la fin de chaque annuaire, un travail original. Il s'est conformé, de ce fait, aux traditions de l'annuaire du bureau des longitudes. Pour l'auteur, deux facteurs interviennent surtout dans la pathogénie du scorbut : l'alimentation insuffisante et le refroidissement par le froid extérieur ou par l'inaction. La privation de végétaux frais n'a qu'une influence secondaire sinon douteuse. Description intéressante mais trop sincère de l'épidémie de scorbut observée en 1881 à la Salpêtrière, — plus de confiance dans les mesures hygiéniques que dans les remèdes.

ETUDE SUR L'OPÉRATION D'EMMET (*déchirure du col de l'utérus*), par le Dr Marc FAGE (Paris, Adrien Delahaye et Lecrosnier, éditeurs, 1881).

Cette opération a été faite pour la première fois par le Dr Th. Addis Emmet de New-York, en nov. 1862, pour réparer la déchirure du col utérin et faire disparaître les symptômes qui étaient la conséquence de la lésion. Longtemps ignorée, ou tout au moins laissée dans l'oubli en France, c'est Tarnier qui le premier a pratiqué cette opération plastique avec un plein succès en 1880 ;

depuis M. Peyrot l'a aussi pratiquée plusieurs fois à la Maternité alors qu'il remplaçait le professeur Tarnier. L'auteur de cette thèse a eu pour but de vulgariser cette opération et ses conclusions sont les suivantes :

1° La dechirure du col est fréquente au moment de l'accouchement.

2° La déchirure peut être latérale ou bilatérale, antérieure ou postérieure ; elle peut être limitée au col ou s'étendre vers l'utérus. Elle peut guérir seule.

3° Si ces déchirures ne guérissent pas seules, des symptômes apparaissent et le toucher ainsi que l'examen à l'aide du speculum les font connaître.

4° L'opération sera indiquée quand il y aura large déchirure avec ectropion. Un traitement préparatoire est nécessaire ; douches chaudes ; badigeonnage avec teinture d'iode. La femme sera placée dans le décubitus latéral, le col attiré par une pince de Museux pour pouvoir opérer à la vulve.

ETUDE ANTHROPOLOGIQUE SUR LES BOTOCUDOS, par le Dr Philippe-Marius REY. Paris O. Doin, 1880.

Les Botocudos forment une des peuplades les plus anciennes de l'Amérique du Sud vivant à l'état nomade dans la partie centrale de l'Empire du Brésil. Jusqu'ici la civilisation n'a semblé produire aucune modification chez cette race aborigène dont les caractères physiques et sociaux rappellent l'âge de pierre. Cette étude anthropologique porte sur six crânes qui présentent en moyenne le type dolichocéphale ou sous-dolichocéphale avec des caractères tout particuliers dans la conformation des différentes pièces de la face et dans les courbes et les diamètres du crâne.

Les particularités des autres pièces du squelette sont également étudiées avec soin ; l'auteur fait à ce sujet ressortir les différences qui existent entre la race américaine et les races nègre et caucasique.

Les rédacteurs en chef, gérants,

Ch. LASÈGUE, S. DUPLAY.

Paris. — A. PARENT, imp. de la Fac. de médec., rue M.-le-Prince, 31.
A. DAVY, successeur.

ARCHIVES GÉNÉRALES
DE MÉDECINE

AOUT 1881.

MÉMOIRES ORIGINAUX

DE LA MYOCARDITE SCLÉREUSE HYPERTROPHIQUE.

Par MM. RIGAL, professeur agrégé à la Faculté de médecine, médecin de l'hôpital Necker, et ED. JUHEL-RÉNOY, interne des hôpitaux.

Depuis longtemps notre attention s'était portée sur un groupe de maladies du cœur peu connues des cliniciens et laissées dans l'ombre par les anatomo-pathologistes de notre époque ; nous voulons parler des affections cardiaques chroniques dont la lésion capitale est constituée par une altération *primitive* du myocarde. Deux observations avec autopsie, et un plus grand nombre de faits observés, soit dans les services hospitaliers, soit en ville, nous permettent aujourd'hui de tracer à grands traits la description d'une variété de la myocardite chronique que nous désignerons sous le nom de myocardite scléreuse hypertrophique, cette dénomination nous paraissant indiquer clairement la nature de la maladie et les modifications anatomiques survenues dans la texture du cœur. Ce travail est forcément incomplet, nous le publions avec l'espérance d'apporter bientôt de nouveaux matériaux et de fixer l'attention des observateurs sur un point de la pathologie qui a besoin d'être étudié plus à fond.

Un travail aussi restreint que celui-ci ne comporte pas, cela va sans dire, de développements historiques ; cependant il importe, pensons-nous, de dire en quelques lignes, en quel

T. 149.   9

état était la question, lorsque nous avons entrepris nos recherches.

S'il est vrai que Morgagni signale, dans sa dix-septième lettre, les lésions dégénératives du myocarde ; on peut penser combien sont imparfaites ses observations ; il faut arriver de suite à Corvisart pour trouver des faits précis.

Cet auteur, dans l'important chapitre intitulé : « De l'endurcissement du tissu musculaire du cœur » et dans celui qui l'accompagne : « De la transformation du tissu musculaire en substance cartilagineuse et osseuse », relate deux observations où il est parlé de « la dureté remarquable, présentée par le myocarde ». Ces observations restèrent inaperçues jusqu'à Cruveilhier, mais ici, à l'encontre de tant de points d'anatomie pathologique, notre immortel compatriote ne fit aucune découverte originale. Il signale l'importance de ces dégénérescences au point de vue de la production des anévrysmes, et nous verrons ses idées développées et mises en pleine lumière de nos jours par Pelvet. La question reste toujours purement et simplement anatomique. Sobernheim, mais surtout Hamernyk (Medicinische, Jahrbericht, Wien, 1843) étudièrent avec soin la question ; le dernier fit même quelque effort pour esquisser la symptomatologie de l'affection, mais la lecture de son mémoire démontre combien peu il réussit dans cette voie.

Lancereaux, dans son traité d'Anatomie pathologique, rapporte deux cas; et, chose assez importante, l'auteur qui écrivait l'article Alcoolisme, du Dictionnaire encyclopédique, article dans lequel il niait le retentissement de cette intoxication sur la fibre cardiaque, donne deux observations où il parle d'absinthisme, d'alcoolisme, et assigne même à la myocardite scléreuse alcoolique ce caractère anatomique d'être disséminée.

Tels sont les matériaux les plus importants à signaler ; tous se font remarquer par le point de vue étroitement anatomique. C'est ce dont on peut se rendre compte en parcourant les auteurs les plus récents, et les traités de pathologie les plus justement estimés. Le professeur Jaccoud n'écrit-il point, en effet, que « la myocardite est une de ces affections qu'on présume quelquefois, mais qu'on ne doit jamais affirmer ? »

Cependant le professeur Peter a tout récemment essayé de fixer quelques-uns des points obscurs de la myocardite (voir *France Médicale*, 18 janvier 1881). Enfin, M. le professeur G. Sée, dans son Traité des affections du cœur, parle de la fréquence de la myocardite chronique, mais sans en donner la symptomatologie.

Déjà MM. Debove et Letulle ont fait paraître dans ce recueil (*Arch. gén. de Médecine*, mars 1880) un court et substantiel mémoire sur une partie de ce sujet; ils ont appelé l'attention sur une complication fréquente de la néphrite interstitielle, la sclérose secondaire du myocarde, dont ils ont cherché à établir la symptomatologie et la pathogénie. Ce que nos distingués collègues ont fait pour la myocardite scléreuse brightique, nous espérons pouvoir le faire pour les myocardites scléreuses qui se développent en dehors de toute altération rénale préalable ou concomitante.

Nos recherches nous portent à admettre que, dans un certain nombre d'états diathésiques et d'intoxications chroniques, il peut se développer une phlegmasie chronique du myocarde avec prédominance des lésions scléreuses, qui constitue la maladie capitale et souvent la première manifestation de la diathèse ou de l'intoxication; jusqu'à présent nous n'avons jamais rencontré la myocardite scléreuse en dehors de toute maladie générale antérieure, mais rien ne nous prouve que cette constatation ne puisse être faite ultérieurement.

Nous rapportons plus loin un cas de sclérose cardiaque dont l'origine alcoolique n'est démontrée que par les aveux du malade; du commencement à la fin la maladie cardiaque est restée seule sur la scène pathologique, seule elle a attiré l'attention du médecin, à elle seule il faut attribuer la mort; si donc on ne peut l'appeler absolument primitive, il faut convenir que cette qualification s'imposera dans la pratique pour des faits semblables. Nous-mêmes avons hésité longtemps à considérer cette observation comme un exemple de myocardite scléreuse d'origine alcoolique, mais les recherches faites par l'un de nous, qui seront publiées ultérieurement, ont démontré une telle fréquence de semblables lésions dans le myocarde des alcooliques, qu'il nous semble difficile de ne pas considérer ce fait comme un exemple certain de myocardite; scléreuse primitive, indépendante de toute influence d'alcoolisme.

Les mêmes réflexions peuvent s'appliquer à la deuxième observation que nous publions. — Dans ce fait, l'abus du tabac est bien démontré, mais faut-il affirmer que l'intoxication chronique par le tabac était bien réelle et que c'est sous son influence que s'est produite la phlegmasie du myocarde ? Nous n'oserions le faire. On comprendra du reste nos réserves si l'on songe que la myocardite chronique est une maladie assez rare, et que, pour établir les conditions étiologiques d'une maladie, il faut des faits en; nombre beaucoup plus grand que celui que nous possédons. Nous appelons l'attention du lecteur sur les deux observations qui vont suivre ; nous ferons ensuite une description succincte de la maladie ; mais auparavant nous croyons utile de donner la technique microscopique employée, afin que les pathologistes qui nous suivront puissent contrôler facilement nos recherches.

La technique employée a été la suivante. Chacun des fragments du myocarde supposé malade, est mis dans le liquide de Muller pendant vingt-quatre ou quarante-huit heures, vingt-quatre heures dans la gomme faible et vingt-quatre ou quarante-huit heures dans l'alcool à 90°.

Pour ce qui regarde le rein, la technique donnée par M. Cornil l'an dernier a été mise en usage : c'est-à-dire acide osmique vingt-quatre heures ; gomme faible et alcool, ou encore d'emblée alcool absolu.

Les liquides conservateurs employés par MM. Debove et Letulle (acide chromique), sensiblement pareils aux nôtres, donnent d'excellents résultats.

OBSERVATION I. — *Myocardite scléreuse primitive ; hypertrophie cardiaque sans lésions valvulaires.*

Le nommé Canac, cocher, âgé de 36 ans, entre le 21 décembre 1879, salle Saint-Eloi, dans le service du Dr Fernet, qui est remplacé quatre jours après par le Dr Rigal.

Le malade *affirme* n'avoir jamais eu de maladies avant son

entrée à l'hôpital. Cependant, il y a trois ans, il est resté pendant un mois à Lariboisière; il ne sait ce qu'il a eu, mais il se souvient que son ventre était ballonné, qu'il avait de la fièvre; il sortit *complètement guéri*, dit-il, au bout d'un mois, les purgatifs ayant fait les frais de son traitement.

Il y a six semaines au moins, le malade fut pris de douleur au ventre, du côté droit, vers la région du foie; depuis lors cette douleur s'est accrue. Dès le début, le ventre commença à se développer. Il a eu un peu de fièvre, dit-il, caractérisée par des alternatives de chaud et de froid. Pas de céphalée, peu de sommeil. Il y a un mois, la toux est apparue, suivie d'expectoration, avec gêne de la respiration qui a été toujours croissante. Pas d'hémoptysie, pas de palpitations. Enfin, il y a huit jours, l'œdème des membres inférieurs s'est montré. En résumé, il est arrêté depuis un mois, il n'a pu faire aucun travail, il a maigri et sent ses forces l'abandonner chaque jour. .

Etat actuel.—Fièvre modérée, 38°,2. Figure amaigrie. Teinte subictérique. Pommettes avec veinosités. Le malade est un alcoolique avéré, quoiqu'il présente peu de tremblement. Il buvait au minimum trois litres de vin par jour. Il a peu de sommeil, des céphalées fugaces, mais pas de cauchemars. Inappétence. Soif vive, pas d'envies de vomir. Constipation habituelle. Ventre ballonné, zone sonore dans les parties supérieures et moyennes, matité des flancs, fluctuation, ascite évidente.

Foie.—Douleur de la région de l'hypochondre droit. Le foie abaissé dépasse un peu le rebord des fausses côtes. Œdème très notable des jambes et des cuisses.

Urines.—Rares, foncées, disque d'acide urique. Nuage d'albumine. Depuis huit jours, urines bien moins abondantes. Cette diminution de l'urine a coïncidé avec l'apparition de l'œdème des membres inférieurs.

Poumons.—Toux fréquente, respiration bruyante, oppression assez marquée par des points douloureux, voix enrouée, sonorité diminuée du côté droit en avant.

Râles sous-crépitants dans toute la hauteur en avant et à droite, peut-être avec prédominance au sommet. A gauche, sonorité normale, râles moins nombreux, la plupart ronflants. En arrière, même prédominance des râles humides à droite. Retentissement exagéré de la voix au sommet droit. Crachats muqueux aérés. .

Cœur. — Rien de net.

Cette première partie de l'observation nous a été transmise par M. Leroux, interne du service ; le diagnostic n'avait pu être précisé ; on avait soupçonné une tuberculisation pulmonaire et péritonéale, mais avec des réserves.

Du 23 décembre au 4 janvier, la situation du malade reste à peu près la même, les symptômes dominants sont une oppression notable, particulièrement pendant la nuit, la tympanite, l'ascite et l'œdème des membres inférieurs ; les phénomènes stéthoscopiques sont à peu près les mêmes : les urines sont rares, troubles, jumenteuses ; leur quantité ne dépasse pas un demi-litre par jour.

Le diagnostic de maladie du cœur avait été porté dès les derniers jours de décembre ; un examen plus précis et plus complet pratiqué le 4 janvier donna les résultats suivants : le pouls est régulier, petit, faible, dépressible ; il indique une grande faiblesse des systoles cardiaques et bat 90 à 92 fois par minute environ. Le choc de la pointe du cœur se fait avec une si grande faiblesse qu'il est difficile de préciser son siège ; un examen très attentif démontre qu'il a lieu dans le cinquième espace intercostal, directement au-dessous du mamelon.

La percussion corrobore les résultats fournis par la palpation et indique une augmentation de la matité précordiale : particulièrement dans le sens vertical, elle s'étend du bord supérieur de la troisième côte au bord supérieur de la sixième ; transversalement, la matité commence au niveau du bord gauche du sternum en dedans ; en dehors, sa limite ne peut être précisée.

Les bruits du cœur sont sourds, le premier bruit est surtout très affaibli. Malgré leur assourdissement, ces bruits sont superficiels, on les perçoit dans une large zone ; ils ne sont marqués par aucun bruit pathologique, ni souffle, ni frottement. Ils ne présentent également aucun dédoublement.

La dyspnée est modérée quand le malade reste immobile, mais elle est assez notable pour l'empêcher de garder la position horizontale et pour l'obliger à rester à demi assis dans son lit.

L'examen de l'appareil respiratoire révèle seulement l'existence d'une diminution légère du son au niveau de la base des poumons en arrière et la présence des râles muqueux et ronflants disséminés dans toute l'étendue des poumons, mais prédominant dans les parties postéro-inférieures et particulièrement à droite. La toux est peu fréquente ; l'expectoration presque nulle est constituée par quelques crachats muqueux.

Le foie est volumineux, et son bord inférieur est à quatre travers de doigt au-dessous du rebord costal.

Le ventre est encore volumineux, mais cet excès de volume est dû à une tympanite : on ne trouve aucune trace de liquide |ascitique dans le péritoine.

L'appétit est très médiocre ; le malade s'alimente surtout avec des potages, du lait et du vin.

Les urines ne renferment pas d'albumine ; elles sont médiocrement abondantes, 7 à 800 grammes.

L'œdème des membres inférieurs est inappréciable. Il n'existe aucune fièvre.

Le diagnostic porté après cet examen fut : affection du cœur constituée par une altération du myocarde, sans lésions valvulaires. On prescrit le régime lacté et le repos absolu.

Du 4 au 17 janvier des examens répétés donnent les mêmes résultats ; on est toujours frappé par la faiblesse des contractions cardiaques et par l'absence de tout bruit cardiaque anormal. La dyspnée et le malaise général subissent quelques oscillations en bien et en mal.

Le 17. Le malade se plaint d'avoir le ventre ballonné, et nous constatons une tympanite gastrique très accentuée.

Le 19. Le météorisme s'est étendu à tout l'abdomen ; la dyspnée est plus forte.

On prescrit 75 centigrammes de scammonée. Ce purgatif provoque plusieurs selles abondantes, le malade est soulagé, mais ce soulagement ne persiste pas ; le ballonnement du ventre et la dyspnée sont toujours très marqués.

Le 23. On note une diminution sensible dans la quantité des urines. Les congestions pulmonaire et hépatique paraissent rester au même degré. Les battements et les bruits du cœur sont toujours très affaiblis.

Malgré l'absence de toute arhythmie, malgré le peu de fréquence des battements du cœur dont le nombre ne dépasse pas 96 par minute et en raison de la situation sérieuse du malade et de l'impuissance du traitement jusqu'alors employé, on prescrit une infusion de 30 centigrammes de feuilles de digitale et on continue le régime lacté.

Du 23 au 27. On constate les bons effets progressifs de la digitale ; le pouls tombe à 84, la diurèse s'accentue et arrive à donner 6 litres et demi d'urine ; la dyspnée s'apaise ; la tympanite disparaît et le malade accuse un bien-être considérable. On supprime la digitale le 27.

Les jours suivants, l'amélioration se maintient; 3 à 4 litres d'urine par jour.

3 février. Un examen du cœur donne les résultats suivants : battements cardiaques plus forts et mieux frappés ; le choc de la pointe est perçu dans le cinquième espace intercostal, mais en dehors du mamelon, à 1 centimètre environ du point où_il était perçu un mois auparavant, le 4 janvier; l'hypertrophie du cœur a donc augmenté. A l'auscultation, on croit percevoir un prolongement du premier bruit, mais ce phénomène est douteux. Le pouls est faible, dépressible, régulier, à 84. Le diagnostic porté précédemment est maintenu, l'absence de toute lésion valvulaire paraît certaine et plus que jamais on pense que toutes les lésions portent sur le myocarde.

Le 8. Il survient une double amygdalite avec fièvre; un vomitif et des gargarismes émollients, puis astringents, déterminent une amélioration qui est suivie de la guérison de cette affection intercurrente qui laisse le malade affaibli.

Le 11. On note une teinte subictérique des conjonctives et de la peau qui persiste les jours suivants.

Le 17. Le malade est moins bien; l'appétit est mauvais, la dyspnée reparaît à un faible degré, la teinte subictérique est toujours très manifeste. Le foie, toujours assez volumineux, ne s'est pas tuméfié davantage. A l'auscultation des poumons, on entend des râles sous-crépitants assez abondants au niveau des deux bases. Aucun changement notable dans l'état du cœur, si ce n'est que les battements sont plus faibles.

Urines peu abondantes : 1 litre.

Le 19. Il est survenu spontanément une diurèse plus marquée (2 litres). Pour l'accentuer, on prescrit deux cuillerées de vin de scille. Le malade suit un régime mixte par le lait et la viande.

Le 21. On supprime le vin de scille, qui est mal toléré et, à cause de l'anorexie et de la pâleur des tissus, on prescrit quinze gouttes de teinture de noix vomique et 0 gr., 40 de tartrate ferrico-potassique.

Le 25. Le malade se sent mieux, il a plus de forces et plus d'appétit et demande à aller à Vincennes. Un dernier examen, pratiqué avant son départ, fait constater les mêmes phénomènes : l'augmentation de volume du cœur, la faiblesse des battements et l'absence de tout bruit anormal. L'œdème a disparu, le foie déborde encore légèrement le rebord costal; les urines sont assez abondantes, 1,800 à 2,000 grammes et non albumineuses.

Malgré l'amélioration apparente, le pronostic paraît toujours très fâcheux; on pressent une attaque d'asystolie prochaine et on recommande au malade de garder le repos le plus complet s'il veut éviter une aggravation.

9 mars. Le malade rentre à l'hôpital, apporté sur un brancard, dans l'état le plus grave; il est sous le coup d'une attaque d'asystolie portée au plus haut degré. Il raconte qu'à Vincennes, il restait levé pendant toute la journée et qu'il montait fréquemment les escaliers. Trois jours après son arrivée, l'appétit se perd et les forces diminuent. Il y a quatre jours, la dyspnée se montre, progresse et devient bientôt angoissante.

Etat actuel. — Le malade est cyanosé; les membres inférieurs sont le siège d'un œdème considérable.

Le pouls est imperceptible, on ne sent aucune pulsation, ni à droite, ni à gauche. Pour retrouver les battements artériels, il faut placer le doigt sur l'artère humérale : on sent battre cette artère, mais si faiblement, qu'on ne peut compter les pulsations.

Si on place la main sur la région précordiale, on constate avec surprise que les battements du cœur sont assez énergiques ; on perçoit très nettement le choc de la pointe dans le cinquième espace intercostal en dehors du mamelon; il y a une discordance très accentuée entre les battements du cœur et ceux du pouls.

Les bruits du cœur sont très sourds, particulièrement le premier bruit. Au niveau du bord gauche du sternum, on perçoit un souffle systolique doux qui est rattaché à une insuffisance de la valvule tricuspide; on constate, en effet, un pouls veineux très net dans la jugulaire externe qui est distendue, et des battements hépatiques. Le foie déborde le rebord costal de trois travers de doigt. Le ventre est tuméfié et il existe une ascite peu considérable.

Les poumons sont le siège d'une congestion assez marquée qui est caractérisée par une diminution du son, un affaiblissement notable du murmure respiratoire et des râles ronflants et muqueux au niveau des parties postéro-inférieures du thorax. Vin, café, infusion de 0 gr. 30 de feuilles de digitale.

Le 11. L'état du malade s'est amélioré : l'oppression est moindre ; le pouls est redevenu perceptible; les urines sont plus abondantes.

Le 13. Tous les phénomènes qui caractérisaient l'insuffisance de la valvule tricuspide ont disparu. Le pouls est plus fort; l'œdème diminue rapidement.

Le 21. On a cessé l'administration de la digitale depuis quatre jours; l'amélioration est considérable; l'œdème a tout à fait disparu; l'oppression est très modérée. Le pouls est assez bien frappé, mais il présente encore quelques irrégularités; la diurèse est abondante (1,800 grammes). Les bruits du cœur sont sourds et tumultueux; on n'entend aucun bruit de souffle.

Le 25. Le mieux se maintient; si le malade garde un repos complet, il respire facilement, mais la dyspnée reparaît au moindre mouvement. On entend très nettement un souffle systolique prolongé au niveau de la pointe du cœur; ce souffle n'a aucun caractère de rudesse.

Jusqu'au 13 avril, le mieux se maintient.

Le 14 avril, bien que le malade ait gardé un repos presque complet, l'oppression, l'œdème des membres inférieurs et l'arhythmie reparaissent.

On prescrit de nouveau une infusion de 0 gr. 30 de feuilles de digitale.

Le 15. La digitale n'a produit aucun des bons effets obtenus précédemment; tous les phénomènes de l'asystolie persistent, il s'y ajoute une congestion pulmonaire diffuse caractérisée par des râles sous-crépitants fins disséminés et par un affaiblissement du murmure respiratoire. On entend toujours un souffle mitral systolique. Les battements du cœur sont toujours faibles, on perçoit très difficilement le choc de la pointe dans le cinquième espace intercostal.

Le 16. La situation s'aggrave. Le malade a eu une hémoptysie assez abondante. Le facies est altéré; il s'est produit un état fébrile bien accentué : pouls, 120; température, 39°,2. L'auscultation du poumon révèle toujours des symptômes de congestion pulmonaire ; de plus, on trouve dans la fosse sous-épineuse gauche une plaque de souffle bronchique dans une étendue de trois travers de doigt.

50 ventouses sèches. Potion de Todd.

Dans la soirée, nouvelle hémoptysie; la plaque du souffle bronchique s'est étendue.

Le 17. La mort survient à 2 heures, après une longue période d'agitation et de dyspnée violente, qui a obligé le malade à quitter son lit à plusieurs reprises.

Autopsie le 18 avril 1880. — *Poids des viscères* : cœur, 615 grammes ;

rein droit, 280 grammes ; rein gauche, 125 grammes; foie, 2 kilog. 0,20 grammes, rate, 330 grammes; 1,480 grammes.

Ouverture du thorax. — Liquide assez abondant dans la plèvre droite.— A gauche pleurésie légère avec quelques adhérences au niveau du bord antérieur du poumon. L'abdomen contient une notable quantité de liquide ascitique.

Cœur. — Sur la face antérieure du cœur, au niveau de la partie moyenne du ventricule gauche, on aperçoit des plaques blanches laiteuses, assez épaisses, de la largeur d'une pièce de 50 centimes.

Tout autour de cette plaque il y a un épaississement léger du péricarde. Cette lésion est une altération déjà très ancienne. Pas de liquide dans le péricarde, pas d'adhérences entre les deux feuillets.

Le cœur est très volumineux, (615 gr.) L'hypertrophie porte particulièrement sur le ventricule gauche qui mesure 13 centimètres du sillon auriculo-ventriculaire à la pointe sur une largeur égale.

Oreillette gauche.—Parois assez épaisses, fermes, elle ne paraît pas sensiblement dilatée. L'orifice mitral paraît au contraire très large, on y engage facilement trois doigts qui pénètrent jusqu'au milieu de la deuxième phalange.

Valvules aortiques souples, absolument saines.

La cavité du ventricule gauche est très large et très dilatée.

Les valves de la valvule mitrale *souples, longues,* ne présentent comme seule altération qu'un certain degré d'épaississement et de sclérose très habituel, avec quelques légères saillies verruqueuses sur le bord libre.

L'orifice mitral a une circonférence de 11 centimètres.

L'épaisseur des parois ventriculaires est de 14 centimètres.

Sur l'endocarde des piliers et de la cloison interventriculaire on voit de nombreuses plaques laiteuses lisses mesurant 1/4 de millimètre d'épaisseur. Sur la paroi interventriculaire une de ces plaques laiteuses est très large et occupe presque toute la largeur de la cloison; une section faite à son niveau montre que le tissu cardiaque est très ferme, très résistant, il crie sous le couteau, et, dans certains points, on voit une coloration blanchâtre sous forme de nodus ou de tractus qui indiquent un développement tout à fait anormal du tissu conjonctif. Cette paroi diffère complètement par sa consistance et sa couleur du reste du myocarde. Le tissu du myocarde dans le reste de l'étendue du ventricule gauche est lui-même très ferme et très résistant, moins coloré, plus pâle qu'à l'état normal.

Cette coloration gris cendré du myocarde est très apparente sur certains piliers qui sous-tendent la grande valve mitrale.

Ventricule droit. — Rien d'anormal, si ce n'est que la paroi du ventricule présente elle-même cette coloration légèrement grisâtre que nous signalions dans le ventricule gauche.

Rein gauche. — 125 gr. On décortique facilement la capsule, qui n'entraîne *aucune parcelle* du parenchyme rénal. Il est légèrement dur au doigt. A la coupe, légère saillie, glomérules qui apparaissent sous forme de points rouges; les pyramides de Ferrein sont d'aspect un peu jaunâtre. La substance corticale ne présente aucune atrophie, et à l'œil nu on peut éliminer d'emblée l'idée d'une néphrite interstitielle.

Le rein droit ne diffère du précédent que par son volume considérable, 280 gr.

Foie. — Type de foie cardiaque, pâle, anémié, adhérences considérables de la capsule de Glisson qui est plissée, d'aspect cicatriciel. Consistance dure à la coupe, qui est celle de la cirrhose cardiaque commune. Dilatation considérable de la veine centrale du lobule.

Rate. — Volumineuse, capsule ridée. Consistance ferme, vaisseaux très dilatés à l'œil nu.

Poumons et plèvre. —*Poumon droit.*—Souple, crépitant au doigt, sommet emphysémateux, pas de congestion.

Poumon gauche. — Volumineux, dense, carnifié, au niveau du lobe inférieur disposition lobulée contrastant par sa coloration rose avec celle des parties supérieures, très congestionné. Au niveau de la partie moyenne du même poumon, coupe de splénisation avec léger état granulé. Plonge au fond du liquide, pneumonie à la période exsudative. Il s'échappe de toutes les petites bronches un liquide jaunâtre, spumeux, aéré. Pas de traces d'infarctus, les plèvres sont peu atteintes, seule la gauche présente quelques adhérences récentes au niveau du foyer de broncho-pneumonie signalé. Légère quantité de liquide citrin d'aspect séreux.

Vaisseaux.—Aorte.— Pas d'athérome. Infiltration graisseuse des diverses tuniques qui sont molles et souples. Les radiales, les radiopalmaire et cubito-palmaire, les artères du cerveau ne présentent à la vue aucune lésion athéromateuse.

Cerveau. — Sinus gorgés de sang noir. En enlevant le cerveau il s'écoule des ventricules un liquide assez abondant. Consistance molle. Injection assez prononcée de la pie-mère, substance cérébrale normale.

Examen histologique. — Nous rappellerons que notre malade pré—

sentait deux reins de poids inégaux : le droit très volumineux (280 gr.),
le gauche plus normal (125 gr). Chacun de ces deux reins est mis
par petits cubes dans l'acide osmique, vingt-quatre heures ; gomme et
alcool 24 de chaque. Sur une coupe fine au niveau de la région corticale,
nous relevons sur le gros rein les détails suivants : A un faible grossissement (ocul.1, obj. 3, Verick), ce qui domine est la congestion manifeste des capillaires rénaux, particulièrement au niveau des glomérules; on note une réplétion considérable de ces vaisseaux; la capsule
du glomérule ne semble pas épaissie ; autour du glomérule se voient
des tubes urinifères dont la dilatation est manifeste et absolument
remplis par des globules rouges. A un fort grossissement (obj. 8), on
voit que ces globules rouges ont tassé les cellules épithéliales du
tube qui en beaucoup d'endroits manquent. Sur les tubes où l'hémorrhagie est moins prononcée, on voit que les cellules qui les tapissent
ont un aspect granuleux et brillant, altération graisseuse, si on se
rappelle comment l'osmium agit sur les graisses qu'elle colore en
noir brillant. Dans la lumière de nombreux tubes, existent des cylindres hyalins. Sur le petit rein ce qui domine encore est une réplétion considérable des capillaires rénaux. Ceux du glomérule sont
très dilatés, et une grande partie des tubes collecteurs est entourée
et comprimée par les vaisseaux remplis de globules rouges. Cependant la lumière de ces tubes n'est pas obstruée, comme dans l'autre
rein, par ces amas sanguins. Les branches montantes des tubes
de Henle ne présentent aucune altération, leur lumière ne semble pas
plus étroite qu'à l'état normal, et l'épithélium foncé est partout en
place.

En quelques rares endroits les artères semblent être le siège d'une
faible périartérite qui était douteuse pour M. Cornil à qui nous avions
soumis notre préparation. Le tissu conjonctif interlobulaire n'est nulle
part épaissi, pas plus que la capsule des glomérules de Malpighi. En
résumé, rein congestionné, présentant l'altération banale du rein cardiaque à un faible degré, tandis que son congénère présentait un
stade plus avancé, ce dont témoignaient les altérations épithéliales; ce
qu'il importait de spécifier, *c'est que la néphrite interstitielle ne peut ici
être mise en cause.*

Cœur. — Coupe du pilier gauche du ventricule gauche (obj. 1,
ocul. 1), Sur une coupe perpendiculaire de ce pilier, on note,
à un faible grossissement, une altération très étendue et qui semble
diffuse. Cependant, en parcourant tout le champ de la préparation, un fait se dégage : c'est la présence d'îlots de formes irrégu-

lières. En empruntant au professeur Charcot la nomenclature anatomo-pathologique, qu'il a mise en usage avec un si grand succès dans
l'étude des maladies du foie, on peut dire que c'est une cirrhose
« insulaire ».

Le centre de l'îlot est formé par une petite artère, entourée de
tissu conjonctif, lequel semble rayonner d'une façon diffuse vers la périphérie, dissociant ainsi le groupe des faisceaux musculaires. De loin en
loin apparaissent, comme perdus au milieu du tissu conjonctif, de rares
faisceaux musculaires, les uns en apparence intacts, ceux qui sont le
plus éloignés du vaisseau. A mesure qu'on se rapproche de ce dernier, il est facile de suivre les degrés, les étapes, parcourus par l'affection. C'est d'abord une atrophie minime, puis considérable, ne
laissant plus voir qu'un faisceau, quelquefois la moitié d'un seul
faisceau, et aboutissant comme phase ultime à la destruction absolue ;
l'élément musculaire a disparu, et à sa place, se trouve le tissu de
nouvelle formation, tissu conjonctif embryonnaire, puis adulte. Nous
appelons toute l'attention du lecteur sur cette gradation, car la physiologie pathologique de l'affection peut être soupçonnée à défaut de
démonstration expérimentale péremptoire. C'est donc un processus
atrophique qui a conséquemment droit de cité dans la classe des scléroses, mais dont la résultante ultime est, en somme, une hypertrophie.
Ce fait, pour singulier qu'il soit, n'a-t-il pas son analogue? Évidemment,
la réponse est certaine, et, poussant notre analogie entre la cirrhose
cardiaque et la cirrhose hépatique, nous en arriverions volontiers à
dénommer notre affection *cirrhose cardiaque hypertrophique.* Cette dénomination nous semble doublement favorable, puisqu'elle caractérise le fait anatomique dominant : la cirrhose, et le fait clinique :
l'hypertrophie.

Et maintenant, étudions plus en détail l'altération histologique. En
procédant de la périphérie au centre, pour aller des endroits sains
aux parties malades, nous notons d'abord une déformation du
faisceau musculaire qui peu à peu est dissocié, puis atrophié partiellement. A mesure que le muscle disparaît, il est remplacé par du
tissu conjonctif qui se montre sous la forme embryonnaire, qui subira plus tard la transformation adulte, et deviendra par conséquent
fibrillaire. Quant aux artères, elles sont le siège d'altérations multiples. La tunique externe a doublé de volume (périartérite), et l'en-
dartère est le siège de petites végétations situées entre la partie
interne du vaisseau et la lame élastique interne, de telle sorte que la
lumière du vaisseau n'existe plus. Sur la paroi interventriculaire, les

lésions sont plus avancées. Les faisceaux musculaires ont disparu sur une grande partie de la coupe, et ils sont remplacés par un tissu fibreux nettement fibrillaire. Sur une coupe qui comprenait l'endocarde ventriculaire, on notait l'hyperplasie de cette séreuse ; cet épaississement de l'endocarde semblait résulter de la prolifération de la couche sous-jacente à celle des cellules plates, car celles-ci avaient disparu en partie.

En multipliant nos coupes, nous avons pu nous convaincre que cette sclérose ne se localise pas seulement au cœur gauche, mais s'étend en effet au ventricule droit. Sur des coupes, des piliers de ce ventricule, et sur ses parois, nous avons en effet observé de la façon la plus évidente une sclérose à la vérité plus limitée, mais distribuée d'une façon identique à celle que nous décrivions plus haut.

Nous dirons donc, avec plus d'insistance que MM. Debove et Letulle, que, prédominant dans le cœur gauche, y débutant suivant toutes probabilités, la cirrhose cardiaque s'observe également dans le cœur droit.

Il résulte de cet examen histologique que le cœur frappé primitivement l'est tout d'abord au niveau du ventricule gauche, ce que démontre l'état avancé des lésions; puis, lorsque le cœur droit est atteint à son tour, l'asystolie se montre, et avec elle tout son cortège de symptômes habituels, comme nous le dirons plus bas.

L'examen histologique d'autres viscères, foie et rate, démontre, en effet, que la myocardite scléreuse aboutit à la congestion de ces organes. De même que nous avons noté un rein cardiaque dans la présente observation, le foie, à l'autopsie, présentait tous les caractères du foie muscade, et le microscope a corroboré le fait.

En somme, on le voit, notre description venue après celle de MM. Debove et Letulle, quoique entreprise concurremment, confirme de tous points leurs recherches, mais en diffère sur ce *point essentiel* que la néphrite interstitielle seule, n'est point la cause des scléroses du myocarde.

Nous avons recherché sur un cœur provenant d'un malade atteint de néphrite interstitielle mort dans le service du Dr Fernet (janvier 1881) les altérations du myocarde et, quoique peu avancées, nous avons pu les suivre. Le fait nous a même paru intéressant en ce que la lésion cardiaque était presque au début, tandis que le rein était fortement atteint. L'origine vasculaire nous a semblé aussi nette que dans notre cas et n'a fait que nous confirmer dans cette idée. (Voyez Bryan, C. Waller in *The Lancet*, 12 february 1881.)

Obs. II. — *Myocardite scléreuse hypertrophique, sans lésions valvulaires. Marche rapide sous l'influence des hémorrhagies du myocarde.*

La nommée Pauline Rob..., âgée de 37 ans, entre le 1er mars 1881, salle Sainte-Eulalie, lit n° 21.(service du Dr Rigal), hôpital Necker. Comme antécédents de famille, il est bon de noter que la mère de la malade est morte à 71 ans de la goutte.

En 1871, Pauline R... eut un rhumatisme qui la laissa dans un état de santé imparfaite, et, depuis lors, elle remarqua à diverses reprises que le moindre effort, une marche vive, l'essoufflait facilement, en même temps qu'un léger œdème périmalléolaire survenai le soir. Depuis cette époque, aucune maladie, sauf l'incident suivant qui s'est reproduit deux fois, en 1877 et 1879 : elle eut, d'après son récit, une paralysie de la langue, qui dura chaque fois cinq ou six minutes, et ne laissa aucune gêne dans l'articulation des mots. Depuis six mois, cependant, sa santé générale a subi une atteinte sérieuse; c'était un malaise gastrique se traduisant par des nausées, des vomissements fréquents; mais ce sur quoi elle appelle directement l'attention, c'est l'existence de palpitations violentes accompagnées de douleur précordiale avec sensation d'étouffement. Ces différents phénomènes se sont aggravés et ont fait place, il y a deux mois, à une véritable oppression revenant subitement. Cette dyspnée arrivait brusquement, accompagnée d'une douleur précordiale avec irradiation dans l'épaule et le bras gauches, bref l'angine de poitrine classique. Les accès éclataient avec toute la brusquerie accoutumée, la saisissant au milieu de ses occupations, aussi bien que dans le repos complet; il y avait alors sensation de mort imminente, accompagnée de cette douleur angoissante si spéciale à « l'angor pectoris ».

La raison d'être de cette angine de poitrine doit être cherchée dans la façon de vivre de la malade. Le médecin qui lui donnait des soins nous raconta que, lorsqu'il la vit il y a six mois, il trouva une malade vivant dans une chambre où se réunissaient des fumeurs nombreux, et la malade avait elle-même pris l'habitude du tabac à fumer, et ne consommait pas moins d'un paquet de cigarettes par jour.

Pauline R... nie tout antécédent alcoolique; mais, comme d'autre part elle avoue que la vie qu'elle menait n'était rien moins que très galante, qu'elle fumait beaucoup, il est permis de soupçonner, sinon d'affirmer, que l'alcoolisme existait chez elle comme le tabagisme. A ce moment, on trouva une douleur au niveau des deuxième et troisième espaces intercostaux gauches, au lieu d'élection indiqué par le Prof. Peter. Lorsque les crises de dyspnée étaient finies, la santé était excellente. On donna le bromure de potassium sans résultat et le régime lacté.

Depuis huit jours, cependant, la malade était sans crises, quand rentrant chez elle après un bain, elle ressentit tout à coup un accès de suffocation effrayant avec pâleur de la face et syncope; le médecin qui ne vit la malade que deux heures après, nous a dit l'avoir trouvée encore très oppressée, avec le visage pâle, le pouls imperceptible, tandis que le cœur battait régulièrement, quoique les battements fussent assourdis. Il y avait à la base gauche de la congestion pulmonaire. Quatre heures après, une nouvelle auscultation fournit au médecin des différences notables, car il constata que tout le poumon gauche était pris; les phénomènes s'aggravant, les deux poumons de congestionnant, l'asphyxie devenant imminente, la malade est transportée à l'hôpital.

2 mars. *Etat actuel.* — La malade présente les caractères objectifs les plus typiques de l'asystolie. Assise sur son lit, soutenue par de nombreux oreillers, elle fait coup sur coup des respirations brèves et répétées; la voix est haletante, la parole inintelligible. Le facies est pâle, avec une teinte jaune cireuse prononcée. Il n'existe pas d'œdème des membres inférieurs d'une façon nette. La malade, pourvue d'un notable embonpoint, trouve cependant que ses jambes sont gonflées; elle porte les traces récentes de pointes de feu et de vésicatoires appliqués sur la région précordiale.

Appareil circulatoire. — Les bruits du cœur sont sourds, sans modification appréciable. Les recherches les plus attentives ne permettent pas de préciser le lieu où bat la pointe du cœur; du reste, une douleur très vive, augmentant à la pression et s'irradiant jusqu'au bout des deux derniers doigts de la main gauche, empêche toute pression forte.

Appareil pulmonaire. — Dans la moitié inférieure des deux poumons, gros râles abondants; en haut, respiration rude, mêlée de quelques râles fins et rares. Le diagnostic, posé avec grande réserve, ést : angine de poitrine et congestion pulmonaire réflexe par paralysie des vaso-moteurs. L'examen des urines ne peut être fait, la malade urinant sous elle. Ventouses sèches. Injection morphinée.

Le 3. Aucun soulagement dans l'état de la malade après les ventouses; par contre, 2 injections morphinées ont amené une sédation notable, et la malade, soulagée, peut répondre à nos questions.

L'auscultation du cœur ne donne lieu à aucune découverte de bruit anormal. Le pouls n'est pas perceptible à la radiale droite; il se sent, mais très faiblement, à l'artère crurale droite et très bien dans l'humérale du côté correspondant.

La dyspnée est encore très grande, la voix rauque, entrecoupée; l'auscultation pulmonaire donne les mêmes résultats qu'hier. M. Rigal pose le diagnostic de myocardite.

Prescription. — Injections d'éther et de morphine, s'il y a lieu.

Le 4. L'injection éthérée pratiquée hier a remonté un peu la malade; néanmoins, à 4 heures, la dyspnée augmentant, on pratique une injection de morphine qui la calme très bien. Ce matin, l'amélioration est sensible, les traits du visage moins fatigués, l'œil brillant, l'angoisse respiratoire en partie éteinte; cependant il y a toujours de l'anhélation, ce dont témoignent l'irrégularité et la fréquence de l'inspiration. Le pouls est perceptible aux deux radiales; il est faible, régulier, 100 à 104.

L'auscultation respiratoire fait constater une obscurité générale, et qui va progressant du sommet aux bases; il y a quelques crachats sanglants.

L'auscultation du cœur, pratiquée avec le plus grand soin, donne les résultats suivants :

Le premier bruit est un peu affaibli.

Le bruit sygmoïdien est bien frappé, et très net à la base, au foyer d'élection.

Le choc précordial est imperceptible, et on ne peut déterminer l'endroit où bat la pointe, la pression même modérée déterminant une augmentation de la douleur.

Le foie paraît être légèrement congestionné, et dépasse de 3 centimètres le rebord costal. Cyanose des extrémités; pas d'œdème périphérique. Le diagnostic est confirmé catégoriquement par M. Rigal, qui appelle l'attention des élèves sur ce fait.

Prescription. — Café, Todd, quinquina. Injection morphinée.

Le 5. Sous l'influence de la médication morphinée, l'amélioration fait de nouveau progrès; il y a eu sommeil et sédation quelques minutes après l'injection. Néanmoins, il y a encore ce matin une forte dyspnée; la malade ne peut que rester assise, immobile, le moindre mouvement augmentant son angoisse. Il y a de l'œdème périmalléolaire d'une façon très appréciable. Les bruits cardiaques sont un peu plus forts, et aucun bruit anormal n'est perçu. Les battements sont toujours très réguliers, mais imperceptibles à la main. L'auscultation des poumons donne un résultat semblable à celui d'hier; seulement, la congestion pulmonaire siège également aux sommets.

Le 6. L'œdème des jambes augmente rapidement, il remonte jusqu'aux genoux; cependant, la malade se dit moins oppressée, elle est en effet moins cyanosée; en revanche, une teinte subictérique très accusée est apparue. Le pouls, toujours régulier, se sent des deux côtés; les battements cardiaques sont légèrement perceptibles, mais la pointe ne peut être localisée.

Le 7. L'angoisse respiratoire n'augmente pas; 38 respirations courtes par minute. Le pouls existe à droite, mais plus fort, plus fréquent, avec quelques irrégularités, 96 ; l'œdème des jambes progresse toujours. Les jugulaires sont à peine apparentes ; la tension veineuse semble modérée; la cyanose n'augmente pas.

Les bruits du cœur sont plus forts, absence absolue de souffle. La pointe du cœur paraît battre dans le cinquième espace, sur la ligne mamelonnaire.

Congestion hépatique intense; depuis hier, diarrhée abondante (9 à 10 selles bilieuses).

Même auscultation pulmonaire.

Prescription.

Diascordium.........
Bismuth............ } aa 4 grammes.

Injection de morphine, Todd, etc.

Le 8. L'anxiété respiratoire augmente; respirations courtes, fréquentes, 44. La malade est visiblement émue de son état. Persistance de la diarrhée; augmentation de l'œdème.

Auscultation pulmonaire.— Râles trachéaux légers et ronflements dans la partie antérieure de la poitrine; en arrière, ronflements et râles muqueux.

10 mars. La malade est morte hier au soir; les renseignements donnés par les voisines apprennent qu'après l'injection d'éther qui lui avait été pratiquée sans résultat le matin, la malade était inquiète, puis était devenue progressivement d'une grande loquacité, avec excitation manifeste; au bout d'une heure, la malade cessa toute conversation, et murmura entre ses dents, se parlant à elle-même; elle

sembla s'assoupir, puis fut prise de respiration stertoreuse, devint violette, et succomba à 6 heures du soir.

Autopsie. — A l'ouverture du péricarde, deux cuillerées de liquide citrin ; pas de traces de péricardite.

Cœur. — Volumineux ; mesuré, il donne les dimensions suivantes : 14 centimètres de la pointe du ventricule gauche à la base du ventricule droit ; et, de l'origine de l'artère pulmonaire à la base du cœur droit, 11 centimètres.

L'hypertrophie du cœur porte un peu sur les deux ventricules, mais surtout sur le gauche.

Le cœur contient une grande quantité de sang qui remplit les deux cavités sous forme de caillots noirâtres. Débarrassé du sang qu'il contient, il pèse 325 grammes.

Ouverture du cœur. — Aorte dilatée, valvules suffisantes. Les valvules mitrales, minces, souples, transparentes dans presque toute leur étendue, sauf sur quelques points, particulièrement les petites valves à gauche, où il y a un peu de sclérose. La cavité du ventricule gauche est, comme celle de l'oreillette, manifestement élargie. Rien à la surface de l'endocarde. Tissu du cœur mou, se déchirant facilement.

Epaisseur des parois. — A la partie moyenne du ventricule gauche, 11 millimètres ; donc pas d'hypertrophie apparente de la paroi ventriculaire. Entre les colonnes charnues des deux ventricules, on trouve nombre de petits caillots adhérents à la séreuse, qui est saine d'ailleurs ; il y en a 25 grammes environ, ce qui ramène à 300 grammes le poids du cœur.

La cavité du ventricule droit est un peu dilatée, mais bien moins que la gauche ; elle présente deux parties distinctes : l'une épaisse de 0,006, d'aspect graisseux, formée de tissu musculaire en pleine dégénérescence graisseuse ; l'autre, épaisse de 0,004, est formée par le myocarde, qui paraît sain.

Les valvules pulmonaires (sygmoïdes) sont saines.

L'épaisseur de la cloison interventriculaire est à la partie moyenne de 11 millimètres, et le tissu est plus dur à la coupe que celui des parois ventriculaires ; elle présente une coloration blanc grisâtre.

L'aorte, à 2 centimètres au-dessus des valvules, a 10 cent. 1/2 de développement ; elle est très athéromateuse ; la dilatation porte surtout sur la crosse.

Reins. — De volume ordinaire. La séparation des deux substances est très nette, surface lisse, décortication facile, assez résistante; congestion du réseau veineux ; rein cardiaque à un faible degré.

Foie.— Volumineux, globuleux; aspect du foie muscade.

Poumon. — Congestion généralisée; au sommet, quelques traces de tubercules. Il surnage par toutes ses parties.

Grande abondance de graisse dans le tissu cellulaire sous-cutané, ainsi qu'au niveau des épiploons et des anses intestinales.

Cœur. — A la coupe, le cœur présente une coloration jaune feuille morte presque générale, mais surtout bien manifeste au niveau de la paroi externe du ventricule gauche. Lorsque l'on sectionne cette paroi, on en fait sourdre une notable quantité de sang, et l'on aperçoit, entre les fibres musculaires, des foyers hémorrhagiques de grosseur différente : les uns semblables à un pois, les autres dépassant le volume d'une amande. Sur les piliers le même aspect se reproduit.

Examen histologique. — Coupe du pilier gauche du ventricule gauche. — Une coupe colorée au picro-carminate d'ammoniaque et montée dans la glycérine; on observe les particularités suivantes (obj. 1, ocul. 1) :

L'*endocarde* des piliers ne présente pas d'épaississement manifeste; en un ou deux endroits se voient quelques grosses vésicules graisseuses facilement reconnaissables à leur réfringence. La couche musculaire immédiatement sous-jacente paraît normale. Les fibres musculaires sont bien colorées en rouge et leur diamètre est sensiblement égal. A un dixième de millimètre environ au-dessous de cette couche, on note des altérations considérables ; la plus importante consiste en une sorte d'état alvéolaire du myocarde qui, à cet endroit, figure très bien et sans rapprochement forcé, la coupe d'un poumon de grenouille. Nous reviendrons dans un instant sur cette curieuse altération. En trois endroits différents, apparaissent des hémorrhagies; l'une d'entre elles est telle qu'à l'œil nu elle apparaît sur la coupe comme un gros pois. Elle est facilement reconnaissable à un faible grossissement, et l'on peut s'assurer qu'elle résulte de la rupture d'une petite artériole dont le contenu a dissocié l'élément musculaire. Toutes les petites artères sont remplies de globules sanguins qui obstruent en tout ou partie leur lumière. Enfin, au centre du pilier, existe une grande quantité de tissu conjonctif, coloré en rose ; à ce niveau toute trace de fibres musculaires fait défaut.

A un grossissement plus considérable (obj. 3, ocul. 3) les particularités sus-énoncées sont plus manifestes. En voici le résumé :

Dégénérescence graisseuse partielle de l'endocarde, intégrité *absolue* de la trame musculaire sous-jacente. Quant à l'état fenêtré de la fibre musculaire qui vient immédiatement au-dessous de la précédente, il résulte de la disparition, partielle en certains points, absolue en d'autres, de la trame musculaire. Seule la gaîne conjonctive persiste, et c'est elle qui forme les travées des alvéoles que nous signalions. Dans l'intérieur de ces alvéoles existent des granulations noirâtres, débris des faisceaux musculaires et des granulations fines, réfringentes, de graisse.

La progression de la lésion est facile à suivre, car l'on parcourt toute la série des modifications subies par le faisceau musculaire, depuis sa dégénérescence granuleuse, puis graisseuse, jusqu'à sa disparition complète ; dans ce dernier cas, il semble que l'on ait chassé au pinceau une coupe de ganglion lymphatique, dont il ne resterait plus que la trame conjonctive. Au centre du pilier, absence totale de fibres musculaires : il n'y a plus que du tissu embryonnaire conjonctif, qui en certains endroits revêt l'aspect du tissu dit muqueux ; mêlées aux cellules embryonnaires, existent des granulations graisseuses.

En ce qui concerne l'étude de la grosse hémorrhagie, le grossissement supérieur n'apprend rien de plus, car la quantité de globules sanguins est telle qu'elle empêche l'inspection des fibres musculaires sous-jacentes.

Artères. — Presque toutes sont malades : les unes présentent de l'endartérite oblitérante complète, les autres un simple bourgeon partant de la lame élastique interne et obturant partiellement la lumière du vaisseau.

La particularité intéressante à noter, c'est que les altérations scléreuses sont confinées autour des artères comme dans notre premier cas, tandis que la dégénérescence graisseuse s'observe à la périphérie du pilier, c'est-à-dire proche de l'endocarde. En résumé, si nous voulons caractériser anatomiquement ce fait, nous dirons : myocardite hémorrhagique (car c'est là le fait prédominant) avec lésions de dégénérescence graisseuse et foyer de sclérose.

Rein. — L'examen histologique du rein donne les résultats suivants :

Au niveau de la région corticale, existe une hyperémie notable. Les capillaires de la région sont gorgés de globules. Epaississement *très notable* de l'enveloppe du glomérule ; atrophie partielle de ces glomérules et, en certains endroits, dégénérescence fibreuse complète dudit glomérule. Autour des tubes de Henle un peu d'épaissis-

sement conjonctif. Avons-nous affaire à une cirrhose épithéliale
(Charcot, Gombault, Ballet)? il nous a été impossible de le voir ; le
rein ayant été mis dans un mauvais liquide conservateur, nous
n'avons pu étudier les altérations de l'épithélium. Les artères du *rein*
ne paraissent avoir subi aucune altération, fait qu'il est bon d'opposer à ce que nous notions dans le cœur. Le résumé de cet examen
histologique est le suivant : rein cardiaque.

Il ne nous a pas été donné de pouvoir examiner le foie ni d'autres
viscères, non plus que les artérioles ou les capillaires d'autres organes ; mais il nous semble légitime d'inférer qu'ils auraient été
relativement sains, puisque les artères du rein l'étaient ; cependant
nous n'ignorons pas que de ce côté notre examen est et restera forcément incomplet.

Réflexions. — La lecture de nos deux observations prouve
surabondamment l'existence et la possibilité de diagnostiquer
la myocardite scléreuse. Ce n'est donc point une curiosité anatomique, mais bien une lésion organique se traduisant par des
signes que nous exposerons dans les pages qui suivront.

Est-il besoin d'insister encore sur l'absence de toute néphrite
interstitielle? L'examen histologique prouve victorieusement
que la sclérose du myocarde n'est pas nécessairement consécutive
à une lésion irritative du tissu conjonctif rénal et qu'elle existe
primitivement dans le cœur. — En résumé, pas de cirrhose rénale et cirrhose cardiaque. Nous employons ce mot de cirrhose,
que Bristow, le premier, appliqua au cœur, car il nous semble
traduire exactement la caractéristique anatomique et clinique ;
mais, pour que cette définition soit bonne, il est besoin de lui
associer un qualificatif, qui sera celui d'hypertrophique, dans
cette circonstance. En effet, si nous nous reportons au poids, à
la mensuration, à l'épaisseur de l'organe, nous nous trouvons
en présence de cet ensemble anatomique décrit sous le nom
d'hypertrophie ; il est donc légitime de dénommer notre cas :
cirrhose cardiaque hypertrophique. — Que l'on ne voie pas
dans cette appellation le parti bien arrêté (fort légitime d'ailleurs), d'assimiler la myocardite scléreuse à l'hépatite du même
nom ; c'est, pour ainsi dire, un fait qui s'impose à l'anatomo-
pathologiste.

Est-il possible, à l'heure actuelle, de donner une interprétation satisfaisante de la pathogénie de cette lésion ?

La réponse ne peut être que négative.

Tandis que Mercier, Rokitansky, Forster voient le résultat
d'une inflammation chronique dans la transformation fibreuse
du cœur, Cruveilhier croit à une transformation spéciale qu'il
appelle irritation de transformation, ce qui n'est qu'un mot
destiné à couvrir l'ignorance de la cause première.

Plus tard, et c'est là le mérite incontestable de l'Ecole anglaise, l'hypertrophie cardiaque (car de sclérose du myocarde,
il n'en est pas question) est sous la dépendance de lésions éloignées (arterio fibrosis capillary), de lésions vasculaires définies (athérome) ou de causes rapprochées (endocardite, péricardite, symphise cardiaque).

Avec le mémoire de MM. Debove et Letulle, la question s'engage sur un tout autre terrain. — Le fait clinique était connu
depuis le mémoire de Traube, mais la lésion anatomique était
ignorée. Le mérite de ces auteurs est d'avoir fait connaître la
caractéristique anatomique de la lésion et d'avoir achevé de
jeter bas la théorie de l'auteur allemand, depuis si longtemps
ébranlée.

Mais là ne doit pas s'arrêter l'histoire pathogénique, et nous
pensons combler une lacune en invoquant l'influence des diathèses comme cause de myocardite. C'est l'alcoolisme qui nous
occupera maintenant, puisqu'il est expressément nommé dans
notre observation, quoique nous pensions que la goutte, le
rhumatisme, certaines intoxications comme le saturnisme, le
tabagisme puissent retentir sur le myocarde. L'un de
nous possède des faits anatomiques qui prouvent l'influence
incontestable de ces diverses causes. Là nous semble être la
vérité clinique et anatomique, et, sans avoir la prétention
d'établir les frontières de l'hypertrophie cardiaque non valvulaire, nous pensons pouvoir en délimiter quelques districts.

Aussi, dirions-nous jusqu'à plus ample informé : on doit
admettre que les causes qui amènent la sclérose du myocarde
sont les diathèses et les intoxications (tabagisme, goutte,
rhumatisme, *alcoolisme, saturnisme?*). En entraînant les altéra-

tions des petites artères et des capillaires, elles aboutissent à supprimer l'élasticité de ces petits vaisseaux et créent au cœur un obstacle, d'où son hypertrophie.

Quant aux hypertrophies cardiaques succédant à la néphrite interstitielle, quelle qu'en soit la pathogénie, elles sont indéniables; c'est en quelque sorte la localisation sur le cœur de cette diathèse fibreuse, qui, lorsqu'elle agit sur le rein, aboutit au rein contracté. (Debove et Letulle.)

Dans un dernier groupe, que nous n'avons trouvé décrit nulle part, le cœur semble s'hypertrophier primitivement; c'est peut-être la première manifestation de cette diathèse fibreuse, mais elle peut parcourir assez rapidement son évolution pour que mort s'en suive avant que le réseau artériel et capillaire soit atteint et en dehors de la néphrite interstitielle. Il convient donc de détacher de l'histoire de l'athérome généralisé et de la néphrite interstitielle, une part plus ou moins grande, où seront casés les faits d'hypertrophie cardiaque primitive, ou dont la cause restera à déterminer. C'est ce que nous commençons par la publication de ce mémoire.

Quelle est la pathogénie de cette sclérose? nous demandera-t-on?

Voici notre réponse, élaguée pour ainsi dire :

Nos malades n'étaient point athéromateux, l'examen des radiale, cubitale, cubito-palmaire, capillaires hépatiques, rénaux l'a prouvé. Le rein n'est point affecté de néphrite interstitielle, c'est le rein cardiaque habituel; à quoi rapporter le développement de cette cirrhose cardiaque? Eh bien! nous le demandons; n'est-il pas légitime de conclure que l'alcoolisme, si bien noté dans l'observation précitée, a étendu son action nocive sur le myocarde comme il le fait sur le foie? Cette opinion a pour nous d'autant plus de valeur que le cantonnement des lésions histologiques autour des vaisseaux ne suggère pas seulement cette idée, mais l'impose. En ce qui regarde le tabagisme, la réserve la plus expresse nous est dictée. (Voir observation II.)

Cette deuxième observation est plus complexe que la première ; la malade, qui en fait le sujet, présentait deux lésions

qui n'ont entre elles aucune connexité directe : d'une part, une
aortite chronique avec dilatation cylindrique de l'aorte ascendante et de la crosse de l'aorte; de l'autre, une myocardite chronique. De ces deux lésions, la première en date paraît être
l'aortite chronique; la myocardite s'est développée consécutivement et probablement sous l'influence des mêmes causes (tabagisme et alcoolisme?).

C'est à l'aortite qu'il faut attribuer tous les phénomènes d'angine de poitrine; à la myocardite doivent être rattachés tous
les accidents asystoliques qui ont causé la mort. Nous ferons
remarquer que cette myocardite chronique a présenté deux
phases dans l'évolution de ses lésions : une première phase
constituée par les altérations des artérioles et la prolifération
conjonctive avec atrophie des fibres musculaires ; une seconde
phase représentée par les hémorrhagies interstitielles considérables qui ont amené la dissociation des fibres du ventricule, le ramollissement du myocarde et son défaut de fonctionnement.

Ces hémorrhagies interstitielles nous paraissent devoir
être une rareté dans l'anatomie pathologique des myocardites
scléreuses'; nous nous bornons quant à présent à enregistrer
le fait, sans vouloir l'expliquer. La survenance de ces hémorrhagies nous paraît devoir hâter singulièrement la marche de
la maladie, et nous ne doutons pas qu'elle n'ait abrégé beaucoup la vie de notre malade, en provoquant une asystolie
rapide.

Les lésions conjonctives du cœur, les altérations du foie
(foie muscade) et du rein (rein cardiaque) n'ont pas été
l'œuvre de quelques jours, et, sans pouvoir rien préciser, on
peut supposer que le début de la myocardite remonte à plusieurs mois ; seulement les symptômes de l'aortite chronique
ont dominé la scène et ont masqué complètement ceux de la
myocardite, jusqu'au jour où ont éclaté les phénomènes de
l'asystolie.

(*La suite au prochain numéro.*)

DE LA PNEUMONIE FRANCHE AIGUE, DE SON ÉVOLUTION ET DE SA CRISE.

(Suite et fin.)

Par le D^r Ch. FERNET,

Agrégé de la Faculté de médecine,
Médecin de l'hôpital Lariboisière.

Les circonstances qui modifient le plus l'évolution de la pneumonie sont surtout les conditions, étrangères à la maladie elle-même, qui entraînent la déchéance de l'organisme et le rendent incapable de résister à l'assaut d'une affection aiguë de quelque intensité ; l'alcoolisme, la sénilité, le surmenage, l'épuisement par des excès ou par des chagrins, la débilité originelle ou acquise, sont les plus communes de ces influences extrinsèques. Dans toutes ces conditions, la marche de la maladie se trouve habituellement retardée, et quand même l'issue doit être favorable, la crise se fait longtemps attendre, elle n'arrive quelquefois qu'au dixième ou au douzième jour, comme je vais en citer deux exemples. Trop souvent, d'ailleurs, la terminaison est alors fatale, survenant dans la période d'état de la pneumonie, par le fait ou au moins après le développement de phénomènes typhoïdes chez les vieillards et les débilités, de delirium tremens chez les alcooliques ; ou bien encore elle arrive après transformation purulente du foyer pneumonique. Quant à cette suppuration, dont on a fait une troisième période de la pneumonie sous le nom d'hépatisation grise (Laënnec) ou de ramollissement gris (Andral), il me semble qu'elle n'est pas dans le plan de la pneumonie et qu'elle est plutôt une complication qu'un résultat de l'évolution naturelle de la maladie ; on pourrait dire d'elle ce que M. Jaccoud dit des abcès du poumon, que « cette terminaison est une véritable déviation du processus pneumonique ». J'ai hâte cependant d'ajouter que cet accident redoutable n'est malheureusement pas rare ; lorsqu'il survient, il explique facilement la persistance de la fièvre et le développe-

ment des troubles ataxo-adynamiques qui entraînent si rapidement une terminaison funeste.

Obs. VI.

B... (Stanislas), âgé de 40 ans, employé chez un distillateur, entre
à l'hôpital Saint-Antoine le 30 avril 1879, salle Saint-Eloi, n° 7.

Ce malade raconte qu'il a été pris, quinze jours avant son entrée à
l'hôpital, d'un refroidissement suivi de quelques frissons, d'une
fièvre légère et de toux, en somme d'un rhume qui ne l'a pas empêché
de travailler jusqu'au 25 avril. Dans la nuit du 25 au 26, il fut affecté
soudain d'une douleur vive au côté droit au-dessous du sein, il eut
un vomissement abondant de bile et d'aliments et fut pris de fièvre.
Dans la journée, nouveau vomissement de bile. Les jours suivants,
la fièvre persista avec intensité, le malade se mit à tousser davantage et à rendre des crachats colorés; il éprouva en outre de l'insom-

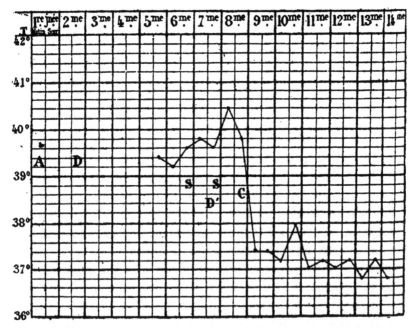

A. Début de la maladie. — D. Diarrhée provoquée par un purgatif, persistant
pendant trois jours. — D'. Deux selles diarrhéiques. — SS. Sueurs sans
défervescence. — C. Crise; défervescence complète avec sueurs.

nie et une vive céphalalgie. Le 27 il s'administra un purgatif et fut pris d'une diarrhée qui continua jusqu'à son entrée à l'hôpital.

Le 30 avril au soir, cinquième jour de la maladie, on le trouve avec une fièvre assez vive (temp., 39°4; pouls, 100). La face est rouge, la langue est couverte d'un enduit verdâtre. La céphalalgie est maintenant peu intense. La soif est vive, l'inappétence absolue. La diarrhée est arrêtée ce matin. Les urines sont foncées; l'acide nitrique décèle un diaphragme d'acide urique et une notable quantité d'albumine. Le malade se plaint d'une douleur au côté droit de la poitrine, occupant à la base du thorax, au-dessous de l'aisselle, une étendue grande comme la paume de la main. Il a eu une toux fréquente, pénible, et il expectore des crachats visqueux, aérés, peu colorés. L'examen direct démontre l'existence d'une pneumonie occupant la moitié inférieure du poumon droit en arrière et accompagnée d'un peu de pleurésie. Le malade avoue des habitudes alcooliques : il boirait en moyenne un litre de vin par jour, mais en outre un quart de litre de liqueurs; depuis deux ou trois ans, il est sujet à la pituite matinale; cependant on ne constate pas de tremblement de la langue ni des mains, et il n'accuse pas de troubles dans le sommeil.

1er mai. La situation n'a pas changé. La nuit s'est passée sans sommeil. On confirme l'existence de la pneumonie (souffle mêlé de quelques râles crépitants, et d'une petite pleurésie concomitante (quelques frottements à la partie antéro-externe du côté droit). Le crachoir est rempli d'une expectoration visqueuse, colorée, franchement pneumonique. La pression sur le trajet du nerf pneumogastrique droit au cou éveille une légère douleur; il y a aussi une douleur légère à la pression sur le trajet de trois espaces intercostaux à la base du thorax et au niveau du bouton diaphragmatique du côté droit. On ne trouve pas d'herpès labial.

Le 2. Le malade n'a pas dormi pendant la nuit dernière et il a eu des sueurs abondantes, mais il n'y a encore aucune apparence de crise. La fièvre est vive : temp., 39,8; pouls 108, et il y a une dyspnée pénible. Les crachats abondants, visqueux, ressemblent à une solution de gomme. Outre les signes de la pneumonie occupant la moitié inférieure du poumon droit en arrière, on trouve à la base du poumon gauche quelques râles crépitants peu étendus; y a-t-il là un second foyer très limité de pneumonie ou s'agit-il d'une congestion pulmonaire? (Ventouses sèches.)

Le 3. La nuit a encore été très pénible: dyspnée très accusée; sueurs

moins abondantes que la veille; le malade a eu en outre deux selles
diarrhéiques pendant la nuit; la langue est sèche, le ventre un peu
ballonné et douloureux. La crise n'est pas faite, la température s'est
même encore élevée (40,4), le pouls à 100 est ferme, régulier; même
expectoration visqueuse, abondante : le crachoir est plein d'une sorte
de solution de gomme sur laquelle nage une mousse teintée. Les
signes physiques sont les mêmes qu'hier du côté droit et du côté
gauche. (Vésicatoire à droite en arrière; potion de Todd.)

Le 4, neuvième jour de la maladie. Il y a encore eu de l'insomnie;
cette nuit encore quelques sueurs peu abondantes. Ce matin la crise
est faite : temp., 37,4; pouls, 84. Les phénomènes thoraciques ont cependant peu varié : souffle intense dans toute la fosse sous-épineuse
droite, râles sous-crépitants au-dessous jusqu'en bas; quelques râles
fins à la base gauche. Les crachats sont moins visqueux.

Le 5. L'amélioration se prononce de plus en plus. Il n'y a pas eu de
sueurs cette nuit. La toux est moins fréquente et la dyspnée notablement atténuée; les crachats sont partie mousseux incolores, partie
muco-purulents. La douleur de côté, qui avait persisté jusqu'à présent,
a disparu. La fièvre est nulle : temp., 37,2; pouls, 72. La langue est
humide; les selles ont été normales. Il y a aussi un progrès sensible
dans l'état local : le souffle a disparu, il n'y a plus du côté droit que
des râles sous-crépitants depuis l'épine de l'omoplate jusqu'en bas;
à gauche, on n'entend plus de bruit anormal.

Le 6. Le malade se sent mieux, mais il accuse une grande faiblesse
et il ne sent pas encore d'appétit; sa figure est pâle, son pouls est
mou. Les signes d'auscultation se modifient lentement; l'expectoration
diminue et est maintenant muco-purulente.

Dans les jours suivants, le mieux se confirme, l'appétit revient,
quoique peu ouvert.

Le 13. On trouve encore quelques râles sous-crépitants à la base
droite, quelques frottements près du sein droit; il n'y a qu'une petite
quantité de crachats un peu visqueux, teintés en jaune.

Le 15. La guérison est complète, bien qu'il reste encore quelques
râles en bas du poumon droit. Deux jours après, le malade part en
convalescence pour Vincennes.

Ici l'évolution de la maladie est régulière, mais lente; la crise
est retardée : trois nuits de suite il y a des sueurs, ce n'est
qu'à la troisième que la défervescence arrive ; la résolution locale se fait ensuite lentement. J'ai à faire remarquer que la
diarrhée n'a eu aucune influence critique, on pourrait même

penser qu'elle a contribué à retarder la solution heureuse de la maladie; mais dans ce cas, c'est surtout à l'alcoolisme qu'il faut attribuer cette influence, c'est lui qui faisait ici la gravité de la maladie, qui devait en rendre le pronostic très réservé, qui enfin en retardait la terminaison heureuse et en allongeait la convalescence.

Obs. VII.

C..., âgé de 40 ans, entre à la salle Saint-Etienne, le 4 février 1878. C'est un infirmier qui jouit ordinairement d'une bonne santé, mais qui a des habitudes alcooliques. D'après les renseignements qu'il fournit, il a eu une première pneumonie à l'âge de 16 ans qui aurait guéri en trois semaines, une seconde en 1873 qui l'aurait tenu deux mois au lit et trois mois en convalescence.

Le mercredi 30 janvier 1878, il est pris d'une troisième pneumonie;

A. Début par un frisson. — B. Herpès naso-labial développé tardivement. — C. Crise avec sueurs abondantes. — DD. Diarrhée à deux reprises, non critique.

dans la soirée de ce jour, il est saisi de frissons qui se répètent pendant la nuit et d'un malaise qui va en augmentant les jours suivants,

cependant il continue péniblement, mais sans se plaindre, son rude
travail jusqu'au lundi soir 4 février où il est forcé de prendre un lit
(salle Saint-Etienne, n° 2). Ce soir-là même, on note une fièvre intense (temp., 39,7).

Le lendemain matin, j'examine le malade pour la première fois : il
a une fièvre très vive (temp., 39,8); il tousse et rend par l'expectoration
des crachats visqueux, rouillés. L'examen de la poitrine révèle
l'existence d'une pneumonie arrivée à la période de l'hépatisation,
occupant le centre du lobe supérieur gauche et entourée de congestion
pulmonaire (son tympanique à timbre aigu dans la fosse sous-épineuse gauche, souffle tubaire recouvert de râles crépitants). Le
malade a eu six ou sept garde-robes en diarrhée pendant la nuit.
L'urine contient une petite quantité d'albumine et de la matière colorante biliaire. (Potages ; trois bols de diascordium.)

6 février. L'état n'a pas sensiblement changé. Il y a aujourd'hui
de la matité et du souffle tubaire dans toute la fosse sous-épineuse,
des râles crépitants dans l'aisselle. La diarrhée a continué ; teinte
subictérique de la face. (Potion de Todd, diascordium, lavement lau-
danisé.)

Le 7. Même état fébrile ; expectoration de crachats sucre d'orge.
La diarrhée a diminué.

Le 8. Le malade a eu du délire pendant la nuit; il s'est habillé et a
plusieurs fois essayé de se lever. La diarrhée a cessé. Depuis hier il
s'est développé trois vésicules d'herpès sur la lèvre supérieure. Même
expectoration. Les signes physiques de la pneumonie se sont étendus
au sommet du poumon; il y a maintenant du souffle et des râles crépitants dans les fosses sus et sous-épineuses. La température fébrile
s'est abaissée ce matin à 38,8 ; mais ce n'est pas encore la défervés-
cence critique, dès le soir on remonte à 39,8.

Le 9. La fièvre persiste; l'état général s'est même aggravé ; même
état local.

Le 10. Le malade est prostré, la face est injectée; la respiration est
fréquente et saccadée (50 resp. par minute), la fièvre est intense
(temp., 40°; pouls, 108). Il y a eu peu d'expectoration depuis hier; les
crachats ont d'ailleurs conservé leurs caractères : ils sont visqueux,
couleur sucre d'orge. L'exsudat pulmonaire paraît commencer à se
liquéfier : la percussion donne de la submatité à timbre tympanique
à la partie antérieure gauche, de la matité dans les deux tiers supérieurs en arrière ; l'auscultation des râles sous-crépitants mêlés de
quelques gros râles muqueux. La diarrhée est revenue : cinq ou
six selles depuis hier.

Le 11 au matin. La crise est faite au douzième jour de la maladie : le malade a eu cette nuit des sueurs abondantes, il se sent mieux, la fièvre est tombée (temp , 37,8.) Il y a aussi de grands progrès dans l'état local : toute la région atteinte est le siège de gros râles muqueux. Encore un peu de diarrhée (continuer l'usage du diascordium).

A partir de ce moment, l'amélioration se maintient et fait des progrès de jour en jour. Cependant la température reste encore un peu au-dessus de la normale, à 38° environ, pendant une huitaine de jours, peut-être sous l'influence d'une poussée de furoncles qui est survenue. On a été obligé aussi de continuer le diascordium à cause d'un peu de diarrhée qui revenait par intervalles.

Les phénomènes locaux de la maladie se sont amendés progressivement, mais lentement ; ce n'est qu'à la fin du mois de février qu'ils ont disparu.

Le 7 mars. Le malade part en convalescence.

Nous assistons ici à une évolution lente de la maladie dont toutes les phases sont en quelque sorte allongées. La défervescence n'a eu lieu qu'au douzième jour de la maladie, alors qu'on commençait à craindre que la pneumonie ne passât à la suppuration ; elle s'est faite d'ailleurs régulièrement, caractérisée par des sueurs abondantes et par un abaissement rapide de la chaleur fébrile.

La résolution locale a été également longue à se parfaire. Cette lenteur dans la marche de la maladie est, sans nul doute, imputable à la détérioration de l'organisme par les habitudes alcooliques ; c'est ainsi que la pneumonie évolue chez les buveurs, et encore dans les cas heureux, car on sait combien souvent la maladie est mortelle dans ces conditions, soit dans les premiers jours avec accompagnement de désordres cérébraux, surtout du delirium tremens, soit à une période plus avancée avec hépatisation grise du poumon. Je signalerai encore ici la complication de diarrhée à plusieurs reprises, sans aucune apparence d'influence critique.

Je reviens encore, en terminant, sur la crise qui est la terminaison légitime et habituelle de la pneumonie franche. Comme je l'ai déjà dit, et comme en témoignent toutes les observations que j'ai rapportées, deux phénomènes essentiels la caractérisent, à savoir une défervescence brusque et des sueurs abondantes.

La chute de la fièvre est remarquablement rapide, quelques heures suffisent pour qu'elle soit complète. Comme la crise survient le plus souvent pendant la nuit, voici ce qu'on observe et ce que les tracés thermométriques montrent de la façon la plus évidente : dans la soirée qui précède la terminaison favorable, on a constaté la persistance d'une température très élevée, 40 degrés et même davantage, quelquefois même il y a une exacerbation sur les jours précédents (*perturbatio critica*) ; le lendemain matin, changement complet, la température est normale (37 degrés), ou même inférieure à la normale. Concurremment avec cette défervescence brusque surviennent des sueurs abondantes, profuses, une ou plusieurs fois il faut changer le linge du malade, et quand la fièvre est ainsi tombée et que les sueurs sont terminées, le malade ressent un soulagement parfait, les troubles fonctionnels disparaissent, la convalescence commence.

De ces deux phénomènes fondamentaux de la crise, en est-il un qui précède l'autre et qui la tienne sous sa dépendance? S'il faut en croire Hirtz (1), « les recherches thermométriques ont démontré avec la dernière rigueur que la chute de la température précède la transpiration; celle-ci n'est donc pas cause de la crise, seulement l'observation démontre également que la fièvre tombe plus rapidement en présence des sueurs abondantes et profuses, tandis que la crise est plus lente lorsqu'elles font défaut. » Je me contente de citer cette proposition, n'ayant pas fait de recherches assez minutieuses pour l'appuyer ou la combattre; toujours est-il qu'il semble que la défervescence et la transpiration soient deux phénomènes connexes, intimement liés l'un à l'autre à la fin de la pneumonie, marquant tous deux la terminaison de la maladie, en un mot tous deux critiques.

Les auteurs ont, il est vrai, signalé les sueurs parmi les phénomènes critiques de la pneumonie; Laënnec, Chomel, Andral, Grisolle et d'autres encore les ont mentionnées; mais, je le répète, ils en ont amoindri l'importance en ne les disant pas

_____

(1) Hirtz. Art. Crise, du Dictionn. de méd. et de chir. pratiques.

aussi fréquentes qu'elles sont et aussi en mettant sur la même
ligne plusieurs autres phénomènes qui, ainsi que je vais chercher à l'établir, ont une tout autre signification. Qu'on me
permette cependant de citer quelques passages empruntés à la
clinique d'Andral (1) et qui montrent toute l'importance qu'il
attachait aux sueurs dans la pneumonie : « La pneumonie, dit-il,
est une des maladies dont la terminaison heureuse semble coïncider le plus manifestement avec l'apparition de ces mouvements perturbateurs de la nature que l'on désigne sous le nom
de crises.... Parmi ces phénomènes critiques, le plus commun
et le plus évident est l'augmentation de la transpiration cutanée.... On peut établir en principe général que l'humidité habituelle de la peau, dans la pneumonie, est d'un bon augure. Il
arrive souvent que, dans ce cas, et sans qu'aucun autre phénomène notable ait apparu, la pneumonie se termine peu à peu
par la résolution, mais d'autres fois la sueur se montre tout à
coup en quantité beaucoup plus grande, si elle existait déjà, ou
bien elle s'établit brusquement, si la peau était jusqu'alors restée sèche; et, dans ces deux cas, on voit les symptômes de la
maladie s'amender rapidement; souvent les malades passent
en quelques heures d'un état fort grave à la convalescence.... Il
n'est aucune maladie dans laquelle l'existence des sueurs critiques nous semble plus parfaitement démontrée que dans la
pneumonie : *Ut plurimum per sudores terminatur peripneumonia*
(Frank).»

Oui, cela me paraît absolument vrai, et cette proposition de
Frank, si on la complète par le fait si important, dû aux recherches modernes, de la chute de la température, me paraît résumer d'une manière très satisfaisante la crise de la pneumonie.
La pneumonie, dirons-nous, se termine le plus souvent par une
défervescence brusque et par des sueurs.

Voilà la crise de la pneumonie; voilà les deux symptômes qui
la caractérisent. Les autres phénomènes considérés comme critiques par tous les auteurs n'ont pas cette valeur ni cette signification; je veux les examiner en quelques mots successivement.

(1) Loc. cit., t. III, p. 254 et 511.

L'herpès cutané, que tous les auteurs s'accordent à ranger
parmi les phénomènes critiques, ne saurait assurément pas être
considéré comme tel ; je n'en veux pour preuve que l'époque de
son apparition : on peut poser en règle qu'il se montre deux ou
trois jours après le frisson, ainsi que mes observations le démontrent, par conséquent en pleine période d'état de la pneumonie
et alors que cette période doit durer encore trois ou quatre jours
ou même davantage ; son développement n'est d'ailleurs accompagné d'aucune détente de l'état fébrile, d'aucune modification
qui puisse faire penser à une crise. En réalité on est autorisé à
dire qu'au point de vue de l'évolution de la pneumonie, l'herpès
est un épiphénomène tout à fait indifférent ; mais il n'en est pas
de même au point de vue nosologique : je crois, en effet, avec
M. Parrot et M. Lagout, que cet herpès est une manifestation
de même nature que la pneumonie ; je dirais volontiers qu'il est
étiquette extérieure indiquant la nature de la maladie dont le
poumon est le siège. Voici en deux mots comment ces maladies
(*herpès aigus a frigore*) m'apparaissent dans leur ensemble : A
la suite d'un refroidissement survient un frisson suivi d'un
accès de fièvre, puis trois éventualités peuvent se présenter :
herpès naso-labial, ou bien angine herpétique (herpès de la
gorge) et herpès naso-labial, ou bien encore pneumonie (herpès
du poumon) et herpès naso-labial. L'époque d'apparition de ces
manifestations diverses n'est pas incertaine et variable, elle est
fixe et réglée : l'herpès de la gorge ou l'herpès du poumon apparaissent douze ou vingt-quatre heures après le frisson initial,
l'herpès naso-labial ne se montre que deux jours ou trois jours
après le frisson, et s'il en est ainsi, c'est que, comme l'a très
bien exprimé M. Lasègue, les éruptions des muqueuses sont
plus précoces que celles de la peau. Qu'on me pardonne cette
petite digression qui est peut-être un peu à côté de mon sujet.
Quoi qu'il en soit de la valeur nosologique de l'herpès naso-labial dans la pneumonie, sa valeur diagnostique est bien connue
et je n'ai pas à y insister : que de fois l'existence de quelques
vésicules d'herpès sur le bord des lèvres a fait soupçonner une
pneumonie que l'auscultation faisait ensuite aisément reconnaître. La fréquence de cette éruption me paraît beaucoup plus

grande qu'on ne l'indique en général; depuis que mon attention est attirée sur ce point, je la trouve dans *presque tous les
cas*, plus ou moins abondante, quelquefois réduite à une ou
deux vésicules; mais je dois dire que j'ai soin de la chercher et
que je ne me contente pas de la remarquer dans les cas où elle
est très développée.

On a attaché autrefois une grande importance aux caractères
de l'urine au moment de la crise et on a considéré comme critiques les sédiments qu'on y observe quelquefois. Les recherches modernes, appuyées sur des analyses chimiques précises,
semblent avoir réduit la valeur de ces caractères; les modifications qui se produisent dans l'excrétion urinaire sont, en effet,
des résultats de la cessation de la fièvre et du retour à la santé,
et il est à remarquer qu'elles se montrent plutôt pendant la convalescence qu'au moment de la crise et ne sauraient par conséquent être considérées comme vraiment critiques. Les urines
deviennent plus abondantes, quelquefois même il y a une sorte
de polyurie temporaire; dans quelques cas elles contiennent un
peu d'albumine; la quantité des chlorures, très abaissée pendant le cours de la maladie, augmente; assez souvent, enfin, les
urines deviennent troubles par le refroidissement et laissent
déposer un sédiment plus ou moins abondant composé d'urate
de soude et d'acide rosacique.

Quelle est la signification de ces divers changements? L'augmentation de quantité paraît tenir à la cessation de la fièvre et
ne présente rien de particulier à la pneumonie. La présence d'une
certaine quantité d'albumine, qui est d'ailleurs loin d'être constante, a été quelquefois attribuée à la résorption de l'exsudat;
explication très douteuse, car l'exsudat intra-alvéolaire est, non
pas résorbé, mais éliminé par l'expectoration. L'augmentation
des chlorures ne paraît être que l'effet du retour à l'état physiologique. Restent les sédiments uriques, que les uns ont rattachés encore à la résorption de l'exsudat, interprétation qui
me paraît passible de la même objection que tout à l'heure;
que d'autres ont attribués à la rétention des matériaux de déchet
pendant la fièvre et à la cessation de cette rétention au moment
de la crise, ce qui est une pure hypothèse. Je n'insisterai pas

davantage sur ces modifications de l'urine ; je n'ai pas encore
fait de recherches suffisantes sur ce point pour avoir une opinion personnelle. Quoi qu'il en soit, il ne semble pas qu'on y
trouve un vrai phénomène critique, et les auteurs modernes
n'ont guère attribué cette valeur aux divers changements de
l'urine qu'ils ont constatés.

L'épistaxis est un phénomène fréquent dans le cours de la
pneumonie. Elle survient à des moments très variables de la
maladie, au début, dans la période d'état, dans la convalescence, elle se répète souvent plusieurs fois chez le même malade à des époques différentes et cela sans qu'on observe à sa
suite de changement notable dans les caractères de la maladie ;
cependant, quand elle est un peu copieuse, elle produit un
abaissement momentané de la température qui bientôt après
remonte à son chiffre antérieur. Par conséquent, rien ici encore qui ressemble à un phénomène critique. Comment interpréter ces épistaxis ? Sont-elles dues à l'excitation circulatoire
qui accompagne la fièvre ? Se rattachent-elles aux troubles
vaso-moteurs qui se produisent dans le côté du corps
correspondant au côté atteint de pneumonie et qui, à la tête en
particulier, se traduisent par la rougeur de la pommette et le
changement de dimension de la pupille ? Dépendent-elles
d'autres fois de la gêne circulatoire qui résulte des pneumonies étendues ? Ces interprétations paraissent soutenables ;
mais en aucun cas je ne vois dans l'épistaxis une évacuation
critique, puisqu'elle se montre aussi bien en dehors du temps
de la crise que pendant son cours, et qu'elle n'est pas suivie,
quand elle survient dans la période fébrile, d'une défervescence vraie.

Obs. VIII.

C... (Jean-Baptiste), âgé de 22 ans, mécanicien, a de bons antécédents de famille, une constitution vigoureuse et une bonne santé
habituelle malgré quelques abus alcooliques ; il est très sujet aux
saignements de nez. Vers le 1er avril 1878, il fut pris d'un rhume
avec courbature et dut interrompre son travail ; le 9 avril, se sentant
guéri, il retourna à ses occupations, mais le 10 il fut pris tout à coup
de frissons qui durèrent toute l'après-midi.

Le 11 avril, il vint à la consultation de l'hôpital ayant de la fièvre, de la dyspnée et un point de côté à gauche, mais il refusa l'admission qui lui était offerte. Il eut dans les jours suivants des nausées sans vomissements, dans la journée du 12 trois épistaxis.

Le 13. Une selle diarrhéique.

Le 14. Il est admis d'urgence à l'hôpital Saint-Antoine et couché au n° 11 de la salle Saint-Etienne. Le soir, on constate qu'il a eu une fièvre intense : temp., 39,8.

Le 15, à la visite du matin. La fièvre persiste (temp., 40°, pouls, 128) ; la face est vultueuse ; sur la lèvre supérieure, près de la commissure droite, existe un bouton d'herpès, dont on n'a pas noté la date d'apparition. La respiration est fréquente ; la toux amène une expectoration de crachats visqueux, adhérents au vase, couleur marmelade d'abricot. L'examen de la poitrine permet de reconnaître une pneumonie du sommet gauche dont les signes physiques, matité, souffle et râles crépitants, semblent indiquer une hépatisation étendue à la plus grande partie du lobe supérieur.

Le foie est congestionné, il déborde de deux travers de doigt le

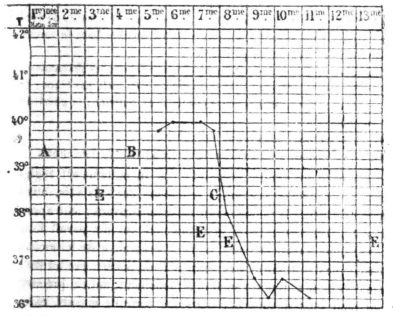

A. Début de la pneumonie. — B. Herpès labial (date d'aparition indéterminée. — C. Crise accompagnée de sueurs. — EEEE. Épistaxis répétées survenant à différentes périodes de la maladie.

rebord des fausses côtes ; les conjonctives présentent une coloration
subictérique. Les urines sont un peu ictériques et contiennent une
petite quantité d'albumine. (Six ventouses scarifiées sous la clavicule
gauche.)

Le 16, septième jour de la maladie. Il n'y a le matin, aucun
changement appréciable dans l'état du malade. Dans la journée le
malade a eu deux épistaxis de 30 à 40 grammes de sang chaque ; il
a en outre des sueurs abondantes limitées, dit-il, à la face.

Le 17, au matin. La crise est en partie faite (temp., 38°; pouls, 96),
on est à la fin du septième jour de la maladie. Le malade se sent
mieux ; il a encore saigné du nez cette nuit et ce matin: on remarque
un nouveau bouton d'herpès sur le lobule du nez. Les phénomènes
locaux de la pneumonie sont notablement amendés : le souffle a
presque partout fait place à des râles sous-crépitants ; il n'y a plus
que deux ou trois crachats pneumoniques et une certaine quantité de
crachats spumeux incolores. Le foie est revenu à ses dimensions
normales et l'ictère conjonctival a disparu. Dans la journée, le malade
a encore une épistaxis.

Le 18. La crise est terminée: temp., 36,6 ; pouls, 80. L'état général
est bon ; les crachats, abondants, encore un peu visqueux, ne sont
plus colorés ; les signes physiques sont les mêmes. Dans la soirée,
il survient une légère transpiration.

L'absence de fièvre se maintient les jours suivants ; les phénomènes
thoraciques vont s'atténuant, et le 22 avril il n'en reste pas trace ; la
respiration se fait normalement dans toute la poitrine ; la guérison
est complète.

Le 24. Il survient encore une épistaxis.

Le 27. Le malade part en convalescence à l'asile de Vincennes.

Dans cette observation, l'évolution de la maladie est régulière. J'ai à relever surtout la fréquence des épistaxis, auxquelles d'ailleurs le malade était sujet auparavant ; leur apparition à divers moments de la maladie, ce qui me paraît leur
enlever toute valeur critique. La crise sudorale a été ici moins
accusée que d'ordinaire ; peut-être doit-on penser que les saignements de nez, répétés surtout à ce moment, ont eu précisément pour effet d'empêcher, dans une certaine mesure, cette
évacuation critique ou au moins d'en amoindrir l'abondance.

Pour la diarrhée, je m'éloigne encore davantage de l'opinion
des auteurs qui ont voulu y voir un phénomène critique : non

seulement je ne crois pas qu'elle ait cette valeur, ainsi que le montrent plusieurs des observations que j'ai rapportées, mais je la considère comme un accident fâcheux dans le cours de la pneumonie, un de ceux qui sont le plus capables d'entraver l'évolution de la maladie, d'en retarder lasolution. La diarrhée, en effet, peut faire tomber le malade dans une adynamie dangereuse ; même dans les cas où elle est peu abondante, elle empêche la crise ; pour peu qu'elle persiste, on ne voit survenir ni sueurs ni défervescence brusque, le décours de la fièvre a lieu par diminution graduelle, par *lysis*, au lieu de se produire rapidement par *crisis*. Cette fâcheuse influence de la diarrhée dans la pneumonie paraît avoir son explication toute naturelle dans le fait bien connu du balancement qui existe entre les sécrétions de la peau et celles des membranes muqueuses et notamment celles de l'intestin ; d'après cela des sécrétions intestinales abondantes maintiendraient la peau sèche et empêcheraient la crise sudorale. Quoi qu'il en soit de l'explication, le fait est positif et il a son application thérapeutique : les purgatifs sont contre-indiqués dans le cours de la pneumonie, et je crois qu'il y a des inconvénients à employer les préparations stibiées, quand elles déterminent de la diarrhée, ce qui est fréquent. Mon maître, M. Noël Gueneau de Mussy, a signalé explicitement cette contre-indication des purgatifs : « Il faut éviter de donner des purgatifs dans la pneumonie, parce que la crise se fait habituellement par la peau (1). »

Conclusions. — La pneumonie franche aiguë a une évolution et une crise caractéristiques.

I. — L'évolution est parfaitement représentée par la marche de la fièvre et figurée par la courbe thermométrique.

Le début de la maladie est marqué par un violent frisson. Puis survient une fièvre intense qui persiste d'une seule tenue pendant cinq à sept jours en moyenne et qui tombe ensuite rapidement.

Concurremment avec cette fièvre se développe une lésion

(1) Noël Gueneau de Mussy. Leçon clinique inédite. Hôtel-Dieu, 1866.

locale dans le poumon, lésion qui se résume dans l'épanchement et la solidification d'un exsudat fibrineux (hépatisation rouge), formant dans le parenchyme pulmonaire un ou plusieurs blocs compacts. Cette hépatisation, qui est la lésion de la pneumonie à la période d'état, dure en général autant que la fièvre, et ensuite elle subit les transformations qui permettent le retour de l'organe à l'état normal (dissociation et élimination de l'exsudat). Cette dernière phase de réparation organique est étrangère à l'évolution de la maladie proprement dite; elle fait partie de la convalescence.

Par cette évolution et par cette lésion locale, la pneumonie ressemble aux fièvres éruptives.

II. — La crise de la pneumonie survient vers le sixième ou septième jour de la maladie ; elle est marquée par une défervescence brusque et par des sueurs abondantes.

Les modifications de l'urine, les épistaxis, la diarrhée, les éruptions d'herpès naso-labial ne sont pas des phénomènes critiques. Ce sont (sauf l'herpès naso-labial) des accidents ou des complications.

L'herpès naso-labial apparaît régulièrement vers le troisième jour de la maladie, précédant de beaucoup la crise; il paraît être une manifestation locale analogue ou semblable à celle qui constitue la pneumonie.

DE LA RÉSECTION D'UN CAL DE LA CLAVICULE COMPRIMANT LES VAISSEAUX ET LES NERFS SOUS-CLAVIERS.

Par le Dr E. DELENS,

Agrégé de la Faculté de médecine,
Chirurgien de l'hôpital Tenon.

I. — La compression permanente des nerfs et des vaisseaux sous-claviers par suite de la consolidation vicieuse d'une fracture de la clavicule est une complication dont les traités de chirurgie signalent la rareté. Quelques-uns, même, la passent sous silence. Cette complication est, en effet, plus rare que les lésions primitives produites par les extrémités des fragments sur le faisceau vasculo-nerveux, dont Malgaigne avait cru cependant pouvoir nier la réalité.

Nous avons eu l'occasion d'observer récemment un cas dans lequel, trois mois après la consolidation d'une fracture de la clavicule, le déplacement des fragments et plus encore le volume exubérant du cal avaient amené, par la compression du plexus brachial et de l'artère sous-clavière, une inertie complète du membre supérieur et des troubles circulatoires évidents.

En présence de cet état qui s'aggravait tous les jours et qu'aucun autre traitement ne nous paraissait pouvoir modifier, nous avons été conduit à pratiquer la résection du cal. Le résultat a répondu à notre attente : quinze jours après l'opération et avant la cicatrisation complète de la plaie, le membre supérieur qui, auparavant, était incapable du plus léger effort musculaire, donnait 15 kilogrammes au dynamomètre, et au moment de la présentation de notre opéré à la Société de Chirurgie (séance du 7 juin), il amenait 30 kilogrammes.

Nous n'avons pas trouvé d'exemple d'opération analogue, mais nos recherches bibliographiques nous ont fait rencontrer un petit nombre de cas de lésions soit primitives, soit consécutives des vaisseaux et des nerfs sous-claviers compliquant les fractures de la clavicule.

C'est le résultat de ces recherches que nous consignons ici avec quelques réflexions sur le fait qui en a été le point de départ.

Après avoir rapporté l'observation de notre opéré, nous étudierons rapidement les lésions primitives des vaisseaux et des nerfs qui compliquent parfois les fractures de la clavicule. Nous donnerons ensuite un peu plus de développement à l'étude des lésions consécutives et de l'intervention chirurgicale qu'elles comportent.

OBSERVATION. — *Fracture de la clavicule gauche et fracture de côtes.* — *Cal volumineux de la clavicule.* — *Phénomènes de compression du plexus brachial et de l'artère sous-clavière.* — *Résection du cal.* — *Guérison.*

Breton (Etienne), âgé de 42 ans, chauffeur dans un lavoir public, est entré, le 1er janvier 1881, dans notre service, pour une fracture de la clavicule gauche, compliquée de la fracture de deux côtes du même côté.

C'est un homme vigoureux, habituellement d'une bonne santé. La coexistence d'une fracture de côtes rendit difficile l'application rigoureuse d'un appareil contentif pour la fracture de la clavicule ; cependant, au bout de quelques jours, le blessé put supporter une écharpe de Mayor, qui immobilisa suffisamment le membre sur les parois thoraciques. A part le chevauchement complet des fragments, notre attention ne fut pas particulièrement attirée sur les suites de cette fracture, pendant la durée du séjour du blessé dans nos salles. Le 1er février, il put être envoyé en convalescence à Vincennes ; les fragments s'étaient consolidés et rien ne faisait prévoir que les mouvements du bras ne se rétabliraient pas.

Cependant, le 19 mars, Breton rentrait à l'hôpital Tenon et était placé au numéro 6 de la salle Montyon. Depuis sa sortie, non seulement il n'avait pu se servir de son membre supérieur gauche, mais il le voyait s'affaiblir tous les jours. De fait, il était arrivé à un état d'inertie à peu près complète.

Nous constatons que les fragments de la clavicule chevauchent fortement ; le fragment externe est au devant de l'interne ; ils sont réunis par un cal volumineux dont l'épaisseur antéro-postérieure peut être évaluée à 5 centimètres. Ce cal est dur, solide et il n'y a aucune mobilité des fragments.

Tous les muscles du membre supérieur gauche ont subi une diminution de volume appréciable à la vue et très notable. Les téguments de la main ont une coloration légèrement violacée et le blessé se plaint d'une sensation de fourmillements dans les doigts. Mais ce dont il se plaint plus encore, c'est d'être incapable d'aucun effort. Bien qu'il n'y ait pas de paralysie complète localisée à un groupe de muscles, nous constatons facilement que tous les muscles du membre supérieur ont subi une diminution considérable de leur contractilité. Les doigts de la main, par exemple, peuvent se fléchir et s'opposer au pouce, mais ils ne peuvent saisir le plus léger objet, tel qu'un porte-plume. L'inertie et l'impotence du membre sont complètes. L'exploration de la sensibilité tactile ne montre pas de diminution bien marquée ; la sensibilité à la température est conservée.

Les battements de l'artère radiale gauche, comparés à ceux de la droite, sont manifestement affaiblis.

Il existe, en un mot, un ensemble de signes indiquant une double compression portant à la fois sur le plexus brachial et sur l'artère sous-clavière. Cette compression doit être évidemment rapportée au volume exubérant du cal de la fracture claviculaire.

Nous regrettons que l'appareil instrumental nous ait fait défaut pour prendre exactement les températures comparatives des deux membres supérieurs. Nous devons dire, cependant, que M. Chéron, notre interne, en employant un thermomètre ordinaire, a trouvé que, du côté gauche, il y avait une légère élévation de température (environ 1 dixième de degré).

En présence de ces signes et de l'inertie complète du membre, nous nous décidons à intervenir par une opération chirurgicale pour supprimer la compression du plexus brachial et de l'artère sous-clavière.

Le 25 mars, après avoir chloroformé le blessé, nous faisons sur la face supérieure de la clavicule une incision de 8 centimètres de longueur dont la partie moyenne répond à la saillie du cal et des fragments. Le périoste épaissi est incisé dans cette même étendue. A l'aide d'une rugine, nous le décollons facilement sur toute la face supérieure et postérieure du cal qui, dans cette partie, est lisse et régulièrement arrondi. La saillie du cal se porte en bas et en arrière ; sa consistance et son aspect indiquent qu'il est formé de tissu spongieux très dense. Nous faisons saisir par un aide placé en arrière la partie saillante du cal à l'aide d'un davier de Farabeuf et avec l'anse d'une scie à chaîne, nous détachons sans peine le segment osseux saisi entre les mors du davier. Ce segment a environ 10 millimètres d'épaisseur. Avec une gouge et un maillet, nous enlevons encore, par petits fragments, environ 1 centimètre de tissu osseux, de manière à bien niveler la partie postérieure du cal et la surface de section est, en dernier lieu, égalisée avec une rugine courbe pour ne laisser aucune pointe osseuse saillante ni aucune arête vive.

Pendant tout ce temps de l'opération, les parties molles sous-jacentes et la région des vaisseaux et des nerfs ont été protégées par un large écarteur ou par le doigt.

L'écoulement sanguin a été médiocrement abondant. Il n'y a pas eu besoin de faire de ligatures et les parties situées en dehors de la couche périostique décollée n'ont, à aucun moment, été dénudées ni intéressées. La résection a été réellement sous-périostique.

Le périoste ayant été rapproché de la surface de section osseuse, les lèvres de l'incision cutanée ont été réunies par treize points de suture d'argent. Un drain a été placé à l'angle interne de la plaie.

La pulvérisation phéniquée a été pratiquée pendant toute la durée de l'opération et le pansement de Lister appliqué sur la plaie, en ayant soin de multiplier les doubles de gaze phéniquée au niveau du creux sus-claviculaire pour y exercer une certaine compression.

Immédiatement après l'ablation de la partie saillante du cal par la scie à chaîne, *les battements de l'artère radiale gauche ont repris leur amplitude.* A la fin de l'opération, on reconnaît également que la coloration des téguments de la main est redevenue naturelle.

Le lendemain, nous constatons que du sang est retenu en assez grande abondance dans la plaie ; cet état persiste avec un peu d'érythème et de sensibilité de la peau de la région sus-claviculaire, mais sans élévation de température jusqu'au 29 mars.

A cette date, au moment du pansement, il existe des signes

évidents de suppuration qui obligent à enlever les points de suture. Il s'écoule du pus et, à partir de ce jour, le pansement à l'eau-de-vie camphrée avec la charpie est substitué au pansement de Lister.

Le bourgeonnement du fond de la plaie s'est produit très rapidement et a comblé, en peu de jours, la plus grande partie de la plaie qui suppure très peu.

Il n'y a pas de fièvre ; l'état général est bon et une amélioration très marquée se fait dans la contractilité musculaire. La pression exercée par la main du côté opéré est déjà très appréciable.

7 avril. L'opéré se lève, mais éprouve du malaise. Le surlendemain, un petit abcès s'est formé au-dessus de l'extrémité interne de la clavicule et oblige à passer, en ce point, un drain dont l'autre extrémité ressort par la plaie.

Le 11. La plaie est presque comblée par les bourgeons charnus ; la suppuration est très minime. La force de la main gauche, essayée au dynamomètre, donne 15 kilogrammes. La main droite n'amène que 45 kilogrammes.

Les muscles du bras n'ont pas encore notablement augmenté de volume, car, tandis que la circonférence du bras droit à sa partie moyenne est de 28 centimètres, elle n'est que de 24 centimètres pour le bras gauche.

Le 17. La plaie est réduite à une ligne de bourgeons charnus.

La main gauche donne 18 kilogrammes au dynamomètre.

Le 23. La cicatrisation est presque achevée. Il reste à peine deux ou trois petits îlots de bourgeons charnus, à fleur de peau, qui exigent encore un pansement.

On commence la faradisation des muscles, surtout du biceps et du triceps brachial.

2 mai. La main gauche donne au dynamomètre 20 kilogrammes. Le mouvement d'abduction et d'élévation du bras est encore difficile et incomplet et le volume des muscles n'a pas sensiblement augmenté.

Le 3. L'opéré est envoyé en convalescence à Vincennes.

Il est revenu à sa sortie de l'asile de Vincennes, au commencement de juin, et a été présenté à la Société de Chirurgie, dans la séance du 8 juin. L'électrisation a été faite régulièrement depuis sa sortie de l'hôpital. *La main gauche donne actuellement 30 kilogrammes au dynamomètre.*

Les muscles n'ont pas encore recouvré leur volume primitif et il persiste une certaine gêne dans le mouvement d'élévation et d'abduction du bras. Cependant l'opéré se trouve satisfait du résultat obtenu et quitte le service, le 9 juin, comptant reprendre son travail.

Nous l'avons revu le 10 juillet. A cette date, la main gauche essayée au dynamomètre donnait 50 kilogrammes.

Le résultat de l'opération peut donc être considéré comme complet.

II. — Les lésions primitives des vaisseaux et des nerfs à la suite des fractures de la clavicule par coups de feu ne sont pas absolument rares. Jobert, dans son *Traité des plaies par armes à feu*, en a cité deux exemples. Chenu (*Rapport sur le service des ambulances pendant la guerre de* 1870-71, t. I, p. 383) en rapporte également un cas.

Mais à la suite des coups de feu, la lésion des vaisseaux et des nerfs peut être considérée plutôt comme le résultat de l'action directe du projectile sur ces parties que comme une complication proprement dite des fractures de la clavicule et nous ne nous en occuperons pas plus longtemps.

Il existe cependant quelques observations dans lesquelles, la lésion d'un des vaisseaux a réellement été la conséquence d'une fracture non produite par coup de feu. Jacquemier (*Des fractures de la clavicule*, thèse d'agrégation, Paris 1844) cite, il est vrai sans nom d'auteur, un fait de déchirure de la veine sous-clavière.

Flower et Hulke (*Holmes's System of Surgery*, II, p. 769 2ᵉ édition, 1870) mentionnent ainsi qu'il suit l'existence d'une pièce anatomique démontrant la réalité d'une complication analogue :

« Au Museum de Saint-George's Hospital, il y a une pièce

sur laquelle l'extrémité fracturée de l'os a traversé la veine jugulaire interne. Le blessé, un jeune garçon de 13 ans, était resté sous un arbre pendant un orage et fut frappé par la chute d'une branche. »

Cette pièce se rapporte évidemment au cas de J. W. Ogle et c'est de ce même cas que parle Holmes (*Thérapeutique des maladies chir. des enfants*, trad. O. Larcher, p. 413). J. W. Ogle, en effet, a rappelé (*British medical Journal*, 1873, II, p. 82), à propos d'un fait de fracture de la clavicule avec compression de la veine sous-clavière publié par Erichsen dans le même Recueil, qu'il avait donné dans les *Archives of medicine* de Béale (t. IV, p. 125), l'observation d'un cas dont il avait déposé la pièce au musée de Saint-George's Hospital (pièce n° 172, série VI). Elle est relative à un jeune homme de 23 ans, tué dans un orage et présentant une fracture des deux clavicules avec déchirure de la jugulaire interne. La lésion a été représentée par un dessin dans les Archives de Beale.

Malgré l'âge différent attribué au patient, dans cette note de J. W. Ogle, il nous paraît évident qu'il s'agit du même cas que celui cité par Flower et Hulke.

Ces deux derniers chirurgiens rappellent aussi le cas bien connu du célèbre ministre anglais Robert Peel :

« Parmi les lésions graves qui causèrent la mort de sir Robert Peel, on trouva une fracture comminutive de la clavicule gauche. Au dessous, on sentait une tumeur ayant l'étendue de la surface de la main, animée de battements isochrones aux contractions des oreillettes du cœur. Elle résultait évidemment de la blessure d'une grosse veine, probablement la sous-clavière, produite par les extrémités fracturées de l'os. L'intensité des douleurs fit supposer également que quelques nerfs du plexus brachial avaient été déchirés. »

Il semble que l'artère sous-clavière échappe ordinairement aux lésions de ce genre. D'après Hamilton, Erichsen (*On Fractures and Dislocations*, 4° édit.) aurait vu un cas de fracture comminutive de la clavicule produite par un coup direct, dans lequel il pensait que l'artère avait été déchirée. Il y avait une extravasation considérable de sang et le bras fut menacé de gangrène. Pourtant, le malade guérit ; aussi la lésion ne put-elle être vérifiée anatomiquement.

Cependant, en consultant l'ouvrage d'Erichsen (*The Science and Art of Surgery*, 6ᵉ édit., 1872, I, p. 314), nous n'avons trouvé que le passage suivant, se rapportant non à l'artère, mais à *la veine* sous-clavière ;

« Les fractures comminutives de la clavicule par violence directe sont souvent un accident grave, parce que la veine sous-clavière et le plexus sous-jacent des nerfs ou la partie supérieure de la plèvre peuvent être sérieusement atteints. Dans un cas de ce genre qui a été sous ma direction, il y a quelque temps, la veine sous-clavière avait été probablement blessée (apparently wounded) ; une grande effusion de sang s'était produite autour de l'épaule et du cou et la circulation des veines du bras était assez gênée pour qu'il y eût menace de gangrène. Le cas se termina favorablement par l'application continuelle de lotions d'arnica sur l'épaule et la surveillance de la position du bras. »

Il n'y aurait donc pas, jusqu'ici, d'observation authentique d'une déchirure primitive de l'artère sous-clavière produite par l'extrémité des fragments à la suite des fractures de la clavicule.

Les exemples positifs de contusion du plexus brachial par les fragments de la clavicule ne sont qu'en très petit nombre. Un des plus anciens, celui de Earle, a été souvent cité et parfois mal interprété. Il est rapporté dans un curieux et important mémoire de cet auteur sur *l'Influence du système nerveux sur la chaleur animale*, publié en 1816, dans les *Medico-chirurgical Transactions* (VII, p. 173).

En voici le résumé :

Thomas Anderson, marin, fit en février 1812, sur un vaisseau, une chute suivie d'une perte de connaissance prolongée. On constata une fracture de la clavicule gauche. Au bout de six jours, on trouva, en levant l'appareil, le membre supérieur inerte et paralysé. Trois semaines plus tard, des douleurs vives se firent sentir à l'extrémité des doigts. Tout le membre était insensible.

Au mois d'août suivant, Earle examine le blessé : « D'après les commémoratifs, il semblait très probable que le coup qui avait brisé la clavicule avait déchiré et contusionné le plexus brachial à son passage au-dessous de l'os. La circulation ne paraissait pas avoir souffert. Le pouls était synchrone et égal en force aux deux poignets. Cependant, la température était très inférieure à celle du membre sain. »

En effet, du côté blessé, la température de la main n'était que de 70° Fahrenheit (21°,1) tandis que du côté sain, elle atteignait 92° Fahrenheit (33°,3).

L'électricité fut employée et l'amélioration se produisit progressivement.

On voit par les détails qui précèdent que, dans ce fait, les phénomènes de paralysie furent constatés très peu de jours après l'accident et que Earle lui-même les attribue à une contusion primitive du plexus brachial. On remarquera, en outre, qu'il ne dit rien du déplacement, ni de la disposition des fragments de la clavicule, non plus que du volume du cal. Ce cas ne peut donc être donné, ainsi qu'on l'a fait depuis, comme un exemple de compression des nerfs par un cal volumineux, erreur qui se trouve reproduite dans l'article CLAVICULE du *Dictionnaire de médecine et de chirurgie pratiques*.

Gross (*A system of Surgery*, I, p. 954, 5° édition, Philadelphia, 1872) cite le fait suivant tiré de sa pratique :

« La paralysie partielle du membre supérieur avec atrophie et contracture de quelques-uns des muscles du bras, de l'avant-bras et de la main peut être mentionnée comme un résultat accidentel de ces lésions, ainsi que cela eut lieu dans un cas que j'ai observé récemment chez une jeune fille de 15 ans qui avait eu la clavicule droite gravement fracturée quatre mois et demi auparavant par le recul d'un fusil. »

Il est vraisemblable que dans ce fait encore, en raison des conditions spéciales dans lesquelles la fracture s'était produite, la contusion du plexus avait été primitive. Gross, en tout cas, ne parle ni de consolidation vicieuse, ni de volume exagéré du cal.

Hamilton (*On fractures and dislocations*, 4° édit., 1871, p. 187)

considère la paralysie partielle avec atrophie des muscles du
bras, accompagnée de plus ou moins de rigidité et de contracture des muscles du bras et de l'avant-bras comme un résultat
assez fréquent des fractures compliquées de la clavicule. Il dit
en avoir cité un cas (obs. 38) dans son Rapport à la *American medical Association*. A la suite d'une fracture comminutive,
la paralysie avec contracture des muscles s'étendait au poignet
et aux doigts. Il était impossible cependant de décider si la paralysie était due au traumatisme primitif ou au mode de traitement.

Hamilton insiste, en effet, sur les cas où la paralysie a été produite par l'emploi du coussin axillaire dans le traitement des fractures de la clavicule. D'après lui, Parker, de New-York, aurait
vu un malade qui avait perdu, par cette cause, l'usage de son
bras. Hamilton lui-même a constaté ce résultat chez une dame
de 51 ans qui, quarante-huit jours après l'accident, avait le
bras douloureux, gonflé et impotent, par suite de la compression exercée par un bandage trop serré.

Mais le fait de Gibson (*Principles of Surgery*, 6e édit., I., p. 271),
également cité par Hamilton, est plus intéressant, au point de
vue qui nous occupe, parce qu'il y avait un déplacement permanent des fragments et que Gibson recula devant la gravité
d'une intervention chirurgicale.

Un jeune homme fut frappé au niveau de la clavicule par la
chute d'une branche d'arbre. L'os fut fracturé en nombreux
fragments et les parties voisines contusionnées si gravement
qu'il se développa une violente inflammation. Les fragments
avaient été portés en arrière et au-dessous du niveau de la première côte ; ils comprimaient les nerfs du plexus brachial au
point qu'il y avait une pénétration réciproque et, par suite de
l'inflammation consécutive, ils étaient réunis d'une manière insé-
parable. Une paralysie complète avec atrophie de tout le bras
en fut le résultat et le blessé en venant à Philadelphie avait
pour but de se soumettre à une opération pour relever la clavicule à son niveau normal et supprimer la pression sur les nerfs.
Cependant Gibson ne crut pas qu'il y eût de suffisantes chan-

ces de succès pour tenter l'opération et le jeune homme fut renvoyé dans son pays.

Enfin, dans une thèse toute récente (*Des complications des fractures de la clavicule, et en particulier de la blessure du poumon.* Paris, 1er juillet 1881), M. Auguste Mercier a rapporté un fait nouveau de paralysie primitive du membre supérieur résultant d'une fracture de la clavicule.

Un canonier de 40 ans eut l'épaule droite saisie entre la paroi d'un navire, et l'extrémité d'une pièce de canon qui, mal assujettie, se déplaça dans un fort mouvement de roulis. Il perdit connaissance par la violence du coup. M. Mercier put constater aussitôt (20 nov. 1877) une fracture de la clavicule droite à sa partie moyenne.

Le fragment interne était très saillant et très pointu. L'externe était profondément enfoncé au-dessous du fragment interne. Il y avait une large ecchymose à la partie antérieure de la poitrine. Le bras droit était complètement inerte. Au bout d'un mois d'immobilisation avec une écharpe de Mayor, il s'était formé un cal assez volumineux, mais la paralysie persistait. D'après les renseignements fournis depuis, la paralysie n'a pas disparu et s'est accompagnée d'atrophie des muscles, malgré l'emploi de l'électrisation.

III. — Mais les lésions primitives des vaisseaux et des nerfs compliquant les fractures de la clavicule nous intéressent moins que les phénomènes ultérieurs auxquels ils sont, dans des cas très rares, il est vrai, exposés par suite de la consolidation vicieuse des fragments ou du volume excessif du cal. En effet, les lésions primitives des vaisseaux ou des nerfs ne nous paraissent guère susceptibles d'être avantageusement modifiées par l'intervention chirurgicale. Le danger de cette intervention serait, dans la plupart des cas, plus grand que le bénéfice qu'on en pourrait espérer.

Nous laisserons de côté les lésions consécutives qui peuvent se produire sur l'artère sous-clavière, telles que le développement d'un anévrysme, bien que Dupuytren ait, dit-on, dans une leçon clinique en 1831, rapporté deux ou trois exemples d'anévrysme à la suite de fracture de la clavicule.

Nous voulons seulement nous occuper des troubles survenus dans l'innervation du membre, consécutivement à cette fracture, troubles qui, lorsqu'ils résultent d'une compression permanente exercée par les fragments ou par un cal trop volumineux se traduisent par la paralysie et l'atrophie des muscles et aboutissent à une impotence complète.

Les faits de ce genre sont tout à fait exceptionnels. Peut-être cependant serait-il permis de rapporter à une cause analogue, mais très atténuée, c'est-à-dire à une compression légère et momentanée, les cas assez fréquents dans lesquels, après une fracture de la clavicule, le rétablissement des fonctions du membre supérieur se fait attendre plus que d'ordinaire.

Toutefois, dans une bonne thèse (*Considérations sur les Fractures de la clavicule*. Paris 1867), Hurel qui a étudié avec soin chez soixante blessés l'état des mouvements après la consolidation de la fracture, ne dit rien de l'innervation du membre ni du volume des muscles. Il attribue au raccourcissement seul, lorsqu'il dépasse 1 centimètre, la gêne des mouvements, quelquefois persistante et même définitive, que l'on observe après la consolidation.

Il serait intéressant de rechercher si, dans ces cas, il n'y a pas une atrophie notable des muscles et une diminution dans l'amplitude des battements artériels résultant d'une compression exercée par le cal sur les vaisseaux et sur les nerfs.

Les cas de cal très volumineux ou difforme à la suite des fractures de la clavicule ne sont pas très rares. Hamilton en a cité plusieurs exemples dans un travail intitulé : *Report on Deformities after Fractures*, et les rappelle dans son Traité des fractures.

L'atlas qui accompagne l'ouvrage classique de Malgaigne donne le dessin de plusieurs consolidations vicieuses de fractures de la clavicule. Le *System of Surgery* de Holmes figure également un cal exubérant de la clavicule.

Enfin on trouve dans l'ouvrage de Gurlt (*Handbuch der Knochenbrüchen*, II, p. 622) un certain nombre de faits de ce genre.

Mais, malgré la fréquence relative de ces difformités, c'est à peine si nous avons pu trouver une observation dans laquelle la compression exercée sur les vaisseaux ou les nerfs ait été assez marquée pour attirer l'attention.

Nous avons déjà dit que l'observation de Earle ne peut être comptée comme un exemple de compression produite par le cal.

En réalité, il n'existe, à notre connaissance, en dehors du fait que nous publions, qu'une seule observation de ce genre. Elle appartient à notre collègue M. Polaillon qui l'a relatée dans son excellent article CLAVICULE du *Dictionnaire encyclopédique des sciences médicales.* Elle mérite d'être reproduite telle qu'elle a été publiée.

« Lorsque je remplaçais M. le professeur Broca pendant les vacances de Pâques, au mois d'avril 1872, j'ai eu l'occasion d'observer à l'Hôpital des Cliniques, une femme qui, quelques mois auparavant, avait subi une fracture du tiers moyen de la clavicule droite. Cette fracture avait été méconnue et traitée comme un rhumatisme articulaire de l'épaule. Il s'était formé un cal volumineux qui faisait saillie en bas et en arrière vers la première côte. Cette femme n'avait jamais cessé d'agir avec son bras. La douleur qu'elle avait ressentie lors de sa fracture n'avait pas disparu, à mesure que le cal s'ossifiait. Elle se plaignait d'un engourdissement douloureux dans le bras et l'avant-bras et d'un affaiblissement singulier dans la force de ce membre. La sensibilité cutanée, examinée comparativement avec celle du bras gauche, n'était qu'un peu diminuée. Mais la température de la main droite était constamment moins élevée que celle de la gauche, et la différence allait, en moyenne, à 1°,5. Cet abaissement de la température nous conduisit à penser que l'artère sous-clavière était comprimée et que les nerfs du plexus brachial ne l'étaient pas ou l'étaient fort peu. Si, en effet, ces derniers eussent été comprimés, c'est une élévation de température et non un abaissement qui se serait manifesté dans le bras, l'avant-bras et la main. Cette femme a été perdue de vue, mais il est probable que les accidents qu'elle présentait se sont amoindris avec le temps, car on sait qu'à la longue, le cal diminue un peu de volume et surtout que ses aspérités s'émoussent. »

IV. — Il serait prématuré de vouloir tracer, avec les quelques faits que nous possédons, un tableau symptomatologique complet des effets de la compression des vaisseaux et des nerfs sous-claviers, à la suite des fractures de la clavicule.

Nous nous bornerons à rappeler les phénomènes les plus saillants observés chez la malade de M. Polaillon et chez notre opéré.

Ces phénomènes sont les suivants : atrophie des muscles du membre, affaiblissement considérable de la force musculaire, mais non paralysie absolue ; conservation de la sensibilité cutanée ; sensation de fourmillements ou d'engourdissement ; diminution dans l'amplitude des battements artériels.

L'atrophie des muscles et la diminution des battements de la radiale ne sont pas signalés dans l'observation de M. Polaillon, mais los autres signes étaient à peu près identiques à ceux que présentait notre malade.

Ainsi que le fait remarquer M. Polaillon, d'après les données de la physiologie, il faut admettre qu'à la compression du plexus brachial seul doit correspondre une élévation de température du membre, tandis que la compression de l'artère doit amener un abaissement.

Mais nous croyons que le plus souvent la compression s'exerce simultanément sur les cordons nerveux et sur l'artère et que, par suite, ces effets calorifiques différents se neutralisent plus ou moins. Il ne faudrait donc pas baser le diagnostic sur la différence de température. Nous ferons observer, en effet, que M. Polaillon, qui a admis chez sa malade une compression portant principalement sur l'artère, ne signale pas la diminution de l'amplitude des battements artériels du membre affaibli. D'autre part Earle, dans le fait cité plus haut, a noté qu'il n'existait aucun trouble circulatoire et cependant il constatait du côté malade une température beaucoup plus basse que celle du côté sain.

Le diagnostic, d'ailleurs, sera généralement aisé à établir en se fondant sur l'ensemble des troubles fonctionnels. Si l'on observe, en effet, un affaiblissement profond de la force musculaire du membre coïncidant avec un cal volumineux ou une

déviation considérable des fragments de la clavicule, il ne saurait guère y avoir de doute. Ajoutons cependant qu'il faut en
même temps que le jeu des articulations soit libre, car la raideur des articulations du coude et de l'épaule succédant à
l'immobilisation du membre chez certains sujets, pourrait en
imposer et faire croire à une impotence musculaire qui n'existerait pas. La faiblesse relative du membre et le rétablissement lent de ses mouvements attribués par Hurel, dans sa
thèse, au raccourcissement de la clavicule lorsqu'il dépasse un
centimètre n'ont rien de comparable à l'état d'impotence
véritable auquel nous faisons allusion.

- V. — Si, dans un certain nombre de cas, la diminution du
volume du cal et la disparition graduelle de ses aspérités peuvent, ainsi que le fait remarquer M. Polaillon dans son observation, permettre d'espérer une amélioration spontanée dans
l'état des fonctions du membre, il est des cas, cependant, où la
temporisation et l'abstention ne sont plus légitimes.

L'atrophie des muscles et l'affaiblissement de la contractilité
musculaire sont parfois assez rapides et assez complets pour
amener un état d'infirmité qui serait, sans nul doute, définitif
sans l'intervention chirurgicale.

C'est alors que la résection des extrémités osseuses déplacées,
ou du cal exubérant, s'impose au chirurgien comme une précieuse ressource.

Il y a vingt ans, la gravité d'une semblable opération eût,
sans doute, fait reculer la plupart des chirurgiens. Aujourd'hui,
grâce aux précautions antiseptiques, une opération de ce genre
ne peut plus être taxée de témérité, lorsque les indications en
sont nettement établies.

Les observations de résections de cals volumineux ou dif-
formes se sont multipliées dans ces dernières années. Lister et
les chirurgiens étrangers en ont pratiqué un certain nombre.
En France, les résections ont été plus rares. Tout récemment,
cependant, M. Poncet, communiquait à la Société de chirurgie
(séance du 16 mars 1881), une observation de résection par
abrasion d'un cal de la jambe. Il a fait chez un artilleur de

23 ans, atteint d'une fracture de la jambe dont la consolidation avait été tardive et dont le cal était difforme, la résection de l'extrémité du fragment supérieur saillante sous la peau. Le pansement de Lister a été employé. La guérison a été obtenue en vingt jours et le résultat a été très satisfaisant.

Mais les résections pratiquées sur la clavicule ont été très rares jusqu'à ce jour et nous n'en avons pu trouver que deux exemples; encore ont-elles été faites dans un tout autre but que celui que nous avons poursuivi. Les deux faits dont nous parlons appartiennent, le premier à M. le professeur Gosselin, le second à notre collègue M. Périer.

Dans l'observation de M. Gosselin, publiée par M. Després (*Gazette des hopitaux*, 1863, p. 449), la résection porta sur l'extrémité d'un des fragments saillant à travers une ulcération de la peau, chez un homme qui avait repris son travail avant la consolidation complète de sa fracture.

L'opéré de M. Périer a été présenté à la Société de chirurgie, dans la séance du 6 août 1879. C'était un jeune homme chez lequel, après consolidation de la fracture, un des fragments pointus faisait saillie sous la peau et provoquait des douleurs. La résection de la partie exubérante fut effectuée, et la réunion obtenue en dix jours avec le pansement de Lister. (*Bulletin de la Soc. de chirurgie*, 1879, p. 716.)

Ainsi qu'on peut en juger par ces citations, la résection, dans ces deux cas, a eu pour but de remédier à une saillie gênante de l'un des fragments, mais nullement de supprimer une pression fâcheuse du cal sur les vaisseaux ou les nerfs.

Si nous nous en rapportons au résultat négatif de nos recherches bibliographiques, la résection d'un cal de la clavicule n'avait jamais été tentée pour ce dernier motif, lorsque nous avons pratiqué notre opération.

Toutefois, nous avons trouvé, dans le mémoire *sur la Résection de la clavicule*, de Chassaignac, publié en 1855 dans la *Gazette hebdomadaire* (p. 493), et reproduit en entier dans son *Traité des opérations*, non pas un exemple de cette résection, mais du moins l'indication de sa possibilité pour le but que nous spécifions.

« Les pseudarthroses ne deviendraient, dit Chassaignac, une indication à la résection de la partie moyenne de la clavicule que si elles entraînaient l'impossibilité de faire usage du bras correspondant. »

Et plus loin, il ajoute :

« *Si, à la suite de la résection se formait un cal vicieux susceptible de comprimer les vaisseaux et nerfs sous-claviers, on comprend qu'il pourrait y avoir lieu à pratiquer une nouvelle opération.* »

A ce passage du travail de Chassaignac, se réduit donc tout ce que nous avons pu trouver dans nos recherches, relativement à l'opération que nous avons été amené à pratiquer. L'ouvrage d'Ollier, si riche en faits anatomiques et pathologiques sur la régénération des os, ne renferme rien sur cette question.

Mais si nous n'avons pas trouvé d'exemple de résection de cal de la clavicule pour remédier à la compression du plexus brachial, il existe une observation du professeur Vogt qui offre avec la nôtre une grande analogie quant au but poursuivi. Publiée dans la *Deutsche Zeitschr. f. Chir.* (a. a.O. p. 152 et 154), cette observation a été analysée dans le *Schmidt's Jahrb.* (CLXXIII), p. 54. Elle a pour titre : *Dégagement du plexus brachial enclavé dans un cal de l'extrémité supérieure de l'humérus.*

Il s'agit d'une jeune fille de 11 ans qui avait eu une fracture du col chirurgical de l'humérus. Il existait une pseudarthrose avec cal volumineux. Les mouvements du bras et la sensibilité étaient perdus. Le professeur Vogt pratiqua la résection de l'extrémité supérieure de l'humérus, « au-dessous de la masse du cal où le dégagement du plexus brachial du périoste fortement épaissi ne put avoir lieu qu'au prix de la conservation de ce dernier ».

Les suites de l'opération furent favorables. Cependant, malgré l'emploi de l'électricité, il n'y eut qu'un retour imparfait des mouvements et de la sensibilité.

VI. — La description du manuel opératoire ne nous arrêtera pas longtemps. Nous manquons en effet d'observations et nous ne pouvons faire autre chose que de reproduire en partie les détails déjà donnés dans la relation du fait qui nous est propre,

C'est à tort, croyons-nous, que les auteurs ont insisté sur les difficultés de la résection de la clavicule. Sans doute, le voisinage immédiat des vaisseaux et des nerfs constitue un danger lorsqu'il s'agit d'enlever une portion de l'os; mais, comme, dans la plupart des cas, la résection est pratiquée à la suite d'altérations anciennes qui ont enflammé et épaissi le périoste, en décollant avec soin ce dernier, on peut opérer sans voir ni dénuder l'artère ou les nerfs et avec une sécurité relative.

Il nous est arrivé une fois d'avoir à réséquer une partie de la clavicule pour une nécrose de son extrémité interne. Dans ce cas, le décollement du périoste effectué, il fut facile de scier le corps de la clavicule avec une scie à chaîne et d'opérer l'extraction de la portion malade.

Lorsque la résection sera pratiquée pour enlever un cal ou l'extrémité d'un fragment comprimant les nerfs et les vaisseaux, on pourra sans doute, dans bien des cas, se contenter, ainsi que nous l'avons fait, de réséquer la partie saillante, sans sectionner l'os dans sa continuité.

Au début de notre opération, cependant, nous avions prévu le cas où il nous faudrait scier la clavicule à sa partie moyenne pour arriver à réséquer la partie du cal qui exerçait la compression; mais, fort heureusement, cette section ne fut pas nécessaire, car non seulement elle eût compliqué l'opération, mais il eût fallu ensuite suturer les deux extrémités de la clavicule sectionnée après les avoir régularisées, et peut-être la consolidation des fragments eût-elle été longue à obtenir dans ces conditions.

Quoi qu'il en soit, on doit commencer par une incision des parties molles parallèle à la face supérieure de la clavicule, en donnant à cette incision une longueur de 8 à 10 centimètres. Le périoste sera divisé dans toute la longueur de l'incision cutanée. Avec une rugine, on le décollera aussi soigneusement que possible dans toute la partie postérieure, en prenant d'autant plus de précautions qu'on se rapprochera davantage du voisinage des vaisseaux et des nerfs. Il sera possible alors de se rendre compte de la configuration des parties osseuses qui exercent la compression. Mais, nous le répétons, si le périoste est épaissi, comme il l'était chez notre malade, le décollement sera facile et le périoste écarté de l'os formera une sorte de gaîne qui permettra d'agir sans même apercevoir l'artère sous-clavière et les nerfs du plexus. Ce décollement du périoste n'a donné lieu, dans notre cas, qu'à un écoulement sanguin assez modéré, et aucune ligature n'a été nécessaire.

S'il s'agit d'un cal régulièrement arrondi et d'une consistance assez ferme sans être éburnée, comme celui de notre malade, on pourra suivre la marche que nous avons adoptée. Elle a consisté à élever notablement l'épaule de l'opéré, pour permettre à un fort davier de saisir la partie saillante du cal. Le davier dont nous nous sommes servi était un davier de Farabeuf, qui fut confié à un aide placé derrière l'opéré, et les mors de l'instrument saisirent le cal dans sa partie saillante perpendiculairement à son axe longitudinal.

L'anse d'une scie à chaîne fut alors passée en avant de l'extrémité des mors du davier et les extrémités de la chaîne furent manœuvrées parallèlement à l'axe longitudinal de la clavicule. L'extrémité du mors inférieur du davier empêchait l'anse de la chaîne de glisser sur la portion mousse du cal.

Pendant l'action de la scie à chaîne, les parties molles au-dessous et en arrière du cal étaient protégées par un écarteur qui les refoulait en bas.

La section du tissu osseux fut facilement exécutée, bien que ce fût un tissu spongieux déjà fort dense, et la portion du cal ainsi élevée représentait une masse convexe par sa surface libre, une sorte de segment de sphère. C'était bien à cette partie exubérante du cal que les phénomènes de compression étaient dus, car, à peine était-elle détachée que l'aide, qui tenait le pouls du membre correspondant, nous fit aussitôt et spontanément remarquer que les battements de la radiale avaient repris leur amplitude.

Nous aurions pu, à la rigueur, nous en tenir à cette résection, mais, comme la portion restante de la clavicule présentait à ce niveau une grande épaisseur par suite du chevauchement des fragments réunis par le tissu spongieux de nouvelle formation, nous crûmes prudent d'enlever encore avec la gouge et le maillet environ 1 centimètre d'épaisseur du cal, à la partie postérieure.

La masse totale du cal et des fragments réunis mesurait à peu près 5 centimètres d'épaisseur dans le sens antéro-postérieur; nous estimons en avoir retranché avec la scie à chaîne et la gouge environ 2 centimètres, à la partie postérieure. Il restait donc environ 3 centimètres du cal primitif, épaisseur bien suffisante pour assurer la réunion des fragments.

La plaie une fois débarrassée des débris osseux que la gouge avait séparés de l'os et lavée avec la solution phéniquée au 20°, le périoste fut rapproché de l'os et une suture de fils d'argent réunit les lèvres de l'incision cutanée, ne laissant passage qu'à un drain à l'extrémité interne de la plaie.

Le pansement fut exécuté d'après la méthode de Lister. La pulvérisation phéniquée avait été pratiquée pendant toute la durée de l'opération.

Malgré la précaution que nous avions prise d'exercer une certaine compression au niveau du creux sus-claviculaire, superposant à ce niveau un grand nombre de doubles de gaze phéniquée, nous ne pûmes empêcher une quantité assez considérable de sang de s'épancher en ce point, dans les vingt-quatre heures qui suivirent. Ce fut peut-être là la cause de la suppuration et des quelques accidents phlegmoneux qui s'en suivirent. Cet inconvénient nous paraît tenir surtout à la disposition anatomique de la région et sera toujours, sans doute, difficile à combattre.

DE L'INFLUENCE DU RETRAIT DE LA MEMBRANE INTER-
OSSEUSE SUR LA PERTE DES MOUVEMENTS DE SUPI-
NATION, DANS LES FRACTURES DE L'AVANT-BRAS.

Par M. RAMONET,
Médecin-major,
Médecin en chef de l'hôpital militaire de Boghar (Algérie).

Parmi les causes qui amènent la diminution ou la suppression des fonctions de l'avant-bras, consécutivement aux fractures de ce membre, il en est une qui est restée dans l'ombre jusqu'à ce jour, et dont l'importance nous paraît considérable : nous voulons parler du retrait de la membrane interosseuse, dont nous nous proposons de mettre en relief l'influence décisive sur les mouvements de supination.

Quand on jette un coup d'œil attentif sur les résultats consécutifs au traitement des fractures de l'avant-bras, on est véritablement surpris du grand nombre d'insuccès observés. Sans doute, la consolidation osseuse plus ou moins correcte est la règle ; mais ce n'est là que la moitié du but à atteindre ; la moitié complémentaire réside dans la conservation intégrale des fonctions de l'avant-bras : tel est l'idéal du traitement. Or l'accident qu'il est si fréquent d'observer à la suite de ces fractures, c'est la perte plus ou moins complète des mouvements de supination, qui nous paraît être particulièrement sous la dépendance de la rétraction de la membrane interosseuse. C'est ce que nous allons essayer de démontrer dans ce court travail.

Les conditions nécessaires à la production du retrait de la membrane interosseuse sont le relâchement et l'immobilité prolongée, car tout tissu fibreux relâché se rétracte infailliblement, à la faveur d'une immobilisation de longue durée. Les causes du relâchement de cette membrane, dans les fractures de l'avant-bras, sont : 1° l'attraction vers l'espace interosseux, par l'action musculaire, des fragments mal coaptés, mal contenus ; 2° l'immobilisation du membre en demi-pronation.

L'action de la première cause, ayant pour résultat de rapprocher le radius et le cubitus, et par suite de relâcher la membrane interosseuse, est évidente par elle-même.

Quant au mécanisme de la deuxième cause, il est facile à expliquer. En effet, on sait que l'espace interosseux n'a pas une largeur fixe, mais variable suivant la position de l'avant-bras, atteignant son maximum dans la supination complète, et son minimum dans la pronation forcée. Il résulte de là que la tension de la membrane interosseuse suit les variations de l'espace interosseux, que cette membrane est tendue dans la supination, relâchée et plissée dans la pronation et la demi-

pronation. C'est, du reste, ce que nous avons vérifié par des expériences sur le cadavre, expériences que chacun pourra répéter
à loisir.

Pour que la supination puisse s'exercer dans sa plénitude,
il faut que l'espace interosseux (supposé non oblitéré par un
cal volumineux, ou par une consolidation vicieuse de la fracture) puisse s'élargir, à mesure que ce mouvement se produit,
ce qui devient impossible lorsque la membrane interosseuse a
subi une rétraction, qui l'empêche de suivre l'espace interosseux dans son agrandissement. Or, dans le traitement des fractures de l'avant-bras, le membre étant immobilisé en demi-
pronation, seule position supportable pour le malade, parce
qu'elle est la position du repos musculaire, la membrane
interosseuse, relâchée dans cette situation, se rétracte, à
la longue, sous l'influence de l'immobilité, dans le sens de
sa largeur, vu la direction transversale oblique de ses fibres
de haut en bas et de dehors en dedans. Il en résulte que la
membrane rétractée permet la pronation qui la relâche, en
rétrécissant l'espace interosseux, mais qu'elle fait obstacle à
la supination, qui lui impose, en élargissant l'espace, une
tension à laquelle son retrait l'empêche de se prêter.

C'est là un fait important à relever, et nous insistons d'une
façon toute particulière sur cette cause de perte des mouvements
de supination, qui n'a pas encore été décrite, et dont il faut,
croyons-nous, tenir grand compte. Dans la circonstance, la
membrane interosseuse se comporte comme les tissus fibreux
des articulations immobilisées, engendrant comme eux, par
sa rétraction, une véritable ankylose fibreuse.

Cette action, exercée sur les mouvements de supination par
la membrane interosseuse rétractée, n'est pas une simple vue
de l'esprit : c'est un fait clinique réel, que l'exemple suivant,
choisi entre plusieurs autres que nous pourrions citer, placera
au-dessus de toute contestation. Nous avons été consulté, il y
a quelques mois, par une dame atteinte de fracture déjà ancienne de l'humérus droit, au tiers moyen. La fracture, régulièrement consolidée, remontait à soixante jours.

Le membre supérieur tout entier, pour des raisons que nous

ne connaissons pas, avait été placé et maintenu par le médecin traitant, pendant quarante jours, dans un appareil inamovible dextriné, l'avant-bras en demi-pronation.

La malade venait réclamer nos soins pour une impuissance notable du membre immobilisé. L'épaule, le coude, le poignet et les doigts étaient en partie ankylosés. On pouvait facilement faire exécuter à l'avant-bras des mouvements de pronation ; mais *il était absolument impossible de lui imprimer des mouvements de supination*.

Il est évident que, dans le cas qui nous occupe, la perte de la supination ne peut être mise que sur le compte du retrait de la membrane interosseuse, résultant de l'immobilisation prolongée de l'avant-bras en demi-pronation. On ne saurait, en effet, pour expliquer ce phénomène pathologique, faire intervenir l'ankylose des articulations huméro-radiale, radio-cubitale supérieure et radio-cubitale inférieure, car cette cause, si c'était la vraie, aurait influencé la pronation aussi bien que la supination ; or, nous avons dit que la pronation était intacte chez notre malade. D'un autre côté, il n'est pas possible d'invoquer, comme explication, les désordres résultant d'une fracture de l'avant-bras, puisque pareille fracture n'avait pas existé. Il nous semble donc que l'influence du retrait de la membrane interosseuse sur les mouvements de supination apparaît ici dans toute sa pureté et dans tout son éclat.

La rétraction de cette membrane agit d'une façon inverse du rétrécissement de l'espace interosseux par le cal ou par les fragments consolidés en position vicieuse. En effet, cet espace est-il rétréci ? Le radius et le cubitus n'étant pas suffisamment distants l'un de l'autre, la pronation, qui a pour effet de les rapprocher encore davantage, se trouvera entravée, en amenant les deux os au contact, à un moment donné. Mais la supination persistera, si la membrane interosseuse n'est pas rétractée, parce que l'agrandissement de l'espace interosseux produit par ce mouvement aura pour résultat de déterminer un écartement des deux os suffisant pour que la supination puisse avoir lieu. C'est, comme on le voit, l'opposé de ce qui se passe, dans le cas de retrait de la membrane interosseuse.

T. 149.   13

Mais n'attachons qu'une importance secondaire au retrait
des tissus fibreux des articulations huméro-radiale et radio-
cubitales supérieure et inférieure ; nous inclinons à croire que
ce retrait n'a d'action sérieuse sur la pronation et la supination
que lorsqu'il est poussé jusqu'à l'ankylose. Cette opinion se
base sur la nature des mouvements de pronation et de supination qui, consistant dans une simple rotation, et s'effectuant
presque sur place, ne réclament pas une grande laxité articulaire. Les inconvénients seraient plus graves, s'il s'agissait de
mouvements étendus de flexion et d'extension.

Déductions pratiques.— La notion exacte des causes du retrait
de la membrane interosseuse, dans les fractures de l'avant-
bras, donne lieu à des indications cliniques, dont nous allons
apprécier la valeur.

Le placement du membre en supination, suivant les préceptes de Malgaigne, représente la position la plus apte à
maintenir l'intégrité de l'espace interosseux, et à empêcher le
retrait de la membrane interosseuse, qui est tendue dans cette
situation, retrait qui se produira infailliblement, à des degrés
différents, dans toutes les autres positions soit de pronation,
soit de demi-pronation. Donc la supination s'impose en théorie ; pratiquement elle est intolérable, à cause de la tension
constante dans laquelle elle tient les muscles pronateurs ; nos
malades ne l'ont jamais endurée au delà de quarante-huit
heures, et cela au prix des plus vives douleurs. Dupuytren et
Demarquay ont conseillé de placer d'abord l'avant-bras en
supination, et de le mettre ensuite dans la demi-pronation,
quand le travail de consolidation est commencé. Il nous a toujours été impossible de maintenir la supination jusqu'à la
limite tracée par ces deux grands chirurgiens, à cause des
douleurs violentes, qui en sont résultées pour nos malades.
Aussi donnons-nous la préférence à la demi-pronation, adoptée
pendant toute la durée du traitement : c'est la situation du
relâchement musculaire, et c'est la raison pour laquelle les
malades la supportent aisément. Toutefois, nous reconnaissons
que cette position offre le grave désavantage de favoriser le
retrait de la membrane interosseuse, en relâchant cette mem-

brane, qui tend à se rétracter, à la faveur de l'immobilité. Mais nous allons voir comment il est possible de prévenir ou tout au moins de réparer cet inconvénient.

Après la réduction et la contention exactes, la mobilisation précoce constitue l'indication fondamentale, qui doit dominer la thérapeutique des fractures de l'avant-bras. L'intérêt exclusif de la consolidation de la fracture exigerait une immobilité absolue, pendant toute la durée du traitement; l'intérêt des fonctions du membre réclame une mobilisation hâtive ; c'est à concilier ces deux intérêts rivaux que doit s'appliquer toute l'habileté du chirurgien. Nous posons en principe qu'il faut imprimer des mouvements de pronation et de supination à l'avant-bras fracturé le plus tôt possible, c'est-à-dire dès que le travail de consolidation est suffisamment avancé, ce qui a lieu vers le quinzième jour. La consistance du cal et la fixité des fragments fourniront d'utiles renseignements sur le degré de solidification des produits réparateurs.

La mobilisation précoce a pour but d'empêcher le retrait de la membrane interosseuse, car une immobilité de quinze jours n'a pas duré assez longtemps pour provoquer cette rétraction, et, en admettant qu'elle se soit produite, les désordres se trouvent réduits au minimum, et peuvent être facilement réparés par une mobilisation sagement dirigée. Au contraire, une immobilité qui se prolongerait pendant toute la durée du traitement aurait grande chance de donner naissance à une rétraction irrévocable de la membrane interosseuse.

Certains chirurgiens appliquent dès le début un appareil qu'ils laissent à demeure, sans imprimer aucun mouvement à l'avant-bras fracturé, jusqu'à parfaite consolidation : c'est là une pratique semée d'écueils, féconde en résultats déplorables, et dont nous sommes l'adversaire déclaré. D'autres, en assez grand nombre, se servent d'un appareil amovible pendant les quinze premiers jours, et le remplacent à ce moment par un appareil inamovible dextriné, silicaté ou autre. C'est, à notre avis, commettre un véritable contre-sens, car c'est précisément à l'époque où il faudrait mobiliser qu'on immobilise à outrance.

Conclusions. — Comme conclusions de notre travail, nous établirons les propositions suivantes :

1° La rétraction de la membrane interosseuse a pour effet de contrarier les mouvements de *supination*, tandis que le rétrécissement de l'espace interosseux par le cal ou les fragments consolidés en position irrégulière a pour action de gêner les mouvements de *pronation*.

2° Le retrait de la membrane interosseuse étant le fait de l'immobilité prolongée combinée avec le relâchement de cette membrane, le plus sûr moyen de prévenir ou de réparer cet accident si funeste aux fonctions de supination, c'est de pratiquer la mobilisation précoce.

REVUE CRITIQUE.

LA CONFÉRENCE SANITAIRE INTERNATIONALE DE WASHINGTON.

Par A. PROUST,
Membre de l'Académie de médecine.

I. La Conférence sanitaire qui s'est réunie à Washington, au commencement de cette année, est la cinquième conférence sanitaire internationale.

La première a été tenue à Paris en 1851; la seconde, également à Paris, en 1859; la troisième, à Constantinople, en 1866, et la quatrième, à Vienne, en 1874.

La Conférence de 1852 amena une convention sanitaire conclue entre la France, la Sardaigne et le Portugal. Si cette réunion a proposé parmi ses règlements certaines mesures dont on a pu voir les imperfections, son existence même a constitué un grand progrès dans l'histoire du système sanitaire. Jusque-là, Venise, Gênes, Marseille, avaient cherché à se protéger isolément. Après l'épidémie de Barcelone, parut en France la loi du 3 mars 1822. Chaque gouvernement avait pris ses mesures de précaution ; mais il les prenait pour lui seul, sans concert préalable avec ses voisins.

En 1851, la question entre dans une phase nouvelle; la France, qui déjà à plusieurs reprises avait essayé de réunir une conférence sanitaire internationale, y réussit enfin. Les délégués de différents pays furent convoqués à Paris ; pour la première fois, les puissances se concertaient dans un but d'intérêt commun; l'hygiène internationale était fondée.

La seconde Conférence (1859), exclusivement composée de diplomates, et n'ayant pour but que de reviser, en les simplifiant, les résolutions adoptées en 1851, ne put aboutir à l'entente espérée.

La Conférence se réunit, formula des résolutions; mais la guerre de 1859 survint, et la révision projetée n'eut pas de suites.

Cependant, le principe était posé; ses heureux effets ne devaient pas tarder à se faire sentir. L'épidémie de choléra de 1865 venait d'éclater avec une rapidité foudroyante. Les populations du Midi furent terrifiées. L'Europe comprit qu'elle ne pouvait rester ainsi chaque année à la merci du pèlerinage de la Mecque. Le gouvernement français prit l'heureuse initiative de réunir une conférence sanitaire internationale (c'était la troisième) à Constantinople, ce centre stratégique pour combattre le choléra. On connaît le rôle important que joua dans cette réunion notre éminent collègue M. Fauvel. C'est à partir de ce moment que les quarantaines furent établies sur une base réellement scientifique.

Une quatrième réunion a été convoquée à Vienne en 1874, sur l'initiative du gouvernement austro-hongrois. Composée de médecins et de diplomates, comprenant des délégués de tous les États de l'Europe et un délégué de Perse, elle avait comme premier objet de reviser l'œuvre de la Conférence de Constantinople. Elle devait reprendre à nouveau toutes les questions relatives à l'étiologie du choléra, et rechercher s'il n'était pas possible d'arriver à une entente internationale sur les mesures prophylactiques à mettre en vigueur contre cette maladie.

Cette partie du programme comprenait, comme on le voit,

des questions pratiques. On espérait que celles-ci, qui avaient été l'écueil des conférences antérieures, seraient plus facilement résolues d'un commun accord, et pourraient ainsi donner lieu à une convention sanitaire internationale. Il n'en fut rien; pas plus au nord qu'au sud de l'Europe, la tentative de l'Autriche n'a abouti à un accord diplomatique, et les choses sont restées dans le même état. Le second but cherché à Vienne était l'institution d'une commission internationale permanente ayant pour but l'étude et la prophylaxie des maladies épidémiques. C'était la partie neuve du programme, et celle à laquelle le gouvernement austro-hongrois paraissait attacher le plus d'importance.

La conférence fit de son mieux pour répondre à ce désir; elle a choisi Vienne pour siège de la commission permanente; réservant à celle-ci un rôle exclusivement scientifique, elle s'est déchargée sur les gouvernements participants du soin de régler la question financière.

L'idée, qui était excellente, mais qui devait rencontrer dans l'application de grandes difficultés, n'a amené aucune convention. Nous y reviendrons d'ailleurs, la proposition d'une commission permanente ayant été faite à Washington par le délégué de l'Autriche.

II. — La Conférence de Washington a eu pour but presque exclusif la prophylaxie de la fièvre jaune.

On semble croire aux Etats-Unis que la fièvre jaune y est presque toujours importée, principalement de Cuba. Une commission, envoyée en 1879 à la Havane, a énuméré les améliorations indispensables pour supprimer à Cuba cette maladie; elle estime à 20 millions de dollars la dépense nécessaire pour assurer l'approvisionnement en eau potable, le drainage des marais, la reconstruction des égouts, le pavage des rues, etc. La génération actuelle n'est pas destinée à voir ces améliorations, dit le rapport; aussi la commission américaine fut-elle d'avis que les Etats-Unis ne pourront éviter l'invasion de la fièvre jaune qu'en prohibant l'entrée dans leurs ports, pendant la saison dangereuse, de tous les navires infectés.

Quoi qu'il en soit, l'objet précis de la réunion, suivant le texte

de l'invitation adressée, avait uniquement pour but d'organiser
un système international de notification sur l'état sanitaire des
différents pays où les maladies épidémiques, le choléra et la
fièvre jaune, notamment, peuvent faire leur apparition. La
Conférence, d'après ce programme, n'avait donc pas à aborder
l'étude des mesures à prendre pour se garantir contre l'invasion des épidémies, chaque Etat conservant à cet égard une
entière liberté. Elle avait seulement à rechercher les moyens
d'assurer l'exactitude et la sincérité des renseignements sanitaires mentionnés sur la patente de santé.

Les décisions de la Conférence pourraient être ultérieurement, s'il y a lieu, consacrées par une convention internationale ; et les délégués des divers États devraient être par suite
munis à cet effet des pouvoirs nécessaires.

Cette idée ne fut acceptée par les divers gouvernements
qu'avec une très grande réserve. Il résulte, en effet, d'une note
qui a été adressée par l'ambassade d'Allemagne à notre ministre des affaires étrangères, que la chancellerie impériale est
dans les mêmes dispositions que le gouvernement français ; il
ne lui serait pas possible d'investir ses délégués, ainsi que le
proposent les Etats-Unis, de pleins pouvoirs pour la conclusion
d'une convention internationale. Dans la pensée des gouvernements allemand et français, les délégués à ce congrès ne sauraient avoir d'autre mandat que celui de préparer les bases du
traité à intervenir, lequel serait conclu soit à Washington, soit
ailleurs, par les représentants diplomatiques des diverses puissances.

Le conseil international de Constantinople, invité par le gouvernement de la Porte, sur la demande du ministre d'Amérique, à se prononcer à bref délai sur l'opportunité de se faire
représenter à Washington, a émis un avis négatif. Les membres
du conseil ont été à peu près unanimes sur ce point, tant à
raison de l'époque de l'année et de la distance du lieu de ren-
dez-vous, que du peu d'intérêt d'une pareille réunion pour les
Etats d'Europe qui ne sont pas riverains de l'Atlantique, ou
qui n'ont pas de possessions du côté des Indes occidentales.

Le projet se présentait donc sous des auspices peu favorables. Quoi qu'il en soit, la Conférence s'est réunie le 5 janvier 1881 ; ajournée au 12, par le retard de plusieurs délégués spéciaux, elle a tenu huit séances ; et le procès-verbal de la dernière (1ᵉʳ mars 1881) renferme, sous le nom d'*acte final*, les diverses résolutions qui ont été adoptées par elle.

Voici le nom des représentants spéciaux des différents Etats :

Autriche-Hongrie.	Le comte de Bethlen.
Espagne.........	Le Dʳ Cervera, pour la métropole. Le Dʳ C. Finlay, pour Cuba, Porto-Rico.
Etats-Unis.......	Le Dʳ Cabell et Turner. MM. Lovondes et Asthon, avocats.
Grande-Bretagne..	Le Dʳ Taché, pour le Canada.
Mexique.........	Le Dʳ J. Alvarado.
Pays-Bas........	Colonel Dʳ P.-J. van Leent.
Portugal	Dʳ Da Silva Amado.

L'Allemagne, la Belgique, la Bolivie, le Brésil, le Chili, la France, les îles Havaï, Taïti, l'Italie, le Japon, la Sibérie, le Pérou, la République Argentine, la Russie, la Suède et la Norwège, la Turquie, le Vénézuéla, s'étaient fait représenter par leurs ministres plénipotentiaires, chargés d'affaires, ou consuls.

La France était représentée par M. Maxime Outrey, ministre plénipotentiaire qui a été élu vice-président de la Conférence ; le président était M. Hay, secrétaire de M. Evarts, ministre des affaires étrangères des Etats Unis.

Sur la proposition du président, M. le Dʳ Thomas Turner, délégué des Etats-Unis, a été désigné pour remplir les fonctions de sécrétaire.

Cette organisation eût été suffisante si tous les membres avaient pu facilement s'exprimer en anglais ; mais plusieurs d'entre eux ayant, conformément à tous les précédents en pareille circonstance, réclamé le droit de faire usage de la langue française, le ministre de Russie a proposé que les deux langues pussent être employées indifféremment. Il en est résulté la nécessité d'avoir un second secrétaire pour la langue française, et le choix s'est porté sur Russell Effendi, secrétaire de la légation ottomane.

Les premières séances se sont un peu ressenties de la confusion des langues, et surtout, il faut le dire, d'une certaine inexpérience de la part des délégués. La réunion était trop nombreuse et renfermait peu d'hommes compétents. Le sentiment [général qui régnait était qu'on avait entrepris un travail condamné d'avance à ne donner aucun résultat pratique. Aussi on pouvait constater que la plupart des membres agissaient sans conviction, et seulement par acquit de conscience. Les uns redoutaient des engagements onéreux pour leur pays; d'autres ne se souciaient pas beaucoup de recommander à leur gouvernement des dispositions spéciales sur des matières qu'ils ne connaissaient que très imparfaitement; ceux, enfin, qui s'étaient donné la peine d'étudier les précédents, et qui avaient une expérience personnelle, savaient que, bien souvent déjà, tous les efforts tentés pour établir un système uniforme ont échoué devant des intérêts différents qui sont presque des obstacles insurmontables.

M. Outrey, notre ministre aux Etats-Unis, nous apprend que les délégués américains eux-mêmes, après avoir formulé leurs *desiderata* d'une manière catégorique dans le mémorandum inséré dans le protocole n° 2, se sont montrés très hésitants quand il s'est agi d'arriver à les mettre en pratique. Cette indécision se retrouve surtout dans les protocoles n° 4 et n° 7, qui, comme tous les autres d'ailleurs, sont assez confus et incomplets.

Les deux propositions suivantes avaient été soumises à la Conférence :

1° L'établissement d'un système international d'avertissements, digne de confiance, sur l'existence des maladies pestilentielles, principalement du choléra et de la fièvre jaune.

2° L'établissement d'un système international de patentes de

santé, donnant la véritable condition sanitaire des ports de
mer et des navires au moment de leur départ.

Ces diverses propositions avaient été formulées de la façon
suivante par les délégués des Etats-Unis, dans la séance du
13 janvier :

« Les nations ont aujourd'hui de très amples pouvoirs pour
prévenir, sans manquer à leurs obligations internationales,
l'introduction dans leurs territoires des maladies contagieuses
ou infectieuses; mais il arrive souvent qu'on omet l'exercice de
ce pouvoir quand il y a un danger réel, ou qu'on l'exerce inu-
tilement contre un danger imaginaire. Les erreurs dérivent de
deux sources : l'ignorance de l'état réel des faits dans le pays
où le danger existe; la négligence à communiquer aux autres
pays la connaissance de ce qui existe. On pourrait, à notre
avis, combler ces lacunes de la façon suivante :

1º Chaque gouvernement devrait être tenu d'obtenir, en
temps opportun, des informations exactes sur tous les points
relatifs à la santé publique dans son territoire.

2º Chaque gouvernement devrait être tenu de communiquer
promptement ses informations aux autres parties contrac-
tantes.

3º Chaque gouvernement devrait être tenu de permettre aux
consuls ou autres agents accrédités l'accès à tous les hôpitaux,
et l'examen de tous les registres relatifs à la santé publique.

4º Chaque gouvernement devrait consentir à ce que ses navires
fussent soumis à un examen avant et après avoir pris la car-
gaison; cet examen sera fait par l'agent du pays de destination.

5º La libre pratique doit être refusée à tout navire qui n'aura
pas une patente signée par l'agent de destination. S'il n'existe
pas d'agent consulaire dans le port, ou si l'agent est empêché,
l'absence d'une telle patente ne doit causer aucun préjudice
aux navires dans le pays de destination.

6º On pourra appliquer des peines, sous des lois générales,
dans le port de destination, pour cause de violation de ces
règles, ou pour toute offense manifeste contre la santé publique.

7º Une patente de santé, délivrée suivant ces règles, sera

une preuve suffisante de l'état de santé des navires dans le port au moment du départ.»

III. — Afin de mettre un peu d'ordre dans les diverses questions traitées par la Conférence, nous les diviserons en trois classes :

1° Questions sanitaires proprement dites.
2° Questions d'informations sanitaires et de statistique.
3° Questions de recherches scientifiques.

1° *Questions sanitaires proprement dites.* — La question de la patente de santé sembla être la pierre d'achoppement de la Conférence. Les délégués des Etats-Unis demandaient qu'on accordât à leur consul la faculté de délivrer des patentes de santé, et, comme corollaire, ils voulaient que ces mêmes consuls eussent le droit d'inspecter les navires et de contrôler les informations qui seraient données par les autorités locales. En même temps, ils présentèrent un projet de patente de santé dont le modèle se trouve dans un des protocoles. Ces propositions furent renvoyées à une commission qui formula les propositions suivantes :

« I. — Il est à désirer que les consuls soient assistés par des médecins chargés de leur fournir toutes les informations nécessaires.

Ces médecins devraient appartenir à un corps international de médecins hygiénistes ou épidémiologistes résidant dans les villes où règnent des endémies ou des épidémies, les devoirs de ces médecins ne devant pas se borner à assister les consuls, mais s'étendre à l'étude scientifique des causes, des progrès, de la prophylaxie et du traitement des maladies contagieuses, et à donner des renseignements aux bureaux de santé des diverses nations, sur ce qui touche à la santé publique.

II. — Les médecins appartenant au corps médical international devraient avoir le droit, dans les villes où ils se rencontreront, d'examiner toutes choses dont l'inspection peut aider à former une idée exacte de l'état sanitaire du pays.

III. — Il n'y a que des médecins qui puissent se rendre bien compte de l'apparition et de l'existence des maladies épidémiques dans les villes et ports de mer; eux seuls peuvent en faire l'attestation. Il suit de là que l'autorité qui doit certifier des conditions de santé des villes et des ports de mer doit être représentée par un médecin responsable de ses actes. Au cas où la patente à donner au navire, à son départ, aurait été signée par un autre agent administratif, cet agent doit être muni de renseignements officiels, délivrés par l'autorité médicale; sans ces renseignements, il lui serait impossible d'émettre un certificat de l'état de santé du navire.

L'inspection d'un navire, par rapport à ces conditions sanitaires, étant du domaine médical, il est à désirer que l'officier, chargé de cette inspection et de la délivrance des patentes de santé, soit un médecin attaché au consulat. »

Ces propositions de la commission n'ont point été approuvées ; la Conférence y a substitué la résolution suivante présentée par le ministre d'Italie :

« La patente de santé doit être délivrée au port de départ par l'agent sanitaire responsable du gouvernement territorial.

Elle *pourra* être visée au port de départ par le consul du pays de destination, lequel *pourra* y faire telles annotations qu'il jugera nécessaires.

Le consul du pays de destination aura le droit d'assister aux inspections sanitaires du navire, qui seront faites par les agents de l'autorité territoriale, conformément à telles règles qui seront établies par des conventions ou traités. »

Ont voté pour :

République Argentine, Allemagne, Autriche, Chili, Danemark, Espagne, Haïti, Italie, Mexique, Pays-Bas, Portugal. — 11 voix.

Ont voté contre :

Belgique, Chine, Etats-Unis, France, Russie, Suède et Norwège, Turquie. — 7 voix.

A la suite du vote de ces articles relatifs à la patente de santé et à la visite des navires, on pouvait considérer la Conférence comme étant arrivée à la fin de ses travaux, sans avoir pu atteindre le but recherché par les Américains. Il en eût été tout à fait ainsi, si les délégués des Etats-Unis et de l'Espagne n'avaient reconnu qu'il y avait des inconvénients graves à se séparer sans être parvenus à s'entendre au moins sur quelques-uns des points qui intéressent si vivement les rapports journaliers des deux pays dans les Antilles.

M. Outrey s'entremit alors et prépara une proposition devant concilier les vues des deux pays en cause. De part et d'autre, on voulait arriver à un accord sur le point essentiel des patentes, et on a pensé trouver dans cette proposition un terrain de conciliation. Après s'être entendu avec plusieurs de ses collègues et s'être assuré de l'adhésion des délégués de l'Espagne et des Etats-Unis, M. Outrey proposa, au nom de la Belgique, des Etats-Unis, de la France, de la Russie et de la Turquie, les deux articles suivants :

« I.—Dans les pays où les règlements exigent que les navires soient munis, au moment de leur départ, d'une patente de santé délivrée par les autorités locales, cette patente continuera à être délivrée par ces autorités ; mais le capitaine du navire pourra demander le visa de ladite patente au consul de destination, qui sera tenu de le lui donner dans le plus bref délai possible. Ce consul aura le droit d'accompagner son visa des observations qu'il jugera utiles.

Si le navire n'est pas astreint à cette obligation de se munir d'une patente de santé des autorités locales, le capitaine pourra la demander au consul du pays de destination, qui sera également tenu de le lui délivrer dans la plus bref délai possible.

II. — Dans les pays où les règlements exigent que les navires, avant d'obtenir la patente de santé de l'autorité locale, soient soumis à une inspection sanitaire, le consul du pays de destination, ou son délégué, pourra toujours, sur la demande du capitaine, assister à cette inspection.

Si le navire n'est pas astreint à l'obligation de se munir d'une patente de santé émanant de l'autorité locale, le consul auquel le capitaine réclamera une patente de santé, ou son délégué, pourra faire l'inspection sanitaire ci-dessus indiquée, conformément à telles règles qui seront établies d'un commun accord par les gouvernements respectifs ; mais, dans ce cas, cette in-

spection sera faite de concert avec le consul du pays de la
nationalité du navire. »

M. Outrey savait d'avance que sa proposition serait bien
accueillie par la majorité de la Conférence. Seulement, il y avait
déjà un vote sur la question des patentes et de visite des navires, et comme il n'était pas possible de revenir sur ce qui avait
été décidé, il avait été convenu que l'on demanderait simplement l'insertion du contre-projet dans le protocole. A cette condition, les délégués d'Espagne s'engageaient à déclarer, dans
le sein de la Conférence, qu'ils recommanderaient la proposition à l'attention particulière de leur gouvernement, tandis
que, de leur côté, les délégués américains s'engageaient à appuyer le projet de créer une commission scientifique temporaire
chargée d'étudier et de déterminer les foyers de la fièvre jaune.

Les procès-verbaux de la séance du 18 février constatent que
ce programme a été facilement observé, et il n'est pas impossible
que ce soit là le point de départ d'un accord ayant pour but de
mettre un terme aux récriminations et aux conflits incessants
entre les autorités de la Havane et celles des Etats du sud de
l'Union.

2° *Questions d'informations sanitaires et de statistique.* — Sur
ce point, c'est-à-dire sur la question des informations, le ministre de Russie avait condensé dans un seul article les propositions du comité ayant pour but de faire publier des bulletins
mortuaires dans les principales villes des Etats contractants et
de leur donner toute la publicité possible.

Après avoir rejeté plusieurs amendements, on en est arrivé
au vote de cet article, qui a été adopté par douze voix contre
cinq. Les votes négatifs émanaient, à l'exception de la Grande-
Bretagne, des délégués de pays où la publication des statistiques mortuaires n'est pas régulièrement organisée; mais tel n'est
pas le cas pour les Etats-Unis. Aussi n'a-t-on pas été peu surpris de voir les délégués américains, qui avaient adhéré sans
réserve aux vœux formulés dans le rapport, se prononcer contre la proposition, par l'unique raison que ces mesures, si elles
étaient ratifiées par les gouvernements contractants, seraient
obligatoires et non facultatives ; de sorte, qu'après avoir expli-

citement demandé dans leur memorandum que les gouvernements s'engageassent à observer certaines règles, ils les repous-
saient du moment qu'elles pouvaient entraîner une obligation.

M. Outrey a voulu se rendre compte des motifs réels de cette
attitude inattendue, et il a cru comprendre d'éxplications em-
barrassées, que l'on redoutait de la part des Etats formant la
fédération une opposition basée sur les prérogatives que leur
accorde la Constitution.

Cependant la Conférence vota à cet égard les deux résolutions
suivantes :

I. — Chaque gouvernement devra avoir un service intérieur
organisé de façon à être régulièrement informé de l'état de la
santé publique sur toute l'étendue de son territoire.

Ont voté pour :

République Argentine, Autriche-Hongrie, Belgique, Danemark, Espagne, France, Haïti, Italie, Mexique, Pays-Bas, Portugal, Russie. — 12 voix.

Ont voté contre :

Chili, États-Unis, Grande-Bretagne, Suède et Norwège, Turquie. — 5 voix.

II. — Chaque gouvernement publiera un bulletin hebdomadaire de la statistique mortuaire de ses principales villes et
ports de mer, et devra donner à ces bulletins la plus grande
publicité possible.

Ont voté pour :

République Argentine, Autriche-Hongrie, Belgique, Danemark, Espagne, France, Haïti, Italie, Mexique, Pays-Bas, Portugal, Russie. — 12 voix.

Ont voté contre :

Chili, États-Unis, Grande-Bretagne, Suède et Norvège, Turquie. — 5 voix.

Nous citerons aussi la proposition suivante du ministre de

France, qui a été votée par la Conférence et qui, dans l'acte
final, porte le n° 3 :

« Dans l'intérêt de la santé publique, les autorités sanitaires
des pays respectifs représentés dans la Conférence sont autorisées à communiquer directement entre elles, afin de se tenir
réciproquement informées de tous les faits importants parvenus
à leur connaissance, sans préjudice toutefois des renseignements qu'il est de leur devoir de fournir en même temps aux
consuls établis dans leur ressort. »

Ont voté pour :

Belgique Chili, Danemark, Espagne, Etats-Unis, France,
Haïti, Mexique, Russie, Suède et Norwège, Turquie. — 11 voix.

Ont voté contre :

République Argentine, Allemagne, Autriche-Hongrie, Italie,
Pays-Bas, Portugal. — 6 voix.

3° *Questions de recherches scientifiques.* — *Projets de création
de commissions permanentes et temporaires des épidémies et de
médecins sanitaires en Amérique et au Sénégal.*

Le délégué de l'Autriche-Hongrie proposa (protocole n° 7)
d'établir à Vienne et à la Havane, et même si cela était nécessaire, en Asie, des agences permanentes d'avertissement dont
la sphère d'action s'étendrait sur tout le globe. Cette proposition n'était pas nouvelle. Déjà le programme de la Conférence
de Vienne, de 1874, comprenait la création d'une commission
internationale permanente des épidémies, siégeant à Vienne.
La Conférence de Vienne avait eu la sagesse de sacrifier une
partie du projet, qui donnait à cette commission des pouvoirs administratifs, qui avait voulu réglementer trop de
détails, et qui avait même été jusqu'à préciser la façon dont
le budget serait constitué, les Etats devant fournir une somme
déterminée par millions d'habitants et par nombre de navires
marchands. Cela donnait à tout le projet un caractère de confusion que signala à cette époque M. Fauvel ; et, sur sa proposition, il fut décidé que cette commission serait purement scientifique. Ce projet donna bien lieu à un échange de correspon-

dances entre quelques gouvernements, mais n'aboutit à aucune convention.

La nouvelle proposition du comte de Bethlen (représentant de l'Autriche-Hongrie) ne sut pas éviter les mêmes inconvénients, et il suffira de citer quelques articles du projet qu'il proposa pour montrer combien était complexe sa réglementation.

« ART. 1er.—Il sera établi à Vienne et à la Havane des agences internationales permanentes d'avertissements sanitaires. Les gouvernements s'entendront entre eux· pour la formation des bureaux.

ART. 3.—Les gouvernements contractants pourront s'entendre pour l'établissement, si cela est nécessaire, d'une troisième agence qui aurait son siège en Asie.

ART. 9. — Les gouvernements d'Espagne et d'Autriche-Hongrie fixeront annuellement le budget des dépenses qu'ils soumettront aux gouvernements participants.

ART. 10.—La répartition entre les divers gouvernements des sommes nécessaires s'opérera de la manière suivante : la moitié des frais sera répartie en proportion du chiffre de la population, et l'autre moitié en proportion du chiffre du tonnage de la marine marchande combiné avec la valeur du commerce maritime de chaque pays.

ART. 11. — Les gouvernements d'Espagne et d'Autriche-Hongrie soumettront, tous les ans, à la fin de l'exercice, les comptes définitifs à chacun des Etats intéressés.

ART. 12. — La présente convention est conclue pour une durée de dix ans.

Chaque gouvernement reste libre de dénoncer la convention après trois ans.

Est et demeure réservé le droit de modifier telle disposition qu'on désignera sur la proposition d'un Etat participant. »

Le comte de Bethlen attachait une très grande importance à l'adoption de sa proposition, et il semble que ce soit un peu par courtoisie que la majorité ait été favorable à une organisation aussi compliquée. Ce qu'il y a de certain, c'est que les détails n'en ont pas été discutés dans la conférence ; elle s'est bornée à approuver le rapport d'un comité présenté par M. de Bethlen lui-même.

Nous signalerons également la résolution suivante, qui a été votée par la Conférence, sur la proposition du délégué d'Espagne, le Dʳ Cervera :

« Une commission sanitaire scientifique et temporaire sera nommée par les nations les plus directement intéressées à se prémunir contre la fièvre jaune, et par celles qui voudraient adhérer à l'exécution de ce projet, pour étudier les questions se rattachant à l'origine, au développement et à la propagation de ladite maladie. »

Ont voté pour :

République Argentine, Allemagne, Autriche-Hongrie, Belgique, Chili, Danemark, Espagne, Etats-Unis, France, Haïti, Mexique, Pays-Bas, Portugal, Turquie. — 14 voix.

Se sont abstenus :

Italie, Japon, Russie, Suède et Norwège. — 4 voix.

Enfin, le délégué de Portugal a demandé la création de vingt-deux postes sanitaires internationaux pour l'étude de la fièvre jaune. Une instruction qui accompagne la proposition indique les ressources qui devront être mises à la disposition du médecin de chaque poste : laboratoire de physique et de chimie, laboratoire pour servir aux études histologiques et expérimentales, etc...

L'instruction comprend, en outre, le programme assez détaillé des recherches qui devront être faites par les médecins et des obligations qui leur sont imposées.

La proposition fut recommandée à l'adoption de la Conférence, mais elle ne fut pas soumise à un vote formel.

Elle est ainsi conçue :

« La Conférence recommande la création de vingt-deux postes sanitaires internationaux, pour l'étude de la fièvre jaune ; ils seront établis à la Nouvelle-Orléans, Galveston, Vera-Cruz et Panama, pour le Pacifique, et à Maracaïbo ; un dans chacune des Guyanes ; deux à Cuba ; un dans chacune des îles suivantes : Saint-Dominique, Jamaïque, Saint-Thomas, Guade-

.loupe, Martinique, Barbades ; un dans chacun des ports suivants du Brésil : Para, Maranhao, Pernambouc, Bahia, Rio de Janeiro, et un dans la Sénégambie.

Dans chacun de ces postes, il y aura au moins deux médecins, un du pays où se trouve le poste et où la ville fait le plus de commerce.

Toutes les autres nations pourront envoyer des médecins sanitaires pour ces postes.

Les dépenses faites dans chaque poste seront payées *au prorata* par les nations qui auront nommé les médecins sanitaires.

Le nombre des postes pourra être augmenté ou diminué, selon les nécessités de l'étude de la maladie, dans sa marche envahissante ou déclinante.

On interdira aux médecins des postes sanitaires l'exercice de la clinique civile et l'acceptation d'un autre emploi quelconque, sous peine de démission ; ils pourront seulement accepter la charge de médecins des hôpitaux où seront admis des malades atteints de fièvre jaune.

Chaque année, il y aura une conférence des médecins sanitaires, à laquelle assistera au moins un médecin de chaque poste.

La première conférence aura lieu à la Havane, et le lieu de réunion des autres sera désigné à la fin de chaque conférence annuelle, et de telle sorte que chaque année la réunion ait lieu dans un endroit différent.

Chaque conférence durera dix jours ; on y lira et discutera les rapports des différents postes sanitaires.

Il est désirable que les gouvernements envoient de temps en temps des commissions d'inspection pour examiner les postes.

Ont signé , Comte BETHLEM, ED. SÈVE, Dr RAPHAEL CERVERA, CARLOS. FINLAY, Dr J. CABELL, Dr THOMAS, J. TURNER, Dr J. J. VAN LEENT, Dr IGNACIO ALVARADO, Dr J. J. DA SILVA AMADO. »

Ici encore, on a voulu réglementer trop de détails, et les

attributions se trouvent mêlées avec la composition et le fonctionnement. Ce caractère de confusion aurait sans doute disparu par la discussion, mais il n'y en a point eu.

Cette création rappelle d'ailleurs celle de nos médecins sanitaires d'Orient; mais en Amérique, les médecins nous paraîtraient, au moins au début, trop nombreux; il est regrettable que cette question n'ait pas été plus complètement étudiée. Un débat long et approfondi eût été nécessaire pour faire comprendre l'utilité de cette nouvelle institution et en faire espérer l'établissement.

Malheureusement, à la Conférence de Washington, un certain nombre de questions ont été posées, sans être résolues.

Au point de vue de la patente de santé, elle a émis un vote sur lequel elle a été obligée de revenir.

Sur les questions scientifiques, elle a formulé des vœux, mais on trouvera difficilement dans ses résolutions la base d'une convention.

Organisée d'une façon un peu hâtive, offrant une composition plus diplomatique que médicale, et renfermant peu d'hommes spéciaux, succédant à quatre réunions, dont deux au moins s'étaient signalées par l'importance de leurs travaux, elle devait forcément rester au-dessous de la tâche qui lui était imposée, et ne pouvait donner tous les résultats que l'on était en droit d'attendre d'une cinquième conférence.

Nous devons toutefois savoir gré aux délégués des divers Etats des efforts qu'ils ont tentés pour remplir une mission entreprise dans des conditions aussi difficiles.

REVUE CLINIQUE.

Revue clinique médicale.

HOPITAL DE LA PITIÉ,

SERVICE DE M. LE PROFESSEUR LASÈGUE.

Un cas de maladie d'Addison

Le nommé Joseph D..., âgé de 50 ans, entre le 14 mai 1881, dans le service de M. le professeur Lasègue, à l'hôpital de la Pitié, salle Saint-Paul, n° 8.

Il souffre depuis une quinzaine de jours d'une diarrhée très abondante, il a perdu l'appétit et se plaint d'un malaise et d'une faiblesse générale qui l'ont forcé d'interrompre ses occupations habituelles et l'ont amené à solliciter son admission à l'hôpital

C'est un homme de taille moyenne, brun, d'aspect encore assez robuste, bien qu'il soit visiblement amaigri et que sa physionomie soit triste et abattue. Il a peu de fièvre, le pouls est à 84 et la température de la peau n'est pas élevée ; la langue est un peu blanche ; le ventre, plutôt ballonné que rétracté, est le siège de gargouillement facile à produire par la pression de la main dans la région du côlon descendant ; au même niveau on trouve une sonorité tympanique qui contraste avec la matité du reste du ventre. D'après son dire la diarrhée a toujours eu les mêmes caractères : il a pendant vingt-quatre heures une dizaine de selles très abondantes, liquides, jaunâtres ; avant chaque garde-robe il a un peu de malaise, mais pas de coliques violentes.

Le foie et la rate ont leur volume normal et l'on ne trouve aucun signe physique d'une affection abdominale grave. Les urines ne présentent rien d'anormal.

Les bruits du cœur sont normaux et réguliers. Le malade tousse un peu, mais il ne se plaint d'aucune douleur dans la poitrine ; l'expectoration est muqueuse, très peu abondante, et une auscultation très attentive révèle seulement une respiration bruyante avec quelques sibilances expiratoires dans toute l'étendue des deux poumons en arrière ; de plus, dans la fosse sus-épineuse droite, on trouve une expiration plus rude et prolongée et un retentissement assez marqué de la voix parlée et surtout de la voix aphone. Ces signes ne s'accompagnent d'aucun bruit adventice et, malgré leurs localisations au sommet, ils ne paraissent pas assez significatifs pour permettre d'affirmer l'existence d'un noyau d'induration pulmonaire au point correspondant.

Dans ces conditions il était assez difficile de se rendre compte de la nature des troubles intestinaux accusés par le patient, et surtout de l'état d'affaissement si marqué où il se trouvait après une maladie de courte durée, lorsque nous fûmes amené à examiner de plus près et à attacher une grande importance à un fait qui avait été remarqué au cours de notre examen : nous voulons parler de la coloration particulière de la peau.

En effet, la face et les mains étaient basanées, comme si le malade eût été exposé à toutes les intempéries, bien qu'il exerçât la profession essentiellement casanière de tailleur. La teinte brun bronzé, loin de se limiter aux parties découvertes, s'étendait sur toute la surface de la peau ; elle était plus marquée sur les bras et sur les jambes qu'aux mains et à la face, et plus accusée encore sur le tronc que sur les membres ; enfin elle atteignait son maximum d'intensité sur le ventre et la face interne des cuisses, et plus particulièrement sur le scrotum et le fourreau de la verge qui étaient presque noirs.

Sur les parties les plus foncées, sur le ventre et les cuisses, au niveau des plis articulaires de l'aine, de l'aisselle, du coude et du genou, la peau était d'une teinte brun sépia ; aux bras et aux jambes elle était olivâtre, comme chez certains métis. Sur le ventre, autour de la ceinture, on trouvait quelques taches claires, de la largeur d'une lentille, entourées d'un cercle foncé contrastant avec la décoloration du centre. Ces taches semblaient correspondre aux traces d'une éruption ancienne, dont le malade n'avait gardé aucun souvenir.

Les muqueuses étaient pâles comme chez les anémiques ; la muqueuse buccale était rosée dans toute son étendue, sauf au niveau des grosses molaires supérieures gauches, où il était facile d'apercevoir une tache mal circonscrite, de la largeur d'une pièce de 1 franc environ, qui présentait une coloration brune, fuligineuse.

Les cheveux et la barbe étaient d'un noir terne ; l'iris brun foncé.

Interrogé sur l'origine de cette pigmentation anormale, le malade dit que lui-même avait remarqué depuis deux mois que sa peau devenait plus foncée. Depuis ce temps et même un peu auparavant, dès le mois de janvier, ses forces avaient peu à peu diminué, et il avait souffert à plusieurs reprises, pendant un ou deux jours, d'une sensation de pesanteur épigastrique extrêmement douloureuse ; en sorte qu'il fallait en réalité faire remonter à cette époque le début des accidents actuels.

Notre malade présentait donc les symptômes essentiels de la maladie d'Addison, c'est-à-dire un état de faiblesse générale très marqué, sans lésion organique suffisante pour expliquer la diminution des forces, des troubles gastro-intestinaux de médiocre intensité et une coloration bronzée de la peau s'étant développée depuis peu de temps. Aucune autre hypothèse ne pouvait expliquer les symptômes observés, et nous devions nous arrêter à ce diagnostic.

Les antécédents du malade sont assez compliqués. Il a eu, pendant son séjour sous les drapeaux, en 1864, une bronchite grave avec fièvre, aphasie, toux très persistante, pour laquelle on l'a envoyé faire une saison à Amélie-les-Bains. En 1876 et 1877, il a de nouveau toussé pendant un certain temps et est retourné à deux reprises à Amélie-les-Bains. En 1880, il est entré à l'Hôtel-Dieu pour un érysipèle de la face qui n'a pas présenté de gravité, et en est sorti tout à fait rétabli. C'est, comme nous l'avons dit, depuis trois mois que sa santé a commencé à décliner peu à peu, sans qu'aucune espèce d'incident ait signalé le début de sa maladie actuelle.

Le malade est soumis à une médication consistant en un verre d'eau minérale purgative donnée le matin et une potion avec 10 centigrammes d'extrait d'opium prise le soir : la diarrhée cède assez rapidement et le malade se trouve mieux, bien qu'il soit toujours très faible.

Au bout de quelques jours, il tousse un peu plus et est pris presque tous les jours d'accès de fièvre durant de deux à trois heures et revenant le plus souvent vers 3 ou 4 heures du soir ; ces accès sont irréguliers dans leur marche ; cependant, les trois stades : froid, chaleur et sueur, existeraient toujours. Le sulfate de quinine, à la dose de 0 gr. 75, puis de 0 gr. 50, modifie en peu de jours ces accès, qui deviennent très courts et se bornent à des frissonnements sans chaleur ni sueur. L'appétit devient meilleur, les fonctions digestives sont presque normales ; de temps en temps seulement il y a un peu de diarrhée.

Au commencement d'avril, cette période de calme est interrompue par une angine qui dure une quinzaine de jours. Il y a un peu de fièvre, de la difficulté à avaler, de la rougeur des amygdales et des piliers, et, fait assez singulier, il se produit sur le milieu de la luette une tache blanche opaline, paraissant formée par un exsudat très peu épais ; cette tache s'agrandit peu à peu en gardant toujours une forme régulièrement circulaire, puis s'efface et disparaît sans qu'il se produise de desquamation appréciable.

A la fin d'avril, le malade est repris de toux et de diarrhée ; il est obligé de rester au lit toute la journée au lieu d'aller et de venir dans la salle comme les jours précédents. Il est triste, abattu et se sent extrêmement faible. La coloration bronzée de la peau a manifestement augmenté depuis son entrée ; toute la partie inférieure du ventre, le scrotum, la verge, les plis inguinaux et la partie inféro-interne des cuisses sont brun foncé avec un léger pointillé noir. Les taches blanches qui existaient au niveau de la ceinture tranchent moins nettement sur le fond coloré de la peau ; la face et les membres sont éga-

lement plus foncés qu'il y a six semaines. La tache brune de la face
interne de la joue gauche est au contraire moins marquee : c'est à
peine si on la retrouve.

Les signes d'auscultation pulmonaire n'ont pas varié; il y a toujours
de l'expiration rude et prolongée et de la bronchophonie dans la
fosse sus-épineuse droite.

Le malade, qui pesait 66 kilogrammes au mois de janvier, ne pèse
plus que 53 kilogrammes.

Le mois de mai et le commencement de juin sont bons; l'appétit
persiste, les forces se relèvent un peu, la pigmentation ne fait pas
de progrès. Le malade tousse de temps en temps, mais crache
très peu; on trouve toujours des signes incertains d'induration du
sommet droit.

Au commencement de juin, apparaissent des râles humides dans
la fosse sus-épineuse. Le malade tousse beaucoup, l'expectoration
est jaunâtre et abondante, il est évident qu'il y a un foyer de ramollissement pulmonaire à ce niveau. En même temps, la diarrhée
reparaît et les forces diminuent rapidement.

Pendant tout le mois, la diarrhée persiste avec quelques intermittences; la toux provoque des vomissements alimentaires presque
après chaque repas; les râles humides et la bronchophonie qui
étaient limités à la fosse sus-épineuse droite, s'étendent à la moitié
du poumon en arrière. En avant, des deux côtés, il y a de la sibilance et quelques gros râles humides disséminés. En trois semaines,
le malade arrive à un état de faiblesse et d'émaciation extrême; il
reste étendu sur son lit, ses mouvements sont lents et difficiles, son
visage exprime la tristesse et le découragement; la teinte brune de
la peau paraît encore avoir augmenté, surtout à la face.

Dans les premiers jours de juillet, la diarrhée devient incessante
et incoercible; le malade est constamment mouillé par ses déjections, il rend ses matières sous lui sans presque s'en apercevoir; il
y a de l'œdème mou et non douloureux des deux jambes. La toux a
diminué. L'auscultation est très difficile, à cause de la faiblesse
extrême du malade, mais on retrouve toujours le foyer maximum
au sommet droit. La teinte brune de la peau est devenue plus uniforme; elle se rapproche de la couleur du tabac. Les plis articulaires,
le ventre et surtout le scrotum et la verge sont toujours plus foncés que le reste de la peau.

La mort survient le 14 juillet.

L'*autopsie* a été malheureusement pratiquée pendant les dernières grandes chaleurs du mois de juillet et la décomposition cadavérique a été tellement avancée que les résultats ont été forcément incomplets.

Les deux poumons étaient le siège d'une infiltration tuberculeuse confluente ; le poumon gauche surtout était envahi par un processus de dégénération caséeuse qui avait produit un certain degré de ramollissement au sommet et sur le bord antérieur de l'organe. Il s'agissait, somme toute, d'une phthisie rapide.

Les capsules surrénales, qui ont été avec les poumons les seuls organes examinés en raison de l'état de putréfaction du cadavre, étaient certainement lésées, principalement dans leurs parties contiguës aux reins, mais il était difficile de caractériser les lésions. Il s'agissait d'une dégénération circonscrite au milieu de laquelle on distinguait une formation de tissu fibreux assez compact. D'ailleurs au microscope, l'altération a été reconnue pour une transformation tuberculeuse, identique à celle qui a été indiquée dans le remarquable mémoire sur les tuberculoses locales de M. Brissaud (Archives, décembre 1880).

Il nous paraît incontestable que l'ensemble des symptômes présentés par notre malade et les lésions reconnues à l'autopsie ne peuvent se rapporter qu'à la maladie d'Addison, et nous sommes convaincu que la lecture de l'observation n'a laissé subsister aucun doute à ce point de vue.

Du reste, la première observation publiée par Addison présente avec celle-ci une analogie tout à fait remarquable et nous croyons intéressant d'en reproduire ici la traduction publiée par M. le professeur Lasègue, dans un mémoire paru dans les Archives qui fit connaître le premier en France la découverte d'Addison.

Homme, 32 ans, entré à l'hôpital de Guy, le 6 février 1850 (service du Dr Golding Bird), boulanger. Bronchite il y a deux ans, qu'il ne put guérir par les remèdes domestiques, et qui nécessita son admission à l'hôpital. Depuis lors, sa peau, de blanche qu'elle était, a pris une teinte plus foncée, qui a été graduellement en augmentant. Un an après sa sortie de l'hôpital, il fut obligé de garder la chambre, par suite d'une faiblesse extrême. La bronchite avait reparu depuis quelque temps ; elle céda à un traitement méthodique, et le médecin, frappé de la coloration de sa peau, lui prescrivit, sans succès, des remèdes contre ce qu'il supposait être une jaunisse. Après cette rechute, le malade s'amaigrit, il est débile ; la peau est de plus en plus foncée. Il sollicite son admission.

État actuel.—Toute la peau du corps est bistrée; il semblerait qu'on a sous les yeux un mulâtre, et l'analogie est si frappante, qu'on croit devoir rechercher ses antécédents, qui excluent toute idée d'une descendance de nègre. La couleur de la peau ne rappelle pas celle que détermine l'absorption du nitrate d'argent; elle paraîtrait plutôt colorée par le pigment de la choroïde de l'œil. Quelques parties du corps sont plus notablement colorées; le scrotum et le pénis ont la teinte la plus foncée; les joues sont amollies, le nez effilé, les conjonctives bleuâtres; la voix est grêle, plaintive. Sa contenance et son maintien sont ceux d'un enfant. Il accuse une douleur à la région épigastrique. La poitrine est bien conformée, les bruits du cœur et ceux de la respiration sont normaux; les urines ne sont pas altérées, elles n'excèdent pas un litre et demi par douze heures, sont acides et ne contiennent ni albumine, ni sucre. La région lombaire gauche est douloureuse à la pression.

Le Dr Bird, considérant le malade comme atteint d'une anémie essentielle, prescrit le sirop d'iodure de fer, un réconfortant. Le malade reprit quelques forces et quitta l'hôpital. Peu de temps après sa sortie, il fut atteint de pneumonie et de péricardite aigües, qui amenèrent bientôt la mort.

« *Autopsie.*—Adhérences pulmonaires anciennes; pneumonie récente et très limitée au sommet du poumon droit; lobe inférieur carnifié; poumon gauche en presque totalité carnifié; pas de tubercules ni de cavernes; injection et épaississement de la muqueuse bronchique; épanchement d'un liquide foncé dans la cavité du péricarde; dépôts fibro-plastiques récents sur la séreuse; foie et rate ramollis et friables, sans lésion, ni de la vésicule, ni des conduits biliaires; pas d'obstruction artérielle ou veineuse appréciable. Le sang des artères est plus foncé que d'habitude; les reins sont sains et les dimensions normales. Les capsules surrénales des deux côtés sont affectées; la gauche a environ la grosseur d'un œuf de poule et adhère fortement à la partie inférieure de la tête du pancréas. Les deux capsules ont une dureté de pierre. Rien d'anormal dans les intestins; pas de traces de dépôts tuberculeux dans aucun organe. Le cerveau ne fut pas examiné. »

Il est très vraisemblable que dans l'observation d'Addison la lésion située au sommet du poumon, était une pneumonie caséeuse. Cette condition anatomo-pathologique ajoute donc une analogie de plus entre notre observation et celle du célèbre médecin anglais.

Si le cas dont nous venons de rapporter l'histoire méritait d'être relaté, c'est en raison de cette ressemblance frappante entre deux faits, dans lesquels la phthisie pulmonaire semble ne s'être manifestée qu'après la pigmentation de la peau, c'est-à-dire alors, que les malades étaient déjà des cachectiques. La conclusion qu'on peut tirer des cas de cette nature est assurément favorable à l'hypothèse d'une cachexie, dont la cause ou la manifestation anatomique est essentiellement localisée à la glande surrénale. Si cette opinion a été longtemps contredite, et si, mieux encore, à l'heure actuelle, un certain nombre d'auteurs la combattent avec persistance, il n'en reste pas moins établi par une grande majorité d'observations que, dans le cas même où il ne s'agirait que d'une coïncidence, cette coïncidence représente presque la règle générale. Au reste, dans ces derniers temps, un certain nombre de cas se sont ajoutés à ceux qui ont servi à tracer l'histoire classique de la cachexie addisonnienne.

Parmi ces cas, nous en signalerons deux qui sont tout à fait remarquables par leur localisation exclusive aux capsules surrénales. Nous avons signalé déjà celui que M. Brissaud a relaté dans son mémoire sur les tuberculoses locales : il s'agissait d'une maladie bronzée ayant évolué en quelques mois chez une femme d'une cinquantaine d'années, à l'autopsie de laquelle les seules lésions observées consistaient en une tuberculose des capsules; deux petits foyers dans l'utérus représentaient avec la lésion capsulaire, évidemment plus ancienne les seules traces de tuberculisation. Le 'second cas a été rapporté tout récemment dans les Archives de physiologie par M. le professeur Renaut, de Lyon. Le malade de M. Renaut n'avait absolument que des lésions capsulaires. Ainsi ces deux observations mettent en défaut la loi de Louis, et confirment la possibilité d'une cachexie tuberculeuse spéciale, sans phthisie, au sens où l'entendait Laënnec.

Notre observation peut être elle-même rapprochée des deux précédentes, puisque la tuberculisation pulmonaire ne s'y est révélée qu'à titre de complication ultime.

DE BEURMANN.

REVUE GÉNÉRALE

Pathologie médicale.

Paralysie agitante. (Observation recueillie par le Dr Chambard, à la clinique de Sainte-Anne ; thèse du Dr Denombré, 1880.)

Les faits sont nombreux, mais la plupart, à cause de la longue

durée de la maladie, manquent de détails. Cette observation a le
défaut de ne représenter qu'une période ; elle est néanmoins bonne à
reproduire.

Le nommé F..., âgé de 51 ans, mécanicien, se présente le 20 août
1880 à la consultation de la clinique des maladies mentales et nerveuses pour s'y faire soigner d'une affection sur la nature de laquelle
on ne peut conserver aucun doute : on voit de suite qu'il est atteint
de paralysie agitante.

Antécédents héréditaires. — Père mort à 68 ans des suites d'une
fistule à l'anus. Il exerçait le métier d'imprimeur sur étoffe, était
sobre et n'avait jamais eu ni maladies nerveuses, ni trouble mental,
ni aucune autre affection qui ait quelque rapport héréditaire avec la
paralysie agitante.

1° Grand-père paternel. Avait été soldat, puis imprimeur sur étoffe.
Il avait toujours été calme, sobre et d'une bonne conduite ; son
caractère était seulement un peu autoritaire. Il était, dit le malade,
« sévère et il fallait marcher à la baguette. C'était un vieux dur à
« cuire. » A 76 ans, sans avoir présenté jusque-là le moindre désordre mental, il fut pris d'un accès de manie et mit le feu à son lit. Il
s'agissait probablement d'un de ces accès maniaques que l'on rencontre dans le cours de la démence sénile. Mis dans une maison de
santé, il mourut quinze jours après.

Grand'mère paternelle. Avait suivi son mari à la guerre comme
cantinière. Morte à 60 ans.

Oncle paternel. Charpentier. Homme sobre, bien portant et bien
constitué. Mort d'accident.

2° Mère. Caractère très doux, mais tempérament nerveux. Elle
serait morte de « la poitrine » un an après avoir mis F... au monde.

Grand-père maternel. Mort à 60 ans d'une maladie inconnue; il
était très fort et habituellement bien portant.

Grand'mère maternelle. Pas de renseignements.

3° Frères et sœurs. Le père du malade s'est marié deux fois et a
eu neuf enfants de sa première femme et douze de sa seconde. De
cette nombreuse progéniture il reste quatre représentants seulement : deux, dont le malade, sont issus du premier lit et deux du
second. Aucun renseignement précis sur ceux qui ont succombé.

Le malade a deux sœurs qui jouissent d'une bonne santé. Son
frère, né du second mariage de son père, est peintre en bâtiments.
Il aurait eu « la fièvre cérébrale » à 3 ans, des convulsions à 4 ans,
et jusqu'à 12 ans il aurait toujours été malade. Il jouit à pré-

sent d'une bonne santé, mais il est resté un peu sourd depuis sa fièvre cérébrale et il est affecté de bégaiement. Il a eu cinq enfants dont trois morts en bas âge et dont les deux survivants sont bien portants.

4° Le malade a eu dix enfants : sept garçons et trois filles. Six d'entre eux sont morts. En voici l'énumération dans l'ordre suivant lequel ils sont venus au monde. Les survivants sont marqués d'une astérisque :

1° Garçon. Mort à 7 mois, un mois après avoir fait une chute. — 2° Garçon. Mort à 15 jours, de convulsions. — 3° Garçon. Mort à 21 jours, de convulsions. — 4° Garçon. Venu au monde à 7 mois et demi. Mort quelques heures après. — * 5° Garçon. Agé de 20 ans. Bonne santé et bonne conduite. — * 6° Fille. Agée de 18 ans. Bonne santé. — 7° Fille. Morte à 9 ans et demi de méningite. — * 8° Garçon. Agé de 9 ans et demi. Bonne santé. — 9° Fausse couche à quatre ou cinq mois de grossesse, à la suite d'une chute. — * 10° Fille. Agée de 5 ans. Bonne santé et très vive « un vrai diable ».

4° La femme du malade, âgée de 51 ans, jouit d'une santé assez bonne et n'a jamais eu de troubles du système nerveux.

Antécédents personnels. — F..., né à Bolbec (Seine-Inférieure), est venu avec ses parents à Saint-Denis à l'âge de 3 ans : jusque-là, aucune maladie importante. A 4 ans, on l'envoya à l'école où il s'instruisit avec assez de facilité, et où il aurait appris plus encore s'il avait été moins joueur.

A 7 ans, il quitta Saint-Denis avec ses parents qui se fixèrent à Corbeil. A 13 ans on le mit en apprentissage chez un imprimeur sur étoffe ; il y apprit à dessiner et à graver les modèles destinés à l'impression, et à 20 ans, son apprentissage fini, il retourna à Saint-Denis pour y exercer cet état.

A 24 ans, la gravure sur étoffe « n'allant pas », F... vint à Paris et se mit serrurier-mécanicien ; puis il entra bientôt dans les ateliers du chemin de fer pour faire les machines à vapeur.

A 28 ans, pour des raisons que nous ignorons, il quitta le chemin de fer et entra à la Monnaie en qualité de tourneur-ajusteur; mais il fut bientôt chargé de faire la trempe des blocs d'acier destinés à servir de « matrices » pour les médailles et les pièces de monnaie. Il resta à la Monnaie jusqu'à 50 ans.

C'est alors que débute l'affection nerveuse qui force F... à réclamer les secours médicaux. Il dut quitter la Monnaie et laisser tout travail demandant de la force ou de l'adresse. Utilisant alors la connaissance mécanique qu'il avait acquise, il construisit lui-même une machine d'invention et se mit à parcourir des fêtes publiques, électrisant « pour 10 centimes et montrant, avec des bouillants de Franklin, la force du sang et des nerfs ».

Nous devons maintenant rechercher dans les antécédents de notre malade s'il existe quelque cause à laquelle nous pourrions attribuer la maladie dont il est atteint. Nous l'avons interrogé avec grand soin à ce point de vue spécial.

F... ne paraît avoir jamais eu ni rhumatisme ni affection du système circulatoire ou de la peau pouvant être rattachée à la constitution arthritique. Nous n'avons trouvé non plus chez lui aucun signe commémoratif ni aucun stigmate d'alcoolisme ou de syphilis. Il paraît avoir toujours été sobre, rangé, de mœurs régulières. Marié à 19 ans, il n'aurait jamais fait d'excès vénériens.

Une vie aussi accidentée que celle de notre malade n'a pas dû s'écouler sans quelques moments de gêne et sans quelques privations, mais il affirme n'en avoir eu aucune à supporter pendant son séjour à la Monnaie et, par conséquent, depuis une époque bien antérieure au début de son affection.

A l'âge de 16 ans, il demeura quelque temps dans un logement situé au rez-de-chaussée et fort humide. Il le quitta pour s'installer dans son logement actuel qui est bien aéré, bien exposé et bien sec.

S'il faut chercher dans les antécédents de F... une circonstance qui ait pu déterminer son affection actuelle ou aidé à son développement, nous la retrouverons dans les refroidissements fréquents et pour ainsi dire journaliers auxquels l'exposait son métier de trempeur d'acier, et c'est à cette cause qu'il rattache lui-même son affection.

Voici, en effet, d'après les renseignements qu'il nous a donnés, en quoi consistait son pénible travail. On lui remettait les coins d'acier tout tournés et déjà revêtus de la gravure en creux que le balancier doit imprimer en relief sur la pièce ou sur la médaille qu'il s'agit de frapper. Il en mettait un certain nombre dans une boîte de fonte qu'il achevait de remplir avec un mélange de charbon animal et de charbon de bois pulvérisé, et plaçait cette boîte dans un fourneau à réverbère et à moufle. La concentration effectuée à une haute température qui chauffait l'air de l'atelier jusqu'à 43° c., F., sortait le coin avec une pince et le plongeait encore rouge dans un baquet d'eau froide dans lequel il était obligé de tremper le bras droit, puis dans un baquet d'eau acidulée par l'acide sulfurique pour les tremper. On conçoit facilement qu'une telle opération répétée plus de cent fois par jour, dit le malade, et pendant quinze ans, puisse ne pas être sans influence sur le développement de la paralysie agitante.

Histoire de la maladie. — L'affection a commencé d'une manière insidieuse, il y a environ quatre ans, en 1876. Le malade éprouvait dans la main droite une sensation singulière de frissonnement, de petites secousses qu'il compare à celles que donne la bobine d'induction; les secousses devinrent de plus en plus fréquentes et se transformèrent peu à peu en un tremblement continuel dont il s'aperçut l'année dernière à sa maladresse croissante pour écrire et pour travailler ; voulait-il saisir un objet de peu de volume, il le manquait souvent.

F..., alarmé par les progrès de ce tremblement qui menaçait de devenir pour lui une infirmité, alla trouver un médecin qui lui dit que « ce n'était rien », et il le purgea.

Le tremblement s'est d'abord montré dans la main droite, d'où il s'est étendu successivement de bas en haut au bras droit, de haut en bas à la jambe droite, où il a toujours été moins prononcé, puis à la main et au bras gauche, puis enfin à la jambe gauche. Nous signalons seulement cette marche, que le malade, homme intelligent, a parfaitement observée.

Etat actuel. — 1º *Habitus.* — F... est un homme amaigri, paraissant plus vieux que son âge, brun et de taille moyenne, d'une physionomie intelligente. Il paraît bien constitué et ne présente aucune de ces anomalies de conformation que l'on rencontre fréquemment chez les héréditaires.

Son intelligence paraît assez développée et il fait preuve de quelque instruction. Il s'est occupé d'inventions, a construit des machines, il parle avec assez de facilité, et son seul défaut, dit-il, est « de se mettre facilement en colère » .

2º *Fonctions digestives.* — L'appétit du malade s'est accru depuis sept à huit mois d'une manière si notable que sa femme et lui en sont étonnés, ses digestions sont bonnes et les fonctions alvines normales.

3º *Respiration normale.* — Pas de lésions pulmonaires.

4º *Circulation.* — Les battements du cœur sont réguliers et normaux sous le rapport du rhythme, de l'intensité et du timbre. La pointe un peu abaissée bat dans le sixième espace intercostal. Pas de souffles cardiaques ni vasculaires. Pas d'athérome. Pas de palpitations, mais depuis peu un léger essoufflement, lorsque le malade monte un escalier ou se livre à quelque travail un peu pénible.

5° *Sécrétions.* — Normales, sauf la sécrétion sudorale, qui est notablement accrue.

6° *Sommeil.* — Depuis deux ans, F... se réveille facilement et dort peu, sans avoir cependant ni rêve ni cauchemar. Il s'agite une partie de la nuit sans pouvoir trouver une position qu'il puisse conserver plus de quelques instants. Il est fatigué de rester à la même place, et cependant chaque mouvement détermine des crampes dans les jambes. Depuis la même époque, la transpiration est considérable et continuelle, les nuits surtout : le malade se plaint alors d'éprouver une chaleur intense dans tout le corps et est obligé de se découvrir.

7° *Sensibilité.* — Le jour, les douleurs sont nulles, mais la nuit, aux incommodités que nous venons d'énumérer, se joignent des crampes douloureuses dans les gros orteils, les cous-de-pied, les mollets et les jarrets. Les crampes se montrent par accès qui se renouvellent dix à douze fois dans la nuit, s'accompagnent de tremblement des régions qui en sont atteintes, et elles sont d'autant plus longues et plus intenses que le malade a plus marché et s'est plus fatigué dans la journée. Il les calme plus ou moins fortement en posant les pieds sur le carreau froid de sa chambre.

8° *Motilité.* — Les quatre membres, mais surtout le bras droit et après lui la jambe droite, sont affectés du tremblement caractéristique de la paralysie agitante. Ce tremblement est ici absolument typique, aussi ne nous attarderons-nous pas à le décrire. Il n'existe ni dans la tête, ni dans la langue, ni dans la mâchoire inférieure. D'après la femme du malade, le tremblement persisterait pendant le sommeil. C'est là un renseignement que nous donnons sous toutes réserves. Le repos physique et la tranquillité morale l'atténuent au point de le faire disparaître; la fatigue, la marche, la station, l'irritation mentale, les émotions, l'augmentent au contraire. Il en est de même des courants continus dirigés sur la moelle, quel que soit leur sens, lorsque leur tension dépasse un certain degré, et l'exagération du tremblement sous cette influence est surtout marquée avec les courants ascendants.

Si le tremblement chez F... est très prononcé, la raideur et l'immobilisation caractéristique de l'appareil locomoteur le sont relativement moins. Il se lève et s'assied avec assez de facilité ; les muscles, obéissent rapidement à l'influence de la volonté. Le malade, lorsqu'il est debout, est cependant légèrement penché et renversé en avant. Lorsqu'il marche, la propulsion est manifeste, mais la rétropulsion l'est beaucoup moins. Néanmoins le malade, soutenu par une canne, marche avec facilité et fait encore de longues courses à pied. Son écriture offre le tremblement caractéristique.

Calcul de cholestérine ayant déterminé des accidents d'obstruction intestinale, par le Dr FELTZ, de Saint-Denis. (*France médicale*, juillet 1881).

Le sujet de l'observation est une femme âgée de 60 ans, qui n'a eu d'autre maladie qu'une fièvre typhoïde à l'âge de 54 ans. Elle n'a jamais eu de jaunisse ni de douleur hépatique. Depuis 1877, elle ressentait de temps à autre une douleur entre le rebord des côtes et la fosse iliaque droite; cette douleur devint plus fréquente et aussi plus intense, et la malade se procurait du soulagement en comprimant la région iliaque droite avec la main; elle s'appliqua même, sur le conseil de son entourage, une ceinture hypogastrique. A partir de 1879 survinrent de temps à autre des coliques assez vives, les selles devinrent assez difficiles; elles étaient le plus souvent liquides, quelquefois pourtant, mais rarement, elles étaient moulées.

Je vois pour la première fois la malade dans le courant de mars 1880. Depuis deux jours elle était atteinte de vomissements et n'avait pas eu de selle. Je constate les symptômes suivants : face un peu grippée; langue blanche, humide; pouls assez fort, à 88 ; pas de fièvre.

Le ventre est modérément ballonné, indolore à la pression ; on n'y sent ni rénitence, ni empâtement en quelque région que ce soit. La malade ressent des douleurs violentes dans le ventre et dans l'estomac; ces douleurs n'ont pas de localisation particulière du côté du foie ; celui-ci ne présente rien d'anormal. Ses vomissements sont muqueux et bilieux.

Les accidents vont en augmentant pendant les trois jours suivants; les vomissements deviennent fécaux et, le cinquième jour du début du mal, la malade présente les symptômes suivants : face grippée, couverte d'une sueur froide ; langue sèche fuligineuse ; pouls filiforme, onduleux, ne pouvant guère être compté; vomissements fécaloïdes assez fréquents. Ventre extrêmement ballonné, à peine sensible à la pression; pas de selles depuis six jours.

J'avais employé tous les moyens pour vaincre l'obstruction intestinale, que j'attribuais à la torsion de l'intestin sur lui-même, ou autour d'une bride quelconque. Les purgatifs, les lavements de toute espèce, y compris ceux d'eau de Seltz, administrés au moyen d'une longue canule, les bains, la glace intus et extra, les émollients, les narcotiques, tout avait échoué ; l'état de la malade était des plus alarmants et faisait prévoir une mort imminente. J'eus recours alors à l'électricité ; je fis appliquer un rhéophore dans le creux épigastrique, l'autre dans le rectum ; au bout de quelques minutes il y eut une véritable débâcle ; les matières fécales furent rejetées avec force et la malade en rendit, me dit-on, près de deux vases pleins. Immédiatement tous les accidents graves disparaissent et la malade est complétement remise au bout de deux jours.

Depuis ce moment les selles ne furent jamais moulées ; elles ressemblaient à celles des enfants en bas âge ; l'appétit était bon, mais, dès que la malade mangeait un peu plus que d'habitude, ou qu'elle prenait des aliments lourds, survenaient des coliques et souvent des vomissements ; la douleur dans la région iliaque droite présentait les mêmes caractères qu'avant, mais était plus intense. Depuis un mois les vomissements étaient devenus plus fréquents et la malade ressentait un malaise presque continu.

Le 19 mai dernier, la malade prend de l'huile de ricin qui produit l'effet purgatif. Jusqu'au 22 mai il n'y a plus de selle et les vomissements sont très fréquents. Appelé ce jour-là, je constate les symptômes suivants :

Un peu de fièvre, un peu de ballonnement du ventre ; douleur assez sensible à la pression dans la fosse iliaque droite, où je ressens en même temps un peu d'empâtement. Le foie ne dépasse pas les côtes. Vomissements muqueux et bilieux : toutes les boissons et tous les aliments sont immédiatement rejetés.

Pensant à un commencement de pérityphlite, je fais appliquer un vésicatoire dans la fosse iliaque droite, et je prescris une potion fortement opiacée, 0 10.

Le lendemain les vomissements sont arrêtés, la douleur dans la région iliaque est moins vive, je ne sens plus l'empâtement qui était si sensible la veille. Comme il n'y a pas eu de selle depuis près de quatre jours, j'ordonne un lavement huileux. C'est à la suite de ce lavement que la malade rend le calcul que je présente à la Société clinique.

Ce calcul a une couleur brunâtre, sa forme est cylindrique ; les deux extrémités sont lisses, la circonférence est un peu rugueuse. Il pèse 20 grammes sa densité est voisine de celle de l'eau, légèrement plus forte, 1049. D'après certains auteurs, la densité de la cholestérine serait plus légère que celle de l'eau. C'est une erreur; les paillettes de cholestérine cristallisée nagent sur l'eau par un phénomène particulier du ressort de la viscosité superficielle des liquides, comme une aiguille peut nager sur l'eau et même sur un liquide plus léger; mais la cholestérine en masse est plus dense que l'eau.

Le calcul présente les dimensions suivantes :

Longueur, 3 1/2 centimètres;

Diamètre, dans le sens transversal, 2 1/2 centimètres;

Circonférence, 8 1/2 centimètres.

En sciant le calcul en deux, il présente une texture cristalline; il est formé de couches concentriques très nombreuses, dont les unes offrent un reflet plus vif et une coloration plus foncée que d'autres; il n'y a pas de noyau proprement dit.

M. Gerber, chimiste distingué dans une grande usine de Saint-Denis, a bien voulu nous faire l'analyse de ce calcul. Cette substance fond sur la lame de platine et brûle en laissant un résidu insignifiant.

Elle se dissout dans l'alcool en produisant de magnifiques cristaux nacrés. De l'analyse faite par M. Gerber, il résulte que le calcul est composé de cholestérine presque pure, avec des traces d'acides gras.

Cette observation présente quelques particularités importantes. Il est très rare de rencontrer un calcul aussi volumineux dans l'intestin; comme la densité du calcul dépasse à peine celle de l'eau et qu'il pèse 20 grammes, son volume est de près de 20 centimètres cubes. Il n'est pas rare de rencontrer dans les intestins des accumulations de matières fécales durcies, formant un corps plus volumineux que ce calcul. Les calculs intestinaux sont assez fréquents chez le cheval; on en rencontre plus rarement chez l'homme, mais ils ont toujours pour noyau un corps étranger, et sont formés en grande partie de sulfate, de carbonate ou de phosphate de chaux.

Récemment M. Duménil a présenté à la Société de médecine de Rouen trois calculs biliaires agglomérés par de la matière fécale et des détritus de la muqueuse intestinale, et qui avaient causé des accidents d'obstruction intestinale. Mais il est très rare de rencontrer, comme dans le cas spécial, un calcul unique formé de cholestérine presque pure et ayant déterminé à lui seul des accidents graves d'obstruction intestinale.

Quelle est l'origine de ce calcul? Il nous semble impossible qu'un calcul de cette dimension ait pu traverser le canal cholédoque; rien non plus dans les symptômes observés n'indique que ce passage ait eu lieu. La malade n'a jamais eu ni jaunisse, ni coliques hépatiques. Depuis quatre ans, au contraire, elle ressentait une douleur fixe entre la fosse iliaque droite et la région hépatique.

Ces symptômes peuvent se rapporter à un travail ulcératif lent, qui s'est fait du côté de la vésicule biliaire. Le calcul en effet a la forme, l'aspect, la composition des calculs biliaires; il s'est donc formé dans le foie. Il est difficile d'admettre qu'un calcul aussi volumineux ait pu traverser le canal cholédoque, et cela sans déterminer d'ictère.

Il est donc plus rationnel d'admettre que des adhérences se sont formées entre la vésicule biliaire et l'intestin grêle, qu'une ulcération lente des parois des deux organes a donné lieu à la douleur et aux accidents ressentis par la malade depuis près de quatre ans, et a frayé un passage au calcul dans l'intestin grêle. Au moment où ce passage a été effectué, sont survenus les accidents d'obstruction intestinale, accidents qui ont disparu quand, sous l'influence du courant électrique et d'une contraction intestinale plus forte, le calcul a traversé la valvule iléo-cæcale pour se fixer dans le cæcum. Il séjourne là pendant un an, sans déterminer d'obstruction, mais des troubles dans l'évacuation des matières fécales. Son siège dans le cæcum explique l'empâtement observé dans cette région, et l'effet purgatif obtenu par l'huile de ricin dans la deuxième crise, tandis que dans la première tous les purgatifs ont échoué. La deuxième crise a été déterminée par le passage du calcul à travers le côlon.

Phlébite rhumatismale, par le Dr VICCAJI. (Thèse 1880.)

Les propositions suivantes résument le travail de l'auteur. Nous avons cru devoir y joindre une des observations qui ont servi de bases aux conclusions et qui les justifient.

La phlébite rhumatismale est une affection rare, dont l'existence, démontrée par la clinique, manque jusqu'ici de preuve anatomique.

Elle survient dans le cours du rhumatisme monoarticulaire, polyarticulaire, aigu, ou blennorrhagique. Elle occupe de préférence le membre supérieur.

Elle est annoncée par des symptômes généraux et caractérisée d'abord par les phénomènes de toute inflammation localisée à une ou plusieurs veines, puis par l'œdème du membre atteint.

Elle n'est jamais suivie d'embolie de l'artère pulmonaire, sa bénignité réelle est un argument en faveur de sa nature rhumatismale.

Il existe une phlébite goutteuse décrite par les cliniciens anglais, mais comme phlébite rhumatismale, elle manque encore du contrôle anatomique.

Elle atteint plutôt les membres inférieurs.

Elle est souvent suivie d'embolie de l'artère pulmonaire et par là aboutit à la terminaison fatale.

T... (Berthe), 26 ans, entrée à l'Hôtel-Dieu, salle Sainte-Jeanne, le 21 septembre 1880.

Cette femme est d'une bonne constitution; n'a jamais eu de maladie grave. et n'a pas encore eu d'attaques de rhumatisme.

Le 11 septembre, c'est-à-dire dix jours avant son entrée à l'hôpital, et sans cause appréciable, T... ressentit des douleurs assez vives à l'épaule droite et dans les petites articulations de la main gauche.

Les douleurs de l'épaule ont rapidement disparu. Elle ne s'en plaignait presque plus lors de son entrée à l'hôpital; celles de la main étaient localisées à l'articulation métacarpo-phalangienne de l'annulaire; elles étaient vives spontanément, s'exaspéraient au moindre mouvement et s'accompagnaient de tuméfaction articulaire. Déjà chez elle la malade a pris du salicylate de soude qui a fait diminuer le gonflement et la douleur.

21 septembre. A son entrée, on la trouve dans l'état suivant : T... est une jeune femme, grande, bien constituée, point amaigrie, mais un peu pâle; ses forces sont conservées, l'appétit est normal, il n'y a pas la moindre fièvre. Toutes les articulations sont intactes, sauf celles de l'annulaire, du poignet et du coude gauche. Au niveau de la 4e articulation métacarpo-phalangienne, il existe de la tuméfaction avec rougeur des téguments qui s'étend aux parties voisines ; la douleur siège aux mêmes joints, mais sans grande acuité. Le poignet gauche est légèrement tuméfié et à peine douloureux. Enfin le coude est encore un peu gonflé, mais ses mouvements sont libres, quoiqu'il soit un peu sensible.

A l'auscultation du cœur, on entend un râlement présystolique; aucun trouble fonctionnel d'ailleurs du côté de la circulation.

En raison de la localisation et du peu d'intensité des phénomènes articulaires, on pouvait penser à un rhumatisme blennorrhagique, mais il n'existait pas d'écoulement vaginal ou uréthral spécifique.

Diagnostic. —Rhumatisme articulaire subaigu. Traitement : salicylate de soude, 4 grammes.

Le 23. Réapparition de la douleur à l'épaule et au coude gauches. La malade s'en plaint à nouveau. Elle ne peut plus remuer son

membre; chaque mouvement produit une exagération de douleur.
T. 38° le matin, 38°5 le soir.

Le 24. La malade continue à se plaindre de violentes douleurs,
malgré le salicylate de soude. Le gonflement articulaire ne paraît pas
considérable; la malade redoute l'examen. Elle souffre dès qu'on écarte
le membre du tronc. Néanmoins, en présence de la persistance et
de l'acuité des douleurs, on fait déshabiller la malade, et voici ce qu'on
trouve. Il existe à la face interne du bras gauche une rougeur vive
limitée à un trajet rectiligne, allant du creux de l'aisselle au pli du
coude. Longue de toute la hauteur du bras, cette traînée rouge a
1 centimètre 1/2 environ de diamètre sur certains points, notamment au milieu du bras. Cette rougeur s'éteint en diminuant progressivement sur les bords de chaque côté. La face interne du bras
sur le même trajet est tuméfiée, et sur une base œdémateuse, où la
peau est d'un blanc mat, se dessine un cordon saillant, arrondi, rouge,
où la peau offre une température plus élevée que sur les parties
voisines. La palpation est impossible le long du cordon rouge ; dès
qu'on applique le doigt on réveille une vive douleur. Cette douleur
est même presque le seul symptôme qui attire l'attention du côté de
l'aisselle. Or, à la palpation du creux axillaire, on sent un cordon
dur et douloureux. Au coude, le long de la branche interne du V du
coude, on sent aussi un cordon dont le palper est douloureux. Mais
dans tous ces points, il y a plutôt un empâtement qu'une véritable
induration.

Pas d'œdème ni aux coudes, ni à l'avant-bras, ni à la main.

Les phénomènes articulaires à la main et au poignet sont stationnaires.

Diagnostic. — Le diagnostic était facile. Le trajet que suivait ce cordon rouge faisait tout de suite penser à la veine basilique. On avait
donc affaire à une phlébite de la basilique.

Traitement. — 1° Immobiliser le membre. On le met dans une
écharpe, l'avant-bras fortement fléchi sur le bras. 2° Cataplasmes.

Le 25. Le gonflement a diminué à la face interne du bras et
le cordon rouge se dessine de mieux en mieux ; la douleur est moins
vive (l'immobilité a beaucoup soulagé la malade). Elle empêche encore
d'imprimer des mouvements au membre.

Le 26. Le cordon s'accentue d'avantage et devient plus dur ;
tout le long de la veine, on sent une induration très nette.

Aujourd'hui on remarque de l'œdème à la partie interne du coude
où la peau est blanche, et les tissus sous-jacents gonflés nous pré-

sentent une sorte de ballottement. Cet œdème est indolent à la pression et spontanément: il ne se laisse pas facilement déprimer. Il s'élève au tiers supérieur de l'avant-bras.

On peut voir aussi quelques veinules superficielles dilatées.

Le 27. Même état ; les phénomènes articulaires ont disparu.

Du 26 au 30. L'œdème disparaît au coude et à l'avant-bras ; la rougeur a complètement disparu. Il reste encore un cordon dur sous-cutané, mais qu'on sent de l'aisselle au coude, il n'est plus douloureux à la pression, les mouvements ne sont plus douloureux depuis plusieurs jours ; mais on recommande à la malade de les éviter.

Jusqu'au 10 octobre on sent encore assez nettement le cordon dur et au bras et au coude.

23 octobre. Il n'existe plus de cordon dur sur le trajet de la veine.

Pathologie chirurgicale.

Deux cas de hernies inguino-propéritonéales étranglées.

1er CAS, par G. NEUBER. (Arch. f. Klin. chir., XXVI, 2, 509.)

Il s'agit d'un homme de 26 ans, cultivateur, porteur depuis sa plus tendre enfance d'une hernie inguino-scrotale droite irréductible avec ectopie testiculaire du même côté.

Le 26 juin 1880, pendant son travail, cet homme est pris subitement de douleurs très intenses de la fosse iliaque droite. Bientôt surviennent des accidents d'étranglement, vomissements répétés, ballonnement du ventre, sensibilité à la pression, constipation avec état général grave. Un médecin appelé constate l'existence d'une petite tumeur siégeant au-dessus du ligament de Poupart droit, et diagnostique un étranglement herniaire. Il fait sans succès quelques tentatives de taxis et envoie le malade à l'hôpital, où l'on constate ce qui suit: loge scrotale droite distendue par une masse de consistance molle, élastique, avec quelques parties dures, peu douloureuse à la pression, mate à la percussion. La partie supérieure de cette masse, couchée au devant du testicule fort remonté, se continue avec un cordon cylindrique large comme deux travers de doigt, parfaitement distinct du cordon spermatique situé en arrière et traversant le canal inguinal, dont il soulève la paroi antérieure. De plus, immédiatement au-dessus de l'arcade fémorale, on constate la présence d'une tumeur refoulant en avant la paroi abdominale, et dont le plus grand diamètre se dirige en haut et en dehors jusque dans le voisinage de l'épine iliaque antéro-supérieure.

Il existe à ce niveau une tension considérable des téguments avec sensibilité très marquée, et la percussion y donne un son tympanique. Ces signes font conclure à l'existence d'un étranglement siégeant au-dessus et en arrière de l'orifice inguinal interne.

On fait sous le chloroforme quelques vaines tentatives de taxis, et on procède à la hernio-laparotomie.

Incision cutanée de 6 centimètres de long commençant à quelques centimètres au-dessus de l'orifice inguinal externe, et se dirigeant obliquement en bas et en dedans. Le sac inguino-scrotal contient un fragment d'épiploon fortement injecté, dont la partie supérieure adhère intimement au testicule. Après rupture des adhérences, la masse est partagée en trois portions que l'on lie et que l'on sectionne. Pas trace d'intestin ni dans le sac ni dans le canal inguinal.

La paroi antérieure de ce dernier est alors divisée, et l'incision prolongée de quelques centimètres au-dessus et en dehors de l'orifice inguinal interne. Le collet du sac est fendu dans toute sa longueur avec le bistouri boutonné.

Le doigt introduit dans la cavité sent, à 3 ou 4 centimètres au-dessus de l'orifice inguinal interne, une membrane dure dirigée transversalement et munie d'un orifice qui n'est autre chose que l'agent de l'étranglement. L'espace compris entre cette membrane et la paroi abdominale est rempli en partie par de l'épiploon, en partie par l'anse intestinale étranglée. A l'aide de fortes pressions exercées avec le doigt, l'orifice d'étranglement est élargi et le contenu du sac propéritonéal retombe dans la cavité abdominale. On complète la dilacération de la membrane ci-dessus, on pratique l'excision du sac inguinal. Enfin l'on suture avec le catgut le collet du sac, l'orifice herniaire et la plaie cutanée.

Le 7 juillet, la plaie tout entière est fermée par première intention à part l'espace occupé par le drain. Le 21 juillet, le malade quitte l'hôpital complètement guéri.

Le diagnostic de hernie inguino-propéritonéale, ajoute l'auteur, paraît ici parfaitement justifié et l'on peut écarter l'hypothèse d'une réduction partielle en masse d'une hernie inguino-scrotale, et cela pour les motifs suivants.

L'existence de la tumeur située au-dessus du ligament de Poúpart a été constatée par le médecin avant toute tentative de taxis et son volume ne différait pas de celui qu'elle a présenté dans la suite.

- Les tentatives de taxis faites par le praticien ont été .extrêmement modérées et n'ont pu amener une réduction en masse.

L'opération n'a pas révélé la moindre trace de violence. Les signes observés : tumeur très sensible à la pression située au-dessus de l'arcade de Fallope, insensibilité absolue de la tumeur scrotale, situation élevée du testicule, largeur considérable du collet inguinal, le siège de l'étranglement, tous ces signes répondent au tableau de la hernie inguino-propéritonéale.

C'est donc bien là le premier cas connu de hernie inguino-propéritonéale étranglée, guérie par la hernio-laparotomie.

2ᵉ CAS, par R. KRÖNLEIN. (Arch. f. Klin. Chir., XXVI, 2, 521.)

Homme de 29 ans, relieur, s'étant aperçu dès sa dixième année qu'il portait une tumeur de la région hypogastrique droite parfaitement distincte du testicule droit, situé un peu plus bas, dans le voisinage de l'orifice inguinal externe. Les années suivantes, ascension de plus en plus marquée de cet organe, qui finit par se loger dans le canal inguinal. Douleurs vives occasionnées par l'ectopie et que le malade parvient à supprimer presque complètement en repoussant de plus en plus le testicule vers la tumeur.

Arrivé à l'âge de 22 ans, et le volume de cette dernière devenant de plus en plus considérable, le malade se procure un bandage qu'il a porté jusque dans ces derniers temps et qui contenait parfaitement la hernie, celle-ci reparaissant immédiatement dès que le bandage était laissé de côté.

Le 11 janvier 1881, irréductibilité de la tumeur et apparition de symptômes d'étranglement. Un médecin appelé fait quelques tentatives de taxis qui restent infructueuses. Le lendemain, le malade entre à l'hôpital, où l'on constate l'état suivant :

Au-dessus du ligament de Poupart droit, tumeur du volume d'une tête d'enfant, de consistance molle élastique, s'étendant de l'épine iliaque antéro-supérieure à l'orifice inguinal externe, débordant sensiblement le pli de l'aine, n'atteignant pas en dedans la ligne médiane et remontant verticalement jusqu'à la ligne ombilicale. Son tympanique. Peau normale. Le testicule droit manque dans le scrotum et ne peut être découvert. Le canal inguinal droit est libre et permet facilement l'introduction du doigt. Trajet inguinal gauche fermé. Testicule gauche de volume normal et normalement placé. Ventre légèrement ballonné, peu douloureux, si ce n'est au niveau de la tumeur, où le moindre attouchement détermine une douleur extrêmement vive. Langue sèche, nausées.

Diagnostic : hernie inguino-propéritonéale droite étranglée. Incision cutanée s'étendant de l'épine iliaque antéro-supérieure à un travers de pouce au-dessus du ligament de Poupart et parallèlement à ce ligament jusque dans le voisinage de l'orifice inguinal externe. Après division du fascia transversalis, on arrive sur le sac propéritonéal, gros comme une tête d'enfant, contenant un peu de sérosité claire, une anse d'intestin grêle longue, fortement gonflée, d'ailleurs en bon état, et enfin le testicule droit atrophié avec son cordon tordu et extrêmement court. La réduction de l'anse herniée se fait sans grande peine à travers l'orifice abdominal du sac, long de 2 cent. 1|2, large de 1 cent. 1|2, et sans dilatation de cet orifice.

On s'aperçoit alors que le sac propéritonéal envoie dans le scrotum, à travers le canal inguinal, un prolongement assez peu étendu et vide. On essaye, mais sans succès, à cause de la brièveté du cordon, de reporter le testicule dans le scrotum. Il est d'ailleurs absolument atrophié, et on en pratique l'extirpation après ligature du cordon au moyen d'un fil de catgut. Les adhérences intimes du sac avec le péritoine pariétal n'en permettant pas l'extirpation complète, on se contente d'une ablation partielle des fragments les plus isolables. L'orifice abdominal du sac est ensuite solidement clos au moyen de quatre sutures au catgut et d'une double ligature située à 2 centimètres environ en arrière et donnant à cet orifice l'aspect d'une bourse. La réunion des lèvres du fascia transversalis avec du catgut, des bords de la plaie cutanée avec des fils de soie termine l'opération. Point de spray. Pansement de Lister.

Réunion par première intention. Le 22 février, le malade, complètement guéri, quitte le service muni d'un bandage approprié.

En terminant, l'auteur mentionne un cas de hernie cruro-propéritonéale opérée et guérie par le professeur Rossander (1), mais diagnostiquée seulement dans le cours de l'opération. E. HAUSSMANN.

Deux cas de myôme de la vessie,

Par BELFIELD. (Wiener med. Wochenschrift, 1881, n° 12.)

Les deux tumeurs dont il s'agit ont été fortuitement découvertes à l'autopsie d'une femme de 50 ans et d'un homme de 74 ans, morts de pneumonie. La première, saillante à la surface externe de la vessie, répondait au bas fond de cet organe et se continuait visiblement avec la couche externe de la tunique musculaire par un pédicule formé de

(1) Hyglea, janvier 1881.

fibres lisses et de vaisseaux. Relations d'aucune sorte avec l'utérus. Le second myôme plus petit, arrondi, énucléable, de 7 millimètres de diamètre, siégeant immédiatement au-dessous de l'orifice vésical de l'uretère gauche, était recouvert par la muqueuse vésicale, et avait déterminé une sténose de l'orifice uretéral avec dilatation considérable du conduit et hydronéphrose consécutives. Rein et uretère droits normaux. Hypertrophie généralisée de la tunique musculeuse de la vessie. Les deux tumeurs présentaient l'aspect histologique caractéristique du myôme : cellules fusiformes avec noyau en bâtonnet. Tissu conjonctif peu abondant, vaisseaux en petit nombre.

E. HAUSSMANN.

Polype de l'amygdale droite,

Par F. FRÜHWALD (Wien. med. Wochens., XXIX, 44, 1879.)

Homme de 43 ans, vigoureusement constitué, souffrant depuis son jeune âge d'angines fréquentes et de sécheresse continuelle des cavités nasale et buccale. Le décubitus dorsal ou latéral gauche s'accompagne chez lui d'une sensation de chatouillement dans le gosier qui disparaît si le malade change de position, et d'accès de suffocation survenant seulement pendant le sommeil. Tous ces accidents étaient occasionnés par la présence d'un polype implanté sur l'amygdale droite hypertrophiée par un pédicule long de 6 millimètres, large de 4.

La structure de ce polype ne différait en rien de celle du tissu amygdalien hypertrophié. Augmentation de volume des follicules, épaississement du tissu conjonctif interfolliculaire, prolifération cellulaire aussi bien dans la cavité des follicules que dans le tissu conjonctif environnant, enfin dilatation des vaisseaux et hyperplasie de l'épithélium pavimenteux stratifié du recouvrement muqueux.

E. HAUSSMANN.

Un cas de hernie inguinale ovarique simulant l'étranglement. Extirpation. Guérison, par C. RAFFO. (Lo Sperimentale, 1881. Fasc. I, et Centralblatt f. Chirurgie, 1881, n° 19.)

Il s'agit d'une femme de 48 ans, hystérique, portant, depuis la naissance, une petite tumeur irréductible de l'aine droite, tumeur indolore conservant toujours le même volume, même aux époques menstruelles, que la malade contenait au moyen d'un bandage parfaitement supporté et qui depuis six mois environ a pris du développement.

A l'entrée, on constate ce qui suit : tumeur de l'aine gauche,

veinense. La dose inoculée fut 0 c.c.,5 introduits dans la cuisse gauche.

Aucun effet ne s'en est suivi.

- 3° Un veau âgé de 16 jours. Au point de vue de la pathologie. générale, cette expérience est des plus intéressantes. Ce veau n'avait pas été vacciné directement, mais sa mère l'avait été au quatre-vingt-septième jour de sa gestation, par 4 centimètres cubes de liquide virulent injecté dans la veine jugulaire.

L'inoculation faite sur cet animal par l'introduction de 0 c.c.,5 de virus dans la cuisse gauche ne fut suivie d'aucun effet appréciable.

L'immunité lui avait été donnée par sa mère, six mois avant sa venue au monde.

4° Une brebis auvergnate, vaccinée depuis quinze jours, mais par une autre méthode que l'injection intra-veineuse; c'est dans la trachée que le liquide virulent avait été introduit.

Inoculée avec 0 c.c.,5 de liquide virulent, injecté dans la cuisse gauche, cette bête s'y montra réfractaire tout aussi bien que les sujets vaccinés par les veines.

Les expériences de la deuxième série avaient pour objet de montrer qu'il existait des espèces animales naturellement réfractaires au charbon symptomatique. De fait, des inoculations faites par injections sous-cutanées et intra-musculaires, sur un porc, un rat blanc, un chien et un lapin, demeurèrent sans effet, tandis qu'un veau de 5 mois, inoculé simultanément avec le même liquide que ceux-ci, mourait le surlendemain, en présentant les mêmes tumeurs caractéristiques.

La méthode suivie jusqu'à présent par MM. Arloing, Cornevin et Thomas pour vacciner contre le charbon symptomatique est autre que celle de M. Pasteur contre le charbon bactéridien. Ce n'est pas le virus atténué qu'ils ont employé, mais le virus naturel, dont ils atténuent les effets trop énergiques, en l'introduisant d'emblée dans le milieu sanguin, moins favorable à sa pullulation puissante, sans doute par suite de cette sorte de concurrence vitale que lui font les globules du sang.

— De la dissolution des fausses membranes de l'angine couenneuse par les applications locales de *papaïne*. (Note de M. E. Bouchut.) L'auteur a continué les expériences dont il a déjà entrenu l'Académie. Elles ont été poursuivies sur un grand nombre de malades. Elles ont démontré qu'on pouvait espérer d'obtenir par les applications de *papaïne* la dissolution et la digestion sur place des fausses membranes de la *diphthérite*.

Depuis le commencement de ses études il a ainsi traité trente-deux cas, enfants ou adultes, et n'a eu que quatre morts. Un des malades guéris avait en même temps de la *diphthérite* cutanée, et de la conjonctivite diphthéritique.

Séance du 20 *juin* 1881. — Sur un nouveau *thermographe*. (Note de M. Marey.) Il y a une quinzaine d'années que l'auteur recherche un instrument capable d'inscrire les variations de la température animale en deux points du corps, afin d'observer les changements que des influences de différents ordres exercent sur la répartition de la température. Il a enfin obtenu des résultats satisfaisants au moyen d'une disposition qui consiste à mettre le liquide d'un thermomètre en rapport avec un petit tube de Bourdon, qui change de courbure suivant le degré de dilatation du liquide du thermomètre. Le thermomètre est formé d'un réservoir cylindrique en laiton, de 6 millimètres de diamètre sur 3 centimètres de longueur; il est prolongé par un tube capillaire de cuivre rouge qui s'ouvre d'autre part dans le tube de Bourdon. Le tout est rempli d'huile et fermé. Sous l'influence des variations de la température, l'huile se dilate ou se resserre en modifiant la courbure du tube de Bourdon; le changement de courbure de ce dernier actionne un levier inscripteur. C'est M. Tatin qui a construit cet instrument et en a, en grande partie, réglé la disposition.

—M. Ch. Rouget adresse un mémoire sur les phénomènes microscopiques de la contraction musculaire et la striation transversale des *fibres lisses*. L'auteur a déjà fait ressortir la présence de stries transversales dans certaines fibres lisses chez les invertébrés et aussi chez l'homme. Cette striation lui paraît provenir du plissement qui constitue le mécanisme même de leur contraction physiologique. Il se propose de démontrer que les fibres striées peuvent devenir complètement lisses dans une extension forcée et que leur contraction se réalise par un plissement semblable à celui qui se manifeste dans la fibre lisse contractée.

—M. W. Mac Ewen communique des expériences de *transplantation osseuse inter-humaine*. L'auteur rapporte un cas de *transplantation* opérée avec succès chez un homme pour combler un déficit de 114 millimètres laissé dans la continuité de l'humérus par une nécrose de cet os. On a pris des fragments d'os sur des malades atteints de courbure antérieure du tibia, et ces fragments se sont soudés ensemble de telle façon que l'humérus malade formait une tige solide de 13 millimètres seulement plus court que l'autre humérus. L'auteur déduit de ce fait les conclusions suivantes:

L'os transplanté est capable de vivre et de croître; 2° les transplants inter-humains d'os vivent et croissent; 3° la *transplantation inter-humaine* de l'os peut produire un résultat pratique avantageux à l'humanité; 4° la totalité des éléments osseux doit être comprise dans le transplant; 5° la méthode qui présente le plus de chance de succès consiste à diviser l'os avec un instrument tranchant en petits fragments; 6° pour assurer le succès de l'opération, il faut employer le traitement antiseptique.

Séance du 27 juin 1881. — Nouvelle méthode *d'excitation électrique* des nerfs et des muscles. (Note de M. A. d'Arsonval.) — Tout serait pour le mieux si l'on pouvait donner au courant inducteur une valeur mathématiquement définie, toujours facile à reproduire. D'autre part, il faut réduire l'*excitation électrique* à une excitation *purement mécanique* et pour cela supprimer, dans le courant induit, toute action chimique qui modifierait la constitution du nerf, et par suite son excitabilité. Il faut également que le courant induit ait *un sens neutre*, qu'on me passe cette expression qui rend bien ma pensée, de façon qu'il n'y ait ni pôle positif ni pôle négatif. Toutes ces conditions sont réalisées dans l'appareil suivant, qui se compose : 1° d'une pile; 2° d'un condenseur; 3° d'un appareil d'induction à chariot ; 4° d'une clef de Morse oscillante servant d'interrupteur.— *a*. La pile est composée de 20 couples au bioxyde de maganèse et chlorure de zinc, modèle médical de Gaiffe; sa tension polaire peut varier de 1 volt, 5 à 30 volts; elle sert à charger le condensateur. — *b*. Le condensateur se compose d'un *microfore* divisé en dixièmes; il est placé dans le socle de l'appareil d'induction. — *c*. La bobine d'induction est du modèle du Boys-Reymond, à glissière; elle est seulement mieux isolée.— *d*. La clef de Morse oscillante met en rapport le condensateur, tantôt avec la pile, tantôt avec le fil inducteur de la bobine fixe. Elle est analogue à celle que j'ai employée pour constater, à l'aide du téléphone, la présence d'un courant continu dans les nerfs et les muscles.

J'emploie comme courant inducteur la décharge d'un condensateur de capacité connue, chargé à un potentiel connu. La quantité d'électricité mise en jeu est donc mathématiquement dosée. Ce courant inducteur instantané, pouvant être assimilé à un courant qui commence et à un courant qui finit, donne naissance, dans le second fil, à deux courants instantanés, de quantité égale, mais de sens inverse, qui, par conséquent, s'annulent au point de vue chimique et au point de vue de la direction.

—Etiologie et pathogénie de la *variole du pigeon* et sur le développement des microbes infectieux dans la lymphe. (Note de M. Jolyet.) Si l'on examine chaque jour, à partir de l'inoculation, le sang des *pigeons* au microscope, voici ce qu'on observe : le premier et le deuxième jour, le sang ne présente rien d'anormal en apparence; toutefois, vers la fin du troisième jour, un examen attentif dénote déjà la présence des microbes dans le sang; les jours suivants, le développement parasitaire augmente d'une façon excessive, et lorsque le *pigeon* présente les symptômes manifestes de la maladie, la préparation microscopique du sang offre des myriades de microbes en mouvement. C'est la période *d'incubation*. L'invasion se prononce lorsque le microbe s'est multiplié et généralisé dans une certaine mesure. C'est à ce moment ou à l'instant qui suit de près l'éruption que l'on constate, à l'examen microscopique, le summum du développement des microbes. La troisième période, ou l'éruption, coïncide avec leur décroissance graduelle. La pustulation cutanée n'est qu'un des modes d'élimination du virus, qui peut manquer et être remplacé par une autre voie d'élimination. Sur un certain nombre de *pigeons*, en effet, on constate que cette éruption cutanée fait complètement défaut, alors que tous les autres phénomènes morbides s'accomplissent comme à l'ordinaire, et que souvent la mort de l'animal en est la conséquence. Or, l'autopsie révèle alors une véritable pustulation intestinale.

Les microbes varioliques, soit des pustules, soit du sang, cultivés dans du bouillon de pigeon, ont fourni des liquides successifs de culture qui, inoculés, ont reproduit l'affection qui nous occupe.

De diverses expériences faites sur l'homme et le porc, l'auteur conclut que, sur l'animal vivant, le milieu dans lequel se multiplient ces organismes infectieux et au moyen duquel se généralise l'affection n'est pas le sang, mais le liquide lymphatique.

—Sur la formation du kyste dans la *trichinose musculaire*. M. Milne-Edwards présente cette note au nom de M. J. Chatin.

Séance du 4 juillet 1881. — M. Pasteur donne lecture du discours qu'il a prononcé sur la tombe de M. Sainte-Claire Deville; puis la séance est levée en signe de deuil.

VARIÉTÉS.

— A la suite des concours ouverts à l'Administration de l'Assistance publique, ont été nommés :

Chirurgiens du bureau central des hôpitaux : MM. Kirmisson et Schwarz.

Médecins du bureau central des hôpitaux : MM. Robin, Roques et Balzer.

Le concours pour le prosectorat à la Faculté de médecine s'est terminé par la nomination de MM. Jarjavay et Brun.

BIBLIOGRAPHIE.

LEÇONS CLINIQUES SUR LES MALADIES DES VOIES URINAIRES, professées à l'hôpital Necker par Félix Guyon, professeur à la Faculté de médecine, membre de la Société de chirurgie. — 1 vol. in-8°, 998 p., 46 fig. J.-B. Baillière et fils, Paris, 1881.

Le livre que nous présentons aux lecteurs des *Archives* était attendu depuis longtemps. On savait avec quelle autorité M. Guyon, dans le service spécial fondé par Civiale à l'hôpital Necker, professait la pathologie des voies urinaires, et il tardait à beaucoup qu'un enseignement donné avec tant de succès devant un auditoire nécessairement restreint obtînt la consécration du grand public médical.

M. Guyon a su ne pas se hâter et nous l'en félicitons. Il a voulu faire œuvre personnelle et ne parler que d'après ce qu'il avait vu et observé lui-même. C'est jour par jour, et nous dirons volontiers malade par malade, que ce livre essentiellement clinique a été conçu et exécuté. C'est là, à nos yeux, un de ses principaux mérites.

Dès les premières pages on reconnaîtra qu'il en possède un autre, non moins précieux, qui résulte de la situation même et de la tendance d'esprit de l'auteur. Professeur de pathologie chirurgicale à la Faculté de médecine, ayant consacré pendant de longues années le meilleur de son temps et de ses forces à la chirurgie générale, ayant tenu à conserver à l'hôpital, à côté du service des maladies des voies urinaires dont il fut chargé, des salles ouvertes aux cas divers de la chirurgie journalière, M. Guyon est resté plus chirurgien que spécialiste, au sens ordinaire de ce mot. Au contraire de ceux qui se hâtent d'enfermer leurs efforts dans un cercle étroit, il n'a jamais entendu borner ses études à un point limité de la chirurgie.

Bien mieux, il a compris que, plus que pour bien d'autres spécialités, la pratique des maladies des voies urinaires exige de celui qui s'y applique les connaissances les plus étendues. Là plus qu'ailleurs, comme il le dit lui-même quelque part, « le praticien est placé en face de problèmes pathologiques de premier ordre, et il faudrait pour les résoudre posséder l'éducation la plus générale, et réunir en soi toutes les qualités et toute la science du médecin et du chirurgien.»

Le champ des études médicales est aujourd'hui trop vaste pour qu'il soit donné à un homme de le parcourir en entier, ou du moins d'en connaître également bien toutes les parties. Telle n'est pas du reste la prétention de M. Guyon.

Il n'était cependant pas inutile de rappeler, à une époque où la spécialisation à outrance ne devient que trop de mode, dans quel esprit il convenait d'aborder l'étude de certaines maladies dites spéciales, qui semblent n'exiger que la connaissance anatomique exacte des organes malades, et l'habileté nécessaire pour leur exploration.

M. Guyon proteste énergiquement, en ce qui concerne les maladies des voies urinaires en particulier, contre la tendance qui voudrait réduire leur étude à une question de manuel opératoire.

Trop facilement le praticien inexpérimenté se laisse entraîner à soumettre dès l'abord son malade au cathétérisme dit explorateur, espérant faire du même coup, dans la plupart des cas, un diagnostic et un traitement. Sans compter que cette manière d'agir est souvent dangereuse et que l'on a vu chez certains malades une intervention de ce genre avoir les suites les plus fâcheuses, elle est surtout contraire à toutes les règles de la saine pratique médicale.

L'*urinaire* est un malade dont les organes doivent être soigneusement passés en revue à l'aide d'un interrogatoire méthodique, avant que l'on ne soit autorisé à prendre en main l'instrument. Et cela non seulement pour le rein, qui échappe le plus souvent à l'examen direct, mais aussi pour la vessie, la prostate et l'urèthre, qui sont dans des conditions tout opposées.

Le cathétérisme, le plus souvent indispensable pour une étude complète, ne doit jamais venir qu'en dernière ligne. Il confirmera un diagnostic que l'analyse des divers symptômes aura déjà permis de poser, ou vérifiera certains points douteux. Parfois même le diagnostic pourra être fait sans cette exploration, et il y aura avantage pour le malade à la lui épargner.

Nous avons indiqué dans les lignes qui précèdent l'idée dominante des leçons de M. Guyon. Il s'applique à mettre constamment en lumière toute la valeur de l'analyse raisonnée des symptômes fonctionnels dans la pratique des maladies des voies urinaires.

Aussi est-ce à une étude de séméiotique qu'il a consacré plus de la moitié de son livre. Il a supposé le praticien placé en face de son malade et voulant, par un interrogatoire sagement conduit, arriver à poser un diagnostic précis.

Les *troubles de la miction* devront tout d'abord attirer son attention. La miction peut être *fréquente, difficile, douloureuse, involontaire, impossible*. Chacune de ces modalités fonctionnelles sera étudiée avec soin, et l'on cherchera à en déterminer la cause.

On s'enquerra ensuite de l'*état des urines*, des modifications chimiques et physiques qu'elles auront pu subir; et l'on trouvera dans cette étude de précieux renseignements cliniques.

Enfin l'*état général* du malade devra être pris en grande considération. Il peut avoir de la fièvre et présenter des troubles fonctionne's, particulièrement du côté des voies digestives, indices d'un état général grave, qui sont de nature à précipiter ou au contraire à ajourner indéfiniment l'intervention opératoire.

Ces divers points étant examinés, alors, et seulement alors, l'*exploration instrumentale* pourra être permise.

Troubles de la miction, modification des urines, fièvre urineuse et *empoisonnement urineux*, enfin *signes physiques*, moyens et manœuvres qui servent à les constater, telles sont les quatre grandes divisions du livre de M. Guyon.

On n'aurait qu'une bien imparfaite idée de l'œuvre, si nous nous bornions à cette courte analysée. Et cependant il nous est impossible de suivre l'auteur dans les développements étendus qu'il donne à chacun des points qu'il touche. En effet, tout en suivant la ligne d'exposition que nous venons d'indiquer, M. Guyon nous donne en réalité un traité presque complet des maladies des voies urinaires.

En rapprochant les unes des autres les indications éparses dans les diverses parties de ce volume, il serait facile de reconstituer toute l'histoire clinique des rétrécissements de l'urèthre, celle des affections aiguës de la prostate, et de l'hypertrophie de cette glande, celle des traumatismes de l'urèthre, de la tuberculose urinaire, de l'incontinence et de la rétention d'urine, des diverses formes de cystite, des principales affections chirurgicales des reins, etc.

A l'exception des questions de pur manuel opératoire, telle que la discussion des divers procédés de taille, on trouvera aussi dans ce volume tout ce qui a trait à la thérapeutique des maladies des voies urinaires, les divers procédés de traitement des rétrécissements, la valeur et le mode d'application de la dilatation, les indications de l'uréthrotomie interne et la façon dont l'opération doit être conduite, le traitement de la cystite, les indications de la ponction de la vessie, celles de la lithotritie, les soins qu'il convient d'apporter à cette dernière opération et les modifications récentes qu'elle a subies (la litholaplaxie, aspiration), les indications et contre-indications de l'emploi de chloroforme non seulement pour la pratique de la lithotritie, mais encore dans les opérations sur les voies urinaires en général.

Sur tous ces points, le praticien trouvera dans les leçons de M. Guyon des renseignements précis, soit que, suivant page par page le développement de la pensée de l'auteur, il l'accompagne dans les digressions où il est nécessairement entraîné, soit que, préférant avoir recours à la table analytique très bien faite qui termine le volume, il aille droit au sujet sur lequel il désire connaître l'opinion et la pratique du maître.

La dernière partie du livre est, de toutes, celle qui sera lue avec le plus d'intérêt. M. Guyon y a accumulé quantité de vues originales et d'excellents préceptes. Les divers modes de cathétérisme, le cathé térisme explorateur, le cathétérisme évacuateur, le cathétérisme thérapeutique y sont étudiés avec un soin particulier et une abondance de détails, qui contribueront à vulgariser et à mettre à la portée de tous la pratique si sage et si méthodique de M. Guyon.

Apporter la plus grande douceur dans la manœuvre et la méthode la plus sévère dans l'exploration, telle doit être la constante préoccupation du chirurgien appelé à faire pénétrer un instrument dans la vessie. Qu'il s'agisse d'une recherche diagnostique ou d'une intervention thérapeutique, d'une simple instillation intra-uréthrale ou de la découverte et du broiement d'une pierre, jamais l'instrument ne devra pénétrer à l'aveugle; jamais il n'avancera sans que la main qui le conduit, ou mieux qui le suit, ne sache se rendre exactement compte de la région dans laquelle il est parvenu. Or, le seul moyen de recueillir exactement toutes les sensations perçues est de procéder doucement. L'instrument, suivant l'expression de M. Guyon, ne sert qu'à allonger les doigts du chirurgien. Le cathétérisme peut être considéré comme un véritable toucher. Il en aura la délicatesse, s'il en a la douceur.

Il faut, de plus, que les impressions recueillies soient bien interprétées. Pour cela, il est essentiel que le chirurgien ait une connaissance exacte, non seulement de la disposition des parties qu'il explore, mais de la façon dont elles réagissent au contact des instruments. C'est dire qu'il est certaines notions anatomiques et physiologiques qui doivent être toujours présentes à son esprit.

M. Guyon l'a si bien compris qu'il n'a pas craint de consacrer tout un chapitre à l'étude de l'anatomie et de la physiologie normales de l'urèthre. Laissant de côté tous les détails de description pure, il ne s'attache qu'aux faits qui ont une réelle portée pratique.

Nous signalerons à ce point de vue les recherches personnelles de l'auteur sur la physiologie de l'urèthre et en particulier la distinction qu'il établit entre l'urèthre profond et l'urèthre antérieur. Le sphincter de la portion membraneuse établit entre ces *deux urèthres* une séparation des plus nettes, dont le chirurgien doit savoir tenir compte. Nous ne reproduirons pas les preuves nombreuses que l'auteur apporte à l'appui de cette conception si originale et si féconde en applications pratiques.

Sur ce point comme sur bien d'autres, que nous n'avons pu qu'indiquer d'un mot, c'est au texte lui-même que nous devons renvoyer le lecteur.

Aussi bien n'avons-nous pas eu la prétention de donner une analyse complète des leçons de M. Guyon. Mais si nous avons réussi à éveiller dans l'esprit de ceux qui nous liront le désir de faire plus ample connaissance avec un livre qui nous paraît appelé à prendre rang parmi les meilleurs ouvrages de notre littérature classique, nous en aurons assez dit et nous estimerons avoir en cela fait œuvre vraiment bonne et utile.   Ch. MONOD.

TRAITÉ DES MALADIES DES VOIES URINAIRES, par L. Voillemier et A. Le Dentu, t. II. — MALADIES DE LA PROSTATE ET DE LA VESSIE. Paris, G. Masson, éditeur, 1881.

Le premier volume de cet ouvrage, paru en 1868, et rédigé par

M. Voillemier seul, traitait des maladies de l'urèthre. L'auteur préparait lentement le second, lorsque la mort l'arracha à ses travaux. Un certain nombre de chapitres à peine ébauchés, quelques-uns presque terminés, des observations, des planches, tels étaient les seuls documents dont M. Le Dentu pût tirer parti pour la confection de ce second volume ; d'ailleurs pas de plan arrêté. La part qui revient au continuateur de Voillemier est donc assez grande pour qu'on ait pu dire déjà que le second volume était presque une œuvre personnelle ; et il suffit, en effet, de le parcourir pour y reconnaître partout le style et la méthode de M. Le Dentu. Aussi bien, nul ne pouvait mieux que lui remplir la tâche qu'il avait acceptée ; ancien élève de Voillemier, il était assez imprégné des idées et de l'esprit du maître pour pouvoir les rendre fidèlement tout en leur imprimant un cachet particulier.

I

Nous avons parlé de la méthode de M. Le Dentu. On peut dire, en effet, que ce jeune et déjà très bon écrivain a une méthode. Si Voillemier est mort sans avoir laissé le plan de son second volume, après en avoir écrit plusieurs chapitres, nous pouvons affirmer, sans craindre de nous tromper, que M. Le Dentu avait commencé son travail par l'édification de son plan, dont les cases se multipliaient peut-être au fur et à mesure que venaient les documents, et qu'il n'a entrepris que finalement sa rédaction. Ses articles du Dictionnaire de médecine et de chirurgie pratiques, ses thèses de doctorat et de concours portent tous la même marque. Divisions en groupes principaux, subdivisions en chapitres, nouvelles subdivisions en paragraphes, le tout net, précis ; on les retrouve dans le présent volume, et avec d'autant plus de plaisir que le sujet est par lui-même extrêmement confus.

Le volume est donc divisé en trois parties principales : 1° Maladies de la prostate ; 2° Maladies de la vessie ; 3° Complications et accidents communs aux maladies des voies urinaires.

Les maladies de la prostate contiennent des chapitres consacrés aux lésions traumatiques, aux inflammations et abcès, aux tumeurs bénignes (hypertrophie), aux kystes, tubercules, cancer, concrétions et calculs, aux ulcérations, cavernes et fistules et à l'atrophie. Enfin un chapitre additionnel est réservé aux maladies des vésicules séminales et des canaux éjaculateurs. Les subdivisions de ces chapitres, comme de ceux qui suivent, sont relatives à l'anatomie pathologique, aux causes, aux symptômes, marche, durée, terminaisons, diagnostic, pronostic et traitement de chaque affection.

Les maladies de la vessie comprennent la plus grande partie du
volume (plus de 500 pages). Une première division précède la division en chapitres. Ces groupes, formés d'une manière très simple
et très logique sont :

1° Lésions traumatiques, c'est-à-dire contusions et plaies, déchirures et ruptures violentes; 2° affections inflammatoires aiguës et
chroniques auxquelles sont réunis les abcès de la vessie et la péri-
cystite; 3° les altérations matérielles en corrélation avec les difficultés de la miction : atrophie, hypertrophie de la vessie, cellules et
poches vésicales; 4° les processus destructifs : gangrène de la vessie,
ulcérations simples, ulcère perforant chronique, et les accidents qu'ils
entraînent : ruptures dites spontanées de la vessie, abcès urineux,
infiltration d'urine, péritonite, fistules urinaires vésicales; 5° les
troubles de la motilité : irritabilité vésicale, névralgie de la vessie,
spasme du corps et du col de la vessie, rétrécissement du col de la
vessie (valvules du col), atonie et paralysie de la vessie, incontinence
d'urine essentielle; 6° altérations organiques diverses : épuisement
partiel des parois, varices, — tumeurs bénignes : vésicules, kystes,
tumeurs érectiles, myômes, végétations, polypes, fongus; 7° productions malignes : tuberculose et cancer de la vessie; 8° corps étrangers de la vessie, qu'ils soient venus du dehors ou de la cavité d'un
organe voisin, ou qu'ils se soient formés directement dans la vessie
(concrétions et calculs); 9° enfin, les vices de conformation de la
prostate et de la vessie, exstrophie de la vessie, fistules urinaires
ombilicales congénitales.

La troisième partie, pour être la plus courte, n'en est pas moins
très importante. Elle est consacrée à quelques questions de la pathologie générale urinaire avec lesquelles le praticien se trouve journellement aux prises, et que nous ne pouvons que féliciter M. Le Dentu
d'avoir exposées avec sa lucidité habituelle, ce qui n'était pas sans
difficulté. Cette partie, intitulée : Complications et accidents communs aux affections des voies urinaires, est divisée en quatre chapitres : 1° hématurie dans le cours des affections des voies urinaires;
2° des complications rénales, diagnostic et valeur pronostique ; 3° des
paraplégies urinaires; 4° accidents fébriles, septicémie urinaire,
urémie.

Ce plan est-il parfait? Sans doute il n'est pas à l'abri de la critique, mais nous le trouvons excellent, à cause de ses subdivisions bien
ordonnées et multipliées. M. Le Dentu a lui-même prévu quelques
objections pour y répondre d'avance. Par exemple, à propos du rap-

prochement qu'il a fait entre les corps étrangers de la vessie venus du dehors et les calculs vésicaux, il reconnaît que ce rapprochement est attaquable ; mais, ajoute-t-il avec raison, on peut le défendre sur le terrain de la thérapeutique, parce que, dans les deux cas, il s'agit de débarrasser la vessie d'un corps étranger.

II.

Examinons maintenant de quelle manière ce cadre a été rempli. Il y a trois manières de faire un livre : par l'expérimentation, par l'observation et par la bibliographie. Dans ce cas particulier, l'expérimentation n'avait rien à faire. Restaient l'observation et la bibliographie.

Préoccupé surtout de faire un livre pratique, Voillemier n'avait accordé, à dessein, que peu de place à la bibliographie, et c'est à peine s'il mentionne les chirurgiens étrangers. Sauf un coup d'œil rétrospectif assez rapide pour rendre à quelques chirurgiens anciens, Benevoli, Terraneus, J.-L. Petit, Chopart, Hunter, ce que leurs successeurs leur avaient emprunté sans le dire ; sauf l'analyse critique des travaux français plus modernes, on ne trouve dans le premier volume que les faits recueillis par Voillemier et ses idées propres. Nous constatons le fait sans le condamner, Voillemier ayant acquis une assez grande expérience personnelle pour pouvoir tirer un bon livre de son propre fond.

M. Le Dentu a accordé une plus large place à la littérature médicale, surtout étrangère, presque complètement négligée par son maître. Tout en conservant à l'ouvrage son caractère didactique, il y a ajouté des faits empruntés à autrui, à l'appui de ses idées, et ce n'est pas nous qui l'en blâmerons. Il eût été d'ailleurs difficile de parler de certaines opérations vésicales, la lithotapaxie entre autres, sans bien connaître la littérature étrangère. Nous sommes d'autant plus heureux de féliciter M. Le Dentu de cette modification apportée au plan primitif, qu'en général sa bibliographie est très bien faite, chose encore assez rare à notre époque, surtout dans un volume de 800 pages, pour que nous n'hésitions pas à la signaler. Sans doute, on n'y trouvera pas tout ce qui a été écrit sur les maladies des voies urinaires, mais les documents relatifs à ces maladies sont si nombreux qu'il fallait faire un choix et se borner aux travaux principaux.

Il est pourtant un point de la partie bibliographique qui m'a frappé tout d'abord et qui m'intéresse trop pour le passer sous silence. Pénétré de l'importance qu'il y a à donner des indications

bibliographiques exactes et minutieuses, je ne manque pas, chaque
fois que j'en trouve l'occasion, de recommander à ceux qui font des
recherches d'indiquer, en citant un fait ou un passage, la page, le
volume et l'année de l'ouvrage qu'ils ont consulté ; souvent aussi il
est bon d'y joindre l'édition ou la série. D'aucuns m'ont répondu
qu'il suffirait de signaler le volume, etc., mais quand on a un certain
nombre de recherches à faire, on n'est pas fâché d'avoir l'indication
complète ; le temps employé est le meilleur argument qu'on puisse
présenter à l'appui de cette thèse. Pour écrire son livre, M. Le Dentu
a fait un grand nombre de recherches bibliographiques, cela se voit.
Les indications de la première moitié sont telles qu'elles ; tantôt la
page y est, tantôt elle manque, tantôt il en est de même du volume ;
il y a même un ouvrage anglais cité d'après une édition allemande,
rare en France, qui m'inspire des inquiétudes pour ceux qui vou-
dront le consulter. Mais « non est hic locus ». Vers la moitié et jusqu'à la fin du livre, tout cela change, la bibliographie est irréprochable. Je crois en deviner la raison. Dans les premières pages
M. Le Dentu, comme tant d'autres, n'attachait peut-être qu'une importance secondaire à la bibliographie ; plus tard, en face des difficultés qu'il éprouvait à remonter aux sources, il s'est dit qu'après tout
les indications exactes et complètes ont du bon, et pour épargner à
ceux qui liront son livre le temps qu'il avait perdu, il a complété ses
indications. Peut-être me trompé-je, mais cette association d'idées
est tellement naturelle que je ne serais nullement étonné d'avoir
deviné juste.

Avec les documents bibliographiques, M. Le Dentu a tracé l'histoire des points principaux de son ouvrage, rendant à chacun ce qui
lui appartenait, comme dans la lithotritie périnéale, qu'Allarton avait
décrite avant Dolbeau, critiquant avec justesse les idées d'autrui, en
faisant ressortir la valeur ou en montrant l'exagération. L'addition
de ces documents aux faits personnels de M. Voillemier et de M. Le
Dentu a certainement beaucoup augmenté la valeur intrinsèque de
l'œuvre. La méthode d'observation a fourni également un contingent
important à ce second volume. Outre les faits recueillis par Voillemier et les planches d'un grand nombre de pièces qu'il avait lé-
guées au musée Dupuytren, M. Le Dentu a rapporté un bon nombre
de faits tirés de sa pratique et qu'on lira avec intérêt.

Comparé à ce second volume, le premier, âgé déjà de 13 ans, paraîtra sans doute avoir vieilli ; mais nous osons prédire à l'ouvrage
complet assez de succès pour qu'une nouvelle édition permette bientôt à M. Le Dentu de rajeunir la partie rédigée par Voillemier.

L.-H. Petit.

INDEX BIBLIOGRAPHIQUE.

ÉTUDE CLINIQUE ET HISTOLOGIQUE SUR LE XANTHÉLASMA. F. GENDRE, thèse de doctorat, 1880.

Appuyé sur une statistique de 68 observations, M. Gendre cherche à démontrer que le xanthélasma n'est pas une affection purement locale, mais une lésion cutanée traduisant un état constitutionnel et dont les relations avec l'arthritis paraissent de jour en jour plus évidentes.

Après un court aperçu historique, l'auteur étudie l'anatomie pathologique du xanthélasma qu'il considère comme une néoplasie conjonctive interstitielle des couches profondes du derme s'étendant aux organes glandulaires, vasculaires et nerveux. Au point de vue des symptômes il distingue le xanthélasma interne et le xanthélasma externe dont il décrit deux formes, la forme plane, qui peut être maculeuse ou papuleuse, et la forme tuberculeuse ; les paupières sont le siège le plus fréquent de cette affection. L'étiologie du xanthélasma est mal connue ; M. Gendre fait remarquer toutefois sa coïncidence fréquente avec l'ictère et surtout l'ictère chronique et ses relations avec l'arthritis ; il fait le diagnostic de cette affection avec le milium, les petites tumeurs fibreuses de la peau, les myômes multiples de la peau et enfin les nodules de carcinome secondaire de la peau, dont elle se distingue par son siège, sa coloration, les troubles de la sensibilité et la coexistence fréquente de macules et de papules palpébrales. Comme traitement, l'auteur conseille d'enlever avec le bistouri ou le fer rouge les plaques ou tubercules peu volumineux, qui détermineraient un trouble fonctionnel par leur siège ; mais l'opération est contre-indiquée quand les tumeurs sont étendues ou multiples. Quant aux injections de réactifs dissolvant la graisse, ou de liquides caustiques, M. Gendre ne croit pas qu'elles puissent donner de bons résultats.

ÉTUDE SUR LES SYPHILIS IGNORÉES, L. JUMON. Thèse de doctorat, 1880.

Dans ce travail inspiré par M. Four-nier, M. Jumon passe en revue les causes qui peuvent faire ignorer au malade la maladie dont il est atteint et les conséquences de cette ignorance.

Les syphilis ignorées sont bien plus fréquentes chez les femmes et chez les sujets peu soigneux de leur personne ; l'ignorance peut encore tenir à la situation du chancre infectant dans un point difficile à explorer (chancres du canal chez l'homme, chancres du vagin et du col utérin chez la femme) et à la grande bénignité de l'affection. M. Jumon montre que les cas de syphilis ignorée ne peuvent être expliqués ni par l'hypothèse d'une syphilis héréditaire, ni par celle de la vérole d'emblée, aujourd'hui repoussée par tout le monde ; la nécessité du chancre initial est maintenant absolument démontrée et la seule exception, encore mal élucidée, est la syphilis par conception chez la femme.

L'ignorance de la syphilis comporte comme conséquence un imminent danger qui est l'absence de traitement et après un entr'acte plus ou moins long la diathèse se révèle par un accident tertiaire de gravité variable. Un autre danger est l'erreur de diagnostic à laquelle est exposé le médecin en face d'accidents viscéraux syphilitiques, d'accidents cérébraux par exemple ; erreur qui empêche de prescrire le traitement spécifique qui pourrait seul amener la guérison.

Citons enfin les conclusions pratiques par lesquelles M. Jumon termine sa thèse :

D'une façon générale l'absence de commémoratifs en matière de diagnostic de syphilis n'a pas de valeur.

Le diagnostic de la syphilis doit être porté d'après les symptômes présents, sans tenir compte des dénégations du malade.

Malgré ces dénégations, si les probabilités sont en faveur de la syphilis, le médecin est autorisé à instituer le traitement spécifique, ne fût-ce qu'à titre d'essai : 1° parce qu'on agit pour le plus grand intérêt du malade ; 2° parce que, bien dirigé, il ne donne lieu à aucune conséquence fâcheuse ; 3° parce qu'il a pour consécration les résultats journaliers de la clinique et l'expérience de nos devanciers.

DE L'INVOLUTION INCOMPLÈTE DE L'UTÉRUS APRÈS LA GROSSESSE ET DE SES CONSÉQUENCES, par le Dr C. AVRARD. (Paris, Adrien Delahaye et E. Lecrosnier, éditeurs, 1881.)

On entend par involution de l'utérus ce travail de rétrocession de l'organe après l'accouchement pour revenir à l'état normal. Dans un premier chapitre l'auteur étudie au point de vue histologique les modifications que subit l'utérus dans l'état de gestation; dans le deuxième, les dimensions que peut présenter l'utérus dans la période qui suit la délivrance; dans le troisième, une méthode nouvelle, l'hystérométrie pendant les suites de couches; enfin, dans le dernier chapitre, M. Avrard signale les principales causes qui peuvent entraver la régression utérine et montre les conséquences morbides qui peuvent résulter de cet arrêt d'involution. Comme conclusions de ce travail, l'auteur prétend que l'involution utérine n'est complète que du soixantième au soixante-dixième jour et que pour échapper à toutes les influences pathologiques qui la menacent, la nouvelle accouchée doit garder le lit de vingt-cinq à trente jours et ne devrait reprendre la vie conjugale et les fatigues que trois mois après l'accouchement.

DE L'OPÉRATION DE LA HERNIE OMBILICALE ÉTRANGLÉE, par le Dr Abel LOUPIE. Paris, A. Delahaye, 1880.

Le Dr Abel Loupie se déclare partisan convaincu de cette opération Dans un historique soigneusement étudié il établit que la kélotomie ombilicale a été rejetée d'une façon absolue par quelques chirurgiens de notre époque et, en particulier, par Huguier (1861). Après avoir indiqué les objections que ce dernier oppose à cette opération, objections qu'il s'attache à réfuter par des faits puisés aux meilleures sources, l'auteur arrive aux conclusions suivantes :

L'étranglement, dans la hernie ombilicale, ne présente ni la gravité, ni la marche rapide qu'on lui a attribuée.

L'opération doit être pratiquée de bonne heure et lorsque le taxis sous le chloroforme et tous les autres moyens ont échoué.

Cette opération présente des chances de succès au même titre que ;dans les hernies inguinales et crurales.

Les insuccès tiennent surtout aux temporisations et aux hésitations qu'ont fait naître les théories pessimistes de M. Huguier et de ses partisans.

Le procédé opératoire de J.-L. Petit est d'une application très difficile sinon impossible dans la hernie ombicale étranglée.

La kélotomie avec ouverture du sac, suivie de sutures profondes et superficielles, permet de lutter avantageusement contre la seule cause d'insuccès reconnue par tous les auteurs, c'est-à-dire contre cette particularité anatomique, spéciale à la région ombilicale, consistant en un sac infundibuliforme aboutissant perpendiculairement à une ouverture fibreuse, large, béante, et déversant fatalement dans la cavité péritonéale tous les liquides septiques sécrétés à sa surface.

Les rédacteurs en chef, gérants,

CH. LASÈGUE, S. DUPLAY.

Paris. — A. PARENT, imp. de la Fac. de médec., rue M.-le-Prince, 31.
A. DAVY, successeur.

ARCHIVES GÉNÉRALES
DE MÉDECINE

SEPTEMBRE 1881.

MÉMOIRES ORIGINAUX

ÉTUDE SUR LES LIQUIDES EXTRAITS DES KYSTES OVARIQUES.

Par le Dr C. MÉHU,
Pharmacien de l'hôpital de la Charité.

1. L'aspect des liquides ovariques est extrêmement varié : les uns, en petit nombre, sont presque incolores ou à peine laiteux ; d'autres, beaucoup plus nombreux, ont une coloration jaune, plus ou moins marquée, très voisine de celle de la plupart des liquides d'ascite. Chez un assez grand nombre de ces liquides, on constate une teinte grisâtre, tantôt légère, tantôt très accusée.

Assez fréquemment aussi du sang s'ajoute au liquide ovarique et lui communique une teinte rouge s'il est récemment sorti de ses vaisseaux, et brune si ce sang a longtemps séjourné dans la cavité kystique. C'est à la présence de ce sang très anciennement épanché qu'il faut attribuer la coloration chocolat ou café torréfié de quelques liquides ovariques.

Quelques liquides ont la teinte jaune rhubarbe, ou jaune verdâtre, ou tout à fait verdâtre, qui décèle la présence des pigments biliaires. On observe également ces colorations dans des liquides ascitiques, plus particulièrement dans les cas de tumeurs cancéreuses et parfois de cirrhose du foie.

Enfin, mais plus rarement, on rencontre dans ces liquides une opalescence et un dichroïsme intenses ; le liquide est opaque, grisâtre ou vert ; quand on le regarde à la lumière réfléchie, il paraît brunâtre; et à peu près transparent, s'il est vu à la lumière transmise.

2. Les liquides ovariques offrent diverses consistances : les uns sont presque aussi fluides que l'eau, d'autres ont la consistance bien connue du sérum du sang ou des liquides ordinaires de l'hydrocèle de la tunique vaginale, d'autres enfin sont de consistance huileuse, à la façon de beaucoup de liquides ascitiques qui ont longtemps séjourné dans la cavité péritonéale.

Beaucoup de ces liquides sont *filants*, c'est-à-dire *ne peuvent pas s'écouler goutte à goutte;* ils ont, à des degrés divers, la consistance épaisse de la bile au sortir de la plupart des vésicules biliaires des bœufs. Soulevés avec une baguette de verre, ils se laissent étirer en filaments d'un à plusieurs décimètres de longueur. Cette consistance peut devenir telle que la masse demi liquide se laisse soulever avec la main comme un corps demi solide, et, si l'on essaye de la faire couler partiellement hors du vase, elle s'échappe en totalité, tout en bloc, comme le blanc de l'œuf de poule de sa coquille, ou la bile du bœuf de sa vésicule.

3. Les liquides ovariques sont rarement doués d'une transparence parfaite ; presque toujours ils sont un peu troubles; on observe d'ailleurs tous les degrés de translucidité ; les liquides à peine translucides ne sont pas rares. Les éléments anatomiques en suspension (sang, pus, cholestérine, matières grasses) sont la cause ordinaire de la diminution plus ou moins grande de la transparence du contenu de ces kystes.

Le pus additionné d'ammoniaque devient visqueux, épais, au point de former une masse plutôt solide que liquide. La putréfaction spontanée des liquides séro-purulents produit exactement le même effet qu'une addition directe d'ammoniaque. Les urines putréfiées, dont l'urée est passée à l'état de carbonate d'ammoniaque, deviennent filantes si elles contiennent du pus. Le même effet se produit dans les liquides ovariques ou ascitiques chargés de pus ; ces liquides deviennent épais, filants, s'ils subissent la décomposition putride. Aussi faut-il prendre garde de confondre ces liquides avec ceux qui filent sans contenir une proportion sensible de leucocytes et sans avoir subi les effets de la putréfaction.

4. Le poids plus ou moins élevé des matières fixes contenues dans un kilogramme de liquide ovarique n'entre presque pour rien dans le degré de consistance de ce liquide. L'âge de la femme n'exerce également aucune influence sur la quantité du liquide.

C'est ainsi que deux femmes, l'une de 40 ans, l'autre de 59 ans, ont donné deux liquides d'une fluidité remarquable : l'un contenant 109 gr. 6, et l'autre 105 gr. 66 de matières fixes desséchées à 100° par kilogramme. Au contraire, deux femmes, l'une de 17 ans, la seconde de 36 ans, ont donné des liquides extrêmement filants, l'un d'eux ne contenant que 28 gr. 94 et le second 27 gr. 74 de matières fixes par kilogramme.

5. J'ai vu la quantité de liquide extraite dans une seule ponction varier de 220 grammes à 38 kilogrammes. Le poids exact du liquide ayant été noté dans 36 ponctions, le poids moyen s'est élevé à 6,450 grammes. Inutile de dire que ce résultat n'a pas d'importance pratique.

6. Le poids des matières fixes desséchées à 100° contenues dans un kilogramme de liquide ovarique filtré a varié de 10 gr. 69 à 140 grammes. Ce poids s'est élevé jusqu'à 209 gr. 18 pour un kilogramme de liquide brut. La moyenne de 64 cas s'élevait à 56 gr. 3.

Tandis que la proportion des matières organiques varie de 2 gr. 50 à plus de 140 grammes par kilogramme de liquide ovarique filtré et à plus de 200 grammes par kilogramme de liquide brut, le poids des sels minéraux anhydres laissés par l'incinération d'un même poids de liquide ovarique est resté à peu près constant et compris entre 7 et 9 grammes, le plus souvent entre 8 gr. et 8 gr. 50. Un liquide ovarique très pauvre de matières organiques peut laisser à l'incinération un résidu minéral sensiblement plus élevé qu'un autre liquide très chargé de matières organiques. Cette observation est d'ailleurs commune à tous les liquides séreux.

Les liquides sanguinolents laissent des cendres ferrugineuses ; des traces de sang suffisent pour que le résidu de l'incinération ait la couleur rougeâtre de l'oxyde de fer. Les liquides bruns, de couleur de suie, de café torréfié ou de vin de Malaga, devant leur coloration à du sang anciennement épanché, laissent tous à l'incinération un résidu ferrugineux.

7. Le poids des éléments fixes à 100° peut varier aux divers moments de l'écoulement hors de la cavité kystique ; les dernières portions de liquide sont beaucoup plus chargées que les premières de produits en suspension, de leucocytes principalement. — Exemple : J'ai recueilli trois bouteilles d'un liquide ovarique, au commencement, dans le cours et sur la fin de la ponction ; leur analyse a donné les résultats suivants, calculés pour 1 kilogramme de liquide ;

	1re bouteille.		2e bouteille	3e bouteille
	liquide brut.	liquide filtré.	liquide brut.	liquide brut.
	gr.	gr.	gr.	gr.
Substances albumineuses....	35.58	34.05	47.06	48.96
Sels minéraux anhydres....	7.72	7.65	7.84	7.81
Matières fixes à 100°........	43.30	41.70	54.90	56.77
Eau................	956.70	959.30	945.10	943.23

Le liquide filtré était grisâtre, non filant, à peine troublé par le sulfate de magnésie. De nombreux leucocytes, en grande partie désagrégés, constituaient la presque totalité des produits en suspension. Il ne contenait qu'un petit nombre d'hématies et pas de cholestérine. A cause du pus qu'il renfermait, ce liquide filtré s'est troublé par l'acide acétique ; c'est aussi au pus et à la présence d'une petite quantité de sang qu'il faut attribuer le trouble déterminé par le sulfate de magnésium ajouté jusqu'à sursaturation.

8. Quelques liquides ovariques exhalent, au moment même

de leur extraction, une odeur marquée d'acide sulfhydrique, indice d'un état de putréfaction manifeste. Ces liquides noircissent les vases de laiton dans lesquels on les recueille habituellement à l'hôpital ; ils noircissent le papier d'acétate de plomb plongé dans l'espace vide du flacon qui les renferme. Presque toujours aussi l'on peut constater que l'air du flacon est légèrement ammoniacal, d'où la présence certaine d'une quantité variable de sulfhydrate d'ammoniaque, assez fréquente d'ailleurs dans les liquides séreux putrides et surtout dans les liquides ovariques.

9. La séparation et le dosage des éléments anatomiques en suspension (leucocytes, hématies, cellules épithéliales, cholestérine .....) sont assez généralement impraticables, tantôt parce que le liquide ovarique ne se laisse pas filtrer, tantôt parce que les éléments anatomiques sont en voie de décomposition. Aussi, dans la très grande majorité des cas, l'application des méhodes usuelles de dosage ne fournit que des résutats illusoires.

J'ai donc dû me borner, dans ces cas difficiles, à comparer le liquide dépouillé par filtration de tous les éléments qu'il tenait en suspension, avec le liquide brut rendu bien homogène par une agitation soutenue. La comparaison des poids des résidus secs laissés par l'évaporation d'un même poids de liquide brut et de liquide filtré donne une assez juste idée de la proportion des éléments anatomiques en suspension. C'est ainsi que j'avais déjà opéré dans mes *Etudes sur les liquides de la plèvre*, quand ces liquides étaient chargés de leucocytes (1).

10. On trouve des matières grasses en très petite proportion dans un assez grand nombre de liquides ovariques ; les unes sont liquides, les autres sont solides à la température de 20 à 30°. Les matières grasses proviennent ordinairement du graissage du trocart à l'aide d'une huile végétale ; abandonné au repos pendant 24 heures, le liquide se recouvre de fines gouttelettes huileuses, qui graissent le papier et que l'on peut recueillir en passant une plaque de verre à sa surface.

---

(1) Archives générales de médecine, juin et juillet 1872.

Indépendamment de ce corps gras additionnel, si l'on maintient pendant un temps suffisamment long dans une étuve chauffée de 40 à 50°, un tube rempli de liquide séreux ovarique, il est assez fréquent de reconnaître, à l'aide de la loupe, à la surface du liquide, de fines gouttelettes huileuses, plus apparentes encore après l'entier refroidissement de la masse. Cette expérience ne réussit bien qu'avec les liquides louches ou un peu troubles.

La plupart des liquides ovariques contiennent des granulations graisseuses, demi solides, dont le nombre peut être assez grand pour que ce liquide soit troublé.

La plupart de ces granulations graisseuses sont isolées, de dimensions variables, ordinairement assez fines, fort exceptionnellement d'un volume voisin de celui d'un leucocyte ; elles

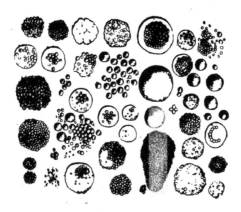

sont irrégulièrement sphériques ou ellipsoïdales, groupées de cent façons diverses, translucides plutôt que transparentes, quelquefois un peu jaunâtres ou grisâtres. Elles s'agrègent fréquemment en boules irrégulières ; souvent ces boules se groupent, se juxtaposent, adhèrent entre elles par des surfaces de contact plus ou moins grandes. Ces boules n'ont pas d'enveloppes spéciales.

On observe aussi et parfois en nombre immense de grosses cellules transparentes, à surface tantôt nue, lisse, tantôt plus ou moins chargée des granulations graisseuses dont il vient d'être parlé. Ces cellules volumineuses me semblent être des leucocytes considérablement augmentés de volume. Ces cellules volumineuses ou boules chargées de granulations graisseuses sur toute leur surface ou seulement sur une partie de leur surface ne sont pas spéciales aux kystes ovariques ; j'en ai observé dans des ascites, dans des liquides de l'hydrocèle de la tunique vaginale, dans des kystes séreux anciens, comme aussi dans des hématocèles très anciennes, souvent avec de la cholestérine. Elles sont surtout plus abondantes dans les liquides de formation ancienne que dans les liquides de formation récente ; dans ces liquides anciens, elles forment des amas granuleux ou des boules assez irrégulières dont la coloration jaune s'accentue de plus en plus avec le temps, en même temps que leur volume augmente, et que leur translucidité fait place à une opacité de plus en plus marquée. Ces boules graisseuses sont retenues par le filtre de papier ; en se desséchant ce papier devient ferme et gras sur ses bords ; le filtre sec, traité par l'alcool bouillant, puis par l'éther, cède à ces liquides la matière grasse et la cholestérine que l'on retrouve après leur évaporation. J'ai vu, mais assez rarement, la proportion des matières grasses dépasser un gramme par kilogramme. Ce dosage a peu d'importance ; il exige beaucoup de temps et de soin.

11. La cholestérine se montre assez fréquemment dans les liquides ovariques anciens ; aussi est-ce surtout à la première ponction d'un kyste ancien que l'on a le plus de chances d'en rencontrer. Je n'ai jamais extrait plus de 30 centigrammes de cholestérine d'un kilogramme de liquide ovarique. Dans la plupart des cas, il n'y en a pas plus de dix centigrammes par litre, et ce faible poids suffit à rendre le liquide exposé au soleil tout brillant de fines paillettes.

Sur 115 liquides ovariques provenant de 61 malades, je n'ai rencontré que 9 fois de la cholestérine. Je n'ai compté que les liquides ponctionnés pendant la vie, et non ceux que j'ai examinés après une ovariotomie ou une autopsie.

Pour recueillir la cholestérine, il suffit de filtrer le liquide, de laver le filtre à l'eau et de le dessécher. Cela fait, on traite le filtre sec par le chloroforme, on filtre la solution, on la laisse

évaporer. Cette opération est rarement facile à pratiquer avec
les liquides ovariques qui filtrent mal s'ils sont anciens et .
surtout chargés de pus et de paralbumine. Elle donne aisément
de bons résultats avec les liquides séreux non filants, surtout
avec le liquide de l'hydrocèle de la tunique vaginale.

12. Je n'ai jamais vu de cholestérine dans les liquides non
enkystés de la cavité pleurale, bien que j'en aie soigneusement
examiné plus de 200, tandis que j'en ai souvent constaté la présence dans les liquides de l'hydrocèle de la tunique vaginale.

Sur 300 cas environ, je n'ai constaté que deux fois la présence
de la cholestérine dans les liquides ascitiques : d'abord chez une
femme affligée d'un kyste ovarique (e, tableau I) dont le contenu était également chargé de cholestérine. Cette femme avait
été ponctionnée quinze fois déjà avant son entrée à l'hôpital
Necker ; il est donc très probable que la cholestérine du liquide
péritonéal provenait de l'épanchement partiel du liquide ovarique dans la cavité péritonéale, à la suite d'une des précédentes ponctions. Les deux liquides (ovarique et péritonéal)
contenaient du sang et avaient entre eux la plus grande ressemblance ; un kilogramme de liquide péritonéal contenait 58 gr. 73
de matières fixes desséchées à 100°.

Dans un second cas , le liquide ascitique était acide et
contenait quelques centigrammes de cholestérine par kilogramme. J'ai décrit ce liquide à la fin de mon mémoire sur les
liquides ascitiques (1). A la suite de cette ponction, deux autres
ponctions furent pratiquées, lesquelles donnèrent un liquide
légèrement alcalin et de qualités normales ; l'autopsie pratiquée
deux ans après la première ponction ne fit rencontrer dans la
cavité abdominale que des traces d'une péritonite partielle
ancienne. Le malade était mort d'une maladie de Bright. Dans
le seul cas que j'aie observé où la cholestérine semble avoir pris
naissance dans la cavité péritonéale, c'était chez un homme.
Les caractères particuliers du liquide épanché peuvent faire
admettre qu'il provenait de la rupture de quelque collection

_____

(1) Archives générales de médecine, novembre 1877.

séreuse ancienne, laquelle aurait déterminé la péritonite. Ce
n'est d'ailleurs là qu'une hypothèse.

13. On peut faire trois groupes principaux de liquides ovariques :

1ᵉʳ *groupe.* — Liquides jaunes, non filants, ayant tous les
caractères généraux des liquides séreux proprement dits. Ces
liquides laissent au moins 20 grammes de résidu desséché à
100° par 1000 grammes. Ces liquides sont les plus nombreux.

2ᵉ *groupe.* — Liquides très fluides, incolores ou opalins,
dépourvus d'albumine coagulable ou n'en renfermant qu'une
minime quantité, ne contenant pas plus de 18 grammes de
matières fixes desséchées à 100° par 1000 grammes.

3ᵉ *groupe.* — Liquides filants, parfois incolores, plus souvent
grisâtres ou diversement colorés, contenant plus de 18 grammes
de matières fixes desséchées à 100° par 1000 grammes.

Je vais étudier chacun de ces groupes :

1ᵉʳ GROUPE. *Liquides séreux proprement dits.* — 14. On rencontre en grand nombre des liquides ovariques que rien ne
semble distinguer des liquides ascitiques ; on retrouve chez les
uns et chez les autres les mêmes qualités physiques et la même
composition chimique. Ils sont d'un jaune plus ou moins foncé,
assez rarement ils ont une légère teinte verdâtre due à la présence des pigments biliaires ; on en rencontre qui sont légèrement blanchâtres et d'une transparence imparfaite qu'ils doivent à des leucocytes, à des granulations graisseuses, à des
détritus épithéliaux. Leur consistance ne diffère parfois guère
de celle de l'eau ; assez souvent ils ont la consistance d'une huile
très claire.

Ils laissent à l'évaporation au moins 20 grammes de résidu
sec par kilogramme.

Ces liquides sont formés d'un mélange de sérine et de fibrine
dissoute, avec la proportion de sels minéraux (8 grammes à
8 gr. 5) anhydres commune à tous les liquides séreux.

Quand on les sature de sulfate de magnésium, ils donnent
des quantités variables de fibrine dissoute (Denis), comme le

sérum du sang. On trouve une moindre proportion de fibrine dissoute dans les liquides d'ancienne formation, probablement parce que ce corps subit une transformation lente que j'ai déjà signalée dans les liquides ascitiques anciens.

J'ai trouvé sept fois de la cholestérine dans 80 liquides provenant de 40 personnes.

15. L'absence de la fibrine spontanément coagulable, ayant après des lavages la forme de filaments élastiques, est le seul caractère que j'aie trouvé pour distinguer ces liquides ovariques des liquides ascitiques. Pour constater ce caractère, j'abandonne le liquide au repos pendant 24 heures; la séparation de quelques centigrammes de fibrine par kilogramme de liquide est à peu près constante dans les liquides ascitiques, surtout quand ces liquides doivent leur formation à une tumeur solide ou liquide. Un liquide ovarique ne donne pas spontanément de fibrine élastique, et la neutralisation du liquide par l'acide acétique n'en sépare jamais qu'une petite quantité d'une substance molle dépourvue d'élasticité.

Cette remarque aurait une plus grande valeur si tous les liquides ascitiques déposaient spontanément des flocons de fibrine élastique, même après leur neutralisation par l'acide acétique. Mais quand les liquides ascitiques contiennent une notable quantité de leucocytes, ils ne déposent plus de flocons fibrineux. Enfin, la présence de traces de sang doit rendre très circonspect. Il faut donc tenir compte de la présence des leucocytes et des hématies, et dans tous les cas n'opérer que sur un liquide non putride, pour conclure de l'absence de la fibrine à l'origine ovarique du liquide.

16. A côté de ce caractère qualitatif il en est un autre quantitatif non moins précieux. Ainsi que je l'avais constaté pour les liquides de la pleurésie aiguë, les liquides ascitiques ne sont jamais plus chargés de matières fixes à 100° que le sérum sanguin (1). Le poids du résidu sec obtenu par l'évaporation des liquides ascitiques les plus riches ne dépasse ordinairement pas 66 grammes par kilogramme de liquide; exceptionnellement,

(1) Archives générales de médecine, novembre 1872.

le poids de ce résidu atteint 70 grammes : ce dernier résultat est plus généralement dû à la présence d'éléments anatomiques.

Tout liquide séreux filtré extrait de la cavité abdominale d'une femme et dont le résidu sec pèse plus de 70 grammes par kilogramme peut être considéré comme ovarique. A plus forte raison, quand le poids des matières fixes est voisin ou supérieur à 80 grammes, ne doit-on plus conserver de doute sur son origine ovarique.

Je crois bon d'ajouter que le plus grand nombre de ces liquides ovariques donne un résidu inférieur à 65 grammes par kilogramme, ce qui diminue beaucoup le nombre des cas où l'on peut appliquer la règle qui précède (1).

17. Il n'est pas rare qu'un kyste ovarique détermine dans la cavité abdominale un épanchement séreux. Le liquide ovarique et le liquide ascitique diffèrent ordinairement par les qualités et par les quantités relatives de leurs principes constituants. Le plus communément, à une première ponction de liquide ascitique, le poids des éléments fixes à 100° est compris entre 55 et 65 grammes par kilogramme de liquide filtré et ne dépasse jamais 70 grammes ; tandis que le poids du résidu fixe peut varier de 25 à 100 grammes et au delà. Ces deux liquides (ascitique et ovarique) ne sont guère distincts que par l'absence de la fibrine spontanément coagulable dans le liquide ovarique.

OBSERVATIONS.

18. Eudoxie L..., ponctionnée le 21 avril 1872 (h tableau 1.)

Poids du liquide.		Poids du résidu sec par 1000 gr. de liquide.
		grammes.
Ascitique. . .	7 500 grammes.	66.7 liquide brut.
Ovarique . . .	925 —	152.52 liquide brut.
		149.40 liquide filtré.

Le liquide de l'ascite était d'un rouge vif; il contenait une petite quantité de sang tout récemment épanché par le fait de la ponction.

---

(1) Le poids du résidu sec laissé par l'évaporation du liquide de l'hydrocèle de la tunique vaginale peut s'élever au double de celui qu'aurait fourni un égal volume de sérum sanguin. (Arch. gén. de méd., mai 1875.)

Après vingt-quatre heures de repos, les globules entraînés par la fibrine s'étaient rassemblés au fond du vase, le liquide était devenu jaune, bien transparent, de consistance légèrement huileuse.

Le liquide ovarique était grisâtre, épais, filant; il contenait d'assez abondants leucocytes.

Joséphine F..., 39 ans. Le liquide brut de l'ascite a donné 68 gr. 8 de matières solides desséchées à 100° par kilogramme, et le liquide ovarique extrait au même moment 93 gr.80. Ce dernier était de nature séreuse et très chargé de leucocytes.

Dans les observations qui précèdent, les liquides ovariques sont plus chargés d'éléments solides que les liquides ascitiques. C'est le contraire dans le cas suivant :

(Adrienne S..., 19 ans.) Le liquide ovarique donne 17 gr. 96 de résidu sec par kilogramme, et le liquide ascitique 63 gr. 33.

19. Le poids de ce résidu sec s'abaisse rarement jusqu'à 25 grammes. Un petit kyste ovarique trouvé à l'autopsie d'une femme, et dont le poids ne s'élevait qu'à 10 grammes, n'a laissé que 20 gr. 07 de résidu sec par 1000 grammes, dont 8 gr. 9 de sels minéraux anhydres.

Quel que soit le poids du résidu sec fourni par l'évaporation d'un kilogramme de ces liquides, le poids des sels minéraux varie très peu. En général, quand les ponctions sont répétées à des intervalles rapprochés, le poids des sels minéraux anhydres s'abaisse un peu au-dessous de 8 grammes par kilogramme.

20. Quand un kyste ovarique séreux est soumis à des ponctions successives, le plus ordinairement le poids des éléments fixes à 100° contenu dans un même volume de liquide diminue à chaque ponction, mais quelquefois ce poids varie d'une façon notable. L'espace de temps qui s'écoule entre les ponctions exerce une très sensible influence sur le poids des matières fixes. Plus ce temps est court, plus le poids des matières fixes diminue.

Pendant cinq années j'ai inscrit les résultats de l'analyse du liquide ovarique d'une femme de 47 ans, qui venait se faire ponctionner à l'hôpital Necker. Voici les résultats rapportés au kilogramme de liquide :

	Poids du liquide extrait.	Matières fixes à 100°.	Matières organiques.	Sels minéraux anhyd.
		gr.	gr.	gr.
I. 15 février 1872 . . .	20780 gr.	79.70	71.90	7.8
II. 14 août 1872	6200	63.60	56	7.6
III. 27 août 1872	4600	62.72	55.52	7.2
IV. 3 juin 1873.	env. 10000			
V. 18 juin 1873.	env. 5000			
VI. 7 juillet 1873. . . .	env. 2000			
VII. 4 août 1873.	env. 2000			
VIII. 6 avril 1874	13300	58.44	51.34	7.1
IX. 9 octobre 1874. . . .	14700	53.36	45.36	8
X. 10 avril 1875	14000	51.65	42.65	9
XI. 23 avril 1875	4260	48.07	40.20	8.5
XII. 8 septembre 1875. .	16520	48.25	40.05	8.2
XIII. 20 septembre 1875. .	3430	43.77	35.07	8.7
XIV. 7 avril 1876	env. 18000	52.90	44.60	8.3
XV. 26 août 1876. . . .	env. 17000	48.03	39.28	8.75
XVI. 5 septembre 1876 . .	2380	41.32	32.87	8.45
XVII. 5 février 1877. . . .		47.72	39.37	7.35

21. Chez les femmes d'un âge avancé et d'un médiocre embonpoint, le liquide ovarique se reproduit lentement avec des qualités à peu près constantes pour des intervalles de temps à peu près égaux.

Au mois d'août 1876, on ponctionnait pour la première fois une femme alors âgée de 66 ans, veuve G..., née P... Cette ponction fut suivie de six autres dont voici les résultats :

	Poids du liquide extrait.	Poids des matières fixes à 100° pour 1000 gr. de liquide brut.
		grammes.
II. 20 avril 1877.. . .	env. 10000 gr.	54.10
III. 23 novembre 1877.	env. 8000 gr.	55.95
IV. 12 juillet 1878 . .	7800 gr.	56.07
V. 21 mars 1879. . .	9100 gr.	56.24
VI. 20 janvier 1880.. .	8400 gr.	62.19
VII. 15 octobre 1880. .	9300 gr.	55.21

Les quatre premières ponctions ont donné un liquide très fluide, d'un jaune clair, d'une limpidité presque parfaite. Le liquide de la cinquième ponction est un peu vert. Le sixième est gris verdâtre. Le septième liquide est d'un vert sombre vu par réflexion ; il est un peu trouble et jaune vu par réfraction ; il dépose des cellules chargées de matières grasses qui le rendent un peu opaque. Le poids des sels minéraux a varié de 7 gr. 9 à 8 gr. 4 par kilogramme. L'intervalle de temps écoulé entre la cinquième et la sixième ponction est le plus grand, en même temps que le poids des matières fixes du sixième liquide est le plus élevé.

22. — TABLEAU I.

Liquides ovariques séreux.	Age des malades.	Nos d'ordre et dates des ponctions.	1000 gr. de liquide contiennent : MATIÈRES
—	40	23 février 70, 9 mars 70.	
b	55	2 juillet 80.	
c	60	14 août 75.	
d	64	22 déc. 77.	
e	52	13 fev. 74.	
f		6 oct. 77.	
g	26	III. 18 fév. 79. IV. 13 mai 79.	
h	30	16 mars 72. 14 août 72. 21 avril 72.	
i	34	28 juillet 75. 5 déc. 74.	
j			
k	42	IV. 7 fév. 70.	
l			
m	64	I. 10 fév. 76.	
n	46	13 sept. 76.	
o	56	I. 9 mai 76. II. 7 juin 76. 2 oct. 72.	
p		12 avril 73,	
q		9 sept. 78.	
r		18 mars 75.	
s		17 sept. 71.	
t		I. 27 sept. 76.	
u		II. 1 nov. 76. III. 3 janv. 77. IV. 7 mars 77.	
v		15 août 72	
x		10 mars 74.	
y		8 mai 79.	
z		I. 17 fév. 74. II. 11 mars 74. III. 12 mai 74. IV. 8 juin 74.	
a'		16 fév. 74.	
b'		12 fév. 74.	
c'		19 juillet 88.	
d'		VIII. 13 avril 71. XVI. 8 sept. 76. XVII. 15 sept. 76.	
e		23 juin 77.	
f'		19 sept. 72.	
g'		13 avril 78.	

NOTES DU TABLEAU I.

23. *a*. Kyste pluriloculaire. 1er liquide, extrait par le vagin (D = 1,030 à 16°) de couleur verte, vu par réflexion. — 2e liquide, verdâtre, très alcalin, contenant du sulfhydrate d'ammoniaque noircissant le bassin de cuivre qui a reçu le liquide, chargé de leucocytes ramollis, dissociés par un séjour prolongé dans un liquide ammoniacal. La première partie extraite est demi fluide, la seconde est très épaisse.

b. Liquide jaune verdâtre rendu louche par de nombreuses granulations graisseuses.

c. Cristaux de cholestérine. Très nombreux agglomérats graisseux et gouttelettes graisseuses d'aspect liquide.

d. Liquide un peu grisâtre, de couleur brun café.

g. III. Cristaux de cholestérine. Nombreux agglomérats graisseux.

IV. Ce liquide contient du sang, de la cholestérine. Filtré, il ne laisse plus que 68 gr. 96 de résidu sec par 1,000 grammes.

h. Kyste pluriloculaire. Résultats des ponctions de deux poches; le liquide de l'ascite concomitante a fourni 66 gr. 7 de matières solides desséchées à 100° par 1000 gr.

i. Liquide contenant un peu de pus et de sang.

j. Liquide de couleur vin de Malaga très foncé, très visqueux.

l. Liquide sanguinolent.

m. L'apparition de cette tumeur ne remontait qu'à quatre mois.

o. I. Liquide grisâtre, purulent. Dosage effectué sur le liquide décanté.

II. Au fond du vase une masse épaisse de pus. Décès le 20 juin.

r. Leucocytes nombreux avec nombreux agglomérats graisseux.

s. Liquide rouge brun Malaga foncé, avec une assez forte proportion de matières grasses. J'en ai extrait 7 décigrammes du résidu de l'évaporation d'un kilog. de liquide. Hématies nombreuses.

t. Liquide de couleur brunâtre café torréfié très foncé.

u. I. Liquide sanguinolent.

II. Liquide contenant de la biliverdine.

IV. Au fond du vase un caillot sanguin; le dosage a été pratiqué sur le liquide décanté après vingt-quatre heures de repos. Décès le 14 mars 1877.

v. Après vingt-quatre heures, le dépôt des leucocytes occupe 1/50 du volume du liquide. Décès le 4 septembre 1872.

x. Liquide contenant environ 1 gr. de sang par litre.

y. Après ovariotomie; liquide envoyé de l'hôpital Saint-Louis, par M. le Dr Péan. Coloration verte due à un pigment biliaire. Nombreuses granulations graisseuses. Le kyste était pluriloculaire; les autres poches contenaient un liquide de couleur citrine.

z. Le 3e et le 4e liquides contenaient une notable quantité de sang.

a' Liquide jaune verdâtre coloré par le pigment biliaire. Cette femme a un cancer du foie et un kyste ovarique.

b' Liquide grisâtre contenant 0,5 à 1 gr. de matières grasses.

c' Très nombreuses granulations graisseuses. La tumeur paraît dater de quatre ans ; elle n'a pris un développement marqué que dans les six derniers mois. Liquide envoyé de Saint-Antoine, par M. le Dr Mesnet.

d' Cette femme avait été ponctionnée sept fois entre 16 et 31 ans. Le liquide VIII contient environ 30 centigrammes de cholestérine ; il n'avait pas été fait de ponction depuis dix ans. Le liquide XVI renferme du sang brun et du pus (3 à 4 gr. par kilogramme). Le liquide XVII paraît avoir été additionné d'eau.

e'. Kyste formé depuis trois ans. Nombreux cristaux de cholestérine. Service du Dr Millard, à Beaujon.

f'. Décès le 30 septembre 1872.

g' Le liquide ovarique contenait une petite quantité de sang. Il y avait une ascite concomitante dont le liquide légèrement purulent laissait 68 gr. 8 de résidu sec par kilogramme.

2º GROUPE. *Liquides très fluides, peu denses.* — 24. On ne rencontre qu'en petit nombre des liquides ovariques incolores ou à peine laiteux, à peu près aussi fluides que l'eau, d'une densité de 1,007 à 1,009 à la température de 15°, non albumineux, d'une filtration facile, ne laissant pas plus de 18 grammes de matières fixes à la température de 100°.

25. Tandis que tous les autres liquides ovariques (séreux ou filants) se reproduisent avec une rapidité plus ou moins grande, ceux-là ne se reproduisent pas, ou ne se reproduisent qu'exceptionnellement à de longs intervalles (1). L'incoloréité n'est pas une condition absolument nécessaire de la non-reproduction de

---

(1) A la page 264 du Bulletin de l'Académie de médecine, année 1875, on lit le résumé d'un mémoire de M. le Dr Panas, qui conclut que la simple extraction du liquide suffit à la guérison de ces kystes.

Afin que l'on ne pût me contester ce résultat général de mes études, j'avais adressé une réclamation de priorité insérée page 316 du même recueil. Voici d'ailleurs en quels termes je m'exprimais dans un mémoire (Sur les liquides séreux normaux et pathologiques) présenté à l'Académie des sciences le 25 mai 1874 et qui fut honoré d'un prix Montyon : « Une seule « espèce de liquide ovarique ne se reproduit pas après une première ponc- « tion ; tous les autres liquides se reproduisent plus ou moins rapidement. « Les liquides qui ne se renouvellent pas après une première ponction sont « incolores ou à peine laiteux, ils sont aussi fluides que l'eau ; ils ne don- « nent pas plus de 18 gr. de résidu sec par kilogramme, etc. »

ces liquides; on conçoit, en effet, que de minimes traces de sang accidentellement épanché (par le fait de la ponction) pourraient colorer légèrement le liquide sans que le pronostic devînt fâcheux.

26. Quand on porte à l'ébullition un de ces liquides de faible densité, on observe un dégagement de quelques bulles d'acide carbonique. Si, pendant que le liquide est chaud, l'on vient à verser quelques gouttes d'acide acétique, il se manifeste immédiatement une assez vive effervescence due à l'acide carbonique provenant de la décomposition des carbonates alcalins neutres, l'ébullition ayant déjà ramené les bicarbonates alcalins à l'état de carbonates neutres. On observe aussi ce phénomène avec les liquides hydatiques, avec les liquides céphalo-rachidiens; il est généralement peu ou point marqué dans les liquides séreux ordinaires (ovariques, ascitiques, pleurétiques).

27. Ces liquides incolores non albumineux ne sont pas précipités par l'acide azotique. L'acide acétique ne les trouble pas, à moins qu'ils ne renferment des leucocytes. Le sulfate de magnésium ajouté jusqu'à la sursaturation n'en sépare pas de fibrine dissoute.

La matière organique qu'il renferme est analogue à la peptone; elle ne donne pas lieu pourtant à la coloration violette spéciale aux peptones quand on les additionne de potasse caustique, puis de liqueur de Fehling.

Je n'y ai jamais rencontré de cholestérine.

28. L'absence de l'albumine coagulable par la chaleur après légère acidification du liquide est une condition importante de la non-reproduction du liquide incolore et peu dense. Les observations B., D., G. se rapportent à des liquides peu albumineux, et néanmoins la reproduction de ces liquides s'effectue en deux ou trois ans; elle tend à diminuer et à cesser. Il faudrait multiplier les observations sur ce point.

Tandis que les liquides séreux ordinaires (de couleur jaune), tels sont ceux de l'ascite, de l'hydrocèle de la tunique vaginale, de la pleurésie franche ou des épanchements pleurétiques dus aux affections du cœur ou des gros vaisseaux, donnent constamment un précipité plus ou moins abondant de fibrine dissouté quand on les sature de sulfate de magnésium, les liquides ovariques incolores, ou seulement légèrement laiteux, ne sont pas précipitables par ce réactif.

29. La filtration facile du liquide est aussi une condition importante. Le premier liquide de l'observation K (tableau III) était à peine laiteux et très faiblement albumineux, bien que non manifestement filant; il ne pouvait être filtré au papier que très lentement, aussi s'est-il reproduit en devenant de plus en plus filant. D'autre part, ce liquide était albumineux, et le résidu sec dépassait 18 grammes par kilogramme de liquide. En se reproduisant, ce liquide est devenu filant, très albumineux, aussi est-il à ranger dans le groupe des liquides filants.

30. On pourrait confondre un liquide ovarique incolore, pauvre en matières fixes à 100°, avec un liquide hydatique; mais, dans la grande généralité des cas, on trouvera des échinocoques dans ce dernier liquide, ou quelques-uns de leurs crochets. Rarement, d'ailleurs, le liquide hydatique a l'aspect légèrement laiteux du liquide ovarique.

31. La non-reproduction des liquides définis au § 24 ne s'applique évidemment qu'à la poche ponctionnée; aussi la guérison définitive n'est-elle possible que dans les cas de kystes uniloculaires. Car la guérison d'une poche n'empêchera pas, qu'après un délai qui peut s'élever à plusieurs années, un nouveau kyste ne vienne à se développer. Les faits que j'ai observés montrent que cette nouvelle poche contient un liquide de qualités différentes de celles du liquide du kyste précédent. C'est ce que démontre le tableau II. Vingt-huit mois après qu'une ponction (obs. I) avait fait disparaître une tumeur ovarique, contenant un liquide incolore ne renfermant que 10 g.,69 de matières solides par kilogramme, il survint une nouvelle tumeur, dont le contenu appartenait au groupe des liquides séreux. — Dans l'observation J., cet intervalle est de trente mois. — Dans l'observation H., il s'agissait de deux poches distinctes d'un kyste multiple.

TABLEAU II.

32. — 2e GROUPE. LIQUIDES FLUIDES, PEU DENSES.

Chaque lettre désigne une malade.	Âge des malades.	Nos d'ordre et dates des ponctions.	Poids du liquide extrait.	1000 gr. de liquide contiennent : MATIÈRES		
				solides desséch. à 100	organiques.	minérales anhydres.
			gr.	gr.	gr.	gr.
A (Necker).	57	20 mars 1872.	7500	13.41	4.24	9.20
B (en ville).		28 sept. 1875.		11.66	2.84	8.82
C (Necker).	36	13 juillet 1876.	9700	17.20	8.30	8.90
		22 juillet 1876.	10575	16.70	9.40	7.30
D (Lariboisière.		8 mars 1879.		12.17	4.24	7.93
E (Necker).	19	4 juin 1870.	env. 10000	17.96		
F (en ville).		25 octobre 1880.	env. 24000	12.92	4.58	8.22
G (en ville).		11 juillet 1875.		14.35	6.15	8.20
H (Necker).	41	30 nov. 1872.	1775	17 20	8.60	8.60
				liq. brut		
		4 janvier 1873.	220	88.90		
				liq. filtré		
				65.65	56.05	9.60
I (Necker).	26	21 janv. 1870.	6 à 8000	10.69	2.53	8.16
		I. 5 mai 1872.	9000	81.40	72.50	8.90
		II. 8 juillet 1872.	11300	61.10	53.20	7.90
		III. 2 août 1872.	2515	58.70	50.60	8.10
		IV. 9 août 1872.	3100	53.60	46 30	7.30
J (Necker).	34	29 juin 1871.	5500	19.18	18.8	9.1
		14 janv. 1874.	4120	38.70	31	7.70
K (en ville).		6 janvier 1879.		19.36	10.94	8.42
		12 mars 1879.		21.65	13.34	8.31

33. NOTES COMPLÉMENTAIRES DU TABLEAU PRÉCÉDENT.

A, B, C, F, G, H, J, femmes mariées.

E, I, filles. D ?

A. Liquide incolore, à peine nébuleux, exempt d'albumine, de sang, de pus, de cholestérine.

B. Ce liquide s'est lentement reproduit deux ou trois fois. La rupture du kyste a eu lieu une fois spontanément, l'écoulement du liquide s'est effectué par le vagin. Traces d'albumine non dosables. Ce liquide m'avait été adressé par MM. Blot et H. Bergeron.

C. Liquide extrait en deux fois à huit jours d'intervalle. Louche, presque incolore, contenant des leucocytes, des granulations graisseuses. Le 2ᵉ liquide contenait des traces de sang.

D. Trois ponctions en deux ans. Liquide louche, alcalin, contenant des traces d'albumine non dosables, quelques rares leucocytes ; liquide envoyé par M. le Dʳ Raynaud ; la malade a guéri.

E. Liquide un peu laiteux, non albumineux. Il y avait en même temps un épanchement séreux dans la cavité péritonéale.

F. Liquide à peine louche, contenant 12 centig. d'albumine coagulable par kilogramme. Ni hématie, ni leucocyte.

G. Liquide à peine louche, contenant 3 gr. 86 d'albumine coagulable par kilogramme. Ce liquide s'est reproduit à trois années d'intervalle, mais en faible quantité.

Le liquide a, paragr. 22, doit être rangé dans ce groupe.

H. Première ponction. Liquide très fluide, coloré en brun par du sang. La ponction avait eu lieu par le vagin. Ce kyste ne paraît pas s'être reproduit.

La deuxième ponction a eu lieu sur une autre poche. Le liquide était très chargé de sang ; à l'état brut il a laissé 88 gr. 90 de résidu sec par 1000 gr.; après avoir été filtré, ce poids s'abaissait à 65 gr. 65.

I. Le premier liquide est incolore et très faiblement albumineux. Après cette première ponction aucune trace de tumeur pendant deux ans. Puis un nouveau kyste se développe dont le contenu séreux, ni sanguinolent, ni purulent, diffère totalement du précédent. Après quatre ponctions suivies d'une ovariotomie, la malade meurt.

J. Le premier liquide contenait une petite quantité d'albumine.

Le deuxième liquide est séreux ; il est de couleur verte, il est chargé de matières albumineuses, de pigments biliaires et de granulations graisseuses. Ce liquide paraît provenir d'une poche différente de celle du précédent. Trente mois se sont écoulés entre les deux ponctions.

K. Premier liquide : visqueux, non filant, à peine jaune, albumineux, contenant quelques rares hématies et leucocytes. — Deuxième liquide : un peu brun, visqueux, un peu trouble et fétide, contenant de l'albumine, des hématies, de nombreuses granulations graisseuses. Si l'état du premier liquide laissait quelque espoir de guérison, celui du second liquide n'en laissait pas.

Dans ces deux derniers cas, le poids du résidu sec dépasse 18 gr. par 1000 grammes.

3ᵉ GROUPE. · *Liquides filants.* — 34. Un assez grand nombre de liquides ovariques ne peuvent pas *s'écouler goutte à goutte,* on dit qu'ils sont *filants;* ils possèdent à des degrés divers l'épaisse consistance de la bile au sortir de certaines vésicules biliaires de bœuf. Soulevés avec une baguette de verre, ils se laissent étirer en filaments de 1 à plusieurs décimètres de longueur (1).

Cette consistance peut être encore plus épaisse, au point que le liquide refroidi se laisse soulever avec la main comme une substance demi solide; si l'on essaye de le faire couler hors du vase qui le renferme, il s'échappe en totalité, tout en bloc.

35. Ces liquides contiennent au moins 20 grammes de ma-- tières fixes à 100° par kilogramme; le poids des sels minéraux anhydres varie de 7 à 9 grammes.

Les liquides ovariques filants sont plutôt translucides que transparents; les uns sont incolores ou légèrement laiteux; d'autres sont grisâtres, quelquefois ils sont chargés de granulations graisseuses de couleur blanche ou blanc jaunâtre, ou de leucocytes qui les rendent plus opaques que les précédents. Parfois aussi du sang les colore en rouge, en brun ou en brunâtre; enfin, on en rencontre assez rarement avec une teinte verdâtre due à la présence d'une notable quantité de pigment biliaire.

36. Deux fois seulement i'ai constaté la présence de cristaux de cholestérine dans 25 liquides ovariques filants. La cholestérine me paraît plus fréquente dans les petits kystes que renferme la masse ovarique extraite à l'ovariotomie. La présence de la cholestérine est l'indice que le kyste s'est formé depuis longtemps (au moins six mois).

37. On a quelquefois attribué à la mucine la viscosité des liquides ovariques filants. Mais la mucine est nettement et entièrement précipitable par l'acide acétique, et un excès de cet acide ne redissout pas le précipité. Ce précipité de mucine est peu soluble dans l'eau distillée pure, il est très soluble dans l'eau rendue alcaline par un bicarbonate alcalin. La solution naturelle de mucine n'est pas coagulable à la température de l'ébullition. Les acides minéraux (chlorhydrique, azotique, sul-

---

(1) Cette viscosité particulière n'est pas exclusive aux liquides ovariques; elle se montre très rarement et toujours à un faible degré dans les liquides d'ascite; j'ai indiqué dans un autre travail que cette viscosité était due à la présence du pus et à un commencement de putréfaction. (Arch. génér. de médecine, nov. 1877).

furique) versés en petite quantité dans une solution de mucine
en séparent la mucine, à l'état de précipité blanc soluble dans
un excès d'acide minéral. Ces caractères ne se retrouvent pas
dans les liquides ovariques filants.

Ces liquides ovariques filants ou chargés de paralbumine, ne
sont troublés à froid par l'acide acétique qu'autant qu'ils contiennent du pus; ils sont entièrement coagulables par l'ébullition après qu'on les a légèrement acidulés par l'acide acétique.

L'alcool à 90° pour 100 précipite toute la matière albumineuse
filante, si l'on en ajoute 4 volumes à 1 volume de liquide ovarique filant. Le précipité conserve la faculté de se gonfler et de
se redissoudre dans l'eau distillée; cette solution aqueuse
ressemble au liquide ovarique primitif; elle est coagulable par
la chaleur, et non précipitée par l'acide acétique.

D'autre part, les solutions aqueuses de mucine sont à peine
filantes, alors même qu'elles sont très concentrées; les solutions très peu chargées de paralbumine sont toujours filantes.

Les solutions de mucine filtrent aisément. Un filtre de papier
ne laisse passer qu'une minime quantité de paralbumine; la
partie séreuse filtre de plus en plus pure et en quantité de moins
en moins grande.

38. Ces caractères qui distinguent si nettement les solutions
de paralbumine de celles de mucine, ne perdent pas notablement de leur valeur quand on opère sur un mélange artificiel
de paralbumine et de mucine, contrairement à l'opinion de
M. Obolensky (1). J'ai dissous de la mucine (provenant de la
grenouillette et du liquide articulaire normal du genou de
l'homme) dans des liquides séreux divers, dans le sérum du
sang, dans les liquides ovariques filants ou non filants, et j'ai
toujours réussi à en reconnaître la présence, même après que
le liquide avait été abandonné à lui-même pendant huit jours,
pendant une saison chaude.

Je ne partage pas non plus l'opinion d'Eichwald (2), qui admet

---

(1) Schmidt's Jahrb., sept. 1872, p. 262.
(2) Schmidt's Jahrb., t. 127, p. 306.

que la matière filante des kystes ovariques est le résultat d'une
digestion lente de la mucine; il y aurait une peptone du mucus,
comme il y a des peptones d'albumine. Il suffirait, d'après
Eichwald, de maintenir la solution de mucine pendant plusieurs
semaines à la température du corps humain, pour que cette
transformation fût complète. L'auteur ne dit pas quel est l'a-
gent de cette prétendue digestion. Je ne saurais trop répéter
que, dans aucun cas de kyste ovarique filant, je n'ai rencontré
la moindre trace de mucine proprement dite. Le mot mucus est
depuis longtemps appliqué à des corps de consistance visqueuse non définis, et très différents par leurs qualités et par
leur composition.

39. Les liquides ovariques filants sont coagulables par la
chaleur dans les mêmes conditions que les liquides séreux ordinaires ; ils sont précipités par l'acide azotique, et le précipité
jaunit à la longue à froid, en présence d'une assez forte proportion d'acide ou si l'on chauffe le mélange. L'acide tannique,
l'acide sulfurique précipitent également les matières albumineuses des liquides ovariques.

40. L'alcool se comporte avec les liquides ovariques filants
différemment qu'avec les liquides séreux. Tandis que l'alcoo
employé en quantité suffisante précipite les matières albumineuses des liquides séreux sous la forme de flocons, l'alcool
précipite la paralbumine sous la forme d'une masse fibroïde,
élastique. A mesure que l'on ajoute de l'alcool au liquide filant,
si l'on imprime au liquide un mouvement de rotation à l'aide
d'une baguette de verre, le précipité adhère à la baguette de
verre; si on le soulève en masse pour le plonger dans de l'alcool très concentré, ce précipité devient plus compacte, la
masse serrée entre les doigts est comparable à une masse char-
nue. Un plus long séjour dans l'alcool concentré rend ce produit friable, dépourvu d'élasticité; desséché, il est dur, cas-
sant, translucide, ordinairement grisâtre. Mis dans l'eau, il se
gonfle, s'imbibe peu à peu, et finalement reproduit à très peu
près le liquide primitif. Cette solution dévie à gauche le plan
du rayon de la lumière polarisée; ce caractère est difficile à

constater à cause du peu de translucidité du liquide dans le plus grand nombre des cas.

Cette matière, à laquelle on a donné le nom de paralbumine, n'a jamais, que je sache, été isolée dans un parfait état de pureté. Elle contient quelquefois les éléments albumineux des liquides séreux ordinaires, des cellules épithéliales, parfois aussi du pus, du sang. On ne peut donc considérer que comme approximative la description qui en a été tracée.

41. J'ai dit précédemment que le liquide ovarique non filant pouvait varier dans sa composition, suivant qu'on le prenait au commencement ou à la fin de la ponction.

Ce défaut d'homogénéité est surtout marqué dans les liquides filants. Il arrive quelquefois que les premières portions du liquide s'écoulent seules facilement par le trocart, et que les dernières portions, devenues de plus en plus épaisses, ne sont plus expulsées de la cavité kystique qu'en pressant l'abdomen. La matière albumineuse qui communique aux liquides filants cette consistance toute particulière est plutôt ramollie et divisée à l'infini que véritablement dissoute. Aussi, en abandonnant au repos pendant trois ou quatre jours un de ces liquides dans un milieu froid, si on le décante doucement, on reconnaît aux couches supérieures une fluidité plus grande que celle du liquide primitif, au point que, dans quelques cas (liquides peu chargés), elles peuvent s'écouler goutte à goutte, tandis que, par compensation, les couches inférieures sont devenues plus épaisses, ne coulent pas goutte à goutte, et se laissent étirer en de longs filaments.

La non-homogénéité du liquide filant est encore mieux accusée par l'expérience suivante : vient-on à verser un liquide peu filant sur un filtre de papier capable d'en contenir environ 500 grammes, il s'en écoule 50 grammes, par exemple, dans les six premières heures. La partie filtrée est beaucoup plus fluide que celle qui est restée sur le filtre, au point qu'elle peut parfois s'écouler goutte à goutte. La portion retenue sur le filtre s'épaissit graduellement, traverse de plus en plus difficilement le filtre, puis elle cesse de couler.

Cette expérience ne réussit bien qu'avec les liquides peu chargés; car certains liquides sont tellement épais et filants qu'il est difficile d'en filtrer quelques grammes en vingt-quatre heures, alors même que le filtre en reçoit 600 grammes. Le filtre de papier n'opère jamais qu'une séparation partielle et toujours très lente; il ne saurait isoler, dans un état de pureté même approximatif, la matière visqueuse des autres éléments albumineux qui l'accompagnent.

42. Les observations suivantes démontrent la non-homogénéité du liquide filant.

PREMIÈRE OBSERVATION. — Une première ponction d'un liquide ovarique, faite le 12 mai 1874, sur une femme de 42 ans, donne un liquide (G tableau III) filant, opalin, sans teinte jaune, d'une densité = 1,020 à la température 15°, et produisant à cette température un fil de 60 centimètres de longueur quand on le soulève avec une baguette de verre de 5 millimètres environ de diamètre.

Jeté sur un filtre, il s'écoule quelques gouttes d'un liquide très légèrement filant que je mets de côté, puis le liquide passe non filant, à peu près aussi fluide que de l'eau ; peu à peu la filtration devient de plus en plus lente en même temps que le continu du filtre s'épaissit davantage.

Le liquide brut contenait 51 gr. 91 de matières solides par kilogramme, dont 8 gr. 5 de sels minéraux anhydres. Le liquide filtré sur la fin du premier jour ne contenait plus que 39 gr. 1 de matières solides et 8 gr. 45 de sels anhydres par kilogramme ; sur la fin du second jour le liquide ne renfermait plus que 33 gr. 3 de matières solides et 8 gr. 1 de sels anhydres.

DEUXIÈME OBSERVATION.—La femme O.,née G.,57 ans (tableau III, B), est ponctionnée pour la 6e fois le 24 décembre 1877. Le liquide brut est épais, filant, grisâtre ; il laisse 121 gr. 3 de résidu séché à 100° par kilogramme, dont 7 gr. 8 de sels minéraux anhydres. Densité = 1,036 à la température 10°. Filtré, il ne donne plus que 114 gr. 9 de résidu sec par kilogramme ; 12 grammes seulement de ce liquide ont traversé le filtre dans l'espace de trois heures. Le liquide filtré le 3e jour ne laissait que 101 gr. 4 de matières fixes contenant 7 gr. 6 de sels anhydres. Les liquides filtrés n'étaient pas visqueux.

Ces expériences montrent que la substance albumineuse est
plutôt divisée que réellement dissoute.

43. Plus le liquide ovarique filant est exempt de liquide séreux, comme est celui de l'ascite, moins il filtre à travers le papier. La résistance à la filtration est presque absolue avec les
liquides qui paraissent exempts de sérine et de fibrine dissoute
et que la paralbumine constitue presque totalement.

Dans le plus grand nombre des cas, le liquide ovarique filant
peut être considéré comme un mélange de paralbumine, avec
un liquide séreux. Aussi, quand on jette ce liquide sur un
filtre, la portion filtrée, peu filante d'abord, puis graduellement
de plus en plus fluide, est précipitable par le sulfate de magnésium.

La partie filtrée est tout d'abord un peu filante ; additionnée
d'un égal volume d'alcool, elle donne un précipité plus ou
moins compacte et encore élastique, qui doit cette qualité à la
présence d'une quantité variable de paralbumine. Mais plus
tard, le liquide filtré, devenu complètement fluide, n'est plus
précipité par l'alcool qu'à l'état de flocons libres, parce qu'il ne
renferme plus sensiblement de paralbumine.

44. Parfois le liquide d'une première ponction est assez
fluide pour que l'on puisse encore le verser goutte à goutte,
mais déjà ce liquide ne se laisse que difficilement filtrer au papier, et la partie, qui n'a pas pu traverser le filtre, possède à
un degré plus manifeste la viscosité du liquide filant. On doit
s'attendre à voir ce liquide se reproduire avec les qualités d'un
liquide de plus en plus chargé de paralbumine. Les observations B et K du tableau III appartiennent à ce groupe particulier.

TABLEAU III.

45. — 3ᵉ GROUPE. LIQUIDES OVARIQUES FILANTS.

Age des malades	Nᵒˢ d'ordre et dates des ponctions.	Poids du liquide extrait.	1000 gr. de liquide contiennent : MATIÈRES		
			solides des- séchées à 100°	orga- niques,	miné- rales anhy- dres.
		gr.	gr.	gr.	gr.
A. env. 45	I. 14 juillet.	5000	47,52	38.52	9.00
	II. 24 août.	5050	46.75	37.60	9.15
	III. 6 octobre.	4800	51.19	43.34	8.85
	IV. 6 novembre.	6350	43.60	35.30	8.30
	V. 29 novembre	6125	42.70	34.45	8.25
B. 55	II. 3 juin 76.	12700	58.90	50.63	8.27
	III. 23 sept. 76.	13450	56.50	48.90	7.60
	IV. 31 déc. 76.	14000	61.27	52.82	8.45
	V. 28 avril 77.	indéter.	74.14	66.04	8.10
	VI. 24 déc. 77.	16750	121.30	113.50	7.80
	VII. 8 mai 78.	16400	94.15	86.25	7.80
C. 19	I. 17 mai 77.	6300	64.80	56.59	8.21
	II. 19 juille· 77.	indét.	64.48	56.65	7.83
D. 36	I. 16 janv. 80.	indét.	77.49	69.51	7.98
E. 59	I. 6 sept. 73.	38000	105.66	97.82	7,84
F.	II. 7 février 76.		48.09	39.69	8.40
	III. 3 avril 76.		50.04	41.85	8.55
G. 42	12 mai 74.	2695	51.91	43,41	8.50
H. 17	III. 25 oct. 71.	env. 12000	28.94	19.94	9.00
	IV. 28 janv. 72.		35.70	27.60	8.10
I. 57	17 fév. 74.	env. 1500	209.18	200.08	9.10
J. 37	I. 10 juin 79.	5350	52.58	44.88	7.70
K. 16	I. 30 juillet 72.	8900	21.75	12.65	9.10
	II. 7 déc. 72.	3400	56.10	47.00	9.10
L. 36	22 fév. 73.	5100	27.74	19.14	8.60

NOTES DU TABLEAU III.

46. La malade A. est une religieuse, jadis mariée. Les deux premiers liquides sont très filants et de couleur brun café. Le troisième et le quatrième sont moins colorés et très filants. Le dernier liquide est à peine visqueux; il est plutôt de consistance huileuse. Décès peu de jours après la cinquième ponction.

B. Premier liquide non filant, dit-on, extrait en mars 1876. Deuxième liquide (3 juin) pouvant s'écouler goutte à goutte, mais filtrant très difficilement. Les liquides suivants, de consistance de plus en plus épaisse, contiennent des traces de sang, de pus, de cholestérine, de matières grasses. Décès. Pour la sixième ponction, lire le paragraphe 42, 2ᵉ observation.

C. Premier liquide grisâtre; le deuxième d'un brun clair.

D. Malade de l'hôpital Saint-Louis (Dr Péan). Liquide tellement épais que le densimètre ne s'y met en équilibre qu'après un long temps. Beaucoup de granulations graisseuses.

E. En ville. Liquide grisâtre, peu filant au commencement de la ponction. Sur la fin de celle-ci, le liquide est rempli de grumeaux blanchâtres chargés de leucocytes. Décès après ovariotomie.

F. En ville. Aucun renseignement.

G. Femme de 42 ans. Liquide très filant, opalin, légèrement grisâtre, avec nombreux leucocytes, donne 11° de déviation à gauche quand on l'examine au saccharimètre-Soleil, sur une longueur de 20 centimètres.

H. Jeune fille. Ces liquides filants ne sont pas précipitables par un excès de sulfate de magnésium.

I. Liquide extrait d'un kyste uniloculaire à l'autopsie d'une femme de 57 ans, morte d'une hémorrhagie cérébrale. Le liquide filtré ne laissait plus que 136 gr. 36 de résidu sec, dont 8 gr. 7 de sels anhydres. Grande quantité d'agglomérats graisseux solides, nombreuses paillettes de cholestérine, leucocytes.

J. Liquide grisâtre avec pus.

K. Jeune fille de 16 ans. Le premier liquide est blanchâtre, albumineux, incolore après filtration; il ne file pas, mais il ne traverse que lentement le filtre de papier. Résidu sec : 21 gr. 75 pour 1000 grammes de liquide. La deuxième ponction (130 jours après la première) donne un liquide incolore extrêmement filant, laissant 56 gr. 1 de résidu sec, ne traversant presque plus le filtre de papier. Soulevé avec une baguette de verre, ce liquide donnait un fil de plusieurs pieds de longueur. Ovariotomie le 2 juillet 1873 : la poche principale contient 4350 grammes d'un liquide grisâtre, très filant, translucide, qui laisse 69 gr. 28 de résidu sec par kilogramme. — A côté de la poche principale, il existait un nombre indéfini de petits kystes, variant du volume d'une tête d'épingle à celui d'un œuf, contenant des liquides de couleur et de consistance des plus variées. Trois de ces petits kystes ont donné :

a	b	c
35 gr. 3	87 gr. 7	41 gr. 2 de matières desséchées à 100° par kilogr.

L. Liquide jaune transparent, contenant environ 1 décigramme de cholestérine par kilogramme.

47. KYSTES MULTIPLES.—Une femme peut avoir simultanément un double kyste ovarique, l'un appartenant à l'ovaire droit; l'autre à l'ovaire gauche. Le kyste du côté droit ponctionné pour la troisième fois par M. Potain, le 7 juin 1872, a donné 28 gr. 54 de résidu sec par 1000 grammes de liquide, et le liquide du kyste gauche (quatrième ponction), extrait le 26 août 1872, laissait 50 gr. 08 de résidu. Ces deux liquides jaunes

appartenaient à la catégorie des liquides séreux proprement dits (1er groupe).

48. A l'autopsie d'une vieille femme de la Salpêtrière, on a recueilli une grappe de petits kystes ovariques. Neuf d'entre eux m'ont donné les résultats suivants :

a. Poche peu adhérente, contenant un liquide très fluide, à peine coloré (D = 1.010 à 12°) laissant 13 gr. 54 de résidu sec (dont 9 gr. 1 de sels minéraux anhydres) par kilogramme. Ce liquide appartient au premier groupe.

. Sept autres kystes à contenu de couleur jaune, non filants, purement séreux, ont laissé :

	b	c	d	e	f	g	h
	gr.	gr.	gr.	gr.	gr.	gr.	gr.
Matières fixes :	94.8	81.8	140.8	90.2	87.1	141.18	97.2

Le poids des sels minéraux a varié de 7 gr. 5 à 9 gr. 1 par kilogramme. Enfin le neuvième *i*, contient un liquide non filant, à peine coloré (D = 1.035 à 12°) qui laisse 100 gr. 6 de résidu sec, dont 9 gr. de sels minéraux anhydres.

49. Le 16 avril 1880, M. le professeur Guyon retirait d'un kyste ovarique 4220 grammes d'un liquide brun chocolat, opaque sous une épaisseur de 1 centimètre. Ce liquide déposa quelques très rares hématies presque méconnaissables, et une forte proportion de matière colorante du sang; le microscope y montrait la présence de cristaux de cholestérine et d'un grand nombre de granulations graisseuses solides; 1000 gr. de ce liquide contenaient :

Matières organiques diverses. . . . 78 gr. 54
Sels minéraux anhydres. . . . . . .   7 gr. 92
                                     _____
Matières fixes à 100°. . . . . 86 gr. 46

Cette femme avait 24 ans. Elle n'avait senti la tumeur se développer que depuis dix mois. Après cette unique ponction, l'ovariotomie fut pratiquée avec succès le 4 juin 1880. Du kyste précédent on retira 5,500 grammes d'un liquide de couleur brun café, qui déposa des hématies en grand nombre. Ce liquide contenait 74 gr. 95 de matières fixes desséchées à 100° par kilogramme, dont 8 gr. 9 de sels anhydres. Le poids des matières fixes du liquide filtré s'abaissait à 68 gr. 8.

A côté de cette poche, il y avait un kyste contenant environ
300 grammes d'un liquide jaune, limpide, séreux, qui laissait
59 gr. 47 de résidu sec, dont 7 gr. 1 de sels minéraux. Ce liquide donnàit de la fibrine dissoute quand on le sursaturait de
sulfate de magnésium, mais je n'ai pu en extraire la plus petite
parcelle de fibrine libre, soit en l'acidulant légèrement par
l'acide acétique, soit en l'additionnant d'un peu d'alcool.

50. La femme L..., née B..., 43 ans, est ovariotomisée avec
succès, le 30 octobre 1880, par M. le professeur Guyon. La
masse ovarique est formée par un assemblage de nombreux
kystes contenant de quelques grammes à 100 grammes environ
de liquide. Une seule de ces poches m'a fourni un liquide
séreux, jaune, non filant, contenant 61 gr. 28 de matières fixes
à 100°, dont 8 gr. 28 de sels minéraux, de la matière grasse
en boules très réfringentes, et des cristaux de cholestérine.

Sept autres poches ont donné des liquides filants :

	II	III	IV	V	VI	VII
Matières albumineuses.	49.96	61.2	68.03	59.44	26.53	115.08
Sels minéraux.	8.77	8.1	7.85	8.09	8.07	7.80
Matières fixes à 100°.	58.73	69.3	75.88	67.53	34.60	123.88

Ces liquides sont très épais; leur aspect est celui d'un blanc
d'œuf; la plupart sont blanchis et opaques sur une partie de
leur masse, et le microscope montre sur ces points de très nombreux globules graisseux liquides ou des granulations graisseuses solides, de couleur jaune. Quelques-uns de ces liquides
sont sillonnés de stries sanguinolentes. Dans quelques parties
de la tumeur, il existe de petits amas d'une matière translucide, ayant la consistance d'une gelée, que je n'ai pas pu isoler
en quantité un peu notable.

NOTE SUR LA RÉTENTION D'URINE AU DÉBUT
DE LA GROSSESSE.

Par M. BROUSSIN,

Interne des hôpitaux.

La rétention d'urine n'est pas un accident absolument rare au début de la grossesse, mais elle passe assez souvent inaperçue et est la cause de fréquentes erreurs. Pendant notre internat chez notre maître M. Siredey, il nous a été donné d'observer un très beau cas de cette sorte de rétention; nous fîmes quelques recherches sur ce sujet et nous fûmes frappé des erreurs qui avaient été commises et du temps quelquefois fort long qui avait été nécessaire pour fixer le diagnostic. Aussi, sur les conseils de M. le professeur Duplay, nous nous sommes décidé à publier ce travail, non pas pour traiter complètement cette question, mais pour attirer l'attention des observateurs sur cet accident.

Nous donnerons d'abord nos observations qui sont au nombre de trois : deux que nous devons à M. le Dr Larmande et une qui nous est personnelle; M. le professeur Duplay nous en avait promis une quatrième de M. le Dr Cauvy, de Béziers, mais il nous a été impossible de la retrouver dans les archives de la Société de chirurgie.

Obs. I (Dr Larmande). — Le 7 avril 1881, je suis appelé auprès de Mme M.., sans profession, âgée de 45 ans, ayant eu six enfants. Elle me raconte qu'elle a des douleurs dans le ventre, lequel augmente de volume depuis un mois. Les règles manquent depuis trois mois. Elle va difficilement à la garde-robe et elle urine souvent; j'examine le ventre et je trouve une tumeur ovoïde remontant jusqu'à trois travers de doigt au-dessus de l'ombilic. Cette tumeur, rapidement formée, dure depuis un mois. Au toucher vaginal je constate une tumeur remplissant la totalité du petit bassin ; même résultat au toucher rectal. Il m'a été impossible de trouver le col de l'utérus. N'ayant pas ma trousse sur moi, je n'ai pu m'assurer si la tumeur abdominale était formée par la vessie, et, dans ces conditions, j'ai conseillé à la malade d'aller demander l'avis de M. le professeur Duplay (à Lariboisière) qui porta le diagnostic : Rétroflexion, grossesse de trois mois, rétention d'urine. M. Duplay conseillait de répéter le cathétérisme plusieurs fois par jour.

L'exploration du vagin me montra la tumeur formée par le corps de l'utérus et il me fut possible, avec quelque difficulté, d'atteindre le col que je trouvai aminci, étalé contre le pubis, où il comprimait l'urèthre.

Au bout de quatre jours, je tentai la réduction de l'utérus, en poussant doucement et d'une manière continue le fond de l'utérus avec les quatre doigts de la main. Je sentis qu'il cédait, et, introduisant la main tout entière, je fis franchir à l'organe l'angle sacro-vertébral et la totalité du détroit supérieur.

Le lendemain, la malade me dit qu'elle urinait facilement. En effet, la vessie n'était pas distendue, elle n'est pourtant pas complètement vidée, ce que j'attribue à la paresse des fibres musculaires à la suite de cette longue distension d'un mois. Mais le col utérin occupe le centre du petit bassin. La malade a dû rester au lit une semaine encore, le bassin relevé, et dans la position horizontale.

La grossesse suit sa marche naturelle.

Obs. II (Dr Larmande). — Mme D..., âgée de 39 ans, a eu huit enfants, pas de couches pénibles. Elle est marchande de meubles et sujette à faire des efforts pour les déplacer. Depuis ses premières couches elle avait un abaissement de matrice.

Vers le dernier jour de mai 1881, elle est allée en province et tout d'un coup, le soir en se couchant, elle n'a pas pu uriner ; elle a essayé plusieurs fois pendant la nuit, mais sans succès. Toute la journée du lendemain s'est passée ainsi. Enfin le surlendemain, mercredi 1er juin, elle a été sondée par un médecin de la localité. Le cathétérisme n'a pas été renouvelé et la malade, revenue à Paris, m'a fait appeler le mardi suivant, 7 juin. Pendant ces 7 jours elle n'a uriné que par regorgement. Eclairé par le fait précédent, j'ai exploré le vagin et j'ai trouvé l'excavation du petit bassin à peu près remplie par une tumeur un peu molle, un peu plus grosse que mon poing. C'était le corps de l'utérus. Le col est aplati derrière le pubis et l'on a peine à le sentir, en outre il comprime le canal de l'urèthre contre la paroi osseuse. En le suivant avec le doigt d'avant en arrière on arrive bientôt à une plicature d'où l'on descend sur une partie globuleuse formée par le corps. Il y a donc un utérus en rétro-flexion. La malade a eu ses règles le 15 mai ; la question de grossesse doit être réservée.

Je vide la vessie qui remontait jusqu'à l'ombilic, sans le dé-passer, et je recommande le repos absolu dans la position hori-zontale, le bassin relevé par un oreiller plié en deux. Le soir et le lendemain le cathétérisme est pratiqué. Le lendemain jeudi 9 juin, je me proposais de tenter la réduction, quand je m'aper-çus qu'elle s'était produite spontanément par le fait seul de la position, jointe à l évacuation répétée de la vessie. J'ai revu la malade depuis le 15 juin, les règles ne sont pas revenues. Tou-tefois, à la date du 25 juin, la malade a eu dans le bain quelques douleurs utérines suivies de l'expulsion de petits caillots de sang, et depuis déjà quelques jours elle perd du liquide rous-sâtre. Le 5 juillet les règles ont apparu, et depuis elle n'a pas cessé d'avoir le même suintement roussâtre.

Enfin, dans les derniers jours de juillet, elle fit une fausse cou-che. Le fœtus avait de 3 à 4 mois.

OBS. III (*personnelle*). — La nommée Conet (Maria), âgée de 3ȋ ans, blanchisseuse, entrait dans le service de M. Siredey le 13 avril 1881, se plaignant de douleurs abdominales et d'incon-tinence d'urine.

Cette femme, d'un tempérament robuste, n'a jusqu'à ce jour jamais été malade. Réglée régulièrement depuis l'âge de 13 ans, elle avait mené à bien cinq grossesses, les suites de couches avaient toujours été bonnes. Le dernier accouchement a eu lieu il y a huit mois : tout alla bien, mais l'enfant mourut au bout de six semaines. Deux mois après les règles reparurent, elles revin-rent une seconde fois, puis elles se supprimèrent, et depuis cette époque, c'est-à-dire quatre mois, elles n'ont pas reparu

Sa santé ne fut nullement altérée pendant trois mois, lorsqu'un de ses enfants tomba malade et mourut. Elle se fatigua beaucoup pendant ce temps-là, et un jour, subitement, sans aucune raison, elle fut dans l'impossibilité absolue d'uriner. Jusquelà elle n'avait éprouvé aucun trouble dans la miction. Ce n'était qu'au prix des plus grands efforts qu'elle parvenait à rendre quelques gouttes d'urine. Son ventre, en même temps, prit un rapide développement et, dès le troisième jour, les pieds commencèrent à s'œdématier. Le huitième jour la miction par regorgement s'établit, et elle se mit à uriner constamment. Dès lors son ventre augmenta peu de volume, mais l'œdème des jambes et des cuisses augmenta et gagna la paroi abdominale. L'état général pendant ce temps-là, sans être bon, n'était pas très mauvais. L'appétit était faible, par contre la soif était vive, mais la malade n'avait pas de fièvre et ne se plaignait que de douleurs dans les reins et dans le ventre.

A son entrée, cette femme était assez amaigrie, la figure était pâle, les lèvres et les conjonctives décolorées. La maigreur de la portion sus-ombilicale du corps contrastait avec l'augmentation de volume de la portion sous-ombilicale. Les membres inférieurs étaient très œdématiés, le ventre avait le volume de celui d'une femme à terme et présentait une circulation collatérale assez abondante. La portion sous-ombilicale de la paroi abdominale était très œdématiée, retombait sur la partie supérieure des cuisses. Les grandes lèvres étaient très grosses et présentaient un érythème assez violent, ainsi que la partie supérieure de la face interne des cuisses, érythème dû à l'écoulement permanent de l'urine. La palpation du ventre était douloureuse et faisait percevoir en même temps qu'une crépitation fine autour de l'ombilic, une tumeur que l'on pouvait assez bien limiter au niveau du creux épigastrique, et qui remontait à 12 cent. au-dessus de l'ombilic. La percussion donnait de la matité dans les fosses iliaques, dans les régions hypogastrique, ombilicale et épigastrique, mais de la sonorité dans les hypochondres. Le déplacement n'amenait pas de changement dans ces signes :

La fluctuation était très nette;

Les seins étaient flasques, l'aréole brune, et les tubercules de Montgomery assez développés.

La malade se plaignait en outre de gêne respiratoire et de palpitations. On trouvait quelques râles de bronchite, un souffle anémique à la base, mais rien à la pointe. Le toucher vaginal ne nous donna rien, il nous fut impossible d'arriver jusqu'au col, et nous ne pûmes constater qu'un certain degré de rectocèle, mais point de tumeur dans l'excavation. La vulve était humide et violacée.

Étant donnée la rapidité de la formation de la tumeur, et l'existence d'accidents urinaires au début, nous pensâmes à la possibilité d'une tumeur urinaire et nous sondâmes la malade. Cette opération ne fut possible qu'avec une sonde en gomme et donna issue à six litres d'urine environ, trouble et légèrement purulente à la fin, sans albumine ; mais nous n'eûmes pas de sang. La tumeur diminua peu à peu et disparut. Le ventre, encore trop sensible, ne nous permit pas une exploration étendue, et le toucher ne nous donna encore aucun renseignement.

La malade était assez bien portante ; peu de fièvre: 38°; appétit modéré. Le lendemain 14, la malade n'eut pas de fièvre ; la quantité d'urine diminua : 4 litres le matin, 3 litres le soir. Mais l'examen ne fut pas possible.

Le 15. L'urine alla toujours en diminuant de quantité: 3 litres 1/4 le matin, 2 litres 1/2 le soir. L'état général est bon; l'œdème des jambes diminue notablement; les douleurs abdominales et rénales sont bien moindres. Le toucher est encore impossible, mais la palpation après l'évacuation de la vessie fait reconnaître la présence d'une tumeur remontant à 2 ou 3 travers de doigt au-dessus des pubis. Cette tumeur est dure, régulière et occupe la ligne médiane.

Le 18. La malade se mit à uriner seule. L'œdème avait bien diminué ainsi que la polyurie; le sondage pratiqué une fois par jour donnait un litre à un litre et demi d'urine.

Les douleurs rénales avaient disparu. Le toucher pratiqué ce jour-là par M. Siredey donna les signes suivants :

Le col était gros, mou, entr'ouvert et assez haut placé, mais on ne trouva ni tumeur, ni déplacement utérin. Les culs-de-sac étaient libres.

Les jours suivants l'urine devint un peu plus trouble, prit une odeur infecte, mais ces accidents disparurent rapidement.

L'état général s'améliora, l'œdème disparut, et il ne survint pour toute complication que de l'écthyma sur les fesses, la partie supérieure de la cuisse gauche et les grandes lèvres. Il en survint également sur la face et le thorax, mais le tout disparut en quelques jours.

La malade sortit le 9 mai bien portante.

A sa sortie la tumeur abdominale avait augmenté de volume et remontait à moitié chemin entre le pubis et l'ombilic.

Quelle était la nature de cette tumeur? Tout concorde pour nous faire penser à un utérus gravide. Il nous fut impossible, il est vrai, d'entendre soit un souffle, soit les bruits cardiaques du fœtus. Mais la suppression des règles, la couleur violacée, l'humidité de la vulve, jointes à l'état du col gros, mou, entr'ouvert, sont des signes probables de grossesse qui se trouvent fortifiés encore par l'augmentation régulière de la tumeur médiane que nous avons observée au début.

Malgré nos recherches nous n'avons pas pu avoir de nouveaux renseignements sur cette malade.

Dans nos observations et dans toutes celles que nous avons parcourues, nous avons remarqué que la rétention d'urine se présente le plus souvent du troisième au quatrième mois de la grossesse. Son début est tantôt brusque, tantôt progressif. Dans le plus grand nombre des cas, à la suite d'un effort ou de fatigues prolongées, la miction devient subitement impossible; dans d'autres, comme dans la première observation du Dr Larmande, la miction devient de plus en plus difficile, la rétention est incomplète, mais jamais ne devient absolue.

Dès lors l'affection suit la marche des rétentions d'urine de cause quelconque.

Si la rétention est complète d'emblée, ce n'est qu'au prix des plus grands efforts que la malade peut rendre quelques gouttes d'urine. Cet état peut durer quelques jours, et chez notre femme de l'observation III, ce n'est que le huitième jour qu'elle se mit à uriner par regorgement.

Si la rétention est incomplète, les malades continuent à uriner; elles urinent même fréquemment, mais leur ventre augmente cependant de volume, leur vessie se vide mal et bientôt s'enflamme.

Lorsque la miction par regorgement s'établit, l'attention des malades, et quelquefois même celle des médecins, ne se porte pas sur l'existence d'une rétention, mais bien plutôt sur celle d'une incontinence.

Les malades se plaignent d'être constamment mouillées, de ne pouvoir garder leur urine, et ne s'occupent plus que des accidents qu'elles croient provenir d'une incontinence et qui réellement relèvent de la rétention.

Le ventre reste gros et douloureux, les malades se plaignent de douleurs rénales qui irradient dans les cuisses.

L'état général s'altère, l'appétit se perd, la soif devient très vive et le plus souvent la constipation est opiniâtre.

Tels sont les phénomènes ordinaires que l'on observe; quelquefois on peut en rencontrer d'autres plus rares : ainsi on peut voir survenir de l'anasarque.

Dans le cas de notre malade de l'observation III, les jambes, les cuisses, la paroi abdominale, en un mot toute la partie sous-ombilicale du corps était le siège d'un œdème considérable ; dans d'autres cas l'œdème est généralisé; les membres supérieurs, la figure même peuvent être infiltrés (obs. publiée dans l'*Abeille médicale*, 1872).

Cet œdème, qui a été signalé pour la première fois par Trousseau dans ses cliniques, survient dans le cas de rétention complète durant plusieurs jours. Ainsi chez notre malade ce n'est que le huitième jours que la miction par regorgement s'établit et, dès le troisième, l'œdème commença à envahir les jambes. Quelle est la cause de cet accident ?

Est-ce une gêne dans la sécrétion rénale causée par la plénitude de la vessie, qui fait que les reins ne peuvent plus débarrasser le sang de l'excès de liquide qu'il contient par suite de l'excès de tension dans les uretères et les bassinets? Cette hypothèse, il est vrai, n'est pas confirmée par l'expérience, car en liant les veines rénales chez des animaux on n'a pu obtenir d'anasarque.

Dans l'observation III l'œdème était limité à la moitié sous-ombilicale du corps; dans ce cas il serait peut-être plus admissible de penser que l'on avait affaire à un œdème par compression. Cette vessie, énormément distendue (6 litres), pouvait bien gêner la circulation dans la veine cave inférieure et amener l'infiltration des membres inférieurs, car il serait difficile d'expliquer un œdème ainsi localisé autrement que par le mécanisme de la compression.

D'autres accidents graves peuvent survenir: accidents urémiques de divers ordres et des accidents du côté du péritoine, comme dans un cas de Lynn rapporté par Hunter chez une femme de 40 ans, qui fut prise, au quatrième mois d'une grossesse, de rétention complète; il fut impossible de pratiquer le cathétérisme; des accidents formidables survinrent et, à l'autopsie, on trouva de la gangrène vésicale.

Ces phénomènes graves sont rares et le plus souvent une amélioration, ou tout au moins un arrêt dans l'aggravation des symptômes, se produit lorsque la miction par regorgement s'établit.

Quand on sonde les malades, on trouve une quantité d'urine plus ou moins abondante. Chez notre malade, on en obtint 6 litres au premier sondage. (C'est une quantité considérable, mais on peut en trouver beaucoup plus. Comme dans la rétention chez l'homme, on trouve en même temps une polyurie abondante qui dure plusieurs jours). Le lendemain de son entrée elle rendit 7 litres d'urine en deux sondages; le troisième jour, 6 litres; le quatrième jour, 5 litres, et ce n'est que le dixième jour que la quantité d'urine devint normale, et se limita de 1 litre et demi à 2 litres.

La diminution de l'œdème suit la diminution de la polyurie; ainsi, chez notre malade, à son entrée, la partie moyenne de la cuisse mesurait 51 centimètres; deux jours après, 49 centimètres, et le sixième jour on ne trouvait plus que 45 centimètres.

Tel est l'exposé rapide de la symptomatologie de cette affec-

tion, qui diffère peu, comme on le voit, de celle de la rétention
chez l'homme. Chez l'homme, comme chez la femme, nous
trouvons les mêmes cas graves, avec rétention brusque, complète, et les mêmes cas légers de rétention incomplète. L'anatomie pathologique est la même; il ne nous a pas été permis de
le constater nous-même, mais nous trouvons, dans les Leçons
cliniques du regretté Dr Chantreuil sur la rétroflexion de l'utérus gravide, le résumé des lésions macroscopiques que l'on peut
rencontrer.

« Quand la rétention se produit tout à coup et qu'elle est
d'emblée absolue, les parois de la vessie s'amincissent, le contraire a lieu lorsque la rétention est incomplète et progressive.
Dans ces circonstances la vessie s'enflamme, et, si l'on vient à
faire l'autopsie, on constate son épaississement, parfois même
celui des uretères et des bassinets. »

Enfin, nous ajouterons que l'on peut trouver la vessie gan-
grenée, comme dans le cas de Lynn, cité précédemment.

Quand au diagnostic, il se base sur les symptômes suivants :
signes probables de grossesse, troubles urinaires variables, le
plus souvent se rapportant à la rétention d'urine; rapidité du
développement du ventre.

Ce dernier signe a une grande importance; dans aucune affection du ventre, si ce n'est la péritonite, dont le diagnostic différentiel n'est pas à faire, on ne voit le ventre prendre un développement aussi considérable et en aussi peu de temps. Jamais
une ascite, un kyste de l'ovaire, un utérus gravide, ou toute
autre tumeur de l'abdomen, n'arrive à un aussi considérable
développement en trois ou quatre jours, comme cela se présente
dans les cas de rétention d'urine. Aussi, chez une malade où
l'on est en droit de soupçonner une grossesse, devra-t-on toujours songer à la possibilité d'une rétention d'urine, si elle vient
se plaindre de troubles urinaires et de développement de l'abdomen.

La réunion de ces différents signes forme, pour ainsi dire,
un ensemble pathognomonique de la rétention d'urine au début
de la grossesse.

Quelle est la cause de la rétention d'urine dans ces cas ? — Le

plus souvent, comme le pense la majorité des auteurs, elle est
due à la compression de l'urèthre par l'utérus augmenté de
volume enclavé dans l'excavation. — En effet, dans deux de nos
observations, et dans presque toutes celles que nous avons vues,
le toucher vaginal et le toucher rectal ont fait reconnaître une
déviation utérine en arrière, soit rétroversion, soit rétroflexion.
Le mécanisme se comprend fort bien : le corps s'appuyant en
arrière sur le sacrum, le col utérin vient comprimer l'urèthre
contre le pubis, et cette compression ne fait qu'augmenter à
mesure qu'augmente le corps de l'utérus.

Est-ce la seule cause ? Nous ne le croyons pas. Nous pensons
que, quelquefois, la rétention peut être soit d'origine nerveuse,
soit d'origine congestive.

Chez les hystériques on rencontre quelquefois des rétentions
d'urine ; il est donc possible d'admettre que l'on peut également rencontrer, au début de la grossesse, des rétentions d'u-
rine qui ont pour cause le nervosisme.

Chez la femme qui fait le sujet de notre troisième observation, la cause de la rétention nous semble être dans la congestion du col. Cette femme s'était fatiguée ; elle avait passé
plusieurs nuits auprès de son enfant malade ; dès lors, ne peut-
on pas admettre que les organes du petit bassin, et en particulier le col vésical, déjà prédisposés à la congestion par l'état de
gestation, se sont congestionnés rapidement, et ont amené une
rétention qui serait analogue à celle que l'on observe chez les
prostatiques à la suite de fatigues ou d'excès. — Du reste, chez
cette femme, il nous a toujours été impossible de trouver trace
d'un déplacement utérin quelconque, soit par le toucher vaginal, soit par le toucher rectal.

DE LA RÉGION MACULAIRE AU POINT DE VUE NORMAL ET PATHOLOGIQUE,

Par le Dr NIMIER,

Médecin aide-major,

Chef de clinique ophthalmologique au Val-de-Grâce.

I. — Anatomie de la région maculaire.

ll est difficile de limiter exactement la portion du fond de l'œil à laquelle on a donné le nom de *région maculaire*. Cependant la structure propre, l'aspect ophthalmoscopique particulier, et l'importance physiologique de cette partie de la rétine méritent une étude spéciale.

La région maculaire est circonscrite par une circonférence tangente au disque papillaire, et dont le centre correspond à la fovea centralis. Elle a la forme d'une cupule peu profonde, mesurant 7 millimètres environ de diamètre.

Examinée sur un œil, immédiatement après son énucléation, cette portion de la rétine présente en son milieu une tache jaune citron, circulaire ou ovale, d'une largeur de 2 millimètres environ, la macula lutea. Le centre en est marqué par un point noir, la *fovea centralis*. Cette disposition semble spéciale à l'homme et aux quadrumanes. En effet, décrite pour la première fois par Sœmmering, la macula, d'après Schultze (1), ne se montrerait pas avant la deuxième année chez l'homme, et ferait défaut dans la série animale. Quant à la fovea, elle existe chez tous les vertébrés, le cyclostomus et le protée anguineus faisant seuls exception. Müller aurait même trouvé, chez quelques oiseaux, deux fossettes assez éloignées l'une de l'autre. Chez l'homme, au dire de Landolt (2), la fovea se trouve dans un œil emmétrope, à 3,915 millimètres en dehors et 0,785 au-

---

(1) Max Schultze. Die retina in Strickers Handbuch der lehre von den Geweben, 1868.

(1) Landolt. Annali di Ottalmologia, 1872.

dessous de la papille. Cette situation varie avec l'état dioptrique de l'œil. Ainsi, sans que cependant l'on puisse établir un rapport régulier entre le degré d'amétropie et l'intervalle qui sépare la fovea de la papille, on trouve cette distance plus grande chez l'hypermétrope et plus petite chez le myope. Ce fait s'explique facilement : dans l'œil myope, la courbure du segment postérieur est d'un rayon plus court que dans l'œil emmétrope, et surtout que dans l'œil hypermétrope, par suite les mesures linéaires seront plus courtes au pôle postérieur.

Suivant Helmholtz (1), la ligne visuelle ne coïncide pas exactement avec l'axe antéro-postérieur du globe oculaire, comme on le croit généralement. Ces deux lignes font entre elles un angle tel, que la fovea, placée à l'extrémité de la ligne visuelle, est généralement située en dehors et un peu au-dessous de l'extrémité postérieure de l'axe oculaire.

Au point de vue de son aspect, la fovea n'est qu'une dépression et non un trou dans la rétine, comme l'avait admis Sœmmering, induit en erreur par les modifications survenues après la mort. De même, l'examen sur le cadavre permet de reconnaître, au niveau de la macula qu'il supporte, un pli transversal de 4 à 6 millimètres de longueur sur 2 de hauteur, pli répondant par son extrémité interne au nerf optique. Considéré par Hirschfeld (2) comme normal, ce pli n'est qu'un effet de l'imbibition cadavérique, qui décolle la rétine de la choroïde sous-jacente.

Pendant la vie, la macula n'a pas la couleur jaune citron qui lui a valu son nom. Schmidt-Rimpler (3) a démontré que l'œil, venant d'être énucléé et ouvert, présente une macula brune, telle que l'observateur la voit à l'examen ophthalmoscopique. Mais il reconnaît que cette coloration passe au jaune après la mort, plus vite en été qu'en hiver, plus vite dans le jeune âge

(1) Helmholtz. Optique phys., traduction franç , Klein et Javal, 1807.

(2) Hirschfeld. Névrologie, p. 270, 1853.

(2) Schmidt-Rimpler. Die Macula Lutea anatomisch und opthalmoscopisch, in Graefes Archiv. für Ophthal. Bd. 21, Ab. 3, 1875.

que chez le vieillard. Quant aux causes prochaines de cette coloration brune de la macula, Schmidt signale à ce niveau une pigmentation jaune de la rétine, dont la transparence permet la fusion de cette couleur avec la teinte rouge noir de la choroïde sous-jacente; de là résulte la couleur brune. D'autres auteurs, il est vrai, ont pensé que l'importance, attribuée par Schmidt au pigment jaune rétinien dans la production de l'aspect brunâtre, revenait en grande partie à une différence dans la pigmentation de l'épithélium à ce niveau. Là, en effet, plus que partout ailleurs, le pigment est très abondant. L'on peut encore faire intervenir, dans l'explication de cette teinte brune, la moindre épaisseur de la rétine. De celle-ci résulte, sans contredit, la couleur noire de la fovea centralis.

Outre cette apparence particulière, la rétine présente une structure spéciale dans la région qui nous occupe. Tandis qu'au niveau de la fovea on constate un amincissement excessif de la membrane; au pourtour de cette dépression, la rétine acquiert son maximum d'épaisseur et mesure, d'après Müller, $0^{mm},428$. L'épaisseur de la membrane décroît donc rapidement suivant une courbe uniforme à partir de la périphérie de la tache jaune vers son centre, et très lentement de cette périphérie vers l'ora serrata. Cette particularité s'explique par la structure des différentes couches rétiniennes. En effet, l'on n'observe pas, à proprement parler, sur la macula, la couche des fibres nerveuses. Ces fibres évitent la région sur laquelle rampent uniquement celles qui doivent s'y terminer. Les autres, pour se porter plus en dehors, la contournent en décrivant une courbe à concavité supérieure ou inférieure. En second lieu, la couche ganglionnaire sous-jacente est privée de cellules au niveau de la fovea; tandis que, immédiatement à côté, celles-ci, pour la plupart bipolaires, se superposent en huit ou dix plans. Ceux-ci se fusionnent en une seule couche à la périphérie de la région. Comme la couche précédente, celles qui lui succèdent, jusques et y compris la couche intergranuleuse, semblent faire défaut dans la fovea. Quant à la couche externe des grains, très épaisse au pourtour de la fovea, elle s'amincit notablement à son niveau. On peut la comparer à une lentille biconcave

dont la face antérieure correspond à la limitante interne, et la
face postérieure à la saillie arrondie de la couche des cônes.
Des fibrilles, émanant des grains externes, offrent un trajet
très long et une direction rayonnante très oblique. Elles vont
probablement s'anastomoser, sur les bords de la macula, avec
les éléments des couches antérieures de la rétine (grains internes, cellules ganglionnaires et fibres du nerf optique). L'on
rencontre ensuite une couche, constituée par des cônes rétrécis
et allongés au point de ressembler à des bâtonnets. Leur base
interne mesure de 4 à 5 μ de diamètre, ce qui explique que
l'on ait pu en compter jusqu'à 2,000 dans la fovea. Ces cônes,
de même que les fibres précédemment décrites, dessinent, à
partir du centre de la fovea, des courbes rayonnées signalées
par Schultze. Enfin, la couche macula-pigmentaire offre, dans
la région maculaire, la même disposition que dans les parties
périphériques de la rétine, à cette différence près, d'une plus
grande richesse en pigment des gaines qui entourent le segment externe des cônes. Cette particularité a été invoquée, par
certains auteurs, avec la minceur des couches internes, pour
expliquer la coloration de la macula à l'état frais et sur le
vivant. L'on voit, d'ailleurs, dans quelques yeux parfaitement
normaux, le pigment former sur la région une tache noire qu'il
ne faudrait pas regarder comme pathologique. Ajoutons encore que, si la limitante interne et les fibres de soutien sont
peu développées au niveau de la fovea, la limitante externe,
par contre, s'y montre aussi nette que partout ailleurs.

Quant à la circulation rétinienne dans la région maculaire,
quelques auteurs, avec Demetrius Johannides (1), affirment
que cette portion de la rétine se trouve dépourvue de tout vaisseau dans un espace ovalaire à grand axe horizontal, ayant
1,12 millimètre de large sur 0ᵐᵐ,02 de diamètre vertical. Or,
avec le microscope l'on peut suivre les capillaires jusque dans
la fovea ; au fond de celle-ci seulement ils feraient défaut. Nulle
part, toutefois, les vaisseaux ne pénètrent au delà de la surface

_____

(1) Demetrius Johannides. Travail sur la circulation de la macula in
Graefs Arch. für Ophth.

externe de la couche des granules internes. Voici, d'ailleurs, comment Delorme (1) décrit la circulation maculaire et périmaculaire : Le gros tronc veineux supérieur émané de la pupille et le tronc veineux inférieur le plus interne, embrassent à une certaine distance la région maculaire dans leur concavité. Chacun d'eux est accompagné dans son trajet par un gros tronc artériel. De ces gros troncs partent, directement ou par l'intermédiaire de gros vaisseaux collatéraux, le plus grand nombre des petits ramuscules qui convergent vers la région maculaire, pour venir se perdre à très peu de distance du foramen cæcum; souvent même deux ou trois l'atteignent. Dans la région, les ramuscules se subdivisent et s'anastomosent. En outre, les petits vaisseaux qui, dans la papille naissent des gros troncs pour se porter, en suivant un trajet plus ou moins horizontal, dans la moitié externe de la rétine, fournissent, eux aussi, des ramuscules à la région de la macula, mais en nombre moins considérable que les gros vaisseaux circum-maculaires. Ces détails peuvent être observés sur le vivant, surtout à l'aide du grossissement fourni par l'examen à l'image droite.

Derrière la rétine se trouve la choroïde qui, dans la région maculaire, comme dans toute la zone comprise entre la papille et l'ora serrata, présente trois couches décrites par Haase (2); ce sont de dehors en dedans :

1° Le stroma ou choroïde proprement dite, contenant des vaisseaux, des nerfs, du tissu musculaire, et des éléments cellulaires ;

2° La couche chorio-capillaire, formée de capillaires et d'une membrane anhyste dans les mailles de leur réseau ;

3° La lamelle vitrée.

Au pôle postérieur, ces différentes couches n'offrent aucune particularité, si ce n'est que le réseau vasculaire est plus fin et que ses mailles, de petites dimensions, sont arrondies ou légèrement anguleuses.

---

(1) Delorme. Thèse de Paris, 1871.
(2) Haase. In Graefes Archiv. für Ophth. Bd. 24, Ab. 1, 1878.

II. — *Aspect ophthalmoscopique de la région maculaire.*

Ce n'est pas seulement pour l'anatomiste que la région maculaire offre des particularités intéressantes; l'observateur, armé
de l'ophthalmoscope peut, lui aussi, y constater un aspect
particulier. Cette région, en effet, tranche d'ordinaire sur le
fond rétinien par sa teinte plus foncée, et en son milieu apparaît
parfois un petit point jaunâtre comparé au reflet brillant de la
membrane du tympan (Liebreich) (1). Comme ce dernier, il
semble résulter de la réflexion de la lumière par la fossette
centrale, aussi ne se déplace-t-il pas lorsque l'on modifie l'inclinaison du miroir, ce qui pourrait faire croire à l'existence en
ce point d'une plaque atrophique ou exsudative. Toutefois la
conservation de la vision centrale ne peut laisser aucun doute
et permettre aucune confusion. Ce reflet fait d'ailleurs à peu
près défaut chez les sujets blonds, mais chez eux une nouvelle
cause d'erreur résulte de ce que le fond de l'œil est peu pigmenté et de ce que la fovea est marquée par une tache rouge
sang, que l'on pourrait prendre au premier abord pour une
plaque hémorrhagique.

La teinte de la zone périphérique à la fovea a déjà été signalée
à propos de l'anatomie de la région, mais il nous reste à
décrire ce que Brecht (2) appelle le « Fantôme de la macula. »
C'est une auréole brillante signalée pour la première fois par
Schirmer (3); dans certaines circonstances son éclat est assez
grand pour que Mauthner (4) l'ait désignée sous le nom «d'Anneau brillant argenté. » Ce reflet circonscrit la macula sous la
forme d'une ellipse à grand axe horizontal, à moins toutefois
que l'astigmatisme de l'œil ne le modifie. On l'observe de préférence chez les enfants dont le fond de l'œil est suffisamment
pigmenté, et lorsque la pupille offre une dilatation moyenne de

---

(1) Liebreich. In Graefes Arch. für Ophth. Bd. 4, Ab. 2, p. 301, 1858.
(2) Brecht. Graefes Archiv. für Ophth. Bd. 21, Ab. 2, 1875.
(3) Schirmer. Id. Bd. 10, Ab. 1, 1864.
(4) Mauthner Lehrbuch der Ophthalmoscopie, 1868.

3 à 4 millimètres. Le rétrécissement prononcé et la dilatation
de cet orifice le font disparaître. L'aspect de cet anneau d'ailleurs n'est pas uniforme, son bord interne est très net, et son
bord externe, plus diffus, se perd insensiblement sur le fond
éclairé de la rétine. De plus, la largeur de cet anneau est
modifiée par l'inclinaison du miroir et l'intensité de l'éclairage.

Brecht a expliqué l'existence de ce fantôme en admettant que
le reflet éclatant était dû à la saillie des vaisseaux qui bordent
la macula. D'autre part son plus ou moins de largeur tiendrait
à ce que sa limite externe n'est autre que la projection du bord
pupillaire sur le fond de l'œil. Par suite, si la pupille se resserre,
l'anneau diminue et finit par disparaître ; si au contraire elle
se dilate, le reflet se trouve, pour ainsi dire, noyé dans une
trop grande quantité de lumière ; il ne peut être perçu. Enfin
une dernière condition favorable à l'apparition de ce reflet,
réside dans la transparence parfaite des milieux oculaires ; cet
état ne se trouve que dans le jeune âge.

Tel est l'aspect ophthalmoscopique de la région maculaire
pendant la vie. Il était curieux de l'observer après la mort, et
Delorme (1) a donné la description des modifications que l'on y
voit alors survenir. L'aspect de la région ne présente quelque
chose de particulier à noter qu'à partir du moment où le voile
rétinien vient l'entourer. Son reflet disparaît d'abord ; sa teinte
toutefois ne change pas. Puis, à mesure que l'opacité rétinienne
fait des progrès, son étendue diminue ; mais, alors même que
la rétine est tout à fait altérée, tout à fait opaque, Delorme a vu
le foramen cæcum et les parties qui l'avoisinent trancher toujours avec leur coloration normale sur le reste du fond de l'œil.
Ce fait était encore visible cinq heures après la mort. L'opposition, plus grande qu'à l'état normal, qui existe entre le ton
de la rétine opaque et celui de la macula, lequel n'a pas changé,
rend dans l'œil du cadavre la région maculaire plus apparente
que sur le vivant. L'on s'explique d'ailleurs parfaitement ces
aspects, si l'on songe qu'à ce point, le plus déclive de l'œil, les
vaisseaux choroïdiens restent le plus longtemps remplis de

_____

(1) Delorme. Loco citato.

sang. A ce niveau également, l'épaisseur de la rétine est beaucoup moindre, ce qui diminue les effets de son opalescence.
Ajoutons enfin que, à aucun moment de l'examen, il n'est possible de voir les vaisseaux rétiniens de la région.

III. — *Physiologie de la région maculaire.*

La région maculaire est la partie la plus sensible de la rétine.
Ses fonctions cependant ne diffèrent pas notablement de celles
du reste de la membrane nerveuse, ou du moins il n'y a de
différence que dans le degré de perfection. Ces fonctions sont
au nombre de trois principales :

1° La sensibilité lumineuse ;

2° L'acuité visuelle ;

3° La sensibilité aux couleurs.

Nous n'avons pas à étudier en détail, à un point de vue
général, chacune de ces propriétés. Il est plus intéressant de
les mettre en parallèle dans la région maculaire et dans la zone
périphérique.

Pour la sensibilité lumineuse, les auteurs, en particulier
Aubert et plus tard Landolt, ont reconnu qu'elle est sensiblement la même dans les différentes parties de la rétine. Les
limites extrêmes de la membrane seraient seules beaucoup
moins sensibles à l'impression de la lumière. En outre les parties les plus voisines de la fovea sont plus sensibles que celle-ci.
Arago avait bien vu que si l'on considère non pas le point de
fixation, mais un point très rapproché, il paraît encore lumineux, lors même qu'il ne fait plus d'impression dans la vision
directe. C'est ce qui a fait dire à ce savant que, pour apercevoir
un objet très peu lumineux, il ne fallait pas le regarder directement.

L'acuité visuelle est le degré de puissance que possède l'œil
de percevoir nettement une forme composée. Autrement, c'est
le degré de puissance que possède l'œil de percevoir nettement
et de distinguer les unes des autres des formes simples séparées par un certain intervalle (Chauvel). Or, tous les auteurs
s'accordent pour regarder la région maculaire comme la

partie de la rétine la plus sensible. Au dire de Charpentier (1), la vision nette est une fonction du centre de la rétine et sa valeur est négligeable partout ailleurs. Il est donc naturel que nous nous en servions exclusivement pour voir avec netteté les objets extérieurs. Dans ce but les muscles de l'œil le dirigent sans cesse, de telle façon que toujours l'image vient se former à ce niveau. Il en résulte que nous n'utilisons pour la vue distincte qu'une bien faible portion de la surface rétinienne. Celle-ci, selon M. Duval (2), peut être évaluée en totalité à 15 centimètres carrés; la région maculaire aurait seulement 1 millimètre carré d'étendue, c'est-à-dire ne serait que la 1500e partie de la surface totale. Sans doute cette mesure ne saurait être admise que comme une approximation; mais elle permet de se rendre compte de l'étendue limitée du champ de la vision distincte. En effet, si l'on admet avec Beaunis (3) que la tache jaune mesure dans son diamètre horizontal 2 millimètres, et en hauteur 8 dixièmes de millimètre, le calcul montre alors que cette étendue correspond dans le champ de la vision à un angle de 2 à 4 degrés. Autrement, d'après Helmholtz, la tache jaune comprend dans le champ visuel la surface couverte par l'ongle de l'index lorsque le bras est le plus étendu possible. L'on a également mesuré le champ visuel correspondant à la fovea, et l'on a trouvé que celle-ci ayant un diamètre de 2 dixièmes de millimètre, l'angle visuel était 6 fois plus petit que celui fourni par la macula. Dans les déterminations précédentes, pour trouver ces angles visuels, l'on a joint les deux bords opposés de la tache jaune ou de la fosse centrale au centre de la pupille, puis l'on a prolongé ces deux lignes dans l'espace.

Quoi qu'il en soit de l'exactitude parfaite de ces mensurations, il n'en résulte pas moins que l'œil ne peut voir, au même moment, d'une façon distincte, que dans une très petite portion

---

(1) Charpentier. Revue intern. des sciences biologiques, juin 1881.
(2) Duval. Lecons de physiologie, 1879.
(3) Beaunis. Traité de physiologie, 1876.

du champ visuel. C'est ce qui arrive, par exemple, si dans l'obscurité l'espace se trouve éclairé par une lumière d'une très courte durée, comme un éclair, une étincelle électrique. Dans ces conditions l'on ne voit qu'un très petit nombre d'objets. Toutefois, dans l'état ordinaire, les mouvements rapides du globe oculaire suppléent à cette insuffisance, et la persistance des impressions lumineuses sur la rétine nous fait croire à la simultanéité de sensations qui ne sont que successives.

Pour exprimer combien est grande la netteté de la perception dans cette petite partie du champ visuel, Helmholtz assure que l'on peut avec elle distinguer deux points éloignés l'un de l'autre de la soixantième partie de l'ongle de l'index, le bras étant aussi étendu que possible. D'autre part, au moyen d'expériences plus précises, l'on a cherché l'intervalle nécessaire pour distinguer des fils plus ou moins rapprochés, ou des traits blancs tracés sur un fond noir. L'on a vu ainsi qu'il était nécessaire que deux points lumineux fussent distants l'un de l'autre d'au moins soixante-treize secondes pour être perçus distinctement. Or, les lignes qui limitent un pareil angle visuel rencontrent la rétine en deux points distants de 5 μ. Cette donnée est loin d'être inattaquable. Il y a des exemples dans lesquels deux images rétiniennes distantes de 2 μ 5 et même moins, étaient encore distinguées (Volkmann) (1). Tout au plus peut-on admettre que l'angle visuel de 1 minute, ou l'écart de 5 μ sur la rétine, mesure la limite de l'état normal. Naturellement, ce chiffre de 5 μ a été rapproché du diamètre des cônes effilés de la macula, cônes qui mesurent eux aussi de 4 à 5 μ de diamètre. L'on comprend aisément que les deux points lumineux formant leur image sur deux éléments rétiniens différents soient perçus isolément. Chaque cône impressionné donne une sensation distincte.

Les expériences de Plateau ont, il est vrai, fait reconnaître qu'il se produit une irradiation de chaque impression lumineuse à un certain nombre d'éléments voisins. Les auteurs en ont tenu compte et ont dit qu'un point lumineux, pour être distingué

_____

(1) Volkmann. In Wundt. Physiologie humaine.

de ses voisins, doit en être séparé au moins par le diamètre d'un cône.

L'on sait que la macula est très riche en cônes, tandis que dans la périphérie de la rétine l'on trouve ces éléments et les bâtonnets entremêlés. Les premiers deviennent d'autant plus rares qu'on s'éloigne de la région maculaire, et les uns comme les autres tendent à disparaître à mesure que l'on approche de l'ora serrata. Ce fait explique déjà la diminution énorme de l'acuité visuelle à mesure que l'on s'éloigne du pôle postérieur. En effet si l'acuité centrale est égale à 1, à 5° du centre l'acuité visuelle sera 1/4, à 10° seulement 1/15, à 15° elle ne sera plus que 1/30 ; plus l'on se rapproche de la périphérie, plus la différence augmente rapidement. Il est vrai que Nüel et Landolt (1) ont trouvé que les images rétiniennes deviennent de plus en plus petites à mesure que l'on s'éloigne du centre vers la périphérie de l'œil. Mais cette diminution de leur grandeur est beaucoup trop faible pour expliquer la diminution si considérable de l'acuité visuelle. C'est donc dans l'appareil nerveux qu'il faut chercher la raison de la prédominance de l'acuité visuelle centrale. A ce propos, Hulke (2) fait remarquer que la somme des effets produits par la lumière sur le tissu vivant doit être d'autant plus grande que la longueur de l'élément qu'elle impressionne est plus considérable.

En outre la sensibilité varie avec le nombre des éléments distinctivement sensitifs. Par suite, la longueur plus considérable des cônes et des bâtonnets, comme aussi leur plus grande ténuité, qui permet d'en réunir un plus grand nombre sur une unité de surface, sont en harmonie avec le degré plus élevé de sensibilité de la région maculaire. Grâce aussi à l'extrême amincissement des couches internes de la rétine au centre de la fovea, la couche baccillaire s'y trouve dans la meilleure condition pour être impressionnée par la lumière incidente. Ajoutons encore, d'après Hulke, que les cônes de la fovea sont plus épais que les bâtonnets ; une même unité de surface au centre

---

(1) Nüel et Landolt. Annales d'oculistique, janvier 1871.

(2) Hulke. Philosophical transactions, 1867.

de la fovea contient moins d'éléments sensitifs que la même
unité vers la périphérie de la tache jaune. Ce fait explique que
la sensibilité rétinienne soit moins développée dans la fovea
que dans la périphérie de la macula. Arago avait déjà remarqué
que les objets peuvent être distingués plus facilement par une
partie de la rétine voisine de la fosse centrale que par la fosse
centrale elle-même.

L'intervalle qui sépare les images sur la rétine peut être
suffisant, et cependant les objets ne sont pas perçus. Il faut
encore tenir compte de la différence qui existe entre la clarté de
ces points et celle du fond sur lequel ils sont placés. Charpentier (1) a montré que le rapport le plus faible qui puisse exister entre l'éclairement de deux surfaces voisines, pour qu'elles
soient distinguées l'une de l'autre, doit être en moyenne de
1 0/0. C'est du moins ce qui se passe dans les conditions ordinaires et pour la vision directe. Cependant quand les deux images rétiniennes sont assez petites pour pouvoir être contenues
dans l'étendue de la fovea, elles doivent avoir une différence de
clarté d'autant plus marquée qu'elles sont plus petites.

Si l'on examine des parties de plus en plus éloignées de la
fovea, on trouve que le rapport précédent augmente de plus en
plus. Il y a donc, du centre à la phériphérie, un affaiblissement
graduel de la sensibilité différentielle de la rétine, c'est-à-dire
de la fonction qui permet de distinguer l'une de l'autre deux
surfaces voisines d'après leur éclairement relatif.

Enfin, indépendamment de l'acuité visuelle centrale, il faut
encore considérer la sensibilité de la région maculaire pour les
couleurs. Or, les observateurs ont constaté qu'elle aussi diminuait considérablement du centre vers la périphérie. Il n'y a
d'exception que pour le bleu ; la fovea le perçoit moins bien que
les parties immédiatement voisines. Si l'on pose comme égale
à 1 l'acuité visuelle centrale et la perception des couleurs dans
la vision directe, avec un éclairage normal, l'acuité visuelle
d'une partie de la rétine située à 2° de la fosse centrale sera
égale à 1/3 et la perception des couleurs en moyenne de 1/2. Il

---

(1) Charpentier. Loco citato.

existe cependant une différence à noter. L'acuité visuelle s'abaisse beaucoup moins lorsque l'éclairage diminue que si l'objet s'éloigne du point de fixation. La faculté de percevoir les couleurs, au contraire, diminue plus rapidement par l'affaiblissement de l'éclairage que par la position excentrique de l'image colorée.

IV. — Des lésions de la région maculaire.

Les lésions que l'on peut observer dans la région maculaire sont nombreuses. Parmi elles, les unes s'observent indépendamment de toute altération dans les parties périphériques de la rétine ou de la choroïde; les autres, au contraire, coïncident avec des lésions analogues plus ou moins étendues à tout le fond de l'œil. En raison des symptômes propres aux modifications de tissu de la région maculaire, il est utile de les étudier au point de vue anatomique et de se familiariser avec leur aspect ophthalmoscopique. Pour ce faire, on peut les grouper comme le font ordinairement les auteurs, et envisager successivement :

1° Les troubles circulatoires de la région ;

2° Les rétinites ;

3° Les choroïdites ;

4° Les ruptures des membranes ;

5° Enfin les décollements, les tumeurs, etc.

1° *Troubles circulatoires.* — Les troubles circulatoires de la rétine ne retentissent pas souvent d'une façon spéciale sur la région maculaire. L'hyperémie ou l'anémie rétinienne modifient plus ou moins toute l'étendue du fond de l'œil; il en est de même de la thrombose veineuse. Par contre, l'embolie de l'artère centrale de la rétine ou de l'une de ses branches et les apoplexies rétiniennes intéressent parfois tout particulièrement la macula et son voisinage.

1° Après une *embolie* de l'artère centrale, la région maculaire, au bout de quelques jours, apparaît comme une tache rouge, tandis que, autour d'elle, la rétine est déjà envahie par une infiltration diffuse, nuageuse. Celle-ci, d'abord légèrement

grisâtre, prend rapidement une teinte blanchâtre laiteuse.
Cette tache maculaire est ovoïde, plus étendue dans son diamètre horizontal ; elle forme ceinture à une portion plus ténue
correspondant à la macula. Cette dernière laisse apercevoir la
teinte de la choroïde sous-jacente, teinte qui paraît d'autant
plus foncée que la tache périphérique devient elle-même plus
opaque. Il semble, en effet, qu'une couche d'un bleu légèrement grisâtre ou jaunâtre vienne la recouvrir après quelques
jours.

Au dire de certains auteurs, il y aurait dans la région maculaire une véritable extravasation sanguine. C'est l'opinion de
Schmidt (1). D'autres au contraire, en particulier Knapp (2) et
Liebreich (3), croient à un effet de contraste. En prenant, disent-
ils, cette tache pour un épanchement sanguin, on est tombé
dans une erreur d'autant plus facile à commettre que l'on voit
souvent de fines branches vasculaires se ramifier dans l'anneau
grisâtre périmaculaire et aboutir à la tache rouge sang. Cette
interprétation peut souvent être admise ; il ne faut pas en effet
oublier, ainsi que l'a fait remarquer Wecker, que l'on observe
également ces phénomènes de contraste dans certaines rétinites. En outre, l'on voit parfois une gradation sensible dans
l'exagération de la teinte de la macula, tandis que d'autres fois
cette région ne présente pas d'altérations appréciables. Toutefois l'évolution même de la lésion plaide, suivant les cas, en
faveur des deux opinions. En effet, chez plusieurs malades la
coloration hémorrhagique fait place à des taches pigmentaires
noirâtres, caractéristiques d'un ancien épanchement sanguin.
Dans d'autres circonstances, au contraire, grâce au rétablissement plus ou moins complet de la circulation, la macula reprend son aspect normal. A mesure que la papille pâlit et
s'excave, la rétine autour d'elle devient plus transparente. La
macula se présente pendant longtemps encore comme une tache
jaunâtre entourée d'un pointillé extrêmement brillant. Il se-

(1) Schmidt. Graefes Archiv. für Ophth. Bd. 20, Ab. 2, 208, 1874.

(2) Knapp. Idem, Bd. 14, Ab. 1, 207, 1868.

(3) Liebreich. Annales d'oculistique, t. XLVII, p. 119, 1862.

rait, d'après Mauthner (1), formé par des cristaux de cholestérine. A la longue, il est vrai, ces altérations se modifient et
peuvent complètement disparaître.

2° Une *apoplexie* dans la région de la macula peut donner
lieu à des phénomènes variés suivant la quantité de sang épanché et la membrane intéressée. Parfois la lésion siège seulement dans la choroïde, ou les deux membranes sont simultanément imprégnées par le sang extravasé. Enfin l'on a même
signalé des cas de perforation de la rétine par le sang qui s'é-
panche alors dans le corps vitré. Ces différentes lésions au
point de vue anatomique n'offrent rien de spécial du fait même
de la région.

Les expériences de Berlin (2) sur la commotion rétinienne
ont établi que les troubles visuels observés dans cette affection
pouvaient en partie être attribués à une hémorrhagie entre la
sclérotique et la choroïde incomplètement rompue. Dans quatre
cas en particulier, il a vu cette lésion siéger au pourtour de la
papille et dans la région maculaire. Elle se traduit par une
infiltration choroïdienne qui, à l'ophthalmoscope, apparaît
comme une opacité nuageuse d'étendue très variable, d'un gris
mat, devenant peu à peu d'un gris blanc éclatant. Cette tache
est manifestement située en arrière du réseau vasculaire rétinien. Les couches profondes de la rétine sont, elles aussi, infiltrées. Au bout de vingt-quatre à trente-six heures, l'étendue
de la tache blanche diminue, ainsi que son épaisseur. On peut
alors apercevoir par transparence la teinte rouge du fond de
l'œil et au bout de deux ou trois jours tout, d'ordinaire, a disparu.

Lorsque l'apoplexie s'est produite dans la choroïde, elle se
présente comme une tache rouge sombre, circulaire ou ellip-
tique, à contours nets, à grand axe transversal. Au devant passent les vaisseaux rétiniens ; mais au pôle postérieur de l'œil
ce caractère est parfois peu accentué, vu la finesse du réseau
vasculaire. Il est alors difficile de préciser le siège de l'extravasation sanguine.

_____

(1) Mauthner. Jahresb. von Stricker, Bd II, 195, 1873.
(2) Berlin. Klinische Monatsblätter. Février et mars 1873.

D'autres fois la choroïde est décollée de la rétine qui se trouve
soulevée par le sang ; ou celui-ci a pénétré dans l'épaisseur de
cette dernière membrane. Si, profitant du peu d'adhérence de
la rétine et de la choroïde dans la région maculaire, le sang
s'est étendu en surface entre les deux membranes, l'on voit à
l'ophthalmoscope une saillie rougeâtre, à contours ordinairement arrondis et réguliers, légèrement tremblotante. Les
rameaux vasculaires de la rétine passent en avant d'elle.
En second lieu, dans l'épaisseur même de la membrane nerveuse, en raison de la direction de ses fibres, le sang forme des
taches allongées, effilées, avec des contours striés, taches que
l'on a comparées à des flammèches. Leur direction est variable.
Elles sont tantôt perpendiculaires, tantôt obliques sur le cercle
scléro-cornéen. Parfois encore, au voisinage de la macula, les
foyers apoplectiques de la rétine, lorsqu'ils se produisent dans
les couches externes de la membrane, rappellent par leur aspect les hémorrhagies choroïdiennes. Ce sont des taches variant du rouge cerise au rouge brun foncé, plus ou moins arrondies. Leurs dimensions oscillent entre celles d'une petite
tête d'épingle et celles d'un gros grain de millet. Toutefois il
existe une infiltration marquée du réseau vasculaire à leur niveau, et ce signe, s'il est apparent, peut servir à les faire reconnaître.

Enfin, grâce à la résistance offerte par la membrane limitante interne, l'hémorrhagie rétinienne a peu de tendance à
pénétrer dans le corps vitré. Cependant Esmark (1) rapporte
une observation d'hémorrhagie avec perforation de la rétine et
présence d'un caillot sanguin dans l'humeur vitrée.

Les suites de ces apoplexies varient suivant leurs variétés.
Nous avons déjà noté la disparition habituelle de l'hémorrhagie
sous-choroïdienne ; mais, quand la lésion occupe la choroïde
elle-même, la tache, qui la traduit, change de couleur, devient
jaunâtre et laisse persister une plaque d'atrophie blanche,
bordée de pigment noir. Lorsque la rétine a été intéressée, la
résorption demande des mois et se traduit par une décoloration

(1) Esmark. Graefes Arch. für Ophth., Bd IV, Ab. 2.

des flammèches qui se divisent, puis disparaissent. Quelquefois à leur place se montrent des altérations de la choroïde, ou
bien elles restent indiquées par la présence d'un pigment noirâtre, ou encore, par suite de la dégénérescence du tissu rétinien, persiste une teinte grisâtre ou blanchâtre. Enfin Esmark
put suivre chez sa malade l'évolution de l'apoplexie dans la
membrane et de plus il vit le caillot dans le corps vitré se pédi-
culiser, se décolorer, s'étrangler par places en diminuant de
volume et finalement se réduire à un point noirâtre.

(La suite au prochain numéro.)

DE LA MYOCARDITE SCLÉREUSE HYPERTROPHIQUE,

Par MM. RIGAL, professeur agrégé à la Faculté de médecine, médecin de
l'hôpital Necker, et Ed. JUHEL-RÉNOY, interne des hôpitaux.

(Suite et fin.)

SYMPTOMES.—La myocardite chronique scléreuse est une maladie rare, mais cette rareté tient surtout à ce qu'elle échappe
le plus souvent à l'attention du médecin, parce que sa
symptomatologie est mal définie, et que son diagnostic est par
suite difficile. Dans le plus grand nombre des cas, le clinicien ne soupçonne cette variété des affections chroniques du
cœur que lorsqu'elle est parvenue à sa période ultime ; l'apparition des phénomènes de l'asystolie le conduit alors à admettre une cardiopathie, dont il ne peut préciser le point de
départ et la lésion initiale, et qu'il fait dépendre le plus souvent d'une altération valvulaire d'ancienne date.

« Il est peu d'affections dont la symptomatologie soit aussi
mal conçue que celle de la myocardite, dit M. le professeur
Parrot (art. Cardite, du Diction. encyclop. des scienc. méd.).
Là-dessus presque tous les auteurs sont d'accord et ceux qui
ont suivi Laënnec, tout aussi bien que ceux qui l'ont précédé,
reconnaissent qu'il n'est pas de signes à l'aide desquels on
puisse diagnostiquer cette lésion cardiaque. Aussi la lecture de l'exposé des symptômes, que quelques auteurs se

sont efforcés de lui attribuer, cause-t-elle à l'esprit un malaise
dû, sans aucun doute, à l'indécision qu'elle vient d'y jeter. »
Et plus loin « Des deux formes de la cardite, la plus fréquente,
celle qui, lente dans sa marche, déterminera la sclérose des
parois du cœur, la myocardite chronique, en un mot, se développe silencieusement et rien ne peut faire reconnaître qu'elle
évolue. » Cette citation, tirée d'un ouvrage récent et due à
une plume des plus autorisées, nous paraît résumer encore
l'état actuel de la science.

MM. Debove et Letulle (article cité) ont donné la symptomatologie de l'hypertrophie scléreuse du cœur, dans la néphrite interstitielle ; comme le disent ces auteurs eux-mêmes,
ces symptômes ont une grande ressemblance avec ceux des
sujets atteints d'affection mitrale ; ils consistent dans des palpitations très pénibles, dans des irrégularités et des intermittences du cœur, dans de la dyspnée, dans de l'œdème, et de la
congestion pulmonaire, dans l'augmentation du volume du
foie, avec douleur à la pression, dans l'œdème périphérique,
l'ascite, la diminution de la sécrétion urinaire et l'albuminurie. Ce tableau, qui laisse en dehors les symptômes tirés de
l'examen physique du cœur, est vrai pour les myocardites
scléreuses primitives parvenues à la période d'asystolie la
plus complète, en faisant exception pour l'albuminurie qui
peut manquer jusqu'à la fin ; mais il ne représente pas la
symptomatologie de la maladie en voie d'évolution. Nous allons
tâcher de combler cette lacune : nous avons pu, par une observation attentive des malades, porter le diagnostic de leur
maladie, et nous pensons que tout clinicien expérimenté peut
en faire autant.

Envisagée au point de vue des symptômes, la myocardite
chronique présente deux phases : une première très insidieuse
pendant laquelle les troubles fonctionnels dominent la scène ;
une seconde plus accentuée, pendant laquelle on voit se produire les signes d'une maladie organique du cœur.

Très généralement, les *palpitations* et l'*essoufflement* constituent les premiers indices d'une myocardite ; ces sympômes
sont d'abord très modérés, intermittents, puis il s'accentuent

peu à peu ; l'essoufflement est beaucoup plus marqué que les palpitations, qui très souvent sont à peine perçues par le malade.
Dans un cas, nous avons vu cette dyspnée cardiaque arriver
rapidement, en quelques jours, à un degré considérable. Si
on réfléchit à la nature et à l'évolution des lésions de la myocardite chronique, on comprendra facilement la variété des cas
cliniques; ces désordres fonctionnels sont en raison de l'étendue
de la sclérose, de l'atrophie musculaire, de la survenance des
hémorrhagies interstitielles et du degré de l'excitabilité cardiaque qui, comme tous les phénomènes nerveux, varie dans une
large mesure suivant les malades.

Les troubles de la sensibilité sont très variables ; chez certains
malades nous pouvons affirmer qu'ils sont à peine marqués
et consistent simplement dans une sensation de pression au
niveau de la région précordiale ; chez quelques autres, il y a
des malaises plus marqués, c'est un sentiment de brûlure
(1er cas), de pression douloureuse (2º cas). Le plus souvent ces
troubles sensitifs ne sont pas augmentés par la pression au niveau des espaces intercostaux ; nous avons comprimé inutile-
ment tous les espaces intercostaux à gauche de la région sternale,
les nerfs phrénique, pneumogastrique ; les malades n'accusaient
aucun accroissement de douleur ; cependant l'un de nous a vu
la pression du 5e espace intercostal, dans le voisinage du sternum, causer une douleur marquée. Dans l'observation II, la
compression de la région précordiale était très douloureuse,
mais nous ne pouvons conclure que ces douleurs étaient sous
la dépendance de la myocardite, parce que depuis longtemps le
malade présentait les troubles de sensibilité de l'angine de
poitrine, et qu'il est bien plus logique de rapporter la douleur à
cette dernière affection.

La contraction cardiaque est affaiblie dans toute myocardite
chronique, il en résulte que le *pouls sera faible* et que le *choc de
la pointe du cœur sera difficilement perçu.*

Cet affaiblissement des systoles est un symptôme de la plus
haute importance, parce qu'on l'observe à une période encore
peu avancée de la myocardite et que sa constatation bien précise, alors qu'aucune autre lésion cardiaque ne permet de l'ex-

pliquer, fait déjà soupçonner l'altération du myocarde. Nous
reviendrons du reste sur cette question, à propos du diagnostic
différentiel.

Dans un certain nombre de cas, le choc de la pointe est tout
à fait nul, on ne peut le percevoir par la palpation la plus attentive, et on ne peut déterminer le lieu où se trouve la pointe
que par la percussion et l'auscultation.

La régularité des contractions cardiaques est eñ général conservée, mais il y a toujours une *rapidité plus grande des systoles*
qui donne au pouls un certain degré de fréquence, fort variable du reste, puisque nous avons vu le nombre des pulsations osciller entre 90 et 136. Cette fréquence du pouls, se produisant d'une manière permanente en dehors de toute cause
qui puisse l'expliquer, est un symptôme qui doit appeler l'attention sur l'état du myocarde.

Quelques malades peuvent présenter de l'arythmie dès les
premières périodes, alors qu'il n'existe encore aucun phénomène
d'asystolie : nous en avons sous les yeux un exemple dans
les salles de l'hôpital Necker ; mais c'est un fait exceptionnel
qui doit tenir à des conditions d'innervation cardiaque particu
lières à quelques individus.

La myocardite chronique primitive provoque très rapidement la dilatation des cavités ventriculaires, et particulièrement
la dilatation de la cavité du ventricule gauche ; cette ectasie,
qui peut varier du reste dans une large mesure, venant s'ajouter à une légère augmentation de l'épaisseur des parois, il en
résulte une augmentation de volume du cœur constituant *une
hypertrophie* qui se traduit par un ensemble de symptômes, qui
indique tout à la fois le volume anormal du cœur et la faiblesse
des systoles. La percussion démontre une étendue plus considérable de la matité précordiale ; la palpation fait constater un déplacement de la pointe qui quitte le quatrième espace
intercostal pour venir se placer sous le cinquième espace intercostal et quelquefois dans le sixième, soit directement sur la
ligne mamelonnaire, soit en dehors d'elle ; ce déplacement de
la pointe est difficile à apprécier chez les individus gros, mais

avec une certaine délicatesse de tact et un examen suffisamment prolongé, il est rare qu'on ne puisse pas le constater.

Jusqu'à présent, nous n'avons jamais vu la myocardite scléreuse donner lieu à une hypertrophie considérable, comparable à celle que l'on rencontre dans les affections valvulaires, et notamment dans les lésions valvulaires de l'aorte. L'hypertrophie qu'entraîne la myocardite est, au contraire, limitée, et comme d'autre part le choc est difficile à percevoir, cette hypertrophie passe souvent inaperçue ou on ne lui accorde pas une importance suffisante. Un autre caractère de cette hypertrophie, très digne d'être noté, est que l'*augmentation du volume du cœur* peut progresser avec une certaine rapidité. Par des examens répétés et attentifs on constate que, dans l'espace de quelques semaines ou de quelques mois, la pointe du cœur se déplace de plus en plus vers la gauche : elle bat d'abord sous le mamelon, puis en dehors de lui, puis plus en dehors encore. Ce déplacement de la pointe a été très nettement remarqué dans l'observation du nommé Canac.

L'auscultation d'un cœur affecté de myocardite chronique fait constater d'une manière générale l'*affaiblissement des bruits du cœur* qui deviennent sourds et paraissent éloignés.

Cet affaiblissement porte surtout sur le premier bruit; nous l'avons vu persister jusqu'au dernier jour dans toutes nos observations, mais il ne va pas sans cesse en progressant, et il ne nous a pas paru plus marqué quelques heures avant la mort que plusieurs semaines auparavant.

Les bruits normaux ne sont pas dédoublés ni modifiés par l'addition d'un autre bruit. Cependant dans un cas, l'un de nous a constaté à plusieurs reprises l'existence d'un bruit de galop très net chez une femme diabétique qui présentait tous les symptômes d'une myocardite chronique. Est-il besoin d'ajouter que ce bruit de galop ne pouvait être rattaché à aucune autre cause appréciable, ni à une maladie de Bright, ni à une péricardite. Nous ne considérons pas moins cette anomalie des bruits cardiaques comme un fait exceptionnel dans la symptomatologie des myocardites non brightiques.

Bien que l'altération scléreuse du myocarde soit suivie promptement d'une ectasie des cavités ventriculaires, cette ectasie n'est pas assez considérable pendant longtemps pour provoquer une insuffisance fonctionnelle des valvules mitrale ou tricuspide; il en résulte *une absence absolue de bruits de souffle* pendant les périodes d'augment et d'état de la myocardite. Ce n'est que dans les phases les plus ultimes de la maladie, alors que l'asystolie est très accentuée, comme dans l'observation de Canac, que l'oreille perçoit des souffles systoliques d'insuffisance mitrale ou tricuspide. Si la maladie subit des rémissions, ces souffles peuvent être temporaires et se produire d'une manière intermittente. Cette absence de bruits de souffle bien constatée à plusieurs reprises, alors qu'il existe d'autres phénomènes pouvant être rapportés à une maladie du cœur, et que le malade n'est pas asystolique, constitue un signe d'une grande valeur.

Pendant un laps de temps qu'il nous est difficile de préciser, mais pendant plusieurs mois au moins, le malade affecté de myocardite scléreuse peut ne présenter que les signes d'une hypertrophie avec affaiblissement du cœur et les quelques troubles fonctionnels dont nous avons parlé plus haut ; mais, la maladie progressant, il vient s'y ajouter toute une série d'accidents congestifs et hydropiques dont le dernier terme est l'asystolie. Avant de devenir franchement asystolique, quelques malades passent par une *série de poussées congestives sur les poumons* qui ont quelques caractères particuliers que nous devons signaler. Ces congestions pulmonaires sont brusques, mobiles, et n'affectent souvent qu'un seul poumon ; elles se caractérisent par une légère submatité et par des plaques de râles sous-crépitants à bulles sèches et relativement peu nombreuses. Nous avons vu trois malades présenter dans l'espace de trois à six mois jusqu'à six attaques de cette congestion pulmonaire : aucun d'eux n'est devenu asystolique, mais ce n'est qu'une question de temps.

Quand les altérations du myocarde sont devenues considérables, il suffit qu'une cause quelconque (fatigue musculaire, émotion morale, bronchite intercurrente) vienne modifier l'innervation du cœur et affaiblir ses contractions pour que les phénomènes de l'asystolie paraissent ; nous n'avons pas à les décrire ici, ils n'ont rien de particulier, ils sont comparables à ceux qui succèdent à la rupture de la compensation dans les lésions valvulaires ; nous ferons remarquer seulement qu'habituellement l'hydropisie n'atteint pas le même degré d'intensité et que les malades se remettent moins franchement ; tandis que, dans les asystolies d'origine valvulaire, on voit les malades revenir souvent dans des conditions de santé très satisfaisantes, on observe au contraire des améliorations plus restreintes et moins durables dans les asystolies d'origine myocarditique. Cette différence nous semble tenir à ce que, dans les affections valvulaires, les troubles de l'innervation cardiaque jouent un plus grand rôle que dans la myocardite où domine la lésion anatomique de la fibre musculaire.

Si on fait un examen attentif des symptômes de la myocardite chronique scléreuse, on s'aperçoit facilement que, parmi ces symptômes, les uns sont permanents et les autres intermittents. Ceux qui ne nous ont jamais paru faire défaut, une fois la maladie constituée, sont l'accélération du pouls, l'hypertrophie du cœur avec faiblesse des systoles, et l'essoufflement pendant les exercices violents ; si le malade mène une vie tranquille, la respiration est calme et le patient peut avoir toutes les apparences de la santé. Ces périodes d'accalmie peuvent se prolonger pendant un temps variable de plusieurs jours à plusieurs semaines.

Les phénomènes intermittents sont les sensations pénibles, douloureuses au niveau de la région précordiale, la dyspnée à l'état de repos, les congestions et l'œdème, et enfin les bruits de souffle au niveau des orifices mitral ou tricuspide. Cette intermittence qui peut être très accentuée, surtout en ce qui concerne la dyspnée et les congestions pulmonaires, dépend d'un trouble temporaire de l'innervation cardiaque et vasculaire qui vient ajouter ses effets à ceux produits directement par les lésions. Une chose digne d'être notée est que les poussées de congestion pulmonaire ne sont pas toujours en rapport avec le degré d'intensité des désordres cardiaques ; on ne voit pas du moins un affaiblissement plus grand des systoles précéder ou coïncider avec l'apparition de la congestion du poumon. Il faut admettre qu'une incitation partie du cœur malade se réfléchit sur les centres vaso-moteurs pulmonaires et détermine une diminution de leur activité qui se traduit par une congestion neuro-paralytique dans un territoire plus ou moins étendu des poumons ; la vérité de cette interprétation est démontrée par ce fait que les congestions sont souvent unilatérales et qu'elles peuvent se borner à une portion restreinte du parenchyme pulmonaire, nous les avons vues se localiser sur la partie posté-rieure du lobe inférieur ou sur la partie latérale, ou encore en avant au-dessous du sein.

MARCHE. — La marche de la myocardite scléreuse hypertrophique est lente ; la durée de cette maladie ne peut être établie d'après nos observations, parce que tantôt le malade ne venait à nous que dans la période avancée du mal, alors que ses débuts lui avaient échappé ; tantôt nous n'avons pu suivre jusqu'à la mort ou jusqu'à la guérison les faits qui sont encore en observation. La durée peut être abrégée par la survenance de quelque lésion accidentelle, comme les hémorrhagies interstitielles notées dans la deuxième observation. Tout ce que nous pouvons dire, c'est que la myocardite scléreuse peut durer de quelques mois à quelques années.

Cette maladie peut-elle subir des temps d'arrêt ? Nous croyons pouvoir l'affirmer ; plusieurs de nos malades ont eu des périodes relativement bonnes pendant plusieurs semaines et même pendant plusieurs mois ; mais la guérison peut-elle se faire en laissant à sa suite un certain degré d'hypertrophie du cœur ? Sur ce point nous serons très réservés ; les faits que nous avons observés n'indiquent pas jusqu'à présent que la guérison soit possible ; nous laissons la solution de cette question à l'observation ultérieure. La myocardite scléreuse hypertrophique nous paraît être une maladie grave et progressive, pouvant être cependant modifiée dans la rapidité de son évolution par une hygiène appropriée, plus encore que par les moyens pharmaceutiques.

DIAGNOSTIC. — La myocardite scléreuse hypertrophique peut

être reconnue sur le vivant ; plusieurs fois nous avons fait ce diagnostic et dans les deux seuls cas où il nous a été donné de faire l'autopsie, les lésions cadavériques sont venues le confirmer. Les signes sur lesquels nous nous sommes appuyés sont les suivants : constatation certaine d'une hypertrophie, affaiblissement des systoles qui sont en même temps plus fréquentes ; absence plusieurs fois constatée de toute espèce de bruit de souffle ; discordance entre l'hypertrophie cardiaque et la faiblesse des bruits et des systoles ; impossibilité de rapporter tous ces phénomènes à une autre affection cardiaque bien évidente. Quand cet ensemble symptomatique a été bien observé on peut affirmer l'existence d'une myocardite scléreuse hypertrophique.

L'absence de polyurie, d'œdèmes fugaces, d'albumine dans les urines et de tout symptôme d'urémie, permettra de conclure à une myocardite non brightique ; nous ajouterons encore que l'hypertrophie du cœur secondaire à la néphrite interstitielle est habituellement beaucoup plus considérable que celle de la myocardite scléreuse primitive.

Ce que nous venons de dire s'applique à la période d'état de la maladie ; pendant cette période on pourrait confondre la sclérose du myocarde avec un certain nombre d'autres hypertrophies du cœur ; signalons d'abord l'hypertrophie secondaire aux altérations séniles des vaisseaux, à l'athérome ; pour se guider le clinicien s'appuiera sur la présence des altérations artérielles appréciables à la palpation, sur l'exagération des bruits aortiques qui sont forts et éclatants et sur l'énergie des battements cardiaques qui permet d'apprécier facilement le choc de la pointe.

Toutes les hypertrophies dites compensatrices donnent lieu à des contractions cardiaques énergiques ; ce caractère qui paraît manquer dans la myocardite scléreuse sera utilisé pour le diagnostic. Malheureusement il est parfois difficile à apprécier, particulièrement chez les sujets affectés d'un degré notable d'embonpoint. Cette difficulté pourra obliger à laisser le diagnostic en suspens, mais il est rare que des examens répétés ou l'apparition de quelques autres phénomènes ne permettent pas d'arriver à la précision.

Certains cas de dilatation aiguë du cœur, et particulièrement de dilatation aiguë du ventricule droit, comme ceux qui ont été signalés dans les dyspepsies, dans l'ictère, et que l'on attribue à un excès de tension dans l'artère pulmonaire, secondaire à un spasme réflexe des vaisseaux du poumon, quelques-uns de ces cas de dilatation aiguë, disons-nous, pourraient être pris pour une myocardite scléreuse dont les premiers accidents apparaîtraient ; dans les deux cas on peut en effet observer l'essoufflement, les palpitations, l'hypertrophie du cœur avec affaiblissement des systoles et l'absence de tout bruit de souffle. Le diagnostic différentiel se fera surtout au moyen de l'évolution de la maladie ; dans la dilation aiguë la marche est rapide, la pointe du cœur se déplace vers la gauche de 1, 2, 3 centimètres dans l'espace de quelques jours, parfois même de quelques heures ; avec une égale rapidité elle reprend sa position normale ; cette hypertrophie cardiaque transitoire ne peut jamais être le résultat d'une myocardite scléreuse qui ne saurait donner qu'une augmentation permanente du volume du cœur. Comme autre élément de diagnostic, nous signalerons l'apparition souvent très prompte d'un souffle tricuspidien dans la dilatation aiguë, l'exagération du claquement des sigmoïdes de l'artère pulmonaire et souvent l'absence de toute congestion pulmonaire.

Les péricardites avec épanchement donnent lieu à un certain nombre de symptômes analogues à ceux de la myocardite chronique sur lesquels nous n'avons pas à insister. Le diagnostic différentiel des deux maladies s'établira assez facilement par la marche aiguë habituelle dans la péricardite, par la forme de la matité précordiale représentant un cône à base inférieure dans le cas d'épanchement intra-cardiaque, et par la possibilité de noyer la pointe du cœur quand on fait asseoir et pencher en avant le malade, contrairement à ce qui a lieu dans la myocardite où cette position aide notablement le clinicien à déterminer le lieu où bat la pointe du cœur.

Quand la myocardite scléreuse hypertrophique a conduit

le malade à l'état d'asystolie et que le médecin est appelé alors à pratiquer son premier examen, il peut être impossible de différencier ce genre d'asystolie de tout autre; cependant nous ne croyons pas qu'il soit interdit au clinicien d'arriver à un certain degré de prévision.

La malade qui fait le sujet de la deuxième observation a été portée à l'hôpital en pleine asystolie, et cependant on a pu formuler un diagnostic exact. Pour arriver à ce résultat il faut s'appuyer sur les faits suivants : existence d'une hypertrophie moyenne ; affaiblissement très marqué des systoles et du pouls qui conservent leur régularité ; absence plusieurs fois constatée de toute espèce de bruit pathologique à l'auscultation du cœur, absence d'albuminurie. Cet ensemble symptomatique ne peut pas s'appliquer aux asystolies d'origine valvulaire dans lesquelles l'arythmie cardiaque est la règle, où l'on trouve une hypertrophie cardiaque très accentuée, où les bruits morbides sont rarement supprimés en totalité, dont la suppression est souvent temporaire et cesse par le repos et l'action de la digitale ; ajoutons également que les œdèmes, les hydropisies et les congestions sont habituellement très accentuées.

Le diagnostic des anévrysmes du cœur est toujours difficile ; mais cette affection aurait cependant, d'après Pelvet, Guencau de Mussy, quelques signes spéciaux : la douleur très aiguë, venant brusquement et disparaissant de même, le *contraste* remarquable entre la faiblesse du pouls et l'impulsion cardiaque forte, enfin une irrégularité considérable des battements du cœur. Si nous rappelons que l'affection que nous décrivons se traduit au contraire par un pouls faible et régulier ; et une impulsion cardiaque qui se perçoit à peine, nous aurons donné les signes les plus certains de diagnostic.

L'adhérence générale des feuillets du péricarde ou symphyse cardiaque constitue une maladie qui, à une période avancée de son évolution peut être confondue avec la myocardite scléreuse hypertrophique. Dans un cas comme dans l'autre, on constate l'hypertrophie du cœur, l'assourdissement des bruits, la faiblesse et la fréquence du pouls et les phénomènes congestifs et hydropiques de l'asystolie. Nous avons observé un cas dans

lequel la confusion a été faite et ou l'erreur était inévitable ;
dans d'autres circonstances les commémoratifs pourront mettre
sur la voie de la symphyse cardiaque, le malade ayant été
atteint antérieurement d'un rhumatisme articulaire ou d'une
pleurésie compliqués d'accidents cardiaques pouvant être rapportés à une péricardite. Lorsque la symphyse n'est pas très
ancienne et que l'hypertrophie cardiaque secondaire, n'ayant
pas été suivie des altérations granuleuse et atrophique de la
fibre musculaire avec hyperplasie conjonctive diffuse, le cœur
se contracte avec énergie, on trouvera des signes distinctifs de l'adhérence du péricarde dans la dépression des parois
thoraciques au moment de la systole et parfois dans le caractère métallique des bruits du cœur, nouveau signe de symphyse
cardiaque signalé par Riess (Revue des sc. méd., t. XV, p. 545).
Nous ajouterons encore que, d'une manière générale, l'hypertrophie secondaire à la symphyse est plus considérable que
celle que nous avons pu observer dans la myocardite scléreuse
primitive.

ETIOLOGIE. — Pour établir l'étiologie d'une maladie, il serait
de toute nécessité d'avoir des faits très nombreux. Les conditions dans lesquelles est publié ce mémoire ne nous permettent
que de fournir quelques données étiologiques qui toutes seront
sujet à révision.

En tête de ces causes nous devons placer l'*alcoolisme*, qui
agirait sur les vaisseaux du cœur comme sur ceux du rein, du
foie, et provoquerait la sclérose cardiaque, comme il provoque
l'hépatite scléreuse et la cirrhose rénale.

L'influence du *tabac* peut être invoquée dans notre deuxième
observation, mais nous ne l'admettons qu'avec réserve.

L'action de la *diathèse rhumatismale* nous paraît au contraire
certaine. Nous possédons plusieurs faits dans lesquels cette
cause peut être invoquée et alors qu'il n'a jamais existé ni péricardite ni endocardite. Nous en dirons autant de la *goutte*.

Il nous a été donné d'observer quatre faits de *diabète* compliqués de myocardite scléreuse caractérisés par tous les symptômes que nous rapportons dans ce travail ; il nous paraît donc
impossible de ne pas admettre une influence de cette maladie

sur le développement de la myocardite. Est-il besoin d'ajouter que les reins paraissent absolument sains ? Les urines ne contiennent pas la moindre trace d'albumine, et, chose remarquable, aucun de ces diabétiques n'est polyurique, bien que la quantité de sucre varie entre 36 et 64 grammes ; tous ces malades du reste présentent le type gras du diabète, et tous sont soumis depuis plusieurs mois à notre observation.

(Une erreur de mise en page nous oblige à placer ici la figure I, qui devait être intercalée au chapitre Anatomie pathologique.)

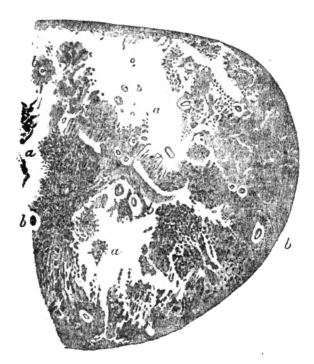

Fig. 1. — Oculaire I : Obj. 0 (Vesick). Vue générale d'un pilier du ventricule gauche. — *a a a.* Foyers de sclérose. Disparition totale de l'élément musculaire, même en certains points les vaisseaux ont disparu. — *b b b.* La sclérose au début.

TRAITEMENT. — Nous avons donné des soins à six malades affectés de myocardite scléreuse hypertrophique ; ce n'est pas avec un nombre aussi restreint d'observations qu'on peut fixer

la thérapeutique d'une maladie, nous dirons simplement ce que
nous avons fait et ce qui nous a paru être utile.

Tous nos malades ont été soumis au régime lacté mixte ou
exclusif que nous considérons comme un régime alimentaire
excellent pour faciliter la diurèse, éviter les troubles dyspeptiques qui réagissent si fortement sur l'excitabilité cardiaque et
amener par suite la sédation du cœur. Ce régime a été bien
toléré et il nous a paru être incontestablement utile ; un de nos
malades, qui était à la période non asystolique de la myocardite
et qui l'a employé presque comme seul traitement, a vu, sous
son influence aidée par celle du repos, les contractions cardiaques se ralentir, devenir plus fortes ; la disposition à l'essoufflement diminuer, et les forces générales s'améliorer d'une manière
assez notable pour permettre de reprendre la vie commune.
Quelques malades se sont mieux trouvés du régime mixte que
du régime lacté plus ou moins exclusif, mais chez tous il a été
très utile de donner des aliments de facile digestion : viandes
crues, viandes cuites très tendres, purée de légumes en petite
quantité, vieux vin, etc. Nous attribuons aux digestions labo-
rieuse et, à plus forte raison, aux dyspepsies véritables une influence nocive sur le fonctionnement du cœur, et nous croyons
devoir insister sur une diététique par les aliments les plus
facilement assimilables dans le traitement de la myocardite
chronique.

A tous nos malades présentant des congestions viscérales, de
l'œdème et une fréquence insolite des contractions du cœur
avec affaiblissement, nous avons prescrit la digitale en infusion, à la dose de 30 à 40 centigrammes, pendant des périodes de
cinq à six jours. Ce médicament a toujours produit ses effets
habituels : ralentissement du pouls, augmentation de sa force,
polyurie, etc., et a donné souvent un grand soulagement ; il
n'a perdu ses droits que dans la période la plus ultime de la
maladie, alors que la mort était très proche. Nous ferons
remarquer que nous avons donné le plus souvent la digitale à
des malades qui ne présentaient aucune arythmie du pouls ou
du cœur, mais seulement de la fréquence, il n'y avait donc aucune ataxie du cœur et cependant l'effet n'en a pas été moins bon.

Dans deux cas où les accès de suffocation et les poussées congestives sur le poumon se produisaient particulièrement au milieu de la nuit et presque à heure fixe, nous avons associé à la digitale le sulfate de quinine que nous avons fait prendre à la dose de 50 centig. au moment du repos du soir. Dans ces deux faits un amendement immédiat a suivi l'administration du remède ; nous ne croyons pas pouvoir dire cependant que le sulfate de quinine seul eût suffi, car un de nos malades en avait fait usage dans un précédent accès d'asystolie légère et sous la direction de l'un de nous, sans avoir obtenu les bons effets produits par l'association des deux médicaments.

Nous avons dit que la digitale déterminait le ralentissement du pouls, mais ce ralentissement n'est que relatif ; le chiffre des pulsations n'a jamais été inférieur à 80, mais nous devons ajouter que dans quelques cas il atteignait 120 et même 136 avant l'administration de la digitale ; remarquons encore que, bien que le nombre des pulsations ne diminuât que de 16 à 12 (observ. du nommé Canac), la diurèse et la disparition des congestions n'en avaient pas moins lieu. Ces particularités nous semblent intéressantes à signaler et montrent que dans la myocardite chronique les contractions cardiaques sont moins influencées par la digitale que dans les cas d'asystolie résultant d'une rupture de la compensation dans les maladies des orifices.

L'iodure et le bromure de potassium ont été employés soit pendant les accès d'asystolie faible, soit dans leur intervalle, sans résultats certains, mais ils n'ont pas été nuisibles ; l'un de nous a cru même remarquer une diminution de la dyspnée pendant l'administration de l'iodure.

Nous pouvons en dire autant des préparations arsenicales.

Dans un cas l'éther, à la dose de 8 à 10 gouttes répétée à trois ou quatre reprises, a diminué notablement les étouffements du malade ; dans deux autres le chloral en lavement, à la dose de 1 gr. 50 cent., a fait disparaître des insomnies très pénibles, sans exercer une action dépressive sur le cœur, alors que la morphine, la codéine et la jusquiame avaient échoué.

. Les petites doses de vin et d'alcool prises plusieurs fois dans

la journée ont semblé utiles. La suppression absolue du tabac
est indispensable pour arriver au mieux.

Après ce compte rendu des médications internes, il nous
reste à dire quelques mots des effets produits par les révulsifs.
Sur plusieurs malades nous avons opéré des révulsions plus ou
moins énergiques à l'aide de vésicatoires, sinapismes, ventouses sèches, applications répétées de teinture d'iode. Il nous
a semblé que tous ces moyens avaient quelque influence sur les
poussées de congestion pulmonaire, mais, quant aux troubles
du cœur, ils n'ont pas été sensiblement modifiés. Cet insuccès
des révulsifs ne nous a pas surpris, car nous sommes de ceux
qui mettent en doute leur efficacité pour combattre les phlegmasies aiguës ou chroniques de l'endocarde et du myocarde.

Si nous résumons en quelques lignes les résultats de ces tentatives thérapeutiques, nous dirons : le repos, l'usage de tous
les aliments très assimilables, et notamment du lait, sont indispensables à toutes les personnes affectées de myocardite scléreuse hypertrophique ; — la digitale et le sulfate de quinine constituent les meilleurs moyens de combattre les accès d'asystolie ; — les avantages des médications iodurées arsenicale et bromurée restent à démontrer ; — les révulsions répétées semblent
agir sur les congestions pulmonaires et ne pas modifier sensiblement le fonctionnement du cœur.

CONCLUSIONS. — 1° Parmi les affections chroniques du myocarde, il en est une qui nous paraît suffisamment caractérisée
par ses lésions et ses symptômes pour constituer une entité
morbide ; nous la nommerons myocardite scléreuse hypertrophique.

2° Anatomiquement, cette affection est caractérisée par des
altérations du tissu conjonctif interstitiel, amenant la transformation fibreuse de ce tissu, et la disparition du tissu musculaire par atrophie ; c'est une cirrhose insulaire qui a pour
point de départ probable des altérations vasculaires (endartérite, périartérite).

3° Les symptômes par lesquels se révèle cette lésion sont,
dans une première période : des palpitations, de l'essoufflement,

un affaiblissement notable du pouls et des battements du cœur, avec fréquence insolite et régularité habituelle, un assourdissement des bruits du cœur, tous les signes objectifs d'une hypertrophie peu considérable à marche progressive, et enfin l'absence absolue de toute espèce de bruit morbide; nous ferons une exception pour le bruit de galop qui paraît exister dans quelques cas. A la période d'état, tous les symptômes ci-dessus énoncés s'accusent, et l'on voit survenir des attaques de congestion pulmonaire souvent unilatérales, avec œdème périmalléolaire intermittent. A la période ultime, on voit paraître tous les phénomènes de l'asystolie vulgaire. La marche de cette maladie est essentiellement progressive, sa durée est variable de quelques mois à quelques années.

4° Le diagnostic est très obscur pendant la première période; plus tard il s'établit par la constatation d'une hypertrophie qui contraste avec tous les signes d'un affaiblissement des systoles, hypertrophie que l'on ne peut rapporter à aucune des causes habituelles : athérome, hypertrophie brightique, compensatrice des lésions valvulaires, consécutive à la symphyse cardiaque, etc. L'absence de tout bruit de souffle, alors qu'il n'existe aucun symptôme d'asystolie, doit entrer sérieusement en ligne de compte pour établir le diagnostic. Indépendamment du diagnostic différentiel avec les hypertrophies secondaires que nous venons d'énumérer, on doit encore éviter de confondre la myocardite chronique hypertrophique avec la dilatation aiguë du cœur, d'origine réflexe, avec la péricardite avec épanchement, et avec les anévrysmes du cœur.

5° Les causes dont l'influence paraît certaine sont : l'alcoolisme, le rhumatisme, la goutte, le diabète ; le tabagisme a une action probable, mais encore douteuse.

6° Le pronostic de cette maladie est grave, la mort en est la terminaison habituelle, mais la lenteur de son évolution permet d'espérer des temps d'arrêt considérables, peut être même la guérison, quand on aura pu la traiter au début grâce à un diagnostic mieux établi.

5° La thérapeutique, qui jusqu'à ce jour paraît avoir été

utile, a consisté dans le régime lacté prolongé, le repos, l'administration intermittente de la digitale et peut être de l'iodure de
potassium.

REVUE CRITIQUE.

DU TRAITEMENT DES ANÉVRYSMES DES MEMBRES
PAR LE BANDAGE ELASTIQUE,

Par le Dr DUPLAY.

Il y a six ans, le Dr Walter Reid (1) publiait une observation
d'anévrysme poplité qui, après avoir résisté à divers modes
de traitement, avait fini par guérir grâce à l'emploi du bandage
élastique d'Esmarch. L'exemple donné par Reid ne tarda pas à
être suivi, et, depuis la publication de ce premier cas, les faits
se sont multipliés au point que le Dr Lewis Steipson (2) a pu,
dans un récent mémoire, réunir 62 observations d'anévrysmes
traités par le bandage élastique.

Il ne sera pas sans intérêt de chercher à tirer de ces documents quelques déductions propres à se faire une opinion sur
la valeur encore controversée de cette nouvelle méthode de
traitement des anévrysmes des membres.

Sauf trois exceptions, dans lesquelles il s'agissait d'anévrysmes des artères axillaire, circonflexe interne et tibiale antérieure, tous les cas traités par le bandage élastique se rapportent à des anévrysmes de l'artère fémorale ou de l'artère
poplitée, et plus spécialement de cette dernière.

Tous les chirurgiens n'ont pas procédé de la même manière
dans l'emploi du bandage élastique ; la plupart ont suivi, avec
de très légères variantes, la méthode du Dr Reid. Rappelons,
en quelques mots, en quoi elle consiste : après avoir nroulé,

---

(1) The Lancet, 25 septembre 1875.
(2) The American Journal of med. sciences, avril 1881.

en serrant avec force, la bande élastique sur le segment du membre placé au-dessous de l'anévrysme, on laisse à nu la tumeur ou on la recouvre avec la bande, mais sans exercer aucune constriction; puis, immédiatement au-dessus de la tumeur, on recommence à entourer le membre, que l'on serre vigoureusement jusqu'à une certaine hauteur; on applique ensuite le tube élastique sur les limites de la bande et on enlève définitivement celle-ci. Quelques chirurgiens, après avoir placé la bande élastique sur le segment du membre inférieur à la tumeur, font lever le malade avant d'appliquer le reste du bandage, dans le but de remplir plus complètement le sac; enfin, dans deux cas d'anévrysme poplité, Heath appliqua la bande élastique sur la cuisse de haut en bas, dans l'espoir d'obtenir une surdistension du sac et d'augmenter ainsi la tendance à la coagulation; mais des expériences entreprises depuis lui ont démontré que cette pratique était loin de lui donner les résultats qu'il en attendait.

En moyenne, le bandage a été laissé en place pendant une heure; les limites extrêmes ont varié de cinquante minutes à trois heures et demie.

Après l'enlèvement du bandage élastique, il est nécessaire de comprimer l'artère au-dessus de l'anévrysme, soit avec un tourniquet, soit avec les doigts. Dans les divers cas publiés, cette compression a été prolongée de deux à neuf heures; dans un cas, une heure de compression a suffi; dans un autre cas, celle-ci a été continuée pendant cinq jours; une fois, la flexion du genou fut substituée à la compression de l'artère; enfin, dans deux ou trois cas, les pulsations reparurent dans l'anévrysme le jour suivant, mais furent définitivement arrêtées par une compression exercée pendant quelques heures.

Quelques chirurgiens ont procédé d'une façon différente: ils ont employé la bande ou le tube élastique seul, alternativement avec la compression instrumentale ou digitale, afin d'arrêter la circulation pendant quelques heures.

Dans le cas le plus court, le bandage a été appliqué pendant soixante-cinq et trente-cinq minutes, en même temps que la compression digitale était exercée dans l'intervalle, et consécutivement pendant cinquante et quatre-vingt-cinq minutes. Dans le cas le plus long, le bandage fut appliqué quatre fois, pendant deux heures chaque fois, et, en comptant l'emploi du tourniquet dans les intervalles après l'ablation de la bande, la durée du traitement fut de vingt-quatre heures. Dans les autres cas, la période totale de la compression a été de huit à neuf heures. Du reste, cette méthode n'a été employée que cinq fois, et a donné quatre succès, et un insuccès, dans lequel la ligature pratiquée ultérieurement fut suivie d'une hémorrhagie secondaire terminée par la mort.

Enfin, nous devons encore mentionner un troisième mode d'emploi du bandage élastique, qui consiste à appliquer la bande et le tube avec une force juste suffisante pour arrêter les pulsations, à laisser les choses en place pendant environ une demi-heure, à répéter la même manœuvre une ou deux fois par jour pendant plusieurs semaines, et à comprimer l'artère avec un tourniquet ou un sac de plomb pendant deux ou trois heures après chaque application de bandage. Cette modification radicale du procédé de Reid n'a été mise en usage que cinq fois, et a fourni trois succès et deux insuccès.

Mais revenons au procédé de Reid, le plus souvent employé, et le seul sur lequel on puisse, quant à présent, émettre un jugement fondé sur un nombre suffisant d'observations.

Le Dr Steinson a relevé 52 cas dans lesquels ce procédé a été mis en pratique, et sur ce nombre on compte 28 guérisons complètes, 22 insuccès, et 2 morts.

Sur les 28 guérisons, 24 ont été obtenues d'emblée, et 4 à la deuxième tentative séparée de la première par un intervalle d'un à quatre jours.

Sur les 22 cas d'insuccès, on doit en distraire d'abord 10 dans lesquels aucune compression n'a été exercée après l'enlèvement du bandage, puis 7 autres dans lesquels on est en droit de supposer, d'après l'absence de détails, que la méthode a été incomplètement ou insuffisamment appliquée. Mais, dans 5 cas au moins, toutes les prescriptions ont été scrupuleusement observées, et néanmoins l'insuccès a été complet, malgré dix-huit tentatives réitérées. En ne tenant compte que de ces 5 cas, on peut donc dire que le chiffre des insuccès dans la méthode de Reid est de 15,1 p. 100, et le chiffre des guérisons de 84,9 p. 100.

Ces résultats, très favorables *a priori* à l'emploi de la méthode, le seraient encore davantage s'il était démontré qu'elle n'expose pas à des dangers immédiats, et qu'en cas d'insuccès elle ne place pas les sujets dans des conditions mauvaises, relativement à l'emploi d'autres moyens et en particulier de la ligature.

La mort, avons-nous dit, a été observée deux fois dans le cours du traitement des anévrysmes des membres par le bandage élastique. Examinons dans quelle mesure la terminaison fatale doit être mise sur le compte du procédé thérapeutique.

Le premier cas de mort rapporté par le Dr Weis (1) concerne un homme de 38 ans, affecté depuis quatre mois d'un anévrysme poplité du volume du poing. Une bande élastique fut appliquée sur la jambe, une autre sur la moitié inférieure de la cuisse, la tumeur étant laissée à découvert, et le tube élastique fut placé immédiatement à la limite supérieure de la seconde bande. Au bout de deux heures et demie le tube fut enlevé, mais les bandes furent encore maintenues pendant près de deux heures, en même temps qu'un tourniquet remplaçait le tube. L'anévrysme parut alors solidifié, mais les pulsations reparurent le jour suivant; la température de la jambe était normale; il y avait seulement un peu de gonflement.

Trois jours plus tard, nouvelle tentative faite de la même manière. Le tube fut enlevé après trois heures cinquante minutes, et les bandes laissées pendant quatre heures, par suite d'une erreur, l'intention du Dr Weis étant de laisser seulement le bandage appliqué pendant deux heures. Après l'enlèvement de celui-ci, on exerça la compression sur l'artère avec un tourniquet pendant une demi-heure. Par mesure de précaution, on plaça sur l'artère, au-dessous du ligament de Poupart, un sac de plomb du poids de 7 livres pendant le reste de la nuit. Le lendemain matin, le malade se plaignit d'un peu de faiblesse;

---

(1) *Archives of medicine*, vol. III, 1880, p. 207.

son pouls était presque imperceptible, à 78; la température
était de 101,2 F. La jambe, qui était froide, fut entourée d'ouate,
un courant d'air chaud fut entretenu sous les couvertures, et
on administra du whiskey. Dans l'après-midi, la jambe était
réchauffée, excepté sur sa face antérieure et sur le dos du pied,
mais l'état général du malade ne s'était pas amélioré; la température était de 99° F., le pouls à 58, absent à la radiale. La
mort survint vingt-sept heures après la cessation de la compression.

A l'autopsie, on trouva la jambe infiltrée de sérosité, avec
de petites hémorrhagies capillaires, surtout dans les parties
profondes. Les veines étaient remplies de sang récemment
coagulé. L'artère fémorale ne contenait pas de caillots; ses
parois étaient inégales, épaissies. Au-dessous de la tumeur,
l'artère était occupée, un peu au delà de sa bifurcation, par une
petite quantité de sang récemment coagulé. L'anévrysme, qui
était formé aux dépens de la partie antérieure de l'artère, et qui
communiquait avec celle-ci par une ouverture ovale, long d'un
pouce et quart, était rempli par un caillot récent, bien formé.
Il existait une phthisie pulmonaire avancée, une dégénérescence granulo-graisseuse du cœur, et l'aorte était athéromateuse. Les reins étaient fortement congestionnés, mais d'ailleurs normaux.

Il est certain que dans ce cas, et Weis le reconnaît lui-
même, la bande est restée beaucoup trop longtemps. La cause
de la mort reste cependant obscure, et peut être attribuée aux
lésions viscérales, et plus particulièrement à l'état de dégénérescence du cœur. Mais, en somme, l'intervention thérapeutique, quel qu'ait été son mode d'action, a déterminé l'issue
fatale.

Dans le second cas, observé par le Dr Rivington (1), il s'agissait d'un anévrysme de l'artère tibiale antérieure qui s'était
ouvert spontanément avant l'entrée du malade à l'hôpital. La
bande d'Esmarch fut appliquée et laissée en place pendant une
heure, puis remplacée par le tourniquet. Les pulsations ayant

_____

(1) The Lancet, 16 octobre 1880.

reparu après l'enlèvement de ce dernier, on l'appliqua de nouveau pendant toute la nuit. Le jour suivant, le caillot qui obturait l'ouverture de l'anévrysme se détacha, une hémorrhagie grave s'ensuivit, et ne put être arrêtée que par le tourniquet. Le malade ayant refusé l'amputation, on eut recours an bandage d'Esmarch pendant une heure dix minutes, puis à la compression digitale *pendant un temps un peu plus long*. Les pulsations n'avaient pas encore complètement disparu après l'enlèvement du bandage élastique, et l'on pouvait espérer que la circulation se rétablirait dans la jambe et dans le pied ; mais lorsque la coagulation du sang dans le sac fut complète et que toute pulsation et tout bruit anormal eurent disparu, on constata la gangrène du pied et de la jambe. Le malade succomba le huitième jour, alors qu'un sillon de séparation commençait à s'accuser vers le tiers inférieur de la jambe. A l'autopsie, on trouva le sac rempli de caillots qui s'étendaient jusque dans l'artère poplitée.

Il est évident que ce fait ne peut être mis en parallèle avec les autres faits d'anévrysmes traités par le bandage élastique. Celui-ci a été appliqué moins dans le but de guérir l'anévrysme, que pour arrêter l'hémorrhagie. Le seul traitement rationnel eût été, en pareil cas, la ligature ou l'amputation. Il est probable que la ligature eût été suivie des mêmes accidents, le malade ayant refusé l'amputation, le chirurgien a de nouveau eu recours au bandage d'Esmarch, comme à un pis-aller, et pour arrêter l'hémorrhagie menaçante. Il serait donc injuste de ranger le fait du Dr Rivington parmi les morts, dues à la méthode de compression par le bandage élastique, et on peut dire que cette méthode n'a donné jusqu'à présent qu'un seul cas de mort, celui du Dr Weis, dans lequel même plusieurs fautes ont été commises.

L'usage de la compression élastique est-il de nature à augmenter les chances de gangrène, lorsque ce moyen ayant échoué, on est conduit à pratiquer la ligature?

Dans un cas, Bryant appliqua le bandage élastique à deux ·reprises, pendant trois heures chaque fois et avec un intervalle de quatre jours, pour un anévrysme poplité, chez un homme d·

45 ans, qui ne pouvait supporter ni la compression instrumentale ni la compression digitale. Afin de soulager la douleur, on administra la morphine dans la première tentative, et l'éther dans la seconde. La coagulation dans le sac, qui avait été d'abord obtenue, ne se maintint pas, et la seconde tentative n'amena que peu de résultat. Une quinzaine de jours après, Bryant lia la fémorale avec le catgut; la plaie guérit par première intention, mais le pied se gangrena, et on fut obligé, quinze jours plus tard, d'amputer la jambe à la partie moyenne. Le malade guérit.

Sur les 16 cas dans lesquels la ligature dut être pratiquée après l'insuccès de la compression élastique, ce fait est le seul exemple de gangrène. Il est certain que ces chiffres sont trop peu nombreux pour déterminer si la gangrène est plus ou moins fréquente dans ces conditions que dans les cas de simple ligature, qui fourniraient, d'après Holmes, 2 ou 3 cas de gangrène sur 17 cas.

Enfin, l'application du bandage élastique peut-elle exercer quelque action dangereuse sur l'économie? On sait en effet, d'après des expériences faites avec le sphygmographe, que, tandis que la bande élastique est appliquée sur un membre, la pression intra-artérielle est augmentée dans les autres parties du corps, et on a pu supposer que cette augmentation de pression sanguine pouvait devenir dangereuse dans les cas où il existerait quelque condition morbide du cœur ou des artères. C'est peut-être à cette cause que l'on peut attribuer, dans une certaine mesure, la mort du malade du Dr Weis, chez lequel il existait, comme nous l'avons dit, une lésion du cœur. A part ce fait, aucun accident dépendant de cette cause n'a été signalé dans les autres observations; et si, dans un cas particulier, une contre-indication de cette nature semblait exister, on pourrait toujours éviter tout danger en faisant usage du tube seul, comme on l'a déjà fait. De cette manière, la quantité de sang normalement contenue dans le membre, y serait retenue durant l'opération, et ne serait pas refoulée dans le reste du système circulatoire.

Deux fois seulement, jusqu'à présent, on a eu l'occasion

d'examiner l'état d'un anévrysme traité et guéri par la compression élastique selon la méthode de Reid.

Le malade de ce dernier chirurgien étant mort quelques mois après que son anévrysme avait pu être considéré comme guéri, on trouva (1) la tumeur réduite du volume d'un œuf de poule, qu'il présentait d'abord, à celui d'une petite noix ; le sac était rempli par une masse noirâtre de consistance de fromage, résidu d'un caillot sanguin, et ses parois étaient en certains points couvertes de dépôts stratifiés de fibrine ; quelques lamelles fibrineuses étaient partiellement détachées et tournées vers la cavité du sac. Les parois de celui-ci étaient bien limitées et peu épaisses. L'artère était oblitérée par un tissu fibreux dans une étendue de 2 pouces et demi au-dessus du sac. Le Dr Reid pense que les dépôts de fibrine lamineuse s'étaient formés pendant les premières tentatives du traitement par la compression, et que le déplacement partiel de ces dépôts fibrineux avait été produit par la rétraction du sac.

Dans le second cas (2), où l'autopsie fut faite après la guérison de l'anévrysme, l'état des parties était à peu près le même ; il y avait un caillot central et l'artère était oblitérée, mais il n'y avait pas de dépôts de fibrine sur les parois du sac, qui présentaient un épaississement notable.

Ces autopsies montrent le processus de la guérison dans les anévrysmes traités par la compression élastique, processus que Steinson expose de la manière suivante : le sang retenu dans le sac se coagule pendant le temps que le bandage est appliqué ; le caillot s'accroît par la compression consécutive de l'artère et oblitère celle-ci dans son point de jonction avec le sac. Lorsque le sérum est résorbé et que le caillot se rétracte, la paroi du sac suit cette rétraction et peut aussi augmenter d'épaisseur, probablement par suite de l'action irritative du caillot. Cette même irritation de la paroi artérielle, au voisinage de l'orifice du sac, détermine la formation de granulations qui amènent l'occlusion complète du vaisseau.

_____

(1) The Lancet, 5 août 1876.
(2) Wagstaff. The Lancet, 1876, vol. II, p. 461 et transact. of the pathol. soc. of London, vol. XXIX, p. 72.

Ce qui démontre que le caillot ne remplit pas complétement l'artère et que l'occlusion de celle-ci ne survient que secondairement, c'est que, dans la majorité des cas de guérison, on a noté la présence de pulsations dans le sac au moment de l'enlèvement du bandage, si l'on ne comprimait pas l'artère, tandis que ces pulsations n'existaient pas ou disparaissaient définitivement après que la compression, digitale ou instrumentale, avait été maintenue pendant quelques heures.

La connaissance de ces faits explique les insuccès fréquents de la méthode de Reid. Tantôt la tumeur ne présente aucun changement lorsque l'on enlève la bande élastique; il n'y a pas eu de coagulation ; tantôt, après une période de temps variable pendant laquelle les pulsations ont été faibles ou même totalement absentes, celles-ci reparaissent avec leur intensité primitive, et l'anévrysme continue à s'accroître. Dans ces circonstances, le sang s'est frayé un chemin autour du caillot, d'autant plus facilement que celui-ci s'est contracté et a distendu de nouveau le sac. Que devient le caillot? Il est probable qu'il se désagrège, et que ses particules sont entraînées dans le torrent circulatoire sans déterminer d'accidents, en raison de leurs petites dimensions. Mais il peut aussi rester dans le sac et augmenter ensuite graduellement de volume, par suite de dépôts successifs. La guérison pourrait alors se produire par ce mécanisme.

Rivington (1) a observé un ou deux cas dans lesquels, après une application prolongée du bandage d'Esmarch, les symptômes furent à peine modifiés, puis ultérieurement et alors que la compression avait été cessée depuis quelque temps, les pulsations disparurent spontanément. Chez un malade du Dr Manifold (2), considéré comme guéri, on note que de légères pulsations existaient au moment du départ du malade, que ces pulsations persistèrent sans changement pendant six mois, puis s'accrurent dans les huit mois suivants au point d'engager le malade à entrer dans un autre hôpital, où il fut définitivement guéri par la compression instrumentale.

(1) The Lancet, 16 octobre 1880, p. 610.
(2) The Lancet, 1878, t. I, p. 86 et 1879, t. II, p. 575.

En résumé, des faits et des considérations qui précèdent, on peut conclure que nous possédons dans le bandage élastique un moyen efficace et à peu près inoffensif d'abréger la durée du traitement par compression des anévrysmes poplités et fémoraux. Il est probable, suivant la remarque de Steinson, que l'efficacité plus grande et l'action plus rapide de cette méthode sont principalement, sinon entièrement dues à l'arrêt de la circulation à travers les canaux collatéraux, aussi bien qu'à travers l'artère principale, d'où résulte une stagnation absolue du sang dans le sac.

Quant aux détails du manuel opératoire, il résulte aussi de l'examen des observations que le bandage et le tube élastiques doivent être appliqués pendant une ou deux heures au plus, et qu'après leur enlèvement on doit pratiquer la compression de l'artère soit avec un tourniquet, soit avec les doigts, pendant plusieurs heures. Cette compression sera assez forte pour arrêter le cours du sang dans l'artère ; mais, au bout d'une ou deux heures, il sera bon de la rendre intermittente, suivant le conseil du Dr Weis, afin de s'assurer si les pulsations se montrent de nouveau dans le sac. Si les pulsations reparaissent quelques heures après une guérison apparente, on devra de nouveau pratiquer la compression de l'artère.

REVUE CLINIQUE.

Revue clinique chirurgicale.

Contusion de l'estomac ; accidents immédiats et consécutifs (Symptômes d'ulcère simple), par M. Duplay.

Les effets de la contusion de l'estomac sont peu connus, ou, du moins, l'attention des observateurs ne paraît pas avoir été attirée d'une façon particulière sur certains accidents immédiats ou consécutifs qui peuvent succéder à ce genre de traumatisme. A ce point de vue, les trois faits suivants offriront quelque intérêt.

Dans le premier, il s'agit d'accidents médiocrement graves qui ont suivi une contusion de la région épigastrique et qui démontrent que l'estomac a subi les effets de cette contusion

Obs. 1. — La n ommée H., âgée de 34 ans, domestique, entre dans mon service le 3 juin 1879. Sa santé générale est bonne ; sauf quelques crampes d'estomac, elle n'a jamais éprouvé aucun trouble des fonctions digestives. Elle a été attaquée le matin même de son entrée à l'hôpital, par des malfaiteurs qui l'ont rouée de coups. La région épigastrique a été atteinte, mais la malade ne peut fournir aucun renseignement sur la nature du traumatisme dont cette région a été le siège. Un quart d'heure avant l'accident la malade avait déjeuné d'une tasse de café au lait.

Quatre heures après, la malade est prise de vomissements et rend du sang presque pur, dont la quantité est évaluée à un demi-verre environ.

A plusieurs reprises dans la journée, ces vomissements de sang se renouvellent. La soif est vive, mais les boissons ingérées sont immédiatement vomies plus ou moins mélangées de sang. (*Morphine en injection hypodermique*).

Le lendemain il n'y a plus de vomissements, les boissons froides sont supportées. — Abstinence complète.

Le troisième jour, la malade essaie de prendre quelques aliments solides en petite quantité ; mais leur ingestion détermine des douleurs épigastriques très violentes. (Régime lacté.)

Pendant plusieurs jours encore, les liquides ingérés déterminent des crampes très douloureuses et provoquent des envies de vomir, mais sans résultat. Pendant tout ce temps, la pression au-dessous de l'appendice xyphoïde et le long du rebord costal gauche détermine une douleur assez vive.

Peu à peu la malade, dont l'appétit revient de jour en jour, commence à prendre des aliments solides, et après quinze jours passés à l'hôpital elle demande sa sortie, n'éprouvant plus de douleur, ni aucun symptôme particulier du côté de l'estomac.

Dans les deux faits suivants, il s'agit d'accidents consécutifs, survenus plus ou moins longtemps après un traumatisme de la région épigastrique et pouvant faire supposer l'existence d'un ulcère de l'estomac.

Obs. II. — Le nommé L. P., âgé de 48 ans, est entré dans mon service le 3 décembre 1879. D'une bonne santé habituelle, n'ayant jamais présenté aucun symptôme gastrique, non diathésique, non alcoolique. Cet homme nous raconte qu'il y a six semaines environ, il a été renversé par une voiture et est tombé en avant. Dans cette chute la région épigastrique porta violemment sur le sol.

Le malade avait mangé quatre heures avant l'accident. Il n'éprouva tout d'abord qu'une douleur médiocre, n'eut pas de vomissements, et put gagner son domicile à pied.

Le lendemain matin, les douleurs à la région épigastrique étaient plus intenses, mais il survint quelques vomissements renfermant du sang noir et coagulé.

Les jours suivants les mêmes vomissements noirâtres se reproduisirent ; il y avait de l'inappétence, de la soif, et l'ingestion des liquides mêmes était douloureuse.Un vésicatoire fut appliqué à la région épigastrique.

L'inappétence persista et le malade ne pouvait prendre qu'un peu de lait et d'eau de Vichy. On lui prescrivit aussi quelques gouttes de laudanum pour calmer ses douleurs et pour empêcher les vomissements. Sous l'influence de ce traitement un mieux sensible se manifesta, et au bout de quinze jours les vomissements avaient cessé ; l'appétit était revenu et le malade recommença à travailler.

Cependant, sans aucune cause connue et sans que le malade ait fait aucun excès, les mêmes symptômes se manifestèrent de nouveau. L'appétit disparut peu à peu, et il y a douze jours le malade fut repris de vomissements, mais ceux-ci ne renfermaient d'abord ni sang, ni matières noirâtres.

Le lendemain de son entrée à l'hôpital on examine les matières rendues par le vomissement et on y constate la présence en quantité notable de substance noirâtre, analogue à du marc de café. Ces vomissements mélaniques se sont reproduits à différentes reprises. En outre, le malade accuse des douleurs très intenses, qui le privent de tout sommeil, qui siègent à la région épigastrique, irradient dans le dos, et ne se calment que dans le décubitus sur le ventre.

L'exploration la plus attentive de la région épigastrique ne permet de découvrir aucune tuméfaction ; elle ne provoque d'ailleurs aucune douleur.

A part les accidents gastriques, la santé générale est assez bonne, sauf un peu de pâleur et d'amaigrissement, le malade ne présente aucun symptôme particulier, la digestion intestinale même s'accomplit normalement, les garde-robes sont faciles et régulières ; toutes les fonctions sont normales.

Le malade a été mis au régime lacté associé à l'eau de Vichy et sous l'influence de ce traitement simple l'amélioration n'a pas tardé à se manifester. Les douleurs et les vomissements ont peu à peu cessé, l'appétit a reparu, et le malade quittait l'hôpital sur sa demande après un séjour d'environ deux mois, dans un état très satisfaisant.

Obs. III (1). — Marie X., 26 ans, domestique, entre à la Maison de santé le 25 juillet 1876.

Il y a trois semaines, la malade, qui était montée sur une table pour accrocher des rideaux, fit une chute dans laquelle la région de l'estomac porta sur l'angle de la table.

La douleur fut assez intense pour provoquer une syncope, et la malade vomit aussitôt le repas qu'elle avait pris trois heures avant, mais elle ignore s'il y avait du sang dans les matières rendues.

Les jours suivants elle garda le lit à cause d'une sensation générale de fatigue qu'elle éprouvait, et, pendant ce temps, elle n'ingéra que du bouillon et un peu de soupe, qui furent bien tolérés.

Le troisième jour survint un abondant vomissement de sang rouge que la glace arrêta, mais qui se reproduisit les jours suivants; sauf quelques boissons glacées en petite quantité, aucun aliment n'était plus toléré et tout était immédiatement rendu par le vomissement.

Cet état persista ainsi pendant trois semaines et finit par déterminer une grande faiblesse et un amaigrissement notable.

A son entrée à l'hôpital on constata l'absence de toute tumeur à la région épigastrique. La pression en ce point déterminait une douleur assez vive, irradiant dans le dos; en outre, il existait une douleur spontanée, peu vive, avec irradiation en arrière.

Le régime lacté avec l'eau de Vichy fut mal supporté et ne put être toléré qu'à la condition de faire précéder l'ingestion du lait de l'administration de quelques gouttes de laudanum.

Grâce à ce traitement, les accidents semblèrent s'atténuer et disparaître; plus de douleur, plus de vomissements, un peu d'appétit.

Au bout de quelques jours, la malade voulut prendre du chocolat; immédiatement les douleurs et les vomissements reparurent, et on constata de nouveau la présence du sang dans les matières vomies.

La malade reprit alors le régime lacté, l'usage de l'eau de Vichy, le laudanum et continua le traitement pendant quinze jours, puis quitta l'hôpital pour aller à la campagne. Deux mois après la malade revint consulter à l'hôpital. Elle nous dit qu'elle n'avait pas encore complètement cessé son régime, quoique tous les accidents fussent notablement améliorés. Elle avait engraissé, ses forces lui étaient

---

(1) Communiquée par M. le Dr Levrat, mon ancien interne, professeur agrégé de la Faculté de Lyon.

reyenues ; elle avait ses règles comme d'habitude. Enfin, depuis trois semaines, elle pouvait prendre des potages, boire du vin, sans qu'il en résultât ni douleur, ni nausée, ni vomissements. Ceux-ci n'avaient pas reparu depuis plus d'un mois, et, à cette époque même, ils ne renfermaient plus de traces de sang.

REVUE GÉNÉRALE

Pathologie médicale.

Un cas d'échinocoque multiloculaire du foie, par Louis WALDSTEIN. (*Virchow's Arch.*, 1881, Bd 83, Hft 1.)

L'auteur publie sous ce titre une remarquable observation de kyste hydatique multiloculaire du foie.

Le malade, âgé de 42 ans, était mal portant depuis deux ou trois ans. Il avait maigri. De temps en temps, il avait présenté de l'œdème des jambes. Trois semaines avant l'entrée à l'hôpital, vomissements bilieux et pituiteux survenant le matin. Après s'être refroidi, il est pris, quelques jours avant sa mort, d'une pneumonie gauche. A propos du foie, on avait seulement noté qu'il débordait les fausses côtes de quatre travers de doigt; il n'était point douloureux. Pas d'autre phénomène attribuable à une lésion hépatique : le kyste multiloculaire avait donc été tout à fait latent. La mort survient par suffocation et cyanose.

A l'autopsie, on trouve de la bronchite chronique, de la bronchectasie, de la péribronchite, de l'emphysème vésiculaire des poumons, de la pneumonie fibrineuse du lobe inférieur gauche, des tubercules miliaires dans les poumons et les reins, de la tuméfaction de la rate et un kyste hydatique multiloculaire du foie.

L'auteur insiste avec détails sur la description du foie et de l'échinocoque multiloculaire qu'il renferme.

« Le lobe gauche du foie, dans lequel siège surtout le parasite, est adhérent au diaphragme. D'une façon générale, il est très hypertrophié : le lobe droit compte 24 centimètres de haut, 13 de large, 11 d'épaisseur; le lobe gauche présente 13 centimètres de haut, 8 de large et 8 d'épaisseur. Sur la capsule, on trouve çà et là des taches troubles, et, au-dessous de ces taches, des nodosités réunies ou séparées qui les soulèvent. Ces productions sont surtout nombreuses

dans le ligament suspenseur ; elles sont en rapport avec des vaisseaux lymphatiques gorgés d'une substance grisâtre. Sur le lobe
gauche, la capsule est uniformément trouble et couverte de nombreux
prolongements. Les uns sont jaunâtres et de consistance ferme, les
autres grisâtres et vésiculeux. Les soulèvements musculeux et les
nodosités dures sont à certains endroits réunis en forme de productions variqueuses qui communiquent les unes avec les autres et sont
en relation avec les lymphatiques distendus. Sur une coupe, on voit
parfaitement la continuité de leur lumière ; mais cette cavité est elle-
même divisée en compartiments par des cloisons résistantes. Il en
résulte des espaces plus ou moins étendus dont on fait sortir par
pression des masses vésiculeuses. A la partie supérieure du lobe
gauche, la capsule est très épaissie, d'aspect cartilagineux. A cet endroit, l'estomac adhère à la capsule de Glisson.

A la face inférieure, on retrouve les mêmes productions, en quantité beaucoup plus considérable. On y rencontre aussi des lymphatiques dilatés et des soulèvements, des nodosités réunies en groupes ou
isolées. Ces nodosités sont remplies d'une substance jaunâtre gélati-
niforme. Au voisinage de la même porte et suivant le trajet des vaisseaux, à gauche du hile, se trouve un amas de productions saillantes,
arrondies, pressées les unes contre les autres, au milieu desquelles
se trouvent des nodosités plus petites. Au voisinage du sillon antéro-
postérieur gauche, parallèlement à ce sillon, la capsule est recouverte par de nombreuses membranes. On y rencontre des cordons qui
s'enfoncent en serpentant dans les fausses membranes ; ils sont remplis d'une substance grisâtre, vitreuse. Leur contenu est par endroits
jaunâtre et plus résistant. Ils sont plus ou moins saillants, plus ou
moins enlacés et présentent parfois des épaississements du volume
une lentille. Quelquefois, ils se terminent dans un noyau de ce
genre. A la coupe, ils présentent absolument le même aspect que
ceux qu'on a décrits plus haut. Enfin, la surface du lobe gauche est
parsemée de loin en loin de soulèvements aplatis d'où s'échappent
dans des directions diverses des prolongements digitiformes. Parfois,
ces prolongements présentent une base plus élargie ; ils se confondent avec des excroissances du péritoine. A première vue, il paraissent pleins, mais on peut en extraire, en se servant de la pince,
d'une substance jaunâtre solide. Le tissu du lobe droit est gorgé de
sang, de résistance moyenne ; la structure lobulaire s'y reconnaît
aisément. On y trouve des foyers du volume d'une noisette ou d'une
noix, de couleur jaune, constitués par la réunion de nodules arrondis, au milieu desquels il existe une lumière.

Tous les foyers du lobe droit sont en communication avec ceux de la capsule ou bien avec la masse de productions qui, naissant au pourtour de la grande cavité du lobe gauche, se prolongent dans le lobe droit. Dans le restant de son étendue, le parenchyme hépatique paraît absolument intact.

Il existe dans l'épaisseur du lobe gauche une cavité plus grosse que le poing, remplie de sérosité jaunâtre et renfermant des flocons également jaunes. La paroi est irrégulière, chargée de prolongements qui proéminent dans sa cavité. Toute cette surface est recouverte d'une masse muqueuse jaune, renfermant des noyaux orangés. La paroi est constituée par une substance jaune, résistante et formée de tractus fréquemment entrecroisés, limitant des espaces plus ou moins étendus. Dans ces loges se trouvent enchâtonnées des masses de substances de même aspect que celles qui sont en suspension dans les cavités.

La veine porte et les vaisseaux du hile sont plongés dans une masse conjonctive épaissie qui remplit le sillon médian et se prolonge surtout sur la branche gauche de l'artère hépatique. On retrouve encore dans cette masse la même substance que dans les cordons et les fausses membranes capsulaires. Les vaisseaux, les voies biliaires, la vésicule ont conservé leur lumière libre et perméable jusqu'à l'endroit où ils s'enfoncent dans la masse fibreuse, au centre de laquelle se trouve creusée la cavité centrale du lobe gauche Il est impossible de les poursuivre plus loin. A gauche de l'embouchure du rameau veineux de la veine porte, comprenant cette partie du sillon transversal qui sépare le lobe carré du lobe de Spiegel, se trouve une induration noueuse qui se prolonge dans le lobe gauche et se trouve limitée à droite par la bifurcation de la veine porte. Cette protubérance est presque toute entière de consistance cartilagineuse ; sa surface est couverte de petites tubérosités. Sur elle se trouvent appliqués des cordons noueux plus ou moins enroulés qui appartiennent manifestement au revêtement du foie très modifié. Ils ne diffèrent nullement des cordons dont il a été parlé auparavant. Des ganglions lymphatiques sont noyés dans le tissu conjonctif condensé et épaissi qui enveloppe le hile du foie. Ces ganglions sont également parsemés de masses, les unes vitreuses, les autres d'un jaune sale. »

La cavité centrale du lobe gauche du foie s'est montrée constituée par une paroi fibreuse renfermant des détritus caséeux. De la face interne de cette paroi naissaient des prolongements cirrhotiques rameux, plus ou moins étendus, développés entre les lobules hépati-

ques aux dépens du tissu conjonctif qui comble les espaces interlobulaires. Dans la masse caséeuse centrale, on trouvait des débris
granuleux, que l'éther dissolvait en partie, et des amas de matière
colorante de la bile. De loin en loin des foyers crétacés.

A une certaine distance de cette masse centrale, dans les prolongements divers de la production parasitaire, se trouvaient des vésicules d'une structure caractéristique. Leur membrane enveloppante
était constituée par une mince cuticule périphérique et par une zone
divisée en lamelles concentriques. Souvent ces lamelles se trouvaient
séparées les unes des autres par des espaces plus ou moins étendus,
remplis d'une substance granulo-graisseuse. Parfois, les cavités
ainsi formées dans la membrane communiquaient avec la cavité
centrale de la vésicule. On aurait pu les considérer, par conséquent,
comme des bourgeonnements prolifératifs de cette cavité centrale.
L'auteur adopte une autre interprétation. Cette séparation des
lamelles, cette formation d'espaces, de fentes interlamellaires résul-
teraient beaucoup plutôt d'une destruction, d'une mortification plus
ou moins étendue. Parfois, cette mortification était assez étalée pour
faire tout le tour de la vésicule et séparer ainsi la zone périphérique
en deux couches concentriques.

Parfois, le processus destructeur était plus avancé encore et la
vésicule toute entière était réduite à une masse plus ou moins régulière de substance granulo-graisseuse, de détritus cellulaire, enve-
loppée par une cuticule très mince. Cette cuticule avait sans doute
résisté, grâce à la chitine qu'elle renferme. Sur certaines vésicules,
en vertu de la compression et de la dégénérescence, l'enveloppe se
trouvait plissée et déprimée vers le centre.

Vers la surface du foie, sous la capsule, les vésicules étaient beaucoup mieux conservées. On pouvait rencontrer dans leur intérieur,
non-seulement des crochets, mais même des scolex complets, parfois ces scolex avaient gardé leur couronne de 10 ou 12 crochets.
Les ventouses étaient beaucoup plus difficiles à voir. Sur certaines
vésicules, on trouvait aisément des signes évidents de segmentation
et de prolifération. Sur quelques-unes, il s'était fait une sorte de
bourgeonnement intéressant toute l'épaisseur de leurs lames enve-
loppantes et communiquant par sa cavité centrale avec la cavité de
la vésicule.

Enfin, le fait le plus intéressant qui soit à relever dans cette observation, c'est que les vésicules se trouvaient à certains endroits nettement contenues dans les vaisseaux lymphatiques saillants à la sur-

face du foie. Ces lymphatiques, dilatés, étaient souvent en rapport manifeste avec la lumière des prolongements, des excroissances venus de la masse centrale. Ce fait est tout à fait conforme à ce que Virchow et Luschka ont vu dans d'autres cas. Les petits ganglions lymphatiques contenus dans le tissu conjonctif très épaissi du hile du foie renfermaient des noyaux de substance caséiforme jaunâtre. Kappeler a rencontré des vésicules dans l'épaisseur même des ganglions.

A la suite de son mémoire, l'auteur donne un index bibliographique assez complet des travaux publiés sur le kyste hydatique multiloculaire du foie.　　　　　　　　　　　　A. MATHIEU.

Recherches anatomo-pathologiques et cliniques sur le foie cardiaque,
par Ch. TALAMON. — (Thèse de Paris, 1881.)

Une chose communément reçue et devenue presque banale en anatomie pathologique, c'est que les lésions du foie cardiaque consistent surtout dans la dilatation de la veine centrale lobulaire et dans la cirrhose développée au pourtour de cette veine. Cette systématisation était placée en regard de la cirrhose périlobulaire des alcooliques, et on lui attribuait une autonomie tout aussi nette.

Handfield Jones a cependant émis des doutes motivés ; et plus récemment Wickham Legg a déclaré que dans le foie cardiaque il n'y avait point de cirrhose périveineuse centrale. C'est cette opinion révolutionnaire que M. Talamon défend dans sa thèse inaugurale.

Les lésions qu'il décrit dans le foie cardiaque sont de deux ordres: mécaniques et inflammatoires.

Les lésions mécaniques consistent dans la dilatation de la veine centrale et des capillaires qui en naissent ; sur la coupe on trouve encore une veine très élargie, gorgée de globules sanguins, les vaisseaux radiés du lobule sont eux-mêmes dilatés ; il se forme au pourtour de la veine centrale une sorte de lac sanguin, d'angiôme commun. Cette dilatation, cet engorgement vasculaire sont inégalement répartis : à certains endroits ils sont très prononcés, ailleurs ils sont absents.

Les parois de la veine centrale semblent épaissies; elles forment sous le microscope un cercle ou des lignes rouges, d'une épaisseur anormale, parsemées de noyaux. Jamais on n'y trouve de cirrhose proprement dite ; jamais de prolifération cellulaire, ni de tassement scléreux des éléments conjonctifs. Cet épaississement serait dû sim-

plement à l'aplatissement des cellules hépatiques voisines comprimées et refoulées par les vaisseaux distendus. Les noyaux des cellules persistent et restent apparents et directement accolés à la paroi
veineuse. Les cellules hépatiques peuvent subir, sous l'influence de
cette compression, des modifications très marquées. Elles peuvent
même aboutir à une véritable atrophie.

En même temps que ces lésions mécaniques, se développent des lésions inflammatoires. Ce n'est plus dans le lobule qu'il faut les chercher, mais au pourtour,˶dans les espaces de Kiernan et le tissu conjonctif périlobulaire.

Ces lésions consistent dans la prolifération du tissu conjonctif et
la production de travées scléreuses qui reproduisent assez complètement la systématisation de la cirrhose atrophique. M. Talamon décrit trois aspects particuliers, ou, pour mieux dire, trois degrés
différents de cette lésion.

Ce sont successivement : le foie muscade, l'atrophie rouge et
l'atrophie jaune.

Dans le foie muscade, indépendamment de la dilatation de la veine
centrale et des capillaires radiés, on trouve un notable épaississement du tissu conjonctif au niveau des espaces de Kiernan. Il se fait
là de véritables îlots cirrhotiques avec des prolongements angu-
leux qui semblent s'insinuer entre les lobules. Le foie, vu à l'œil nu,
présente alors l'aspect bien connu du foie muscade. M. Talamon
n'a pas trouvé à la périphérie des lobules une dégénérescence graisseuse aussi nette qu'on l'admet habituellement. Les cellules remplies
de goutelettes graisseuses ne sont pas rares, mais elles ne sont pas
groupées à la périphérie en un cercle régulier.

Lorsque le tissu scléreux a pris un développement plus considéra·
ble, on a l'atrophie rouge. Les lésions de stase sanguine et de cirrhose périlobulaire sont réunies. Il existe de la dilatation de la
veine centrale, d'où la coloration rouge générale du foie. Il existe de
la cirrhose périlobulaire et multilobulaire complète, les prolongements des noyaux insulaires de sclérose s'étant rejoints entre les
lobules : d'où l'atrophie du foie et sa résistance plus grande.

Enfin, à une période plus avancée, on ne trouve plus un tissu
conjonctif un peu lâche, parsemé de cellules embryonnaires, mais un
tissu condensé, réuni en trames fibreuses larges et résistantes qui
enserrent les lobules et les entament. Cette forme n'a pas été indiquée
par les auteurs.

Les lobules sont dissociés à la périphérie. Les travées scléreuses pénètrent entre les cellules et les séparent les unes des autres. Les cellules s'atrophient ; l'îlot lobulaire n'est même bientôt plus représenté que par un amas granulo-graisseux. Les cellules ne sont plus que de petites masses jaunes irrégulières. Çà et là des noyaux disséminés, noyaux des cellules détruites.

Dans deux observations de ce dernier ordre, les canalicules biliaires étaient dilatés, remplis de détritus cellulaires et de matières colorantes de la bile. Il y avait une véritable angéiocholite, un véritable catarrhe des canalicules biliaires. De là sans doute l'aspect macroscopique d'après lequel M. Talamon a proposé le nom d'atrophie jaune d'origine cardiaque. Les cellules hépatiques étaient détruites dans une grande proportion, et l'ensemble de ces lésions rappelait très bien ce qu'on a décrit dans un certain nombre de cas d'ictère grave.

Dans ces lésions il y a deux choses : la dilatation veineuse par stase sanguine sus-hépatique et la sclérose périlobulaire. A propos de la pathogénie de la dilatation, il n'est nullement besoin d'insister, les raisons mécaniques l'expliquent suffisamment. Les lésions cirrhotiques sont d'une interprétation beaucoup plus délicate. M. Talamon cherche à éclairer la question en prenant comme point de repère ce qu'on trouve dans le rein. Des travaux récents et en particulier le mémoire de MM. Debove et Letulle ont fait voir que les accidents d'asystolie étaient fréquents à la période ultime de la néphrite interstitielle. Rien d'étonnant alors à ce qu'on trouve dans les organes des modifications qui résultent d'une part de l'affection générale d'où semble dériver la néphrite interstitielle et de l'autre des phénomènes de stase asystolique. La théorie de l'endartérite généralisée, qu'elle soit cause ou simplement lésion concomitante, a pris dans ces derniers temps une importance considérable. On a trouvé que cette endartérite coïncidait habituellement avec la néphrite interstitielle et on lui a subordonné les lésions qu'on trouve dans le rein, dans le cœur et dans les autres organes. Il existerait donc une véritable diathèse fibreuse, qui se manifesterait sous l'influence de certains états généraux : le rhumatisme, les intoxications chroniques, alcoolisme, saturnisme, etc.

La sclérose du foie cardiaque ne dériverait-elle pas de la même cause générale ?

En effet, dans la plupart des observations recueillies par M. Talamon il y avait à la fois lésion orificielle du cœur, lésion hépatique (cirrhose et stase) et souvent néphrite interstitielle, endartérite et sclérose des piliers du cœur.

Ceci tendrait à démontrer que les lésions orificielles du cœur peuvent fréquemment prendre naissance et se développer sous l'influence de la modification générale ou généralisée de l'organisme d'où dérive la diathèse fibreuse et l'endartérite. La question est alors très complexe et d'un jugement très difficile. Que devient au milieu de tout cela la lésion orificielle et le trouble mécanique de circulation qui en dépend? Quelle importance conserve cette insuffisance orificielle et valvulaire? Se produirait-il encore de la cirrhose si l'influence générale, l'intoxication, la diathèse pouvaient être écartées et s'il n'y avait plus qu'un trouble mécanique de circulation?

Il est bien difficile de répondre à ces question. Il faudrait pour les résoudre des conditions toutes particulières que la clinique présente rarement.

C'est toutefois un véritable mérite pour M. Talamon que d'avoir montré combien la question, si simple en apparence, est en réalité complexe.

C'est un mérite que de faire voir qu'on n'a pas tout dit lorsqu'on a déterminé l'existence d'un rétrécissement orificiel ou d'une inocclusion valvulaire. Déduire les conséquences hydrauliques d'une semblable avarie est bien ; savoir que les organes soumis à la stase sanguine peuvent prendre part pour leur compte personnel au processus général est mieux encore.

Le foie, en effet, n'est pas absolument passif dans les maladies du cœur. Les lésions peuvent se manifester et se manifestent souvent par des phénomènes tout particuliers. Indépendamment de la douleur dans l'hypochondre droit et de l'augmentation de volume, on peut trouver de l'ascite, de l'ictère et même de l'ictère grave.

L'ascite considérable est rare dans les affections du cœur; toutefois il est des cas où les ponctions deviennent nécessaires et doivent être renouvelées. N'est-ce pas la conséquence de la cirrhose périlobulaire décrite par M. Talamon? Mais ne serait-ce pas là souvent la manifestation mixte d'une lésion mixte Rien n'empêche, en effet, que la cirrhose alcoolique et l'ascite consécutive ne se développent en même temps qu'une lésion orificielle.

Quoi qu'il en soit, c'est avec beaucoup de raison que M. Talamon indique ce fait que souvent le foie semble évoluer isolément alors que l'amélioration et le calme se sont faits du côté du poumon et du cœur.

L'ictère plus ou moins prononcé et même les phénomènes d'ictère grave peuvent se montrer dans ces conditions. L'apparition de l'ictère s'explique bien par l'angéiocholite que signale M. Talamon. Quant à l'ictère grave, là comme toujours, son existence est la conséquence de la destruction des cellules hépatiques. La présence de l'inflammation catarrhale des canalicules biliaires s'est trouvée fréquemment unie à la disparition des cellules hépatiques : c'est un signe que cette destruction a quelque chose d'actif, d'irritatif.

Si le travail de M. Talamon n'élucide point entièrement le point d'anatomie pathologique auquel il est consacré, s'il reste encore à fixer l'influence de la stase sanguine agissant isolément, il montre du moins que les explications jusqu'ici acceptées étaient insuffisantes et il engage la question dans une voie nouvelle. Il a le mérite de démontrer que l'étude du foie cardiaque se rattache dans la majorité des cas à l'étude de la diathèse fibreuse et de l'endartérite généralisées, et c'est chose fort intéressante au point de vue de la pathologie générale.

Pathologie chirurgicale.

De l'histoire du cancer de la langue et de son traitement chirurgical, par le Dr Woelfler. (Archiv f. Klin. Chir., XXVI, 314.)

L'auteur commence par un long historique dans lequel il passe en revue les divers modes de traitement du cancer de la langue depuis les temps les plus reculés jusqu'à l'époque actuelle. Cet historique se termine par un tableau contenant les observations très résumées des 45 malades opérés par Billroth de 1877 à 1880, sur lesquelles est surtout basé ce travail.

De ces 45 opérés, 9 seulement succombèrent aux suites de l'opération, soit une mortalité de 20,9 p. 100.

De 1871 à 1876, le nombre des opérés s'était élevé à 42, avec une mortalité de 38,4 p. 100.

Des 117 malades observés par Billroth de 1860 à 1880, 84 demeuraient à Vienne ou dans la Basse-Autriche; le cancer de la langue est donc extraordinairement fréquent dans cette partie de l'Europe.

Les 48 malades observés de 1877 à 1880 appartenaient tous au sexe masculin; parmi les 67 observés de 1860 à 1876, on comptait 4 femmes seulement, soit en tout une proportion de 3,4 p. 100, proportion qui incriminerait irréfutablement l'usage du tabac, s'il ne résultait des recherches de Winiwarter (1) que chez les femmes de l'Orient, qui

---

(1 Winiwarter. Beitrag zur statistik der carcinome. Stuttgart, 1878.

fument comme les hommes, le cancer de la langue est également une rareté. Il n'en est de même ni en Angleterre ni en Allemagne, où les femmes ne fument pas, et où la proportion des opérées s'élève à 32 p. 100.

Pour ce qui regarde l'âge, il résulte des faits observés que le cancer de la langue est surtout fréquent entre 50 et 60 ans : de 27 à 29 ans, 2 cas; de 30 à 40, 13 cas; de 41 à 50, 23 cas; de 51 à 60, 36 cas; de 61 à 70, 20 cas; de 70 à 73, 2 cas.

Le point de départ de l'affection est variable. C'est ainsi que 15 fois sur 48 le mal a débuté par le bord droit de la langue, 9 fois par le bord gauche, 6 fois par la pointe, 6 fois par la face inférieure, 6 fois également par le frein, 4 fois par le plancher de la bouche, et 2 fois par la face dorsale.

L'infection ganglionnaire ne présente dans les différents cas ni la même rapidité ni le même siège. Dans 17 cas où au moment de l'opération la néoplasie était limitée à la langue, 4 fois seulement les ganglions rétromaxillaires étaient pris ; 18 fois sur 23 cas où elle avait gagné le plancher de la bouche ou en était partie, les ganglions sous-maxillaires étaient indurés et. hypertrophiés.

Quelle est la durée de l'affection abandonnée à elle-même?

Les auteurs l'évaluent à treize ou quatorze mois en moyenne. On doit se rappeler cependant que, dans certains cas qui ne sont pas très rares, le cancer de la langue reste plus ou moins longtemps à l'état latent. Cet état aurait persisté pendant huit ans dans un cas observé par Billroth , pendant dix-neuf ans dans un cas rapporté par Sigel (1).

Quant à la durée de la survie chez un opéré qui, dans un cas rapporté par Th. Anger, s'est élevée à vingt-quatre mois, elle ne saurait être déduite des observations de Billroth , puisqu'un grand nombre des malades opérés de 1877 à 1880 sont encore vivants aujourd'hui et vivront peut-être longtemps encore sans présenter de récidive.

Les procédés opératoires mis en usage pour les 45 malades opérés de 1877 à 1880 sont au nombre de quatre.

Six fois on a pratiqué la section du maxillaire inférieur ; un cas de mort, soit une mortalité de 16,6 p. 100.

Quatre fois l'extirpation a été faite par la voie sus-hyoïdienne : 4 guérisons. Dans un cas, incision parallèle au muscle sterno-mastoïdien, comme dans la pharyngotomie. Il s'agissait d'un cancer récidivé de la base de la langue : mort par érysipèle.

(1) Sigel. Ueber Zungenkrebs Dissert. Tubingen, 1861.

Quarante fois on a opéré par la bouche sans section du maxillaire, vingt fois avec hémostase immédiate et 5 cas de mort; vingt fois avec la ligature préalable de l'artère linguale d'un ou des deux côtés, et seulement 2 cas de mort : soit une mortalité de 10 p. 100.

C'est à cette dernière méthode (ligature préalable de l'artère linguale et excision par la bouche) que l'auteur donne la préférence.

Toutes les autres doivent être plus ou moins rejetées.

La galvanocaustie est très fréquemment suivie d'hémorrhagies secondaires et n'écarte pas avec certitude les dangers de l'infection purulente. Elle offre cependant, à ce point de vue, quelques avantages.

On peut faire à la méthode par écrasement des reproches analogues. Hémorrhagies fréquentes pendant et après l'opération. De plus, l'écraseur est un instrument sur la solidité duquel il est impossible de compter. L'application de la chaîne est dificile et nécessite souvent une opération auxiliaire. Enfin, dans bien des cas où la néoplasie a envahi les parties latérales du plancher de la bouche, l'écraseur est impuissant, et il faut recourir à l'instrument tranchant.

La section ou la résection partielle du maxillaire inférieur facilite beaucoup l'extirpation, mais c'est là une opération dont les suites sont souvent graves pour le malade et dont les résultats ne sont pas plus encourageants que ceux de toute autre méthode.

C'est ainsi que, sur 49 opérations pratiquées par différents chirurgiens, on trouve 17 cas de mort, soit une mortalité de 34,6 p. 100, qui doit être certainement regardée comme un minimum. Ce procédé opératoire doit donc être rejeté, à moins que le cancer n'ait envahi le voile du palais ou le pharynx, ou l'os maxillaire lui-même.

La méthode de Regnoli, avec lambeau sous-mental, doit être également rejetée, et pour des motifs analogues. Elle prédisposerait, d'ailleurs, à la diphthérie buccale et à la broncho-pneumonie.

On pourrait, dans les cas de cancer étendu au voile du palais ou aux amygdales, recourir soit à l'incision géniale préconisée par Schlaepfer (1), ou mieux encore à une méthode tout récemment décrite par Kocher (2), l'extirpation par la base de la langue avec trachéotomie préliminaire.

Reste l'excision par la bouche avec ligature préventive d'une ou

---

(1) Schlaepfer. Ueber die vollstandige Extirpation der Zunge. Zurich, 1878.
(2) Kocher, Deutsche Zeitschrift f. Chirurgie, XIII, 1 et 2, p. 134.

des deux artères linguales, opération auxiliaire inoffensive, puisque
sur 63 ligatures, dont 10 bilatérales, pratiquées par Billroth de 1860
à 1880, une seule fois il y eut une hémorrhagie secondaire qui fut
d'ailleurs arrêtée facilement. Dans tous les autres cas, la guérison
eut lieu le plus souvent par première intention, rarement avec une
légère suppuration, quand, pour faciliter l'écoulement des liquides,
les bords de la plaie n'avaient été réunis que dans une très petite
étendue.

Dans tous les cas, l'artère a été liée au-dessus du tendon du digas-
trique. Cette opération auxiliaire une fois exécutée, le malade étant
sous le chloroforme et la chloroformisation maintenue pendant toute
la durée de l'opération, on recouvre la plaie artérielle de gaze phéniquée et l'on passe à l'extirpation proprement dite. Le plancher de la
bouche est-il envahi, on commence par en exciser les parties malades avec des ciseaux courbes; la langue est ensuite attirée au
dehors et la portion atteinte excisée à son tour. Dans les cas où la
ligature de la linguale avait été pratiquée des deux côtés, le moignon
lingual était pâle et exsangue, comme l'extrémité d'un membre après
application de la bande d'Esmarch.

Deux points importants doivent ensuite appeler toute l'attention
du chirurgien, à savoir : le drainage exact de la cavité buccale et la
cautérisation de toute la surface de la plaie avec l'hypermanganate
de calcium.

Le drainage sera effectué au moyen d'un tube de la grosseur d'un
pouce d'adulte, introduit par la ou les plaies artérielles et allant
s'ouvrir en arrière de la cavité buccale, tout près du moignon, son
extrémité inférieure étant fixée au bord inférieur de la plaie cutanée.

On se servira ensuite soit de l'hypermanganate de calcium en
poudre, dont on saupoudrera toute la surface de la plaie, soit d'une
solution saturée de ce sel, en ayant soin d'épargner les lèvres et les
parties saines de la muqueuse ; il se produira ainsi une eschare
solide qui adhérera ordinairement de deux à quatre jours aux parties
sous-jacentes. Le lendemain, on recommencera à badigeonner avec
la solution concentrée les parties oubliées la veille ou qui ne seraient
pas recouvertes d'une eschare adhérente.

Il sera bon de cautériser avec ménagement les parties de la plaie
qui avoisinent l'épiglotte et les replis aryténo-épiglottiques

Comme traitement consécutif, on se contentera de renouveler de
temps à autre le pansement de la plaie artérielle et de laver la bouche avec une solution phéniquée au 1/100.

Dans la plupart des cas traités de cette façon, les suites de l'opération ont été des plus simples : température normale ou ne dépassant pas 39,5 et retombant à la normale dès le quatrième jour ; ablation du gros drain du cinquième au septième jour. Nourriture avec la sonde œsophagienne jusqu'à la cicatrisation complète.

Qu'on ne croie pas, d'ailleurs, qu'il soit indifférent de se passer soit du drainage soit de la cautérisation. Si, en effet, faisant abstraction de toutes les autres circonstances, on tient seulement compte du traitement consécutif, on trouve que 28 cas traités, soit par le drainage seul, soit par la cautérisation seule, soit par tout autre moyen, ont donné une mortalité de 23,6 p. 100, tandis que 18 cas traités par le drainage et la cautérisation à l'hypermanganate réunis donnent 16 guérisons, soit une mortalité de 11,1 p. 100 seulement.

Comme il a été dit plus haut, des 45 malades opérés par Billroth de 1876 à 1880, 9 sont morts des suites de l'opération, 2 autres ont succombé accidentellement, 34 ont guéri. Des 21 malades appartenant à cette dernière catégorie qu'on a pu suivre, 13 ont été atteints ou sont morts de récidive, 6 ont guéri définitivement ; on ne doit pas tenir compte des 2 autres opérés depuis moins d'un an.

8 fois la récidive est survenue à la suite d'une opération composée (résection du maxillaire, ligature des linguales et extraction de ganglions); 5 fois après incision simple par la bouche et hémostase dans la plaie.

On pourrait croire a priori que les récidives doivent être nécessairement plus fréquentes dans les cas de tumeurs nécessitant une opération composée que dans ceux où l'ablation a pu être faite par la bouche, avec hémostase immédiate ; il n'en est rien : sur 17 *grandes opérations*, on compte 8 récidives = 47,05 p. 100 ; 5 guérisons radicales = 59,41 p. 100 ; plus 4 cas dont le dénouement est resté inconnu, soit 23,52 p. 100. Sur 12 *petites opérations*, 6 récidives = 50 p. 100; 1 guérison radicale = 8,33 p. 100; 2 cas opérés depuis moins d'un an, et 3 cas non suivis.

Il ne semble donc pas que les chances de guérison radicale soient d'autant plus grandes que le carcinome sera moins étendu. Cette apparente contradiction peut s'expliquer de la façon suivante : le cancer de la langue ou du plancher de la bouche n'a-t-il pris qu'une extension minime, de très petits ganglions déjà infectés, des traînées cancéreuses minces peuvent échapper à une palpation, même attentive ; il n'en est plus de même si le cancer est très étendu : on fait alors dans la région sus-hyoïdienne des incisions auxiliaires permettant l'excision de parties qui, sans elles, auraient pu passer ınaperçues.

De ce qui précède, il résulte, non pas qu'on doive opérer tardivement, mais que dans les cancers les moins étendus de la langue et du plancher de la bouche il doit y avoir un véritable luxe d'excision, de façon à ne laisser dans la cavité buccale aucun point suspect.

E. HAUSSMANN.

Quelques formes morbides rares accompagnées de lésions des nerfs trophiques ou des centres trophiques se traduisant par des troubles trophiques, par William ALEXANDER, M. D... F. R. C. S.

CAS 1er. — *Pigmentation irrégulière symétrique du corps accompagnée d'anesthésie des taches pigmentaires.* — Une jeune fille de 18 ans entre à l'hôpital pour une affection utérine et, quelque temps après son admission dans le service, apparaissent des taches noires brunâtres sur tout le corps et principalement dans les parties supérieures. Toutes sont symétriques, excepté à la face et au cou, et présentent un certain degré d'anesthésie; la sensibilité peut être considérée comme diminuée d'un tiers. Depuis son entrée la pigmentation s'est étendue de même que l'anesthésie; la malade a présenté, en outre, des manifestations de syphilis secondaire sous forme d'éruption squammeuse de la peau, mal de gorge etc... Elle n'accuse cependant aucun antécédent syphilitique, elle raconte seulement que les taches brunes commencèrent à se montrer, à l'âge de cinq ans, sur le dos de la main gauche et prirent ensuite de l'extension sans ordre chronologique.

CAS II. — *Eléphantiasis des Grecs amélioré par l'huile de Chaulmoogra.* — Henry O, âgé de 40 ans, vit se développer sur ses membres et sa face des tubercules rouges qui respectaient les endroits poilus; sa face paraissait le siège d'un œdème dur chronique. Quelque temps après son entrée à l'hôpital il se plaignait d'une lourdeur dans le membre supérieur; en le découvrant on aperçut des taches pigmentaires d'un brun sombre sur les bras, les cuisses et les parties latérales du corps; à ces endroits l'anesthésie était complète. La pigmentation est surtout développée dans la sphère du cubital. La face présente un aspect particulier, le front, les joues, les paupières, le nez sont parsemés de tubercules cramoisis et sillonnés de vaisseaux qui leur donnent une couleur pourpre. Cet homme ayant navigué dans des pays où règne la lèpre, le Dr Henderson, de Shanghaï, diagnostique une lèpre à sa première période. Jusqu'alors cet homme s'était toujours bien porté et n'avait jamais eu la syphilis. Après lui avoir fait prendre sans résultat de l'arsenic, de l'huile de gurjun, de l'huile de foie de morue, on lui administre depuis un an 80 gouttes d'huile de chaulmoogra par jour et le malade en a éprouvé une amélioration sensible.

Remarques. — On rencontre des pigmentations de la peau dans différentes maladies telles que le chloasma vitiligoidea, le melasma, le pityriasis versicolor et la maladie d'Addison; mais ce qui les distingue du symptôme relaté dans les observations précédentes,'c'est l'anesthésie que l'on ne rencontre pas dans toutes ces affections au niveau des plaques pigmentaires.

L'auteur pense que les troubles trophiques et les lésions pigmentaires sont sous la dépendance des nerfs trophiques et vaso-moteurs, que l'on croit venir de la substance grise de la moelle près de l'origine des nerfs sensitifs.

CAS III. — *Eschare du nez et d'une partie de la face résultant d'une lésion corticale du cerveau*; *mort. Autopsie.* — Un homme de 48 ans entre à l'hôpital avec une eschare siégeant à la partie droite du nez et sur la joue du même côté. La marche de cette lésion subit différentes alternatives de cicatrisation et d'ulcération successives. Par hasard on s'aperçut que ce malade avait des convulsions et en l'interrogeant à ce sujet on apprit que ces accès avaient débuté il y avait treize ans, époque à laquelle il avait reçu un coup sur la tête; on constatait en effet, à l'endroit qu'il indiquait, une dépression située sur le pariétal gauche. L'autopsie montra qu'il y avait à la partie interne du pariétal blessé une saillie dure qui comprimait la circonvolution pariétale ascendante, un peu au-dessous de son centre, et la partie postérieure des circonvolutions frontales. Il y avait sur la circonvolution pariétale un foyer de ramollissement de la largeur d'une pièce de 1 shilling, et chose étrange, une lésion semblable existait sur l'hémisphère opposé. L'auteur pense que l'eschare de la face était le fait de la lésion corticale du cerveau. (*The Lancet*, Nᵒˢ 25 et 26, 1881.) Paul RODET.

De l'emploi d'un bandage de caoutchouc solide dans le traitement consécutif de quelques formes de luxation et de la rigidité qui les suit, par H. J. FORSTER.

L'auteur cite plusieurs cas de diverses luxations dans lesquelle ils a employó avec succès le bandage de caoutchouc pour parer aux accidents tels que : ankylose partielle, œdème, etc., qui leur sont consécutifs. Pour lui l'avantage de la bande de caoutchouc est d'offrir une résistance élastique continue, de favoriser la résorption des épanchements fibreux, séreux, etc., de donner au malade une sensation de soutien qui le met à même de faire des mouvements avec plus de confiance. Un léger inconvénient de l'usage continu de la bande de caoutchouc, c'est la formation de petites vésicules qui peuvent devenir gênantes ; mais on peut éviter cela en perçant dans le caoutchouc de petits trous à des intervalles convenables. (*The Lancet*, 21 mai 1881, pag. 821.)   Paul RODET.

BULLETIN

SOCIÉTÉS SAVANTES

Académie de médecine.

Vaccination animale. — Allaitement maternel. — Substance toxique extraite de la salive humaine. — Venins. — Médicament et série médicamenteuse. — Fœtus ayant séjourné onze mois dans la cavité utérine. — Dangers de l'emploi de l'alun en contact avec le cuivre dans les préparations culinaires.

Séance du 19 *juillet.* — M. Pénard (de Versailles) est élu membre correspondant.

— A l'occasion du procès-verbal, observations de M. Depaul relatives à la vaccination animale. Une réédition de la discussion qui eut lieu entre M. Depaul et M. Jules Guérin à ce sujet en 1867.

M. de Villers lit le rapport annuel de la Commission permanente de l'hygiène de l'enfance pour l'année 1880. Parmi les travaux manuscrits adressés à cette commission, nous remarquons celui du Dr René Blache, relatif à l'allaitement maternel, au point de vue des avantages que l'enfant et la mère elle-même peuvent en retirer. L'auteur trouve dans l'allaitement une certaine immunité contre les maladies si fréquentes à la suite des couches. Sous l'influence de la dérivation que produit la sécrétion lactée aidée par la succion mammaire, la régression utérine serait plus rapide et plus complète. La fluxion étant

moindre vers l'utérus et les annexes, les chances d'affections inflammatoires sont diminuées. La mère qui allaite est obligée d'avoir des
vêtements plus amples, et est soustraite à ces constrictions de la
taille qui sont si nuisibles à la circulation de retour, et qui tendent
à provoquer des hémorrhagies utérines et des irrégularités menstruelles. L'allaitement améliore le plus souvent les dyspeptiques en modifiant l'état général et en augmentant l'appétit; enfin il y a des
femmes d'une apparence délicate qui voient leur développement se
compléter pendant l'allaitement.

— M. Gautier fait une communication relative à la salive humaine
mixte normale. Il y a trouvé une substance toxique, au moins pour
les oiseaux qu'elle stupéfie profondément, substance soluble et non
albuminoïde, dont l'activité résiste à la température de 100 degrés et
qui par conséquent ne doit pas être confondue avec les ferments ou
les virus.

L'extrait salivaire fournit un alcaloïde vénéneux à chloroplatinate et
chloroaurate solubles, cristallisables et fort altérables, de la nature
des alcaloïdes cadavériques. Mélangé de ferricyanure de potassium,
puis de sel ferrique, il donne aussitôt du bleu de Prusse, réaction
propre à ces alcaloïdes formés par la vie des ferments, et à ceux des
urines normales et des venins de serpents. Ils paraissent être des
produits nécessaires de la désassimilation des tissus.

Séance du 26 juillet. — M. Sappey lit le discours qu'il a prononcé
sur la tombe de M. Armand Moreau.

— Rapport de M. Bouley sur un mémoire intitulé: Du principe de la
rage et de ses moyens de guérison, par M. Louis Mond (de Lyon). Ce
mémoire ne contient que des idées absolument spéculatives : c'est une
reproduction de la vieille théorie qui fait procéder la rage de la conti-
nence forcée du chien. L'Académie n'a pas jugé à propos de s'y arrêter.

— M. Boulet (de Chartres) rend compte d'expériences sur la vaccination préventive de charbon chez le mouton. Absolument semblables
à celles de Melun, elles sont une nouvelle confirmation des recherches
de M. Pasteur.

— M. Gautier communique le résultat de ses expériences sur le venin
du Naja tripudians de l'Inde (cobra capello) et les conclusions qu'il
en tire relativement aux venins de serpents en général. Pour lui les
venins agiraient à la façon de corps chimiques et ressembleraient, au
point de vue de leur composition et de leurs propriétés, aux matières
dites extractives de certaines de nos sécrétions. La chaleur n'altère
pas sensiblement leur action, ce qui les différencie de la ptyaline, de

la pancréatine et des autres ferments. Les matières actives des venins ne sont pas albuminoïdes. La partie des venins solubles dans l'alcool n'est nullement dangereuse.

Relativement à leur thérapeutique, M. Gautier a démontré que le tannin, le perchlorure de fer, le nitrate d'argent, les essences, l'ammoniaque, les carbonates de potasse et de soude n'avaient pas d'action sur le venin. Il n'en est pas de même avec les alcalis fixes caustiques. En alcalinisant le venin par une dose de potasse ou de soude, saturant la même quantité d'acide sulfurique, cette substance perd son efficacité ; d'où l'indication de lier le membre au-dessus de la morsure et de faire pénétrer, en l'injectant dans la plaie, une dose de potasse caustique étendue.

Par contre le suc gastrique semble augmenter l'efficacité du venin.

M. Gautier pense que des corps vénéneux, de la nature des venins proprement dits et des substances toxiques cadavériques, sont fabriqués à l'état normal par tous les animaux. Dans la séance précédente il a signalé l'existence dans la salive d'une matière toxique dont l'activité ne le cède pas à celle des alcaloïdes des venins. Il est probable que les alcaloïdes y existent. Si l'on reprend l'extrait soluble de la salive par un peu de ferricyanure de potassium, puis par du perchlorure de fer on obtient la réaction indicative des alcaloïdes cadavériques. Le venin des serpents ne différerait de notre salive que par l'intensité de ses effets, et non par sa nature intime.

La question de l'innocuité du venin arbsorbé par les voies digestives s'est naturellement présentée. MM. Dujardin-Beaumetz et Colin (d'Alfort) y ont pris part. L'opinion la plus généralement acceptée est que le foie ou plus spécialement les matières de la bile jouissent de la propriété de détruire ou d'enrayer l'action des venins.

— La séance du 2 août a été consacrée à la distribution des prix décernés par l'Académie. M. Bergeron, chargé du rapport général, s'est montré dans cette tâche délicate et difficile le digne successeur de ses prédécesseurs, MM. Royer et Béclard ; et ce n'est pas peu dire.

Séance du 9 août. — M. Duboué (de Pau) communique un travail intitulé : Etude comparée du médicament et de la série médicamenteuse. De la série sédative et excito-motrice. Le mal des montagnes.

La constitution de la série médicamenteuse ne doit pas être livrée à l'arbitraire. Il faut étudier un type c'est-à-dire l'action physiologique d'un médicament dans une affection morbide déterminée. Puis, on range autour de ce type les divers médicaments qui jouissent des mêmes propriétés thérapeutiques.

C'est la méthode qu'à suivie M. Duboué en prenant pour type l'action du sulfate de quinine dans l'impaludisme. Quant à la série, il l'a constituée en recherchant quels étaient les agents dont les propriétés thérapeutiques ressemblaient le plus à celles de la quinine.

1º Quelques-uns et même la plupart d'entre eux procurent du calme et du sommeil. Ce sont plus particulièrement le sulfate de quinine, l'eau froide, le seigle ergoté, le salycilate de soude, l'acide phénique et le bromure de potassium. Ils stimulent en même temps l'appétit et favorisent les fonctions nutritives.

2º Certains d'entre eux, tels que le sulfate de quinine, l'eau froide, le seigle ergoté, le colchique et surtout la digitale possèdent des propriétés diurétiques et favorisent le renouvellement de l'air dans les poumons. Ils constituent des agents éminemment respirateurs.

Or ils doivent cette triple action sur les voies digestives, les reins et les poumons, à la propriété excito-motrice qu'ils possèdent, laquelle, en s'exerçant sur les fibres musculaires de l'appareil circulatoire, augmente la pression sanguine.

L'étude de la physiologie pathologique de la fièvre typhoïde avait montré à M. Duboué que ces agents étaient des agents respirateurs. D'où l'idée d'assimiler cette maladie au mal des montagnes. Dans l'une l'asphyxie est rapide, dans l'autre elle est lente. Dans les deux il y a une diminution plus ou moins marquée de la tension cardio-vasculaire et, par conséquent, un affaiblissement notable des fibres musculaires du cœur et des vaisseaux. Dans le mal des montagnes il suffit de descendre ou de respirer un air artificiel suroxygéné; dans la fièvre typhoïde il faut incessamment stimuler le système musculaire par l'eau froide ou autrement. Cette manière de voir entraîne l'auteur à penser que dans le plus grand nombre de cas de fièvre typhoïde, les bains d'air comprimé administrés avec méthode produiraient un effet des plus avantageux. C'est pourquoi il place l'oxygène dans la série des agents sédatifs et excito-moteurs.

— De nouveau la vaccination animale. D'une part, MM. Hervieux et Depaul la défendent en proclamant les services qu'elle rend chaque jour; d'autre part, M. Jules Guérin contestant avec ténacité son efficacité. Aucun argument nouveau. Dans ces termes, la discussion peut se prolonger indéfiniment, et les personnalités n'avanceront en rien la question.

Séance du 16 août. — Rapport de M. Bourgeois sur un mémoire présenté par M. Yvon, concernant la composition des hypobromites alcalins employés pour le dosage de l'urée et sur un nouveau mode de préparation des bromures correspondants.

— M. Depaul présente un fœtus ayant séjourné onze mois dans la cavité utérine, et mort vraisemblablement dès le sixième mois. Ce fœtus est singulièrement ramolli et macéré, mais non putréfié, et pas plus que le liquide amniotique, il n'a la moindre odeur. Ce fait prouve une fois de plus qu'un fœtus mort peut rester un temps très long dans la cavité utérine sans se putréfier, tant que les membranes restent intactes. Ajoutons que la malade a accouché très aisément et que depuis elle continue à se bien porter.

— M. le Dr Delthil (de Nogent-sur-Marne) lit un mémoire intitulé : Dangers de l'alun en contact avec le cuivre dans les préparations culinaires; l'alun agent de sophistication pour la boulangerie et autres industries : nombreux cas d'intoxication par le gâteau dit « saint-honoré ». Dans la confection de ce gâteau, en effet, l'alun ammoniacal est communément ajouté aux blancs d'œufs battus sans eau dans une bassine de cuivre, afin de coaguler plus aisément l'albumine : il se forme alors un sulfate de cuivre et d'ammoniaque très soluble et très vénéneux. Il y a donc à surveiller l'emploi de l'alun dans toutes les préparations culinaires, quand on se sert de vases de cuivre.

VARIÉTÉS.

CONGRÈS INTERNATIONAL DE LONDRES

SECTION DE MÉDECINE.

Président : WILLIAM GULL. — Vice-Présidents : Prof. GAIRDNER, M. D.; Dr GEORGE JOHNSON ; Dr QUAIN ; Dr Sir WILLIAM ROBERTS.

Des localisations dans les maladies de l'encéphale et de la moelle épinière au point de vue du diagnostic, par C. E. BROWN-SÉQUARD.

Sous ce titre l'auteur discute les questions suivantes :

— 1. Y a-t-il des parties de l'encéphale et de la moelle épinière qui, étant lésées, donnent lieu à des symptômes qui ne puissent être produits par aucune autre partie de ces centres nerveux ?

— 2. Quelle est la valeur diagnostique que possèdent certains symptômes pour indiquer le siège d'une lésion dans l'encéphale ou dans la moelle épinière ?

— 3. Quels gains avons-nous obtenus sous le rapport du diagnostic par les recherches récentes sur les localisations des lésions dans les centres cérébro-spinaux?

A l'égard de la première de ces questions, il essaye de montrer que, bien qu'il n'existe pas de symptôme qui seul possède une valeur pathognomonique absolue concernant le siège de la lésion, il y a cependant des manifestations morbides dont la coexistence établit presque indubitablement, et quelquefois même d'une manière positive, que certaines parties sont lésées.

Relativement à la seconde question l'auteur examine le rapport: 1° De l'aphasie avec une lésion soit de la 8ᵉ circonvolution frontale, soit de l'insula, soit du lobe occipital, du côté gauche ou du droit; 2° des convulsions Jacksonniennes avec certaines circonvolutions cérébrales; 3° des paralysies brachiales, crurales ou faciales et d'autres monoplégies avec des lésions de certaines circonvolutions; 4° de l'hémianesthésie cérébrale avec une lésion de la couche optique ou de la partie postérieure de la capsule interne; 5° de l'hémichorée avec une lésion du corps strié ou de la partie antérieure de la capsule interne; 6° de la titubation avec une lésion du cervelet ou de quelques autres parties de la base de l'encéphale; 7° du diabète avec une lésion du plancher du 4ᵉ ventricule; 8° de la paralysie labio-glosso-laryngée avec une lésion de certains groupes de cellules nerveuses bulbaires; 9° de quelques symptômes de l'ataxie locomotrice avec une lésion de certaines parties des cordons postérieurs de la moelle épinière et de quelques autres symptômes de cette affection avec une lésion de certaines parties de ces cordons; 10° de la paranesthésie avec une lésion des parties centrales du renflement dorsolombaire de la moelle épinière; 11° de l'atrophie musculaire progressive avec l'atrophie des cellules nerveuses des cornes grises antérieures de la moelle épinière; 12° de la paralysie infantile essentielle avec de petits foyers d'inflammation de la partie de la substance grise qui vient d'être désignée; 13° de la paraplégie intermittente avec l'ischémie du renflement dorso-lombaire de la moelle épinière.

Quant à la troisième question, il pense que, quoique nous ayons fait récemment des progrès considérables, ils sont moindres cependant que l'on ne croit généralement.

Convulsions épileptiformes causées par une affection cérébrale, par J. Hughlings Jackson. — L'étude de ces accès est entrée dans le domaine scientifique surtout après les recherches physiologiques de Hitzig et Ferrier et cliniques de Charcot et d'autres médecins. Le caractère de ces accès est de commencer par le bras, la face, ou la jambe; on croit que chacun d'eux dépend d'une production excessive de force (influx nerveux excessif), par des cellules d'une partie spéciale de l'écorce de la région dite motrice du cerveau.

Les variétés sont très nombreuses. On peut arbitrairement faire trois classes : (*a*) Mono-spasme (bras, face, jambe; analogue en clinique aux monoplégies de Charcot par lésion destructive de l'écorce. (*b*) Hémi-spasme : 1° De la face, du bras, de la jambe; analogue en clinique aux cas d'hémiplégie cérébrale chronique. 2° De la face, du bras et de la jambe, avec déviation des yeux et de la tête du côté convulsé; analogue en clinique au degré d'hémiplégie cérébrale décrit par Vulpian et Prévost, dans lequel la tête et les yeux regardent le côté paralysé. Dans cette classe il y a ordinairement du spasme des muscles des deux côtés qui agissent bilatéralement (partie des preuves à l'appui de l'hypothèse bien connue de Broadbent quant à la différence dans la représentation dans les deux côtés du cerveau des muscles qui agissent unilatéralement et de ceux qui agissent bilatéralement). (*c*) L'autre côté du corps ou une partie seulement peut être convulsée. On l'a expliqué différemment : 1° Par les faits d'atrophie de Waller, la lésion descendant dans le même côté (colonne antérieure) et dans le côté opposé (colonne latérale) de la moelle. 2° Par l'hypothèse de Broadbent. 3° Par l'envahissement de l'hémisphère cérébral opposé.

Marche du spasme. — Quand il est limité ou presque limité à un bras, le spasme peut descendre dans ce membre, mais d'habitude il va de bas en haut. Si, dans un hémi-spasme, le spasme commence par la main, il va de bas en haut dans le bras et de haut en bas dans la jambe; s'il commence par le pied, il remonte dans la jambe et descend dans le bras; il y a beaucoup d'exceptions. Il y a peu d'observations d'extension du spasme (quand la convulsion est devenue bilatérale) au côté opposé.

Soudaineté du début, de la rapidité de l'extension, et durée des accès. — L'auteur pense que plus le spasme débute soudainement, plus il commence à s'étendre rapidement, plus le degré atteint sera grand et plus la durée de l'accès sera courte (et réciproquement).

État après le paroxysme (paralysie.) — Outre de nombreuses complications, on cite une paralysie ordinairement temporaire, débutant après les convulsions chez un malade qui, avant l'accès, n'était pas affecté de paralysie. D'après les observations de l'auteur, la paralysie siège toujours dans les parties où la convulsion a commencé et où elle a été la plus forte.

Aphasie post-épileptiforme. — On constate une aphasie temporaire partielle dans quelques cas, quand l'accès a débuté par la joue droite ; souvent, cependant, il y a ce que l'on désigne par ataxie de l'articulation.

Perte de connaissance. — Elle n'existe ordinairement pas dans la convulsion limitée à un membre ou même à un côté du corps. En général la perte de connaissance a lieu quand les yeux et la tête commencent à regarder le côté convulsé le premier. Plus le spasme est soudain et rapide, moins le degré atteint est élevé avant la perte de connaissance. Les attaques épileptiformes graves diffèrent des graves attaques d'épilepsie propre par la perte de connaissance qui n'arrive que tardivement dans le premier cas, tandis que dans le second c'est le premier ou un des premiers symptômes.

Localisation de la lésion. — C'est habituellement dans la région dite motrice qu'on trouve une lésion après la mort à la suite d'une attaque épileptiforme.

Traitement. — En partie empirique (bromures, etc.). Ligature, traitement de la syphilis, trépanation dans certain cas.

De la percussion du crâne dans le diagnostic des affections cérébrales, par ALEX. ROBERSTON. — L'auteur réfute d'abord les objections mises en avant contre la possibilité de communiquer à la surface du cerveau le degré de force employé à percuter le crâne avec le doigt. Les recherches expérimentales de Duret sur le traumatisme cérébral prouvent que, dans les coups sur la tête, il se produit un « cône de dépression » qui s'étend profondément dans la direction du coup jusqu'à la base du crâne ; la faible force employée en percutant produira le même effet, mais dépassera à peine la couche corticale.

L'expérience clinique semble devoir être seule concluante dans la question. L'auteur cite des cas de « Jacksonian epilepsy » et de monoplégie, où les symptômes semblaient désigner la région motrice des circonvolutions comme le siège de la maladie et dans lesquels la percussion du crâne produisit bien nettement une douleur profonde dans cette partie de la tête et nulle part ailleurs.

Une autre objection consiste à dire que la substance cérébrale est tout à fait insensible, et que les membranes ne sont que peu sensibles. Mais l'auteur fait remarquer que la dure-mère et la pie-mère, comme d'autres membranes fibreuses, peuvent être le siège de douleurs très vives, quand elles sont malades et soumises à la tension.

La douleur, dans les cas dont il est question, n'est pas produite lorsque l'on exerce une friction ou une pression modérée sur le crâne, mais seulement lorsque l'on pratique la percussion.

L'auteur décrit ensuite la manière de percuter le crâne. Le médecin doit tâcher de percuter autant que possible avec le même degré de force, excepté à la région temporale, où la percussion doit être plus légère. Il est bon de percuter sa propre tête tout d'abord, afin de reconnaître quel est le degré de force que l'on peut employer sans nuire au malade. Il faut éviter d'attirer l'attention du malade soit par une remarque, soit de toute autre façon, sur une partie quelconque de la tête, surtout si le malade est impressionnable ou hystérique.

L'auteur ne prétend pas que ce moyen de diagnostic est d'une application très étendue. Il ne sera probablement d'aucun secours quand la maladie est diffuse comme dans les cas ordinaires d'insanité. Il est surtout utile quand la maladie est limitée en étendue, et surtout s'il existe des productions nouvelles volumineuses, telles que lymphe inflammatoire amenant une tension locale, ou des tumeurs de la surface des membranes, ou des tumeurs dans les membranes elles-mêmes. Il peut être parfois utile dans les cas de traumatisme de la tête. C'est ainsi que dans un cas douteux de fracture du crâne, l'auteur l'a vu employer avec succès pour aider à reconnaître la ligne de fracture. Dans les maladies de la table interne du crâne, lorsque la douleur de tête est diffuse, il peut aider à localiser la lésion.

Pathologie des tumeurs de la base du cerveau. — Observation d'un cas très rare, par le Dr F. Muller. — Voici les conclusions de l'auteur : 1. L'interruption de la conductibilité du trijumeau sur quelques points de la base du cerveau, ainsi que la destruction du ganglion de Gasser, ne sont pas nécessairement suivies de troubles morbides dans la nutrition de l'œil.

— 2. La paralysie complète de la première branche du trijumeau peut exister — pendant plusieurs semaines au moins — sans qu'il se produise aucun changement trophique du côté de l'œil même en l'absence de toute intervention protectrice de l'art.

— 3. Malgré l'interruption de la conductibilité du facial à la base du cerveau, l'excitabilité électro-motrice de l'appareil nerve-musculaire peut rester normale pendant un certain temps — dans notre cas elle s'est conservée pendant quatre semaines — (il se produit tout au plus une petite déperdition quantitative d'excitabilité dans quelques branches).

La non existence d'une dégénérescence consécutive pendant les quatre premières semaines d'une paralysie faciale ne prouve rien quant à la formation d'une tumeur de sa base.

— 4. Dans la paralysie complète de toutes les branches oculo-motrices qui innervent les muscles externes du globe de l'œil, et dans l'amaurose complète et simultanée dont les causes ne resident que dans la base du cerveau, l'impressionnabilité de la pupille à la lumière et à l'obscurité peut être conservée à l'état normal.

— 5. Dans le cas qui fait le sujet de notre observation, j'ai relevé l'existence de onze formes de paralysie alternante, entre autres une paralysie sensitive alternante du trijumeau, ainsi que des extrémités, y compris le tronc.

— 6. L'hémiplégie motrice qui résulte de la destruction d'une moitié du pont de Varole est persistante, tandis que la paralysie de la sensibilité ne présente qu'un caractère transitoire.

— 7. Une seule moitié du pont de Varole conservée dans son état d'intégrité suffit pour assurer la distribution de la sensibilité dans toutes les extrémités et au tronc.

— 8. La destruction du pli crucial moyen du cervelet dans le cas que je rapporte donnait lieu à des mouvements de manège et à une chute du côté opposé.

Contribution à l'étude de l'épilepsie de Jackson et de la localisation du centre cérébral correspondant au point de départ brachial; Observation d'un cas de lésion isolée et circonscrite de la convexité, par le Dʳ F. MÜLLER. — L'auteur résume son mémoire dans les conclusions suivantes : — 1. L'épilepsie de Jakson diffère essentiellement aux divers points de vue cliniques de l'épilepsie proprement dite. (a) L'attaque, règle générale, ne consiste que dans les seules convulsions cloniques ; les mouvements contractiles étant ordinairement très étendus et commençant toujours dans le même muscle ou dans le même groupe musculaire, l'attaque s'y localise entièrement ou ne s'étend qu'avec lenteur. (b) La conscience demeure intacte pendant toute la durée ou pendant la plus grande partie de l'attaque ; le patient, en réalité, assiste en observateur au développement de son mal. — 2. L'épilepsie de Jackson, lorsque ses formes sont bien

accusées, répond certainement à une lésion corticale; et en s'aidant
des symptômes de paralysie (diverses formes de monoplégie) qui
existent pendant l'attaque ou la suivent, elle permet non seulement
d'établir un diagnostic de localisation, mais souvent encore de déterminer la nature de la lésion. — 3. Les symptômes paralytiques et
oculo-pupillaire-blépharoptose (ptosis), rétrécissement de la pupille
sans contracture persistante, etc.,— contribuent à former un des caractères ordinaires et très remarquables du tableau clinique. — 4. Le
centre du bras est situé dans le tiers moyen de la circonvolution centrale antérieure et postérieure et dans la partie adjacente de la fissure
de Rolando. — 5. La destruction graduelle de cette région par le développement d'une tumeur produit l'épilepsie de Jackson (qui commence toujours dans le bras), puis ensuite la paralysie de toutes les
extrémités supérieures ; celle-ci n'atteint jamais les muscles de la face
et du tronc ainsi que les extrémités inférieures.

Sur certaines phases peu connues de tabes dorsalis (Ataxie locomotrice), par THOMAS BUZZARD. — L'auteur appelle l'attention sur
l'importance capitale du symptôme signalé par Romberg et Duchenne
(de Boulogne), l'incoordination des mouvements, si fréquente dans
le tabes dorsalis. Ce symptôme, souvent absent, a été regardé comme
essentiel, et beaucoup de personnes n'ont jamais songé que la maladie pût exister sans incoordination. Ainsi un symptôme
peut absorber toute l'attention ; et le mal est attribué à quelque autre
état pathologique très différent. L'auteur admet le symptôme de Westphal (absence du phénomène réflexe du genou), avec l'existence de la
force musculaire volontaire, dans les muscles de la cuisse, comme
étant toujours un symptôme évident de l'existence du tabes dorsalis,
si ce symptôme est associé à un ou plusieurs autres bien reconnus.
Comme exemple de ce que le tabes dorsalis peut être négligé, si l'a-
taxie n'existe pas, l'auteur cite cinq cas dans lesquels les crises gastriques de Charcot furent si violentes qu'elles attirèrent seules l'attention, fait qui ne se serait pas présenté si le symptôme signalé
par Duchenne avait existé. Dans un de ces cas l'auteur constata l'absence du phénomène du genou, les pupilles étroites, la contraction
pendant l'accommodation, l'absence de contraction à la lumière, les
douleurs fulgurantes, associées aux crises gastriques. Ce dernier était
si prédominant que beaucoup d'autres médecins avaient diagnostiqué
un cancer de l'estomac, quoique les symptômes gastriques paroxys-
tiques avaient existé depuis quinze années. Dans un autre cas, dia-

gnostiqué comme tabes dorsalis, et montré à l'auteur par M. Herbert Page, auquel le malade s'était adressé pour une affection de l'articulation du pied, il y avait une histoire de douleurs épigastriques, et de vomissements durant depuis au moins trois mois. (Le cas présentait un exemple remarquable d'association de l'affection spinale avec les crises gastriques) sujet sur lequel l'auteur attira l'attention en février, 1880, sous le titre de « Cas de Lésions osseuses et articulaires dans le Tabes Dorsalis » (Transactions of the Pathological Society of London, 1880). L'auteur émet l'idée que l'affection appelée « goutte stomachale, » et les symptômes attribués à une obstruction intestinale pourraient bien être des exemples de crises gastriques du tabes.

Du rôle de la syphilis comme cause de l'ataxie locomotrice, par le professeur W. Eab. — Les dernières statistiques publiées récemment de 100 nouveaux cas de tabes typique chez l'homme adulte (Médicin. Centralblatt. 1881. N⁰ˢ 11 et 12) ont donné les résultats suivants.

Cas sans infection antérieure. . . . . . . 12 º/₀
Cas avec infection antérieure. . . . . . . 88 º/₀
Parmi ceux-ci avec la syphilis secondaire . . . . 59 º/₀
Avec chancre sans syphilis secondaire. . . . 29 º/₀

En ce qui concerne *l'époque d'apparition des premiers symptômes du tabes après l'infection*, des observations montrent que de beaucoup le plus souvent c'est de la 5ᵉ à la 15ᵉ année après l'infection; cependant, c'est de la 3ᵉ à la 5ᵉ dans un nombre de cas assez considérable.

Pour contrôler ces statistiques, l'auteur a fait une *contre-épreuve* portant sur tous les hommes adultes au-dessus de vingt-cinq ans, qui ne sont pas atteints du tabes et non directement de la syphilis. Il a examiné avec soin jusqu'à présent 500 personnes à ce point de vue, et il trouve :

77 º/₀ qui *n'ont jamais été infectes.*
12 º/₀ qui ont eu autrefois *la syphilis secondaire.*
11 º/₀ qui n'ont eu qu'un *chancre.*

Le simple rapprochement de ces faits semble assez évident. La seule conclusion logique possible d'après l'auteur, c'est qu'il doit y avoir un certain rapport étiologique entre la syphilis et le tabes.

Du mal perforant du pied chez les ataxiques, par B. Ball, et G. Thibierge. — Les auteurs résument leur mémoire dans les conclusions suivantes :

— 1. Le mal perforant du pied, chez les ataxiques, est une consé-

quence directe de la maladie spinale, absolument comme dans les
cas d'arthropathie des ataxiques décrits par M. le professeur Charcot
et par M. le professeur B. Ball.

— 2. La maladie locale se rattache plus spécialement à certains phénomènes de l'ataxie locomotrice, tels que les douleurs fulgurantes, le
symptôme du genou (suppression du réflexe tendineux), et les autres
lésions trophiques de l'ataxie.

— 3. Le mal perforant peut guérir, malgré les progrès incessants
de la maladie de la moelle épinière.

Le ganglion cervical inférieur considéré comme un centre nerveux
de corrélation ; exemples dans lesquels il détermine la localisation
des phénomènes morbides, par le Dr EDOUARD WOAKES. — Dans ce
travail l'auteur rapporte d'abord en détail certaines expériences et
observations tendant à prouver que des excitations portées sur des
nerfs en communication directe avec le ganglion cervical inférieur
sont ressenties dans des régions éloignées ou des organes également
innervés par ce centre sympathique. Le labyrinthe est une des régions se trouvant dans ces conditions : les lésions du labyrinthe,
qu'elles soient directes ou réflexes, produisent des phénomènes trop
marqués et trop caractéristiques pour être méconnus. La conclusion
générale, basée sur les considérations ci-dessus, est que les fibres af-
férentes, pour la plupart associées à des nerfs moto-sensitifs de ce
ganglion et d'autres ganglions du grand sympathique, constituent un
arc nerveux réflexe, avec les faisceaux efférents vaso-moteurs fournis
aux artères par le même ganglion. Ainsi se trouve établie une fonction excito-vasomotrice entre les éléments afférents d'un ganglion
sympathique donné ; ce ganglion devient un centre de corrélation
entre des régions très éloignées les unes des autres, pour toutes les
opérations accomplies par ces organes.

Ce principe physiologique est ensuite utilisé pour expliquer certaines maladies chroniques ou subaiguës, dont les phénomènes se
passent dans des régions innervées par le ganglion cervical inférieur.
Au premier rang se trouve le vertige. Les phénomènes rencontrés
dans cette maladie, c'est-à-dire le vertige, les troubles de l'estomac,
les fourmillements congestifs des mains, l'angoisse précordiale, l'aura
prémonitoire, etc., sont rapportés aux rapports anatomiques du
centre en question.

De la maladie d'Addison, par EDWARD HEADLAM GREENHOW. — Dans
ce travail très complet l'auteur étudie les symptômes constitutionels

et l'anatomie pathologique de la maladie bronzée. En ce qui concerne la nature de l'affection, il émet l'opinion suivante :

Les symptômes de la maladie d'Addison ne sont pas dus à la destruction des capsules ni à la suppression de leurs fonctions, car dans quelques cas cités, leur structure normale doit avoir été détruite par le processus même de la maladie avant l'apparition des symptômes, et celle-ci a souvent été remplacée par des dépôts cancéreux sans que les symptômes se soient manifestés. Au contraire, il paraît presque certain que les symptômes doivent être attribués à la lésion produite par le processus pathologique sur les nerfs qui traversent les capsules, surtout sur les branches du pneumogastrique et sur les plexus et ganglions nerveux voisins qui sont comprimés par la rétraction du tissu adventice dans lequel ils sont enfouis. La coloration de la peau est probablement le fait d'une lésion produite par une semblable compression des nerfs du grand sympathique et, comme le montre le cas du Dr Paget, elle peut coexister avec l'intégrité des capsules surrénales, mais ces nerfs sont enfouis dans des productions adventices et comprimés par elles. Ce fait commande, à l'avenir, une étude attentive des cas de pigmentation de la peau, sans maladie d'Addison, quant à ce qui regarde l'état des nerfs, ganglions et plexus du sympatique.

Origine et traitement des manifestations scrofuleuses du cou, par T. CLIFFORD ALLBUTT. — Le but de ce travail est d'insister sur l'origine locale et le développement également local dans la plupart des cas des manifestations scrofuleuses du cou. Le côté pratique réside dans l'importance capitale attribuée au traitement local.

Tout en accordant une importance méritée à l'influence incontestable de l'hérédité sur les manifestations scrofuleuses, l'auteur pense que de semblables états peuvent s'établir et même s'établissent souvent chez de jeunes personnes, sous la seule influence de causes locales.

Eczéma et albuminurie en relation avec la goutte, par ALFRED BARRING GARROD. — Après quelques remarques sur l'état de l'économie avant le développement des symptômes qui constituent la « goutte, » l'auteur émet l'opinion que l'eczéma est une manifestation cutanée de la goutte, ce qui explique pourquoi la goutte est si fréquemment accompagnée d'eczéma. Il insiste ensuite sur la fréquence de l'eczéma et de l'albuminurie chez les goutteux.

Les conclusions sont tirées d'environ 2,500 cas de goutte bien marquée.

Du rhumatisme, de la goutte et du rhumatisme goutteux, par JONA-
THAN HUTCHINSON. — D'après l'auteur le rhumatisme est, en général,
une affection des articulations, amenée par l'exposition au froid et à
l'humidité, par l'influence nerveuse réflexe (arthrite catarrhale).

La goutte est en général provoquée dans les articulations par certains aliments, par un défaut d'assimilation et d'excrétion (arthrite
humorale). Quoique dans chacune de ces maladies les articulations
souffrent le plus, celles-ci ne sont pas seules atteintes.

Dans chacun de ces cas, il se produit une diathèse, se transmet-
tant par hérédité, qui imprime son sceau sur chaque sujet, et le marque comme « goutteux » ou « rhumatisant ».

La goutte et le rhumatisme existent souvent ensemble. On trouve
souvent le rhumatisme sans goutte, mais rarement la goutte sans
rhumatisme. Parfois les deux existent côte à côte, et attaquent le
malade alternativement, mais le plus souvent les maladies se confondent, et il se produit une affection hybride (goutte rhumatismale).

En rapport avec la descendance héréditaire, différentes maladies
sont affiliées à la goutte et au rhumatisme goutteux, tout en différant
plus ou moins des deux; ainsi: certaines formes d'iritis ; l'hémorrhagie rétinienne ; rhumatisme général (arthrite rhumatoïde chronique);
quelques formes de glaucome, de lumbago, de sciatique, de névralgie, *nodi digitorum*, et peut-être l'hémophilie.

**Du diagnostic de l'affection aiguë des reins décrite par Klebs sous
le nom particulier de néphrite glomérulaire,** par GEORGE JOHNSON. —
L'auteur n'a jamais cessé, depuis un certain nombre d'années déjà,
de décrire et de montrer sous le nom de « production de cellules par
exsudation » ou « d'amas (casts) de leucocytes » une production hé-
térogène de la substance tubuleuse des reins caractérisée par la présence de leucocytes non mélangés d'épithéliums ; et dans ses « Leçons
sur la Maladie de Bright, » il a établi que, depuis la publication des recherches de C. D. Enheim, il avait émis l'idée que ces cellules d'exsudation devaient être probablement des globules blancs — leucocytes — ayant traversé les parois des capillaires de Malpighi, et re-
vêtant, après leur migration, la forme de petits cylindres en se mou-
lant dans le canal central des tubes enroulés. Son but, en faisant
cette communication, est d'appeler l'attention sur la relation qui
existe entre les observations anatomiques de Klebs, de Klein et de
Bryan Waller et ses propres observations cliniques. Il tient en outre
à prouver que la présence « d'amas de globules blancs sous forme

de tubes » nous donnent les moyens d'établir l'existence de la néphrite glomérulaire de Klebs.

Maladie chronique de Bright sans albuminurie, par F. A. MAHOMED. —Les modifications trouvées dans les reins granuleux rouges sont surtout de nature vasculaire; épaississement des vaisseaux, des capsules de Malpighi, et de la substance fibro-hyaline intertubulaire; les reins granuleux jaunes ou mélangés présentent, outre ces modifications, une hyperplasie de petites cellules et de cellules épithéliales (véritables modifications néphritiques). La maladie chronique de Bright typique présente trois stades : — 1º modifications fonctionnelles, pression artérielle forte sans changements organiques; 2º maladie chronique de Bright sans albuminurie (ou néphrite), modifications cardio-vasculaires, ordinairement avec des reins granuleux rouges; 3º maladie chronique de Bright avec albuminurie, ou poids spécifique de l'urine peu élevé, modifications cardio-vasculaires, avec les reins jaunes ou mixtes.

L'auteur a pour but de prouver l'existence du second stade, c'est-à-dire la production de modifications cardio-vasculaires, sans albuminurie, avec rein granuleux rouge. Cette étude est basée sur soixante et un cas, dans lesquels l'urine fut parfaitement normale en quantité, en poids spécifique, dépourvue d'albumine ; cette dernière ne fut trouvée qu'exceptionnellement immédiatement avant la mort. Presque tous ces cas furent diagnostiqués pendant la vie par l'hypertrophie du cœur et la forte pression artérielle.

Des différentes formes de la maladie de Bright, par le Dr ROSEN- STEIN. — L'auteur résume son mémoire dans les conclusions suivantes :

— 1. Le caractère anatomique essentiel de la maladie décrite par Bright réside dans l'inflammation diffuse des reins.

— 2. Conséquemment ces troubles apparents de la circulation veineuse qui ne présentent point un caractère inflammatoire, — tels que « le rein dans l'état de grossesse », « l'induration cyanotique » observés dans les cas d'obstruction veineuse du système, et la « dégénérescence amyloïde pure », tout en offrant de l'anasarque et de l'albuminurie, n'appartiennent à aucune des formes de la maladie de Bright; ce sont des affections bien distinctes, qu'il faut se garder de confondre avec cette dernière maladie.

— 3. Les diverses formes de la maladie de Bright se ramènent, au

double point de vue anatomique et clinique, en deux formes principales : nous avons ainsi la forme aiguë ou la forme chronique suivant le processus inflammatoire.

— 4. La forme aiguë est caractérisée par l'extravasation des globules blancs (comme cela existe dans les inflammations des autres
organes) et par des changements épithéliaux de structure : après un
certain temps la couche épithéliale est augmentée par une prolifération des nucléus du tissu interstitiel. Cette forme se termine le plus
souvent par la guérison ; elle n'arrive que très rarement à revêtir la
forme chronique.

— 5. La forme chronique est marquée par les changements anatomiques que présentent les éléments constitutifs du tissu des reins. Suivant la prépondérance des altérations dans tel ou tel de ces éléments,
on se trouve en présence de dégénérescences variées, telles que le « gros
rein blanc » ou bien le « petit rein lisse jaspe », ou bien encore « le
rein blanc granuleux ».

— 6. L'observation clinique de quelques cas exceptionnellement favorables tend beaucoup à prouver que le « rein blanc granuleux »
provient du « gros rein blanc » ; il en résulte que l'état granuleux
doit être considéré comme une période ultérieure du même processus.

— 7. Une forme particulière du « rein granuleux » est « la granulation rouge du rein », autant du moins que cette forme ne dérive pas
d'une inflammation diffuse, mais provienne de « changements endarté-
riques » des vaisseaux veineux par suite de l'atrophie des glomérules.
On devrait rattacher à cette forme, car elle lui est étroitement reliée quant à la genèse, l'atrophie sénile des reins.

— 8. Les changements anatomiques qui se passent dans la masse
de l'organe échappent dans leur essence à l'observation clinique.
Aussi, celle-ci devrait en général se contenter de reconnaître l'état de
l'organe malade — c'est-à-dire de déterminer « l'augmentation » ou
la « diminution » de volume du rein ; il ne devrait pas être parlé de
formes « parenchymateuses » ou « interstitielles, » puisqu'on ne possède aucuns moyens de les distinguer.

**Étude analytique de l'auscultation et de la percussion par rapport
aux caractères distinctifs des signes pulmonaires**, par Austin Flint, de
New-York. — Le but de ce travail est d'indiquer les signes pulmonaires, que l'on peut déterminer par la méthode d'étude analytique et
les caractères qui permettent de les distinguer de suite. L'auteur
étudie séparément les signes d'auscultation que l'on doit rapporter à

la respiration, à la voix élevée, et à la voix chuchotée, puis les signes fournis par la percussion.

Prenant toujours comme point de départ les sons normaux dans l'étude de leurs modifications anormales, il compare les caractères du murmure vésiculaire ou respiratoire normal avec ceux des signes connus de la respiration bronchique ou tubulaire.

A propos de la respiration bronchique, un nouveau terme « respiration broncho-vésiculaire » est proposé pour indiquer les différents degrés de solidification qui se trouvent au-dessous du degré indiqué pour la respiration bronchique.

Les modifications de la respiration caverneuse, appréciables par les moyens d'analyse et de comparaison, sont distinguées en broncho-caverneuses et vésiculo-caverneuses.

D'après l'auteur une expiration prolongée dénote soit une solidification du poumon, soit une absence de solidification par les caractères relatifs au degré et à la qualité. L'existence ou l'absence de solidification peut ainsi être rendue certaine par les caractères qui appartiennent exclusivement à l'expiration : c'est quand le murmure inspiratoire fait défaut.

Ce travail se termine par l'étude analytique des signes physiques obtenus par la percussion. Le nombre des signes morbides fournis par la percussion ne doit pas dépasser six, à savoir : — 1. absence de résonnance ou matité; — 2. diminution de la résonnance ou submatité; — 3. augmentation de la résonnance ou son vésiculo-tympanique; — 4. résonnance tympanique; — 5. résonnance amphorique; — 6. bruit de pot fêlé.

Ils sont discutés l'un après l'autre.

De la valeur du symptôme de Baccelli « la pectoriloquie aphone » pour le diagnostic différentiel de l'épanchement de liquide dans la plèvre, par R. Douglas Powell. — Le présent travail a pour but de parler, d'après l'expérience de l'auteur, d'un signe auquel le Dr Baccelli a attaché beaucoup d'importance au point de vue de la nature des épanchements dans la poitrine. Le Dr Baccelli soutient que, dans un cas d'épanchement pleurétique, lorsque le murmure de la voix est bien conduit et que l'on entend bien la pectoriloquie, au travers de l'épaisseur du liquide, l'épanchement peut être regardé sûrement comme séreux. Lorsque, au contraire, le murmure est mal ou pas entendu, le liquide est purulent.

Le Dr Gueneau de Mussy (1), dans une critique savante de l'ouvrage du Dr Baccelli, considère le symptôme comme présentant de l'utilité clinique.

Un court exposé des cas dans lesquels l'auteur a cherché à s'assurer de la présence ou de l'absence du symptôme de Baccelli, immédiatement avant l'extraction du liquide de la poitrine, peut présenter de l'intérêt et peut servir à éclaircir ce sujet.

L'auteur arrive à cette conclusion que, quoique ce symptôme présente une grande valeur lorsqu'il est associé à d'autres, il n'est d'aucune façon un signe pathognomonique, comme le soutient Baccelli.

Essai de cardiographie clinique, par d'Espine, de Genève. — Dans ce travail trop étendu pour être sommairement analysé, l'auteur étudie les avantages que présente la cardiographie en clinique.

Recherches cliniques sur la thermométrie locale, par le Dr P. Redard. — M. Redard communique les résultats de ses recherches sur les températures de la peau du thorax à l'état physiologique et dans la pleurésie et la pneumonie. Il résulte des recherches de M. Redard que la température de la peau du thorax est soumise à des variations considérables. La moyenne de la température de la peau du thorax est, à l'état normal, de 3,55 à 34,6. Il y a des différences de trois, quatre ou cinq dixièmes de degré entre les deux côtés de la poitrine, suivant que l'on place l'extrémité de l'un des membres supérieur, dans l'eau froide ou dans l'eau chaude.

Dans la pleurésie, si l'on compare le côté atteint au côté sain, dans un grand nombre de cas on ne trouve pas de différences. Dans la pneumonie, il y a généralement une légère hyperthermie du côté atteint, mais elle se produit sur tout le côté et non pas seulement au niveau du point malade. Dans aucun cas la température du thorax n'est supérieure à celle de l'aisselle et du rectum.

Toutes ces recherches et ces expérimentations ont été faites à l'aide non pas de thermomètres, mais bien d'appareils thermo-électriques.

Il en a été de même pour des recherches de thermométrie locale dans la tuberculose et sur la température locale dans les affections articulaires.

De la « bactérurie », par Wm. Roberts. — J'ai eu l'occasion, dit l'auteur, depuis plusieurs années, d'observer des cas dans lesquels l'urine se trouvait chargée de bactéries au moment de l'émission. L'urine possède alors cette opalescence d'un gris particulier qui indique un commencement de décomposition, une odeur forte et désagréable rappelant celle du poisson gâté. La réaction est acide et, en la conservant, cette urine ne tend pas à entrer en fermentation ammoniacale. Dans les cas en question, on remarque chez l'homme une certaine irritation vésicale qui se manifeste par une miction douloureuse plus ou moins fréquente. Ces symptômes d'irritation de la vessie n'existent pas toujours chez la femme. On trouve toujours dans cette urine des globules de pus, mais en nombre insignifiant. Pas de retentissement du côté de la santé générale qui n'en souffre point. A en juger par la durée des symptômes, quelques-uns de ces cas se prolongent pendant plusieurs années, — les symptômes vésicaux s'exagérant ou disparaissant par intervalles.

L'organisme microscopique appartient par ses caractères au bactérium-ferment ordinaire (bactérium termo); d'après les apparences ce sont des micrococcus, agitant d'une façon active leurs corps peu allongés composés de molécules le plus souvent soudées les unes aux autres en zig-zag.

Détermination de l'activité de la sécrétion biliaire dans différentes conditions morbides du foie, par le Dr Lépine, de Lyon. — La quan-tité du soufre non complètement oxydé de l'urine à l'état physiologique se détermine en dosant dans un échantillon d'urine : 1º l'acide sulfurique à l'état de sulfate ; 2º dans un autre échantillon de la même urine après oxydation *au moyen du nitrate de potasse* (et non du chlorate) l'acide sulfurique total. De la différence des deux chiffres on déduit la quantité de soufre non complètement oxydé.

M. Lépine a recherché les variations de quantité de ce soufre incomplètement oxydé dans divers états physiologiques du foie (influence des cholagogues, influence de la constipation, etc., et dans divers morbides :

— 1. L'ictère aigu.—2. L'ictère chronique. — 3. Les affections cirrhotiques du foie. — 4. La dégénérescence graisseuse du foie. — 5. Divers états fonctionnels du foie, notamment dans la colique saturnine.

Physiologie et pathologie de l'estomac, par M. le Dr M. Leven. — L'auteur propose de démontrer que le rôle de l'estomac est de servir de réservoir aux aliments, de les chymifier, le rôle d'organe peptonisateur n'étant que secondaire.

Ces données se déduisent de l'étude anatomique et physiologique de la membrane musculeuse, de l'étude anatomique et physiologique de la membrane muqueuse. Les expériences physiologiques démontrent que la membrane muqueuse est impressionnée d'une manière différente par chaque aliment, par chaque médicament. Ces données nouvelles jettent sur les questions de la pathologie une véritable lumière et nous permettront de définir la dyspepsie et les différentes affections de l'estomac. L'estomac n'a été considéré jusqu'à présent que comme un organe isolé, et étudié dans sa fonction.

Il influence tous les viscères de l'abdomen, ceux du thorax et tout le système nerveux. L'auteur insiste spécialement sur les troubles du système nerveux, les désordres cérébraux, les désordres des organes des sens, les symptômes nerveux périphériques.

Ces études le conduisent à définir l'hypochondrie qui, jusqu'ici, a été mal interprétée et à montrer comment l'hypochondrie se relie aux dérangements du tube digestif, à montrer comment certaines crises nerveuses groupées dans l'hystérie doivent en être séparées, et comment des entités morbides appelées irritation spinale, hystéricisme, ne consistent qu'en un groupement de phénomènes nerveux liés à la dyspepsie, et doivent disparaître en tant qu'entités morbides.

––––––––––

Nous donnerons dans le prochain numéro l'analyse des mémoires présentés dans les sections de médecine et de chirurgie, et un aperçu général sur les travaux des assemblées générales.

A. L.

BIBLIOGRAPHIE.

ETUDES MÉDICALES FAITES A LA MAISON MUNICIPALE DE SANTÉ DE PARIS, par le Dr LECORCHÉ, médecin, et C. TALAMON, interne. Delahaye, 1881, in-8°, VI-645 p.

Pour ceux qui ignoreraient l'organisation de la maison de santé dont le Dr Lécorché est un des médecins, il suffit d'indiquer en quoi cet établissement se distingue de nos hôpitaux et en quoi il leur ressemble. Désigné pendant longtemps sous le nom devenu populaire d'hospice Dubois, cet hôpital, reconstruit à grands frais par la municipalité de Paris, ne reçoit que des malades payants, hommes et femmes. Bien que les soins n'y soient pas gratuits, ce n'en est pas moins là une œuvre de charité.

La moyenne des admissions dans les deux services de médecine est de 2,500 par an.

A la différence des hôpitaux où la classe ouvrière est presque exclusivement recueillie, des malades, appartenant à toutes les conditions sociales, se font soigner à la maison de santé, y prolongeant à leur gré leur séjour, y revenant à plusieurs reprises et constituant ainsi une sorte de clientèle intermédiaire entre l'hôpital et la pratique de la ville.

C'est donc un domaine d'études médicales presque exceptionnelles et le Dr Lecorché a profité de ces conditions sans analogues pour étudier des affections rarement observées à l'hôpital. Nous citerons la goutte et le diabète. Les maladies pulmonaires, les affections hépatiques, auxquelles l'auteur a consacré de profondes recherches, les catarrhes gastriques, et enfin les affections pulmonaires, etc., sont l'objet de longs et intéressants chapitres.

L'auteur s'est fait connaître par des traités justement estimés sur les maladies des reins et, qu'on nous pardonne le mot, sur celles des urines. Il était bien naturel qu'il revînt avec une sorte de prédilection sur des sujets qu'il s'est rendus familiers ; il ne l'est pas moins que nous nous assoçiions à ses préférences. Aussi bien serait-il impossible d'analyser en masse un recueil de faits.

L'étiologie du diabète n'est guère plus claire que sa pathogénie. D'abord quand débute-t-il, ou plutôt combien de fois son début apparent est-il authentique ?

Incontestablement héréditaire, peut-il survenir à l'occasion d'un trouble accidentel de la santé ? Le Dr Lecorché le croit et nous en doutons. Il rapporte l'exemple d'un homme devenu diabétique après une vive colère, et d'une dame chez laquelle la maladie s'est déclarée après de violents chagrins. Pour qui sait, et l'auteur le sait mieux que personne, la part afférente aux désordres nerveux, physiques, intellectuels et moraux dans la symptomatologie du diabète, n'est-il pas permis de voir dans les récits de ces malades une révélation plutôt qu'une explosion pathologique.

La question vaut la peine qu'on l'étudie. Si un hasard nerveux en décide, le diabète perd son caractère de maladie essentiellement diathésique préparée de longue main, reliée à la goutte, à des aptitudes herpétiques, à la mauvaise nutrition, à l'alimentation surchauffée, etc.

L'examen chimique des urines est l'objet de considérations instructives et qui sortent des données banales. D'abord l'acidité : plus grande la nuit que le jour et résistant plus ou moins à l'action des alcalins ; la densité ordinairement entre 1028 et 1030 et qui ne répond pas à la quantité de sucre éliminé. L'urée suit d'assez près les oscillations du sucre, mais elle peut, à l'occasion, baisser ou augmenter, en rapport avec la santé générale du malade, et modifier ainsi la densité. L'acide urique peut s'augmenter contrairement à l'opinion admise, de même l'acide phosphorique.

Un paragraphe important est dévolu à l'étude de l'acétonémie. Cette grave complication, souvent reconnaissable à la seule odeur exhalée par l'haleine du malade, peut se manifester à toutes les périodes. Le plus souvent elle apparaît à une époque avancée, coïncidant avec la diminution du sucre, menaçante comme tout état du type toxique, se déclarant pendant l'évolution d'une maladie chronique.

L'opinion de l'auteur est que l'intoxication tient à une insuffisance rénale provoquée par le froid, la fatigue ou d'autres influences ; le conseil est de ne jamais solliciter une brusque diminution de la glycosurie.

La marche de l'acétonémie est tantôt rapide, tantôt lente ; elle est fixe ou mobile. L'odeur d'une part, de l'autre l'analyse de l'urine révèlent la présence de l'acétone. Le malade fatigué, dégoûté, anhélent, somnolent, rappelle par beaucoup de côtés l'urémique par lésion vésicorénale. Les accidents nerveux observés ont été rares, plus bizarres que graves, et ne suffiraient pas à tracer un tableau des complications nerveuses du diabète. Leur valeur causale ou non revient à propos de la classification proposée des diabètes en cérébral et en pancréatique. Le Dr Lecorché rejette absolument l'hypothèse d'un diabète provenant du pancréas, comme condamnée par la physiologie et ne reposant pas sur des faits pathologiques probants. Il n'est pas mieux disposé en faveur du diabète cérébral ; tout ce qu'il en dit, c'est qu'il semble rénié par Dickinson, son fondateur, et il n'hésite par à voir dans les lésions encéphaliques autre chose que l'altération dégénérative des maladies consomptives.

C'est brièvement dit et vite jugé, dût-on admettre avec l'auteur que tout diabète est de provenance hépatique, dût-on même accorder, ce qui sera moins aisé, qu'il est une névrose du foie, ce n'est pas un motif sufîsant pour exclure les grandes manifestations cérébrales intervenant, soit comme cause du diabète, soit au moins à ses prémières périodes.

La date de naissance du diabète reste trop incertaine pour qu'on soit autorisé à affirmer qu'un mode d'accidents a précédé la formation du sucre, ou l'a accompagnée à ses commencements.

Nous avons essayé de donner dans cette analyse sommaire un échantillon du livre et de la manière dont y sont envisagées les diverses maladies. Suivent huit observations d'un intérêt limité et dont deux se terminent par un protocole de nécropsie.

Les diabétiques, comme les goutteux, les rhumatisants, les catarrheux, ne se prêtent pas aux libellés d'observation qui conviennent si bien aux maladies aiguës. Leur histoire médicale est une biographie trop longue pour qu'on l'écrive, et trop prolixe, si on consent à l'écrire, pour qu'on la lise. Ce sont choses qui se racontent entre médecins curieux du sujet, entre maîtres et élèves, où les réflexions se croisent avec les anecdotes.

Les Anglais excellaient autrefois dans ce genre de récits et quelquesuns ont maintenu la tradition.

L'auteur nous pardonnera d'avoir regretté, sachant la multiplicité et la valeur de ses souvenirs pratiques, que les observations ne prissent pas un ton plus personnel. Des livres ainsi conçus, supprimez les épicrises, et nous mettons le lecteur le plus sagace au défi de reconnaître dans l'exposé des faits la touche de l'observateur. Que dirait le Dr Lecorché, qui est à la fois un homme de science et de goût, d'un tableau qui ne porterait ni la signature du maître, ni celle d'une école

INDEX BIBLIOGRAPHIQUE.

DES DÉVIATIONS DES ARCADES DEN-
TAIRES ET DE LEUR TRAITEMENT RA-
TIONNEL, par M. le Dr G. GAILLARD,
Paris, 1881.

Après un chapitre historique, l'auteur expose l'évolution et le développement des maxillaires, du follicule
dentaire et des dents temporaires et
permanentes. Il passe alors à l'étude
des anomalies de disposition des
dents, anomalies qui peuvent consister en hétérotopie, antéversion, rétroversion, latéroversion, rotation ou
émergence, et des différents appareils
employés dans le redressement des
dents, appareils dont il signale les inconvénients. M. Gaillard arrive alors
à la description de son appareil qui
comprend deux parties, l'appareil lui-
même, destiné à servir de point d'appui, et les forces agissantes qui sont
des fils de caoutchouc vulcanisé de différentes grosseurs. L'appareil se compose le plus généralement de deux
capsules métalliques faites de platine
dur emboîtant les molaires de chaque
côté et réunies par une galerie de platine ou d'or fixée elle-même aux dents
dont le déplacement n'est pas nécessaire par une anse de fil d'argent.
Une fois la réduction obtenue, on a recours à un appareil de maintien en
caoutchouc durci.
L'auteur rapporte ensuite 31 observations de différentes anomalies que
son appareil lui a permis de corriger
et dont plusieurs avaient déjà été traitées sans succès par d'autres procédés.
Il termine son travail par les conclusions suivantes:
1º Le redressement d'une dent s'accompagne toujours d'un processus
complet, portant sur la dent et l'alvéole.
2º Les modifications subies par l'alvéole se ramènent toujours au processus de l'ostéite ; la question est d'éviter soit l'ostéite soit la périostite aiguë, suppurative, incompatible avec la
vitalité normale de la dent.
3º Les procédés de redressement
brusques, intermittents ou saccadés,
plus que les procédés de douceur, pro-

voquent l'ostéite traumatique, aiguë,
suppurative.
4º L'emploi du caoutchouc comme
force agissante réunit les conditions
les plus satisfaisantes pour provoquer
une ostéite plastique, simple, avec os-
téogenèse durable.
5º L'immobilisation absolue de l'appareil est la condition *sine qua non*
de l'absence de douleur dans le traitement et de la non-suppuration de cette
ostéite.
6º L'usage permanent de l'appareil
permet seul d'obtenir cette immobilité,
ainsi que la rapidité dans la réduction
de la difformité.
7º L'usage permanent et continu
d'un appareil n'est applicable en pratique qu'avec un appareil léger, tolé-
rable et facile à modifier.
8º L'appareil dont nous avons donné la description répond à ces indications de traitement, et la série de nos
31 observations montre, par les types
divers des anomalies traitées, qu'il répond à toutes les exigences de la théorie et de la pratique.
« Ce n'est donc plus de l'empirisme
que nous proposons mais bien un système de traitement fondé sur les indications suggérées par la physiologie et
l'anatomie, c'est-à-dire sur des données rationnelles. »

ESSAI SUR LES TEMPÉRATURES LOCAL'S
DANS LES AFFECTIONS CHIRURGI-
CALES, par le Dr PARIZOT. Th. doc-
torat, 1881.

Après avoir rapporté 57 observations
personnelles dans lesquelles la température locale a été prise avec le thermomètre Voisin, construit par M. Al-
vergniat, l'auteur termine son travail
par les conclusions suivantes:
La thermométrie locale superficielle
nous indique entre la température des
parties malades et celle des parties
saines symétriques un écart variable
dont on a pu tirer des éléments importants pour le diagnostic, le pronostic et le traitement.
Diagnostic. — 1º Du siège des fon-

gosités dans les tumeurs blanches. Ces fongosités présentent dans les cas graves une élévation de 4 à 5 degrés sur la température de la région symétrique opposée.

2º De l'hygroma avec l'hydarthrose. L'hygroma se traduit par une élévation de température très marquée au niveau de la bourse séreuse enflammée ; beaucoup moins marquée sur les parties latérales. Dans l'hydarthrose cette élévation est généralisée à toute la région.

3º De la hernie étranglée, sphacélée, dont la température relative paraît se trouver abaissée de 5 dixièmes.

4º Du lipome. Celui-ci engendre au niveau de la région soulevée une différence au moins égale à 3 degrés par comparaison avec les points symétriques.

5º Des gommes périostiques. Elles semblent donner lieu à une faible augmentation de chaleur du côté malade, et un peu plus tard, à la suite du traitement, à une diminution de cette même chaleur.

6º Des abcès froids. Ces abcès ne sont froids que relativement à la température des abcès chauds, mais présentent en réalité une augmentation, faible il est vrai (de 3 à 5 dixièmes), de la température locale.

Pronostic. — Pour diverses affections, hydarthroses, tumeurs blanches, orchites blennorrhagiques, inflammation au voisinage d'un corps étranger, etc., le pronostic semble devoir être d'autant plus bénin que l'écart de température entre les régions symétriques est moins accentué.

Traitement. — Sous le rapport des indications du traitement, la température locale fournit également quelques indications utiles, par exemple :

1º Dans les tumeurs blanches. Lorsque l'écart entre deux articulations symétriques atteint 5 et 6 degrés, l'immobilisation absolue paraît indiquée.

2º Dans l'entorse datant de moins de vingt-quatre heures, l'inflammation du voisinage de l'articulation ne débute guère avant cette époque. Le traitement devra donc varier suivant qu'on aura affaire à la première ou à la deuxième période.

3º Dans les périostites dont le diagnostic est quelquefois difficile et incertain. La température locale dans ces cas, donnant un écart très faible entre la région malade et la région saine symétrique, confirme la nature syphilitique de la tumeur et permet d'insti-

tuer le traitement avec plus d'assurance.

RECHERCHES CLINIQUES EXPÉRIMENTALES SUR LA TÊTE DU FŒTUS AU POINT DE VUE OBSTÉTRICAL, par M. le Dr E. LABAT. (Paris, Adrien Delahaye et E. Lecrosnier, éditeurs, 1881).

Ce travail se compose de deux parties distinctes, toutes les deux ont trait à la tête du fœtus. Dans la première l'auteur étudie un des phenomènes cliniques de l'accouchement ; dans la seconde il relate les expériences qu'il a instituées sur la réductibilité de la tête fœtale ; ces recherches ont été faites à l'instigation et sous la direction de M. Tarnier.

1º Dans les accouchements spontanés par le sommet, le bassin étant normal, quelle que soit la position, il existe une déformation qui porte presque toujours sur les régions pariétales et que l'auteur appelle *déformation pariétale.*

2º Cette déformation est bien le fait de l'accouchement, car on ne l'observe pas sur la tête des césariens, et elle disparaît peu de jours après la naissance.

3º La déformation pariétale intéresse le pariétal qui, pendant le travail, est en rapport avec la paroi antérieure du bassin.

4º La déformation pariétale se produit au niveau du détroit inférieur ; elle dépend de l'inégalité des pressions qui s'exercent d'un côté sur la région pariéto-frontale, de l'autre sur la région pariéto-occipitale.

Dans la seconde partie de son travail, M. Labat a exposé ses recherches sur la réductibilité de la tête fœtale :

1º Avec des pressions de 15 kilos continues, prolongées pendant deux heures, on obtient des réductions de 7 à 8 millimètres sur le diamètre bipariétal, un peu plus fortes sur le bitemporal. Les réductions ne sont guères plus considérables lorsque les compressions sont plus longues (douze heures).

2º Les pressions limitées sont plus efficaces que les pressions larges pour produire des réductions sur le diamètre pariétal.

3º Le diamètre bipariétal perd presque complètement sa réductibilité lorsque la tête est serrée du front à l'occiput.

4º Lorsque l'on ne comprime qu'un

seul diamètre de la tête, l'augmentation compensatrice se disséminant sur tous les autres, est peu sensible sur chacun d'eux; mais si l'on comprime en même temps les diamètres transverses et antéro-postérieurs, les diamètres verticaux subissant seuls l'augmentation compensatrice, s'allongent notablement.

DE LA LARYNGITE SYPHILITIQUE SECONDAIRE, par le Dr GOUGUENHEIM, médecin de l'hôpital de Lourcine, Paris, 1881.

M. Gonguenheim termine son intéressant travail par les conclusions suivantes :

1° La laryngite syphilitique secondaire est un accident fréquent.

2° Elle se présente chez les deux cinquièmes des syphilitiques environ.

3° Elle a été longtemps considérée comme rare, parce qu'on n'examinait pas le larynx de tous les syphilitiques et à cause de l'existence de nombreux cas latents.

4° L'historique de cette affection n'existe réellement que depuis vingt ans, c'est-à-dire depuis l'emploi du laryngoscope.

5° Le larynx peut être intéressé dans sa totalité ou partiellement.

6° Les parties affectées sont souvent tuméfiées.

7° Cette tuméfaction est presque toujours partielle.

8° Quand la syphilis est avancée, cette tuméfaction peut être générale, c'est alors une forme grave, intermédiaire entre la laryngite syphilitique secondaire et la tertiaire.

9° Des ulcérations, presque toujours sous forme d'érosions, reposant ordinairement sur des surfaces tuméfiées et plus rarement sur des papules très limitées, sont fréquemment observées dans la laryngite syphilitique secondaire.

10° Leur siège le plus fréquent est l'épiglotte et surtout le bord libre de cet opercule, elles sont assez étendues et irrégulières.

11° Ces ulcérations peuvent quelquefois présenter une apparence très excavée due à la saillie excessive des bords de la papule.

12° Les parties tuméfiées peuvent rester fort longtemps en cet état, et quelquefois même les tissus s'indurent et dégénèrent d'une façon définitive. Cette terminaison est observée surtout dans les cas graves et quand le traitement externe a été négligé.

13° La durée de l'affection, quand le traitement topique a été joint au traitement interne, est de deux semaines à deux mois et quelquefois davantage.

14° Cette durée est proportionnelle à la profondeur des lésions.

15° Les récidives sont fréquentes si les malades ne restent pas un temps suffisant sous l'influence du traitement et si l'hygiène est mauvaise.

16° Le diagnostic est ordinairement facilité par l'existence des ulcérations précitées et la concomitance presque constante de syphilides muqueuses ou cutanées.

17° Le pronostic est presque toujours bénin à moins que la tuméfaction ne soit excessive ou généralisée.

18° Le traitement doit être interne et externe. L'interne ne se distingue en rien de celui que l'on prescrit dans la syphilis secondaire. Le traitement externe consiste en applications topiques de nitrate d'argent, soit à l'état de crayon, soit à l'état de solution du dixième au trentième.

Les rédacteurs en chef, gérants,

CH. LASÈGUE, S. DUPLAY.

Paris. — A. PARENT, imp. de la Fac. de médec., rue M.-le-Prince, 31.
A. DAVY, successeur.

ARCHIVES GÉNÉRALES
DE MÉDECINE

OCTOBRE 1881.

MÉMOIRES ORIGINAUX

RECHERCHES HISTOLOGIQUES SUR LE FAVUS ET LA TRICOPHYTIE,

Par F. BALZER,

Médecin des hôpitaux.

Notre intention est de résumer dans ce mémoire les principaux résultats des recherches que nous poursuivons depuis l'année 1878, à l'instigation et sous la direction de M. Ernest Besnier. Notre excellent maître se proposant de revenir à bref délai sur ces questions, nous n'envisagerons ici que la partie purement histologique de l'étude des parasites de la peau.

En se plaçant à un point de vue exclusivement pratique, les parasites végétaux cutanés peuvent être divisés en deux variétés principales comprenant : la première, les parasites spéciaux, caractéristiques, jouant un rôle fondamental et toujours identique dans l'affection cutanée uniquement déterminée par eux ; la seconde, les parasites jouant un rôle secondaire ou peu connu dans les affections cutanées qu'ils accompagnent. Cette dernière classe est de beaucoup la plus compréhensive ; elle renferme, en effet, suivant nous : le parasite de la pelade, les spores de Malassez (pityriasis capitis), le microsporon minutissimum, les microbes de la peau, les parasites correspondant à ces affections mal déterminées connues sous le nom d'herpès tonsurans maculosus, eczéma marginé, pityriasis rosé, ceux du

T. 151. 25

psoriasis, des ulcères cutanés, du furoncle, de l'acné varioï
forme, etc., etc.

La première classe contient, au contraire, trois espèces bien
déterminées et bien connues aujourd'hui : l'*achorion Schœnleinii*, le *tricophyton tonsurans de Gruby et Malmsten, le microsporon furfur d'Eischtedt et de Robin*, champignons dont la présence à la surface de la peau détermine les trois affections
connues sous les noms de *favus, tricophytie, pityriasis versicolor*.

Nous nous occuperons ici du favus et de la tricophytie, affections déterminées par l'achorion et par le tricophyton.

On a depuis longtemps mis en relief les analogies importantes que présentent ces dermatophytes avec les champignons
des moisissures, aussi bien au point de vue de leur composition élémentaire, qu'au point de vue de leur végétation. Pour
quelques auteurs, il y aurait même identité absolue. Nous ne
ferons que rappeler ici que Hallier a considéré l'achorion, le
tricophyton et le microsporon furfur comme n'étant que des
transformations du penicillium et de l'aspergillus.

Les champignons des moisissures, comme les parasites de
la peau, se développent en formant des *cercles* plus ou moins
réguliers, et quelquefois des *godets*. Ils sont formés de deux
parties bien distinctes constituant *les éléments de végétation* et
les éléments de reproduction.

Les éléments de végétation portent le nom de *filaments* ou
tubes de mycelium. Dans les champignons types, comme le penicillium, on distingue dans ces tubes : 1° les *hyphes*, qui sont le
support de toute la végétation; 2° les *basides* et les *sterigmates*,
qui supportent les éléments de reproduction. Ceux-ci portent
le nom de gonidies ou de *spores*, ce sont des cellules arrondies
ou ovalaires, ordinairement disposées en chaînes ou en amas.
Le penicillium, le mucor, l'aspergillus, offrent des types de
ces champignons complets. L'oïdium albicans du muguet s'en
rapproche aussi d'une manière évidente, mais les parasites
cutanés sont loin de présenter la même régularité dans leur
végétation.

En les examinant, on ne voit que deux espèces d'éléments :

1º les *spores libres, en chaînes* ou *en amas*; ces spores sont constituées par une enveloppe amorphe (*épispore*) plus ou moins épaisse et résistante, et par un *noyau* ou partie centrale plus ou moins granuleuse ; 2º les *tubes*, dont la paroi est formée par une substance également amorphe. Ces tubes sont de deux ordres : d'abord, *les filaments de mycelium, quelquefois vides*, renfermant ordinairement une substance semblable à celle qui constitue le noyau des spores. Ces filaments sont considérés, par les auteurs, comme constituant le *thallus* ou partie végétante du parasite ; dans d'autres tubes, on voit la substance centrale se segmenter d'une manière plus ou moins régulière. Ces tubes sont appelés *sporophores, réceptacles*, ou encore *tubes sporifères*. Il est probable, en effet, que le champignon se reproduit à la fois par les spores, et par l'intermédiaire de ces tubes qui doivent, d'ailleurs, être considérés comme étant le résultat de l'allongement et du développement de la spore.

Il suffit d'examiner avec soin les éléments de l'achorion, du tricophyton ou du microsporon furfur, pour être convaincu de cette vérité. Tout dérive de la spore; en s'allongeant et en se développant, elle forme *un tube* ou *filament de mycelium ;* dans l'intérieur de ce tube, la substance du noyau bourgeonne, euvoie des prolongements latéraux, se segmente de manière à constituer le *tube sporifère* ; lorsqu'enfin la segmentation de la gaine se produit à son tour en emprisonnant ces segments de la substance centrale, de *nouvelles spores* se trouvent formées, et évolueront à leur tour de la même manière. En résumé, l'évolution commence et finit par la spore.

Afin d'être plus facilement compris dans la description qui va suivre, nous résumerons l'évolution des champignons d'après le schéma suivant qui sera développé dans le cours de cette étude à propos de chacun des parasites.

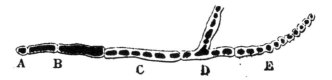

FIGURE 1. — *Schéma de la végétation des dermatophytes.*

   A. Spore avec son noyau.

   B. Allongement de la spore qui devient un *tube* ou *filament de my-
      célium.*

   C. Développement de ce tube; segmentation de son contenu; constitu
      tion d'un *tube sporifère.*

   D. Tube sporifère avec *bourgeonnement latéral*; formation des rami-
      fications tubulaires.

   E. Bourgeonnement *terminal* des spores. Le contenu des tubes est
      segmenté en noyaux qui se coiffent de la paroi tubulaire. Celle-ci
      s'étrangle à leurs extremités et se segmente à son tour; la chaîne
      de spores terminale se trouve constituée.

En exposant ainsi l'évolution des champignons nous n'entendons pas dire d'une manière absolue que les tubes doivent,
dans toute leur étendue, subir la segmentation et se trouver
remplacés par des chaînes de spores. Cette transformation,
croyons-nous, se fait à l'extrémité des tubes. Cette extrémité
arrive jusqu'à l'état de fructification, tandis que la portion végétante se flétrit, reste stérile, ou pour mieux dire, inerte, sans
subir la transformation sporulaire complète. Mais lorsque le
dermatophyte parcourt librement toutes ses phases, le tube se
transforme en chaînes de spores, exemple : le tricophyton qui
envahit d'abord le poil à l'état tubulé, et qui plus tard ne s'y
trouve qu'à l'état de spores. Comme autre preuve de l'aptitude
des tubes à arriver à l'état de spores, nous signalerons les
bourgeonnements latéraux qui se produisent dans la continuité
des tubes, notamment dans l'achorion et le microsporon furfur,
et qui aboutissent indifféremment à la production de spores
ou de ramifications tubulaires nouvelles.

Ces données simples sont utiles à retenir, car elles expliquent les variations que nous observons dans les manifestations cliniques des parasites. En effet, les dermatophytes peuvent se comporter de trois façons différentes : 1° ils peuvent
évoluer indéfiniment, tant qu'ils trouvent les conditions nécessaires à leur développement ; 2° après avoir envahi un certain département de la peau, ils peuvent rester stationnaires,
inertes ; 3° ils peuvent disparaître spontanément après avoir
subi leur évolution complète.

Les procédés à employer pour étudier les parasites sont des

plus simples et faciles à exécuter même pour les personnes non exercées au maniement de la technique histologique. Deux méthodes générales sont d'un emploi constant : 1° les parasites étant presque constamment mélangés d'impuretés diverses et surtout de graisse, il est nécessaire de faire subir un ou plusieurs bains d'éther ou d'alcool absolu aux fragments d'épiderme ou de masse parasitaire que l'on désire étudier ; 2° il est très avantageux d'examiner les parasites dans l'ammoniaque ou dans une solution plus ou moins concentrée de soude ou de potasse (de 10 à 40 p. 100), ces liquides ayant la double propriété de dissocier les cellules épithéliales, d'éclaircir la préparation et de mettre, par conséquent, le parasite en évidence. Ce procédé suffit dans l'immense majorité des cas. Les autres méthodes seront exposées à l'occasion de l'étude particulière de chaque parasite.

FAVUS

(Achorion Schœnleinii).

L'achorion se développe ordinairement sur le cuir chevelu. Il s'accumule à la base des cheveux en formant des amas plus ou moins étendus suivant l'âge et l'évolution plus ou moins active de la végétation parasitaire. Ces amas portent le nom très caractéristique de *godets*. Ce sont, en effet, des petits disques légèrement excavés à leur centre, lequel est toujours traversé par un poil. Les godets présentent une coloration jaune-soufre. Ils peuvent atteindre les dimensions d'une pièce de 50 centimes ; lorsque la végétation faveuse prend une plus grande extension, les amas parasitaires cessent de présenter la forme de godets. Ceux-ci devenus confluents forment des masses faviques plus ou moins étendues, irrégulièrement disposées à la surface du cuir chevelu. C'est ce qu'on appelle le favus *squarreux*. Lorsque le favus ne se présente qu'avec des godets, il est dit *urcéolaire*. C'est cette dernière forme que nous envisagerons dans notre description.

Au point de vue anatomique, nous avons à étudier dans le favus : 1° le godet et sa constitution élémentaire ; 2° les altéra-

tions du poil qui traverse le godet; 3° celles de la cavité qui le
contient; 4° enfin, les altérations des parties voisines.

Les *éléments du godet* favique se voient avec la plus grande
facilité. Il suffit d'en délayer un petit fragment dans une
goutte d'eau, en l'écrasant entre deux lames de verre, pour
obtenir immédiatement une préparation suffisante pour l'étude.
Les procédés de coloration rendent ici de grands services.

Ces diverses préparations révèlent la présence des éléments
propres du champignon, spores et filaments de mycélium, et,
de plus, d'une grande quantité de *microbes*, assez abondants
parfois pour obscurcir la préparation, et pour qu'on soit obligé
de les faire disparaître en établissant un courant d'eau sous la
lamelle de verre.

Les spores sont de *volume* et de *forme* essentiellement variables; elles sont rondes, elliptiques, rameuses, carrées, fréquemment en forme de biscuit, de huit de chiffre. Le travail
de la segmentation est souvent décelé avec la plus grande netteté par les étranglements que présentent les spores, leur forme
en bissac, la muliplicité de leurs noyaux. Les méthodes de coloration montrent, d'une manière évidente, que la spore est
constituée : 1° par une substance enveloppante ou épispore habituellement assez épaisse, qui reste incolore, transparente, absolument homogène ; 2° par une substance centrale, ou noyau
de la spore qui retient la matière colorante et qui se présente
avec un aspect tantôt homogène, tantôt finement granuleux.

Les tubes de mycélium sont d'une *forme très irrégulière et
ramifiés à courts intervalles.* Ces ramifications sont nombreuses,
en sorte que les tubes forment un enchevêtrement inextricable
qui résiste fortement à la dissociation. On peut voir souvent les
tubes se continuer les uns avec les autres dans une grande
étendue de la préparation. Ils sont constitués par une série
d'articles placés bout à bout, et d'une longueur très variable.

Ces articles sont irréguliers, noueux, d'un aspect grossier,
suivant l'expression de Kaposi. Le volume des tubes est très
variable : tantôt ils sont très ténus, tantôt ils sont larges et
volumineux. La paroi des tubes est transparente et homogène.
Kaposi décrit et figure dans son épaisseur des séries de noyaux

alternants que nous avons vainement cherchés. Sur les préparations non colorées, un bon nombre de tubes paraissent clairs
et vides, mais ce n'est là qu'une apparence. Lorsqu'on colore
les éléments par la teinture d'iode, l'éosine ou le violet, on
reconnaît que les tubes renferment presque constamment des
spores irrégulièrement cubiques par le tassement, et plus ou
moins volumineuses (tubes sporifères). Ces spores forment
ainsi des chaînes continues dans l'intérieur du tube. Il est à
noter qu'elles n'ont point de gaine amorphe comme les spores
libres, c'est la paroi tubulaire qui en tient lieu ; elles sont constituées uniquement par la substance du noyau des spores. A
proprement parler, ce sont plutôt des noyaux de spores ou des
spores en voie de formation ; on voit fréquemment le travail
de segmentation se produisant dans ces tubes sporifères. Les
spores ont des formes bourgeonnantes, et présentent des étranglements qui ne laissent aucun doute à cet égard.

Germination de l'achorion. — Ce travail de bourgeonnement
et de segmentation intra-tubulaire semble être le premier acte
d'un des modes de formation des spores. Celles-ci se trouveront, en effet, constituées d'une manière complète et définitive
lorsque le travail de segmentation se sera produit également
dans l'enveloppe tubulaire, et leur aura fourni ainsi une gaine
propre. C'est sans doute en vertu de ce processus que se trouvent formées ces chaînes de spores que l'on trouve à l'extrémité
des tubes, et qui semblent être la terminaison du végétal en
voie de germination.

Toutefois il semble manifeste que des spores se forment
d'emblée par simple bourgeonnement de leur noyau et segmentation consécutive, processus moins compliqué, mais identique, en somme, à celui qui vient d'être exposé, les tubes
n'étant que des spores allongées et à noyaux multiples.

C'est aussi par l'intermédiaire du bourgeonnement des noyaux
que semblent se former les ramures tubulaires si nombreuses
qui caractérisent l'achorion. Ce bourgeonnement ne se produit
pas seulement à l'extrémité du tube, mais quelquefois aussi
dans sa continuité ; on voit fréquemment les noyaux envoyer

des prolongements latéraux dans divers sens. Ces prolongements se segmentent plus tard, et aboutissent ainsi à la formation d'un tube court partant du tube primitif, et qui va se développer pour son compte et traverser les mêmes phases que le
premier.

En résumé, l'achorion germe suivant le mode général que
nous avons exposé plus haut. La spore, en se développant,
fournit un ou plusieurs prolongements qui se transforment
en tubes de mycélium. A ceux-ci succèdent les tubes sporifères, puis enfin la chaîne des spores terminales représentant
l'organe de reproduction. Plusieurs auteurs admettent que
les tubes de mycélium sont clairs, vides ou ne contenant
qu'une substance finement pulvérulente. Ces tubes clairs
existent, en effet, dans les godets; mais ils nous ont toujours paru trop peu nombreux pour pouvoir représenter les
filaments de mycélium. Nous croyons plutôt, en nous fondant sur l'examen de préparations colorées, que les tubes de
mycélium sont pleins, mais que leur contenu, encore peu
abondant et non segmenté, a échappé à l'attention des observateurs. Il nous serait, d'autre part, difficile d'admettre que
les tubes sporifères et les spores, qui ne sont après tout que
des cellules nucléées de formes diverses, puissent naître d'éléments dépourvus de noyaux. Les examens comparatifs du
tricophyton et du microsporon furfur nous confirment dans cette
manière de voir. Si le contenu des tubes de mycélium est ordinairement peu abondant, c'est que ces tubes sont en voie d'accroissement, ou bien se sont flétris après leur évolution. Il est à
remarquer d'ailleurs, ainsi que nous le faisons voir sur la
figure suivante, que les tubes clairs ne sont pas complètement
vides; ils ne le sont que dans une certaine étendue.

Disposition des éléments dans le godet. — Ce que nous venons
de dire de la végétation de l'achorion fait pressentir que cette
disposition est des plus irrégulières. L'achorion végète et se
ramifie dans toutes les directions. Ce qui ressort cependant des
examens que nous avons faits corrobore cette opinion des auteurs, à savoir que le mycélium est plus abondant dans les

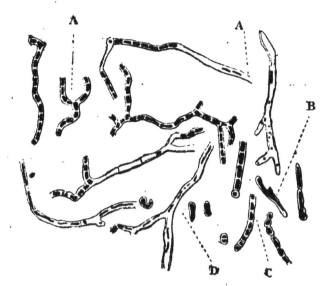

FIGURE II. — Eléments de l'achorion colorés.

A. Tubes sporifères et tubes vides cloisonnés.
B. Tubes en voie d'accroissement.
C. Chaînes de spores terminales.
D. Spores libres en voie de segmentation.

parties du godet en contact avec le corps muqueux que dans les parties plus superficielles et plus centrales constituées par des éléments plus anciens, arrivés à la fructification depuis longtemps. Ces parties sont donc plus riches en spores. Toutefois il n'y a là rien de bien absolu, et, quand on examine une coupe d'un godet, on voit les divers éléments de fructification et de végétation dans toutes ses parties.

Formation du godet. — « Au niveau de chaque orifice du « follicule pileux, il existe un espace infundibulaire préformé, « dans l'étendue duquel les couches épidermiques supérieures « adhèrent horizontalement au poil qui émerge, tandis que les « couches épidermiques inférieures s'inclinent vers la profon- « deur du follicule. C'est dans cet espace que s'accumulent le « plus facilement les exsudats, et c'est précisément là où les « champignons venus accidentellement, par inoculation, ou

« proliférant dans la profondeur du follicule, se réunissent pour
« former un corps compact. Comme la couche épidermique
« supérieure est très adhérente à la cuticule du poil, elle ne
« peut être soulevée avec celui-ci par la masse parasitaire; par
« conséquent, elle reste aplatie ou ombiliquée » (Kaposi, traduction E. Besnier et Doyon). Le godet se trouve donc placé
dans l'infundibulum pilaire ainsi que l'avait bien montré Bazin; il le dilate en pénétrant jusqu'à son fond, et lui donne la
forme d'un entonnoir. Lorsqu'il est bien développé, le godet a
une forme conique, et se trouve légèrement déprimé à son centre.
Kaposi attribue cette dépression ombilicale à ce fait que l'épiderme, adhérant au poil au centre du godet, ne se laisse pas aussi
facilement soulever qu'à sa périphérie. Cette apparence tient aussi
en grande partie à la forme de l'entonnoir pilaire; car, lorsque
le godet est déjà ancien, on voit en le détachant qu'il perd sa
forme conique pour prendre celle d'un disque d'égale épaisseur à la périphérie et au centre. Il faut ajouter aussi que le
godet s'accroît surtout à son pourtour, qui forme ainsi un relief
plus accentué; il n'est pas rare de voir la circonférence du
godet limitée par deux cercles concentriques qui montrent bien
la réalité de cette évolution, commune d'ailleurs à tous les
parasites.

En pénétrant ainsi dans l'infundibulum pilaire, les spores et
les tubes forment une gaine qui enveloppe le poil immédiatement. Ces éléments l'isolent des cellules du corps muqueux qui
l'enveloppent, et finissent par dilater de haut en bas toute la
cavité du follicule. Ils peuvent même pénétrer entre les cellules
du corps muqueux, mais cette pénétration n'est pas profonde;
il semble que la matière favique se contente de la cavité artificielle qu'elle s'est créée et qu'elle élargit de plus en plus.

En résumé, la masse favique se moule sur la paroi de l'infundibulum pilaire; mais ce serait une erreur de croire que
cette forme de végétation spéciale est liée exclusivement à
la localisation anatomique qu'affecte l'achorion. La végétation
en godet paraît appartenir aux champignons, dont les éléments très nombreux et très ramifiés tendent à constituer
des amas compacts. L'oïdium albicans forme des godets

dans les différentes parties du tube digestif (Parrot). Les
champignons des moisissures se comportent de la même
manière; nous les avons vus plusieurs fois former ainsi des
séries de godets dans les liquides de culture.

II. *Altérations du cheveu.* — Les cheveux où les poils qui traversent le godet favique finissent par être envahis par l'achorion. Toutefois, leur altération ne se produit pas fatalement ;
nous avons souvent examiné des cheveux pris au centre du
godet, qui séjournaient depuis longtemps'en ce point, et qui
avaient résisté pourtant à l'invasion du parasite. Le rôle du
cheveu est capital dans l'évolution de l'achorion, mais il est
tout autre que dans celle du tricophyton. Ce dernier parasite
l'atteint plus profondément ; c'est dans le cheveu que sa végétation se développe avec la plus grande intensité. Au contraire, l'achorion n'atteint le cheveu que secondairement :
le cheveu semble jouer, par rapport à sa végétation, le
rôle que joue le tuteur pour les jeunes arbres. L'achorion, dont
les éléments sont réunis en masse compacte, sans racines étendues à la surface de la peau, a besoin du cheveu et de l'infundibulum pilaire pour se maintenir et pouvoir progresser. Il
n'atteint le poil qu'au bout d'un certain temps, et le poil devient
alors pour lui une retraite sûre, dans laquelle il résiste avec
avantage aux agents de destruction.

Les cheveux de la région atteinte par le favus paraissent
ternes, gris de souris ou rougeâtre fauve, ils ont un aspect pou-
dreux, quelquefois lanugineux. Leur adhérence est toujours
diminuée, et il est facile de les arracher à la main par touffes,
entraînant leurs gaînes vitreuses. Plus tard, ils deviennent le
siège d'autres dégradations, sont tout à fait cadavérisés, atrophiés, déviés, etc., et parfois tellement fragiles, que les épi-
leurs en cassent en grand nombre (E. Besnier).

L'étude macroscopique fournissait donc déjà de sérieuses pro-
babilités de la présence de l'achorion dans le cheveu. Cependant, quelques micrographes, l'ayant vainement recherché, en
étaient arrivés à conclure que le parasite végète à la surface du
poil, sans jamais le pénétrer (Liebert, Wedl, Ch. Robin, Gud-

den, Remy). Bazin reconnaît, au contraire, l'existence de spores faviques *dans les cheveux très altérés*, principalement sur les bords, ce qui, disait-il, donne à ces cheveux l'apparence de poils tricophytiques ; de même, Laillier enseigne que le développement du favus se fait primitivement et surtout aux dépens des follicules pileux et des poils. Après Bazin, le professeur Kaposi a bien établi la pénétration du favus dans le poil et le rôle du parasite dans l'atrophie des follicules, ainsi que dans les diverses altérations du poil. Aujourd'hui, la pénétration de l'achorion dans le poil ne peut plus être mise en doute. Elle n'est pas constante ; c'est là ce qui explique l'erreur dans laquelle sont tombés certains auteurs. Pour la constater, on est presque toujours obligé d'examiner un certain nombre de cheveux, et encore faut-il recourir à des procédés qui mettent le champignon en pleine évidence.

Technique. — Les cheveux, d'abord dégraissés dans l'éther, séjournent un certain temps dans une solution de potasse ou de soude à 40 p. 100 ; ils sont ensuite traités par l'ammoniaque et examinés dans la glycérine. Cet excellent procédé ne donne pas, malheureusement, de bonnes préparations persistantes. Il permet de distinguer admirablement les tubes sporifères et les traînées de spores dans le poil ; on les voit former dans son épaisseur des réseaux assez réguliers qui se continuent en s'anastomosant fréquemment dans toute la longueur du cheveu. Les parasites sont plus abondants dans les couches externes du cheveu qu'à son centre, où on les retrouve cependant d'une façon à peu près constante quand la préparation a été bien faite. L'action de la solution caustique doit être surveillée ; il ne faut pas qu'elle amène la désagrégation complète du cheveu. Il est difficile de dire d'une façon précise combien de temps le cheveu doit séjourner dans la solution : cela dépend de sa coloration, de son épaisseur ; si la solution est employée à chaud, son action est plus rapide, mais aussi plus irrégulière. Avec ce mode d'examen, le cheveu devient parfois tellement transparent, qu'on pourrait objecter, à la vue de certaines préparations, que les tubes n'existent pas en réalité dans son épaisseur, mais seulement à sa périphérie, et que ceux qui sont situés dans les plans les plus profonds sont vus par transparence. Mais la présence du parasite peut se constater au centre de poils non traités par la potasse ou la soude. Nous l'avons vu dans les cheveux ternes, lanugineux, et principalement dans les points où le poil avait été écrasé en partie ou dilacéré par la pince à épiler. On voyait en ces points les spores disposées dans le poil absolument comme dans la teigne tondante ; le même aspect s'observait à l'extrémité libre. Nous avons observé le parasite dans toute l'étendue des cheveux que nous avons étudiés ; quelques-uns d'entre eux présentaient une longueur de plus de 4 centimètres.

Sur des poils dégraissés et simplement colorés par l'éosine à l'alcool, nous avons constaté que les contours des cellules épidermiques de la cuticule du poil passaient manifestement au-dessus des trainées de spores les plus superficielles. Ce mode de coloration peut être employé même avec les cheveux ramollis dans la potasse et fournit ainsi de bonnes préparations persistantes ; on peut employer aussi le violet de Paris.

Enfin, pour démontrer d'une façon péremptoire la présence des spores, nous avons pris des faisceaux de cheveux et nous les avons plongés dans le microtome rempli de cire fondue. Il nous a été facile d'obtenir, après le refroidissement de cette cire, un grand nombre de coupes fines, sur lesquelles nous avons pu constater la présence des spores, ordinairement au-dessous de la gaine épidermique, parfois en différents points de la surface de section des cheveux.

Comment l'achorion pénètre-t-il dans le cheveu? Nous voyons dans les auteurs deux modes d'invasion :

1° *Pénétration directe* des gaines dans le poil; le parasite envahirait d'emblée le poil à son point de contact avec lui, dans n'importe quelle région de sa continuité.

2° *Pénétration par la racine du poil*, c'est-à-dire par voie indirecte, le parasite étant obligé de contourner le poil avant d'atteindre son point d'implantation.

Unna n'admet que le mode de pénétration directe, il rejette le second mode de pénétration. Son opinion se base sur les

données suivantes : Dans les poils faviques, le bulbe pileux est
toujours indemne de parasite ; celui-ci s'arrête au *point précis*
où commence la kératinisation de la gaine interne de la
racine, c'est-à-dire là où existent les deux gaines de Henle et
de Huxley, et où en même temps le cheveu proprement dit
acquiert son calibre définitif. Dans beaucoup de cheveux, ce
point d'arrêt se trouve plus haut, quelquefois même au niveau
de la dépression infundibuliforme du follicule pileux. Unna
admet donc que la cuticule, après avoir résisté pendant un
certain temps au parasite, finit par se laisser traverser, et dès
lors le poil se trouve envahi progressivement. D'après lui, le
parasite ne quitte pas les couches kératinisées de l'épiderme, il
ne dépasse pas la couche granuleuse, il la détache des cellules
de Malpighi qu'il comprime et aplatit sans les envahir. En un
mot, il évite les cellules relâchées, succulentes, et préfère les
cellules kératinisées. Il passe de l'épiderme corné à la gaine
interne kératinisée de la racine du cheveu, de celle-ci à la
cuticule, puis à la tige ; dans tout ce parcours, il ne rencontre
aucun obstacle entre les cellules cornées, quelle que soit leur
origine, et s'arrête, au contraire, devant la couche épineuse de
l'épiderme et devant la gaine externe de la racine et le bulbe
du poil, comme devant un mur.

Nous nous hâterons de reconnaître le grand intérêt et la
rigueur scientifique que présentent les recherches d'Unna ;
nous croyons cependant que ses conclusions sont trop absolues,
au moins en ce qui concerne la puissance de pénétration de
l'achorion.

Tout d'abord nous reconnaîtrons avec lui, ainsi que nous
l'avons déjà fait, qu'il est facile de voir sur les préparations
de cheveux faviques, les réseaux tubulaires profonds en continuité avec les tubes qui dissocient les lamelles superficielles
du cheveu et qui sont eux-mêmes reliés à ceux du godet.

Nous admettrons le mode de pénétration directe dont nous
doutions dans la note publiée page 402 de la traduction de
Kaposi. Mais nous ne croyons pas devoir rejeter pour cela *la
théorie du détour* que nous avions admise avec Kaposi. Pour
l'admettre, nous nous fondons moins sur les observations que

nous avons faites dans le favus que sur celles que nous avons
faites dans la teigne tondante. Il n'est pas douteux pour nous
que dans cette maladie le poil ne soit atteint par sa racine.
Maintes fois nous avons trouvé des éléments parasitaires, seulement entre le poil et sa gaine, ou seulement dans le bulbe
pileux, alors qu'il n'en existait encore aucune trace dans les
parties supérieures du poil. La théorie du détour dans cette
affection ne nous paraît pas pouvoir être niée. Les cheveux
dans la teigne tondante, ou les poils dans l'herpès circiné, nous
ont toujours paru envahis d'abord par leur extrémité inférieure.

De semblables observations sont difficiles à faire dans le
favus; la tricophytie présente une marche beaucoup plus
rapide, elle est habituellement reconnue dès son début. Au
contraire, les malades atteints de favus ne se présentent que
lorsque la maladie date déjà de plusieurs années; et si les cheveux sont envahis par le parasite, ils le sont habituellement
dans toute leur longueur. Nous rappellerons aussi la résistance
extrême que la cuticule offre à l'invasion parasitaire par le tricophyton ; quelquefois le cheveu ressemble à un petit sac
bourré de spores et cependant la cuticule ne cède que longtemps après à cette pression. Dans le favus, le cheveu reste souvent indemne au milieu du godet; cela n'aurait pas lieu si
l'achorion, de même que le tricophyton, pénétrait rapidement
jusqu'au fond du follicule pour atteindre la limite inférieure des
gaines de Henle et de Huxley, au-dessous desquelles il doit
passer pour envahir le poil.

En résumé, nous croyons que les deux modes de pénétration
directe et indirecte s'observent dans le favus, mais sans que
nous puissions dire, il est vrai, lequel des deux a le plus d'importance.

Nous ne sommes pas arrêtés par cette remarque d'Unna
que le champignon n'atteignant que les cellules kératinisées
respecte toujours le bulbe pileux. Nous en avons maintes fois
vérifié l'exactitude, mais là encore nous croyons que l'auteur
allemand a exagéré. Nous pensons que ses observations ne
s'appliquent qu'à une *phase* très importante et très prolongée,

il est vrai, de l'évolution du favus. Le corps muqueux et le
bulbe pileux résistent d'abord opiniâtrément; longtemps le
champignon se contente de l'infundibulum pilaire, mais il
finit par entamer et par dépasser cette limite.

Ainsi que Kaposi, nous avons vu ses éléments pénétrer
entre les cellules de la gaine interne de la racine. (Voir le
dessin de Kaposi, p. 397, t. II; *Leçons sur les maladies de la
peau*, trad. E. Besnier et Doyon.) Nous savons même, d'après
les préparations que M. Malassez a eu l'obligeance de nous
montrer, que le parasite finit par franchir et même par détruire cette barrière. Il envahit la gaine externe et finit par
pousser jusqu'au milieu des éléments du derme, envoyant ses
éléments entre les faisceaux de tissu conjonctif ou bien jusque
dans leur épaisseur. (Voir Cornil et Ranvier, *Manuel d'histologie pathologique*, fig. 370). Mais il s'agit là de particularités
intéressantes, nécessitant des développements spéciaux qui
trouveront leur place dans le paragraphe suivant.

III.-IV. *Altérations de l'infundibulum pilaire. — Altérations du
derme.* — Dès les premiersjours, avant l'apparition du godet,
l'examen microscopique démontre, autour du poil, des amas
de spores et de tubes qui, peu à peu, s'accumulent dans la
gaine. Déjà, les cellules de cette dernière sont visiblement irritées par ce voisinage; si l'on arrache le poil, on voit le follicule gonflé ayant un aspect transparent et comme œdémateux,
dû au gonflement des cellules des corps muqueux qui forment
la gaine interne.

Quand le godet est déjà formé et visible, et souvent pendant sa formation, cette irritation peut devenir plus intense et
s'accompagner de l'apparition d'un plus ou moins grand nombre de leucocytes dans la gaine du poil. Ces leucocytes sont
parfois assez abondants pour constituer une véritable petite
pustule qui entoure le poil malade, et qui est tantôt ramassée
et saillante, tantôt étalée et aplatie, souvent sans qu'on aper-
çoive aucune trace de godet. Le microscope démontre la présence de leucocytes, et de plus, de spores et de tubes désagrégés ou amassés autour du poil.

Lorsque le godet est développé, cette inflammation et cette suppuration se continuent à sa périphérie ; tantôt il n'y a pas de signes extérieurs d'irritation, et cependant si, après avoir extrait le godet, on gratte légèrement sa surface profonde, on voit que le produit du grattage renferme toujours des leucocytes ; tantôt il y a une aréole inflammatoire rouge autour du godet, et celui-ci est fréquemment séparé, de la cavité qui le contient, par un cercle de suppuration plus ou moins large.

Le plus souvent conique, le godet se trouve logé dans une cavité moulée sur lui, et qui conserve sa forme quelque temps après son ablation ; cette cavité est lisse, rouge, et elle se remplit rapidement d'un liquide chargé de globules blancs ; après l'arrachement du godet, elle paraît parfaitement détergée et nette ; le plus souvent cependant, en grattant avec une curette, on trouve des spores restées adhérentes à sa surface.

Ces phénomènes inflammatoires peuvent conserver ce caractère anodin pendant très longtemps. Mais, dans la grande majorité des cas, des poussées phlegmasiques répétées et aboutissant à l'ulcération se produisent ; on voit lorsqu'on enlève non plus les godets, mais les masses faviques qui existent depuis longtemps, qu'elles recouvrent des surfaces profondément ulcérées, douloureuses, saignantes, autour desquelles le cuir chevelu est œdémateux et rouge. Ainsi que l'a montré M. Malassez, dans ces cas « l'invasion du parasite n'est pas limitée par les couches épidermiques ». Le mycélium pénètre perpendiculairement dans le derme en s'y ramifiant. Cette pénétration n'est point due à un simple refoulement des tissus, mais à un véritable envahissement. On voit, en effet, sur les coupes, les tubes de mycélium partir du fond du godet, et s'insinuer en droite ligne dans le tissu conjonctif, entre les faisceaux de ce dernier, à la façon des racines pivotantes. Le derme réagit peu devant cette invasion ; il se produit cependant, au niveau des godets faviques, un suintement continuel ou même de la suppuration. Dans tous les cas, dit M. Renaut, auquel nous empruntons cette note, le tissu conjonctif, envahi par le thallus de l'achorion Schönleinii, se résorbe peu à peu, et c'est probablement à cette résorption que

sont dues les cicatrices parfois profondes qui se montrent au-
dessous des godets faviques, après la guérison de la teigne. »
(J. Renaut, *in* Cornil et Ranvier, Manuel d'histologie pathologique, III° partie, p. 1219.)

C'est aussi notre opinion : l'alopécie cicatricielle, définitive,
déterminée par le processus, s'explique beaucoup plus naturellement par la végétation intradermique de l'achorion, que
par l'hypothèse de la compression prolongée s'exerçant sur les
papilles, et déterminant progressivement leur atrophie. Il y a
réellement ulcération et destruction du derme et de ses papilles;
les cicatrices consécutives au favus ne peuvent laisser aucun
doute à cet égard.

Nous croyons, en résumé, que le favus parcourt, dans son
évolution complète, trois phases bien distinctes :

1° Végétation intra-épidermique de l'achorion; formation du
godet dans l'infundibulum pilaire; envahissement du poil.
Pendant cette phase, souvent très prolongée, le champignon
n'attaque pas le bulbe pileux, ni les couches profondes du corps
muqueux.

2° Végétation intra-dermique : le parasite franchit la gaine
interne et la gaine externe du cheveu, il pénètre dans le derme.
C'est la phase d'ulcération et de destruction, les papilles des
poils sont détruites, les poils tombent.

3° Phase de cicatrisation : il n'y a plus de papilles, plus de
poils, plus de parasites; c'est l'alopécie cicatricielle, définitive.

TRICOPHYTIE

(*Tricophyton tonsurans de Gruby et de Malmsten.*)

Ce champignon donne lieu à des affections cutanées offrant
des caractères distincts et une évolution spéciale suivant la région de la peau qu'il occupe.

Au cuir chevelu, il provoque cette forme d'alopécie particulière que l'on désigne sous le nom de *teigne tondante;* à la barbe,
il détermine le *sycosis parasitaire.* Dans ces régions on voit
dans les cas les plus communs, les poils tomber dans des espaces

plus ou moins étendus, ordinairement arrondis, limités surtout au début par un rebord érythémateux à leur pourtour, tandis que le centre est plus ou moins squameux et offre à l'examen un grand nombre de poils cassés qui donnent à la surface dénudée l'aspect d'une rasure mal faite. Dans quelques cas, et surtout lorsque des applications irritantes ont été faites, la tricophytie s'accompagne d'une inflammation de la peau.

Dans les régions dites glabres, le tricophyton produit l'*herpès circiné*, caractérisé par la production de cercles érythémateux plus ou moins étendus, avec ou sans vésicules, et progressant d'une manière excentrique.

Enfin le tricophyton, de même que l'achorion peut encore se développer dans les *ongles;* mais nous n'avons pas eu l'occasion d'observer cette variété. (Voir un bon dessin dans Kaposi, t. II, p. 441.)

Le tricophyton se compose essentiellement de spores et de mycélium, de même que le favus. L'étude de ce champignon est facile et nous avons recours pour la faire à des méthodes uniformes, quel que soit le siège de la maladie, dans une région pileuse ou glabre.

Technique. — A l'aide d'une petite curette à bords un peu tranchants, ou encore à l'aide d'une spatule, on gratte assez fortement la peau, de manière à recueillir à la fois les pellicules épidermiques et les poils. Il est bon d'essuyer avec soin la partie avant d'exécuter le grattage et de faire la récolte, afin de la débarrasser en partie de la graisse ou des impuretés qui peuvent s'y trouver. Le produit du grattage peut être examiné par trois procédés :

1° S'il s'agit d'un diagnostic immédiat, ou d'une vérification dans le cours du traitement, il suffit de le placer immédiatement dans la solution de potasse à 40 pour cent, ou dans l'ammoniaque, et de dissocier en écrasant avec la lamelle de verre. Cette préparation rapide suffit presque toujours ; c'est elle qui permet de voir le plus facilement les tubes allongés qui rampent dans les couches de l'épiderme.

2° S'il y a beaucoup de graisse, on est obligé de faire inter-

venir l'éther ou l'alcool absolu. On examine ensuite dans la
potasse ou l'ammoniaque, ou encore dans l'eau phéniquée. On
obtient ainsi de bonnes préparations d'étude, qui peuvent persister si l'on enlève la potasse pour la remplacer par la glycérine. Celle-ci éclaircit trop les préparations ; l'eau phéniquée
est bien préférable pour étudier les tubes qui rampent dans les
squames.

8° Enfin, on obtient de très belles préparations, en colorant
les parasites à l'aide de l'éosine ou du violet de méthylaniline,
après avoir dégraissé dans l'éther le produit du grattage. Il est
nécessaire de dégager les poils si l'on veut que la matière colorante pénètre bien jusqu'au noyau des spores contenues dans
leur intérieur. Il faut aussi la laisser agir pendant un certain
temps pour obtenir des colorations régulières et complètes. Les
préparations ainsi obtenues se conservent indéfiniment dans la
glycérine, et sont excellentes pour l'étude. Il faut noter cependant que les tubes situés dans les squames s'étudient moins
bien que sur les préparations non colorées, l'éosine et le violet
se fixant trop fortement sur les cellules épithéliales.

Eléments du tricophyton. — Sur les diverses préparations
ainsi obtenues on voit des tubes et des spores :

Les *tubes* sont surtout visibles dans les squames, on les rencontre en assez grand nombre dans les teignes ou dans les
herpès circinés *en voie d'accroissement.* Ces tubes sont *très
allongés* : on peut quelquefois suivre le même tube dans une
longueur de plus de 0,001 millimètre dans le champ du microscope; ils sont composés d'articles placés bout à bout, ils sont
peu *ramifiés,* et les ramifications, au contraire de ce qui se
voit dans le favus, sont très éloignées les unes des autres; ils
sont *habituellement grêles,* surtout ceux de mycélium, *réguliers,
droits* ou *peu flexueux.* Leur volume est d'ailleurs très variable,
on voit sur une même préparation des tubes d'une gracilité
extrême, à côté de tubes très volumineux.

Ces tubes ont des *cloisons* de distance en distance ; mais
quand on examine les cloisons sur les préparations colorées, il
est facile de voir qu'elles représentent les extrémités d'élé-

ments distincts placés bout à bout. Leur *mode d'articulation*
n'offre donc rien de spécial, il est analogue à celui de l'achorion et du microsporon furfur. Sur les préparations non colorées, les tubes présentent l'aspect d'un petit cylindre tantôt
plein, tantôt montrant un double contour manifeste.

Les tubes ne nous ont jamais paru complètement vides;
tantôt leur contenu est constitué par des spores déjà développées, tantôt la segmentation du contenu est moins avancée,
enfin dans les tubes les plus grêles on ne voit qu'une matière
finement grenue. Quelquefois les granulations sont disposées
régulièrement dáns la longueur du tube. En somme, les tubes
diffèrent de ceux de l'achorion par leurs caractères physiques,
mais ils végètent de la même manière.

Les *spores* sont peu nombreuses dans les squames, quels que
soient le degré et l'ancienneté de l'affection; elles se voient surtout dans les poils. On les voit habituellement en *séries régulières*, mais elles sont peu adhérentes les unes aux autres; on
en trouve toujours un assez grand nombre qui sont isolées.

D'une manière générale, la spore du tricophyton est moins
volumineuse que celle de l'achorion, mais il y a peu de différence sous ce rapport, et dans beaucoup de cas, notamment
dans l'herpès circiné, la spore tricophytique atteint de grandes
dimensions. Ainsi que l'a bien dit Kaposi, ces variations de
volume sont sans importance. Il n'en est pas tout à fait de
même de la *forme* des spores; elles sont *elliptiques* ou *ovalaires;* quand elles sont réunies en séries, les extrémités adhérentes s'aplatissent, la portion moyenne se renfle, de manière à
donner l'apparence de petits tonneaux superposés. Elles sont
constituées par un noyau qui se colore fortement par
le violet et l'éosine, et par une enveloppe qui reste toujours incolore, ainsi d'ailleurs que la paroi des tubes. Cette
gaîne est épaisse habituellement, elle paraît très résistante, les
matières colorantes la traversent avec peine pour aller se fixer
sur le noyau. Un grand nombre de spores échappent à leur
action.

Mode de germination. — Aussi bien que pour l'achorion, il

est difficile de retrouver à l'examen les trois parties constituantes du champignon, partie végétante, fructifiante et organe
de reproduction, de les suivre et de reconstituer leur disposition.
Cependant, plusieurs faits importants résultent de l'examen :

1° La partie fructifiante du tricophyton ne semble pas terminée
par plusieurs stérigmates, elle aboutit à une chaine de spores.
C'est ce que nous avons vu constamment sur nos préparations.

2° L'organe de reproduction paraît disposé de la manière suivante : en suivant le trajet d'un tube, on voit, à un moment
donné, les noyaux de spores qu'il contient nettement segmentés,
puis la segmentation porte sur la gaîne elle-même à mesure
que les noyaux de spores deviennent de plus en plus volumineux. La chaîne de spores terminale est dès lors formée et devient de plus en plus considérable.

3° De même que dans le favus, les noyaux des tubes sporifères, non munies d'enveloppe quadrilatères ordinairement
par pression réciproque, envoient quelquefois *des bourgeons
latéraux qui deviennent le point de départ d'une ramification*
d'un *nouveau tube* dont l'évolution présentera les mêmes phases.

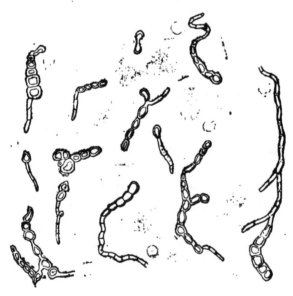

FIGURE III. — *Fructification du tricophyton (tricophyton à grosses spores*

*Étude du tricophyton dans ses différents sièges : squames,
poils.* — Tandis que l'achorion semble se plaire dans le voisinage des parties molles de l'épiderme, qu'il peut même dépasser
pour pénétrer jusque dans le derme, le tricophyton séjourne
de préférence dans les zones sèches et cornées. On le trouve
quelquefois dans le corps muqueux, mais seulement dans ses
parties les plus superficielles. Aussi ne s'accompagne-t-il pas
des phénomènes inflammatoires violents qui caractérisent l'é-
volution du favus.

Si l'on compare la végétation du parasite dans les squames
et dans les poils, on reste frappé de ce fait, c'est que les
squames ne renferment, pour ainsi dire, que du mycélium,
tandis que les poils contiennent surtout des spores. Cette remarque s'applique non seulement à la tricophytie de la tête et
de la barbe, mais aussi à celle des autres régions de la peau.
On peut l'expliquer peut-être par cette hypothèse que, au cuir
chevelu, les spores se forment facilement et à l'abri dans l'intérieur du poil, tandis que dans les autres points, les tubes
étant sans cesse éliminés avec les squames, leur contenu n'a
pas le temps d'évoluer complètement et d'aboutir à la formation
de spores. Quoi qu'il en soit, il faut reconnaître cette prédilection de la végétation sporulaire pour les poils, c'est un des
caractères fondamentaux de l'histoire du tricophyton.

Tricophytie des régions pileuses, barbe, cuir chevelu. — Le
produit obtenu par le raclage contient :

1º· Des squames qui renferment des tubes sur la description
desquels nous n'avons pas à revenir, et des spores habituellement peu nombreuses; 2º des cheveux avec leurs gaînes;
celles-ci sont également plus riches en tubes qu'en spores;
3º des débris de cheveux cassés en grand nombre.

Dans le cheveu, les éléments se rencontrent sous divers états :
tubes plus ou moins grêles, ordinairement· parallèlles à l'axe
du cheveu; tubes contenant des spores; chaînes de spores terminales.

Il est intéressant de suivre l'évolution de ces éléments dans le cheveu et de reconnaître leur disposition. On peut distinguer trois types, ou plutôt trois degrés d'altérations :

1er *Degré.* — Lorsqu'on peut obtenir par le raclage ou par l'épilation un poil malade, mais entier, non encore cassé, on voit que les éléments tricophytiques occcupent d'abord les parties périphériques du cheveu, *toujours recouverts par la cuticule qui est respectée par l'infiltration parasitaire;* celle-ci s'élève, gagnant l'extrémité du cheveu, et l'on voit que les chaînes de spores terminales présentent parfois une longueur indéfinie. Nous admettons, comme nous l'avons déjà dit à propos du favus, que le parasite envahit d'abord la gaîne du poil, puis la racine ou du moins les parties les plus voisines du bulbe. A ce moment ce sont des tubes sporifères que l'on trouve dans le poil. Plus tard ces tubes s'élèvent dans le poil, leur gaîne se segmente et enveloppe complètement les noyaux des spores qui finissent par se détacher les unes des autres.

2e *Degré.* — L'infiltration parasitaire envahit tout le poil moins la moelle. Celle-ci résiste longtemps; nous avons vu des poils extrêmement altérés, dont la cuticule était rompue en beaucoup de points, et dont la moelle était à peine atteinte.

3e *Degré.* — Tout le poil est envahi, les éléments ne sont plus contenus que par la cuticule, le poil ressemble à un petit sac allongé rempli de spores.

On peut enfin admettre un *quatrième degré* dans lequel la cuticule disparaît, détruite par le poids de l'infiltration parasitaire qui la fait éclater. Cette rupture d'ailleurs se produit fréquemment dans les autres degrés, soit spontanée, soit produite par des violences extérieures. La pince à épiler, le raclage, la simple pression un peu forte de la lamelle la produisent presque constamment. Dans l'intérieur du cheveu, ces éléments du tricophyton déterminent une dissociation des lamelles épidermiques que l'on peut très bien observer à l'extrémité des cheveux épilés et qui explique la facilité avec laquelle ils se brisent.

Il faut ajouter enfin que l'évolution que nous venons de décrire ne doit pas être admise dans un sens trop absolu. Les choses ne se passent pas toujours régulièrement; il est même assez fréquent de trouver dans le même poil des parties offrant l'infiltration parasitaire à divers degrés; dans un point, elle n'occupera que la périphérie; dans un autre, elle occupera toute son épaisseur. Mais, malgré ces variations, les degrés où les types de l'infiltration du poil que nous avons décrits peuvent être constatés dans la grande majorité des cas, répondent à la réalité des choses.

Les champignons évoluent dans la *barbe* comme dans le cuir chevelu, ils présentent les mêmes dispositions et sont suivis des mêmes effets. Nous rappellerons seulement que les complications inflammatoires (périfolliculite, périadénite, etc.), provoquées ou spontanées, sont beaucoup plus fréquentes à la barbe qu'au cuir chevelu.

Tricophytie des régions glabres de la peau (herpès circiné. — On sait qu'il existe dans ces régions des poils follets; ils peuvent être atteints par le champignon et présenter les mêmes altérations que ceux du cuir chevelu. Nous dirons seulement que c'est dans cette forme qu'il faut étudier les éléments du tricophyton; nulle part on ne trouve les tubes aussi longs, aussi nettement ramifiés, ni les spores aussi volumineuses. Dans un cas que nous avons eu l'occasion d'étudier avec M. Siredey, interne de M. Besnier, nous avons pu bien suivre les diverses phases de l'évolution du tricophyton. Il s'agissait d'un homme qui portait depuis plusieurs années une éruption érythémateuse à contours diffus développée dans la région fémoro-scrotale. Le produit du raclage transporté sous le champ du microscope après coloration par le violet de méthylaniline ou par l'éosine montra tout d'abord des chaînes de spores elliptiques ou ovalaires, remarquablement développées. La végétation était tellement abondante, les spores tellement volumineuses, que nous crûmes d'abord, ainsi que M. Siredey, nous trouver en présence d'un parasite spécial non décrit jusque-là. Mais la constatation des longs tubes fins, peu ramifiés, offrant la même disposition que ceux que l'on rencontre dans l'nerpès circiné, ne pouvait nous laisser longtemps dans le doute. Deux autres cas observés à la même époque, dans le service de M. Four-nier, l'un chez un enfant porteur d'une éruption circinée bien caractéristique, l'autre chez un homme présentant un érythème de la peau des bourses et de la partie supérieure de la cuisse, vinrent bientôt nous confirmer dans notre diagnostic. Il y a deux hypothèses pour expliquer ces anomalies : ou bien il s'agit d'une variété spéciale de tricophyton à grosses spores, ou bien il s'agit d'un tricophyton dont la végétation a pris accidentellement un développement extraordinaire, en vertu du siège qu'elle occupe. Cette dernière supposition nous paraît la plus vraisemblable. D'ailleurs, nous avons maintes fois constaté les grandes variations que peuvent présenter les éléments du tricophyton chez le même individu ou même chez différents individus : il y a des tricophytons à grosses et à petites spores. Quoi qu'il en soit, les premiers sont de beaucoup ceux qui se prêtent le plus facilement à l'étude et à la description; les éléments qui ont été figurés dans la planche III ont été vus dans le cas que nous avons observés avec M. Siredey.

LA DIPHTHÉRIE CHEZ L'ADULTE,

Par le Dr MAYMON.

Il nous a été donné d'observer dans la commune de Montfermeil une épidémie diphthérique grave, qui s'est distinguée, comme toujours, des épidémies similaires par des caractères spéciaux.

L'histoire toute française de la diphthérie a été constituée non pas en dressant un tableau général et presque abstrait des symptômes, mais en empruntant à chaque invasion épidémique de la Tourraine ou des autres pays un élément de description, et en exposant les faits plutôt qu'en les coordonnant, quitte à tirer de l'ensemble quelques données générales.

Il en avait été de même des maux de gorge, si bien racontés par Marteau, des angines gangréneuses dont les médecins anglais du dernier siècle ont retracé la symptomatologie.

Au cours de ces récits, les questions théoriques se sont imposées et chaque *insultus* de la maladie a donné tort ou raison aux tentatives d'interprétation.

Il nous a paru légitime de nous conformer à ces précédents, et de l'épidémie de Montfermeil nous détachons un chapitre épisodique, celui de la participation des adultes à la maladie. Ces documents serviront pour leur part à résoudre le problème pathologique le plus controversé, à savoir : si la diphthérie est une espèce au sens médical du mot; si elle a de telles affinités avec d'autres maux de gorge que la transition des uns aux autres se fasse par des gradations presque insensibles; de telle sorte que l'angine la plus bénigne, celle qui semble entretenir le moins de rapports avec la maladie gutturale diphthérique, puisse être engendrée par celle-ci.

Le mal, transmis par la contagion directe, évidente, pour ainsi dire palpable, s'atténuerait assez, même au cours d'une épidémie, pour aboutir à des lésions inoffensives.

Nous exposerons plus tard l'histoire complète de l'épidémie, nous bornant quant à présent à une seule de ses manifestations, celle de l'affection pharyngée des adultes en contact avec les enfants si profondément atteints que, pour eux, la guérison était l'exception.

L'épidémie de diphthérie sévissait déjà depuis dix jours et avait rapidement enlevé tous les enfants qu'elle avait frappés (une dizaine environ), lorsque le 19 août je suis appelé auprès d'une jeune femme de 26 ans qui a eu de violents frissons la veille, une fièvre considérable toute la nuit et qui, depuis le matin, se plaint de la gorge.

Je trouve sous l'angle de la mâchoire (côté gauche) un engorgement ganglionnaire et, sur l'amygdale correspondante, une tache blanche assez étendue, tapissant les deux tiers environ de l'amygdale qui est considérablement tuméfiée.

Le diagnostic n'était pas douteux; l'engorgement dur résistant de l'angle de la mâchoire, la tache blanche de l'amygdale l'éclairaient suffisamment; c'était un commencement d'angine analogue à celles que j'avais déjà constatées, s'annonçant, sauf le vomissement du début, exactement comme elles.

Allaient-elles finir de la même manière; les résultats constatés dans plus d'une épidémie n'étaient pas de nature à nous faire espérer le contraire.

Je cautérisai les surfaces malades avec la pierre infernale ; cette femme guérit.

Le 21 j'étais appelé (obs. II) auprès d'un homme âgé de 28 ans, dont l'enfant était mort quatre jours auparavant d'angine diphtéritique compliquée de croup, la seule qui se soit compliquée de croup.

Le mal se présentait chez ce deuxième malade, de même que chez la précédente, avec des allures assez inquiétantes ; abattement, tristesse, fièvre assez violente, engorgement ganglionnaire et taches blanches sur les amydales.

Je prescrivis un collutoire phéniqué qui, légèrement additionné d'eau, devait être employé comme gargarisme toutes les heures ; la gorge reprenait en trois ou quatre jours son état normal.

Je constatai dans la suite chez l'adulte, concurremment avec l'épidémie des enfants qui est restée grave jusqu'au dernier moment (du mois d'août 1880 au mois de février 1881), de nombreux cas analogues à ceux que je viens de citer et dont on trouvera plus loin quelques observations.

Trois ou quatre fois seulement la maladie s'est présentée chez les grandes personnes sous la forme grave, mais la terminaison a toujours été favorable.

En un mot le mal a été aussi bénin au-dessus de 10 ans qu'il a été foudroyant au-dessous de cet âge.

Au-dessous de 10 ans il y a eu 25 décès sur 36 malades ; au-dessus de 10 ans pas un seul décès.

Les adultes ont contracté le mal diversement :

Les uns, et c'est le plus grand nombre, ont accusé les premiers symptômes de l'angine au lendemain de la mort de leurs enfants ; ceux-là ont manifestement contracté le mal par contagion.

. D'autres ont été atteints d'angine en dehors de tout contact avec des enfants atteints de diphthérie maligne et même d'adultes atteints de diphthérie légère.

Dans le premier cas la chose a été excessivement bénigne.

Dans le second elle a été beaucoup plus grave :

En matière d'étiologie, nous nous éloignons déjà des principes généralement admis.

Mais ne serait-on pas fondé à élever quelques doutes sur la nature de cette angine de l'adulte, toujours ou presque toujours bénigne, malgré sa marche de front dans la même localité avec l'angine diphthéritique la plus pernicieuse ?

L'étude des principaux symptômes constatés chez l'adulte et dont certains n'appartiennent qu'à la diphthérie ; l'étroite relation qui existe entre ces cas et les cas graves, ne permettent guère de méconnaître les liens d'étroite parenté qui les unissent.

D'abord les symptômes : comme chez les enfants, on constate chez les grandes personnes, coïncidant avec la première sensation douloureuse de la gorge, un engorgement ganglionnaire parfaitement distinct.

La glande qui siège sous l'angle de la mâchoire se tuméfie fortement, elle est dure, rénitente, le plus souvent indolore.

Les amygdales augmentées de volume, d'une teinte lie-de-vin, présentent sur une étendue plus ou moins grande de leur surface l'exsudation blanche caractéristique, irrégulière, adhérente et le plus souvent entourée d'une aréole d'un rouge cuivré, rarement saignante.

Il n'y a pas de vomissements, mais les envies de vomir sont fréquentes ; les frissons sont nombreux, la prostration est considérable ; il y a de la pâleur de la face et une altération notable des traits.

Ce sont bien là les symptômes d'une maladie générale.

En outre les *circonstances* qui ont précédé le début de la maladie suffiraient presque à en déterminer la nature.

Les 8/10 des cas se sont déclarés chez des personnes qui avaient soigné, deux ou trois jours auparavant, des diphthéritiques ; qui étaient restées jour et nuit à leur contact ; qui s'étaient pour ainsi dire imprégnées de leur haleine.

Ainsi, l'étiologie de la maladie, la similitude des symptômes affirment positivement l'identité de nature qui existe entre l'angine grave des enfants et l'angine bénigne des adultes.

Du reste, est-ce que ces cas ne sont pas la confirmation de l'idée que tous les médecins se font aujourd'hui de la diphthérie?

La diphthérie, comme la variole, la scarlatine, la rougeole, la fièvre typhoïde, est une espèce, une maladie générale dont les manifestations locales sont soumises à des degrés, à des variations.

Ainsi pourquoi n'existerait-il pas une diphthéroïde, qui serait la forme légère de la diphthérie comme il existe une varioloïde qui est la forme légère de la variole ?

Nous en avons la preuve dans les cas que nous avons observés chez l'adulte, dans certaines relations d'épidémie de diphthérie où on cite autant de guérisons que de cas, guérisons souvent attribuées à l'efficacité de tel ou tel médicament et la plupart du temps imputables à la seule bénignité du principe morbide.

Voilà pour les degrés du mal.

Arrivons à ses variétés :

Doit-on confondre notre angine grave, qui s'est constamment limitée à l'isthme du gosier, avec les angines qui ont cette isthme pour point de départ et qui, dans le plus grand nombre des épidémies se propagent fatalément et avec tant de rapidité du côté des voies de la respiration ?

Il y a là entre ces manifestations diverses d'une même maladie générale des différences très sensibles qui constituent autant de variétés de l'espèce principale et qui répondent bien à l'idée qu'on peut se faire des modifications multiples que subit, suivant les circonstances, suivant les milieux, le principe miasmatique qui engendre les maladies infectieuses.

Nous n'avons pour ainsi dire connu dans notre épidémie que la diphthérie pharyngienne ; de tous les enfants morts un seul est mort avec du croup.

Si quelques-uns de ceux qui ont résisté à la maladie ont éprouvé, comme l'attestent nos observations, vers le quatrième ou cinquième jour, un peu de raucité de la voix et de la toux, nous n'avons pas constaté chez eux la gêne respiratoire qui résulte de l'existence dans le larynx de la fausse membrane diphthérique, toujours suffisamment épaisse pour causer une grande anxiété de la respiration et le plus souvent l'obstruction complète de la glotte.

Il a dû se passer du côté du larynx ce qui se passe dans la bouche dans la période avancée de l'angine pharyngienne grave où il n'est pas rare de voir dans toute la cavité buccale, et, surtout sur les gencives, une fine couche blanche, pulvérulente, qui s'enlève au moindre frottement et qui laisse à nu une muqueuse à peine rouge.

Cela suffit pour altérer certaines fonctions du larynx, mais non pour intercepter aucunement le passage de l'air.

Cette localisation de la diphthérie, sa gravité chez l'enfant, sa bénignité chez l'adulte, sont les trois choses qui frappent dans notre épidémie.

On comprend difficilement que, dans les mêmes circonstances dans le même milieu, tantôt contracté par contagion, tantôt engendré par un principe miasmatique insaisissable, le mal ait été si inoffensif pour les uns, alors qu'il était si terrible pour les autres.

Comme chez l'enfant, les fausses membranes n'ont pas dépassé une seule fois l'isthme du pharynx chez l'adulte.

Je crois que là est le secret de son innocuité chez ce dernier.

Si nous consultons les relations des diverses épidémies, et, notamment celle qui nous a été transmise par Bretonneau, nous voyons la maladie frapper l'adulte aussi terriblement que l'enfant ; mais ce sont des diphthéries qui, sans distinction d'âge, sont caractérisées par l'invasion constante des voies respiratoires.

Bretonneau cite comme une rareté un ou deux décès, suite d'angine diphthéritique bornée à l'isthme du pharynx exactement comme, dans notre épidémie, nous avons constaté une fois l'envahissement des voies respiratoires par l'exsudation diphthéritique.

Trousseau dans son article sur la diphthérie cite quelques

exemples célèbres de contagion : Valleix, Gillette, etc., où la
mort est survenue rapidement et a été provoquée par l'invasion
des voies respiratoires par la fausse membrane.

Tout ceci démontre la nécessité d'établir une distinction dans
l'espèce entre la diphthérie qui se limite à l'isthme du pharynx
et celle qui gagne avec tant de facilité les voies de la respiration.

Peut-on arriver à prévoir par l'inspection de la fausse membrane au début quelles seront les tendances de la manifestation morbide ?

La teinte des fausses membranes nous apprend peu de chose
à cet égard ; pour mon compte j'en ai vu qui, au début de la
maladie, étaient d'une blancheur irréprochable, d'autres qui
avaient un reflet jaunâtre, d'autres enfin qui étaient d'un blanc
sale ou plutôt grises.

De toutes ces teintes pas grand chose à conclure au point de
vue de l'issue du mal, sinon que la teinte grise annonce plus
fréquemment une diphthérie maligne.

Quand à leur tendance envahissante, la nuance des fausses
membranes n'apprend rien.

On trouverait plutôt l'indice de cette tendance dans la manière dont s'annonce la maladie.

Nos angines limitées au pharynx, les plus graves comme les
plus légères, débutent toutes d'une façon brutale, et, un de
leurs premiers symptômes est un engorgement ganglionnaire
dur, indolore, affectant un seul ganglion, celui qui est placé
sous l'angle de la mâchoire.

L'examen de la gorge montre, dès la première visite, l'amygdale correspondante à l'engorgement recouverte d'une exsudation, généralement assez étendue, très adhérente et dont les
bords, qui ne présentent pas de saillie, paraissent se continuer
avec les parties saines de la muqueuse.

Cette exsudation est caractérisée par une grande tendance à
envahir directement toute la surface amygdalienne et à gagner
avec la même rapidité l'amygdale voisine.

Les piliers postérieurs et la paroi postérieure du pharynx
sont rarement envahis dans les premiers jours. Le gonflement

des amygdales ne permet pas de voir ce qui se passe de ce côté les jours suivants ; mais, dans les cas les plus graves et qui se sont terminés le quatrième jour par la mort, nous n'avons constaté ni tuméfaction de la chaîne ganglionnaire de la région latérale du cou, ni douleurs de l'oreille, ce qui nous permet d'affirmer que la diphthérie a frappé exclusivement les amygdales, les piliers antérieurs, la luette, le voile du palais et la muqueuse nasale.

Notre observation III de l'épidémie des enfants (angine diphthéritique compliquée de croup) s'écarte radicalement par ses débuts de ce que nous avons observé au début des angines diphthéritiques limitées à l'isthme du pharynx :

OSERV. — Enfant B..., 3 ans, bien portant le 13 août, est pris le 14 au matin d'un violent frisson ; il vomit quelques crachats ; il a de la fièvre ; la mère le fait vomir.

Je le vois à 2 heures du soir : l'enfant, très gros, très fort, est rouge, congestionné. Il est assoupi, il s'est plaint de mal de gorge.

La région cervicale attentivement explorée ne présente pas de ganglion engorgé.

L'amygdale droite, augmentée de volume, est recouverte vers le centre de sa surface d'une tache blanche de petite étendue, de la dimension d'un petit haricot ; l'amygdale gauche présente deux ou trois points blancs.

A 9 heures du soir, même jour, je constate le même état que dans l'après-midi, mais, en plus, deux ou trois points blancs sur la paroi postérieure du pharynx.

15 août, matin : l'enfant est très rouge ; fièvre, constipation ; la voix est enrouée, la respiration est bruyante, le passage de l'air à travers le larynx détermine un sifflement rauque ; la toux est enrouée.

Je trouve ce jour-là un faible engorgement de la glande sous-maxillaire droite ; même état du côté de la gorge, sauf que les points blancs de la paroi postérieure du pharynx ont gagné en étendue.

16 août. Rougeur et congestion de la face ; agitation et fièvre considérables ; même engorgement du côté de la glande sous-maxillaire droite ; le ganglion sous-lingual est perçu aujourd'hui par le doigt ; l'enrouement est très prononcé ; la toux est fréquente et très enrouée ; Il y a eu la nuit dernière une épistaxis abondante de la narine droite et une gêne considérable de la respiration.

L'amygdale droite est presque complètement recouverte de fausses membranes ; très peu de chose sur l'amygdale gauche ; la paroi postérieure du pharynx est tapissée de peaux blanches dans une assez grande étendue ; l'enfant meurt le 17 août à midi.

Cette observation diffère de toutes nos observations d'angine diphthéritique limitée au pharynx :

1° Par le siège et la nature de l'engorgement ganglionnaire qui, au lieu de porter sur le ganglion placé sous l'angle de la mâchoire, affecte la glande sous-maxillaire, qui, au lieu d'être dur et volumineux, est mou et de petit volume.

2° Par le mode d'invasion des fausses membranes qui se montrent dans le fond du pharynx immédiatement après leur première apparition sur les amygdales où l'exsudation très peu étendue restera stationnaire 36 ou 48 heures, tandis qu'elle s'étendra rapidement sur les points situés en arrière de l'isthme du pharynx.

Ce qui paraît ressortir de nos observations et qui nous a déterminé à consacrer une étude spéciale à l'épidémie de l'adulte :

1° C'est que la diphthérie peut se présenter sous une forme relativement très bénigne ;

2° C'est que la diphthérie pharyngienne communique la diphthérie pharyngienne.

3° C'est que le principe qui engendre celle-ci, qu'il soit d'origine contagieuse ou miasmatique, ne paraît pas provoquer facilement la diphthérie qui a des tendances envahissantes ;

4° C'est que l'adulte résiste facilement à la diphthérie qui ne dépasse pas le pharynx et que le seul danger réside pour lui dans la tendance envahissante qui caractérise si souvent la manifestation morbide du principe diphthéritique.

Observation I.

19 août 1880. Femme R..., 26 ans, vit auprès de diphthériques; prise de malaise, de frissons, d'envies de vomir. Elle présente le 20 août un engorgement ganglionnaire sous l'angle de la mâchoire gauche ; une fausse membrane tapisse les deux tiers de l'amygdale gauche qui est tuméfiée et rouge. Fièvre, pâleur, abattement. Je touche

avec la pierre infernale. Cette femme quitte la localité le jour même, et guérit 5 ou 6 jours après.

OBSERVATION II.

20 août. B... 30 ans, a perdu, il y a trois jours, son enfant mort d'angine diphthérique compliquée de croup; douleur de gorge, frissons, malaise.

Il est pâle, abattu ; langue blanche, fièvre. Les glandes de l'angle de la mâchoire sont tuméfiées de chaque côté.

Du côté gauche la chaîne des ganglions de la région latérale du cou est tuméfiée et très douloureuse sous la pression du doigt.

Les deux amygdales sont tuméfiées et du côté droit où l'engorgement ganglionnaire est insensible, j'aperçois vers le centre de la surface amygdalienne une plaque blanche de la grandeur d'un haricot, dont les bords inférieurs sont noirs. Cette plaque est peu épaisse ; elle adhère assez fortement.

Je prescris collutoire et gargarisme phéniqués , café , bonne nourriture, grand air.

Amélioration notable dès le lendemain, surtout au point de vue des phénomènes généraux.

Amygdales moins rouges ; l'exsudation semble un peu ratatinée, flétrie sur ses bords ; la tuméfaction des amygdales a diminué ; continuation du traitement; le malade reprend ses occupations deux ou trois jours après.

OBSERVATION III.

22 août 1881. La femme E..., âgée d'environ 25 ans, a perdu le 19 août 1881 sa fillette aînée, âgée de 5 ans, qui a succombé en deux jours et demi à une angine maligne.

Elle soigne en ce moment (22 août) sa plus jeune enfant, âgée de 20 mois, atteinte de la même maladie et dont la face est recouverte, dans toute son étendue, de plaques diphthéritiques qui sont le siège d'un suintement continuel et très abondant.

La petite malade ne quitte pas un instant les bras de sa mère et sa face est constamment appuyée tantôt sur l'épaule, tantôt contre la face de la femme E...; souvent même les surfaces suppurantes viennent se mettre en contact avec sa bouche.

La femme E... éprouve le 21 août au soir des malaises, des frissons et, dans la nuit, une sensation de douleur du côté de la gorge.

Je la vois le 22 :

Elle a la face tirée, pâle; elle a de la fièvre; la langue est blanche.

Glande de la grosseur d'une forte noisette, dure, indolore, sous l'angle de la mâchoire droite. Tache blanche de la grosseur d'un haricot, irrégulière, placée vers le centre de la surface de l'amygdale; le bord antérieur de cette tache est noirâtre; elle est peu épaisse, elle est adhérente.

Je touche au nitrate d'argent. Gargarisme phéniqué, café, grand air, alimentation tonique.

Deuxième visite. — État général meilleur; il reste à peine trace de la tache que j'ai cautérisée la veille; tache de la grosseur d'une lentille sur le pilier postérieur droit; les bords de cette exsudation sont violacés.

Je touche encore au nitrate les places malades.

Troisième visite. — État général bon; la tache du pilier a disparu; celle de l'amygdale persiste encore, quoique bien diminuée d'étendue; l'engorgement ganglionnaire a sensiblement diminué.

Je touche encore au nitrate d'argent; je ne revois pas la malade.

OBSERVATION IV.

27 août 1880. La femme J..., 43 ans, a soigné des diphthéries malignes; mal de gorge avec enrouement considérable depuis la veille.

Elle a la face rouge, la peau brûlante; éprouve des frissons; a la langue blanche; la voix est traînante, nasonnée.

Les glandes de l'angle de la mâchoire sont tuméfiées et douloureuses, sans empâtement au pourtour.

Amygdales rouges, violacées même, fortement tuméfiées. Chacun des pertuis de l'amygdale est recouvert d'un large point blanc.

Gargarisme phéniqué; alimentation tonique.

Même état le lendemain; je touche les points blancs au nitrate d'argent.

Troisième jour : amygdales moins violacées, moins tuméfiées, les points blancs ont diminué d'étendue, l'enrouement est moindre; les glandes de l'angle de la mâchoire sont diminuées de volume et moins sensibles; la voix est moins enrouée, surtout moins nasonnée, l'état général est meilleur. Je touche encore au nitrate.

Je ne revois pas la malade.

OBSERVATION V.

La femme B..., âgée d'environ 30 ans, et dont l'enfant a succombé le 22 août à l'angine diphthéritique, éprouvé depuis deux ou trois jours du malaise, des frissons, et, depuis hier seulement, une sensation douloureuse du côté de la gorge.

Je la vois le 31 août au matin. Elle se plaint surtout d'une petite glande, située derrière le lobule de l'oreille gauche, à 1 centimètre et demi en arrière de ce lobule; à ce niveau la moindre pression excite des douleurs très vives; une autre glande de la grosseur d'un pois, située au-dessus de la précédente, est le siège d'une douleur analogue, mais cependant un peu moins vive.

Ces deux glandes font partie de la chaîne ganglionnaire de la région latérale du cou.

Ce même côté gauche ne présente pas d'engorgement ganglionnaire au niveau de l'angle de la mâchoire.

Le côté droit présente, au contraire, un engorgement assez notable de la glande placée sous l'angle de la mâchoire avec douleur à la pression. Rien du côté de la chaîne ganglionnaire de la région latérale du cou, de ce côté.

Cette femme éprouve une très grande lassitude générale, du malaise, quelques frissons; elle a un peu de fièvre et sa langue est recouverte d'un enduit jaune grisâtre.

Les amygdales sont considérablement tuméfiées, recouvertes, ainsi que les piliers et le voile du palais d'une rougeur intense; l'isthme du gosier présente une teinte violacée uniforme; pas d'exsudation.

Je prescris : gargarisme phéniqué.

1er septembre. Même état du côté de la gorge; les petites glandes du cou paraissent plus douloureuses que la veille, la malade s'en plaint beaucoup; la mastication provoque les plus vives souffrances; je fais faire sur les glandes une application d'onguent napolitain belladoné qui procure tout de suite un soulagement.

Le 3. État général meilleur; gorge moins rouge, moins tuméfiée; les petits ganglions du cou sont bien moins douloureux; l'appétit seul fait encore complètement défaut. Purgation saline.

Le 5. Le mieux est complet.

OBSERVATION VI.

31 août 1880. La fille C..., domestique, âgée de 22 ans, n'a pas eu de contact avec des diphthéritiques, mais habite un quartier où règne la diphthérie. Elle a eu une diarrhée abondante il y a huit jours; depuis, malaises, frissons, inappétence; battements de cœur la nuit; pâleur, prostration; 108 pulsations, pouls petit; douleurs de gorge depuis deux jours; douleur de tête, langue blanche, la bouche saigne facilement.

Engorgement ganglionnaire dur, sensible, rénitent sous l'angle de la mâchoire droite, rougeur livide sur les piliers antérieurs, sur le voile du palais et sur la luette; l'amygdale droite un peu rouge, mais peu tuméfiée, présente un point d'un blanc jaunâtre de la dimension d'un pois.

Pas d'engorgement sous l'angle de la mâchoire gauche, mais une douleur assez vive vers la partie inférieure et médiane de la région latérale du cou; pas de ganglion engorgé dans cette région.

Insufflation d'alun dans l'arrière-gorge; purgation saline; je ne revois pas cette jeune fille qui a repris ses occupations deux ou trois jours après ma visite.

OBSERVATION VII.

La fille P..., 17 ans, est prise le 3 septembre au matin de malaise, de frissons, de mal de gorge; je la vois le 4 à trois heures du soir; mal de tête, maux de reins, frissons et envies de vomir; la face est rouge, le pouls un peu fréquent, la peau chaude, la langue est blanche; somnolence.

Je constate sous l'angle de la mâchoire gauche un engorgement ganglionnaire, la glande est assez dure, indolore.

L'amygdale gauche est un peu tuméfiée, elle est recouverte vers la partie centrale d'une exsudation blanc sale qui ne paraît pas très épaisse et qui a la dimension d'une pièce de quatre sous; un peu plus en avant une toute petite tache. Je touche avec du tannin pulvérisé; vomissement jaunâtre immédiatement après le badigeonnage de la gorge.

La nuit se passe avec une violente fièvre. Ce matin, 7 heures, le pouls est fréquent; l'engorgement glandulaire de l'angle de la mâchoire est moindre; la glande sous-maxillaire est tuméfiée, la langue est sale, la malade vient de vomir de l'eau jaune, comme elle avait vomi hier après la cautérisation au tannin

L'amygdale me paraît un peu plus forte, la tache principale a gagné en étendue et occupe toute la moitié postérieure de l'amygdale, l'exsudation est d'un blanc sale et me paraît plus épaisse, plus adhérente, la tache a peu augmenté, mais me paraît plus prononcée, la tuméfaction ganglionnaire du côté gauche a un peu diminué. Du côté droit, quoique l'amygdale ne soit pas encore tuméfiée, je remarque dans le haut un léger exsudat blanc ressemblant à une mucosité un peu épaisse. Il est situé sur la partie de l'amygdale qui se cache presque dans l'angle que forme la réunion des deux piliers. Je touche les plaques du côté gauche, seulement, au nitrate d'argent, à 7 heures du matin et je prescris un vomitif pour 9 heures et une potion au

perchlorure de fer pour la journée. A 1 heure je revois la malade ;
l'amygdale gauche est nettoyée, elle est pâle surtout aux places qui
étaient recouvertes d'exsudation ; sur sa surface cinq ou six points
gris sale, de la grosseur d'un grain de chènevis, paraissant siéger au
niveau des pertuis de l'amygdale ; le pilier antérieur du voile du palais est rouge.

Je remarque une teinte noire à peine perceptible au niveau du point
où j'avais constaté le dépôt blanchâtre du côté droit ; je ne touche
rien de ce côté ; je touche un tout petit point blanc caséeux récemment
formé tout à fait au sommet de l'amygdale gauche, le vomitif a fait
un très gros effet.

6 septembre, soir. Même état du côté de l'amygdale gauche, sauf
que les points blancs semblent un peu plus étendus ; l'exsudat du côté
droit est presque en entier gris noir ; langue blanche, fièvre modérée ;
le commencement de la nuit a été un peu agité, la malade a dormi
sur le matin, elle a eu un peu de dévoiement dans l'après-midi du
6 septembre.

Le 7, matin. Peu de fièvre ; langue un peu large, sale ; état général
bon ; l'engorgement ganglionnaire du côté gauche est à peu près le
même ; la glande est sensible en ce moment, probablement des suites
de la cautérisation (un peu d'engorgement ganglionnaire hier du côté
droit).

L'examen de la gorge me montre l'amygdale gauche toujours aussi
tuméfiée avec ses mêmes points un peu plus étendus, sa couleur est
pâle surtout dans les parties qui ont été recouvertes par l'exsudat ; le
pilier et le voile du palais de ce côté sont d'un rouge violacé ; du côté
droit je trouve l'amygdale augmentée de volume, elle est recouverte
dans presque toute son étendue d'une exsudation, découpée à sa partie
antérieure de manière qu'il n'y a qu'un petit point de l'amygdale qui
est indemne ; cette exsudation me représente par son aspect l'exsudation que j'ai observée dans les cas graves ; le voile du palais est moins
rouge de ce côté, la luette n'a rien ce matin ; la malade ne se plaint
plus du côté gauche, elle se plaint du côté droit, même en respirant ;
elle a eu dès les premiers jours une assez violente douleur dans l'o-
reille gauche.

Je touche avec une solution très concentrée de bromure de potassium, même état dans la journée.

Le lendemain matin, 3 septembre. État général parfait ; elle a bien
dormi ; la langue est un peu nettoyée ; l'amygdale droite est débarrassée en grande partie de son exsudat ; il reste sept à huit points

blancs qui ne représentont pas cependant à l'œil les pertuis de l'amygdale qui elle-même est diminuée de volume ; l'engorgement glandulaire
de ce côté a sensiblement diminué. Du côté gauche, le premier pris, je
constate encore une tuméfaction considérable de l'amygdale et les
mêmes points blancs qui me paraissent cependant diminués d'étendue. La journée s'est bien passée ; du côté droit je trouve, le soir
9 septembre, l'amygdale droite revenue à son volume à peu près normal, encore deux points gris de la grosseur d'une tête d'épingle ; l'a-
mygdale gauche et le pilier du même côté sont encore rouges et
l'amygdale est tuméfiée, quoique un peu moins ; deux ou trois points
blancs en avant et une partie de la surface postérieure encore recouverte d'une fausse membrane d'un blanc tirant un peu sur le gris ; j'ai
encore touché ce matin et ce soir avec la solution de bromure ; sang
après mon pinceau ; la solution de perchlorure est continuée à faibles
doses.

Le 9. Etat général bon ; amygdale gauche, piliers encore rouges,
violacés. Deux petites taches sur l'amygdale de la grosseur d'une tête
d'épingle. L'engorgement ganglionnaire est à peu près nul. Pas d'albumine.

Le 10. Amygdale gauche moins rouge ; encore une petite tache en
avant tout près du pilier antérieur.

L'état général est excellent.

Cette jeune fille a soigné quatre enfants, neveux ou nièces, morts
de diphthérie maligne dans la dernière semaine d'août.

OBSERVATION VIII.

9 septembre 1880. L'enfant B.., âgé de 11 ans, a été pris, hier au
soir 9 septembre, à 3 heures, au moment du violent orage, d'un
assez violent frisson ; il s'est ensuite plaint de maux de tête, n'a pas
dîné le soir, a eu cette nuit une assez violente fièvre ; ce matin, il se
plaint d'avoir mal à la gorge et une douleur dans la région cervicale.
La face est un peu rouge, la peau un peu chaude, le facies est bon ;
l'enfant a saigné du nez il y a environ huit jours.

Je trouve en dessous de l'angle de la mâchoire, du côté gauche, un
peu éloignée de cet angle, une glande de la grosseur d'une grosse
noisette et un peu oblongue ; immédiatement au-dessus d'elle, une
autre glande qu'on ne perçoit que difficilement, très molle.

Du côté droit, celle-ci plus rapprochée de la mâchoire que la précédente, une glande dure, indolore.

L'amygdale gauche est recouverte dans toute son étendue d'un exsudat blanc qui paraît peu épais; on dirait une toile d'araignée jetée sur l'amygdale qu'on voit par transparence vers son centre. Je touche avec la solution concentrée de bromure de potassium et je donne 40 gouttes de perchlorure dans un verre d'eau à prendre de cinq en cinq minutes. La surface touchée a saigné légèrement.

Le 9, soir. La partie touchée ce matin du côté gauche est noirâtre, la fausse membrane semble mortifiée et prête à tomber; du côté droit, je remarque une plaque de la grosseur de deux pois apposés l'un à côté de l'autre sur le pilier postérieur. Je touche.

Le 10. L'enfant a assez bien dormi; il a moins de fièvre qu'hier, la langue est blanche; l'engorgement ganglionnaire du côté gauche est assez fort, pas très dur, non entouré de tissu empâté, un peu sensible; la glande du côté droit est plus petite, plus dure, elle semble moins sensible; amygdales recouvertes dans presque toute leur étendue d'une exsudation blanchâtre; l'exsudat du côté gauche a dû se former cette nuit; il occupe à peu près la même étendue que celui d'hier. L'amygdale droite est recouverte sur presque toute sa surface. Mêmes taches sur le pilier postérieur. (Ces taches semblent se reproduire plus facilement pendant le sommeil). Je touche avec la solution bromurée, continuation du perchlorure, quinquina, bouillon.

Le 11. Le pouls est normal; la peau est fraîche.

Même état du côté des ganglions et des amygdales, taches blanches sur le pilier postérieur droit.

. L'enfant me paraît un peu pâle, mais la peau est fraîche et le pouls est bon; le malade a bien dormi. (Continuation du même traitement; bouillon, jus de viande). Je remarque, à la jonction de l'aile du nez avec la lèvre, une petite ulcération au centre grisâtre, aux bords violacés; cette ulcération fait suite à une surface grise, humide, qui tapisse la narine gauche; je fais renifler la solution bromurée, plusieurs fois dans la journée. L'enfant a eu mal dans l'oreille, le premier jour de sa maladie.

Le 11, soir. Même état: fièvre assez vive.

Le 12, matin. L'engorgement ganglionnaire me paraît moins fort du côté gauche; la glande me paraît plus molle, encore un peu sensible, du côté droit; elle paraît à une plus grande distance de l'angle de la mâchoire que du côté gauche, elle est placée obliquement, est plus allongée, dure, insensible; pas d'empâtement au pourtour. La langue est sale; un peu de fièvre; constipation; pas de toux; pas de douleur en avalant.

L'amygdale gauche est sensiblement diminuée de volume; sur son tiers supérieur, une exsudation gris noir par endroits, comme sphacelé ; sur la partie moyenne, un tout petit espace où apparaît la couleur de l'amygdale ; exsudat blanc sur tout le tiers inférieur; pilier gauche moins rouge. L'amygdale droite est recouverte dans sa totalité d'un exsudat grisâtre assez épais. Je touche et j'entraîne une fausse membrane de la grosseur d'une pièce de 50 centimes ; elle provient surtout de la partie médiane de l'amygdale. (Continuation du traitement.)

Le 13. L'enfant a beaucoup dormi cette nuit, il dort encore ce matin quand j'arrive et la langue est sèche. Les glandes me paraissent un peu diminuées, il n'y a pas cependant de changement notable de ce côté, pas de fièvre, pas de chaleur, physionomie bonne ; les ulcérations du nez sont à moitié sèches et recouvertes d'une croûte grisâtre. A l'examen de la gorge, je trouve les amygdales singulièrement diminuées de volume ; celle de droite est encore recouverte dans son tiers supérieur d'un exsudat blanc nacré ; les deux tiers inférieurs ont presque repris leur aspect normal; l'amygdale droite est recouverte d'un exsudat gris pâle mince, dans son quart inférieur. (Continuation du traitement en modérant les doses des médicaments.)

Le 14. L'enfant est bien, il a passé une très bonne nuit, les glandes sont un peu diminuées, mais pas très sensiblement. En revanche les amygdales sont à peine visibles, l'amygdale droite est seule encore recouverte d'une ulcération très superficielle, grosse comme deux fois une tête d'épingle et dont le fond est un peu gris ; je touche encore. (Purgation pour demain matin.)

OBSERVATION IX.

10 septembre 1880. D..., 18 ans, éprouve le 10 septembre une douleur de gorge et de la sensibilité dans la région cervicale gauche. Frisson, fièvre, nausées ; pas de contact avec diphthéritiques. Engorgement ganglionnaire avec un peu d'empâtement; *côté gauche* : glande pas très dure et sensible; *côté droit* : glande dure, nette, insensible. Chacune de ces glandes est placée sous l'angle de la mâchoire.

Amygdales recouvertes dans les deux tiers supérieurs d'un voile membraneux grisâtre avec des points blancs prédominants.

Le badigeonnage avec la solution de bromure enlève le voile membraneux et laisse les points blancs qui adhèrent fortement et qui paraissent être les pertuis des amygdales.

40 gouttes de perchlorure dans un verre d'eau ; régime tonique.

Le 11. Abattement, somnolence, larges taches grises épaisses et adhérentes du côté gauche; même état du côté droit.

Le 12. Amélioration de l'état général ; même état du côté de la gorge et des ganglions ; le malade guérit.

OBSERVATION X.

27 septembre 1880. La fille X..., domestique, 30 ans, prise le 25 septembre de frissons, de maux de tête, n'a pas été au contact de diphthéritiques.

Le 26. Frissons continuels, mal de gorge, envies de vomir fréquentes.

Le 27. Facies bon ; fièvre, douleur légère à la déglutition. Engorgement ganglionnaire sous l'angle de la mâchoire de chaque côté très peu sensible, du côté gauche ; sensibilité assez grande à la pression au-dessus de la glande engorgée. Tuméfaction et rougeur des amygdales ; rougeur des piliers, du voile du palais et de la luette.

Amygdale gauche recouverte d'une fausse membrane, à bords très nets, découpés, occupant au centre le tiers environ de la surface de l'amygdale, qui est très développée.

Sur l'amygdale droite exsudation plus transparente avec trois points blancs plus accentués.

Je touche avec une solution concentrée de bromure; perchlorure de fer à l'intérieur à faibles doses.

Cette fille est renvoyée le jour même dans sa famille. Elle a guéri.

OBSERVATION XI.

Je suis appelé le 3 novembre 1880, à 8 heures du soir, auprès du nommé A..., âgé de 26 ans, qui a évité tout contact avec des diphthéritiques. Très bien portant à midi, c'est vers 2 heures qu'il a subitement éprouvé mal à la gorge, de la fatigue dans les membres et de violentes douleurs lombaires. Il n'y a pas eu de frissons.

Au moment de ma visite : un peu de fièvre ; langue propre.

Glande ronde, douloureuse à la palpation, et située profondément sous l'angle de la mâchoire gauche.

Rien ou presque rien du côté droit.

Sensibilité très grande au toucher sur un tout petit point de la portion médiane de la région latérale gauche du cou ; pas de glande ni d'empâtement appréciable à cet endroit.

Les amygdales sont tuméfiées et rouges; le voile du palais et les piliers sont violacés. L'amygdale droite ne présente pas de dépôt à la surface; l'amygdale gauche présente deux taches gris pâle vers le tiers inférieur, ou plutôt deux éraillures superficielles et de peu d'étendue dans la muqueuse amygdalienne.

Je touche avec une solution concentrée de bromure de potassium; chlorate de potasse à hautes doses à l'intérieur.

Dérangé de nouveau à minuit, je trouve le malade avec du délire, une très grande agitation et une fièvre violente.

Il a vomi deux fois très abondamment un liquide d'un gris foncé; rien de nouveau du côté de la gorge.

Je prescris une potion opiacée pour la nuit, un vomitif pour le lendemain matin.

Le 4. Le vomitif a fait grand effet: deux grandes cuvettes d'un liquide jaune orange. Le malade est très abattu; un peu moins de fièvre que cette nuit, 118 pulsations; le malade accuse de violentes douleurs lombaires, il ne se plaint pas d'avoir mal à la tête; langue jaune; douleurs de gorge moindres que la veille.

L'engorgement ganglionnaire de l'angle de la mâchoire gauche a peu augmenté; il est toujours un peu sensible. Douleur persistante au niveau de la chaîne ganglionnaire latérale du cou; on sent ce matin très nettement une glande de la grosseur d'un pois; ce même ganglion existe au même niveau, du côté droit.

On sent également, mais d'une façon encore confuse, un engorgement ganglionnaire dans l'angle de la mâchoire droite.

L'amygdale gauche est recouverte sur toute sa surface interne d'une exsudation d'un gris sale; cette face de l'amygdale paraît déchiquetée. Le bord antérieur de cette amygdale, qui est déjà très volumineuse, présente de toutes petites éraillures de la muqueuse, mais non encore d'exsudation.

L'amygdale droite, également très grosse, présente quelques concrétions grisâtres. La luette est un peu œdématiée.

Continuation du traitement; quinquina à hautes doses; alimentation tonique.

Le 4, soir. Fièvre considérable; délire. Le malade a été assoupi une partie de la journée. Il se plaint peu de la gorge; langue très sale; constipation; voix très nasonnée; crachats rouillés très abondants; pas d'écoulement par le nez.

L'engorgement ganglionnaire n'a pas sensiblement augmenté.

Les amygdales sont très fortes; elles se touchent presque; elles sont recouvertes, à l'exception du petit espace qui constitue leur surface antérieure, d'une exsudation qui est gris sale du côté gauche, plus blanche du côté droit. La luette est très allongée; le badigeonnage de la gorge détermine l'apparition d'un peu de sang autour des fausses membranes.

Le 5, matin. Nuit assez bonne, fièvre, 108 pulsations; langue blanche; crachats rouillés; voix très nasonnée; le malade se plaint peu de la gorge.

L'engorgement de l'angle de la mâchoire du côté droit est considérable; la glande est un peu douloureuse, dure, oblongue, non entourée de tissu empâté; l'engorgement ganglionnaire de l'angle de la mâchoire du côté gauche a peu augmenté.

L'amygdale droite est très forte, recouverte sur toute sa surface d'une exsudation blanche, superficielle, mince et transparente par places.

L'amygdale gauche est moins forte, mais elle est recouverte dans toute son étendue, son bord antérieur excepté, d'une concrétion gris sale très épaisse.

Le 5, soir. Journée assez bonne; cependant, très grande tendance au sommeil; fièvre, 120 pulsations; constipation; crachats rouillés très abondants, quelques crachats rosés; le malade n'a pas toussé une seule fois; urines rares, troubles; pas d'albumine.

L'engorgement ganglionnaire du côté droit a augmenté; celui du côté gauche est resté stationnaire.

Du côté de la chaîne ganglionnaire du cou, encore un peu d'empâtement, un peu de douleur; mais les ganglions sont très peu nets sous le doigt.

Les deux amygdales font une forte saillie en avant; elles se rejoignent presque, resserrant la luette, qui est allongée et rouge; elles sont recouvertes sur toute leur surface d'une exsudation uniforme, adhérente, épaisse.

Le malade avale et respire bien; le nez ne coule pas; il y a eu dans la journée une grande tendance au sommeil.

Le 6, matin. Nuit agitée, pas de sommeil, mais pas de délire; au moment de ma visite, la face est légèrement colorée, la parole est brève, saccadée; la voix est très nasonnée; il y a de la fièvre, 108 pulsations; pas d'albumine dans les urines, qui sont troubles et rares.

La glande du côté droit est plus volumineuse que la veille; elle est énorme, descendant jusque sur les bords du cartilage du larynx, non entourée de tissu empâté et peu ou point douloureuse.

Amygdales recouvertes entièrement d'une exsudation d'un blanc sale.

Le 6, soir. Facies un peu animé; impatience; fièvre assez considé-

rable, un peu d'enchifrènement ; une demi-cuvette de crachats rouillés dont quelques-uns sont franchement rosés; même état du côté
de la gorge, sauf que la partie supérieure de l'exsudation du côté
droit est un peu détachée et laisse voir une surface d'un rouge pâle
recouverte de nombreuses granulations blanches, grosses comme
des têtes d'aiguille.

Le 7, matin. Nuit un peu meilleure. La glande du côté droit est
toujours énorme; même état du côté gauche ; mieux général; pas de
fièvre; pilier droit recouvert de fausses membranes ; même état du
côté des amygdales ; celle de droite est énorme et repousse le voile
du palais en avant; la partie supérieure de l'exsudation est un peu
plus décollée que la veille; elle est flottante et laisse voir la muqueuse, qui, à cet endroit, est rouge, saignante (sang fortement
coloré) ; crachats sanguinolents très abondants; voix moins nasonnée.

Le 8, matin. Le malade a rendu, vers le milieu de la nuit, deux
énormes fausses membranes, dont l'une présente 6 centimètres de
long, sur 3 centimètres de large, et 1 demi-centimètre d'épaisseur.
La dernière partie de la nuit n'a pas été mauvaise. Ce matin, le facies
est bon, la voix est à peine nasonnée.

L'engorgement ganglionnaire du côté droit a sensiblement diminué; la glande est molle, non douloureuse; l'engorgement ganglionnaire du côté gauche est à peine perceptible.

Amygdale droite moins forte; là où la fausse membrane était décollée depuis trente-six heures, exsudation blanche assez épaisse;
sur la portion laissée à nu cette nuit, une pellicule grisâtre, mais
très mince; on voit presque la coloration rosée de l'amygdale par
transparence.

L'amygdale gauche, encore assez grosse, ne présente plus qu'une
vive rougeur. La face postérieure de la luette est tapissée d'une fausse
membrane ; celle-ci dépasse les bords de la luette.

La solution de bromure de potassium provoque aujourd'hui une
vive douleur.

Le 9, matin. État général bon; pas de fièvre; le pouls est encore
un peu mou; dévoiement; l'engorgement ganglionnaire du côté droit
ne se présente plus que sous la forme d'une traînée dure, partant de
l'angle de la mâchoire et s'étendant très bas; très peu de chose du
côté gauche. La chaîne ganglionnaire du cou du côté droit présente
encore un peu d'empâtement; celle de gauche ne présente plus ni
empâtement ni douleur; même état du côté de la gorge; une fausse
membrane tapisse le bord libre du voile du palais.

Encore quelques crachats rouillés; il n'y a pas d'enchifrènement.

Le 10, matin. L'amélioration de l'état général se soutient, les gencives sont tapissées d'une fine couche blanche superficielle qui s'enlève facilement et qui laisse à nu une surface violacée, mais non ulcérée; les amygdales sont encore recouvertes de fausses membranes, mais celles-ci paraissent se ratatiner sous l'influence de la diminution de volume des amygdales.

Le 11. Les amygdales sont complètement libres de toute exsudation; l'état général est bon; pas d'albuminurie; le malade est gai et demande à manger.

OBSERVATION XII.

27 novembre 1880. L..., 30 ans, a soigné nuit et jour une fillette morte, le 25 novembre, de diphthérie maligne.

Je le vois le 27 : pâleur, relâchement des traits, regard éteint langue blanche, épaisse.

Côté droit : engorgement ganglionnaire considérable, indolore sous l'angle de la mâchoire.

Côté gauche : vive douleur à la pression au niveau de la portion supérieure du cartilage du larynx.

Amygdale et piliers droits tuméfiés, d'un rouge livide; de ce côté, le voile du palais lui-même est tuméfié et forme saillie.

Côté gauche : amygdale et piliers rouges, mais bien moins tuméfiés.

Gargarisme phéniqué; régime tonique.

Le 28, à mon grand étonnement, je constate dans l'état général et dans la gorge un mieux des plus considérables.

Le 29. Tout est rentré dans l'état normal.

DE LA CONTUSION DU TESTICULE ET DE SES
CONSÉQUENCES

par
CHARLES MONOD,
Professeur agrégé à la Faculté de médecine de Paris,
Chirurgien des hôpitaux,
et
O. TERRILLON,
Professeur agrégé à la Faculté de médecine de Paris,
Chirurgien des hôpitaux.

L'inflammation qui succède aux contusions du testicule est,

parmi les affections de cet organe, dont l'histoire pathologique
présente encore tant d'obscurités, une de celles qui ont été le
moins étudiées.

On ne connaît que très incomplètement les circonstances
dans lesquelles elle se produit, et moins encore la cause réelle
de l'atrophie qui lui succède si souvent.

La fréquence même de cette variété d'orchite a été beaucoup
exagérée.

La contusion est cependant une des causes habituelles de
l'orchite traumatique. Il est remarquable en effet que la glande
testiculaire qui peut subir, presque sans aucune réaction, ainsi
qu'Astley Cooper l'a noté ¦l'un des premiers, l'action d'un instrument piquant et tranchant, s'enflamme au contraire assez
facilement à la suite d'un coup ou d'un choc violent.

Trouver les raisons de ce fait, qui est en contradiction avec
ce que l'on observe dans d'autres organes ; étudier par conséquent de plus près le mode de production de l'orchite par contusion ; préciser les désordres variés qui, en pareil cas, surviennent du côté du parenchyme testiculaire ; voir enfin les
conséquences qu'ils entraînent — tels sont les différents points
que nous avons cherché à élucider et qui sont l'objet de ce
travail.

Avant d'exposer le résultat des recherches expérimentales et
anatomiques que nous avons entreprises, il est indispensable
cependant de rappeler en quelques mots les opinions diverses
qui ont eu cours dans la science sur ce sujet, et de montrer
l'évolution qu'elles ont subie depuis le commencement de ce
siècle.

I.

Pendant longtemps on groupa, sans chercher à distinguer
entre elles, toutes les causes qui peuvent déterminer l'inflammation du testicule. On ne se préoccupait pas de savoir si aux
conditions diverses dans lesquelles celle-ci se produisait, ne
correspondaient pas des variétés distinctes d'orchite.

Dupuytren ne mentionne même pas la contusion parmi les

causes d'engorgement du testicule (1). Boyer la signale mais
sans s'y arrêter (2). Ce fut Astley Cooper qui le premier insista
sur la fréquence des traumatismes dont le testicule peut être le
siège, sur la réaction générale et locale qui peut être la conséquence d'un coup violemment porté, enfin sur la perte de l'organe par atrophie qui, particulièrement chez les adolescents,
peut succéder à l'inflammation ainsi provoquée.

« Un coup sur le testicule, dit-il, est une cause fréquente de
l'inflammation du testicule ; s'il est violent, il provoque le vomissement à l'instant même, et en quelque sorte sous la main
qui a exercé la violence. Ce dernier phénomène, quand il survient, est immédiatement suivi d'une inflammation intense.....
Parmi les causes de lésion du testicule, on doit signaler comme
la plus fréquente la pression à laquelle il est soumis dans l'exercice du cheval, lorsque le cavalier est porté violemment sur le
pommeau de la selle. Les testicules sont contondus ; il se forme
dans le scrotum un épanchement sanguin par suite de la rupture des vaisseaux. La déchirure des parois peut être considérable, et il en résulte une vive inflammation (3). »

Et plus loin : « l'atrophie du testicule est encore un effet de
son inflammation. Ce résultat s'observe plus fréquemment à
l'époque de la puberté qu'à tout autre âge. Dans certains cas la
maladie reconnaît pour cause déterminante un coup porté sur
la partie, soit dans l'exercice de certains jeux, soit lorsque, dans
l'équitation, le testicule est porté brusquement contre le pommeau de la selle. (1)»

Samuel Cooper ne fait guère que reproduire les idées de son
prédécesseur. Il montra cependant de plus que si l'inflammation du testicule aboutissait parfois à la suppuration, cette terminaison absolument exceptionnelle dans l'orchite uréthrale,

---

(1) Dupuytren. Leçons orales de clinique chirurgicale, 2ᵉ édit. Paris,
n-8, t. IV, p. 218

(2) Boyer. Traité des maladies chirurgicales, édit. in-8. Paris, 1825,
. X, p. 240.

(3) Astley Cooper. Œuvres chirurgicales complètes, traduct. Chassaignac
et Richelot. Paris, 1837, gr. in-8. p. 430.

(4) Ibid., p. 432.

s'observait moins rarement à la suite d'un traumatisme portant
sur les bourses. Il s'exprime ainsi à ce sujet : « L'inflammation aiguë du testicule, lorsqu'elle résulte de la gonorrhée ou
de l'irritation de l'urèthre, amène rarement la suppuration ;
mais, lorsque cette inflammation est produite par une violence
extérieure il y a plus de chances pour la formation d'un
abcès (1). »

Cette tendance à séparer, en s'appuyant sur l'observation
clinique, l'inflammation traumatique du testicule de celle dont
le point de départ est dans l'urèthre, ira en s'accentuant de
plus en plus.

Bérard, dans sa thèse « Sur les engorgements du testicule »
accepte, comme les deux auteurs que nous venons de citer, que
« l'atrophie est plus fréquente à la suite de l'orchite par contusion que dans la blennorrhagique» (2). Mais au sujet de la suppuration de la glande il fait de justes réserves. Il admet que
la suppuration est moins rare dans l'orchite traumatique que
dans l'orchite blennorrhagique ; « et encore, ajoute-t-il, cela
doit-il être peu fréquent, si l'on en juge par le petit nombre
d'observations de suppuration rapportées par les auteurs, et
surtout si l'on se rappelle que ce que l'on a décrit comme un
abcès n'était le plus souvent qu'un tubercule ramolli. »

Nous aurons plus tard occasion de montrer le bien fondé de
cette remarque.

Bérard, en somme, n'ajoutait rien à ce qui avait été dit avant
lui sur l'orchite traumatique.

Velpéau, en cherchant à préciser quelles sont dans cette variété d'inflammation de l'organe séminal les parties atteintes de
préférence, fit au contraire faire un nouveau pas à la question.

« Lorsque l'inflammation du testicule, lisons-nous dans l'article *Testicule* du Dictionnaire en 30 vol. (1844), survient à la
suite d'un coup, d'une chute, d'un froissement, d'une secousse,
d'une lésion traumatique ou d'une violence extérieure quel-

---

(1) Samuel Cooper. Traité élémentaire de pathologie chirurgicale, trad.
Delamare, Paris 1855, lu 8° p. 602.

(2) Aug. Bérard. Des divers engorgements du testicule. Thèse de concours, 1834, édit. in-4, p. 49.

conque, elle offre d'abord ceci de particulier que le gonflement des parties porte tout aussi bien, dès le principe, sur le testicule que sur l'épididyme, que très souvent même le testicule reste seul affecté depuis le commencement jusqu'à la fin de la maladie, que le canal déférent ne participe presque jamais au gonflement, à l'inflammation (1). »

Il s'efforce en même temps de fixer les caractères propres de l'inflammation qui se produit en pareil cas, et à son tour il signale la possibilité de la terminaison par suppuration. — « Il faut noter, ajoute-t-il, que la tumeur est plus souvent inégale, bosselée ; qu'elle offre par-ci par-là comme des noyaux, comme des plaques, entremêlées d'espaces plus souples ; que sa marche ressemble fréquemment à celle des inflammations phlegmoneuses, et qu'il n'est pas rare de la voir se terminer par suppuration, par la formation d'un ou de plusieurs abcès. »

Vidal (de Cassis), en distinguant mieux qu'on ne l'avait fait avant lui les inflammations générales du testicule des inflammations partielles du même organe, s'engage dans la voie ouverte par Velpeau. Il montra que les lésions pouvaient siéger dans le testicule seul, ou ne frapper que l'épididyme ou enfin se localiser dans la vaginale (2). Ces données seront utilisées plus tard pour l'étude de l'orchite traumatique.

De l'orchite par contusion, il signale surtout la forme grave, dans laquelle « les tissus étant déchirés, quelquefois écrasés, il s'allume, dans le corps même de la glande, une violente inflammation qui entraîne la perte de l'organe ; sa substance est détruite par la suppuration, ou s'échappe sous la forme d'un pus brun, mêlé de petits cordonnets qui ne sont autre chose que les conduits séminifères (3). »

Enfin le Dr Soulé, chirurgien de l'hôpital Saint-André, à Bordeaux, dans un mémoire qui ne manque pas d'originalité (4), voulut accentuer encore les distinctions établies par

---

(1) Velpeau. Art. Testicule. Diotionn. en 30 vol., t. XXIX, p. 465.
(2) Vidal (de Cassis). Traité de pathologie externe, 5e édit., t. V, p. 147.
(3) Vidal (de Cassis). Loc. cit. p. 135.
(4) Soulé. Réflexions sur les orchites. Journal de médecine de Bordeaux, 1846, p. 677.

ses prédécesseurs. Faisant intervenir la région primitivement atteinte par le traumatisme il chercha à établir l'existence de deux variétés d'orchites par contusion. Pour lui, « l'orchite est *directe* lorsqu'elle est le résultat d'une contusion portant sur le testicule lui-même, *indirecte* lorsqu'elle succède à une violence exercée sur le cordon... L'inflammation, dans ce dernier cas, se propage au testicule par voie de continuité ; elle peut se borner au cordon, lorsqu'elle n'est pas considérable.»

L'existence de cette seconde variété d'orchite ne nous paraît rien moins que démontrée. Le travail de Soulé méritait cependant d'être signalé, il marque en effet la tendance générale des esprits à distinguer de plus en plus entre elles les diverses formes d'inflammation du testicule.

Il est remarquable qu'à l'étude purement clinique de l'orchite traumatique, dont nous venons d'exposer les principales phases, ne correspondent pas, pour la même période, des recherches anatomiques précises. On ne voit pas que les auteurs aient cherché à se rendre compte des lésions intimes que le traumatisme produit dans le parenchyme testiculaire; on ne se demande pas, en particulier, par quel mécanisme se produit cette atrophie dont tous les observateurs s'accordent à reconnaître la fréquence.

La rareté des autopsies explique sans doute le silence des auteurs à ce sujet.

Il est juste cependant de reconnaître que Robert (1), dès 1848, chercha à établir une distinction entre l'orchite blennorrhagique qui siégerait, suivant lui, dans les vaisseaux séminifères (d'où le nom d'orchite parenchymateuse, sous lequel il propose de la désigner), et une autre variété d'orchite qui occuperait plus spécialement le tissu cellulaire de l'organe. Mais il ne tira pas de ces faits, incomplétement établis d'ailleurs, des conclusions suffisamment rigoureuses ; et ne vit certainement pas l'importance qu'une telle distinction pouvait avoir pour expliquer la terminaison par atrophie de l'orchite interstitielle.

---

(1) Robert. Bulletin de la Soc. de chirurgie, 1848, p. 133, 136.

Cruveilhier, dont le génie scientifique a su deviner tant de faits vérifiés plus tard par le microscope, est bien plus précis et touche presque à la vérité. Le premier, du moins, il s'est préoccupé de trouver la raison anatomique de l'atrophie qui succède à la contusion du testicule.

Raisonnant par analogie, il s'exprime en ces termes : «Dans l'atrophie des glandes par contusion, c'est la paroi propre de la substance fondamentale qui disparaît de prime abord, soit dans toute l'étendue du tube glandulaire, soit par places ; l'épithélium ne disparaît que plus tard. Souvent les cellules s'hypertrophient isolément, deviennent granuleuses ; dans certains cas, la cavité du tube glandulaire qui s'atrophie se remplit d'un contenu granuleux solide, qui persiste plus ou moins longtemps après l'atrophie de la paroi. Je suis porté à croire que les tubes séminifères peuvent subir la même transformation. »

Ces notions sont insuffisantes. Ce n'est cependant qu'à une époque tout à fait contemporaine qu'on a essayé de les compléter.

Le Dr Rigal (1), dans un intéressant mémoire publié tout recemment dans les Archives de physiologie, a étudié le processus de l'atrophie qui succède aux écrasements du testicule.

Nous-mêmes nous avons cherché à nous rendre compte expérimentalement de la nature et de l'évolution des lésions auxquelles donnent lieu les divers degrés de contusion du testicule. On verra plus loin les résultats auxquels nous sommes parvenus.

Cette rapide revue ne serait pas complète, si nous ne faisions encore ici mention de l'opinion des auteurs qui se sont efforcés de démontrer la rareté de l'orchite traumatique, ou du moins d'établir qu'on a trop facilement considéré comme telle certaines inflammations qui relevaient de causes toutes différentes.

Souvent en effet le traumatisme, un choc, une chute, un

---

(1) Rigal. Recherches expérimentales sur l'atrophie du testicule consécutive aux contusions de cet organe. Arch. de physiologie, 1879, p. 155.

simple froissement, a été invoqué comme cause déterminante de l'inflammation testiculaire, sans que les renseignements fournis par le malade aient été soumis à un contrôle suffisant. D'une part on ne se mettait pas assez en garde contre les erreurs, volontaires ou non, de certains sujets; de l'autre on ne s'astreignait pas à un examen exact et répété du canal de l'urèthre.

La contusion directe faisait-elle décidément défaut et l'écoulement uréthral n'était-il pas évident, l'origine traumatique de la phlegmasie n'en était pas pour cela définitivement écartée. Il restait en effet la ressource de l'orchite dite par effort, résultant de la contraction des muscles abdominaux et de celle du crémaster, dont la réalité est aujourd'hui encore admise par les meilleurs auteurs (1).

Pour d'autres, au contraire, l'orchite par effort n'existe pas, et peut dans la majorité des cas être rattachée soit à la diathèse tuberculeuse, soit à un écoulement uréthral méconnu. M. Duplay (2), dans un travail récent, et plus tard un de ses élèves, M. Delome (3), dans sa thèse inaugurale, ont habilement défendu cette dernière opinion, qui, pour les observations qu'ils ont rapportées, n'est en effet pas contestable. On alla plus loin encore et l'on fut amené à admettre que, à considérer les choses de près, l'orchite par contusion elle-même était moins fréquente qu'on ne l'avait longtemps pensé. On soutenait que sur ce point aussi on s'en était trop facilement rapporté au dire du malade, et que l'exploration méthodique de l'urèthre permettait presque toujours de reconnaître la véritable cause du mal.

On en venait ainsi à rayer, pour ainsi dire, l'orchite traumatique du cadre de la pathologie. C'était assurément dépasser le but.

Dans une thèse importante soutenue tout dernièrement (juil-

(1) Voy. Richet. Traité d'anatomie chirurgicale, 5e édit., 1877, p. 144; et Tillaux. Traité d'anatomie topographique, 1re édit., 1877, p. 901.
(2) Duplay. Archives génér. de médec., 1876, t. II, p. 353.
(3) Delome, De l'orchi-épididymite prétendue par effort. Thèse Paris, 1877.

let 1881) à la Faculté de médecine de Paris, M. Coutan (1), élève de l'un de nous, tout en reconnaissant la rareté de l'orchite traumatique, a réuni un certain nombre de faits dans lesquels l'influence du traumatisme sur le développement de l'inflammation ne peut être mise en doute.

Les expériences que nous avons entreprises parlent dans le même sens. Ce sont de véritables orchites traumatiques que nous avons pu provoquer chez le chien à l'aide de coups portés sur les bourses.

Pour nous donc l'orchite traumatique par contusion, bien que rare et ne devant être admise qu'à bon escient, n'est pas contestable.

Il nous reste à dire dans quelles conditions elle se produit, le siège et la nature des lésions qui la caractérisent, les désordres qu'elle peut laisser à sa suite.

L'étude de ces différents points sera l'objet du chapitre suivant.

II.

La contusion du testicule, lorsqu'elle ne dépasse pas un certain degré, peut ne produire qu'un désordre passager, méconnaissable à l'œil nu comme au microscope, donnant lieu à un phénomène purement clinique, la douleur, et n'aboutissant jamais à l'atrophie de l'organe séminal.

Cette variété de contusion ne nous arrêtera pas davantage; elle est, en effet, absolument négligeable au point de vue anatomique qui doit ici tout particulièrement nous occuper.

Nous n'étudierons que les cas où le coup porté détermine la production de lésions permanentes appréciables à nos moyens d'investigation.

Ces lésions, que l'on a bien rarement occasion d'étudier chez l'homme, peuvent être assez facilement reproduites sur les chiens.

Nous n'entrerons pas dans le détail des expériences va-

---

(1) Coutan. Contribution à l'étude de l'inflammation du testicule et de l'épididyme consécutive aux contusions de ces organes. Thèse Paris, 1881, n° 336.

riées que nous avons exécutées à ce sujet. Nous nous contenterons de résumer les principaux résultats auxquels nous sommes
parvenus, renvoyant à un autre travail l'exposé complet de
nos recherches (1).

La contusion produit dans le testicule, comme dans les autres
organes, des lésions variant en étendue et en profondeur, suivant la force du choc et suivant la résistance du tissu.

Il nous a paru qu'en tenant compte du plus ou moins de
gravité de ces désordres, il était possible, pour la commodité
de la description, de distinguer trois *degrés* dans la contusion
du testicule.

Cette division ne correspond pas absolument à la réalité des
faits, en ce sens que la délimitation des lésions n'est véritablement pas aussi tranchée qu'elle le paraîtra dans les lignes
suivantes. Elle est cependant suffisamment justifiée et par
l'étude anatomique des lésions produites, et surtout par l'observation clinique, pour que l'on soit autorisé à s'y conformer.

Nous passerons donc successivement en revue ces trois
degrés de contusion testiculaire, en étudiant séparément les
lésions observées dans le testicule d'une part, dans l'épididyme
de l'autre.

PREMIER DEGRÉ. — Du côté du *testicule*, ce degré est caractérisé par des hémorrhagies capillaires, en nombre variable,
disséminées dans toute l'étendue de l'organe, dont le siège anatomique est dans les travées minces de tissu conjonctif qui
séparent les tubes séminifères.

Ces derniers ne paraissent pas avoir subi d'altération notable;
on ne constate à leur niveau aucune rupture.

Il semble que le traumatisme ait entraîné un déplacement
rapide des tubes les uns sur les autres; d'où est résulté un
tiraillement en tous sens des travées cellulaires intertubulaires
et, par suite, une rupture des vaisseaux très fins qui rampent
dans ce tissu et à la surface des tubes.

---

(1) Ce travail paraîtra dans un des prochains numéros des Archives de
physiologie. — Nous tenons a dire des maintenant que nous avons eu
recours pour l'examen de nos pièces à la savante collaboration de M. Su-
chard, répétiteur au laboratoire d'histologie du Collège de France. .

Du côté de l'*épididyme*, on constate des lésions à peu près semblables, avec cette différence cependant que, outre les hémorrhagies interstitielles du tissu cellulaire qui sépare les tubes, on trouve ceux-ci légèrement altérés; leur épithélium est détaché par places. Cette différence s'explique par ce fait anatomique que, dans l'épididyme, les tubes sont plus épais et sont soudés ensemble par un tissu conjonctif plus dense; l'ensemble de l'organe est moins malléable que la glande testiculaire.

Tels sont, résumés en quelques mots, les désordres immédiats qu'entraîne la contusion au premier degré. Rappelons que, pour produire un tel résultat, le traumatisme doit être assez violent; il faut, de plus, que le testicule soit fixé avec une certaine force.

Voyons maintenant quelles sont les conséquences d'une semblable lésion; et, pour mieux les étudier, suivons les différentes périodes de son évolution.

Le premier phénomène que l'on observe quelques jours après le traumatisme, est une irritation manifeste du tissu cellulaire qui entoure les tubes : œdème de ce tissu, prolifération des éléments, augmentation des globules blancs dans les espaces lymphatiques et vascularisation plus abondante. Cliniquement, l'altération se manifeste par la tension de l'organe qui devient dur, semble augmenté de volume, et est douloureux à la pression.

Il est bon de rappeler ici que la vaginale et les parois scrotales, souvent enflammées par la même cause, peuvent masquer les phénomènes testiculaires, et font parfois méconnaître le gonflement de la glande sous-jacente.

Les tubes subissent des modifications moins accentuées; cependant leurs parois s'épaississent et les cellules intra-tubulaires deviennent troubles; souvent, entre elles, apparaissent de petits globes réfringents, indice certain d'un travail d'irritation et de production exagérée.

Au bout de quelques jours, les lésions entrent dans une nouvelle phase, qui est la phase d'organisation fibreuse. Les cellules nouvelles se transforment en tissu fibreux; les tubes irrités s'épaississent au point qu'au bout d'un certain temps leur calibre est manifestement diminué. Il se passe en un mot, ici, des phénomènes analogues à ceux qui précèdent la lésion des glandes connue sous le nom de cirrhose.

La rétraction de tous ces produits conduit enfin à l'atrophie de l'organe, atrophie qui est partielle ou totale, suivant l'intensité du travail inflammatoire.

Dans les degrés plus accentués de la contusion, nous retrouverons le même processus arrivant au même résultat, mais avec des différences qui tiennent à l'étendue des lésions primitives.

Du *côté de l'épididyme*, on trouve une dilatation des tubes absolument semblable à celle que l'on observe dans l'épididy mite blennorrhagique ou uréthrale. En même temps, mais seulement au niveau des hémorrhagies, il y a prolifération des éléments cellulaires dans le tissu conjonctif interstitiel. Cette double lésion produit une augmentation de volume considérable de l'épididyme. Ce point est important à signaler ; car ce volume exagéré est la cause d'une erreur assez fréquente ; le testicule n'ayant pas subi la même augmentation, on croit que la contusion agit seulement sur l'épididyme, et cependant le testicule est souvent plus altéré.

Il n'est pas rare, en effet, de voir survenir l'atrophie testiculaire, alors que l'épididyme, d'abord volumineux, reprend son aspect normal et ne semble pas malade, bien qu'au début il ait présenté presque seul des troubles apparents. On comprend combien cette distinction a de valeur pour le pronostic.

DEUXIÈME DEGRÉ. — Il est surtout remarquable par les désordres primitifs plus étendus qu'on trouve dans le parenchyme du testicule. Il faut, pour les produire, une force considérable, mais cependant insuffisante pour faire éclater l'albuginée.

On trouve, dans différents points du testicule, non plus de simples ruptures capillaires le long des travées conjonctives, mais de véritables foyers. Ce ne sont point cependant de vrais noyaux apoplectiques, mais simplement de petits amas de la grosseur d'un pois à celle d'un noyau de cerise, dans lesquels les tubes sont dilacérés et leurs débris mélangés à d'abondants globules rouges.

Dans un travail lu par l'un de nous à la Société de chirurgie (1), travail également préparé en commun, nous avons montré que la formation de foyers sanguins dans le testicule était extrêmement difficile. Nous avons établi que l'hématocèle intra-testiculaire n'existait pas, ou devait être infiniment rare, et que dans la plupart des cas où l'on avait cru à l'existence de cette affection, il ne s'agissait en réalité que de cancers ou de sarcomes ramollis, au centre desquels s'était formé un foyer hémorrhagique. Nos expériences plus récentes n'ont fait que nous confirmer dans cette opinion.

Les *lésions consécutives* du second degré de la contusion peuvent être beaucoup plus sérieuses que celles du premier. Les phénomènes réactionnels sont plus accentués; ils peuvent aller jusqu'à donner lieu à ces abcès et à ces suppurations qui ont été souvent signalés, non seulement dans le testicule, où on les constate plus fréquemment, mais aussi dans l'épididyme. Cette complication se rencontre surtout chez les vieillards, chez les individus surmenés, ou encore chez ceux qui continuent à marcher après l'accident, et augmentent ainsi l'intensité de la réaction inflammatoire.

TROISIÈME DEGRÉ. — Le *troisième degré* est caractérisé par la rupture de l'albuginée dans une étendue variable. Il s'agit alors d'un véritable écrasement du testicule.

Si la rupture est peu étendue, il y a également issue de quelques tubes; mais, de plus, il se produit toujours une hémorrhagie abondante qui remplit plus ou moins la vaginale. On trouve, en effet, un caillot dans la vaginale, et ce caillot se continue avec un autre qui occupe la partie déchirée du testicule.

---

(1) Ch. Monod. Contribution à l'étude de l'hématocèle traumatique du testicule. Bulletins de la Société de chirurgie, 1881, p. 261. Séance du 16 mars 1881.—V. aussi Bayon. De l'hématocèle intra-testiculaire. Thèse Paris, 1881.

Cette hémorrhagie est due à la rupture des vaisseaux volumineux qui occupent l'épaisseur de l'albuginée. Dans les cas de rupture complète, les tubes du testicule sont répandus dans la vaginale, et mélangés au sang épanché.

La marche des lésions consécutives à ces désordres a été étudiée expérimentalement, par M. Rigal, sur le testicule de rat, dans un travail dont nous avons déjà fait mention.

L'atrophie est la conséquence fatale du travail de réparation qui succède à une rupture quel qu'en soit le degré. Elle est plus ou moins rapide, suivant l'étendue de la déchirure.

Dans les cas de rupture peu prononcée, la partie de l'organe, éloignée du point déchiré, a subi des modifications que nous connaissons déjà, car elles ne sont autres que celles du premier et du second degré. Nous savons, en effet, que, pour produire une rupture, il faut déployer une force considérable évaluée, d'après nos expériences, à 50 kilogrammes. On comprend qu'à la suite d'une telle violence, la glande entière ait plus ou moins souffert.

Nous n'avons pas observé de rupture de l'épididyme; mais cet organe a toujours subi, dans ces cas, en raison de l'intensité du choc des désordres assez étendus.

Tels sont les trois degrés de contusion testiculaire que nous avons cru devoir établir.

Ils correspondent à des lésions suffisamment distinctes, et à des phénomènes cliniques assez tranchés pour qu'il soit utile de conserver cette division.

Il nous reste, en effet, à rechercher ce que devient ultérieurement un testicule ainsi atteint d'orchite traumatique à la suite d'une contusion violente.

                                        (*A suivre*).

DE LA RÉGION MACULAIRE AU POINT DE VUE NORMAL ET PATHOLOGIQUE.

Par le Dr NIMIER,

Médecin aide - major,
Chef de clinique ophthalmologique au Val-de-Grâce.

(Suite et fin.)

2° *Rétinites.* — Les différentes formes de rétinites intéressent à des degrés divers les parties voisines de la macula.

1° La *rétinite séreuse*, encore appelée œdème de la rétine, donne à la membrane une teinte grisâtre très visible, surtout autour de la papille et le long des gros vaisseaux; cette teinte disparaît progressivement à mesure que l'on se rapproche de l'équateur de l'œil. Sur la macula la rétine, plus mince que dans les parties voisines, laisse voir la coloration rouge brunâtre de la choroïde, et, par contraste avec la teinte grisâtre du voisinage, cette coloration simule parfois une teinte hémorrhagique.

2° La *rétinite parenchymateuse*, diffuse dans certains cas, se localise d'autres fois autour de la macula. Alors les fibres cellulaires, qui traversent les couches granuleuses, s'hypertrophient, et, en même temps, il se produit une migration de cellules pigmentaires altérées provenant de l'épithélium choroïdien. Les grains sont écartés, les cônes et les bâtonnets s'atrophient; enfin par substitution du tissu conjonctif aux éléments propres de la rétine, il se forme une véritable plaque de tissu cellulaire vascularisée (Sœmisch) (1). A l'ophthalmoscope l'on constate d'abord que les opacités rétiniennes forment des lignes très fines, rayonnant vers la fovea, rarement ce sont des stries un peu larges. Plus tard, lorsque l'hypertrophie cellu-

---

(1) Sœmisch. Beiträge zur norm. und path. Anatomie des Auges, 29. Leipzig, 1862.

laire a atteint son maximum de développement, il existe une plaque jaune, bleu verdâtre, arrondie, réfléchissant fortement la lumière, ayant de un à un et demi diamètre papillaire. Elle dépasse le niveau de la rétine et se perd insensiblement sur les parties voisines, entourée d'une zone légèrement nuageuse, circonscrite elle-même par une zone d'hyperhémie. Cette altération aboutit à une transformation atrophique. La vascularisation et l'œdème disparus, on trouve à leur place une véritable plaque atrophique, blanchâtre, avec un liséré de pigment, preuve que l'affection intéresse les couches profondes de la rétine, et même la portion correspondante de la choroïde.

Cette forme de rétinite a été observée, en particulier par Wecker, sur des sujets syphilitiques; toutefois elle n'est pas décrite par les auteurs comme rétinite syphilitique.

3° La *rétinite syphilitique* des auteurs n'offre d'ordinaire rien de particulier dans la région profonde de l'œil qui nous intéresse; mais de Graefe (1) a décrit sous le nom de « rétinite centrale à récidives » une variété de rétinite spécifique qui se localise de préférence au pourtour de la macula. Lorsqu'elle se propage vers la papille, elle n'en voile que le contour externe. Tout d'abord il existe une opacité qui, très prononcée vers la fosse centrale, diminue progressivement dans son voisinage; puis, après les nombreuses rechutes qui caractérisent cette affection, l'atrophie rétinienne se manifeste. Dans l'intervalle des atteintes, lorsque la rétine s'est éclaircie, l'on voit que la choroïde n'est pas restée absolument étrangère à cette inflammation. De faibles traînées de pigment marquent les limites dans lesquelles la rétine était antérieurement troublée; çà et là l'on aperçoit même quelques petites plaques atrophiques sur la choroïde. Quant à préciser le siège anatomique de la lésion, les autopsies, peu nombreuses il est vrai, ont montré que la transsudation séreuse occupait les couches externes de la rétine, laissant les fibres nerveuses et la couche ganglionnaire plus ou moins intactes. D'ailleurs les faibles altérations de la couche épithéliale, observées après plusieurs rechutes, semblent plai-

(1) De Graefe. Archiv. fur ophth. Bd. 10, Ab. 2-157, 1804.

der pour cette localisation. Enfin, dans quelques cas fort rares, la rétinite est devenue parenchymateuse en se localisant par foyers qui, plus tard, sont le siège d'une atrophie des plus complètes. Le plus ordinairement toutefois cette rétinite ne change pas de caractère, et ne se complique ni d'apoplexie, ni de dégénérescence graisseuse, ni d'altération des parois vasculaires.

4° *Des deux formes de rétinites néphrétiques* la rétinite albuminurique intéresse tout particulièrement la région maculaire. Dans cette affection, en effet, la macula devient habituellement le siège d'une altération caractéristique. A l'ophthalmoscope l'on observe alors des petites taches blanches de la grosseur d'une tête d'épingle, d'un blanc brillant très éclatant, très rapprochées les unes des autres et réunies en groupes; tantôt l'on voit des stries blanchâtres. Or, comme les fibres de Müller, aussi bien que les fibres nerveuses, convergent toutes en rayonnant vers la fovea, il résulte de la sclérose ou de la dégénérescence graisseuse de ces fibres une étoile de petites plaques arrondies et brillantes, qui a pour centre la tache jaune. Les rayons de cette étoile, d'une longueur variable, s'étendent plus ou moins vers la périphérie.

Histologiquement il se produit une hyperplasie du tissu cellulaire; après elle survient la dégénérescence graisseuse des cellules ganglionnaires, des grains et des éléments conjonctifs; puis la sclérose se produit, en particulier dans les fibres radiées de la macula. Il est d'ailleurs possible, dans certains cas, de préciser, à l'examen ophthalmoscopique, le siège de la lésion. A ce propos Perrin [1] cite l'observation d'un jeune soldat convalescent du choléra, chez lequel l'examen des yeux fit découvrir l'albuminurie. Chez ce sujet, en certains points, les vaisseaux centraux étaient manifestement recouverts par les opacités rétiniennes. Cette circonstance importante montre bien que la lésion intéresse le tissu rétinien et ne se limite pas aux couches externes dans lesquelles elle débute.

L'on ne trouve pas toujours chez les albuminuriques les lé-

(1) Perrin. Atlas, pl. 17, fig. 1, 1878.

sions caractéristiques de la rétinite spécifique. Lorsque la maladie marche vers l'atrophie, les taches blanches opaques du fond de l'œil et les extravasations sanguines disparaissent, ne laissant que le pointillé qui entoure la macula. Parfois même celui-ci perd son aspect particulier. C'est ainsi qu'il nous a été donné d'observer, dans le service du professeur Chauvel, un malade chez lequel Abadie avait reconnu les lésions de la rétinite albuminurique dans l'œil droit. Après un traitement, qui avait fait disparaître toute trace d'albumine dans l'urine, ce malade présentait sur la macula même deux petites plaques d'un blanc jaunâtre, à peu près triangulaires, très rapprochées l'une de l'autre, mesurant environ un cinquième du diamètre papillaire; elles persistaient encore après plusieurs mois de traitement.

Quant à la deuxième forme de rétinite néphrétique, la rétinite glycosurique, elle ne nous présente rien à signaler.

5° La *rétinite leucémique*, entre autres lésions, montre dans la région maculaire de petites opacités blanchâtres, arrondies, souvent entourées de foyers hémorrhagiques. Les plus grandes n'ont pas les dimensions de la papille, mais elles paraissent proéminer au-dessus du niveau de la rétine. Elles sont dues à des amas de leucocytes, qui ressemblent aux foyers leucémiques des autres organes (Virchow). Dans d'autres cas l'on a dû attribuer ces opacités à la sclérose des fibres nerveuses de la rétine (Recklinghausen).

6° Nous devons encore dire quelques mots de la *rétinite proliférante* décrite par Manz. Cette affection se trouve de préférence au voisinage de la papille, et empiète plus ou moins sur la région maculaire. L'observateur aperçoit au fond de l'œil une membrane offrant, selon l'endroit où on la considère, de notables différences comme largeur, hauteur et épaisseur. Elle est d'ordinaire d'un aspect blanc grisâtre, ne miroite pas, ne brille en aucun point. Complètement opaque par places, en d'autres elle est plus mince, et laisse voir le ton rouge du fond de l'œil. Ses rapports avec les vaisseaux sont variables : tantôt ils passent tout à fait au-dessous d'elle et disparaissent ; tantôt ils semblent comme attirés dans les couches superficielles où on les suit par transparence. Quant à son contour, cette tache est en partie bien limitée, et entourée en différents points d'un pigment rouge brun granulé. Ailleurs elle offre des prolongements qui, transparents et indistincts, se perdent dans le trouble gris rougeâtre du fond rétinien. La surface de cette plaque n'est pas, au reste, uniforme, et, outre une saillie générale, l'on constate encore des prolongements qui, dans un cas observé par Schnabel, s'avançaient jusqu'au milieu du corps vitré. Enfin, comme structure, cette production paraît formée de minces membranes placées dans des plans différents et peu éloignées les unes des autres. En plusieurs points elles se divisent en rubans d'une largeur variable et inégale, pour se réunir ensuite. De cette manière elles se tiennent et s'entrelacent pour constituer une trame à réseau grossier et à couches superposées. Il semble, d'ailleurs, que cet état n'est pas permanent, et, si Manz admet au début un processus hyperplasique, bon nombre d'auteurs (Parent) (1) ne voient dans cette lésion que les traces d'une hémorrhagie ancienne. Pour ceux-ci la fibrine du sang, épanché en trop grande quantité pour pouvoir être résorbé en totalité, finit par s'organiser et se transformer en tissu conjonctif; de là l'aspect particulier signalé plus haut. Puis, plus tard, la néomembrane entre en voie de régression ; elle devient transparente, ses prolongements s'effacent, les excavations de sa surface se creusent ; çà et là les vaisseaux deviennent apparents. La disparition peut-elle être complète ? On l'ignore.

7° Enfin, pour épuiser la liste des rétinites, il reste à signaler la *rétinite pigmentaire* qui, à l'inverse des formes précédemment étudiées, se caractérise par l'intégrité habituelle de la région maculaire.

3° *Choroïdites.* — Les lésions de la choroïde se limitent à la région maculaire d'une façon moins nette que les altérations de la rétine, et, de plus, l'on a ordinairement affaire non à une choroïdite pure, mais plutôt à une chorio-rétinite. Parmi les

(1) Parent. Recueil d'ophthalmologie, décembre 1880.

diverses formes que reconnaissent les auteurs, nous nous occuperons des chorio-rétinites : exsudative, atrophique, aréolaire et syphilitique.

1° La *choroïdite ou chorio-rétinite exsudative* de la région maculaire, se traduit souvent par la présence d'une seule plaque de dimensions variables. C'est une petite saillie boutonneuse constituée par l'accumulation, sous l'épithélium choroïdien, de jeunes cellules entourées d'un grand nombre de noyaux libres. Si la couche pigmentaire n'est pas trop foncée, on reconnaît que le foyer morbide, placé entre la rétine et le stroma choroïdien, en recouvre les fins capillaires. Plus tard la rétine soulevée et comprimée subit la dégénérescence graisseuse, donne à la masse la coloration jaune qui lui est particulière. En même temps le pigment s'atrophie à la surface de la petite saillie dont le centre d'abord, puis progressivement la périphérie, changent de couleur. Toujours, néanmoins, il persiste autour de la tache un liséré pigmentaire, et à sa surface l'on voit des amas irréguliers de pigment ; ceux-ci y forment de petites taches noirâtres. Plus tard encore la teinte blanc mat se transforme ; un reflet apparaît, bleuâtre, chatoyant ; il est le résultat de l'atrophie choroïdienne dans les points altérés.

2° La *choroïdite maculaire atrophique* pourrait, suivant certains auteurs, être staphylomateuse ou non staphylomateuse. Ainsi, Wecker (1) admet que la choroïdite staphylomateuse peut dans certains cas débuter d'emblée dans la région maculaire, où apparaissent des plaques atrophiques qui s'étendent peu à peu, se rejoignent, et finalement vont s'unir au staphylôme papillaire. D'autres fois, au contraire, le processus atrophique reste localisé sur le pourtour du staphylôme primitif, et, empiétant de proche en proche sur les parties voisines, il finit par intéresser la macula. Tous les auteurs, il est vrai, n'admettent pas cette double évolution. M. Perrin (2) n'a jamais rencontré les cas dont parle Wecker, dans lesquels le staphy-

---

(1) Wecker. Traité des maladies des yeux, 1863.
(2) M. Perrin. Art. Choroïde, in Dict. encycl.

lôme se produirait isolément sur la tache jaune, si bien que cette dernière deviendrait, comme la papille, un centre d'atrophie d'où la maladie se propagerait. L'on peut même avancer que bien rarement le staphylôme progressif atteint le pôle postérieur en s'agrandissant. En effet, à mesure qu'il s'étend, l'axe antéro-postérieur de l'œil s'allonge, et la distance qui sépare la macula du nerf optique se trouve par là même accrue. Cependant l'on est en droit de se demander pourquoi le staphylôme postérieur ne se développe pas de préférence au niveau de la tache jaune, puisque c'est là que se produit le maximum de pression intra-oculaire. Il est de fait, il faut bien le reconnaître, que les différentes explications proposées sont loin de résoudre la question. Quoi qu'il en soit d'ailleurs, l'apparence ophthalmoscopique varie suivant qu'il y a ou non un staphylôme postérieur au troisième degré; l'observateur le reconnaîtra facilement. A son niveau la choroïde et la sclérotique sont soudées ensemble assez intimement pour qu'il soit impossible de les séparer; en outre la choroïde est réduite à une mince couche de tissu cellulaire élastique, piqueté de cellules pigmentaires. La chorio-capillaire, la lame vitrée, la couche vasculaire ont disparu.

D'autre part, lorsque l'atrophie est simple, l'aspect des lésions est variable. Tantôt ce sont des taches arrondies, d'un blanc bleuâtre éclatant, mouchetées de petits grains et de petites stries noires, taillées à l'emporte-pièce dans le tissu sain de la choroïde, ou entourées soit d'une auréole rose clair, soit d'un liséré noir. Tantôt c'est une plaque concave, d'un blanc jaunâtre, avec des masses isolées de pigment noir, des débris de la choroïde, quelques vaisseaux choroïdiens. Les contours en sont nets par places et vagues dans d'autres. Il est d'ailleurs à remarquer que les ramuscules vasculaires de la rétine, situés en avant de la plaque atrophique, deviennent plus manifestes, éclairés qu'ils sont par la réflexion de la lumière à sa surface. Histologiquement l'on voit que les stries noires sont dues aux altérations du pigment épithélial; de plus, souvent aussi le stroma choroïdien perd son pigment, les parois vasculaires s'épaississent et deviennent scléreuses.

3° La *choroïdite aréolaire* a été décrite par Fœrster(1) et Ambert. Ce serait une forme particulière de choroïdite disséminée que tous les auteurs sont loin d'admettre (Perrin). Au niveau des points malades il existe des saillies constituées non seulement par des amas de cellules, mais par un véritable tissu réticulé dans lequel les fibres conjonctives, très abondantes, prédomineraient aux dépens des éléments cellulaires peu nombreux. Puis, à un degré plus avancé de l'évolution, il se produirait une rétraction cicatricielle, amenant des adhérences intimes entre la rétine et la choroïde. Y a-t-il là, au point de vue histologique, de quoi différencier les choroïdites aréolaire et exsudative? Non évidemment, puisque dans la choroïdite disséminée les éléments cellulaires finissent par se transformer en éléments conjonctifs, et produisent les mêmes adhérences cicatricielles. Mais la différence dans la rapidité de l'évolution et dans l'époque de l'apparition du tissu fibreux, jointe à quelques particularités cliniques et étiologiques, suffisent pour autoriser la distinction de cette choroïdite. A l'ophthalmoscope en particulier, elle se caractérise par la présence de taches blanchâtres, groupées dans la région maculaire; les plus larges se trouvent les plus voisines du pôle postérieur. Tout d'abord ce sont des taches pigmentaires, puis bientôt le pigment disparaît à leur centre où il se forme une zone blanchâtre qui s'élargit de plus en plus. Finalement il existe une tache claire, bordée d'un liséré noirâtre. Or cette relation qui, dans la choroïdite aréolaire, paraît exister entre l'apparition des taches pigmentaires et celle des foyers d'exsudation, ne s'observe pas dans la choroïdite disséminée.

4° La *choroïdite syphilitique* se traduit par la présence de taches blanchâtres, de la grosseur d'une tête d'épingle, siégeant, dans certains cas, au voisinage du pôle postérieur. Ces taches blanchâtres, réunies en groupes assez serrés, sont séparées par des bords de coloration foncée, et quelquefois à côté d'elles il s'en trouve d'autres plus sombres et rougeâtres. Elles sont dues à des exsudats qui déplacent le pigment choroïdien.

_____

(1) Fœrster. Ophthalmologische Beitræge. Berlin, 1862.

Souvent enfin d'autres lésions existent en même temps dans les parties périphériques de la membrane ou dans la rétine.

5° La *choroïdite exsudative* proprement dite n'offre rien d'intéressant à signaler.

4° *Ruptures des membranes.* — 1° Au moment de sa production la rupture de la choroïde est ordinairement masquée par l'épanchement sanguin qui l'accompagne ; c'est seulement après sa résorption qu'il est possible de constater la lésion. Celle-ci, dans la grande majorité des cas, siège au voisinage du nerf optique. Tantôt, mais c'est le cas le plus rare, la partie postérieure du globe oculaire a été directement atteinte par la cause vulnérante. Ainsi, dans une observation de Schræters (1), une déchirure double aurait été produite dans la région maculaire directement par le passage d'une balle de chassepot au fond de l'orbite. Plus souvent la rupture résulte de la dépression produite sur la choroïde au niveau de l'ora serrata et des tiraillements qu'elle exerce sur les parties postérieures du méridien correspondant. Quant à l'apparence de la lésion, elle est variable (Yvert) (2): tantôt l'on voit un ou plusieurs anneaux complets ou non, concentriques à la papille et à la région maculaire; tantôt la déchirure part comme un rayon de la papille ou se trouve placée plus ou moins obliquement dans la région. Quelquefois encore la rupture commence par une surface élargie, anfractueuse, qui se prolonge en une étroite fissure. A l'image renversée l'on aperçoit une tache d'un blanc nacré, réfléchissant fortement la lumière et tranchant sur le fond de l'œil; c'est la sclérotique mise à nu entre les deux lèvres de la plaie. Ces dernières, infiltrées de pigment sous forme de bandelettes ou d'îlots disséminés, se confondent insensiblement avec la teinte rougeâtre de l'apoplexie choroïdienne en voie de résorption. Exceptionnellement on trouve à la surface de la rupture de tous petits îlots d'un brun rougeâtre, considé-

---

(1) Schræters. Klinische Monatsblätter für Augenheilk., 1871.

(2) Yvert. Traité pratique et clinique des blessures du globe de l'œil, 1880.

rés comme des extravasats, mais qui semblent plutôt être des débris de la choroïde. Enfin le point le plus important à signaler c'est le passage sur la tache d'un ou plusieurs ramuscules vasculaires normaux de la rétine. L'on pourrait même, avec l'ophthalmoscope binoculaire, constater leur ombre projetée sur le fond de la solution de continuité.

L'on a signalé la possibilité de confondre ces ruptures choroïdiennes avec certains décollements limités de la rétine, qui affectent une forme rayonnée, dessinent des raies d'un blanc bleuâtre, se déplacent au moindre mouvement du globe oculaire, si bien qu'on les a comparés à la crête des vagues. Ils sont enfin traversés dans des directions variables par des vaisseaux sombres et sinueux. Ce sont là des signes distinctifs. Mais d'autre part la confusion est encore possible entre la rupture et l'atrophie de la choroïde. L'aspect des taches est souvent analogue, mais leur forme, leur origine et leur mode de développement facilitent le diagnostic. Formes très variées, absence de cause traumatique, marche lente et progressive, caractérisent la plaque d'atrophie.

2° La rétine, elle aussi, peut présenter des ruptures isolées, et, comme dans la choroïde, elles occupent ordinairement le voisinage du pôle postérieur. Leur direction est transversale, ou plus ou moins oblique ; leur nombre variable ; et, lorsque l'examen ophthalmoscopique devient possible, l'on constate l'existence de lignes cicatricielles d'un gris sale, bordées de dépôts pigmentaires noirâtres, traces des extravasations sanguines qui ont accompagné la rupture. Au niveau de ce tissu de cicatrice les ramuscules vasculaires disparaissent, et ne redeviennent distincts sur la lèvre externe de la solution de continuité, que si la circulation collatérale a rétabli le cours du sang; dans le cas contraire l'extrémité périphérique s'oblitère.

Ces ruptures isolées de la rétine sont rares, et en général elles se prolongent au delà de la région maculaire. White Cooper (1) en a donné la première observation, et Yvert (2) en a réuni un certain nombre d'exemples.

---

(1) White Cooper. Treat. on wounds and injuries of the eye.
(2) Yvert. *Loco citato.*

3° Les deux membranes enfin se sont rompues simultanément; alors la déchirure de la rétine s'est produite au même niveau que la lésion de la choroïde. On la reconnaît à l'existence de petits plis grisâtres sur les lèvres de la solution de continuité. Ces plis résultent du décollement de la membrane nerveuse; mais la présence d'un épanchement sanguin ou d'une infiltration séreuse les masque souvent. Autrement encore l'interruption, au niveau de la solution de continuité, des vaisseaux rétiniens, permet d'assurer le diagnostic.

5° *Décollement de la rétine, et tumeurs des membranes profondes.*
— Dans ce dernier groupe des lésions maculaires viennent se ranger certaines maladies des membranes profondes de l'œil; maladies que, pour être complet, il suffit de signaler, car elles ne se localisent pas d'ordinaire à la région de la macula.

En premier lieu la rétine peut être le siège d'un gliôme, qui tantôt intéresse la région maculaire ainsi que les parties périphériques de la membrane, tantôt peut s'y présenter comme une tumeur d'abord nettement circonscrite, mais susceptible de remplir la coque oculaire, puis de faire hernie au dehors.

La rétine peut aussi être décollée au niveau de la macula, surtout dans le cas de décollement total. Si, en effet, celui-ci est limité, on l'observe de préférence dans la moitié inférieure du fond de l'œil.

En second lieu, passant rapidement en revue certaines affections qui peuvent intéresser la choroïde dans cette région, l'on voit que les tumeurs de cette membrane ne méritent pas une description particulière. Seuls, les tubercules choroïdiens sont ordinairement situés dans le voisinage du nerf optique et de la macula. Ils y sont en nombre variable, tranchant sur le fond normal de la choroïde. Comme aspect ils forment de petites taches rondes, légèrement proéminentes, de couleur rosée ou grisâtre, sans bords pigmentés.

V. — *Symptomatologie des lésions maculaires.*

L'esquisse précédemment faite des propriétés de la rétine dans la région maculaire rend aisément compte des troubles fonctionnels que produisent les lésions dont elle peut être le siège. Toutefois il est à remarquer que dans certains cas ces symptômes sont observés alors que le fond de l'œil paraît tout à fait sain, et que dans d'autres circonstances ils traduisent des désordres oculaires différents. Quoi qu'il en soit, les troubles fonctionnels symptomatiques des lésions maculaires sont :

1º Un scotome central ;

2º De la micropsie ou de la mégalopsie ;

3º De la métamorphopsie ;

4º De la dyschromatopsie.

1º *Scotome central.* — L'altération des éléments nerveux au niveau du pôle postérieur supprime en ce point la perception de l'impression lumineuse, et par suite le malade constate une lacune dans son champ visuel. Or cette lacune correspond à la partie centrale de la rétine, c'est-à-dire elle occupe elle-même la partie centrale du champ de la vision ; le scotome est central. Fixe quant à son siège, cette lacune se montre bien différente d'aspect suivant les cas, et cela sans qu'il existe un rapport constant entre la lésion et le trouble fonctionnel qui la traduit. A ce propos Schirmer signale, sans lésion appréciable, un cas d'anesthésie de la macula. Elle se traduisait par un scotome central sous forme d'un disque circulaire, de couleur sombre, cachant au malade les objets fixés. Nous avons observé un exemple analogue dans le service du professeur Chauvel.

Parfois encore il est possible de constater des lésions maculaires sans scotome central, et la rétinite albuminurique en particulier en fournit de nombreux exemples. Mais à côté de ces cas il est habituel de trouver, comme cause du scotome, l'une ou l'autre des altérations de tissu précédem-

---

(1) Schirmer. Annales d'oculistique, t. 68, 1872.

ment signalées. Fœrster (1) a même distingué un scotome positif et un scotome négatif, suivant que la lésion de tissu occupait les éléments sensoriels de la rétine ou l'appareil conducteur. Positif, le scotome est perçu par le malade qui projette le regard sur une surface un peu éclairée ; négatif, le sujet n'en a pas conscience. Quoi qu'il en soit de cette distinction, le scotome positif, le seul qui soit ici en cause, apparaît comme une tache. Celle-ci est placée juste en face de l'œil, et paraît se déplacer avec lui, aussi gêne-t-elle considérablement le malade lorsqu'il veut saisir les petits objets vers lesquels il dirige le regard, et qu'il voit bien mieux en les regardant de côté.

De même, si le sujet veut lire, cette tache recouvre toujours un certain nombre de lettres et peut rendre la lecture impossible ou difficile, au point que les malades ne peuvent déchiffrer les gros caractères qu'en utilisant les parties excentriques de la rétine restées sensibles. Ainsi la vision centrale est tout à fait abolie ; le malade aperçoit les contours d'un objet sans en distinguer le centre. Le scotome est alors noir et tout à fait opaque. D'autres fois, au contraire, la tache est moins foncée : c'est un voile léger, une fumée, un brouillard plus ou moins épais. Il faut également signaler dans le scotome des teintes inégales par places, et, d'après Donders, une multitude de petits scotomes se trouvant groupés ensemble ; il en résulte un scotome total à travers lequel les lettres présentent comme des reflets. En effet, pendant les mouvements de l'œil, l'image rétinienne tombe alors tantôt sur des éléments sensoriels sensibles, tantôt sur d'autres qui ont perdu leur pouvoir ; de là cet aspect chatoyant. Enfin le scotome présente sur ses bords une dégradation de teinte, et, si parfois il semble au malade assez nettement limité pour qu'il puisse en tracer le contour sur une feuille de papier, souvent aussi ce dernier est plus ou moins vague, et de là une grande difficulté pour lui de reconnaître une forme précise, carrée, triangulaire, circulaire, ou plus ou moins échancrée. Quant aux dimensions de la tache obscure, elles

---

(1) Fœrster. Klinische Monatsblätter für Augenkeilk., 1871.

varient suivant que le malade la projette sur une surface plus ou moins éloignée de l'œil. Lorsqu'il regarde des objets de plus en plus rapprochés, le scotome diminue proportionnellement d'étendue, mais augmente de coloration et d'épaisseur.

2° La *micropsie* est une illusion d'optique qui consiste dans un rapetissement apparent des objets fixés ; la *mégalopsie* ou *macropsie*, au contraire, se traduit par un agrandissement apparent des mêmes objets. Il ne faut pas considérer ces symptômes comme propres aux lésions maculaires. D'une part en effet nous voyons de Graefe reconnaître trois formes différentes de micropsie : la micropsie musculaire ou par surtaxation de la convergence des axes optiques ; la micropsie accommodative due à une estimation exagérée de l'état d'accommodation ; enfin, la micropsie rétinienne, la seule qui nous intéresse. Celle-ci résulte d'une altération du tissu rétinien lui-même. Nous laissons de côté la micropsie de cause cérébrale. Une autre raison pour laquelle la micropsie rétinienne, comme aussi la mégalopsie, ne sauraient être rattachées spécialement aux lésions maculaires, c'est que ces illusions peuvent exister alors que l'altération du tissu rétinien siège en un autre point. Mais, il ne faut pas oublier que nous fixons les objets, uniquement pour ainsi dire, avec la région de la fovea ; de là, la constatation fréquente des phénomènes précédents dans les cas dont nous nous occupons.

Pour les expliquer certains auteurs admettent que la micropsie traduit l'interposition d'un exsudat entre la choroïde et la rétine, d'où la projection en avant de cette dernière membrane, et par suite une diminution de sa concavité. Dès lors, l'image de l'objet fixé s'étalant sur un nombre moindre d'éléments rétiniens, puisque ceux-ci sont disposés sur une surface plus grande que du côté opposé sain, l'objet vu par l'œil malade paraîtra relativement plus petit que celui perçu par l'œil sain. Toutefois, au dire de quelques ophthalmologistes, la dimension apparente des objets ne dépend pas du nombre des éléments sensibles impressionnés par leur image. L'estimation que nous faisons de leur grandeur se base à la fois sur la connaissance du degré d'ouverture de l'angle visuel qui leur correspond, et aussi sur la distance à laquelle nous projetons l'image. Le nombre des éléments rétiniens sensibles que cette dernière recouvre peut donc varier sans que la grandeur apparente de l'objet soit modifiée. Pour ces auteurs la micropsie comme la macropsie seraient dues à une projection erronée des perceptions lumineuses dans le champ visuel. En effet, par suite de l'hyperplasie ou de l'œdème du tissu cellulaire qui entre dans la constitution de la membrane nerveuse, peut-être aussi par suite du gonflement des éléments percepteurs, ceux-ci se trouvent dissociés, écartés les uns des autres. Si la lésion a débuté au niveau ou au voisinage de la macula, les éléments rétiniens sont refoulés peu à peu vers la périphérie; il y a alors micropsie. Si, au contraire, le processus morbide a déplacé les éléments de la périphérie vers le centre, on observe de la macropsie. Mais, pour que les aberrations de la vision existent, il faut encore que l'image, formée au fond de l'œil, soit tout entière située sur la portion malade de la membrane nerveuse, ce qui suppose un objet suffisamment petit ou éloigné. Si l'image déborde les limites de la lésion, l'illusion ne se produit plus. Par suite l'on comprend qu'il soit possible qu'un objet placé à une certaine distance paraisse rapetissé, alors que de près il est vu avec ses dimensions vraies. De même aussi des objets donneront lieu à ces mêmes phénomènes, alors que d'autres, suffisamment grands et placés à la même distance, n'en feront pas autant.

Ces particularités différencient la micropsie rétinienne de la micropsie accommodative ou musculaire, dans lesquelles le rapetissement est proportionnel à la grandeur des objets, et devient surtout marqué dans la vision de près.

3° Outre les désordres précédents, les malades accusent encore parfois de la *métamorphopsie*. Par ce mot l'on entend la déformation des lignes et des contours des objets. Ces derniers paraissent tiraillés dans divers sens; les lignes droites semblent en leur milieu plus ou moins sinueuses, courbes, en zigzag, tandis que leurs extrémités perçues par les parties périphériques du champ visuel se dessinent nettement. Les lettres, en particulier, peuvent être vues avec une couleur et un

éclairage qui paraît naturel, mais le malade ne peut les saisir
exactement; elles lui paraissent mobiles, tremblotantes, comme
s'il les voyait à travers l'eau agitée. En outre les différentes
lettres ont plusieurs contours inégaux, et paraissent non seulement déformées, mais placées irrégulièrement, comme jetées
pêle mêle, si bien que le patient ne peut ni reconnaître, ni
compter ces caractères. Enfin, il est inutile de le dire, ce trouble
particulier de la vision, comme les deux précédents, résulte
des modifications survenues dans la disposition des éléments
sensoriels de la rétine qui, ainsi que nous le savons, ne sont
plus disposés sur une surface courbe régulière. Ce fait explique la projection irrégulière des images et la métamorphopsie.

4° La perversion de la faculté chromatique s'observe encore
chez quelques sujets comme symptôme de lésions maculaires :
c'est la *chromatopseudopsie* ou *dyschromatopsie*. Ce fait se
comprend aisément. En effet, pour que l'œil puisse discerner
les différentes couleurs, il faut que les éléments anatomiques
desquels dépend cette fonction ne soient atteints d'aucune altération morbide. Or précisément la région maculaire est très
riche en cônes, c'est-à-dire qu'elle possède à un haut degré la
faculté de percevoir les teintes colorées ; par suite la fonction
sera troublée par les lésions survenues à ce niveau. Mais,
comme le reste de la rétine est sain, la perceptivité colorée
peut encore persister. Il est d'ailleurs à remarquer que les
auteurs se sont peu occupés de cette question, et dans nombre
de cas l'on signale la dyschromatopsie sans paraître y attacher grande importance. Or les faits que l'on observe peuvent
être répartis en deux groupes. Dans l'un la perturbation chromatique résulte de lésions qui modifient les rayons colorés eux-
mêmes ; dans l'autre les éléments percepteurs sont atteints.

En premier lieu les apoplexies rétiniennes s'accompagnent
habituellement de la vision en rouge; elle est même un assez
bon signe de ce genre de lésion. Or cette coloration anomale
tient à l'infiltration sanguine des couches de la rétine situées
au devant des cônes et des bâtonnets, couches que doivent forcément traverser, en s'y modifiant, les rayons lumineux. Puis,

au bout d'un certain temps, la teinte se modifie, au fur et à mesure que l'infiltration se résorbe, et alors, mais dans des circonstances exceptionnelles, les objets paraissent colorés en jaune, vert ou violet.

Un fait analogue se produit dans les décollements de la rétine, et, suivant les cas, l'on peut expliquer la chromatopseudopsie par une modification des rayons lumineux ou par l'altération des éléments nerveux. Il n'est pas rare, en effet, si la partie décollée de la rétine conserve un certain degré de sensibilité à la lumière, de voir le malade se plaindre de phénomènes d'irisation. Il voit les objets éclairés en bleu, en violet, et bordés de rouge. Ce fait pourrait tenir à l'état très fortement hypermétrope des parties décollées (Panas) (1). Pour Galezowski (2), la vision colorée apparaît ordinairement dans les premiers jours du décollement, mais peut aussi se déclarer avant que celui-ci se soit produit. Probablement qu'alors le liquide accumulé entre la rétine et la choroïde, ou l'engorgement des vaisseaux choroïdiens exercent une telle pression sur la rétine que sous cette influence elle fait voir tous les objets en bleu ou en violet pendant quelques jours, ou quelquefois pendant un temps indéterminé. Dans d'autres circonstances, si le liquide épanché sous la rétine est d'origine hémorrhagique, certains rayons de lumière blanche qui entrent dans l'œil, avant d'atteindre la portion de rétine restée saine, traverseront la partie supérieure de la poche du décollement, et là se dépouilleront, dans le liquide qu'elle contient, de leurs rayons rouges. Par suite ce seront des rayons de la couleur complémentaire verte qui atteindront la rétine. Les points des objets, d'où seront émanés les rayons blancs dont il s'agit, sembleront donc au malade plus ou moins colorés en vert.

Enfin dans les différentes formes de rétinites les troubles chromatiques résultent de l'altération même du tissu, sans toutefois présenter rien de particulier lorsque la région maculaire est en cause.

---

(1) Panas. Des Rétinites, 1878.

(2) Galezowski. Du diagnostic des maladies des yeux par la chromato. scopie rétinienne, 1868.

Dans la rétinite albuminurique la dyschromatopsie est un fait exceptionnel, à moins que la lésion n'intéresse la tache jaune. La rétinite glycosurique s'accompagne d'ordinaire de l'impossibilité d'apprécier les couleurs, et la rétinite syphilitique se traduit par une cécité partielle des couleurs. Alors, pour les couleurs composées, comme le vert ou le violet, le malade ne perçoit qu'une des couleurs primitives.

Disons en terminant que, pour beaucoup d'auteurs, les choroïdites sans lésion concomitante de la rétine n'entrainent aucune perversion de la faculté chromatique.

REVUE CRITIQUE.

L'HYPERTROPHIE DU CŒUR ET L'ENDO–PÉRIARTÉRITE DANS LA NÉPHRITE INTERSTITIELLE,

Par ALBERT MATHIEU,
Interne des hôpitaux.

R. Bright. On renal disease accompanied with the secretion of albuminous Urine (Guy's Hospit. Reports, vol. I, p. 380, 1836).

Dickinson. On the pathology and treatment of albuminuria, 1868.

Galabin. On the connection of Bright's disease with changes in the vascular system. London, 1873.

Mahomed. The etiology of Bright's disease and the praalbuminuric stage (Méd. chirurg. Transactions, 1874).

Mahomed. About Bright's chronic disease and its principal symptoms (The Lancet, janvier, février, mars 1879, et Revue d'Hayem, 1881, p. 34).

Mahomed. Some of the clinical aspects of chronic Bright's disease (Guy's Hosp. Rep. XXIV, p. 363, 1879. Revue d'Hayem, 1881).

Potain. Du rhythme cardiaque appelé bruit de galop, de son mécanisme et de sa valeur séméiologique (Société méd. des hôp., 23 juillet 1875).

Lancereaux. Art. Rein, du dictionnaire de Dechambre, 1875.

Lecorché. Traité des maladies des reins, 1875.

Parrot. Art. Cardite, du dictionnaire de Dechambre, 1871.

Exchaquet. D'un phénomène stéthoscopique propre à certaines formes de l'hypertrophie du cœur (Thèse de Paris, 1875).

Kelsch. Revue critique sur les Néphritis (Arch. de physiologie, 1874).

Charcot. Maladies du foie et des reins, 1877.

Rendu. Etude comparative des néphrites 'chroniques (Thèse d'agrégation, 1878).

Buhl. Centralbl. f. m. W., 1878, p. 668.

Senator. Ueber chronische interstitielle Nephritis (Virchow's. Arch., 1878, p. 1).

Senator. Ueber die Beziehungen der Herz Hypertrophie zu Nierenleiden (Virchow's Arch. Bd. LXXII, Hft., 3 p. 313).

Ewald. Ueber die Veränderungen kleiner Gefässe bei Morbus Brightii und die darauf bezüglichen Theorien (Virchow's Arch., t. 71, p. 453).

R. Thoma. Zur Kenttniss der Circulations Störung in der Nieren bei chronischer interstitiellen Nephritis (Virchow's Arch., t. 71, p. 42 et 227).

Sotnitschewsky. Ueber das Verhalten der kleinen Körperarterien bei Granularatrophie der Niere (Virchow's Arch., Bd. 82, 1880, p. 209).

Letulle. Recherches sur les hypertrophies cardiaques secondaires (Thèse de Paris, 1879)

Debove et Letulle. Recherches anatomiques et cliniques sur l'hypertrophie cardiaque et la néphrite interstitielle (Arch. gén. de médecine, 1880, mars).

Paul Grawitz et O. Israel. Experimentelle Untersuchungen uber den Zusammenhang zwischen Nieren Erkrankung und Herz Hypertrophie (Virchow's Arch., 1879, p. 315).

Verhandlungen ärzlicher Gesellschaften. Berlin- medic. Gesellsch. — Setz. rom. 25 februar 1880 (Berl. klin. Wochs, 1880, p. 312).

Bryan C. Waller. On the nature and sequence of the cardiac and vascular changes in interstitial nephritis (The Lancet, 5 febr. 1881).

Charcot. Leçons sur l'albuminurie (in Progrès méd., 1880-81).

Charcot et Gombault. Note relative à l'étude anatomique de la néphrite saturnine expérimentale (Archives de physiolog., janvier-février 1881).

G. Ballet. Contribution à l'étude du rein sénile (Revue de médecine, 1881, p. 221).

H. Martin. Recherches sur la pathogénie des lésions athéromateuses des artères (Revue de médecine, 1881, p. 32).

H. Martin. Recherches sur la nature et la pathogénie des lésions viscérales consécutives à l'endartérite oblitérante et progressive; scléroses dystrophiques (Revue mensuelle, mai 1881).

Rigal et Juhel-Rénoy (Arch. génér. de méd., août et septembre).

Cohnheim. Vorlesungen über Allgemeine pathologie, II, Bd., 1880,

Homolle. Revue critique sur les appareils destinés à mesurer la pression sanguine chez l'homme (in Revue mensuelle, avril 1881).

A. Brault. Contribution à l'étude des néphrites (Th. de Paris, 1881).

Ch. Talamon. Recherches anatomo-pathologiques et cliniques sur le foie cardiaque. (Thèse de Paris, 1881).

Renaut et Landouzy. Comptes rendus de la Soc. de biologie, 1877.

A. Chalot. Essai sur la désintégration de la fibre musculaire cardiaque. (Thèse de Paris, 1880).

En 1836, Bright écrivait, à propos des désordres cardiaques dans l'albuminurie : « Les modifications de structure les plus évidentes dans le cœur ont consisté dans l'hypertrophie accompagnée ou non de lésion valvulaire. Chose remarquable, dans 52 cas, on ne pût découvrir aucune espèce de lésion orificielle dans 34 cas; mais dans 11 de ces cas, les tuniques de l'aorte étaient plus ou moins malades. Dans 23 cas, aucune lésion organique ne pouvait expliquer l'hypertrophie du cœur, et cette hypertrophie portait généralement sur le ventricule gauche. Cela nous amena tout naturellement à attribuer cette hypertrophie à quelque cause extérieure capable d'entraîner le cœur à des efforts inaccoutumés. Deux solutions possibles se présentaient à notre esprit : ou bien le sang, altéré dans sa composition, apporte à l'organe une excitation anormale et exagérée, ou bien ce sang affecte de telle sorte les capillaires et les petits vaisseaux, que la force nécessaire à la circulation, dans les ramuscules de petit calibre, est devenue plus grande. Les valvules le plus souvent atteintes ont été les semi-lunaires aortiques, et, dans 3 cas, ces lésions valvulaires ne se sont accompagnées d'aucune espèce d'hypertrophie cardiaque.

« Il est à remarquer que l'hypertrophie du cœur semble, en quelque sorte, la conséquence de la progression de la lésion rénale. En effet dans la majorité des cas où le muscle cardiaque était hypertrophié, la dureté et la rétraction du rein étaient assez prononcées pour faire supposer à l'affection une durée déjà longue. Dans 6 cas, le cœur était flasque et mou; dans 4, beaucoup plus petit que d'habitude; mais, dans ces conditions, les reins n'étaient pas encore parvenus au stade de dureté et de contraction. »

Dans ce passage bien souvent invoqué, l'hypertrophie du cœur est nettement constatée. Il est indiqué qu'elle se rencontre le plus souvent dans le petit rein contracté, comme conséquence même de cette lésion. Au point de vue de l'interprétation, la difficulté de la circulation est indiquée. Il y a là, virtuellement, l'idée de l'augmentation de travail du cœur, de l'élévation de pression sanguine qui a, jusqu'à nos jours, dominé

l'étude de l'hypertrophie cardiaque dans la néphrite interstitielle.

La découverte de Bright est nette, précise. Elle éclaire d'un
jet tout un coin de la pathologie, et, caractère propre aux
grandes idées, elle guide et domine toutes les recherches ultérieures

Les luttes et les contestations qui ont suivi, les discussions
qui semblent rejeter la question dans l'obscurité, auront, en
dernier terme, servi à l'élucider, et nous sommes près du moment où, les grandes lignes étant fixées, on peut reconnaître
la·cause des erreurs commises par des esprits d'élite, et les
interpréter. Si Frerichs, Bamberger, Reinhardt, Rayer, ont
confondu l'hypertrophie albuminurique avec celle qui accompagne les affections du cœur; si Rosenstein et d'autres ont
mis en doute la fréquence de cette hypertrophie, c'est qu'ils
interprétaient mal des faits bien observés.

Des deux points soulevés par Bright, le principal, la coexistence de l'hypertrophie du cœur et du petit rein contracté, s'appuie maintenant sur des preuves irréfutables, et les statistiques ne laissent, à cet égard, aucune espèce de doute.

L'interprétation qu'il donne, bien que renfermant en germe
les théories les plus récentes, est beaucoup plus incomplète.
Elle a été remaniée de fond en comble, et il faut quelque attention pour en retrouver la trace et l'influence dans les théories
actuellement adoptées. Cette influence et cette trace sont cependant indéniables.

Dans une revue comme celle que nous entreprenons, nous
ne pouvons mieux faire que de suivre fidèlement l'exemple de
M. Potain, et, pour la première partie de notre exposé, d'emprunter le cadre et les divisions qu'il a données à une étude
semblable. Son mémoire est un véritable modèle de critique
scientifique, et, en nous engageant à sa suite dans la discussion, nous sentons vivement toute la témérité de notre entreprise.

D'après M. Potain, les opinions formulées sur les rapports
de l'hypertrophie cardiaque et des néphrites sont de trois
ordres :

I. L'affection cardiaque est primitive ;

II. La lésion rénale est l'origine, la raison première de l'affection du cœur ;

III. L'une et l'autre affection ont une cause commune qui leur est antérieure à toutes les deux, et qui les a simultanément fait naître.

I. L'affection cardiaque est primitive. C'est là l'opinion de Rayer, de Bamberger, de Reinhardt, de Frerichs. L'affection rénale, prétendent les uns, est la conséquence même de la lésion cardiaque. L'affection rénale et l'affection cardiaque, disent les autres, dérivent de la même cause, et se produisent simultanément.

Les objections adressées à cette théorie sont formulées ainsi par M. Potain :

1° Comment le cœur, sans entraver la circulation générale, peut-il amener une semblable modification des reins ? 2° Si la pression est augmentée par action exagérée du cœur, pourquoi le rein est-il seul à souffrir ? 3° L'explication de l'hypertrophie ne se trouve pas dans le cœur lui-même ; 4° Dans un petit nombre de cas, l'affection rénale est nettement primitive.

Sans doute, les auteurs qui ont soutenu cette théorie n'avaient pas les moyens d'examen et de contrôle dont nous disposons actuellement. Leurs études macroscopiques étaient quelque peu grossières et souvent imparfaites ; les confusions anatomo-pathologiques entre ces diverses néphrites étaient fatales. Toutefois, leur erreur nous est mieux expliquée encore par la connaissance de la période asystolique de la néphrite interstitielle, dont MM. Debove et Letulle ont donné une excellente étude. On a souvent confondu, pour employer l'expression significative dans son incorrection dont se servent ces auteurs, le cœur de la néphrite avec le rein cardiaque. Souvent, à l'autopsie d'un asystolique, on a trouvé un petit rein rouge plus ou moins contracté, et l'on a cru avoir affaire à une lésion orificielle, ne sachant pas que l'asystolie est souvent l'aboutissant de la néphrite interstitielle.

Il faudrait savoir jusqu'à quel point la cirrhose cardiaque, contemporaine de la sclérose rénale, peut s'accompagner de véritables lésions orificielles. Cela expliquerait que la cirrhose soit aussi fréquente dans le rein et dans le foie cardiaque.

Il importe encore, ce qu'on ne pouvait faire autrefois d'une façon suffisante, de distinguer dans.le gros rein blanc, le rein amyloïde et le rein frappé de néphrite mixte.

II. Le point de départ est dans le rein. D'après le passage rapporté plus haut, on voit comment Bright se représentait les relations du rein malade et du cœur hypertrophié. L'hypertrophie était considérée comme une modification compensatrice, susceptible de lutter contre les difficultés de circulation d'un sang modifié dans sa composition, et devenu peut-être trop irritant pour la fibre cardiaque.

L'idée de Traube est notablement différente : la circulation est gênée dans le rein en raison de la rétraction cirrhotique de l'organe; il en résulte l'augmentation de la pression vasculaire et l'hypertrophie du cœur. Traube supposait que la masse sanguine était augmentée de volume en raison du défaut de sécrétion aqueuse.

On sait, au contraire, que c'est précisément dans les cas où l'on observe la polyurie que se rencontre l'hypertrophie du cœur. Les recherches récentes de L. Lesser et de Worm-Müller ont, du reste, fait voir qu'on pouvait faire varier la masse du sang dans des limites fort étendues, sans modifier la pression vasculaire. Quoi qu'il en soit, Traube a eu le mérite de montrer nettement combien l'hypertrophie cardiaque est fréquente dans la néphrite interstitielle. D'après la proportion qu'il a rencontrée dans 77 cas, cette hypertrophie se produisait 93 fois sur 100.

D'autres statistiques ont démontré depuis que la façon de voir de Traube et de Bright était juste. Celles de Wilks, de Sibson, de Dickinson sont connues. Nous nous contenterons de relater les deux plus récentes : celles de Galabin et d'Ewald.

STATISTIQUE DE GALABIN.

Rein granuleux.. 66
Hypertrophie du cœur.. 53
Absence d'hypertrophie du cœur. . . . . 13 cas.
Dans ces 13 cas, les reins étaient peu malades
dans 3 cas, très malades dans 10.

Hypertrophie pure du ventricule gauche.   17

Hypertrophie et dilatation du ventricule gauche. .   5

Hypertrophie générale.   6

Hypertrophie générale et dilatation.   6

Poids moyen du cœur.   495

Néphrite des tubuli. . . . .   22 cas.

Hypertrophie du cœur. . . . .   11 fois.

Pas d'hypertrophie.   11

Poids moyen du cœur. . . . .   390 gr.

Rein lardacé. . . . .   13 cas.

Hypertrophie du cœur.   1

Pas d'hypertrophie.   12

Poids moyen du cœur. . . . .   290 gr.

STATISTIQUE D'EWALD.

Néphrite interstitielle et parenchymateuse.   21

Hypertrophie du cœur.   20

Pas d'hypertrophie du cœur, les reins étant très

     malades.   1

Hypertrophie du cœur et des vaisseaux.   15

Hypertrophie du ventricule gauche.   9

Hypertrophie des deux ventricules.   11

Poids moyen. . . . .   511, 3.

Néphrite parenchymateuse. . . . .   16 ou 10

Hypertrophie du cœur.   5

Pas d'hypertrophie. . . . .   11 ou 5

Poids moyen. . . . .   291, 9.

Rein amyloïde . . . .   6 ou 7

Hypertrophie du cœur.   0

Pas d'hypertrophie.   6

Ces chiffres, une fois de plus, font voir que l'hypertrophie cardiaque est une chose fréquente dans la néphrite interstitielle, beaucoup plus fréquente que dans les autres néphrites. Les deux statistiques qui précèdent montrent que l'hypertrophie du cœur peut se rencontrer, rarement il est vrai, avec ce que les Anglais appellent le gros rein blanc ou le rein lardacé. Or, d'après Cohnheim, le rein blanc aurait été souvent confondu avec le rein lardacé, c'est-à-dire avec le rein amyloïde, et, comme le prétend Brault, il semble que la coexistence de la néphrite interstitielle, et de la dégénérescence amyloïde, soit possible et même commune.

Il y a là une cause évidente de confusion ; c'est pourquoi certains auteurs ont trouvé l'hypertrophie du cœur dans le gros rein blanc; se contentant de l'apparence macroscopique, ils ont déclaré, les chiffres à l'appui, que l'augmentation de volume du cœur, rare dans la maladie de Bright, se pouvait rencontrer au même titre dans les différentes formes de la néphrite.

Nous abordons ici l'un des points les plus incertains de la pathologie: l'état du cœur dans la néphrite parenchymateuse. Nous avions eu tout d'abord l'intentiou de traiter dans cette revue de l'état du cœur dans l'albuminurie; nous avons dû y renoncer. Les matériaux suffisants font défaut. Sénator a bien prétendu dans ces derniers temps que dans la néphrite parenchymateuse il se produisait de l'hypertrophie excentrique du cœur, tandis que dans la néphrite interstitielle il se faisait de l'hypertrophie concentrique. Le parallèle est intéressant, surtout si l'on rapproche cette dilatation dans l'albuminurie proprement dite de ce qui se passe dans l'albuminurie cardiaque que nous connaissons bien mal encore, et dont nous ne savons point les conditions pathogéniques tant chimiques qu'anatomo-physiologiques. Ewald a trouvé que dans la néphrite parenchymateuse il n'y avait pas hypertrophie de la tunique musculaire des vaisseaux, ce qui indiquerait des conditions spéciales.

Il faut, à ce point de vue, rapprocher l'albuminurie puerpérale de l'albuminurie cardiaque. Pourquoi la grossesse prédispose-t-elle simultanément à l'hypertrophie du cœur et à la néphrite parenchymateuse ?

Des tentatives assez nombreuses ont été récemment faites pour préciser quel est dans le rein l'organe sécréteur de l'albumine et pour déterminer quelles sont les propriètés chimiques des albumines rejetées par les urines. Des études entreprises dans ce sens, rapprochées des constatations chimiques et anatomo-pathologiques, faites avec une précision rigoureuse, nous mettront sans doute sur la voie et nous conduiront peut-être au but. Actuellement les notions que nous possédons sont insuffisantes, même pour se faire de la question une idée générale.

La connaissance que nous avons de la période asystolique

dans la néphrite interstitielle, depuis le travail de Debove et Letulle, empêchera de tomber dans une confusion souvent faite, et
d'attribuer aux lésions orificielles du cœur ce qui appartient en
réalité aux lésions cardio-vasculaires. Le soin qu'on aura de
rechercher avec les réactifs convenables la dégénérescence
amyloïde du rein et sa néphrite interstitielle empêcheront de
commettre des erreurs que l'examen macroscopique rend presque inévitables.

Revenons à la néphrite interstitielle. On ne s'en est pas tenu
à constater l'atrophie rénale, et l'on a relevé des lésions plus
générales, des lésions artérielles, communes aux différents départements vasculaires et susceptibles d'amener dans la circulation une gêne intense, de produire l'élévation de la pression
sanguine et d'expliquer l'hypertrophie compensatrice du
cœur.

Il est à remarquer que la croyance à l'élévation de la pression
vasculaire domine l'étude de l'hypertrophie cardiaque dont
nous nous occupons. En trouver la cause, serait trouver la
cause même de l'hypertrophie cardiaque, et cette cause, on a
cru la voir dans les lésions vasculaires et surtout artérielles.

Kirkes avait noté l'athérome et la dilatation des artères.

M. Lancereaux écrivait en 1871 : « En résumé, dans la néphrite scléreuse, nous constatons deux ordres d'altérations. Les
unes, caractérisées par l'organisation d'un tissu cicatriciel, occupent surtout le rein, mais elles se rencontrent également dans
d'autres organes et en particulier dans les vaisseaux artériels, le
nerf optique, etc. L'extension de ces lésions est la meilleure preuve
à l'appui de la proposition que nous avons émise au début de
ce travail, à savoir qu'il n'existe pas à vrai dire, de maladie
des reins, et que l'altération de ces organes est l'expression
anatomique d'une maladie plus générale.

Les autres sont des altérations secondaires résultant de l'insuffisance de la sécrétion urinaire : elles ont leur siège dans les
organes appelés à suppléer à cette sécrétion et portent spécialement sur les glandes de l'intestin, de l'estomac et les membranes séreuses. »

Gull et Sutton ont proposé leur théorie de l'artério-capillary fibrosis. L'idée valait mieux que les preuves histologiques fournies, et c'est à l'imperfection de leur technique microscopique que ces auteurs ont dû de voir une sorte d'infiltration fibrohyaline là où les observateurs mieux outillés ont vu de la sclérose endo et périartérielle.

Johnson, lui aussi, admettait une lésion généralisée des artérioles : il en faisait une hypertrophie de la tunique musculaire. De là, querelle et discussion contre Gull et Sutton. Les auteurs anglais se sont divisés et des travaux nombreux sont venus à la défense de l'un et l'autre camp. Il est singulier que cette hypertrophie musculaire n'ait guère été vue qu'en Angleterre. Ewald est l'un des rares auteurs qui l'aient rencontrée sur le continent ; et, il est à noter qu'il a trouvé cette lésion sur les artères de la pie-mère au niveau du bulbe et de la protubérance. C'est là précisément que l'avait vue Johnson. Est-ce affaire de localisation ? Mais Sotnitschewsky qui a fait ses recherches au même endroit, sur les artères qui pénètrent dans la substance blanche de la protubérance, a trouvé de l'endartérite et de la périartérite. Quand la tunique musculaire était modifiée, elle était entamée par les fibres conjonctives, cirrhotiques venues du dehors ou du dedans, et il n'y avait pas à proprement parler hypertrophie, mais, au contraire, dégénérescence de la tunique musculaire. Ziegler considérait l'artério-sclérose comme une cause fréquente de néphrite. Dickinson avait constaté l'épaississement de la tunique adventice et de la tunique musculaire, mais par prolifération conjonctive et non par hypertrophie.

Dans ces derniers temps, les descriptions sont devenues plus précises, et on a reconnu que le plus souvent, lorsqu'il y avait néphrite interstitielle et hypertrophie du cœur, il y avait en même temps lésion des petites artères. Cette lésion correspond à ce que Heubner a décrit chez les syphilitiques, à ce que Friedlander, Trompetter, etc., ont appelé endartérite oblitérante, à ce qu'ont bien vu, du reste, Lancereaux, Cornil et Ranvier et d'autres.

Elle a été rencontrée dans le rein, dans le cœur et dans les différents viscères.

Pour quelques auteurs, elle serait le point de départ de la lésion scléreuse dont les îlots primitifs naîtraient au pourtour des artérioles malades.

Dans un récent et très intéressant travail de la *Revue Mensuelle*, H. Martin en a donné à nouveau une description très exacte.

Les parois artérielles présentent sous le microscope, même à un faible grossissement, un épaississement très marqué. L'artère est quelquefois entourée par un anneau plus ou moins large de tissu conjonctif plus ou moins dense, plus ou moins fibreux. La lumière du vaisseau est notablement rétrécie. Il s'est fait en dedans de la tunique musculaire, en dedans même de la membrane élastique interne, facile à reconnaître, une prolifération conjonctive dans l'épaisseur de la tunique interne qui s'avance à l'intérieur du vaisseau et en rétrécit le calibre ; souvent les cellules endothéliales, qui semblent gonflées, bordent encore en dedans l'anneau d'endartérite. Quelquefois l'épaississement de la tunique interne s'est produit d'une façon irrégulière ; il s'est fait des bourgeonnements en forme de houppes qui donnent à la lumière du vaisseau une figure irrégulière, sinueuse. MM. Martin et Malassez ont vu que la lame élastique interne est souvent dédoublée, ce qui peut donner le change sur le point de départ de la lésion et sur sa limite exacte. Parfois il s'est fait une oblitération complète de l'artériole qui n'existe plus alors qu'à l'état de cordon imperméable. Parfois la sclérose interne et externe a envahi sur un point la tunique musculaire. L'anneau externe de périartérite peut alors communiquer à travers une brèche de cette tunique avec l'anneau interne d'endartérite et les fibres musculaires se trouvent interrompues sur une étendue variable.

D'après M. Martin, l'endartérite précède de beaucoup la périartérite. De l'insuffisance de circulation dans une artériole modifiée résultent à distance des troubles de nutrition particuliers ; il se produirait une sorte de dystrophie scléreuse caractérisée par la prolifération du tissu conjonctif et sa tendance à prendre le pas sur les éléments nobles: tubuli du rein, fibres musculaires, etc.

Les traits principaux de cette description de l'endo-périartérite se retrouvent dans les travaux de Thomas, de Sénator, de Sotnischewsky, Bryan C. Waller, Letulle et Debove, etc. Ewald, qui a constaté l'hypertrophie de la tunique musculaire dans les artères de la pie-mère, a vu dans les artères du rein les lésions de l'endartérite oblitérante.

Depuis longtemps on avait remarqué que les lésions de la néphrite interstitielle coïncident souvent avec celle de l'athérome artériel. La relation toutefois était loin d'être constante (Lecorché, Th. d'agrégation). Cela avait jeté les auteurs dans une grande incertitude sur les rapports exacts, la signification et la nature de l'athérome. S'il faut en croire H. Martin, les plaques d'athérome se produiraient dans la tunique interne des grosses artères dans des points qui correspondraient à l'oblitération plus ou moins complète des artères nourricières du vaisseau. L'athérome deviendrait ainsi un cas particulier de l'endartérite oblitérante : il n'y aurait de spécial que sa localisation.

Si l'on invoque une cause mécanique pour expliquer l'hypertrophie du cœur, si l'on a tendance à voir un trouble de circulation, non seulement dans le rein, comme Traube, mais dans l'ensemble des petites artères, comme Gull et Sutton, il est d'une grande importance de rechercher dans quelle relation de temps se trouvent ces éléments divers les uns à l'égard des autres, si l'hypertrophie du cœur, comme il semble naturel, se produit après la lésion des reins et des vaisseaux. Ces questions d'évolution sont très difficiles à trancher. Etant donnée une lésion, il est bien hasardeux souvent de dire où et comment elle a débuté.

Ewald a cherché à résoudre le problème par une voie détournée. Il note, dans ses statistiques, l'état du cœur, l'état des vaisseaux et des reins. Si le nombre des cas, dans lesquels le cœur et les reins ont été atteints simultanément, l'emporte notablement sur ceux dans lesquels le cœur, le rein et les vaisseaux ont été ésés, il sera évident que la dégénérescence des vaisseaux ne se produit que lorsque l'hypertrophie du cœur et l'atrophie des reins sont déjà avancés. Malheureusement, Ewald reste un peu isolé. Contrairement à la plupart des auteurs récents, il a trouvé de l'hypertrophie de la tunique musculaire des artérioles. Il est d'autre part très difficile de déterminer où commence l'hypertrophie. Il semble peu démonstratif de prendre une moyenne et de dire que, sur tant de cas, l'hypertrophie s'est élevée à tant de grammes.

Ces réserves faites, voici les conclusions auxquelles est amené Ewald. Dans presque tous les cas de néphrite interstitielle chronique, il y a hypertrophie du cœur et des vaisseaux. Dans les formes mixtes, lorsque le poids du rein est inférieur à 300 gr., on trouve l'hypertrophie du cœur et des vaisseaux dans les deux tiers des cas. Toutes les fois que le poids du rein dépassait 300 gr., il y avait hypertrophie du cœur sans hypertrophie des vaisseaux.

L'interprétation de ces chiffres amène Ewald à conclure que l'hypertrophie du cœur, assez fréquente dans la néphrite parenchymateuse et dans les néphrites mixtes, se produit dans des conditions spéciales puisqu'on ne trouve pas alors d'hypertrophie musculaire des petites artères.

Pour nous, son classement statistique ne prouve rien, et le poids moyen du rein ne peut sous aucun prétexte remplacer l'examen histologique. Le diagnostic fait sur la table d'amphithéâtre sur une coupe macroscopique n'a qu'une valeur très relative. Un diagnostic anatomo-pathologique posé dans ces conditions, et nous en avons fait souvent l'expérience, expose aux surprises les plus grandes lorsqu'on le contrôle au microscope. La question importante est de savoir s'il y a cirrhose rénale ou non, s'il y a endo-périartérite ou dégénérescence graisseuse; s'il y a néphrite parenchymateuse ou lésion mixte. Toute classification reposant sur une autre base est insuffisante et trompeuse.

Nous n'avons pas encore discuté la nature de l'hypertrophie cardiaque elle-même, nous réservant de le faire plus tard d'une façon motivée, mais ce que nous avons vu jusqu'ici montre que le point le plus constant, le plus important par conséquent dans l'étiologie de l'hypertrophie cardiaque dans la néphrite, c'est la cirrhose du rein et les lésions vasculaires généralisées.

On a eu autrefois trop de tendance à établir entre le cœur et le rein, sinon une sympathie vitale, tout au moins un retentissement direct sans participation intermédiaire des vaisseaux. Il faut désormais, en présence d'une hypertrophie du cœur et d'une lésion destructive du rein, rechercher avec soin quel est l'état des artérioles. L'importance de cette constatation est évidente, si l'on se représente combien rares sont les affections destructives du rein, autres que la néphrite interstitielle, qui s'accompagnent d'hypertrophie cardiaque, combien il est peu fréquent de rencontrer cette hypertrophie dans des cas d'hydronéphrose, de cancer, etc. A notre avis, tout est à reprendre à ce point de vue, et l'influence de la suppression, de la restriction de l'excrétion rénale ne sera bien démontrée que lorsque, le rein étant supprimé et le cœur hypertrophié, les artères auront été trouvées saines.

III. — Ce qui précède nous permettra d'être bref à propos de la troisième opinion admise par M. Potain : l'affection du cœur et des reins dépend d'une cause commune qui les domine, et leurs lésions sont simultanées.

L'endoartérite généralisée, sa coexistence avec la néphrite interstitielle sont l'expression la plus complète de cette idée de communauté de cause et de simultanéité des lésions. Peut-être est-il bon que nous fassions remarquer, dès maintenant, que nous ne subordonnons pas la néphrite interstitielle à l'endopériartérite. Nous les croyons contemporaines et soumises à une cause plus générale, une intoxication. Les deux opinions ennemies nous semblent très bien se concilier ; elles se complètent l'une l'autre.

Rosenstein pensait que ces lésions pouvaient dépendre du rhumatisme. Il nous semble démontré qu'elles dérivent fréquemment du saturnisme, de l'alcoolisme, de la goutte, et peut-être d'autres intoxications.

Faisons encore nos réserves. Nous n'entendons nullement

parler des relations de l'hypertrophie du cœur avec les affections autres que la néphrite interstitielle.

Nous n'acceptons, du reste, la théorie de Gull et Sutton qu'en lui faisant subir des modifications exigées par les découvertes récentes; nous citerons, en première ligne, la systématisation si juste de la sclérose rénale proposée par M. Charcot.

Encore une fois, nous tenons essentiellement à limiter notre sujet. Ne pas le faire, perdre de vue la néphrite interstitielle serait nous jeter dans l'inconnu, dans l'indécis, et escompter l'avenir sans raison valable.

Ceci dit, suivant toujours notre guide, M. Potain, examinons les théories proposées pour expliquer le mécanisme de l'hypertrophie cardiaque dans la néphrite interstitielle.

M. Potain range sous quatre chefs les théories soutenues : 1° mécanique; 2° chimique et mécanique; 3° chimique et vitale; 4° vitale.

La théorie mécanique a surtout été défendue par Traube. De la difficulté de la circulation dans le rein résulte l'augmentation de la pression artérielle et l'hypertrophie du cœur, par surcroît de travail. Mahomed étudie, sous le nom de stade préalbuminurique, la période de temps pendant laquelle les phénomènes qui dépendent de cette augmentation de pression existent seuls.

Actuellement, on a grande tendance à admettre une modification générale des ramuscules terminaux des artères. Sénator accorde à cette modification une importance décisive pour l'élévation de la pression artérielle. « L'affection rénale, dit-il, ne peut pas être considérée, d'après nos connaissances, comme la cause de l'élévation de la pression sanguine et des troubles de la circulation, mais elle doit être regardée comme une modification consécutive ou contemporaine. »

Cohnheim accepte encore la théorie de Traube, en la modifiant. Que les vaisseaux du rein soient notablement rétrécis, que les artères rénales elles-mêmes soient oblitérées, il n'y aura pas augmentation de la pression artérielle; que la quantité de sang qui circule dans le rein demeure la même, malgré la diminution très marquée du champ circulatoire dans cet organe, malgré la résistance plus grande des vaisseaux, l'élévation de pression se produira. Or, comment se règle la quantité de sang qui traverse le rein? Par la dilatation vaso-motrice des vaisseaux; et les vaso-moteurs sont eux-mêmes influencés par les substances à éliminer. Donc, tant que la richesse du sang en urée, etc., sera suffisante, la quantité de sang qui passera dans le rein demeurera constante, et la pression sanguine augmentera.

Cette hypothèse, toute gratuite et un peu singulière, nous servira de transition pour étudier maintenant les théories chimiques et mécaniques.

Bright supposait que le sang modifié dans sa constitution traversait plus difficilement le rein. Cette hypothèse a été depuis bien des fois reproduite. Par bien des expériences on a cherché à savoir si l'accumulation de l'urée et des substances extractives augmentait le frottement du sang à son passage à travers les capillaires. Nous savons bien peu de chose à ce sujet.

Quelle est la modification du sang? Lancereaux résumait ainsi les notions acquises à ce sujet au moment où il écrivait l'article *Rein* du Dictionnaire encyclopédique : « Les principes excrémentitiels, ou matières extractives, ont été constatés en excès dans le sang des albuminuriques par Schotten, Scherer, Hoppe et Chalvet, qui leur font jouer le rôle principal dans la production des accidents urémiques, contrairement à d'autres auteurs qui rattachent ces accidents à un excès d'ammoniaque. Tandis que le contenu normal du sang en urée est, d'après Picard, de 0,016 p. 100, le même auteur l'a trouvé de 0,07 à 0,0846 p. 100 chez les individus atteints de néphrite diffuse. D'un autre côté, l'acide urique paraît bien aussi s'accumuler dans ce liquide, si on en juge par l'infiltration uratique qui a lieu dans les cartilages et dans les tissus fibreux chez la plupart des individus qui meurent d'une néphrite scléreuse généralisée. La créatinine a peu appelé l'attention, et cependant elle n'est pas sans jouer un rôle important, si on s'en rapporte à ce qui arrive après l'extirpation des reins chez les animaux. »

Ces données, on le voit, se rapportent surtout aux néphrites albumineuses, parenchymenteuses par conséquent. Il est très vraisemblable que les modifications du sang sont différentes dans la néphrite interstitielle. Dans celle-ci, elles doivent être tout au moins au minimum, si l'on en peut juger par analogie. Pendant longtemps, la quantité d'urée, de substances extractives et de sels excrétés demeure normale. Il ne survient d'accidents à forme urémique, attribuables à la rétention des produits excrémentitiels, qu'à une époque tardive, alors sans doute qu'il se fait un changement profond dans l'état des reins et du sang, alors surtout que l'hypertrophie du cœur existe déjà. Ces raisons font que nons n'accordons pas grande importance aux expériences d'Ustimowitz, de Grützner, d'Ewald, sur l'augmentation de la pression nécessaire pour faire passer à travers le rein un liquide chargé d'urée.

Si les modifications chimiques du sang ont quelque importance, c'est sans doute au point de vue étiologique, pour produire, par irritation, l'inflammation des vaisseaux et des tubes du rein; c'est lorsque, dans les intoxications chroniques, il apporte au contact des éléments le plomb, l'alcool, l'acide urique, etc., qui irriteront les artérioles et les canaliculi. Sans doute, les changements moléculaires ou chimiques dans la constitution des albumines du sang peuvent avoir quelque influence; il ne faut pas oublier toutefois que nous nous occupons exclusivement de la néphrite interstitielle, dans laquelle l'albuminurie est presque rare.

Peu de chose à dire des théories chimiques et vitales. Johnson admettait que le sang, chargé en excès de matériaux de nutrition, excitait les fibres musculaires des petits vaisseaux. Il en résultait l'hypertrophie de leur tunique musculaire, l'augmentation de pression et l'hypertrophie du cœur.

L'hypertrophie de la tunique musculaire est encore à démontrer. Peut-être existe-t-elle dans certaines conditions, dans certains cantons vasculaires, dans la pie-mère, au devant de la protubérance, par exemple (Johnson, Ewald, Galabin). Mais ce qu'on rencontre surtout, c'est l'athérome des grosses artères et l'endartérite des petites.

Nous sommes ainsi amené à penser que le trouble circulatoire est surtout mécanique. Le trouble chimique est possible, mais inconnu et beaucoup moins probable dans la néphrite interstitielle, que dans les vraies formes du mal de Bright.

A propos des théories chimiques et vitales, on peut se demander si, avant que la cirrhose rénale et l'artério-sclérose ne soient constituées, le sang, chargé de produits toxiques et irritants, ne peut pas exciter directement la fibre cardiaque, provoquer, avant la dégénérescence du cœur, son hypertrophie vraie, et devenir ainsi une cause directe d'augmentation de pression.

Il reste la théorie vitale. Que le cœur et le rein soient liés par une sympathie préétablie dont témoignent le parallélisme de leur développement, et leur tendance à se suppléer réciproquement, c'est là une hypothèse mystique qui mérite peu la discussion. Gilewski admettait une névrose essentiellement cardio-motrice développée sous l'influence de la maladie de Bright. Oscar Weitling a dit que la nutrition des fibres musculaires cardiaques était réglée par les cellules du rein : théorie originale du clavier trophique.

A l'époque où M. Potain publiait sa critique, il est arrivé à cette conclusion que, l'hypertrophie cardiaque a pour cause un excès de tension artérielle, et que celle-ci résulte de la résistance exagérée que le sang trouve dans les capillaires.

Cette exagération pourrait tenir : 1° à un excès de tonicité déterminé par une action réflexe dont le rein serait le point de départ, ou provoqué directement par l'influence excitante du sang mal dépuré ; 2° à un épaississement phlegmasique de la paroi vasculaire que produirait cette même influence prolongée, ou qui, partie du rein, se généraliserait dans tout le système artériel.

Depuis l'époque où M. Potain écrivait le mémoire auquel nous avons fait de si larges emprunts, des travaux importants ont été publiés. Ils ont mieux fait connaître l'état des artères dans la néphrite interstitielle ; presque tous concluent à l'existence de l'endo-périartérite (Thomas, Sotsnichewski, Bryan Waller, H. Martin, Brault, etc.).

Nous avons pu, par des observations personnelles, nous convaincre de l'exactitude de ces données.

(*A suivre*).

REVUE CLINIQUE.

Revue de clinique médicale.

Cancer du cardia, par le Dr V. Hanot, médecin des hôpitaux.

Le cancer du cardia (et j'entends par là le cancer exactement limité au cardia) est relativement rare; Rokitansky fut l'un des premiers à faire cette remarque.

Pour Brinton, le cancer du cardia ne serait pas aussi exceptionnel que le prétend l'anatomo-pathologiste viennois ; sur 360 cas de cancer de l'estomac il a observé 36 cas de cancer du cardia; 219 fois le pylore était le siège de la lésion. L'auteur anglais se contente de dire que le cancer du cardia est bien moins fréquent que le cancer du pylore. Cette différence s'explique d'ailleurs de suite en vertu de cette loi pathogénique formulée par Broussais, Andral, Virchow, à savoir que les localisations de la diathèse cancéreuse se font de préférence là où existent des défilés ou des sphincters, c'est-à-dire là où les irritations se produisent avec le maximum de fréquence et d'intensité.

La statistique de Lebert se rapproche davantage de la conclusion de Rokitansky : sur 47 cas de cancer de l'estomac, 5 fois seulement le cardia était intéressé et dans les 5 cas la lésion atteignait en même temps l'œsophage ou les parois stomacales.

Quoi qu'il en soit, il est indiscutable que le cancer limité exactement au cardia est une exception ; on s'en convaincra en parcourant les Bulletins de la Société anatomique, certaines publications anglaises (comme *The Lancet*, *medical Times*), si riches cependant en observations concernant les affections de l'estomac

D'une façon générale, la littérature médicale est laconique sur ce sujet.

On trouve une observation intéressante publiée en 1805 dans les Bulletins de la Société de médecine de Paris et qui fut l'objet d'un rapport.

Bayle et Cayol, en 1812, dans leur article du Dictionnaire des sciences médicales, déclarent que le cancer du cardia ne se limite jamais à l'orifice, que s'il se termine presque toujours à l'origine de l'œsophage, il envahit d'ordinaire une portion de la petite courbure de l'estomac. On sait qu'on admet généralement aujourd'hui que la propagation, si elle a lieu, se fait bien plus souvent vers l'œsophage.

L'atlas de Cruveilhier contient deux planches ayant trait au cancer du cardia; dans les deux cas la néoplasie se propage soit à l'estomac, soit à l'œsophage.

Pour Lebert, ainsi que j'ai déjà eu l'occasion de le dire, le cancer du cardia n'est jamais exactement limité à l'orifice.

Brinton, au contraire, qui admet que le cancer du cardia n'est pas aussi rare que l'ont dit ses devanciers, croit qu'on peut l'observer sans propagation soit vers l'estomac, soit vers l'œsophage.

Dans Bamberger, dans Reynols (*Stricture and obstruction of the cardiac orifice of the stomach*, t. II, p. 977), le cancer du cardia comprend un chapitre spécial.

M. Damaschino, dans ses *Leçons sur les maladies des voies digestives*, y consacre également un paragraphe.

Je noterai encore des leçons critiques du professeur Potain publiées en 1880, dans la Gazette des hôpitaux et la thèse du Dr Loyson (Paris, 1881).

Somme toute, je le répète, les observations du cancer limité au cardia n'abondent pas. Je publie donc ici les deux faits suivants que j'ai eu l'occasion de recueillir à l'hôpital provisoire de la rue des Tournelles

OBS. I. — L...., âgé de 60 ans, homme de peine.

Entré le 15 janvier 1881, salle des hommes nº 1, lit 39 (service de M. Hanot,) hôpital provisoire de la rue des Tournelles.

Il déclare qu'il est malade depuis cinq mois; jusque-là, sa santé avait été bonne. Il n'avait jamais fait d'excès alcooliques.

Cinq mois environ avant son entrée à l'hôpital il commença à remarquer que les aliments solides ne passaient que difficilement, selon son expression, et que souvent ils revenaient rapidement par la bouche, au moins en partie.

Jamais le vomissement n'avait lieu deux, trois ou quatre heures après le repas. L'appétit était conservé; aucune sensation douloureuse au creux épigastrique. Jamais de vomissements noirs. Pas de diarrhée. Au contraire, le malade restait de cinq à six jours sans aller à la selle.

Les forces et l'embonpoint diminuèrent rapidement. L..... ne put continuer son travail et entra à l'hôpital.

A ce moment, l'émaciation est extrême; les masses musculaires des membres et du tronc ont presque complètement disparu; la peau est sèche, squameuse, grisâtre. Pas d'œdème des membres inférieurs.

Langue luisante, rouge vif. Le creux épigastrique est profondément excavé; le palper le plus attentif ne fait reconnaître aucune tuméfaction profonde, aucun point douloureux.

Le foie ne déborde pas les fausses côtes. Abdomen aplati.

Le malade dit que, sans éprouver un vif appétit, il mangerait volontiers; mais, ce matin même, il a rendu en grande partie le potage qui lui avait été donné, et presque immédiatement après son ingestion. L..... se plaint de tousser depuis quelques jours; expectoration muqueuse peu abondante. Quelques râles sibilants disséminés dans les deux poumons.

Pas de signe d'infiltration tuberculeuse dans les sommets pulmonaires. Température, 38°.

Traitement : Bouillon. Peptone. Lait. Julep-tolu.

Le 17. Le bouillon avec la peptone a passé en partie. Quelques morceaux de mie de pain mêlés au lait ont été rendus ; urines rares un peu foncées, sans albumine. T. R., 37,8.

Le 18. Même état. Le malade qui a conservé l'appétit s'efforce de manger, mais rend immédiatement tout ce qu'il prend de solide et en partie aussi les aliments liquides. T. R., 36,4.

Le 24. Les vomissements paraissent plus fréquents, plus rapides, plus abondants. Il semble que le malade garde encore moins de nourriture.

La toux, qui avait diminué, devient un peu plus vive, quinteuse. T. R , 36,4.

1er février. Même difficulté de l'ingestion des aliments. L'amaigrissement a encore fait des progrès. L..... accuse de vives douleurs du côté gauche du thorax. Frottements pleuraux dans les deux tiers inférieurs du poumon gauche. T. R , 36,8.

Le 4. Le malade est prostré; il ne prend plus que quelques cuillerées de bouillon et de lait.

Toux fréquente; expectoration visqueuse; souffle tubaire dans la région moyenne du poumon gauche, en arrière. T. R., 37,4.

Le 6. La prostration est complète. Aspect squelettique du malade qui ne prend plus aucune nourriture, et refuse même les potions à l'exclusion du quinquina qu'il prenait depuis quelques jours. Il ne se plaint que de sa douleur de côté. Mêmes signes stéthoscopiques. Injection morphinée. T. R., 37,8.

Le 7. La respiration est accélérée, stertoreuse ; L... est dans un demi-coma. Cependant il répond encore aux questions qu'on lui pose à haute voix et en insistant. Mêmes signes stéthoscopiques. Quelques crachats muqueux épais, sans coloration. Creux épigastrique et abdomen profondément excavés. Pas d'œdème des membres inférieurs. Urines à peu près nulles sans albumine.

Le malade succombe ainsi dans la nuit du 7 au 8 février.

Le 10. *Autopsie.* — Cœur petit, valvules et aorte saines. Plaques laiteuses sur le ventricule droit.

Poumon gauche recouvert de fausses membranes. A la partie supérieure du lobe inférieur, bloc hépatisé du volume d'une grosse pomme. Poumon droit distendu par de l'emphysème ; pas de pleurésie.

Le foie est un peu diminué de volume, dur, brunâtre, sans granulations à la coupe. Rate de volume normal.

Les reins sont durs et brunâtres aussi ; la capsule s'enlève facilement.

Au niveau du cardia, tumeur du volume d'un petit œuf, occupant le cardia lui-même et remontant de 2 ou 3 centimètres dans l'œsophage.

Sur la coupe, l'épaisseur de la tumeur est de 0ᵐ 01 dans les points les plus épais.

Cette coupe a un aspect lardacé. La surface interne est ramollie, tomenteuse.

L'estomac est considérablement atrophié, donnant à première vue l'apparence du gros intestin. Il mesure 0ᵐ 18 de long sur 0,06 à 0,08 de large, et est un peu bilobé.

Examen histologique de la tumeur. — La muqueuse est profondément altérée. La partie interne de la tumeur présente sur les coupes une apparence déchiquetée, due à des travées de nature fibreuse, circonscrivant des cavités remplies de cellules épithéliales.

Dans plusieurs de ces masses, on observe de plus petits amas formés de cellules tassées, d'apparence cornée, constituant ce qu'on appelle des globes épidermiques.

La présence de ces globes épidermiques permet d'affirmer l'existence d'un épithélioma pavimenteux provenant de la muqueuse œsophagienne et ayant pris naissance dans la couche la plus superficielle de cette muqueuse.

L'estomac examiné immédiatement au-dessous de la tumeur ne présente pas d'altération.

Obs. II. — H..., âgée de 68 ans, ménagère, entre le 14 mars 1881 dans le service de M. Hanot, salle des femmes, n° 36 (hôpital provisoire de la rue des Tournelles).

Pas d'antécédents héréditaires connus ; elle a toujours été d'une forte constitution, et jamais elle n'a fait de maladie l'ayant retenue plusieurs jours au lit. Pas d'alcoolisme. La maladie qui l'amène à l'hôpital remonte à environ huit mois. A ce moment, sans cause appréciable, elle crut s'apercevoir que les aliments ne descendaient pas comme à l'ordinaire. Elle éprouvait une sensation de gêne dans l'intérieur de la poitrine qu'elle ne pouvait localiser ; pas de vomissements ni glaireux ni alimentaires : conservation de l'appétit.

Il y a cinq mois, pour la première fois, elle vomit subitement les dernières portions d'aliments qu'elle venait de prendre; ces vomissements se répétèrent chaque jour et elle se vit bientôt obligée de ne prendre que des aliments presque liquides, ceux-là seuls pouvant être conservés. Les aliments solides étaient, dit-elle, arrêtés comme par un bouchon au niveau de la portion inférieure du sternum. Jamais de vomissements de sang ni de matière noire ; pas de diarrhée. Douleur vague diffuse, que la malade rapporte à la région rétro-sternale. Pas de douleur dorsale. L'amaigrissement se prononce de plus en plus. La malade perd ses forces, surtout depuis deux mois; l'appétit est conservé presque complètement, et, à maintes reprises, elle essaie, mais en vain, d'avaler du potage ou quelque bouillon. Depuis une quinzaine de jours, quelques cuillerées de vermicelle ou de tapioca peuvent seules être conservées. Lorsqu'elle boit, le liquide est rejeté presque immédiatement, mêlé à de la salive, mais sans traces de sang. A bout de forces, la malade entre à l'hôpital; maigreur extrême; la peau est ridée sur toute la surface du corps, et présente à la face surtout une teinte jaune-paille très nette; un peu d'injection des pommettes. Quand on découvre la paroi abdominale, on la trouve affaissée et creusée en bateau ; le creux épigastrique est très prononcé. La sonorité stomacale a disparu. La palpation ne fait découvrir aucune tumeur dans la région de l'estomac. Quand on déprime très fortement la région épigastrique, on provoque une douleur vague que la malade localise à gauche au-dessus du point comprimé.

La langue est légèrement rougeâtre, un peu sèche, la soif assez vive. Quand on fait boire la malade, elle sent que tout le liquide ne passe pas ; une minute environ après l'ingestion, elle se penche de côté et le liquide revient sans aucun effort et sans être lancé par saccades.

La malade désirerait vivement pouvoir manger. Pas de diarrhée. Le foie ne déborde pas les fausses côtes ; rien à l'auscultation des poumons. Rien au cœur. L'intelligence est conservée, et la malade répond nettement à toutes les questions. Pas d'œdème des membres. Urines rares et foncées.

Traitement. -- Régime lacté ; lavements à la peptone.

18 mars. Les vomissements se répètent plusieurs fois par jour. Néanmoins, la malade conserve un peu de lait ; elle ne se plaint d'aucune douleur.

Le 26. Les vomissements continuent; la malade s'affaiblit de plus en plus ; l'intelligence est toujours nette, et la sensation de la faim persiste. L'amaigrissement est extrême.

1er avril. Depuis deux jours le lait est rejeté presque complètement. Les yeux sont ternes, abattement; le pouls est faible et lent. Pas de fièvre.

Le 2. La malade n'a rien pu conserver ; pouls filiforme ; les extrémités se refroidissent.

Mort dans la soirée.

Autopsie. — Au niveau du cardia, tumeur du volume d'un œuf de poule. L'estomac est très atrophié et reassemble à une anse du gros intestin. Le pylore est intact. Au niveau de la tumeur on peut faire tout au plus passer une sonde. Au-dessus de la tumeur il n'y a pas de dilatation de l'œsophage. La muqueuse du cardia est transformée en un tissu grisâtre, tomenteux, qui s'arrête brusquement du côté de l'œsophage et de l'estomac par un rebord saillant et festonné; on remarque sur l'un des côtés de la tumeur une poche remplie d'un liquide puriforme ; elle a la grosseur d'un œuf de pigeon et communique avec l'intérieur de l'œsophage. Sur la coupe, on constate plusieurs vaisseaux d'un certain calibre.

Le foie est un peu atrophié, rougeâtre, assez résistant; le lobe gauche contient un noyau carcinomateux du volume d'une noisette. La vésicule biliaire est notablement dilatée et contient un liquide verdâtre assez fluide.

Tout autour du hile du foie et de la petite courbure quelques ganglions dégénérés.

Les poumons sont ratatinés, blanchâtres, exsangues.

Le cœur est très atrophié; à peine a-t-il la moitié du volume ordinaire.

Quelques plaques d'athérome sur l'aorte. La rate présente à peine le tiers du volume ordinaire : elle est assez résistante à la coupe.

Les reins, diminués d'un tiers de volume environ, sont rouges sur la coupe, d'un tissu résistant. La capsule s'enlève avec peine.

Pas de lésions appréciables du cerveau.

Examen histologique de la tumeur. — L'ulcération de la muqueuse au niveau de la tumeur ne permet pas de donner des détails complets sur les lésions des différents tissus. Cependant, il est facile de constater dans le tissu sous-muqueux, entre des faisceaux de tissu conjonctif, une série de tubes tapissés par un épithélium de nature cylindrique. Ces tubes de volume très variable sont remplis quelquefois d'une masse épithéliale. Leur existence ne se borne pas là ; on en voit aussi pénétrer entre les différents faisceaux de fibres qui composent la paroi musculaire de l'estomac (transversaux et longitudinaux), et même jusqu'au fond de cette paroi. Le nombre de ces tubes à direction variable est considérable dans la partie la plus épaisse de la tumeur, et principalement dans la sous-muqueuse et entre les faisceaux musculaires les plus voisins.

La disposition de ces tubes et la nature de l'épithélium qui les tapisse, permet de conclure à un épithélioma à cellules cylindriques.

Ces deux observations reproduisent les principales particularités cliniques et anatomo-pathologiques de l'affection ; je n'en dirai que quelques mots ici.

La dysphagie est un des symptômes les plus importants et les plus constants, et ressemble beaucoup à la dysphagie œsophagienne. Toutefois le malade exprime lui-même que la gêne à la déglutition se fait sentir bien plus bas que le gosier, plus bas que le point où elle est ordinairement ressentie dans le cas de rétrécissement de l'œsophage.

Le passage des aliments détermine soit une sensation pénible, soit même une vive douleur, que le malade rapporte à la pointe de l'appendice xyphoïde. Il est vrai que la douleur ne correspond pas toujours à la région du cardia. Dans quelques observations les malades la rapportaient au pharynx, derrière le sternum.

D'ailleurs le cathétérisme ne donne pas toujours les renseignements précis que l'on supposerait. La dysphagie la plus nette peut exister sans que le cathétérisme donne le moindre résultat. Le cas s'est présenté chez un malade de M. Potain : « Bien que l'exploration du tube digestif n'apprenne absolument rien, il existe cependant quelque chose, puisque nous constatons une déglutition difficile, douloureuse même, et un état cachectique qui ne peut s'expliquer que par une altération organique. Aussi par exclusion de tous les autres organes, et d'après les symptômes observés, en arrivons-nous à diagnostiquer, comme probable, un cancer du cardia. »

Le vomissement appartient au type du vomissement œsophagien. L'hématémèse est rare.

La tumeur est assez profondément située pour qu'on la puisse constater par le palper contrairement au dire de Lebert, qui prétend que, dans le cancer du cardia, on rencontre la tumeur plus à gauche et plus rapprochée de l'appendice xyphoïde. Je pense avec M. Damaschino que le plus souvent la tumeur ne peut être perçue par le toucher (à moins bien entendu que la néoplasie se soit étendue à l'estomac).

Un autre signe, auquel j'attache une certaine importance, c'est l'exagération du creux épigastrique. On a vu, dans les deux autopsies que j'ai pratiquées, que l'estomac était revenu sur lui-même, comme atrophié, réduit à un cylindre analogue au gros intestin, retourné, en quelque sorte, à l'état fœtal. La dépression épigastrique observée pendant la vie s'explique donc aisément.

L'appétit m'a paru moins troublé pendant la plus grande de la maladie, que dans le cancer des autres parties de l'estomac. Il n'en fut pas de même, il est vrai, chez un malade du professeur Potain.

La soif est ordinairement vive vers la fin de la maladie.

Je ne dirai rien des symptômes généraux qui sont ceux du cancer de l'estomac en général. La marche de la maladie est ordinairement rapide, avec des phénomènes d'inanition plus marqués.

Un mot encore à propos de l'histologie pathologique de ce cancer.

Le cardia est un point net de différenciation entre les muqueuses de l'estomac et de l'œsophage, Au-dessus de lui, en effet, est un épithélium pavimenteux, au-dessous un épithélium cylindrique.

Aussi doit-on s'attendre à trouver au cardia deux formes d'épithéliomes, suivant que la lésion aura débuté à la muqueuse œsophagienne, ou à la muqueuse stomacale. C'est justement ce que j'ai eu l'occasion d'observer sur les pièces anatomiques fournies par les deux malades dont je viens de rapporter les deux observations.

REVUE GÉNÉRALE

Pathologie médicale.

Recherches expérimentales sur la fièvre typhoïde, par L. LETZERICH (*Archiv. f. experim. Pathol, und Pharmakol.* Bd. XIV, Heft 3, page 212).

Letzerich expose dans ce mémoire le résultat de ses recherches sur l'inoculation du micrococcus de la fièvre typhoïde. Il s'est demandé si ces organismes infectieux se rencontraient dans l'expectoration des malades atteints de fièvre typhoïde. Il a donc recueilli de ces crachats, en usant de toutes les précautions usitées.

Il en a déposé une gouttelette dans un liquide de culture, de la solution de gélatine, renfermée dans des vases sans communication avec l'air extérieur. Des filaments et des spores de micrococcus se sont développés dans ce milieu et, transportés dans d'autres vases, ont fourni successivement de nouvelles générations.

Des gouttelettes de ces liquides de culture ont été injectés à des lapins par voie hypodermique, et dans plusieurs cas, les inoculations ont été positives. L'animal a présenté une fièvre continue, de l'amaigrissement et à l'autopsie on a rencontré des lésions semblables à celles que donne la fièvre typhoïde : infiltration des plaques de Peyer et des follicules clos, engorgement des ganglions mésentériques; gonflement et ramollissement de la rate, etc.

Outre cette démonstration de l'existence de germes dans les crachats des typhiques, le travail de Litzerich présente plusieurs points originaux.

Il donne la description du micrococcus, et cette description s'éloigne un peu de celle de Klebs. Il montre comment l'organisme typhique circule et se propage dans l'économie.

Le microbe se présente sous deux formes : des spores et des filaments segmentés.

Tantôt les spores sont des corpuscules arrondis, tantôt allongés et renflés à leurs extrémités. Parfois ce sont de petits bâtonnets, parfois une masse allongée en virgule.

Ces corpuscules, dans la première phase de développement sont rapprochés, réunis en petits amas. Plus tard, des filaments plus ou moins allongés et segmentés s'en distinguent de plus en plus nettement. Il se forme ainsi un véritable mycélium de schistomycète (champignon à filaments segmentés). Letzerich n'a pas rencontré les filaments très fins à bouts effilés dont Klebs à donné la description.

Le liquide de culture ayant été injecté sous la peau des animaux, et les filaments caractéristiques s'étant rencontrés à l'autopsie dans la muqueuse intestinale, dans l'épaisseur des plaques de Peyer, et dans la cavité même de l'intestin, quel est le chemin suivi par les germes, comment ont-ils été transportés du lieu de l'inoculation vers l'intestin ? Souvent on rencontre des globules qui renferment dans leur intérieur des spores en plus ou moins grande quantité. Les leucocytes sont ainsi de véritables véhicules. On trouve de plus des spores dans les espaces et dans les vaisseaux lymphatiques, dans les vaisseaux sanguins. Ces filaments du micrococcus sont rencontrés à la surface de l'intestin alors que les parois vasculaires sont encore intactes; il faut donc admettre qu'ils y sont parvenus par une véritable diapédèse. Disons toutefois que Letzerich ne semble pas s'être préoccupé de rechercher si des organismes semblables ne se trouvent pas normalement à la surface de l'intestin chez des animaux sains.

Sur des coupes fines, rendues transparentes par l'emploi d'une solution diluée de potasse caustique, surtout lorsque les filaments du schistomycète ont été colorés en bleu par l'hématoxyline (mode de coloration également usité par Klebs), on voit les tissus envahis subir une véritable nécrobiose. Çà et là on rencontre des amas normalement incolores, teints en bleu par l'hématoxyline qui, deviendront le foyer de développement du micrococcus.

Il est intéressant de rapprocher cette description de celle de Klebs; les analogies et les différences sont frappantes.

Atrophies viscérales consécutives aux inflammations chroniques des séreuses, par le Dr POULIN (thèse 1880).

1° L'atrophie des poumons, du foie, de la rate, est une complication grave de l'inflammation chronique de la plèvre ou du péritoine.

La péricardite chronique scléreuse avec symphyse cardiaque ne s'accompagne pas nécessairement de dilatation du cœur. Le volume de l'organe peut ne pas varier ; dans certains cas le cœur peut être atrophié.

2° La pleurésie chronique scléreuse peut déterminer la production d'une pneumonie interstitielle secondaire (pneumonie, pleurogène) caractérisée au début par l'épaississement des cloisons interlobulaires partant de la périphérie des poumons.

La péritonite chronique périhépatique détermine également dans certains cas la production d'une hépatite interstitielle secondaire, caractérisée par des tractus fibreux qui, partant de la capsule, s'enfoncent plus ou moins profondément entre les lobules.

La coque fibreuse périhépatique, périphérique, peut être constituée par un tissu dépourvu de vaisseaux, présentant la structure du tissu fibro-cornéen, lamelles stratifiées séparées par des cellules aplaties.

3° On doit distinguer dans l'atrophie du poumon trois périodes : une première période caractérisée par l'atelectasie simple, le poumon pouvant se dilater après évacuation du liquide, une deuxième période avec sclérose pleurale et pneumonie interstitielle secondaire, le poumon ne peut pas se dilater ; enfin une troisième période caractérisée par le retrait du thorax du côté malade.

Quand le poumon est définitivement atrophié; les symptômes varient suivant l'état des bronches. Tantôt on observe du souffle et des râles ; ailleurs du silence peut exister dans toute la hauteur. — Quand il y a du liquide dans la plèvre, la persistance des signes physiques après la thoracentèse, la diminution de la tension intrapleurale à la fin de cette opération doivent faire songer à la sclérose pleurale avec atrophie du poumon.

4° Le symptôme le plus constant dans les cas de périhépatite chronique avec atrophie du foie est l'ascite; le diagnostic différentiel avec la cirrhose hépatique est tout difficile.

Pathologie chirurgicale.

Périchondrite du pavillon de l'oreille, par THOS R. POOLEY.
(*New-York medical Record*, 19 mars 1881, p. 318.)

C'est une affection rare qui est mal décrite dans les livres ; on en trouve un cas très intéressant publié par le Dr Knapp dans « Archives of Otology », vol. IX, n° 3, p. 196.

Le cas dont il s'agit a été observé chez une femme de 21 ans, qui avait toujours joui d'une bonne santé. L'affection a débuté chez elle par une douleur avec démangeaison au niveau du méat de l'oreille droite. Trois semaines après apparaissait un abcès qui s'ouvrit et donna issue à un bourbillon jaune verdâtre, après quoi la malade se trouva mieux pendant un certain temps. Puis il se forma sur la paroi antéro-inférieure du conduit auditif, au niveau du méat, un gonflement de forme conique, comme dans l'otite externe furonculeuse. Une incision faite au centre donna issue à du pus sans faire disparaître le gonflement, qui envahit rapidement la conque. On incisa cette tumeur œdémateuse et il en sortit des lambeaux jaunâtres, mais pas de sang. Le gonflement continua à augmenter ; il s'étendit à toutes les parties du pavillon, excepté au lobule. Ces symptômes inflammatoires durèrent pendant deux mois, en causant de telles souffrances, qu'on devait garder la malade plus ou moins sous l'influence des narcotiques. L'état général s'en ressentit : elle devint nerveuse, pâle, et maigrit beaucoup. Le traitement consista à inciser les parties fluctuantes, à faire des injections phéniquées et à appliquer un pansement compressif. La membrane du tympan et l'ouïe restèrent intactes. Mais tout le pavillon, moins le lobule, fut déformé, et la malade observa une particularité, c'est que son oreille déformée était le siège d'une sécrétion sudorale, toujours plus ou moins abondante par toutes les températures.

L'auteur pense que c'est une affection spéciale, plutôt idiopathique que traumatique, qu'il ne faut pas confondre avec l'hématome de l'oreille. Cette dernière affection se distingue par la forme régulièrement arrondie du gonflement, par sa couleur, qui présente une nuance bleuâtre. L'intégrité du lobule est la même dans les deux affections (Burnett, « on the Ear », p. 248 ; Dr Yeats, in British med. Journ., 21 juin 1873). On a eu tort, d'après l'avis de l'auteur, de faire de si nombreuses incisions. On aurait dû en faire une dans la partie inférieure du gonflement, passer un tube à drainage dans la cavité et injecter une solution antiseptique.

Outre les observations citées plus haut, il existe un cas de périchondrite idiopathique rapporté par Kipp, de Newark, in « Transactions of the american otological Society », 1873, p. 79.

Paul RODET.

BULLETIN

SOCIÉTÉS SAVANTES

Académie de médecine.

Vaccination animale. — Tétanos électrique. — Dangers de l'alun. — Médication éthérée-opiacée dans la variole. — Inoculation de la pneumonie contagieuse — Dysménorrhée membraneuse.

Séance du 23 août. — Dans l'avant-dernière séance, M. Jules Guérin s'était fait une arme contre la vaccine animale d'une conversation qu'il avait eue récemment à Londres avec M. Warlomont, directeur de l'Institut vaccinal de Bruxelles, et de laquelle il semblait résulter que M. Warlomont, qui avait pris une part si active à la propagation de la vaccine animale, tendait à se ranger parmi ses adversaires. M. Hervieux communique deux lettres et un travail de M. Warlomont qui prouvent que ses opinions à ce sujet n'ont pas varié et qu'il reste de plus en plus le partisan déterminé de la vaccination par les génisses.

— M. le Dr Ch. Richer lit un mémoire intitulé : Des causes de la mort dans le tétanos électrique, dans lequel il montre qu'on peut, par des excitations électriques fortes et répétées, provoquer chez des animaux un tétanos comparable, par ses effets, au tétanos pathologique, et que l'étude analytique des causes de la mort qui survient alors permet de connaître la cause de la mort dans le tétanos traumatique. Après avoir établi qu'en général les lapins meurent par asphyxie et les chiens par hyperthermie, il conclut qu'il y a lieu d'espérer qu'en remédiant, soit à l'asphyxie, soit à l'hyperthermie, on arrivera à empêcher les conséquences mortelles du tétanos. Ces conclusions ne sauraient être acceptées sans examen et nous y reviendrons lorsque sera fait le rapport de la commission nommée à ce sujet.

Nous faisons les mêmes réserves à l'égard du travail que le Dr Krishaber lit, au nom du Dr Dieulafoy et au sien, sur l'inoculation du tubercule chez le singe. Dans la commission chargée de l'examiner figurent les noms de MM. Willemin et Peter.

Séance du 30 août. — M. le Dr Galippe s'élève contre les assertions émises par le Dr Delthil sur les dangers de l'emploi de l'alun en contact avec le cuivre dans les préparations culinaires et notamment dans les gâteaux dits « Saint-Honoré ». Ces accidents ont été attribués au sulfate de cuivre ammoniacal.

D'abord, outre que ce sel est communément employé sans danger à des doses considérables, on ne le trouverait même pas dans les préparations indiquées. Le sulfate ammoniacal de cuivre est très soluble ; or, en ajoutant jusqu'à 0,60 d'alun à un blanc d'œuf, on obtient un produit dense, se colorant facilement en vert, mais cette albumine battue ne renferme pas de composé cuprique soluble.

Ensuite, quand bien même la crème du Saint-Honoré renfermerait du sulfate de cuivre, elle aurait une saveur cuprique en rapport avec la quantité de sel en solution et une couleur spéciale, ce qui le ferait rejeter, et, d'ailleurs, ce qui n'a pas lieu. ·

— M. le Dʳ Bernard lit un mémoire dans lequel il préconise l'emploi, dans un grand nombre d'affections, de l'*iode à l'état naissant*.

— Mais une communication plus importante est celle de M. le Dʳ Du Castel, médecin du bureau central, sur le traitement de la variole par la médication éthérée-opiacée. Ce traitement qui doit être commencé le plus tôt possible, dès qu'il y a imminence de variole grave, a été ainsi institué : 1° matin et soir, injection d'éther, une pleine seringue de Pravaz chaque fois ; 2° 10 à 20 centigr. par jour d'extrait thébaïque dans une potion de 125 grammes ; 3° 20 gouttes de perchlorure de fer dans une potion de 125 grammes. L'extrait thébaïque et le perchlorure de fer sont donnés alternativement d'heure en heure par cuillerées à bouche.

Dans nombre de cas où ce traitement a été employé, il y a eu absence de suppuration, arrêt de développement de l'éruption, petitesse remarquable des papules et des vésicules ; les malades sont entrés en convalescence du sixième au neuvième jour après le début de l'éruption. Dans le cas où la suppuration s'est produite, il y a eu diminution de son abondance, atténuation des phénomènes les plus pénibles.

Séance du 6 septembre. — M. Marrotte, chargé du rapport sur le mémoire précédent, donne à l'auteur les éloges qu'il mérite, tout en exprimant quelques réserves sur l'avenir de la médication éthérée-opiacée. L'emploi de l'opium dans la variole date de longtemps. Mais alors que Sydenham et Borsieri y avaient recours pour favoriser l'éruption, activer la suppuration, M. Du Castel recherche la suppression ou tout au moins l'atténuation de la suppuration. Il est vrai qu'à l'opium auquel il demande un effet calmant, il ajoute le perchlorure de fer et les injections éthérées, et dans cette médication, dès lors complexe, il est moins facile d'assigner à chaque élément son rôle thérapeutique.

— M. Bouley lit un travail sur l'inoculation préventive de la péripneumonie contagieuse des bêtes bovines. Des expériences remontant à 1850 avaient démontré la contagion de cette maladie par cohabitation ; elles avaient en outre résolu affirmativement la question de l'immunité acquise aux animaux qui avaient contracté la péripneumonie bien caractérisée par ses symptômes propres, et à ceux qui, à la suite d'une première cohabitation, n'avaient présenté d'autres symptômes que la toux. On sait, d'autre part, que l'inoculation donne lieu à des phénomènes plus ou moins graves selon le terrain où elle est faite ; mortelle pratiquée au fanon et derrière les oreilles, régions riches en tissu cellulaire, elle ne se traduit que par des effets de peu d'importance si on la pratique à la queue où la rigidité du tissu cellulaire constitue une condition si peu favorable à l'absorption. On en a conclu, et l'expérience a justifié cette prévision, que l'inoculation caudale donnerait l'immunité aux animaux, tout en ne les exposant qu'à une forme bénigne de la maladie. Sans doute il y a des degrés dans cette immunité et toutes les expériences n'ont pas pleinement réussi ; mais quelques faits négatifs ne sauraient annihiler une série de faits positifs ; et M. Bouley cite les heureux résultats de cette pratique en Hollande. D'ailleurs, on peut renforcer l'immunité en éteignant par une seconde inoculation ce qui peut encore rester de réceptivité chez un sujet déjà inoculé.

Resterait maintenant à savoir si on pourra atténuer un jour le virus péripneumonique, comme Pasteur a fait pour le choléra des poules, et M. Toussaint pour le charbon ; si on pourra obtenir ici les résultats qu'on a obtenu à Lyon pour le charbon symptomatique dont le microbe, introduit dans le sang, et non dans le tissu cellulaire où il serait mortel, donne l'immunité sans déterminer des phénomènes graves.

— M. le Dr de Sinety lit un mémoire sur les rapports qui existent entre la dysménorrhée membraneuse et la menstruation normale. L'auteur s'efforce d'établir que chez un grand nombre de femmes la muqueuse utérine n'est pas éliminée sous l'influence de la menstruation. Cependant dans certaines conditions pathologiques, cette muqueuse s'exfolie et est expulsée au moment des règles. Cette exfoliation résulterait d'une exagération dans le processus menstruel normal, amenant une infiltration trop intense des couches profondes de la muqueuse et une compression des vaisseaux de cette région, d'ou élimination des tissus situés au-dessus de cette couche.

II. Académie des sciences.

Viscose. — Urée. — Chaleur animale. — Maté. — Épilepsie. — Pellagre.— Circulation veineuse. — Immunité charbonneuse. — Fièvre jaune. — Choléra des poules. — Acide salicylique. — Tuberculose. — Rage.

Séance du 11 juillet 1881. — M. Béchamp adresse une note sur la substance caractéristique de la fermentation visqueuse et qu'il propose de nommer *viscose*, au lieu de gomme. Il rapporte les expériences qu'il a faites pour déterminer le pouvoir rotatoire de *viscoses* de provenances diverses.

— M. Quinquaud adresse une note sur le dosage de l'*urée* à l'aide de l'hypobromite de soude titré. Il faut trois équivalents d'hypobromite pour décomposer complètement un équivalent d'*urée* ; de telle sorte le calcul est facile à faire.

— M. A. d'Arsonval communique ses recherches sur la *chaleur animale*. Il décrit les modifications qu'il a fait subir à son appareil qui donne simultanément: 1° l'enregistrement automatique de la chaleur dégagée; 2° les déchets provenant des combustions respiratoires.

— MM. d'Arsonval et Couty adressent une note concernant l'action du *maté* sur les gaz du sang.

Le *maté*, absorbé à doses massives ou à doses répétées, par l'estomac ou par les veines, a sur les éléments gazeux des échanges sanguins, une action considérable. Il modifie le sang artériel comme le sang veineux, et il diminue leur acide carbonique et leur oxygène dans des proportions énormes, correspondant quelquefois au tiers ou à la moitié des quantités normales. Moins intense sur des animaux en digestion, n'ayant aucun rapport nécessaire avec les phénomènes d'excitation du sympathique, qui ont manqué dans presque toutes ces expériences, cette action du *maté* sur les échanges gazeux est obscure comme mécanisme, mais son existence prouve directement l'importance et la valeur nutritive de cet aliment qui, consommé ailleurs par milliers de kilogrammes, est encore peu connu en Europe.

— Une note de M. J. Pasternatzky a pour objet le siège de l'*épilepsie* corticale et des hallucinations. Des recherches faites par l'auteur on peut tirer deux conclusions principales: 1° l'attaque d'épilepsie provoquée chez le chien par l'essence d'absinthe est sous la dépendance de certaines parties de l'écorce grise des hémisphères cérébraux, et, par conséquent, elle est bien réellement de l'*épilepsie* corticale.

2° Les hallucinations provoquées par l'injection intra-veineuse d'essence d'absinthe ne peuvent pas dépendre de l'écorce grise qui a été coupée dans ces expériences.

— M. J. Dejerine adresse une note sur les altérations des nerfs cutanés dans la *pellagre*.

Après avoir séjourné dans l'acide osmique à 1 pour 200, les nerfs avaient pris un aspect grisâtre, bien différent de la coloration noire caractéristique de leur état physiologique. A un faible grossissement (60 diamètres), il est facile de se rendre compte de l'altération considérable subie par les tubes nerveux. Ce qui frappe tout d'abord, c'est la petite quantité de tubes sains que l'on trouve dans chaque préparation. En effet, la plupart des faisceaux nerveux sont composés presque exclusivement par des gaines vides dans une proportion considérable : en moyenne, pour un tube sain, 30 à 40 gaines vides. Dans certains faisceaux même, l'altération est plus prononcée encore : on ne trouve pas un seul tube sain, et l'on croirait avoir affaire au bout périphérique d'un nerf sectionné depuis plusieurs mois ou bien à des nerfs de fœtus privés encore de leur myéline et de leur cylindre-axe. Ces gaines présentent les caractères suivants : ce sont des tubes plissés en long par rapprochement de leur paroi, et contenant, à intervalle régulier, des noyaux disposés dans le sens de la longueur de la gaine et la renflant légèrement à ce niveau.

Le résultat de mes recherches, ajoute l'auteur, m'amène à faire rentrer l'exanthème *pellagreux* dans la catégorie de la peau d'origine trophique.

— De la *circulation veineuse* par influence. Note de M. *Ozanam*. — Parmi les causes multiples qui tendent à faire progresser le sang dans les veines, il en est une dont l'importance me paraît considérable et qui n'a pas encore été signalée par les anatomistes : c'est l'influence qu'exerce sur toute veine satellite l'artère qui lui est conjuguée, d'où le nom de *circulation par influence*. L'auteur rappelle des expériences qu'il a faites à l'aide du sphygmographe. Dans ces expériences, les veines reproduisent le tracé inverse des artères correspondantes.

Séance du 18 *juillet* 1881.— M. Toussaint adresse une note sur quelques points relatifs à l'*immunité charbonneuse.*

L'auteur examine les questions quant à la durée de l'*immunité* et quant à l'*hérédité.*

Au point de vue de la durée, je puis dire que le *charbon* se comporte comme les autres maladies qui ne récidivent pas. La durée de l'*immunité du charbon* est en raison directe de la gravité de la première attaque, ou, si l'on veut, de l'énergie du vaccin, et en raison inverse de la résistance des animaux. Voici les faits qui le démontrent. Au mois d'août 1880, des agneaux de dix et de vingt mois, ainsi que des brebis vieilles, reçurent une même quantité d'un vaccin très énergique, je devrais dire trop, car il tua trois des cinq agneaux mis en expérience et un des antenais ou agneau de vingt mois. Chez tous les jeunes animaux qui ont survécu, ainsi que chez les brebis, les phénomènes produits par l'inoculation furent graves, mais tous ont gardé leur *immunité* jusqu'à ce jour; les brebis même l'ont conférée à leurs agneaux.

A la même époque, des antenais et des brebis âgées ont reçu un autre vaccin beaucoup plus atténué. L'action produite, très faible chez les brebis, s'est montrée plus forte chez les antenais. Un mois après la vaccination, une première inoculation de sang charbonneux a été faite à tous ces animaux (six antenais et dix brebis); tous ont résisté, mais une nouvelle inoculation faite à quelques brebis quatre mois après les a tuées. Les antenais, au contraire, ont gardé leur *immunité* et la possèdent.

L'hérédité est acquise à l'agneau. Sept brebis vaccinées aux mois de mai, juillet et août 1880 ont été conservées jusqu'à ce jour et mises au troupeau après les premiers essais. Les sept agneaux qui en proviennent, inoculés dans le premier mois de leur naissance, ainsi que les mères, n'ont montré aucun symptôme morbide. Ce résultat me paraît important au point de vue de l'*immunité*, car il montre qu'il suffirait d'inoculer les femelles pour obtenir des troupeaux indemnes. Il n'est pas nécessaire d'inoculer les mères pendant la gestation pour l'*immunité*. Tous les cas que je viens de citer se rapportent à des brebis vaccinées deux ou trois mois avant la conception et qui n'ont pas été inoculées pendant la gestation. C'est donc une propriété vraiment héréditaire qui peut devenir un caractère de race.

—Expériences tentées sur les malades atteints de *fièvre jaune* avec l'acide phénique, le phénate d'ammoniaque, etc. Note de M. Lacaille. La médication a été instituée à Rio-Janeiro sur douze cas de *fièvre jaune*; deux malades, dans un état grave, ont guéri.

« Quant aux autres cas, dit l'auteur, ils ont été si vite hors d'affaire que je me demande, malgré ma longue pratique, s'ils ont eu réellement la *fièvre jaune*. Appelé à la période d'incubation, le triomphe était aisé. »

Séance du 25 juillet 1881. — M. Bouley rend compte des expériences faites sur la *vaccination charbonneuse*, à Lambert, près Chartres, pour vérifier la méthode de M. Pasteur.

— M. H. Toussaint communique un nouveau procédé de vaccination du *choléra des poules*. Ce procédé repose sur l'identité de la septicémie expérimentale et du choléra des poules.

Séance du 1ᵉʳ août 1881, — MM. H. Pellet et J. de Grobert adressent une note sur le dosage de l'*acide salicylique* dans les substances alimentaires, au moyen de la colorimétrie.

— M. H. Toussaint communique les résultats de ses expériences sur la transmission de la *tuberculose* par les aliments et même les jus de viandes chauffées. Il a constaté que la transmission par les viandes crues et les jus de viandes est plus rapide que par inoculation.

— M. V. Galtier communique un travail sur la *rage*. Il pose les conclusions suivantes: 1° les injections du virus rabique dans les veines du mouton ne font pas apparaître la *rage* et semblent conférer l'immunité; 2° la *rage* peut être transmise par l'ingestion de la matière rabique dans le tube digestif.

Séance du 8 août 1881. — M. Chevreul combat les assertions de M. Toussaint sur la transmission de la *tuberculose* par les jus de viandes chauffées.

— M. H. Toussaint adresse un travail qui tend à démontrer que la salive, le mucus nasal et l'urine d'animaux *tuberculeux* peuvent transmettre la *tuberculose*. M. Vulpian croit qu'il ne faut admettre que sous toutes réserves les conclusions de M. Toussaint, vu que chez les lapins on a pu déterminer la *tuberculose* expérimentale dans des conditions très diverses, sans introduction d'aucune matière animale dans leur organisme.

— M. H. Duboué adresse une note sur la *rage* en revendiquant une part dans la découverte de la théorie nerveuse de cette maladie.

Séance du 15 août: — M. H. Toussaint adresse une note sur le parasitisme de la *tuberculose*. Les cultures qu'il a faites avec des organes tuberculeux lui ont donné des résultats constants, et il a pu constater la présence du même microbe dans tous les produits.

VARIÉTÉS.

CONGRÈS INTERNATIONAL DE LONDRES

SECTION DE CHIRURGIE

Président: John Eric Erichsen. — Vice-Président : prof. E. H. Bennett, prof. Humphry, prof. Savoiy.

Des progrès récents de la chirurgie abdominale, par Lawson Tait. — L'auteur attire l'attention sur certains progrès dans la chirurgie abdominale, qu'il considère comme le fruit des succès obtenus dans l'ovariotomie, et qu'il attribue à la meilleure application des règles de l'hygiène et à la méthode intrapéritonéale d'opérer.

Il avait, dans des communications déjà publiées, admis en principe

que chaque tumeur franchement bénigne de l'abdomen ou du pelvis
qui menaçait la vie du malade, ou qui, par la douleur qu'elle occa-
sionnait, gênait considérablement l'existence, devrait être examinée
au moyen d'une incision exploratrice. Agissant d'après cette manière
de voir, il avait ouvert l'abdomen dans plusieurs cas qui, jusque dans
ces derniers temps, étaient considérés comme inaccessibles à l'intervention chirurgicale. Parmi ceux-ci-il y avait 1 cas de calcul biliaire,
5 de kystes hydatides du foie, 1 d'un grand kyste du foie, 6 de
kystes du rein, 1 d'abcès de la rate, 12 d'abcès du bassin, 4 cas
de suppuration d'une trompe de Fallope, et 6 cas de grossesse
des trompes; sur ces 36 cas, il n'y a eu qu'un décès dans un cas
de grossesse des trompes. L'enfant dans ce dernier cas est encore
vivant, la mère, au moment de l'opération, était trop épuisée pour
que la guérison fût possible.

Les principes dans de telles opérations furent les suivants :
—1. Opérer avant que le malade ne fût trop épuisé.—2. Ouvrir l'abdomen avec soin sur la ligne médiane. — 3. Avoir bien soin d'éviter
l'entrée des contenus des cavités attaquées dans le péritoine.—4. Fermer complètement la cavité péritonéale dans toutes circonstances,
ceci se faisant par la réunion de la plaie de la tumeur, par une suture
continue à la plaie de la paroi abdominale, alors qu'il était nécessaire de faire le drainage de la cavité. — 5. Isolement complet du
malade de toute influence malsaine ou empoisonnée.—L'auteur dans
quelques-uns de ces cas a tenté les procédés de Lister, mais il les a
trouvés encombrants et peu pratiques ; il trouvait que les malades
se rétablissaient parfaitement sans eux, et que l'emploi de l'acide
phénique retardait plutôt qu'il ne favorisait la guérison. Il va sans
dire que cette opinion de M. Tait a été vivement combattue par ses
confrères.

**De la laparotomie et de la cystorrhapie dans les plaies perforan-
tes intrapéritonéales de la vessie**, par le Dr E. VINCENT, de Lyon. —
L'auteur conclut de son travail :

— 1. Que le contact de l'urine avec le péritoine n'est point aussi
fatalement grave qu'on le suppose, puisque des lapins (11 sur 15) ont
survécu à une inondation urinaire intra-péritonéale, momentanée,
ou prolongée,

— 2. Que la suture vésicale avec adossement séreux et composée
de sutures métalliques indépendantes et abandonnées dans l'abdomen
(suture perdue) ayant toujours réussi dans nos expériences, peut
être mise en pratique avec la presque certitude de succès ;

— 3. Que dans les cas de solution do continuité intrapéritonéale de la vessie, quelle qu'en soit la cause, et suivis d'épanchement d'urine dans la grande cavité séreuse, on sauve, presque avec certitude, le sujet, en procédant immédiatement, ou au bout de peu d'instants, à la suture vésicale, précédée de la laparotomie, et cela malgré même des complications graves ;

— 4. Que l'on peut encore sauver le sujet, auquel on a fait une perforation intra-péritonéale de la vessie avec épanchement d'urine, en ne recourant à l'ouverture du ventre et à la suture de la vessie qu'au bout d'un certain temps ;

— 5. Que lorsque nous avons voulu retarder la suture de la vessie au delà de 16 heures, ou les animaux ont crevé, malgré la suture, par intoxication urinaire sans péritonite proprement dite ; ou ils ont survécu grâce à une occlusion spontanée de leur perforation vésicale ;

— 6. Que la possibilité de la cicatrisation spontanée est donc démontrée expérimentalement même chez des animaux à péritoine très sensible (4 fois sur 16) ; mais que la cicatrisation spontanée n'étant pas la règle il est indiqué de procéder à l'opération curative (laparotomie, nettoyage du péritoine et suture vésicale) dans le plus bref délai.

Modifications apportées à l'extirpation sus-vaginale de l'utérus, par M. le Dr De Zwaan. — Voici les modifications apportées à la méthode habituellement employée :

— 1. Incision du ventre, suffisamment large pour permettre l'extirpation de la tumeur, et cela sans dommage pour le péritoine ;

— 2. Fermeture immédiate, mais momentanée, de la cavité abdominale ;

— 3. Ligature de la tumeur à l'aide d'un fil élastique ;

— 4. Remplacement, une à une, des ligatures temporaires par des sutures péritonéales et superficielles permanentes.

Ces modifications ont pour but :

— 1. De protéger les autres organes abdominaux contre un refroidissement brusque ;

— 2. D'éviter de déranger la situation normale des intestins ;

— 3. D'empêcher l'hémorrhagie.

De l'extirpation du rein, par le professeur Czerny. — D'après l'auteur :

— 1. L'extirpation est indiquée dans les cas de blessure du rein, de reins flottants, kystes, hydronéphroses, tumeurs et fistules communiquant avec l'uretère ; et cela dès que la vie du malade est en dànger et que les autres méthodes de traitement sont inefficaces, pourvu que l'autre rein soit sain.

— 2. La néphrectomie peut être pratiquée par une section abdominale comprenant l'incision du péritoine, ou par une section lombaire qui laisse le péritoine intact. La première méthode est convenable dans les cas de rein mobile; la seconde est indiquée quand le rein est complètement ou à peu près libre.

— 3. L'incision lombaire constitue le procédé le moins dangereux, et mérite, par conséquent, d'être choisie lorsqu'elle est praticable.

— 4. La meilleure façon d'agir, quant au pédicule, consiste à le lier avec soin et à l'abandonner, en mettant en œuvre toutes les précautions antiseptiques.

— 5. L'incision avec suture du bord du kyste à la peau constitue le meilleur traitement dans les cas de reins hydronéphrotiques adhérents, d'empyème du calice et d'échinocoques du rein.

— 6. La méthode consistant à faire le cathétérisme de l'uretère chez la femme et à exercer une constriction sur l'uretère de l'homme, dans le but de confirmer le diagnostic d'une affection rénale unilatérale, n'a pas été assez employée, et mériterait de l'être plus; on pourrait, peut-être, y joindre l'emploi simultané de l'endoscope.

— **Des affections pathologiques du rein qui sont susceptibles de traitement chirurgical**, par W. MORRANT BAKER. — L'auteur se propose de faire ressortir les principes à suivre dans le traitement chirurgical des maladies rénales, comme ils ont été appliqués dans les cas suivants :

— 1. *Néphrotomie suivie de néphrectomie*. Fille âgée de 7 ans. Commencement de la maladie, dix-huit mois avant l'admission, par un accès d'hématurie, suivi de symptômes de pyélite. Tumeur fluctuante dans la région du rein droit. Néphrotomie avec drainage du rein n'apportant que peu de soulagement. Une amélioration considérable suivit la néphrectomie pratiquée quelque temps après par la plaie lombaire. Trois mois après, la plaie est presque fermée, mais le pus dans l'urine n'est diminué qu'à peu près de la moitié.

— 2. *Néphrotomie*. Jeune homme âgé de 16 ans. Admis porteur d'une grande tumeur fluctuante dans la région du rein gauche. Cette tumeur se présentait dans des intervalles d'une semaine, ou environ, accompagnée de douleurs et de fièvre, pour disparaître en quelques jours en donnant lieu à une évacuation passagère d'une quantité considérable de pus avec l'urine. Incision sur la tumeur. A peu près 900 grammes d'urine pâle, purulente, s'écoulèrent du rein agrandi

énormément. Une canule à trachéotomie élastique fut appliquée pour
le drainage. Deux mois après l'opération il s'écoule chaque jour une
quantité considérable d'urine purulente. Le malade a augmenté en
poids. Point de douleurs.

— 3. *Nephrolithotomie*, Femme débile, âgée de 43 ans. Gonflement
dans la région du rein droit. L'urine contient beaucoup de pus. Évacuation de 240 grammes environ de pus par la ponction. Une incision,
faite trois semaines après montrait le rein dilaté et contenant un
grand calcul à branches. L'extraction du calcul était très difficile,
l'opération accompagnée d'hémorrhagie, considérable. La malade ne
s'est jamais remise entièrement du collapse, et mourut au bout de
trois jours.

Quelques points relatifs aux opérations qui se font sur les reins,
par Arthur E. BARKER. — Le but de ce travail est d'appeler l'attention sur trois questions qui se rapportent aux opérations qui se pratiquent sur les reins, seulement dans le cas d'affection calculeuse, et
de présenter quelques conclusions :

— 1. Quand peut-on diagnostiquer une pierre en cours de formation dans le rein, et quand est-on autorisé à opérer?

— 2. En quoi l'opération doit-elle consister? Sera-ce une simple
incision du tissu rénal avec extraction de la pierre ou la néphrectomie?

— 3. Jusqu'à quand est-on autorisé à tenter la néphrectomie dans
le cas de rein calculeux?

On considère deux groupes de cas : *a.* maladie calculeuse au début
avec peu, ou pas de désorganisation du rein ; *b.* pierre avec lésion
étendue du parenchyme rénal s'étendant plus ou moins aux tissus
périnéphrétiques.

Au point de vue opératoire ces groupes sont complètement distincts.

L'auteur fait alors remarquer qu'une pierre peut avoir été diagnostiquée dans le rein de très bonne heure, et qu'on peut l'enlever avec
sûreté à cette époque par une simple néphrotomie ou par une néphrectomie avec d'excellents résultats, si on les compare avec les
opérations entreprises à une période plus tardive. Cependant on recommande de grandes précautions pour des raisons qui sont indiquées.

M. Barker présente ensuite quelques conclusions dans le but d'aider à résoudre ces questions et appelle l'attention sur quelques
points qui y sont relatifs et qui demandent un examen ultérieur.

Observation de néphrectomie pour la néphrolithiase, par R. BARWELL.

— Denis F.. âgé de 18 ans, se trouvait dans mon service en octobre 1880 avec un abcès dans la région lombaire gauche, diagnostiqué comme périnéphrétique et probablement sous la dépendance de calculs. L'abcès fut largement ouvert. La santé s'améliora. Il ne voulut pas se soumettre à un traitement ultérieur. Il partit en janvier 1881, mais on continua à le tenir en observation.

29 mars 1881. — Le malade fut admis de nouveau, il souffrait davantage, et avait perdu beaucoup de son embonpoint. Sa température était hectique. En avril je pratiquai le sondage, par la fistule, qui avait persisté, et je découvris un calcul.

5 mai. — Il voulut se soumettre à un traitement ultérieur. On pensa que la proximité de la douzième côte et de la crête iliaque, et un tissu cicatriciel épais causeraient des difficultés. Après anesthésie, le malade fut couché en travers sur un gros [coussin rempli de sable, de manière à étendre la colonne vertébrale en avant et à droite. Je fis l'incision oblique habituelle; mais le tissu cicatriciel gênait considérablement, et je ne pus m'en servir comme guide vers le rein. Je suivis le trajet fistuleux avec le doigt, et je découvris le calcul, et passant le scalpel le long de mon doigt je parvins à élargir le champ opératoire en faisant courir le bistouri le long du bord inférieur de la dernière côte. Un effort pour extraire le calcul resta sans résultat, il produisit de l'hémorrhagie, diminuée par la pression. Pendant ce temps j'énucléais rapidement le corps dur de façon à pouvoir passer une ligature de soie par-dessus, et à lier près des calices; l'hémorrhagie étant arrêtée, le reste fut énucléé soigneusement et enfin j'arrivai au pédicule isolé et distinct. Un second fil fut passé au devant du rein et je liai le pédicule en masse. Il n'y avait pas de place pour extraire tout l'organe. Je coupai la tumeur en deux avec des ciseaux, dans la profondeur de la plaie, je séparai chaque partie du pédicule lié, et les extirpai séparément.

La température du malade, après la première nuit, s'améliora progressivement. Il y eut d'abord beaucoup d'albumine dans les urines; mais une diète bien réglée guérit cet état. Un morceau d'uretère gangréneux, long de 10 centimètres, fut évacué avec sa ligature le quarante-sixième jour.

22 juin. — La santé du malade est bonne. Il a repris son embonpoint. La température est normale. Il ne reste plus qu'une petite plaie.

Cas de néphrectomie suivie de succès, par R. CLEMENT LUCAS. — Le

malade qui fait l'objet de cette observation est un homme de
36 ans, de bonne constitution et un peu maigre.

En septembre 1874, il fut admis à Guy's Hospital, à ¦cause d'une
douleur dans le flanc gauche. Son urine contenait du pus et de l'albumine. Un abcès formé dans le flanc gauche fut ouvert et donna issue
à une certaine quantité de pus fétide. Il quitta l'hôpital avec une plaie
béante qui n'était pas cicatrisée. Il fut admis une seconde fois à
Guy's Hospital le 26 novembre 1879, dans la clinique de M. Lucas.
Il dit que depuis les cinq années qu'il a quitté l'hôpital, le pus n'a
pas cessé de couler par la plaie (qui est située à un pouce et demi
au dessous, et un pouce en arrière de l'extrémité de la dernière
côte), mais que depuis ces deux derniers mois l'urine coulait avec le
pus, ce qui le rendait très malade et le gênait beaucoup.

On fit d'abord une incision verticale dans le flanc, mais pour avoir
plus de place, on l'agrandit transversalement à la partie supérieure.
Le rein était tellement adhérent aux côtes qu'on dut le détacher avec
un bistouri boutonné. On laissa la capsule. Une partie de l'uretère
enlevé était énormément épaissie. On fit l'opération par des procédés
antiseptiques. Tout alla bien jusqu'au quatorzième jour où survint
une hémorrhagie secondaire. Elle fut d'abord arrêtée par la compression, mais à la seconde fois, la plaie fut réouverte en haut et on
essaya de réappliquer une ligature sur le pédicule. L'hémorrhagie
revenait de plus en plus, à ce point qu'on désespérait de la vie de
l'individu, mais enfin on parvint à l'arrêter, au moyen de grandes
éponges, imbibées de perchlorure de fer qu'on introduisit dans la
plaie et qui furent maintenues à l'aide d'un bandage fortement serré.
Il était tellement épuisé par la perte de sang qu'il ne pouvait se
retourner dans son lit, et malgré tous les soins, il eut une légère
excoriation. La convalescence fut par conséquent prolongée. Plusieurs mois après l'opération, l'urine contenait une grande quantité
de pus qui diminua graduellement. Il vint à Brighton pour changer
d'air, le 30 juin, où il fut observé attentivement par M. Couling.
Revenu à la ville, il prit rapidement de l'embonpoint, la fistule qui
subsistait finit par se fermer vers la fin de l'année. .   ... .

Note sur les progrès récents de la lithotritie, par le professeur
BIGELOW. — L'auteur a fait sur cette question une importante communication qui a donné lieu à une intéressante discussion à laquelle
prirent part MM. Benjamin Anger et Sir Henri Thompson. .   .

Progrès récents dans la méthode d'extraction des calculs vésicaux, par Sir Henry Thompson. — L'auteur développe quelques con-

sidérations sur certaines modifications en rapport avec la lithotomie plus au point de vue du traitement du calcul, qu'au point de vue des incisions; il propose d'écraser la pierre par une ouverture périnéale préalable; et il étudie certaines autres méthodes dans lesquelles on combine l'écrasement avec l'incision, et les circonstances dans lesquelles ce mode d'action peut être désirable.

· L'auteur entre ensuite dans quelques considérations sur les modifications dans la lithotritie : écrasement de la pierre, même volumineuse, en une seule séance, avec ou sans dilatation du canal de l'urèthre, au delà de son calibre normal ; modifications d'instruments nécessaires pour atteindre ce but, lorsque le calcul est de grande dimension. Il est important de limiter l'emploi des grands instruments à des calculs volumineux, soit pour écraser, soit pour faire sortir les débris, les dangers pour le patient étant de beaucoup augmentés par l'emploi d'instruments qui distendent le canal de l'urèthre d'une façon exagérée. Il est extrêmement important de diagnostiquer les dimensions et la nature du calcul avant de faire une opération.

La récente expérience de l'auteur concernant la lithotritie en une seule séance, est basée sur plus de quatre-vingt-dix cas.

Les principaux éléments du progrès récent dans la méthode d'extraction des calculs vésicaux peuvent être rangés sous les titres ou conclusions suivantes :

— 1. Diagnostic précis dans chaque cas, nécessaire au choix de l'opération la mieux appropriée et qui cause le moins de lésions ou de troubles dans les organes atteints.

· .— 2. Avantages de vider la vessie, en écrasant la pierre en une seule séance, si possible, même lorsque le maniement des instruments exige plus de temps et de peines que l'on n'avait cru utile jusqu'ici, à condition que les instruments ne soient pas plus grands que ne l'exigent les circonstances.

.— 3. La combinaison de la méthode d'ouverture de l'urèthre dans le périnée, avec l'écrasement dans la vessie, est utile dans certains cas exceptionnels, pour évacuer les débris et l'urine ; cette méthode peut-être étudiée dans deux classes de cas différents :

a. Dans ceux qui sont essentiellement des cas de lithotritie ;

b. Dans ceux qui sont primitivement des cas de lithotomie.

Nouveaux instruments pour pratiquer la taille hypogastrique avec le thermo-cautère et indications opératoires, par le D^r TH. Anger. — L'opération de la taille étant indiquée, l'auteur conclut :

— 1. Que la taille périnéale doit être préférée toutes les fois que la prostate n'est pas notablement hypertrophiée et enclavée dans le petit bassin;

— 2. Qu'on doit donner la préférence à la taille sus-pubienne dans tous les cas où la prostate hypertrophiée et indurée est immobilisée et enclavée dans la loge ostéo-fibreuse et inextensible du petit bassin;

— 3. Que l'emploi des instruments, que j'ai décrits pour l'un et l'autre procédé, en rend l'exécution facile, méthodique, et épargne le sang des opérés;

— 4. Que la plaie qui résulte des sections faites avec le cautère est plus sèche et met mieux l'opéré à l'abri des infiltrations urinaires.

Etude sur les calculs du périnée, par le D'' C. MAZZONI. — L'auteur arrive aux conclusions suivantes :

— 1. Les calculs du périnée peuvent dériver directement de la vessie.

— 2. Ils peuvent se former dans les fistules vésico-uréthro- périnéales.

— 3. Ils peuvent être contenus dans un kyste formé par les parois de l'urèthre.

— 4. Ils peuvent se trouver dans le scrotum n'ayant pas communication avec l'urèthre.

Comme traitement l'auteur propose :

Dans les calculs des n°° 1, 2, 4, la thérapie est la même, savoir : extraction du calcul et guérison de la fistule,

Dans le calcul n° 3, il est indispensable d'exécuter méthodiquement l'opération de l'hypospadias, c'est-à-dire il faut fermer un hypospadias permanent.

Des causes qui empêchent la réunion par première intention dans les plaies d'opération, et des méthodes de traitement les plus appropriées pour l'obtenir, par SAMPSON GAMGEE. — Les plaies d'opération se ferment en général directement et sans complications, si leurs surfaces et lèvres sont mises en contact exactement et sans tension, et si l'on prévient la production et l'accumulation de liquides dans la plaie et autour d'elle. Ce but peut être atteint par manipulation délicate, drainage, pansement sec et non fréquent, par compression et repos absolu.

En contrôlant la circulation, par position, compression élastique et immobilité, on peut réduire de beaucoup les chances de l'irritation et de l'extravasation, et favoriser ainsi la première réunion.

Le pansement à la gaze et la ouate absorbantes facilite beaucoup le drainage superficiel et exerce, en vertu de son élasticité extrême et presque indestructible, une compression uniforme, calmante et qui n'expose à aucun danger. Cette compression est un des agents les plus importants pour obtenir l'apposition et le repos, pour prévenir l'extravasation, ou pour en faciliter l'absorption.

Les antiseptiques sont de grande valeur dans le traitement des plaies, surtout dans des états morbides, tels qu'abcès du psoas et empyème, et généralement, s'il est difficile ou impossible de prévenir, par position, compression et drainage, la sécrétion et l'accumulation de produits sujets à une décomposition rapide.

Des causes qui empêchent la réunion par première intention des plaies chirurgicales, par le professeur G. M. HUMPHRY. — La délicatesse et la sensibilité des tissus dans la vie infantile et la première jeunesse les prédisposent à l'inflammation et à l'ulcération sous la moindre provocation.

Le défaut de force nutritive nécessaire pour les procès de réparation chez les personnes affaiblies et âgées, qui se fait surtout sentir dans les membres inférieurs alors que les artères sont dégénérées.

La présence de corps étrangers dans la plaie, surtout de sang ou de liquide sanguinolent, qui séparent les surfaces, et qui, de plus, ont une tendance à la décomposition.

Des surfaces de section, maintenues en contact, se réunissent, à moins qu'il n'y ait des causes qui empêchent la réunion à preuve les plaies de la face et d'autres régions, où il n'y a guère de tendances à l'accumulation des liquides entre les deux surfaces, qui, en effet, se réunissent le plus souvent par première intention.

Les méthodes qui assurent le mieux la réunion par première intention, sont celles qui maintiennent le plus exactement les surfaces de section en contact, avec un minimum d'irritation, et qui empêchent l'accumulation de sang ou de sérosité dans la plaie, savoir : les sutures qui permettent d'obtenir ce but, et qui irritent le moins possible la plaie ; le repos de la région ; une pression douce et égale, et la fixation sur une attelle, lorsque c'est possible.

Le meilleur moyen d'éviter la pénétration de liquides dans la plaie, alors que celle-ci est suturée, c'est la ligature soigneusement faite des vaisseaux, ou la torsion.

La ligature est en général facile à faire, réussit presque toujours et n'est suivie le plus souvent d'aucun mauvais effet ; la substance des ligatures, ainsi que les tissus comprimés par leur application sont absorbés; leur nombre est donc sans importance; le cautère actue peut être appliqué comme adjuvant. Si l'on éponge la plaie, il se fera au moment même, une hémorrhagie, mais plus tard les chances de celle-ci seront diminuées. Il faut insérer des tubes à drainage et exprimer le sang de la plaie, autant qu'il continue à couler par le tube après que la suture est faite.

Les antiseptiques constituent une précaution de plus, empêchant la décomposition de tout liquide sanguinolent qui, malgré les précautions sus-nommées, aurait pu s'infiltrer dans la plaie. Ils sont surtout utiles alors que l'on ouvre des cavités.

La bande d'Esmarch favorise l'écoulement de sang des surfaces sectionnées peu après son enlèvement, mais diminue plutôt l'effusion de sang après.

De la réunion immédiate, par M. VERNEUIL. — En résumé, la réunion immédiate est tantôt une opération fondamentale, *nécessaire*, tantôt un acte surajouté à une opération, et qui reste tout à fait facultatif. Dans les deux cas, elle offre, avec une utilité très différente, les mêmes chances d'insuccès et les mêmes dangers.

Avant d'associer à une opération quelconque la réunion immédiate facultative, il faut chercher si le blessé n'est pas atteint de quelque état morbide qui ferait rejeter ou ajourner chez lui une réunion anaplastique.

Dans ce dernier cas, il faut attendre si c'est possible, ou s'abstenir, pour ne pas courir au devant d'un insuccès plus ou moins périlleux et employer un autre procédé de pansement qui, à défaut de promptitude dans le résultat, offrira du moins plus de sécurité et d'innocuité.

Dans quelles espèces d'anévrysme externe peut-on appliquer le traitement par la bande élastique d'Esmarch? Et quel est son mode d'action? par le Dr WALTER REID. — L'auteur rapporte :

— 1. L'histoire du cas dans lequel la méthode fut employée;

— 2. L'exposition des principes guidant dans le traitement;

— 3. Considération des questions posées pour la discussion, savoir : Dans quelles espèces d'anévrysme peut-on appliquer ce traitement? Et quel est son mode d'action?

— 4. Allusion aux expériences relatées dans les ouvrages publiés.

Note sur le traitement des anévrysmes par la bande élastique d'Esmarch, par EDWARD BELLAMY. — Se fondant sur quatre cas qu'il a eus en traitement, et dans lesquels la bande s'est montrée trois fois sans aucune utilité, l'auteur semble croire que tous les cas dans lesquels le développement de l'anévrysme est rapide, le sac très dilatable, et dans lesquels il existe des complications cardiaques évidentes, sont entièrement rebelles au traitement en question.

De la valeur comparative des résections hâtives et des résections tardives dans les diverses affections articulaires, par M. OLLIER. — Les résultats orthopédiques et fonctionnels des résections articulaires sont subordonnés à deux éléments principaux : la méthode opératoire employée, et l'état d'altération plus ou moins grande des tissus qui constituent ou entourent l'articulation.

Quelque parfaite que soit la méthode opératoire au point de vue de la conservation de tous les tissus qui doivent reconstituer l'articulation réséquée, cette méthode peut rester stérile, si elle est appliquée à des tissus désorganisés ou trop altérés par l'inflammation antérieure.

La reconstitution des articulations sur leur type primitif a été d'abord démontrée par l'expérimentation, puis par des opérations faites sur l'homme dans les conditions que l'expérimentation avait permis de déterminer. L'imperfection de certains résultats obtenus sur l'homme est une démonstration indirecte, mais très concluante de l'utilité des règles fondées sur l'analyse des processus de réparation des os et des articulations.

D'une manière générale, plus une résection pratiquée pour une ostéo-arthrite sera faite de bonne heure, plus ses résultats orthopédiques et fonctionnels seront satisfaisants.

— Nous n'avons publié dans ce compte rendu sommaire qu'un certain nombre de mémoires présentés dans les sections de médecine et de chirurgie. Plus de deux cents mémoires ont été en outre lus au Congrès dans les sections d'anatomie, de physiologie, de pathologie, d'obstétrique, de maladies des enfants, d'ophthalmologie, d'hygiène. On comprend aisément que nous n'avons pu trouver la place nécessaire pour analyser tous ces travaux que nos lecteurs trouveront dans le volume que doit prochainement publier le secrétaire général du Congrès. Cette importante publication, qui comprendra trois volumes in-8° de 1,000 pages chacun, sera envoyée d'ici trois mois à tous les membres du Congrès.

BIBLIOGRAPHIE.

CURABILITÉ ET TRAITEMENT DE LA PHTHISIE PULMONAIRE, leçons faites à la Faculté de médecine, par S. JACCOUD. Paris, ADRIEN DELAHAYE, 1881.

Il n'y a pas bien longtemps encore qu'il eût été au moins hasardeux de consacrer un livre à la curabilité de la phthisie; non pas qu'on ignorât que la phthisie fût curable; mais on ne savait trop ni pourquoi, ni comment. C'était là un incident clinique dont le mécanisme intime échappait. D'ailleurs l'anatomie pathologique ne soutenait guère les espérances du médecin; la néoplasie misérable, telle qu'on l'avait acceptée sous le couvert du savant berlinois, cadrait difficilement avec l'idée d'une réparation possible, surtout relativement fréquente. Le tubercule était avant tout et par-dessus tout une lésion destructive et irréparable.

La nouvelle école française a démontré qu'on n'avait vu qu'un seul côté, le moins intéressant, le moins pratique, de la néoplasie complexe. M. Grancher, le premier, sut démêler, au milieu de détails qu'on avait mis au premier plan, un fait essentiel, primordial : la tendance naturelle du néoplasme au passage à l'état fibreux, autrement dit à la guérison. Le tubercule était ramené au groupe des lésions curables.

Le professeur Charcot et ses élèves confirmèrent la découverte de M. Grancher; la curabilité anatomo-pathologique de la phthisie était un fait définitivement acquis à la science. A dire le vrai, Jean Cruveilhier décrivait déjà des *tubercules de guérison.*

La démonstration restait à faire sur le terrain clinique, sur toutes les faces que présente cette délicate question.

M. Jaccoud s'est chargé de cette partie de l'œuvre. Jamais sujet ne fut plus digne du talent du professeur de la Faculté de Paris; jamais peut-être sujet ne fut traité avec tant d'habileté et de succès. Au surplus, il est au moins inutile de rappeler comment écrit, expose et démontre l'auteur du *Traité de pathologie, des Etudes sur la paraplégie; des Cliniques de la Charité et de Lariboisière.* M. Jaccoud prouve encore quelle force d'irrésistible conviction se dégage de la clarté du style, de la sincérité dans la critique, de l'art de grouper les arguments, de l'alliance solide de l'érudition et de l'observation personnelle. Cette fois la cause est bel et bien gagnée et le phthisique n'est plus un abandonné sans appel Savoir que le phthisique est curable, c'est beaucoup; ce qui est mieux encore, c'est de savoir comment cette tendans à la curabilité peut être pressentie, favorisée, transformée en résultat définitif.

D'abord, à côté de la phthisie confirmée, il en est une autre, digne de toute attention, trop oubliée de ceux qui ne voient la maladie que là où est la lésion appréciable à nos moyens journaliers d'investigation : il y a la phthisie probable.

Puis, à côté de la phthisie confirmée fébrile, en évolution continuelle, progressive, il y a la phthisie apyrétique, une phthisie en quelque sorte éteinte, immobilisée. Cette division, à la fois si originale et si profondément pratique, trace déjà très nettement les grandes lignes thérapeutiques. Les conditions qui influent sur la curabilité de la phthisie diffèrent évidemment selon que la phthisie est possible, probable ou réelle. M. Jaccoud analyse minutieusement toutes ces diverses conditions, dans ces trois groupes ; de là une première assise solide pour les indications.

Cette dénomination de phthisie possible, de phthisie probable, a encore le mérite de mettre en relief le traitement prophylactique auquel M. Jaccoud consacre deux chapitres.

Pour être vraiment utiles, fécondes, les études thérapeutiques doivent être poussées jusque dans le menu. M. Jaccoud ne s'est point contenté d'établir cette loi que la phthisie, du moins la phthisie commune, est le résultat d'une hypotrophie jointe à une certaine débilité des organes pulmonaires et, en particulier, du lobe supérieur du poumon ; il ne lui a pas suffi de déduire de cette loi deux indications fondamentales : 1° redonner de l'énergie à la nutrition, combattre l'hypertrophie ; 2° imprimer une activité plus grande au jeu des organes pulmonaires. Les indications complètes sont tirées, non seulement de la considération des grands types de phthisie pulmonaire, mais encore, dans chaque type, de tous les éléments morbides qui le constituent.

M. Jaccoud accorde de longs développements, quatre chapitres, au traitement thermal et au traitement climatérique.

« En ce qui concerne, dit-il, le traitement thermal et le traitement climatérique, nos conclusions ne sont pas seulement neuves, elles ont en outre cet intérêt exceptionnel, qu'elles sont basées sur la connaissance personnelle des localités ». Ces quatre chapitres constituent bien, en effet, le meilleur guide du médecin chargé d'indiquer la station qui convient aux divers phthisiques.

Le livre du professeur Jaccoud continue dignement la série des beaux travaux sur la phthisie pulmonaire que la science et l'humanité doivent à notre pays.

INDEX BIBLIOGRAPHIQUE.

VALEUR ANTIPYRÉTIQUE DE L'ACIDE PHÉNIQUE DANS LE TRAITEMENT DE LA FIÈVRE TYPHOÏDE ; ACIDE PHÉNIQUE ET LES BAINS FROIDS, par le Dʳ Frantz GLÉNARD. (Paris, A. Delahaye et Lecrosnier, 1881.)

Par ces temps d'enthousiasme pour l'acide phénique, il est utile d'enregistrer les notes discordantes.

Voici les conclusions du Dʳ Glénard :

1º On ne peut compter sur lui pour abaisser sûrement, dans tous les cas, d'une façon suffisante et continue, la température fébrile ;

2º Il n'abaisse pas suffisamment la ligne moyenne thermique nycthémérale, pour qu'on soit garanti des dangers de l'hyperthermie ;

3º Il ne rétablit pas le fonctionnement régulier de l'organisme dans des conditions où l'organisme puisse lutter contre la maladie, éliminer les produits nocifs ; il ne modifie en aucune façon les symptômes typhiques afférents au cerveau, au poumon, au cœur, aux organes abdominaux ; il ne prévient aucune complication (44 complications sur 79 cas) ;

4º L'acide phénique entraîne, par son absorption, des accidents spéciaux qui relèvent du toxique plus que du médicament : sueurs profuses, polyurie, albuminurie, collapsus, congestion pulmonaire, dégénérescences viscérales, graisseuses, etc.

5º Il ne modifie pas sensiblement le taux de la mortalité de la fièvre typhoïde (11,6 p. 100, Claudot ; 19,4 p. 100, Desplats et Van Oye).

DE L'URÉMIE EXPÉRIMENTALE, par MM. FELTZ et RITTER, professeurs à la Faculté de médecine de Nancy. (Berger-Levrault, 5, rue des Beaux-Arts).

Les auteurs ont pour but de déterminer expérimentalement la cause précise de l'urémie. Par la ligature des vaisseaux rénaux ou des uretères, par l'injection directe d'urines fraîches, ils provoquent l'urémie, tandis que l'injection d'une même quantité d'eau distillée, pure ou acidifiée au degré de l'acidité des urines, ne détermine pas de symptômes graves. Mais quels sont les principes toxiques de l'urine ?

De nombreuses expériences démontrent que ce ne sont pas les matières organiques en totalité, ni chacune d'elles séparément. Il faut donc s'adresser aux matières inorganiques. L'essai successif des divers sels entrant dans la composition des matières inorganiques urinaires apprend que les seuls toxiques sont les sels potassiques.

Telle est la conclusion de l'ouvrage, avec le vœu des auteurs que la clinique puisse leur donner raison.

— La variété, le nombre et la précision des expériences et des analyses donnent à l'œuvre des habiles expérimentateurs de Nancy une réelle importance et ouvrent un nouveau champ de recherches à la clinique, ce qui n'est certes pas le moindre mérite de l'ouvrage.

Les rédacteurs en chef, gérants,

Cʜ. LASÈGUE, S. DUPLAY.

Paris. — A. PARENT, imp. de la Fac. de médec., rue M.-le-Prince, 31.
— A. DAVY, successeur.

ARCHIVES GÉNÉRALES
DE MÉDECINE

NOVEMBRE 1881.

MÉMOIRES ORIGINAUX

LE DÉLIRE ALCOOLIQUE N'EST PAS UN DÉLIRE, MAIS UN RÊVE.

Par le Dr Ch. LASÈGUE.

Ce titre, qui semblera d'abord quelque peu paradoxal, a été choisi, à dessein, pour appeler l'attention sur le point où je désire qu'elle se fixe.

La proposition ainsi formulée est si simple qu'elle n'exige pas d'éclaircissements; en revanche, elle réclame une démonstration à laquelle ce mémoire est consacré.

Pour établir une comparaison entre un délire et un rêve, il faut déterminer, et ce n'est pas chose facile, la valeur de chacun des deux termes, et se servir de l'un ou de l'autre comme étalon. Il m'a paru préférable de commencer par le rêve, en limitant strictement son étude aux côtés par lesquels il est en rapport non seulement d'analogie, mais d'identité, avec le délire alcoolique.

Le rêve, cet état mi-physiologique, mi-pathologique, a plus fourni matière à des dissertations qu'à des recherches. Les conditions de l'observation y sont complexes et confuses. Néanmoins, on peut et on doit dégager un certain nombre de données essentielles.

Comme le sommeil lui-même, le rêve se concentre dans le domaine presque exclusif des sensations visuelles. On s'endort

T. 152.   33

én fermant les yeux, sans fermer les oreilles ; si on se garde des
distractions produites par le bruit, c'est au même degré qu'on
se défend des excitations tactiles, olfactives, etc., assez agaçantes pour s'opposer à l'inertie qui prépare tout sommeil.

Les hallucinations visuelles y sont constantes ; elles existent
seules, et si, par intervalles, d'autres états semi-hallucina-
toires surviennent, c'est à titre épisodique, sans jamais constituer la trame du rêve.

Il est aisé de se rendre compte de la part qui revient à la
vue, en choisissant des cas bien définis et d'un contrôle facile.
A... rêve qu'il assiste à une séance de quelque grande assem-
blée, il fixe le président, voit la salle aussi distinctement que
s'il était éveillé, il reconnaît les membres et les assistants. Tout
lui devient visible jusque dans les moindres détails. Par contre, si on vient à prononcer un discours, le texte arrive à son
esprit, moins la voix de l'orateur : il a compris, et n'a pas entendu. Si, ayant gardé mémoire du rêve, il se contente d'un
vague souvenir, les deux sensations, vue et ouïe, pourront lui
paraître sur le même plan. En pénétrant plus avant on reconnaîtra bien vite la vérité de la proposition que j'énonce.

Il importe, pour cette analyse, d'y procéder immédiatement
au réveil, soit qu'on opère sur soi-même, soit qu'on ait associé
à sa recherche des personnes de bonne volonté. Ces observations, purement subjectives, exigent, outre une certaine saga-
cité, des conditions d'aptitude particulière, comme la possibilité
de rentrer immédiatement en possession de soi-même, dès
que les yeux sont ouverts. Si une période d'indécision intellectuelle, toute courte qu'elle soit d'ailleurs, sépare le sommeil qui
finit de la veille qui commence, le rêve, pendant ce temps, s'efface dans ses détails, et il n'en reste qu'une notion confuse, im-
productive pour l'étude.

Autre exemple : B... rêve qu'il monte dans une voiture découverte, au cours d'un voyage, et on sait combien les rêveurs
sont voyageurs. Il n'a omis ni la couleur ni la forme de la voiture, du marchepied, de la poignée même qu'il a saisie avec la
main. Le cocher s'est assis, le cheval s'est lancé. Il a vu le fouet
s'agiter ; mais il n'a pas entendu le claquement de la mèche.

Son impression est, sous ce rapport, à l'inverse de celle de tout homme éveillé.

C... rêve, — c'est encore une donnée fréquente, — qu'il assiste à un incendie; il voit le feu sortir par les fenêtres, l'eau dont les jets miroitent, les casques des pompiers, etc., et prend part active avec les gens venus au secours. Je défie qu'il déclare avoir ressenti la chaleur du feu et avoir entendu les cris des victimes. Le rêve a été terrible et *muet*.

L'hallucination visuelle du rêve est d'une merveilleuse précision, bien supérieure en ce sens à toutes celles que racontent les aliénés. Eclairage, mouvements de la lumière, aspect minutieux, rien ne lui échappe. L'homme qui prend, en s'éveillant, la peine de condenser son attention sur le rêve qui vient de finir, n'omet aucune particularité.

Comme pour toutes les hallucinations de la vue, l'ouïe se désintéresse. L'aliéné, si fréquemment en proie à des troubles hallucinatoires de l'oreille qui représentent un des éléments presque obligés du délire de persécution, se refuse avec une obstination invincible à associer les deux sens. Le contrôle de l'un par l'autre, le contrôle fourni par la vue d'une perception auditive qu'on met en doute, lui répugne. Le persécuté, à la période systématisée de son délire, dit : Vous les entendez; ils sont là sous la fenêtre; une femme pérore contre moi; elle m'accuse et m'injurie. — La connaissez-vous? — Je crois reconnaître sa voix. — Regardez au travers des vitres, donnez-moi son signalement, et je me charge de vous protéger. — Jamais! C'est inutile.

L'halluciné visuel, au stade où son délire n'est pas encore confus, ne consent pas davantage à faire concorder les sens. J'ai souvent raconté, dans mes cours, l'histoire d'un jeune poète mort d'accidents cérébraux inflammatoires. Il était sujet à de fréquentes visions religieuses, surtout la nuit. La Vierge lui apparaissait dans un nimbe de lumière; il la suppliait de révéler la mission céleste dont elle devait l'honorer. Pour communiquer avec lui, la Vierge déployait une large pancarte où ses volontés étaient inscrites en lettres d'or; à aucune occasion, elle n'a, malgré ses instantes prières, consenti à lui parler.

Lorsque des perceptions auditives interviennent secondairement, elles ne se dégagent pas avec la netteté des hallucinations vraies de la vue. En reprenant l'exemple du rêve, le dormeur parcourt un pays étranger; il entre dans une auberge, s'asseoit à la table, distingue exactement les moindres accessoires. Jamais il n'entendra parler une langue étrangère autour de lui, et, s'il parle lui-même, il usera de sa langue maternelle.

Sa situation n'est pas sans analogie avec celle d'un spectateur au théâtre qui accepte qu'on parle français en Chine, mais qui n'admettrait à aucun prix que la scène chinoise se passât dans un appartement parisien.

On doit dire du rêve qu'il vit exclusivement d'images; mais, dans ce domaine tout visuel, il se déploie des splendeurs d'invention et d'exactitude. Le seul moment opportun pour noter les phénomènes et procéder à leur analyse, c'est au réveil. Les impressions de l'œil s'effacent vite; souvent, après quelques instants, elles se troublent, et bientôt elles ne laissent plus même une vague réminiscence.

L'hallucination de la vue, qui constitue l'essence même du rêve, offre quelques particularités; je signalerai celles qu'on retrouve, à quelque degré, dans le délire alcoolique.

La durée de chaque vision est courte; les images se succèdent sans transition, comme dans les lanternes magiques. De là, la mobilité des tableaux, et, parallèlement, la mobilité supposée du spectateur. Chez l'homme éveillé, la succession des images n'implique pas la croyance au déplacement du spectateur. Il a conscience de sa fixité, et il sait que, si la scène change, il ne participe pas au mouvement. Le dormeur a perdu conscience de sa personnalité; il va, vient, s'agite, franchit sans transition des espaces immenses et se retrouve aussi lestement au point de départ. Dans un des tableaux hallucinatoires dont la succession constitue l'ensemble des rêves d'une nuit, les personnages dont la réunion est le moins justifiée apparaissent et disparaissent. Je ne crois pas qu'il existe un rêve contemplatif dont l'objet serait immobilisé pendant toute la durée de la rêverie.

Le rêveur est plus qu'un spectateur; il n'assiste pas, il est acteur. Le moi joue dans ses histoires un rôle prépondérant.

Qu'il s'agisse d'incidents graves, de drames, de terrifiantes aventures, toujours on le voit partie prenante. Ce qu'il sait le mieux de son rêve, au réveil, c'est la part active qu'il a prise à toutes choses.

Enfin, le raisonnement s'éteint au fur et à mesure que l'imagination s'allume. Les rencontres les plus impossibles ne deviennent pas un sujet d'étonnement; les incohérences des idées et des choses s'acceptent sans sourciller. La critique est absolument bannie du domaine intellectuel du rêveur, et, sous ce rapport, il dépasse l'aliéné, hésitant et reculant d'instinct devant certaines énormités.

J'ai esquissé quelques traits du rêve de l'homme sain d'esprit pendant le jour et délirant, exclusivement sous la forme rêveuse, pendant la nuit. En regard, je placerai l'exposé moins sommaire du délire alcoolique.

I

La première caractéristique, celle sans laquelle toute tentative d'assimilation échouerait, c'est que le rêve de l'alcoolique est identique à son délire éveillé. Je dis identique sous des réserves très réduites dont j'indiquerai plus loin la portée.

En principe et en fait, aucun aliéné ne rêve conformément à son délire diurne. Je me suis livré sous ce rapport à des investigations répétées, mais je ne m'en suis pas tenu là. J'ai fait appel au concours de médecins, directeurs d'asiles privés, en rapport avec des malades cultivés, plus aptes que la plupart de nos aliénés des asiles publics à rendre compte, surveillés par des domestiques mieux dressés. Ils ont été unanimes à déclarer que le sommeil est suspensif du délire, que si le malade rêve, — et il s'en faut que les aliénés soient plus rêveurs que les autres hommes,—c'est en dehors des divagations du jour que son imagination s'évertue ou se démène. Le persécuté ne l'est plus en rêve, le paralytique général se repose de ses aspirations ambitieuses, le maniaque, quand il dort, peut avoir le sommeil placide de l'enfant. Il en est des aliénés comme des choréiques pour lesquels toute trace de la maladie cède au moment précis où ils s'endorment.

Peut-on dire qu'il en soit ainsi de l'alcoolique ? Evidemment et sûrement non.

Aucun délire alcoolique, l'ivresse exceptée, qui a ses symptômes, son évolution, sa pathologie à elle, n'éclate brusquement. *Tous* sont préparés par des rêveries de durée variable; à ce point qu'il est commandé pour l'observateur de décomposer toute crise de *delirium tremens* en trois temps : 1° période de délire exclusivement nocturne avec retour à la santé mentale pendant le jour; 2° délire diurne et, même à ce stade, prédominant encore la nuit; 3° convalescence.

Si on me présentait un malade bien surveillé, soupçonné d'alcoolisme le jour et n'ayant pas passé par le premier stade, il ne m'en faudrait pas davantage pour infirmer le diagnostic.

Le délire nocturne peut constituer toute la crise et se continuer ainsi pendant une moyenne de six à huit nuits sans aller au delà. L'intoxication a été limitée à son minimum.

L'explosion du délire de jour est, au contraire, presque instantanée. L'individu n'a pas déliré d'abord ou peu pendant la journée pour délirer ensuite beaucoup. Un matin, au cours de la nuit, il s'éveille, devient violent ou bizarre, entre dans la série peu nombreuse des conceptions engendrées par l'empoisonnement de l'alcool et se maintient en cet état cinq à six jours au plus, après quoi le sommeil qui avait ouvert la crise la clôt. De même qu'on ne devient pas délirant alcoolique sans avoir mal dormi, de même on ne saurait être réputé guéri si on n'a pu bien dormir. Quand l'accès se termine par la mort souvent si rapide et si imprévue, une nouvelle poussée de symptômes du type inflammatoire se produit. Ce n'est pas ici lo lieu d'en parler.

Le délire de jour, ou plutôt celui qui ne se combine plus avec le sommeil réel et qui, par conséquent, a perdu un de ses deux éléments, apparaît brutalement au réveil. Il continue, non seulement au point de vue psychique, mais matériel, les rêves dont il n'est qu'une sorte d'épanouissement. Ce réveil douteux résulte ou d'un excès d'agitation rompant, comme le cauchemar poussé aux extrêmes, la possibilité de dormir, ou d'une excitation extérieure ou d'un incident quelconque. Un malade en préparation d'alcoolisme diurne est pris vers 2 heures du matin d'une vive douleur d'oreille et le délire éclate; un autre a sa chambre subitement éclairée par un incendie dans sa maison ; un troisième est réveillé par un voisin qui frappe soudainement à sa porte: tous les possibles sont bons et partant inutiles à rappeler.

Le passage du délire dormant au délire éveillé s'opère donc sans transition ; bien plus les premières heures sont les plus troublées, sauf les cas où une exacerbation fébrile et presque fatalement mortelle survient pendant la courte maladie. Nier le rapport étroit du rêve et de la folie au point de vue chronologique, en douter même serait témoigner qu'on a peu d'expérience de l'alcoolisme cérébral. L'une ne suit pas l'autre à distance, elle en devient le maximum, comme la strangulation qui termine la crise de coqueluche, comme le vulgaire éternument qui succède au chatouillement du nez et qui ne viendrait pas sans lui.

Ces premiers points établis, il convient de montrer que les choses se passent de même en ce qui concerne la nature des divagations, c'est-à-dire que le délire continue les idées écloses pendant le rêve. J'indiquerai ensuite, touchant un point plus délicat, comment le processus intellectuel du délire éveillé correspond à celui des rêves même extra-pathologiques. Les observations ci-dessous, si tant est que ces récits fragmentés méritent ce nom, feront fonction de preuves ou de pièces à l'appui. Je n'avais pas à donner le moule de la maladie, mais seulement à estamper une empreinte de la facette à laquelle je me suis attaché.

V..., 31 ans, célibataire, homme de peine, vit avec sa mère, concierge, et couche comme elle dans la loge. Première crise légère en 1879, n'ayant pas excédé les troubles du sommeil. La mère raconte qu'il parlait tout haut la nuit, qu'elle avait peur qu'il *ne s'étouffât* et qu'elle se hâtait de le réveiller dès qu'elle entendait sa respiration devenir bruyante. Il disait alors qu'on était à sa recherche, que la police était entrée dans sa chambre, que le gendre du propriétaire avait amené des hommes de mauvaise mine; il les voyait faire des perquisitions. Après ce récit,

varié chaque nuit quant aux incidents, uniforme pour le fond,
il se rendormait. Il n'avait pas interrompu ses travaux.

En 1880, accès plus intense. Délire de jour et de nuit, insomnie
absolue ou plutôt privation de tout sommeil régulier, après cinq
ou six jours de rêvasseries. Je cite, comme je crois au mieux de
le faire, un fragment de son récit : « Maman était descendue à
5 heures du matin, je devais m'en aller, on venait pour vendre
mes meubles, ça m'a troublé. Ils étaient là qui me guettaient
et elle aussi. Quand elle est entrée, ils l'ont dévalisée, parce que
j'avais des dettes. Les agents s'en sont mêlés, ils lui ont donné
des coups dans le ventre. Elle est morte qu'il était 7 heures
moins trois minutes. J'aurais voulu aller à son enterrement! »

R.., 48 ans, ouvrier opticien et marchand de vins, buveur in-
vétéré, au dire de sa femme, a déjà, à la suite de surcroît d'excès, subi des crises fréquentes, assez durables, se réduisant aux
rêves et à l'agitation qui suivait le réveil en sursaut. Eveillé, il
répétait ses rêves comme des réalités, mais n'éprouvait pas
d'hallucinations diurnes. Il importe, en passant, de ne pas
omettre ce type.

L'alcoolique vit alors intellectuellement sur les produits de
son imagination désordonnée de la nuit, ne les redresse pas, les
complète tout au plus en y cousant quelques épisodes. On
n'entre pas dans son logement, mais on est entré; on ne le bat
pas, mais on l'a battu; on ne danse pas autour de ses fenêtres
des sarabandes, mais on en a dansé; on ne projette pas des étin-
celles sur son corps, mais on en a jeté, etc. Ce sont des malades
d'un degré peu avancé. Tout alcoolique est d'ailleurs enclin à
emprunter beaucoup plus ses divagations à ce qui a été qu'à
ce qui est. Ma conviction est qu'il emmagasine par intervalles
des aventures qu'il débite ensuite, selon qu'elles se présentent à son souvenir.

R..., après ces atteintes répétées, est pris en novembre 1880
d'une attaque plus aiguë. Il se lève au milieu de la nuit, au
plein d'un de ses rêves familiers, saute par la fenêtre située au
rez-de-chaussée, malgré sa femme qui essaie de le retenir et
court demi-nu dans le jardin. Là il ouvre la porte et est arrêté
à quelques centaines de mètres de son domicile, essayant d'es-

calader un mur à l'aide d'une échelle qu'il avait prise dans un égout en construction. Il était 6 heures du matin.

Le lendemain, il me raconte : « Ils étaient deux qui ne voulaient pas s'en aller de ma chambre. Ils avaient pris une échelle, je l'ai reprise pour aller les chercher; la porte était fermée la clef en dedans, j'ai monté par le toit et descendu par la cour. Ils avaient enlevé mes meubles et mis les leurs à la place; ils voulaient me casser la g... par-dessus le ma.ché. Il est venu trois agents pour arrêter les voleurs. J'ai été les chercher, on les a menés chez le commissaire qui les a mis au poste. Ils seront condamnés à trois mois. »

Dans ce fait, — et combien la chose est fréquente! — le *somnus vigil* délirant succède aux rêveries du sommeil et les continue sans interruption.

G..., distillateur, 30 ans, marié depuis six mois ; sa femme est blanchisseuse, jeune et intelligente. Elle me rapporte qu'après leur mariage, G... avait été fort tranquille, que depuis deux mois, il avait repris d'anciennes habitudes de boisson et elle ajoute avec résignation : « C'est le métier qui le veut. »

Depuis une semaine, les nuits sont inquiètes; depuis quatre jous elles sont agitées. Elle entend des propos entrecoupés comme les suivants : « Allons donc, pas si vite; vous allez de côté ; le fût ne tient pas en place; voyons, je vais vous aider, » etc. Préoccupations professionnelles familières à certains alcooliques, sans frayeurs. Le matin, ou réveillé, pendant la nuit, il disait : « C'est idiot, je suis ailleurs que chez moi, je vois comme gerber des pièces; mais ce n'est pas net, on dirait qu'il y a un fossé de chaque côté de mon lit. »

Le 5 décembre, il se lève, part pour son travail à la distillerie; il est si troublé qu'on a peur et qu'on demande son placement. Examiné le lendemain matin, G... me dit : « On venait, on allait, on fermait les portes, on mettait des hommes à chaque porte pour les garder et m'empêcher d'entrer; j'ai voulu passer par la fenêtre, je n'y suis pas parvenu; j'ai voulu casser les carreaux, je ne l'ai pas pu ; il était 7 heures du matin (en décembre), je me méfiais; j'ai vu ma femme: elle était de l'autre côté de la distillerie; à un moment douné on me voit venir; elle se cache au

fond des magasins. Ils y ont passé tous les huit, sans qu'elle se
dérange du tout. »

Cette observation, n'a pas, je crois, besoin de commentaires:
sauf l'hallucination visuelle qui lui montre sa femme dans les
ombres de l'usine, rêve et délire se meuvent dans le même
cercle étroit depuis le début.

P..., 25 ans, répond à un autre type. Depuis plusieurs nuits,
au dire de la femme avec laquelle il vit, il s'éveille en criant :
« Je vois le feu du ciel qui tombe, des fantômes qui ressemblent
à des espèces de démons, c'est tout en feu. » Il s'est levé brusquement l'avant dernière nuit, a ouvert la fenêtre en criant : « Le feu
est à la maison. » D'autres fois, il se plaignait que des paillettes
d'argent, que des fils de lumière lui dansaient devant les yeux.
Le jour les sensations se dissipaient en laissant toutefois le souvenir.

En mai 1880, crise aiguë au réveil, après une nuit plus
anxieuse que les précédentes. Il s'enfuit demi-vêtu, accoste
des agents qui passaient et leur déclare qu'il vient d'assister
à un combat où il a vu tuer deux personnes. Conduit à l'infirmerie, il s'excite, devient fiévreux, se colore de la face. Interrogé peu d'heures après son entrée, il se plaint qu'on lui
jette de la farine dans les yeux, qu'on en remplit ses poches,
qu'on lui frotte la figure avec une brosse qui produit des étin-
celles.

Rêve et délire presque exclusivement limités aux hallucinations visuelles sans interprétations, autre modalité non moins
définie du délire alcoolique.

F..., 41 ans, rentre à peu près dans les mêmes conditions,
avec cette différence qu'il m'a été permis de constater les per-
versions du sommeil après avoir assisté à la crise de délire
diurne.

C'est une nature incorrecte comme la presque totalité, sinon
la totalité des alcooliques ; il a reçu de l'instruction et a occupé
quelques emplois de bureau où il n'a pu se maintenir. Une fois
entre autres, il a été congédié, étant venu déclarer qu'il avait
trouvé une lorgnette, dans des conditions si bizarres qu'on n'a
pas douté d'un trouble mental.

Il est arrêté faisant scandale dans la rue, ameutant les passants, et conduit à l'infirmerie. Je le trouve là visiblement alcoolique, mais singulier.

« Je me suis enfui, dit-il, à 5 heures du matin. Ils avaient passé toute la nuit à souffler de l'arsenic; on retrouverait encore de la poussière; je demande un chimiste qui s'y connaisse; s'ils avaient pu m'attraper, ils auraient agi violemment, mais je ne crains pas la mort. »

Peut-être s'agissait-il d'une excitation transitoire? Je fis tenir le malade en observation par le surveillant. La nuit qui suivit ma visite fut relativement bonne: sommeil de plusieurs heures, interrompu par quelques interjections inintelligibles; le lendemain, calme, pas de propos délirants, un peu d'étonnement et beaucoup d'indifférence.

La nuit qui suit est troublée. F... appelle au secours et ne sait pas d'abord de quoi il est question quand on répond à son appel, puis il se plaint de n'avoir plus de souffle parce qu'on le prend à la gorge.

Dans la matinée du surlendemain, continuation ou reprise du délire, comme si le temps d'arrêt n'avait pas existé. « Il y a eu beaucoup de monde caché, me dit-il, de la poussière et de la fumée. J'ai senti la veine droite qui se gonflait; j'ai pensé: Mais c'est de l'arsenic. Ils en ont jeté toute la nuit sur la nuque et sur les cheveux. Quand ils ont vu que ça ne réussissait pas, ils ont cessé; je ne sais si c'est l'effet de l'arsenic, mais j'ai envie de pisser tout le temps. Ce sont des hommes, des petits hommes qu'on met autour des cellules; je ne les ai pas bien vus, mais je suis sûr qu'ils y sont. »

Dans les deux observations qui vont suivre, je n'ai pas été renseigné sur la période initiale et n'ai pu qu'assister qu'à la phase active de la crise. Le vagabondage intellectuel est si tumultueux, si mobile, si analogue aux rêves maladifs, qu'il m'a paru intéressant de les rapporter.

Le premier malade est désordonné au suprême degré, mais exempt de terreurs; le second semble sous le coup d'un cauchemar.

V..., commis en vins, 28 ans, bien portant. Excès de boisson répétés depuis quelques jours avec des camarades. Je transcris mot à mot son récit :

« Voici comme ça s'est passé : Je me trouve place de la Bastille, au café Ouvrier ; on plaisante, je fais une tournée, j'avais donné le petit chien. Je dis : J'aime mieux payer ; on dirait que je suis un voleur.

« Je fais un tour dans le faubourg. Il y avait une personne : c'est une tante. On dit : C'est une tante, je vais le retourner. Il vient un gros qui me fait des singeries ; je me vois entouré de 58 personnes, on me ferme la porte chez M. Ouvrier, puis on me f... une poignée de m... sur la figure. Je me dis : Ils me font des misères. Je rentre et je me couche ; ils m'avaient fichu le trac ; je me relève, j'en rencontre un qui, dit-il, a trouvé un chien ; ça doit être un chien de bonne maison. Je dis : Je l'ai trouvé aux Batignolles. Il rentre à la maison, il aboie ; on dit : Il est enragé. Je demande qu'on le mette en fourrière. Le commis me dit : Il ne faut plus fréquenter ce marchand de vins.

« Il y a un petit chemin ; je passe rue Charenton, je m'en vais, il me vient quelque chose. Je me dis : Ne passons pas par là. Il y a une femme qui était assise ; je lui dis : Prêtez-moi votre mouchoir, que je m'essuie. M. Maillard dit : C'est ma tante. Il y avait un petit oiseau sur la cheminée ; on me demande de quelle espèce il est ; nous descendons, je lui dis bonjour et il me vient là d'avoir pas peur. Je cours, je rentre chez M. Bardinet, je lui avais promis 100 francs ; je rentre à l'hôtel ; je dis : Y a-t-il à coucher ? Il y avait une femme dans la chambre qui dit : Voulez-vous cette chambre ou l'autre ? Je me réveille dans la nuit, je l'ouvre, je me vois encore plein de m... ; je tape partout, je me mets à la croisée ; il passe un flacre, j'appelle, on ne répond pas ; je vois le feu dans une maison ; je crie : Au feu, bien plus fort. Le marchand se lève ; je lui dis : Le feu est en face, ouvrez. Il dit : Je n'ouvre pas la porte à un fou comme vous. Je casse tout ; j'étais nu-pieds, je marchais dans la m... Je dis : C'est bon.

« Il vient des agents qui disent qu'il crie. Nécessairement ce sont des gens honnêtes. Le marchand de vins descend, il ne peut pas ouvrir, et comme je n'ai pas de lumière, c'est bon. Pour en finir avec les agents, j'entends l'un qui crie : C'est le fils Verrière, il me semble de le connaître, je suis sûr de mon affaire. On dit : Allez chercher le serrurier. On ouvre la porte et alors, voyant ça, je demande pourquoi on veut m'emporter. »

Le second est également un homme jeune, ouvrier serrurier d'assez bonne conduite. Il a fait, comme il le dit, la rencontre d'une fille, a déserté son travail et s'est mis à courir les cabarets avec elle. C'est donc une forme d'intoxication aiguë ou rapide, dans les deux cas. On ne retrouverait pas le même aspect du délire chez un individu soumis à une intoxication lente et déjà sous le coup de l'alcoolisme chronique, latent lorsque l'attaque décisive éclate.

F..., 33 ans, arrêté courant dans la rue et ayant déclaré au poste de police qu'il s'agissait d'un crime. Nuit sans sommeil à l'infirmerie (mars 1879); le lendemain matin, il est couvert de sueur, tremblant et quelque peu furieux. Voici son récit en propres termes :

« Il y a une fille que j'ai connue, elle ne savait pas où aller, je l'ai prise à la fin de janvier. Elle est partie après le mardi gras sans dispute. Samedi j'ai touché mon argent, j'ai passé la nuit aux Halles; il était trop tard pour chercher une chambre.

« Je lui ai dit : Va louer une chambre. J'avais deux porte-monnaie : celui que j'ai encore où je mets la monnaie; j'avais 100 francs dans l'autre pour payer Baratte et la soupe à l'oignon. Quand je me suis réveillé rue Saint-Jacques, j'étais comme un fou, j'ai continué à boire, j'ai mis ma montre au clou.

« Hier soir (il s'interrompt et dit : Je vois du sang. Il pleure, regarde ses mains et ses habits, gémit), il me semble que je l'ai trouvée (il s'examine : Ça doit être son sang), il me semble que je la vois dans la rue, j'ai dû lui donner un coup de couteau. Elle avait une jupe grise, avec un machin violet en laine; sitôt que je l'ai vue, j'ai vu du sang. J'en vois sur moi. Qu'est-ce que va dire ma mère ? »

Dans d'autres conditions qui répondent à autant de variétés, le rêve délirant perd sa précision et le malade est dominé par une somnolence dont il a conscience. Un d'eux me disait: « Je suis troublé le jour et la nuit par l'*ennui mental*, c'est un je ne sais quoi où se mèlent des peurs et des affaires de tra-

vail, on me poursuit sans me poursuivre. « Admis à l'infirmerie,
il n'avait à son service que de vagues souvenirs, disait arriver
de voyage pour enterrer un enfant, demandait à voir sa
femme qui devait être là à côté, mais sans instances. Je resterai,
ajoutait-il, deux ou trois jours ici, après je retournerai à Paris. »

Sa physionomie était hébétée, ses yeux s'ouvraient incomplètement et ce qu'il disait de ses persécutions s'appliquait aussi
à son regard : il regardait sans regarder.

J'ai revu depuis le malade guéri ; il ne s'agissait pas d'un
état permanent d'abrutissement alcoolique : c'était une crise survenue, il est vrai, chez un homme qui s'était plaint de fréquents étourdissements, de diplopie par rares intervalles et qui
avait été deux fois frappé de perte de connaissance. Il en était
d'ailleurs à sa première attaque de delirium tremens.

G..., 48 ans, a commis une tentative de suicide à deux, en se
jetant dans le canal, avec sa maîtresse, deux ans avant l'examen.

Il y a un mois, il est pris, pendant la nuit, d'un ébranlement
dans l'oreille qui le réveille en sursaut; au même instant l'idée
qu'il va être arrêté lui vient à l'esprit et ne le quitte plus. Hallucinations visuelles confuses; il lui passe cinquante objets devant les yeux, qu'il ne peut pas discerner. Il voit des gens dans la
rue qui font des gestes menaçants, et il se sauve.

Viennent ensuite les interprétations brèves, vagues, qu'il
énonce sans y attacher d'autre intérêt. Probablement on le
prend pour un communard ; on aura fait de faux papiers, un
marchand de vins est dans l'affaire et l'a dénoncé, etc. Le délire survenu brusquement se continue flottant, sans se systématiser. Les agissements du malade sont conformes à l'indécision de son intelligence. Il erre dans les rues, n'est point
agressif et roule jour et nuit dans les mêmes localités. Interrogé, il répond passivement et le meilleur terme à employer
pour exprimer son allure serait de dire qu'il n'est ni endormi
ni éveillé.

Je ne voudrais pas prolonger outre mesure ce catalogue déjà
trop long, bien que je n'aie détaché de chaque observation que
le seul point qu'il m'importait de mettre en lumière ; je crois

cependant utile d'y adjoindre, et ce sera le dernier, le fait qu'on va lire.

Le nommé L..., afficheur, est soigné par un médecin de son quartier pour des insomnies persistantes. De l'opium est prescrit sans succès, on a recours deux soirs de suite à des injections de morphine qui déterminent un sommeil prolongé et laissent dans la journée un assoupissement ; le troisième soir, injection à même dose, mais vers 3 heures du matin il se réveille en sursaut. Il est notoirement et de son aveu un ivrogne, et la veille, il a commis un excès exceptionnel de boisson.

Lui-même raconte le lendemain son histoire. Je l'ai revu depuis ; c'est un bavard, beau diseur de cabarets et qui d'ailleurs ne manque pas de vivacité d'esprit Pendant son récit la parole est lourde, embarrassée, l'articulation bredouillée par intervalles. Il se plaint de lourdeur de tête et est du nombre des malades qu'on réveille le plus aisément en remettant, pour ainsi dire, leur raison sur ses pieds.

« Je dormais tranquillement, je suis tout étonné de me réveiller avec les fantômes que produit la morphine; j'avais mangé la soupe chez Jeannot, il y avait une assiette exprès pour moi avec du morphine, je l'ai mangé; il paraît que ça ne se sent pas dans la nourriture.

« La chambre était remplie de fantômes, je prends une tringle pour taper dessus, ils s'évanouissaient; je sors avec ma chandelle; en marchant ça faisait des effets fantasmagoriques; partout où je passais avec la chandelle l'effet se produisait. Mon beau-frère dit : Ça n'est rien. Mais c'est égal, on pourrait l'employer à la science, et en le montrant dans une voiture. »

A ce moment il est véritablement fatigué ; pour prendre le mot populaire, il a les allures de l'homme qui tombe de sommeil ; je le laisse s'endormir sur sa chaise et ne le réveille qu'avec peine au bout d'une demi-heure.

Engagé à reprendre son histoire, il hésite, se demande où il en était et finit par repartir : « Ah ! oui, c'était gentil; ma nièce rentre et personne ne veut plus m'ouvrir; alors une partie de la société vient, une lutte s'engage dans le jardin, on casse tout.

Voilà Jeannot qui dit : Il faut l'assassiner. Je me sauve sur l'avenue d'Italie, on me mène chez le commissaire.

« On me met dedans, au poste des Carrières qui est assez compliqué. Je demande de l'eau à force parce que ça me brûle ; il passe une voix qui dit : Filez, ouvrez. D'autres avaient l'air de dire : On va l'assassiner. Le cerveau me pétait, je voyais la lumière au travers des planches.

« Ils ont des cris d'oiseaux, des échelles, ils dérobent tout le treizième arrondissement. Il y a au poste une pince qu'ils lèvent, je ne sais pas ce que c'est que cette bande-là, » etc.

Nuit suivante relativement bonne, obtusion. Guéri le surlendemain assez pour retourner chez lui, pas assez pour renoncer à ses habitudes.

La combinaison d'un morphinisme passager avec l'alcoolisme en voie de préparation et qui monte à la hauteur d'une crise, présente ici quelques particularités : je n'en signalerai qu'une ; l'endormissement au cours de l'entretien, que je n'ai jamais vu ailleurs, et une dose persistante de raison plus considérable que d'usage. Il a même des mots : « On m'accuse, me disait-il, d'avoir du papier chez moi, je suis afficheur et je ne peux pas avoir de la ferraille.

II.

Etant admises la continuité du rêve et du délire, leur identité en ce qui concerne les conceptions délirantes prédominantes, il convient de rechercher les rapports que le délire alcoolique, même éveillé, entretient avec le rêve, tel que celui-ci se comporte en dehors de toute atteinte d'alcoolisme.

C'est en vue de fournir quelques matériaux à ce parallèle que j'ai commencé par établir, en esquissant quelques caractères du rêve, un petit nombre de propositions destinées à trouver ici leur application.

D'abord, le rêve porte non pas essentiellement, mais exclusivement sur des hallucinations visuelles. Les autres phénomènes, réputés hallucinatoires, ne méritent pas ce nom. Dans les cas où le trouble de la vue est très accentué, il absorbe non seulement l'attention, mais l'esprit d'invention du malade.

Exemple : T..., 88 ans, vertigineux, est sujet à de fréquentes céphalalgies qu'il appelle des migraines et qui n'en sont pas. « J'étais, dit-il, dans la rue, je ne sais pas si c'était une vision, mais je voyais dans les lanternes des polichinelles, des têtes comme à Séraphin.

« J'en voyais de très nets, on distinguait bien qu'ils vous attiraient ou vous faisaient signe de vous en aller ; je n'ai pas pu comprendre, j'ai eu peur ; sur mon chapeau on faisait comme un reflet d'électricité ; les passants en étaient étonnés, j'ai retiré mon chapeau, il sentait le roussi. »

La première partie de la nuit où le malade erre par la ville se passe ainsi à poursuivre les réverbères ou plutôt à être poursuivi par eux. Vers le matin, le délire se modifie, les gens qui passent ; des enfants, des physiciens avaient voulu faire une plaisanterie trop prolongée; ce n'était pas bien. Il avait le cerveau vide, mal à la tête et mal aux yeux. Affolé, il entre dans un poste de police solliciter la protection des agents contre les inconnus. Quatre jours après il était guéri.

F..., tapissier, très intoxiqué, tremblement de tout le corps, brouillard persistant devant les yeux.

« Je m'étais endormi vers 8 heures du soir, à une heure ou deux je me réveille ; je voyais comme des espèces de spectres vivants qui venaient sur vous. Cela formait comme une lumière qui se projetait sur le carré, ça représentait des personnages : trois hommes dont les bras avaient l'air de m'arrêter. C'était plutôt en ombre qu'en couleur, comme de la fumée; on apercevait une flamme par la serrure », etc.

Je laisse à titre de simple mention les visions sombres, les animaux, les fantoches, etc., aussi communs durant le sommeil que pendant le jour.

Les prétendues hallucinations auditives se réduisent aux impressions les plus confuses. L'un jette sa pantoufle contre des enfants vêtus en Espagnols qui roulent autour de sa glace et entend crier : Mort! L'autre entend crocheter sa porte, il enfonce un clou pour les gêner; pendant ce temps les voleurs entraient par la fenêtre, une voix a dit : Plus haut. Ça devait être le voisin du dessous. Celui-ci s'irrite du bruit que fait le vent en soulevant le papier collé sur les murs de sa chambre. Celui-là, traversant la nuit le bois de Vincennes, est suivi par une légion de rats, mais, comme il le dit, pas des rats naturels, et en même temps un moineau le suit de branche en branche et chante Psit, psit.

Parmi les animaux en si grand nombre qui assiègent l'alcoolique ne figurent pas les bêtes qui aboient, hurlent, hennissent : ce sont toujours des animaux muets, tout au plus un pinson ou un moineau jette une note aigre au milieu du silence.

Sont-ce là, pour qui sait leur exigeante insistance, des hallucinations vraies de l'ouïe?

Cependant l'alcoolique du type persécuté entretient des conversations ; mais on lui parle peu, tandis qu'il répond beaucoup.

Les prétendues phrases presque interjectives qui arrivent à son oreille concordent toujours avec un fait visuel. Ils sont entrés dans la chambre, ils tenaient des poignards et ils ont dit : Tuons-le. Il s'est précipité sur sa maîtresse, il lui a porté sept coups de couteau dans le cœur, elle a poussé un cri étouffé et elle est morte.

Jamais une hallucination auditive ne devance la visuelle, comme : « Ils m'en voulaient depuis longtemps, ils m'accusaient d'avoir formé un complot avec leurs concurrents ; ils me répétaient jour et nuit par des voix : Tu le payeras cher, fais tes préparatifs, ton affaire sera bonne. Je craignais à chaque instant un malheur. La nuit dernière ils sont montés par la fenêtre », etc. Cette inversion n'existe pas et d'ailleurs, s'il est rare que l'hallucination de la vue se combine avec celle de l'ouïe, il est contraire à l'expérience que l'hallucination de l'ouïe engendre celle de la vue, dans n'importe quelle espèce de rêve ou de folie.

L'alcoolique est, à l'égal de tout rêveur, en mouvement incessant, physique et moral, pendant la crise. Ses récits sont longs, mais composés de phrases saccadées, sans lien logique. Des faits et pas de réflexions, encore moins d'étonnement et de critique. Ce qui se passe, se passe et voilà tout; pas même une récrimination, une menace contre les persécuteurs dans les formes où cependant l'idée de la persécution domine. Il les a réduits à rien, dénoncés, fait condamner à des peines qu'il spécifie ; il les a jetés à l'eau, assassinés à coup de révolver ; autant de faits accomplis qui n'impliquent même pas la notion du lendemain. N'en est-il pas ainsi pour le rêveur ?

La portion d'intelligence préservée pendant la veille et qui, éteinte durant le sommeil, autorise le va-et-vient du corps et de l'esprit, se révèle cependant au moins par intervalles. Elle inspire de çà et de là quelques doutes sur la réalité des visions, doutes qu'on peut encourager, mais qui s'épuisent vite. Elle se dépense souvent en paraphrases des incidents bizarres, ridicules, dont se compose la partie rêve. Je n'en citerai qu'un échantillon choisi parmi les plus fantasques, et Dieu sait combien les baroques aventures rentrent dans le programme des délirants alcooliques.

D..., 40 ans, arrêté dans la rue menaçant les passants, armé d'un couteau et d'un révolver. Antécédents inconnus. « Je n'ai jamais rien vu de pareil : le rat était infiltré dans l'édredon, j'ai déchiré le *machin*, alors je l'ai tenu. Je vais chez le voisin et je lui dis : Coupe-le. On le coupe en cinq morceaux.

« Je rentre et je trouve le pareil; il avait mangé du jambon, il était plein.

« Je tâte dans ma poche, je le retrouve; je l'avais cogné à la sortie de l'armoire, je l'ai écrasé ; je le tenais bien, j'avais deux pigeons ; j'ai fait tout ce que j'ai pu, il était comme mort, je l'ai fait revenir avec ce que le médecin avait ordonné. Il avait le cou plein ; je lui ai fourré une grande épingle, il avait l'air content.

« La charbonnière en a lâché un, je tenais l'autre et le rat par la queue. Alors les deux sergents de ville vinrent, j'ai jeté à mes poules les restes de l'autre. Il voulait y aller voir, je dis : Voyez, j'ai chargé mon révolver. Il dit : Faites voir; et le met dans sa poche. Je lui dis : Rendez-le moi. Il dit : Vous avez rêvé (le mot est du sergent de ville); il s'agissait d'un voleur et il l'a donné. »

Ce n'est pas à dire que le rêve alcoolique délirant emprunte au rêve normal ou aux autres rêves morbides la totalité de leurs caractères. Il a ses allures propres et, s'il n'en était ainsi, nous n'aurions pas les éléments de diagnostic dont nous disposons. Il suffit de lire chacun des récits dont j'ai rapporté des fragments, il suffit des fragments eux-mêmes ainsi détachés, pour qu'aucun médecin expérimenté ne garde le moindre doute sur la maladie. La conclusion est si forcée que je me suis dispensé de tout développement.

D'autres rêves pathologiques ont également leurs attributions, eur cachet auquel on les reconnaît moins aisément, faute d'observations suffisantes en nombre et surtout en qualité. La plupart se meuvent dans une zone très limitée; ils se composaient de redondances monotones qui deviennent autant d'obsessions, qui reparaissent chaque nuit, s'enchevêtrent, se confondent, agitent le sommeil et finissent par le rompre. On est autorisé à admettre que tout homme qui rêve obstinément des mêmes choses ne rentre pas dans les conditions du sommeil régulier. Le rêve lui-même, sous quelque forme qu'il se produise, n'est-il pas une infraction aux lois du sommeil normal qui doit être exempt de ces divagations et qui cesse d'être le repos, dès qu'il entraîne la suractivité désordonnée de l'imagination ou de l'intelligence.

III

Un troisième caractère du délire alcoolique, très saisissant et auquel les observateurs n'ont peut-être pas attaché assez d'importance, c'est la possibilité qu'il a de se suspendre. Ces rémissions ou plutôt ces intermissions sont en général de courte durée et il ne faut pas les confondre avec les périodes d'hébétude muette.

Qu'on me permette de fournir une espèce de schème d'un accès de délire avec son temps d'arrêt, sous la forme inusitée, mais probante d'une conversation.

F..., 35 ans, porteur aux Halles, tremblement léger, insomnie depuis deux nuits, sommeil troublé préalablement pendant une quinzaine de jours : « Ce matin ils ont voulu me tuer; je voyais que l'équipe était tous les jours plus forte; ils m'en voulaient que je travaillais plus qu'eux. Ils ont dit que j'étais mort. Ils ont formé une bande, ils n'ont pas pu m'attraper, je me suis mis en garde, je les voyais de côté, j'ai appelé les sergents de ville, ils ne venaient pas. » F... est loquace, assez animé. Au milieu de cette confusion délirante, on lui demande de se taire, il continue. Je le prends par le bras, je le secoue à la manière d'un homme qu'on cherche à réveiller, il s'étonne, me regarde, et répond avec une parfaite pertinance à l'interrogatoire sur son âge, sa profession, ses fatigues, sa famille, son enfance. De temps en temps, il est prêt de retomber et il suffit de le secouer de nouveau avec quelques vives interjections pour qu'il reprenne le fil de ses idées raisonnables. Je le laisse de nouveau livré à lui-même, en faisant semblant d'écrire; il reprend sa posture; sa physionomie étonnée, et recommence : « Si je n'avais pas fermé la porte, j'y passais, mon tabac était dans ma chambre avec le sucre; idée de m'empoisonner, j'ai coupé la ficelle du poêle », etc.

La cessation momentanée du délire se fait là dans les conditions de tout réveil brusque et passager pendant le cours d'un sommeil devenu pathologique à n'importe quel titre. Le petit ivrogne, non plus l'alcoolique, endormi sur un banc ou sur le sol, à n'en pas douter, parlant confusément son rêve, est éveillé de la même façon et à peu près pour le même espace de temps; après quoi il retombe lourdement et continue le récit à mots rompus de ses rêvasseries.

Il est alors facile à constater que le degré et la durée du réveil dépendent du mode d'intervention de celui qui le provoque, toujours par des secousses imprimées au dormeur et accompagnées d'objurgations excitantes. C'est un spectacle instructif à ce point de vue expérimental que de voir un agent de police mettre ainsi un ivrogne sur ses pieds. Celui-ci s'émeut à la vue de l'uniforme, il répond au questionnaire, fournit sur son identité les renseignements requis et retombe.

C'est par des procédés identiques qu'on réussit à ramener l'alcoolique, dormeur éveillé, à la raison. L'autorité de l'interlocuteur y joue un grand rôle. Quand je laisse, à titre d'essai, un de mes surveillants, homme expérimenté, tenter d'interrompre le délire, comme il me l'a vu faire tant de fois, le succès est moindre et moins durable.

L'expérience peut se répéter indéfiniment à assez courts intervalles chez le même individu. Elle n'aboutit pas quand il s'agit d'un malade du type aigu, fébrile. Celui-là ne dort ni ne rêve, il est sous le coup d'une excitation du type phlegmasique et son état répond à celui des délirants aigus, même non alcoolisés. Si on pose à l'alcoolique subaigu, le seul que je vise, une question absolument en dehors de ses conceptions délirantes, il ne l'écoute pas et n'en tient aucun compte. Si, avant de faire la demande, on le réveille en le secouant activement par le bras ou par les épaules, en lui pinçant la peau, en projetant de l'eau au visage, ou par tout autre moyen, et qu'ensuite on répète la question, la réponse suit immédiatement.

L'alcoolisme est un mode d'intoxication lente et essentiellement progressive; on a toutes facilités pour assister à chacun des stades qu'il parcourt successivement. L'observateur rencontre donc les circonstances les plus favorables à son étude, puisqu'il peut constater non seulement les grands aspects, mais les nuances; à une condition toutefois, c'est que pour cet examen il ne se borne pas à un simple aperçu et qu'il fasse enquête.

Or, judiciairement et médicalement, faire enquête, c'est entendre des témoins, évoquer leurs souvenirs, diriger leurs recherches sans se borner à l'examen du malade ou du prévenu.

Longtemps avant d'être délirant de jour, l'alcoolique l'a été de nuit, comme je l'ai montré, et l'accès peut s'épuiser dans quelques semaines de rêve, sans jamais prendre assez d'intensité pour devenir diurne. De plus, les crises se répètent à intervalles variables, le proverbe : « Qui a bu boira », n'étant que trop vrai. Il est donc facile d'interroger la mère, la femme surtout de l'alcoolique et voici ce qu'elles racontent au point de vue du réveil.

X... avait le sommeil agité, il parlait tout haut la nuit, il interpellait des absents, se démenait dans son lit, soit que ses propos fussent distincts, soit qu'ils se bornassent à des interjections anxieuses. La femme troublée, fatiguée de ne pas dormir, l'éveillait brusquement; il se soulevait sur son séant, interrompait son rêve, reprenait possession de sa raison et de sa liberté d'esprit et se rendormait pour renouveler plusieurs fois dans la nuit la même scène. Ce qui se passait alors la nuit est identique à ce que nous constatons durant le jour. La femme, très intelligente, d'un marchand de vins, buveur rémittent, et que je questionnai, m'en a fait elle-même la remarque. « Mon mari, disait-elle, à présent qu'il débite éveillé ce qu'il débitait endormi et que je le comprends mieux, a l'air de se réveiller par moment, comme il faisait la nuit quand je le secouais et que je lui criais aux oreilles, car lui crier n'eût pas suffi et pourtant il ne dort plus ».

IV

Mon désir n'a pas été dans ce travail de soutenir une thèse, mais d'ajouter un chapitre à l'histoire encore si imparfaite des sommeils pathologiques, de leurs modes, de leur pathogénie et de leur évolution,

Entre le sommeil magnétique provoqué physiquement par une action directe sur le système nerveux et le sommeil chimique engendré par le chloroforme, il existe de nombreux intermédiaires trop peu connus peut-être pour constituer des espèces, mais assez caractérisés pour laisser entrevoir des variétés.

Chacun de ces sommeils, parmi ceux dont on a entrepris la sérieuse étude, obéit à des règles; il n'empiète pas sur les autres et ne se laisse pas davantage dominer par eux. L'hypnotisme se résout en un sommeil qui exclut le rêve, il annule la sensibilité générale et locale; le réveil par les moyens employés habituellement pour couper court au' sommeil est impossible. L'intelligence ou la portion d'intelligence qui surnage n'est pas moins circonscrite dans son action. L'hypnotisé a perdu la spontanéité, il ne pense, n'agit, et ne parle que si on l'y contraint en l'interrogeant. De là l'opinion que le magnétiseur exerce un pouvoir occulte et qu'il est pour ainsi dire le réveilleur de la vie, tant que dure le sommeil artificiel.

Du sommeil chloroformique je n'ai rien à dire, bien qu'il soit intéressant de l'étudier à sa période initiale, au moment où le rêve se traduit par des propos ou par des gestes.

Les sommeils toxiques, celui surtout qui résulte de fumée ou de l'ingestion de l'opium en substance ont été étudiés par les médecins qui pratiquent aux contrées où l'abus de l'opium leur fournissait autant d'occasions qu'en fournit chez nous l'abus des boissons fermentées.

Le sommeil alcoolique m'a paru devoir prendre son rang et occuper une place importante parmi ces états maladifs. J'en suis profondément convaincu et je souhaite d'avoir fait passer cette conviction dans l'esprit du lecteur.

ÉTUDES CLINIQUES

SUR LES

ACCIDENTS DE L'ÉRUPTION DES DENTS CHEZ L'HOMME.

Par le Dr E. MAGITOT,
Membre de la Société de chirurgie (1).

Nous décrirons sous ce titre les troubles divers, soit locaux, soit généraux, qui se produisent au moment de la sortie des dents hors des mâchoires.

Or, nous avons, dans plusieurs publications antérieures établi que les phénomènes physiologiques de la sortie ou de l'éruption doivent être divisés en un certain nombre de périodes successives; c'est ainsi que nous avons fixé le nombre de ces périodes à *cinq*, dans l'ordre suivant :

1re *période* (première dentition des auteurs). Eruption de vingt dents temporaires, du sixième au trente-deuxième mois.

2e *période*. Eruption de quatre premières molaires permanentes, de la cinquième à la sixième année.

3e *période*. Chute des vingt dents temporaires et remplacement de celles-ci par un nombre égal de permanentes, de la septième à la douzième année.

4e *période*. Eruption des quatre secondes molaires permanentes, de la douzième à la treizième année.

5e *période*. Eruption des quatre dernières molaires ou *dents de sagesse*, de 18 à 25 ans.

---

(1) Ce travail est extrait d'un livre actuellement en préparation et intitulé : *Clinique des maladies de la bouche et de l'appareil dentaire*. (Pour paraître prochainement.)

Voici du reste un tableau qui résume dans son ensemble ce problème de physiologie :

TABLEAU SYNOPTIQUE DE LA DENTITION HUMAINE

ORDRE DE SUCCESSION.	ÉPOQUE d'apparition du follicule.	ÉPOQUE d'éruption.	ÉPOQUE de la chute spontanée	DIVISION de la totalité de la dentition humaine en 5 périodes
A. Tableau de l'évolution de la première phase, première dentition (Dents tempor.).				
Incisives centrales inférieures.......	65e jour après la conception ...	7e mois.	7e année.	
Incisives centrales supérieures	70e jour........	10e mois.	7 ans 1[2	
Incisives latérales inférieures.......	80e jour.........	16e mois.	} 8e année.	1re période 20 dents.
Incisives latérales supérieures	85e jour........	20e mois.		
Prémolaires infér..	... .	24e mois.	10e année.	
Prémolaires supér.	....	26e mois.	10 ans 1[2	
Molaires inférieures	Du 85e au 100e	28e mois.	11e année	
Molaires supér.....	jour..........	30e mois.	11 ans 1[2	
Canines inférieures	....	} Du 30e au 35e m.	12e année.	
Canines supérieures	....			

Total..... 20 dents.

ORDRE DE SUCCESSION.	ÉPOQUE d'apparition du follicule.	ÉPOQUE d'éruption.	ÉPOQUE de la chute spontanée	DIVISION
B. Tableau de l'évolution de la seconde phase (deuxième dentition). — Dents permanentes.				
Premières molaires inférieures.	Vers le 90e jour après la conception......	} De 5 à 6 ans.	....	2e période 4 dents.
Premières molaires supérieures	Vers le 100e jour après la conception.......			
Incisives centrales inférieures.	....	} 7e année.	•	
Incisives centrales supérieures				
Incisives latérales inférieures.	....	} 8 ans 1[2.	•	3e période 20 dents.
Incisives latérales supérieures				
Premières prémolaires inférieures...	Du 110e au 120e jour.	} De 9 à 12 ans.	•	
Premières prémolaires supérieures...				
Deuxièmes prémolaires inférieures...	....	} 11e année.	•	
Deuxièmes prémolaires supérieures..				
Canines inférieures.	....	} De 11 à 12 ans.	•	
Canines supérieures	....			
Deuxièmes molaires inférieures	Vers le 3e mois.	} De 12 à 13 ans.	....	4e période 4 dents.
Deuxièmes molaires supérieures				
Troisièmes molaires inférieures	A la 3e année...	} De 18 à 25 ans.	....	5e période 4 dents.
Troisièmes molaires supérieures.. ...				

Total..... 32 dents.   Total ......

Ces cinq périodes, ou plus exactement ces *cinq dentitions*, suivent ainsi dans leur apparition un ordre invariable à l'état physiologique, et la nouvelle division sur l'utilité de laquelle nous avons déjà insisté à plusieurs reprises est de la plus grande importance au point de vue de l'étude des accidents dont il s'agit. Elle a d'ailleurs été adoptée déjà par plusieurs auteurs et M. Parrot, entre autres, s'y est rallié complètement (1).

On voit toutefois combien elle diffère des idées du plus grand nombre des médecins qui ne considèrent comme *accidents de dentition* que les troubles pathologiques qui accompagnent la première dentition ou la première période, tandis qu'ils confondent sous le terme unique de deuxième dentition les quatre périodes suivantes.

Une telle distinction n'est vraie qu'au point de vue du caractère caduc des premières dents et de la permanence des autres. Nous n'insisterons pas d'ailleurs plus longtemps sur ce point qui a été longuement exposé ailleurs.

§ 1ᵉʳ. *Accidents de la première période* (accidents de dentition des auteurs).

Tracer ici l'historique de cette question des accidents de première dentition est chose impossible, car il faudrait passer en revue toute la littérature médicale, depuis les livres hippocratiques jusqu'aux derniers traités de pathologie infantile. Nous nous bornerons donc à résumer les principales théories émises sur ce sujet.

Or, il est de toute évidence que le premier âge chez l'homme, comme chez beaucoup d'autres animaux d'ailleurs, est fréquemment troublé par des manifestations morbides de divers ordres. Tantôt ce sont des affections inflammatoires localisées à la bouche, ce qui est fort rare, ou apparaissant sur des points plus ou moins distants; tantôt ce sont des troubles du tube digestif, des affections catarrhales des voies respiratoires, enfin des accidents nerveux.

_____

(1) Gazette des hôpitaux, 1881, p. 586.

La plupart des auteurs de nos ouvrages de pathologie interne et surtout de pathologie infantile considèrent la dentition chez le nouveau-né comme une phase critique entièrement responsable de presque tous, sinon de tous les accidents les plus variés, les plus simples, comme les plus graves, qui peuvent frapper le premier âge.

Hunter est certainement parmi les auteurs celui qui, par l'autorité de son nom et de ses études spéciales, a donné le plus de poids à cette croyance, et sa conviction s'appuie sur cette première remarque que ces accidents ne sauraient être imputables à aucune autre cause, puisqu'ils cessent d'ordinaire, dit-il, après l'éruption. Les troubles locaux de la bouche ou des régions voisines, les manifestations lointaines de certains appareils n'auraient pour lui aucune autre origine. Il n'est pas jusqu'à certains faits de blennorrhée chez les petites filles ou les petits garçons qui seraient liés d'après lui, à la dentition. Hunter ne donne du reste de ces accidents aucune pathogénie, aucun mécanisme, et la simple coïncidence des faits tient pour lui lieu d'explication.

Tous les auteurs qui, à sa suite et à son exemple, ont adopté cette doctrine, ont émis cette idée que la dentition, sans être par elle-même un état pathologique, devait être assimilée à certaines circonstances, comme la grossesse, par exemple, et considérée comme capable d'entraîner, ainsi qu'elle, une série indéfinie de manifestations morbides. Ainsi professent Joseph Franck, qui a inventé le mot de *dysodontiasis* (dentition difficile), Rillet et Barthez, Dugès, Billard, Guersant, Valleix, les auteurs du Compendium, Baumes (de Montpellier), Bouchut, etc.

Partis d'une opinion préconçue, les auteurs ont alors tracé un véritable cadre morbide comprenant ce qu'ils appellent les *maladies de la première dentition*.

Ces maladies se diviseraient de la manière suivante :

1° Troubles locaux : ptyalisme, gonflement du bord alvéolaire, rougeur des joues, stomatite, aphthes et plaques couenneuses de la muqueuse, adénite, etc.

2° Troubles sympathiques : convulsions, fluxions vers les muqueuses, conjonctivite, entérite, colite.

3° Troubles sans lésions apparentes : vomissements, flux séreux ou diarrhéiques, etc.

C'est, comme on le voit, toute la pathologie infantile qui reconnaîtrait cette cause unique : l'éruption des vingt dents temporaires.

Nous acceptons tout d'abord la fréquente contemporanéité entre cette période de la première éruption qui s'étend aux trois premières années et les perturbations morbides qui ont été signalées ; mais contemporanéité n'implique pas causalité, et il ne faut pas perdre de vue qu'à cette même période de la première enfance, il est bien d'autres organes que les dents qui poursuivent ou achèvent leur évolution. Pourquoi ne les a-t-on pas incriminés au même titre que les dents? C'est que l'éruption dentaire est un phénomène extérieur et visible et que, à quelque moment qu'on observe un enfant, il y a tou-jours une dent qui va sortir ou qui vient d'apparaître au dehors; le médecin, aussi bien que les parents eux-mêmes trouvent ainsi là une explication toute prête et qui n'oblige à aucune autre recherche, à aucun autre examen.

Les objections les plus sérieuses ne se présentent même pas à l'esprit, ainsi :

1° Pourquoi ces accidents seraient-ils exclusifs à cette pre-mière phase, alors qu'au point de vue physiologique elle est évidemment bien moins susceptible de produire des désordres locaux, puisque les premières dents apparaissent sans trau-matisme d'aucune sorte sur des gencives vierges et entière-ment libres de tout obstacle (1)?

---

(1) Cette absence complète de traumatisme est en fait surabondamment démontrée, contrairement à l'opinion générale des auteurs qui supposent que la dent, pour franchir la couche de muqueuse, exerce sur celle-ci une pression, une blessure même qui est contraire à toute observation physiolo-gique. La sortie lente et progressive de la couronne s'effectue ainsi par le fait de la formation de la racine et par la résorption concomitante du tissu gin-gival. On n'observe ni rougeur, ni déchirure, et les enfants ne souffrent point réellement des dents, ainsi qu'on s'accorde à le croire. La salivation qui se constate assez souvent chez les nouveau-nés n'est pas non plus nécessairement liée à ce phénomène et se rencontre d'ailleurs à toute autre époque que celle de l'éruption.

2° Comment établira-t-on cette intervention lorsque des accidents ordinairement attribués à la première dentition se produisent soit avant l'apparition, soit après l'achèvement complet de
celle-ci?

3° Comment expliquer que des lésions très souvent observées, et plus ou moins graves des follicules en voie d'éruption
(abcès, hématocèle, ectopie, etc.) n'ont jamais été cause d'accidents dits de dentition (1)?

4° Comment expliquer que des expériences faites sur les
animaux, blessures des follicules, lésions de la gencive, etc.,
n'ont pas produit les mêmes accidents?

5° Comment rattachera-t-on à la dentition les troubles.
morbides qu'on observe dans le premier âge chez beaucoup
d'animaux domestiques, accidents qui sont en tous points analogues à ceux de l'homme, alors que l'éruption des premières
dents est achevée et y est conséquemment tout à fait étrangère?

Ces remarques avaient déjà frappé du reste plusieurs auteurs
qui ont élevé des doutes sur la réalité des accidents de la première dentition. Parmi eux, il convient de citer Rosen, Andral
et Trousseau lui-même qui formulent à cet égard de sages
réserves (2). Tomes, dont l'opinion a grand poids dans cette
question, conclut aux mêmes incertitudes (3).

Mais déjà longtemps auparavant Serres (4), avec son esprit
si judicieux, protestait contre les assertions de Sydenham qui,
attribuant à la dentition l'apparition de la fièvre et de divers autres
accidents chez les jeunes enfants, déclarait en même temps pouvoir le guérir avec quelques gouttes d'esprit de corne-de-cerf. Il
s'élève aussi contre l'opinion de Boerhave qui, décrivant les convulsions de la dentition, prétendait aussi les guérir avec l'esprit

---

(1) Voyez à ce sujet les observations relatées par M. Lévêque, thèse de
Paris, 1881, p. 42 et suiv.

(2) Von. Rosen. Traité des maladies des enfants, 1778. — Trousseau.
Gazette des hôpitaux, 1848, n° 276.

(3) Tomes. System of dental surgery. Londres, 1859, p. 48.

(4) Nouvelle théorie de la dentition. Paris, 1817.

volatil. Il faut donc admettre, ajoute Serres, que les accidents
ont une tout autre cause que l'éruption dentaire

Quant aux auteurs qui acceptent cette causalité, il faut voir
à quels expédients ils ont recours pour expliquer la pathogénie
de ces accidents. Les uns, comme Guersant et Monneret, invo-
quent les phénomènes de congestion céphalique sous l'influence de l'éruption ; d'autres accusent l'inflammation des
gencives comme point de départ, bien qu'aucune observation ne
puisse permettre de vérifier le fait ; d'autres enfin le simple
prurit de dentition qui serait l'occasion de phénomènes réflexes.

Quelle que soit la facilité avec laquelle les actions réflexes
apparaissent chez l'enfant, nous sommes cependant en droit
de réclamer, pour leur production, une lésion initiale, si légère
qu'elle soit.

De telles hypothèses sont en réalité bien faibles ou bien
invraisemblables. Nous ne nous arrêterons pas à les discuter
et nous nous bornerons à citer quelques faits sur lesquels
s'appuient non seulement nos doutes sur la réalité des accidents *dits* de première dentition, mais notre conviction que
ceux-ci sont attribuables à une tout autre cause.

Or, nous rappellerons d'abord que le plus grand nombre d'observations publiées par les auteurs, même les plus convaincus,
sont impuissantes à établir rigoureusement la relation de cause à
effet entre l'éruption d'une dent et les accidents qu'on lui attribue.

Nous dirons ensuite que des observations d'accidents rattachés tout d'abord à la dentition ont montré qu'elle y était
absolument étrangère. M. Lévêque en cite deux qui sont tout à
fait concluantes (1).

Enfin nous rappelons les exemples déjà fort nombreux de troubles sérieux survenus au niveau des gencives ou sur des follicules en voie d'évolution, exemples dans lesquels on n'a signalé
aucun accident, alors que tout devait faire prévoir leur production prochaine ; tels sont les faits cités par MM. Masse (2),
Guéniot (3) et par nous-même (4).

(1) *Loc. cit.*, p. 30.
(2) Bulletin de thérapeutique, 1874, p. 500.
(3) Bulletin de thérapeutique, 1874, p. 30.
(4) *In* thèse de Lévêque, *loc. cit.*, p. 45.

A ces observations se rattachent les expériences que nous avons instituées avec Ch. Legros sur de jeunes animaux. C'est ainsi qu'en piquant des follicules, en lésant de diverses manières le bord gingival au moment de l'éruption, nous n'avons réussi qu'à produire certains traumatismes locaux et des troubles de nutrition ultérieurs intra-folliculaires, aboutissant à la production artificielle de monstruosités (odontomes), mais sans provoquer des phénomènes généraux.

Voici un résumé de ces expériences entreprises en 1872 au laboratoire d'histologie de la Faculté de médecine :

EXPÉRIENCE 1ʳᵉ. — Sur un chien de 2 mois, allaité par sa mère, nous pratiquons sur le bord alvéolaire inférieur gauche diverses piqûres avec une aiguille à microscope. Ces piqûres pénètrent dans plusieurs follicules de molaires, mais sans laisser couler au dehors plus de quelques gouttelettes de sang. L'animal est remis à sa niche et devient l'objet d'une observation continue. Aucun accident apparent ne se manifeste dans l'état général. Les jours suivants, on observe une certaine injection de la muqueuse correspondante. Plus tard, au moment de l'éruption des dents du côté opposé, celles qui ont été blessées ne paraissent pas.

EXP. 2. — Sur un autre chien de la même portée que le précédent, nous pratiquons avec des ciseaux courbes l'excision d'un lambeau de muqueuse au niveau de la région molaire, sur la partie saillante du bourrelet gingival. Cette excision pénètre jusqu'au niveau des follicules où l'instrument rencontre les pointes des chapeaux de dentine déjà engagés dans la muqueuse. L'animal, observé avec la plus grande rigueur, ne présente à la suite de cette mutilation aucun accident de la santé.

EXP. 3. — Sur un troisième chien également de la même portée, nous pratiquons, au moyen du galvano-cautère, une cautérisation portant sur toute l'épaisseur de la muqueuse dans la région molaire. La même surveillance exercée avec la même attention ne permet de reconnaître aucune apparition d'accidents quelconques.

C'est en raison de l'ensemble des considérations qui précèdent que nous sommes parvenus, sur cette question des accidents de la première dentition, à une incrédulité que nous formulons par les conclusions suivantes que nous empruntons à la thèse de M. Lévêque et auxquelles nous nous associons complètement :

1° Il n'a jamais été établi d'une manière incontestable aucune relation de cause à effet entre la dentition et les accidents qu'on lui attribue.

2° On rencontre dans la science un grand nombre de faits pathologiques de l'enfance auxquels la dentition, d'abord incriminée, a été reconnue parfaitement étrangère.

3° Des expériences directes ayant pour objet des blessures du follicule ou du bord gingival chez des chiens nouveau-nés n'ont produit aucun accident dit de dentition.

4° Il est reconnu que les phénomènes morbides observés dans le premier âge chez les animaux domestiques, et tout à fait comparables aux accidents de l'enfance chez l'homme, sont absolument indépendants de la dentition.

5° La théorie des accidents dits de dentition ne nous paraît basée jusqu'à présent sur aucune preuve absolue.

6° Les accidents considérés chez le nouveau-né comme étant sous la dépendance de la dentition, doivent, selon nous, être rattachés à un ensemble de phénomènes mal connus encore, et que l'on pourrait désigner par un terme général ne préjugeant rien : *accidents ou maladies de l'évolution ou du premier âge.*

Que dirons-nous maintenant de toutes les tentatives thérapeutiques conseillées ou appliquées pour remédier à tel ou tel accident : la suppression des bourrelets, des hochets incriminés par Hunter, Capuron et d'autres, les émissions sanguines conseillées par Hoffmann, la suppression des cheveux par le rasoir, les révulsions cutanées énergiques, les vésicatoires, les sétons, les moxas, le cautère permanent des anciens temps, les applications des courants intermittents ou continus, tout ce que l'arsenal thérapeutique peut enfin fournir de moyens à l'imagination de médecins aux abois. Nous sommes même surpris de n'y pas rencontrer la trépanation du crâne proposée chez les enfants affectés de convulsions, ainsi que cela se pratiquait aux temps préhistoriques et ainsi que le conseille d'ailleurs formellement Jehan Taxil au commencement du xvii° siècle (1).

_____

(1) Jehan Taxil. Traité de l'épilepsie, maladie appelée vulgairement au pays de Provence : la goutette aux petits enfants. Lyon, 1603, in-8, p. 227.

Arrêtons-nous cependant à une pratique recommandée par un grand nombre d'auteurs. Nous voulons parler de l'*incision* ou de l'*excision* des gencives.

On sait que Vésale, Ambroise Paré, Hunter et B. Bell les conseillent formellement, on sait aussi qu'en Angleterre cette pratique a fait école, et les travaux de Harris, de Cooper, de Brownfield, de Copland en proclament l'utilité. Il est bon d'ajouter aussi que Van Swieten dans ses commentaires sur les Aphorismes de Boerhave exprimait déjà sur l'efficacité de ces moyens des doutes qui ont été partagés depuis par quelques auteurs, par Guersant entre autres.

Quoi qu'il en soit, cette pratique subsiste aujourd'hui à titre d'unique et suprême ressource. Nous ne saurions affirmer quelle est souvent appliquée, mais elle est partout recommandée.

Sans parler de cette observation tout à fait romanesque dans laquelle le médecin Lemonnier (1) rendit la vie à un enfant déjà mis dans son suaire en lui incisant les gencives, nous citerons dans les temps plus récents, M..Fonssagrives qui, dans un excellent article sur cette question (2), cite une observation d'accidents convulsifs qui duraient depuis plusieurs jours et qui ont cessé presque subitement après un débridement des gencives qu'il disait avoir vu *tuméfiées.*

Les accidents eussent-ils cessé d'eux-mêmes et sans l'intervention opératoire qui fut employée? On peut le supposer ; les crises éclamptiques chez l'enfant, les différents états spasmodiques sont de leur nature prompts à disparaître aussi bien qu'à paraître et toute autre tentative produisant une révulsion suffisante aurait peut-être amené le même résultat. N'a-t-on pas signalé les excellents effets de la simple succussion des sujets, de quelques aspersions d'eau froide, du bain, de simples frictions sur la peau?

L'observation de M. Fonssagrives n'est toutefois pas isolée et il en est un certain nombre d'autres tout à fait conformes.

Cette opération, en tous cas, me semble basée sur un pré-

---

(1) Dict. des sciences médicales, t. VIII, p. 419.
(2) Bull. de thérap., t. LXV, p. 413.

tendu état congestif de la muqueuse gingivale, que nous n'avons jamais réussi à constater et contre lequel proteste d'ailleurs, ainsi que nous l'avons dit, le processus physiologique de l'éruption.

Mais ce n'est pas tout, et il nous faut maintenant dire un mot de cette opération en elle-même. Une incision ou une excision des gencives est-elle donc une opération insignifiante ?

Sans parler ici de la lésion de la gencive, qui n'a certes pas d'importance, il y a lieu d'examiner quel inconvénient peut avoir sur une couronne en voie de formation le contact du bistouri ou des ciseaux. Cette circonstance n'est pas indifférente et l'on sait quelle est la fragilité extrême du revêtement d'émail, crayeux et friable, qui recouvre une couronne encore incluse dans son follicule, et l'incision de la paroi de celui-ci ne peut-elle avoir pour conséquence l'inflammation de la poche et la destruction de son contenu? On a proposé, il est vrai, de substituer à l'emploi de l'instrument tranchant la simple déchirure avec l'ongle ; cette pratique, qui serait, dit-on, familière aux nourrices est, il est vrai, relativement moins grave, bien quelle puisse encore amener des complications sérieuses intra-folliculaires. Mais en présence des inconvénients possibles d'une telle pratique, nous attendrons encore pour la conseiller que son indication soit formulée d'une façon plus précise et son efficacité plus rigoureusement établie.

§ 2. *Accidents de la deuxième période de la dentition* (éruption des quatre premières molaires permanentes).

De la cinquième à la sixième année, on voit apparaître chez l'enfant, au delà de la série des dents temporaires qui n'ont pas encore effectué leur chute normale, *quatre* molaires d'un volume considérable et qui commencent en réalité la série des éruptions des dents permanentes.

Ces quatre dents comprennent, ainsi qu'on sait, dans leur évolution totale un temps considérable, puisque la première trace de leur follicule répond au troisième mois de la vie intra-utérine, tandis que leur éruption n'a lieu au plus tôt qu'à cinq ans. C'est donc une période d'évolution d'une durée totale de près de six années. Cette évolution, en outre, présente phy sio logiquement une grande importance, car ces dents sont très volumineuses, les plus volumineuses même de toutes les pièces de la dentition permanente. Elles apparaissent, comme on sait, en arrière de la série des dents temporaires et sur un point des mâchoires absolument dépourvu de tout obstacle. Leur éruption est donc assimilable de tout point à celle des dents de lait elles-mêmes, et comme elle passe le plus souvent inaperçue, il arrive que les parents, et aussi les médecins peu attentifs, prennent cette dent pour une des dents temporaires. C'est là une erreur très préjudiciable à un premier point de vue : cette dent, en effet, en raison même de la lenteur de son évolution, subit dans sa constitution le contre-coup de toutes les perturbations morbides qui peuvent frapper la première enfance. Elle sort ainsi fort souvent avec des vices de structure, des anomalies d'organisation qui la prédisposent aux altérations ultérieures et en particulier à la carie. Sa destruction est des lors très précoce, et il est fréquent de constater qu'aussitôt son éruption commencée, elle présente des caries si rapides et si profondes qu'elles échappent à tout traitement.

Il nous paraît donc très important de signaler cette cause d'erreur très facile à éviter, d'ailleurs, en faisant à l'époque dont il s'agit le compte exact des pièces de l'appareil dentaire ; on reconnaîtra ainsi que la formule dentaire de l'enfant qui était vingt, s'est élevée à vingt-quatre, et que les vingt dents antérieures étant caduques, les quatres nouvelles sont dès lors permanentes.

Voici, par exemple, les deux formules comparées entre elles : Formule dentaire à 5 ans :

$$\text{Inc.} \quad \frac{2-2}{2-2} \quad \text{can.} \quad \frac{1-1}{1-1} \quad \text{mol.} \quad \frac{2-2}{2-2} = 20$$

Formule dentaire à 6 ans :

$$\text{Inc.} \quad \frac{2-2}{2-2} \quad \text{can.} \quad \frac{1-1}{1-1} \quad \text{mol.} \quad \frac{3-3}{3-3} = 24$$

Une autre remarque frappera encore l'observateur : les

dents temporaires, dès lors qu'elles ont toutes achevé leur
sortie, sont, comme il est facile de le voir, tout à fait contiguës,
sans qu'aucun intervalle, aucune lacune se produise pendant
tout le temps qu'elles occupent les bords alvéolaires, et bien que
ceux-ci éprouvent au même titre que toute autre partie du squelette un développement progressif en dimension. Cette circonstance qui avait déjà frappé bien des auteurs est due à ce que
le maxillaire ne se développe point chez l'enfant dans la région
occupée par les dents temporaires, mais dans celle qui est comprise entre la dernière de celles-ci d'une part, et la branche
montante du maxillaire inférieur ou'la tubérosité du maxillaire
supérieur d'autre part.

Un double processus physiologique s'effectue donc à cette
époque de la deuxième phase de la dentition : l'apparition d'une
dent volumineuse et l'accroissement proportionné des mâchoires.

Quoi qu'il en soit et malgré la complexité des phénomènes, les
auteurs ne mentionnent aucun accident local ou lointain dû à
cette éruption, non point que la série des manifestations morbides des premières années soit épuisée, car les mêmes accidents des temps antérieurs se montrent encore, bien qu'avec
moins d'intensité, mais l'attention se déplace alors de ce côté
de la dentition et l'on ne songe pas à incriminer cette nouvelle
phase dont on serait cependant *a priori* tout aussi fondé à
invoquer l'influence.

Il est cependant quelques accidents de dentition appartenant
à cette seconde période, et que nous devons signaler ; mais hâtons-nous de dire qu'ils sont exclusivement locaux et sans retentissement quelconque sur le reste de l'économie.

Ces accidents sont en effet purement muqueux, c'est-à-dire
qu'ils consistent dans certains troubles gingivaux, dont nous
établissons la pathogénie de la manière suivante :

Au moment où cette dent exécute son passage au travers de
la muqueuse, qui à cet endroit est encore représentée par le
bourrelet volumineux du premier âge, quelques lambeaux en
voie de résorption peuvent rester appliqués sur la face triturante de la molaire et éprouver dans les manœuvres de la

mastication des contusions répétées, une sorte de trituration de la part de la dent opposée. Ce mécanisme, qui n'est admissible d'ailleurs qu'à la condition que les deux molaires arrivent ainsi à la rencontre l'une de l'autre, implique deux circonstances : la sortie simultanée des deux dents et la présence entre elles d'un lambeau gingival. C'est alors qu'on assiste à une véritable gingivite locale, tantôt simple, tantôt phlogmoneuse, tantôt enfin ulcéreuse chez certains sujets débilités et cachectiques.

La gingivite simple se manifeste par l'injection avec rougeur des lambeaux dont l'inflammation se propage souvent à la région voisine, et envahit parfois toute l'étendue d'un bord alvéolaire. L'inaction dans laquelle se trouve immédiatement plongé le côté correspondant a pour autre conséquence la production de ces amas de mucosités, de croûtes blanchâtres et de masses de tartre qui entretiennent à leur tour la congestion gingivale.

Le traitement est bien simple et consiste essentiellement dans l'excision pure et simple des lambeaux, l'ablation des corps étrangers, et l'administration de quelques collutoires de chlorate de potasse. Nous n'insisterons pas, n'ayant pas à tracer l'histoire de la gingivite qui a été faite ailleurs..

Si la forme inflammatoire aboutit à une collection purulente, à un abcès, on traite d'abord par les moyens appropriés l'état local, pour arriver ensuite, après cessation de la période aiguë, à la même excision indispensable.

Enfin, la gingivite prend parfois la forme ulcéreuse et bon nombre de stomatites, *ulcéro-membraneuses* des jeunes enfants n'ont pas d'autre origine. L'état préalable des sujets est certainement la cause particulière de ce nouveau processus. Mais il est très important de ne pas perdre de vue le point local, sous peine d'échouer dans les tentatives thérapeutiques, qui s'adresseraient uniquement aux complications ulcéreuses.

Ici les moyens seront d'abord dirigés vers les ulcérations elles-mêmes qui devront être attaquées par l'emploi des caustiques, soit le nitrate d'argent, soit l'acide chromique pur, mais nous proscrivons complètement, comme néfastes aux dents si friables des jeunes sujets, les applications acides, et plus

spécialement celle d'acide chlorhydrique, si fréquemment conseillées. Puis, aussitôt que les ulcérations seront en voie de réparation, on aura recours à la même pratique conseillée plus
haut : l'excision des lambeaux.

Telle est, en quelques mots, la physionomie ordinaire des
accidents de l'éruption des quatre premières molaires permanentes. Nous n'en avons, dans une pratique déjà longue, jamais observé d'autres.

Il est pourtant quelques phénomènes dont on serait en droit
d'attendre la production dans de telles circonstances : c'est
d'abord la compression possible, au moment de la sortie de cette
molaire, de la série des dents temporaires. Nous ne l'avons pas
observée, et la raison nous paraît fort simple : l'évolution lente
des nouvelles dents entraînant l'allongement équivalent du
maxillaire, elles trouvent tout naturellement leur place suffisante
qu'elles ont en quelque sorte préparée elles-mêmes, car on sait
qu'en vertu de la loi d'*appropriation physiologique*, l'évolution
folliculaire chez l'enfant, aussi bien que chez l'embryon, commande le développement proportionnel des mâchoires.

Si donc aucune compression ne s'exerce sur les dents temporaires, il en sera de même du côté postérieur, c'est-à-dire dans
la direction de la branche montante ou de la tubérosité maxillaire. Ici d'ailleurs l'emplacement reste encore libre, bien que
relativement toutefois, car déjà, à la cinquième année, le follicule de la deuxième molaire a commencé son évolution ; mais la
première molaire présente en quelque sorte une force éruptive
trop grande pour être troublée en aucune façon par la présence
d'un nouveau follicule si peu développé encore. L'influence per-
turbatrice pourrait porter bien plus facilement sur ce dernier,
s'il n'était doué à son tour du même rôle que son prédécesseur, c'est-à-dire de provoquer l'accroissement du maxillaire
dans une étendue correspondant à son volume même.

Quant aux accidents sympathiques ou réflexes, les auteurs,
nous le répétons, n'en mentionnent pas d'exemple et nous n'en
avons nous-même jamais été témoin.

§ 3. *Accidents de la troisième période de la dentition* (chute de 20 dents temporaires et leur remplacement par un nombre égal de permanentes).

L'acte physiologique qui amène au dehors l'apparition de 20 nouvelles dents se substituant à la dentition caduque est à la fois très important et très complexe. Il occupe, en effet, dans le temps une période qui s'étend, comme on sait, de la septième à la douzième année. Nous n'avons pas à l'étudier ici au point de vue normal. Cette histoire, qui a été faite ailleurs, nous entraînerait trop loin. Envisageons seulement la succession des faits, au point de vue des accidents dont ils peuvent être l'origine.

Ici encore les accidents seront purement et exclusivement locaux; mais hâtons-nous d'ajouter qu'ils sont à la fois très variés et très importants à connaître.

Et, d'abord, si le nombre des dents nouvelles qui se substituent aux dents antérieures est identique, il n'en est pas de même de leur volume, qui est bien plus considérable; car les dimensions comparées d'une incisive, par exemple, sont, d'une dentition à l'autre, dans le rapport approximatif de 1 à 3. Il ressort immédiatement de là que le remplacement d'une incisive caduque par la suivante implique, si elle se fait normalement, un accroissement correspondant de l'arcade alvéolaire; et c'est, en effet, à ce moment que les régions antérieure et latérale des mâchoires, jusqu'alors fixes et invariables, éprouvent à leur tour un allongement nécessaire. Il n'y a point toutefois corrélation constante entre les deux phénomènes, et c'est ici que se place la pathogénie des diverses déviations de direction et de disposition des dents permanentes. Si le maxillaire se développe d'une manière insuffisante, les dents nouvelles éprouvent certaines anomalies de situation. C'est le cas le plus fréquent. Si le développement osseux est, au contraire, plus marqué, les dents nouvelles restent espacées notablement, ce qui est un inconvénient encore, mais bien moins sérieux que le précédent. Ces diverses considérations, relatives aux rapports réciproques entre l'évolution des dents et le développement des maxil-

laires, ont, à une certaine époque, préoccupé singulièrement
les auteurs, et il s'est même produit, au commencement de
ce siècle, une assez vive polémique à ce sujet. Ainsi, d'une
part, Miel, Fox et Duval (1), s'efforçaient, à l'exemple de
Hunter, de démontrer que la seule région du maxillaire qui
s'agrandit au moment de l'éruption des secondes dents est la
portion postérieure située au delà des dents temporaires,
de telle sorte que l'espace occupé par les dernières était toujours suffisant à loger celles qui les remplacent. Ces auteurs, et
surtout Miel, se livrent alors à des calculs mathématiques destinés à démontrer que la longueur du segment alvéolaire occupé par les dents de lait reste identique après l'achèvement de
leur remplacement. La disproportion de volume entre les premières et les secondes ne serait qu'apparente; car, si les
incisives et les canines permanentes sont plus fortes que les
antérieures, les dents prémolaires sont infiniment plus petites
que les molaires de l'enfant.

Serres (2), de son côté, avait émis, quelques années auparavant, une doctrine tout opposée à celle de Hunter et de ses
successeurs, dont il déclare l'opinion absolument contraire aux
lois de la physiologie et aux faits de l'observation. Ses recherches, très exactes et très minutieuses, sont basées sur l'examen
d'un grand nombre de pièces recueillies aux différentes périodes
de l'évolution. Il fixe ainsi plusieurs points de repère : la
position invariable du trou mentonnier, l'ouverture du canal
dentaire, l'apparition tardive de la tubérosité du maxillaire
supérieur, l'ouverture de l'angle de la mâchoire inférieure et
ses variations suivant les âges, le développement du sinus
maxillaire. Il arrive à démontrer que l'accroissement de
la mâchoire est dans l'état physiologique tout à fait corollaire
de l'évolution dentaire. Les recherches modernes n'ont fait que
confirmer pleinement ces premières observations (3), et c'est

---

(1) Voy Miel. Recherches sur la seconde dentition. Paris, 1826. — Fox.
Maladies des dents, trad. franç., 1821. — Duval. De l'arrangement des
secondes dents. Paris, 1826.

(2) *Loc. cit.* Paris, 1817, p. 33.

(3) Voyez Robin et Magitot. Genèse et évolution des follicules dentaires.
Journal de physiologie de Brown-Séquard, janvier 1860, p. 4.

ainsi que, pour résumer ces remarques, nous pouvons considérer au développement des mâchoires cinq périodes successives tout à fait connexes des phases correspondantes de l'éruption de l'appareil dentaire :

1° Dans une première phase, la phase embryonnaire, le maxillaire, dont la première apparition a lieu après celle des follicules dentaires, est rigoureusement subordonné, dans sa genèse et ses dispositions, à la première série folliculaire.

2° Dans la seconde phase, phase infantile, la dimension de l'arcade alvéolaire, fixe au niveau des dents temporaires, s'accroît en arrière, en vertu du développement folliculaire des premières molaires permanentes.

3° Dans sa troisième phase, le maxillaire éprouve un développement correspondant au volume total des vingt dents permanentes qui succèdent à la chute des vingt dents de lait, et aussitôt que le remplacement est réalisé, il reprend sa fixité première.

4° Dans ses quatrième et cinquième phases, il s'accroît enfin de nouveau dans ses parties postérieures, pour subvenir à l'emplacement des deuxième et troisième molaires.

Cette appropriation des mâchoires aux dispositions diverses du système dentaire est donc constante ; c'est la loi physiologique.

On prévoit déjà quels pourraient être, d'une manière générale, les accidents de cette troisième période de l'éruption dentaire; ils consisteraient suivant les auteurs :

1° En perturbations diverses résultant de troubles accidentels dans les rapports réciproques des mâchoires et des pièces de l'appareil dentaire : déviations dans le siège et la direction. Ces perturbations comprennent une grande classe de lésions qui appartiennent à la tératologie et ont été étudiées ailleurs.

2° En accidents purement locaux et résultant de la sortie même des dents permanentes aux lieu et place des temporaires préexistantes.

3° En accidents lointains, sympathiques, ou réflexes.

Nous n'avons à parler ici que des deux dernières catégories.

Les accidents locaux consistent essentiellement dans des

troubles inflammatoires, c'est-à-dire dans la production d'une gingivite, variable d'ailleurs d'intensité et de caractère.

Dans la plupart des cas, il faut le dire, ce double phénomène de la chute des dents de lait et de leur remplacement s'accomplit sans aucun désordre ni de la bouche ni de la santé générale. Mais il arrive parfois chez des enfants débilités ou cachectiques qu'il devient l'occasion d'état congestif de la muqueuse, pour peu qu'il se produise une déviation même légère dans les axes des deux dents ; l'apparition de la seconde s'ajoutant à la résistance de la première, on voit se produire une gingivite locale le plus souvent sans gravité et qui cesse aussitôt que la chute de la dent temporaire s'est accomplie. Dans l'éruption normale, les dents apparaissant par paires symétriques, cet accident, s'il se produit, reste insignifiant et passe même inaperçu ; mais, si plusieurs groupes de dents évoluent simultanément, il y a véritable gêne dans les fonctions de la bouche, inaction assez marquée dans la région correspondante et, immédiatement, amas de mucosités et de tartre dont la présence devient cause nouvelle de gingivite. C'est dans ces circonstances que l'affection prend parfois la forme ulcéreuse dont nous avons déjà parlé dans le paragraphe précédent et se confond avec cet état que les médecins ont décrit sous le nom de *stomatite ulcéreuse des enfants*. Nous trouvons ainsi une cause nouvelle à cette forme dont l'étiologie restait, de l'aveu même des auteurs, assez obscure. Elle se complique alors, chez les individus d'ailleurs prédisposés, de phénomènes de voisinage, fluxion, adénite, quelquefois assez intenses et assez durables pour faire cesser ces quelques manifestations scrofuleuses.

Nous n'avons point à décrire ici le traitement de la gingivite, mais il nous faut mentionner une pratique spéciale destinée dans les cas de ce genre à combattre rapidement les accidents. Cette pratique consiste dans l'ablation pure et simple de la dent temporaire afin de laisser l'emplacement libre à la permanente. Cette petite opération qui s'adresse à une dent ordinairement déjà ébranlée est formellement indiquée, fort simple et, outre qu'elle a pour avantage de délivrer la dent permanente de l'obstacle qu'elle rencontre, elle a encore pour effet de causer une légère hémorrhagie favorable à la décongestion de la muqueuse et des parties voisines.

Quant aux accidents lointains qu'on pourrait rattacher à cette période de l'éruption, nous ferons l'aveu que nous n'en avons jamais observés qui reconnaissent incontestablement ce mécanisme, si ce n'est toutefois quelques accès fébriles ou quelques troubles généraux ayant pour point de départ l'intensité même de l'état local.

§ 3. *Accidents de la quatrième période de la dentition* (éruption des quatre secondes molaires permanentes, de onze à douze ans).

Les accidents possibles de cette nouvelle phase sont de tous points identiques à ceux de la seconde période relative à l'éruption des quatre premières molaires qui apparaissent dans le cours de la cinquième année. Il sont encore moins fréquents et surtout moins intenses, ce qui résulte d'abord du volume plus faible de cette dent, surtout dans nos races blanches où la série des molaires présente, comme on sait, un volume décroissant de la première à la troisième.

Nous n'avons donc à signaler ici que des troubles locaux : gingivite, soit simple pendant le soulèvement de la muqueuse, soit phlegmoneuse, s'il y a rencontre et traumatisme de la part de la dent opposée, soit ulcéreuse chez certains sujets déterminés.

(*A suivre.*)

CONTRIBUTION A L'HISTOIRE DES PARALYSIES D'ORIGINE INTESTINALE.

Par le Dr E. BARIÉ,

Chef de clinique de la Faculté.

Depuis quelques années, l'attention des cliniciens a été appelée sur le rapport étroit que présentent les excitations nerveuses périphériques avec certains troubles, moteurs, sensi-

tifs et trophiques, ressortissant de l'axe spinal. Les observations se sont multipliées, les faits ont été étudiés de plus près,
et il semble bien établi aujourd'hui qu'une irritation, même
peu profonde, portant sur les extrémités nerveuses, peut retentir sur la moelle épinière, y développer des lésions profondes, ou simplement des perturbations fonctionnelles capables de produire des phénomènes paralytiques. La voie suivie
par le processus a été surtout bien indiquée par les travaux de
Vulpian et de Dickinson. Partie de la périphérie, l'excitation
est transmise aux nerfs centripètes, gagne la moelle par l'intermédiaire des faisceaux postérieurs, et va se fixer sur la substance grise. Mais si ce mécanisme est accepté sans conteste
par la majorité des physiologistes, il s'en faut que l'accord soit
établi relativement à la nature des altérations trouvées dans le
cordon nerveux et dans la moelle; ainsi, tandis que Rœssingh (1), Vulpian (2), Rosenbach (3) n'ont jamais constaté de
lésion dans le bout supérieur du nerf irrité, pas plus que dans
la moelle, Tiesler (4) et quelques années plus tard Feinberg (5),
trouvaient un ramollissement considérable de la moelle, avec
foyer purulent dans le canal rachidien, à la suite d'une inflammation expérimentale du sciatique, suivie de paralysie
des membres inférieurs.

Pendant ce temps, d'autres expérimentateurs trouvaient des
lésions manifestes comprises depuis le nerf irrité jusqu'à la
moelle elle-même. Ce dernier processus se ferait en vertu
d'une véritable névrite ascendante, s'étendant peu à peu jusqu'à la substance grise médullaire par l'intermédiaire des faisceaux postérieurs, c'est-à-dire en suivant le trajet physiologique des excitations centripètes. Cette théorie a cours
principalement en Allemagne, où Leyden et Fridreich se sont
efforcés de l'établir. En France, on est beaucoup plus réservé,

---

(1) Rœssingh. Revue des sciences médicales, 1874, p. 115.

(2) Vulpian. Leçons sur l'app. vaso-moteur, 1875, t. II, p. 86; et préface
in Weir Mitchell, 1874, p. 11.

(3) Rosenbach. Archiv für expériment. pathol., 1877, p. 223.

(4) Tiesler. Dissert. inaug. Kœnigsberg, 1869.

5) Feinberg. Berliner klinische Wochenschrifft, 1871.

et si M. Hayem (1) est parvenu à développer, par l'irritation artificielle des nerfs, des lésions de névrite parenchymateuse ascendante (cylindraxes gonflés, moniliformes, en dégénérescence granuleuse, avec prolifération des cellules des segments inter-annulaires), la majorité des physiologistes pense, avec M. Vulpian (2), que les altérations de la moelle consécutives à des lésions des nerfs périphériques, se produisent plutôt par une action à distance, que par une véritable inflammation remontant le long du cordon nerveux. Quels que soient, d'ailleurs, les résultats nécroscopiques ou expérimentaux, le processus indiqué rend parfaitement compte de ces cas nombreux de parésie motrice, d'atrophie, de troubles de la sensibilité générale localisés à un ou plusieurs membres, à la suite d'irritation périphérique qui succède aux amputations, aux affections articulaires ou au traumatisme, tels qu'on en rencontre dans le livre de Weir Mitchell, ou analogues à celui que nous avons publié il y a quelques années (3).

L'irritation périphérique peut avoir son point de départ non plus sur les nerfs des membres thoraciques ou pelviens, mais sur les filets nerveux des viscères splanchniques ; dans ce dernier cas, il est probable que le retentissement sur la moelle s'opère par le même mode, bien que les résultats nécroscopiques ou expérimentaux fassent presque complètement défaut. Néanmoins, on a signalé des paralysies consécutives à des perturbations graves ou à des altérations matérielles des organes génitaux (Lallemand, Ollivier d'Angers), à des troubles ou des lésions profondes des voies urinaires (Stanley, Rayer, Leroy d'Etioles, Charcot).

On a noté encore des paralysies d'origine pleurétique à la suite de lavages irritants dans la plèvre, pour le traitement de la pleurésie purulente (Landry, Lépine, Duroziez, M. Raynaud) ; de même, Leudet, Macario, Pidoux, Lépine, etc., ont vu des paralysies survenir pendant le cours ou après la pneu-

---

(1) Hayem. Société de biologie, 1875.

(2) Vulpian. Maladie du système nerveux, 1877, p. 5.

(3) Desnos et Barié. Note sur un cas d'atrophie du membre inférieur roit, consécutive au traumatisme. Progrès médical, 1875, p. 557.

monie aiguë ; enfin, certaines paralysies ressortissent de troubles divers ayant leur origine dans les voies digestives ; c'est à
ce dernier groupe qu'il faut rattacher les trois faits qui vont
suivre.

Obs. I (pers.). — Marie B..., âgée de 16 ans, lingère, entre le
8 janvier 1880, à la Clinique médicale de l'hôpital Necker, service de
M. le professeur Potain, salle Sainte-Adélaïde, n° 1. Cette jeune fille
est placée dans un orphelinat depuis huit mois (sa mère est morte
d'une affection cancéreuse, après plusieurs années de maladie, et son
père a été enlevé subitement par une attaque d'apoplexie); à partir
de cette époque, les règles se sont arrêtées complètement, et n'ont
reparu que depuis deux mois ; encore la dernière époque a-t-elle duré
quelques heures à peine. Depuis son admission dans le pensionnat,
la santé de cette jeune fille s'est un peu altérée, ce qu'on peut expliquer d'ailleurs par le changement d'habitude, le profond chagrin
causé par la mort de ses parents et aussi le régime alimentaire
insuffisant auquel elle est soumise. Jusqu'au mois de mai 1879,
Marie B... n'avait eu d'autre maladie qu'une fièvre typhoïde, survenue à l'âge de 14 ans et qui n'avait laissé après elle aucun reliquat
fâcheux. J'ajouterai qu'elle n'est nullement névropathe, et que, pas
plus dans l'état actuel que dans ses antécédents, on ne trouve trace
d'accidents pouvant être rapportés à l'hystérie.

Depuis un mois, la malade a été prise d'une diarrhée fréquente et
très abondante : le nombre des selles s'élevait de huit à douze environ pendant les vingt-quatre heures ; les matières, très liquides,
étaient de coloration jaunâtre, et n'ont jamais renfermé de sang, de
raclures de boyaux, ou toute autre substance de nature dysentérique.
En même temps que la diarrhée, survinrent des vomissements fréquents de liquide aqueux, teinté de bile. Leur durée fut d'une dizaine
de jours environ ; quant à la diarrhée, elle a persisté pendant près
d'un mois, et elle dure encore au moment de l'entrée de la malade à
la clinique de Necker ; mais des accidents d'un nouveau genre ne tar-
dèrent pas à se manifester.

Depuis dix jours, la malade s'aperçut qu'elle ne *pouvait plus maintenir sa tête*; lorsqu'elle s'asseyait ou se penchait en avant, la tête
restait fléchie sur le tronc, et retombait en arrière comme une masse
lorsque la malade s'étendait dans le décubitus dorsal. En même
temps, la motilité s'affaiblissait de plus en plus dans les membres
abdominaux.

A l'entrée, nous constatons que la malade est dans un état de faiblesse extrême ; l'ensemble rappelle celui des cholériques à la période de réaction ; le faciès présente une coloration rouge foncé très accusée ; les yeux très profondément excavés sont bordés d'un cercle noirâtre ; cyanose légère et refroidissement des extrémités, pouls petit, misérable, battant 92 fois à la minute, voix cassée, presque éteinte ; le sang est très concentré comme dans le choléra ; la numération indique 5,624,008 hématies, 15,480 leucocytes.

Rien à noter du côté du cœur et des poumons, pas de souffle dans les vaisseaux du cou ; température axillaire, 36,8. *Paralysie complète des muscles de la nuque*, la tête s'étendant ou restant fléchie sur le tronc, suivant les mouvements de la malade ; *paralysie des quatre membres*, surtout marquée aux membres inférieurs qu'on pourrait considérer comme frappés d'une véritable *paraplégie*, car les mouvements sont presque entièrement abolis ; la malade ne saurait faire un pas, ni même rester debout, et c'est à peine s'il lui est possible d'écarter légèrement les jambes en les glissant sur le plan du lit. Pour les membres supérieurs, la motilité est moins profondément touchée, quelques légers mouvements d'élévation totale du membre sont encore possibles, mais la force musculaire est nulle, elle accuse au dynamomètre : 4 kilogrammes à la main droite, 2 kilogrammes pour la main gauche.

Les muscles paralysés répondent médiocrement à l'*excitation électrique*, et la faradisation, même avec un courant faible, provoque des phénomènes douloureux.

La *sensibilité* n'est pas moins profondément altérée ; ses troubles portent exclusivement sur les membres supérieurs : anesthésie légère, mais surtout analgésie, s'étendant, pour le membre droit depuis l'extrémité des doigts jusqu'au tiers inférieur de l'avant-bras; pour le membre gauche, depuis l'extrémité des doigts jusqu'au quart inférieur du bras. Dans les régions frappées d'analgésie, la malade apprécie fort bien de très petites différences de température entre deux objets semblables servant d'exploration ; il n'y a donc pas de thermo-anesthésie ; mais, par contre, des températures extrêmes (glace, eau bouillante) ne produisent aucun phénomène douloureux; il y a donc thermo-analgésie.

Ajoutons, pour compléter ce tableau clinique, que la malade a présenté, pendant quelques jours, une incontinence d'urine, ce qui semble indiquer un état parétique transitoire de la vessie, paralysie disparue entièrement à l'heure actuelle.

Le lendemain, l'état de la malade s'est encore aggravé ; les membres inférieurs sont absolument inertes ; de plus, les pieds sont dans l'extension forcée sur la jambe, la pointe légèrement déviée en dehors, attitude qui rappelle celle du pied bot varus équin ; ce n'est pas là une contracture, car le tendon d'Achille ne présente aucune rigidité. Enfin la malade ne peut plus s'asseoir que très difficilement, les muscles qui forment la ceinture abdominale antérieure étant dans un état parétique très manifeste.

On prescrivit des lavements amidonnés et laudanisés, soir et matin, et des bols de thériaque et de diascordium Sous l'influence de ce traitement qui fut remplacé quelques jours plus tard par le sulfate de quinine, qui donne parfois de si bons résultats dans les catarrhes chroniques de l'intestin, la diarrhée diminua rapidement et, le 20 janvier, avait complètement disparu.

L'amélioration des troubles paralytiques ne se fit pas attendre : d'abord les deux membres inférieurs reprirent peu à peu leur motilité, la nuque cessa d'être paralysée, puis les muscles abdominaux et, enfin, les membres supérieurs.

Le 26 janvier, la malade se lève, marche dans la salle sans difficulté et sans aides, la température centrale, qui avait varié entre 36,8 et 36,4, est revenue à 37 ; les selles ont repris leur cours normal, et Marie B... songeait à quitter l'hôpital mais, ayant, malgré toutes les recommandations, fait *quelques écarts de régime*, elle fut, le 1er février, reprise de diarrhée.

Les accidents paralytiques du début se montrent de nouveau et s'accompagnent, pendant quelques jours, de contractures portant surtout sur les membres supérieurs, rappelant de tous points la *contracture essentielle des extremités*. Un traitement approprié, un régime sévère ont eu raison de la diarrhée en quelques jours, et troubles parétiques et contractures ont disparu définitivement.

OBS. II (Inéd.). — Le nommé Charles J..., âgé de 33 ans, garçon très robuste, et sans aucune autre maladie antérieure qu'une fièvre typhoïde en 1870, entre à la clinique médicale de Necker le 5 février 1879. Depuis trois semaines, cet homme travaille sur la Seine, en qualité de maçon, à la restauration du pont des Invalides, et comme l'hiver est très rude, il a eu beaucoup à souffrir du froid. Depuis six jours, Charles J... a été pris d'une diarrhée intense, les selles sont de 15 à 20 par jour, et formées exclusivement de matières jaunâtres glaireuses ; elles s'accompagnent de coliques assez vives, et au début ont été suivies de vomissements. L'avant-veille de son entrée à l'hô-

pital, le malade fut pris de crampes dans les mollets, de fourmillements avec sensation de retroidissement dans les membres inférieurs ; de plus, il lui était presque impossible de se tenir debout,
les jambes fléchissant sous lui dès qu'il essayait de marcher. La
paralysie des membres inférieurs devint bientôt presque complète, et
c'est sur un brancard que le malade est amené dans la salle Saint-
Luc, n° 15.

A l'entrée, nous constatons une parésie très marquée des membres
pelviens, le malade soulève avec peine les jambes au-dessus du lit;
il accuse des fourmillements à l'extrémité des orteils, et s'il essaie
de fléchir et d'étendre ceux-ci alternativement, immédiatement ils
entrent en contracture dans le sens de la flexion. Cette véritable
tétanie a pu persister pendant plus de trois heures. Pas de paralysie
des réservoirs, ni de troubles des sens. La sensibilité générale semble peu touchée, nous ne trouvons qu'un retard sensible d'ailleurs des sensations de contact et de douleur, occupant les membres
paralysés. L'état général du malade est assez sérieux : refroidissement périphérique, légère cyanose périmalléolaire ; facies abdominal : yeux excavés et cerclés de noir, face légèrement grippée,
voix cassée. Température, 37°; pouls, 60. La diarrhée est très fréquente : 15 à 20 selles par jour, les matières rendues sont séreuses,
d'une coloration jaunâtre, pas traces de sang. Le malade est dans un
état d'assoupissement complet, la langue est blanchâtre, l'appétit
nul, pas de vomissements. Traitement : julep avec diascordium et
sous-nitrate de bismuth. Lavements laudanisés.

Le catarrhe intestinal persiste pendant quatre à cinq jours sans
que l'état général se soit sensiblement modifié, mais bientôt la diarrhée diminue, les selles redeviennent normales et simultanément les
troubles parétiques s'amendent rapidement. Au bout de vingt jours
de traitement, Charles J... quitte l'hôpital absolument guéri.

Obs. III (Inéd.). — Anna D..., 25 ans, domestique, entre à l'hôpita
Nocker, salle Sainte-Adélaïde, n° 28, le 11 mars 1879. Cette femme
qui n'a jamais été atteinte de maladie grave, et ne présente
aucun antécédent névropathique, a été prise de diarrhée depuis deux
semaines environ; mais celle-ci a pris un caractère grave depuis six
jours : toutes les demi-heures environ la malade va à la garde-robe,
les selles sont glaireuses, teintées de bile, sans trace de sang ou de
fausses membranes. Les coliques intestinales sont vives et persistent
même parfois en dehors des envies d'aller à la selle; pas de vomissements. L'état général est mauvais : depuis deux jours, il existe une

véritable paraplégie motrice, avec crampes douloureuses et contracture des orteils en flexion. Cette dernière présente des rémissions
pendant une heure ou deux, puis, sous l'influence du moindre mouvement ou d'une cause la plus légère, réapparaît de nouveau. Les
membres inférieurs sont refroidis et les groupes musculaires répondent faiblement à la faradisation; le facies est grippé; la malade se
plaint de vertiges, de bourdonnements d'oreille, de sensations douloureuses dans les extrémités, le pouls est à 84, la température à 37°,
légère anesthésie des membres pelviens. La tétanie persiste ainsi
pendant quatre jours environ, mais bientôt la paralysie motrice, qui
d'ailleurs n'a jamais été complète, disparaît peu à peu, au fur et à
mesure que la diarrhée cède au traitement qui ne diffère pas sensiblement de celui employé chez le malade précédent. Au bout de
quinze jours, la malade se promenait dans la salle, complètement
rétablie et, quelques jours après, quittait l'hôpital.

Ces trois observations présentent les faits communs suivants :

Catarrhe intestinal, parésie motrice plus ou moins complète
des membres inférieurs, contracture passagère des orteils, et
troubles variables de la sensibilité ; dans l'observation première, la paralysie plus étendue s'étend jusqu'aux membres
supérieurs et à la nuque, gagne bientôt la ceinture abdominale, et pendant un moment occupe la vessie.

Si on considère maintenant la succession chronologique de
ces divers troubles morbides, il est impossible de ne pas être
frappé de l'apparition de la paralysie des membres, alors qu'une
diarrhée profuse existait déjà depuis plusieurs jours, et comme,
d'un autre côté, nous ne trouvons chez ces trois malades aucun
signe des myélites, du nervosisme, de l'hystérie ou de l'état
rhumatismal, causes habituelles de la paralysie des membres
inférieurs, il est rationnel de penser qu'il existe, entre ces deux
phénomènes cliniques : diarrhée et paralysie motrice, une relation de cause à effet. — La marche ultérieure de la maladie,
et l'influence de la thérapeutique le démontrent nettement,
car il a suffi de faire cesser la diarrhée pour voir disparaître
rapidement la paraplégie et les différents troubles accessoires.

Parmi les paralysies d'origine intestinale, connues déjà

d'Avicenne, de Forestus, et signalées par J. Franck sous le
nom de paralysies *ex colicis et dysenteriis*, les unes, de beaucoup les plus connues, sont liées à une altération profonde de
l'intestin, avec intoxication générale de l'économie; telles sont
les paralysies observées à la suite de la fièvre typhoïde (Trousseau, Graves, Gubler, etc.), de la dysentérie (Zimmermann,
Abernethy, Graves, Macario, Delioux, de Savignac,etc.), du
choléra (Landry, Gubler). Ces faits sont aujourd'hui trop
connus pour que nous nous y arrêtions davantage. Mais à
côté de ces paralysies, il en est d'autres qui ne reconnaissent
pour origine que de simples troubles fonctionnels de la
muqueuse intestinale, ou l'irritation produite par la présence
de corps étrangers, des helminthes, par exemple. Il est difficile
de donner une description type de ces paralysies, chacune
d'elle variant d'allure pour chaque cas clinique.

Caractères généraux des paralysies d'origine intestinale.— La
forme la plus fréquemment observée est la paraplégie; dans
quelques cas, cependant, la paralysie était unilatérale (Trousseau, Pidoux, Zabriskie, Pihan Dufeillay, Hervier, etc.), et,
dans un fait de Fuller, l'hémiplégie était croisée; dans deux
observations d'Abernethy, la paralysie était dissociée et affec-
tait la forme monoplégique; ces deux faits, dont le premier
serait discutable, n'ont pas été ultérieurement appuyés par la
publication de cas semblables, il faut donc les réserver. Rarement, la motilité est entièrement abolie; aussi l'affection mérite
plutôt le nom de parésie que de paralysie véritable; dans quelques cas, cependant, la paralysie peut s'étendre au delà des membres, gagner le tronc, les muscles de l'œil, la nuque, la paroi abdominale, comme dans notre première observation, par exemple.
La langue a pu être intéressée (Gibson, Golfin, de Montpellier),
de même la face (Obs., in *Dublin Med. Press.*); enfin, les
réservoirs peuvent aussi, quoique plus rarement, participer à
l'état parétique. Les troubles de la motilité sont souvent accompagnés de phénomènes accessoires : perturbations de la
sensibilité générale ou des sens spéciaux, contracture des extrémités, douleurs contusives dans les masses musculaires,

refroidissement périphérique, etc., sans que ces accidents paraissent modifier sensiblement le pronostic. Celui-ci est en général peu grave, et la durée de la paralysie n'est que temporaire; cependant, quelques cas se sont terminés par la mort, tantôt par épuisement progressif, tantôt par maladie intercurrente. Si l'on excepte les paralysies consécutives à la présence d'helminthes dans l'intestin, propres surtout à l'enfance, on voit que l'*âge*, le *sexe*, n'ont aucune influence particulière sur la fréquence des paralysies. Le *début* est presque toujours lent et précédé de symptômes vagues, décrits par Bouchut sous le nom de nervosisme gastrique, par Leyden (1), *d'irritation spinale abdominale* ou hémorrhoïdale.

Les malades accusent de la lourdeur de tête, des étourdissements, de la pesanteur abdominale, avec sentiment d'oppression fort marquée. Souvent ils se plaignent de douleurs contusives dans le dos, entre les épaules, ou vers les quatrième, cinquième, sixième vertèbres dorsales, douleur réveillée par la pression digitale au niveau des apophyses épineuses. Les phénomènes douloureux s'irradient vers les muscles de la cuisse, les genoux, et jusque dans les mollets, qui peuvent être, surtout dans le cas de diarrhée, le siège de crampes fort pénibles. Bientôt les malades accusent de l'engourdissement, de la paresse musculaire des extrémités, la marche est incertaine et défaillante, et peu à peu s'établit la paralysie motrice. « La diarrhée casse les jambes », dit un vieil adage. La contractilité électro-musculaire est souvent conservée, quelquefois simplement affaiblie ou retardée. Les perturbations de la sensibilité peuvent manquer; quand elles existent, j'ai déjà dit comment elles se manifestaient. La maladie est apyrétique; souvent même les malades accusent des sensations de refroidissement périphérique, appréciable parfois à la main de l'observateur; le tégument est légèrement cyanosé, principalement aux mains, aux pieds, et à la face, surtout au niveau des pommettes. Dans les cas plus sérieux, quand les malades sont atteints d'une diarrhée profuse, comme dans la première de nos observations, la voix est cassée, le

(1) Leyden. Klinik der Ruckenmarks Krankheiten, 1874-75, t. II, p. 17.

malade est presque aphone, le facies devient plombé et rappelle celui des cholériques, le nez est effilé, les yeux enfoncés
sous l'orbite et cerclés de noir, etc.

Les paralysies d'origine intestinale sont rares; comme pour
toutes les affections, il faut, pour leur développement, une
prédisposition morbide toute spéciale de la part du sujet.

A. *Paralysies consécutives à la présence d'helminthes dans
l'intestin.* — Tous les pathologistes modernes s'accordent à reconnaître qu'il est impossible d'assigner une symptomatologie
spéciale à la présence de vers dans l'intestin; ne voit-on pas
en effet, journellement, des accumulations considérables d'helminthes ne donner lieu à aucun phénomène morbide appréciable, alors que, chez d'autres individus, l'existence de quelques ascarides lombricoïdes dans l'intestin grêle engendre des
accidents fort graves dans certains cas : troubles sensoriels,
strabisme, convulsions épileptiformes ou choréiformes (Jaccoud), désordres psychiques, paralysies motrices, etc? Ces dernières, signalées depuis longtemps, ne sont pas cependant
extrêmement fréquentes; je rappellerai les plus connues.

Mönnich (1) parle d'un enfant de 3 ans qui fut pris subitement de paraplégie, et quelques jours après de strabisme gauche.
L'expulsion de plus de vingt lombrics fut suivie d'une guérison
presque instantanée. Gibson (2) rapporte l'histoire d'une petite fille de 6 ans, atteinte rapidement de paraplégie; la paralysie des membres inférieurs disparut complètement à la suite
de l'expulsion de vers intestinaux (tricocephalus dispar). On
trouve relatée, dans la *Presse médicale de Dublin*, mai 1862,
qui l'emprunte à un journal américain, l'histoire d'un homme
de 39 ans atteint de paralysie faciale droite, avec troubles de
la vision, amblyopie, etc.; un médecin prescrivit l'administration de 2 onces [de semences de citrouille mondées, et le
malade rendit par les selles un tænia solium de plus de 19 pieds

(1) Mönnich. Wunderbare und werkannte Zufälle durch Wurmer (Hufeland's journal, XLV, 1817).

(2) Gibson. Paralysis from intestinal irritation. Lancet, août 1862.

de long. Quelques jours plus tard, les phénomènes de paralysie avaient cessé. L'auteur fait remarquer que cet homme était
un ancien syphilitique, mais que la diathèse ne saurait être
invoquée pour expliquer la paralysie, par la raison que tout
traitement spécifique avait échoué, et que l'hémiplégie faciale
avait disparu dès l'expulsion du tænia. Fuller (*Lancet*, 1866) a
publié l'observation, plus curieuse encore, d'un jeune enfant
de 3 ans atteint d'hémiplégie alterne (bras droit, jambe gauche),
sans cause appréciable, et contre laquelle toute médication avait
échoué; sous l'influence du traitement spécial, l'enfant évacua
un paquet de 53 lombrics, et l'hémiplégie disparut; de même,
le fait d'une jeune femme de 23 ans (Windrich), atteinte de
paralysie motrice incomplète des membres, et guérie après
l'expulsion d'un tænia. On trouve enfin, dans les *Ephém. des
curieux de la nature*, un cas de paralysie motrice datant de
trois mois, cédant immédiatement après l'évacuation d'un tænia
solium.

Chez d'autres malades, les troubles de la motilité prennent
une autre allure; il n'y a plus de paralysie, les mouvements
volontaires sont conservés, mais s'effectuent avec une incoordination telle que les malades ressemblent à de véritable ataxiques; c'est ainsi que M. Topinard (1), qui a bien étudié ces
phénomènes sous le nom d'ataxies réflexes, en a observé
quelques cas chez l'enfant.

(*La suite au prochain numéro.*)

---

(1) Topinard. De l'ataxie locomotrice, 1864, p. 53.

DE LA CONTUSION DU TESTICULE ET DE SES CONSÉQUENCES

par
CHARLES MONOD,
Professeur agrégé à la Faculté de médecine de Paris,
Chirurgien des hôpitaux,
et
O. TERRILLON,
Professeur agrégé à la Faculté de médecine de Paris,
Chirurgien des hôpitaux.
(*Suite.*)

III.

Le testicule atrophié à la suite d'une inflammation traumatique se présente habituellement sous la forme d'une petite masse, de consistance très dure, offrant à la coupe toutes les apparences d'un tissu fibreux dense.

Ses dimensions sont ordinairement très réduites. Dans la plupart des observations on le compare à un haricot ou à une noisette.

L'épididyme est tantôt intact, au moins dans son aspect extérieur, tantôt il est, comme le testicule, atrophié et fibreux. Dans certains cas il est au contraire dur, bosselé, et paraît hypertrophié.

La tunique vaginale a été trouvée le plus souvent oblitérée par des adhérences; ce qui indiquait que l'inflammation de la séreuse avait accompagné celle de la glande.

Nous avons pu dans nos expériences constater ces lésions de la vaginale. Kocher les a également rencontrées dans les siennes (1).

Les lésions intimes que présente en pareil cas le parenchyme testiculaire ont été bien étudiées par Reclus (2) dans son excellente thèse sur le tubercule du testicule. Nos propres recher-

(1) Kocher. Handbuch der Chirurgie de Pitha et Billroth, t. III, 2ª part., p. 175, 169.

(2) Reclus, Du tubercule du testicule. Thèse agrég., 1876, p. 32.

ches nous ont conduits cependant à des conclusions un peu différentes des siennes.

Dans un testicule en voie d'atrophie, dans lequel les lésions n'ont pas encore atteint ce degré, où le parenchyme est transformé en un tissu fibreux dense, et où toute apparence glandulaire a disparu, la manœuvre bien connue qui consiste à étirer les tubes séminifères, saisis entre les mors d'une pince, est le plus souvent, au moins par places, encore possible. Mais on ne parvient jamais à les dérouler sur une grande étendue et ils se rompent vite sous une faible traction.

L'examen microscopique donne la raison de cette fragilité.

Elle nous paraît en effet dépendre d'une double lésion qui se rencontre constamment dans tout testicule atrophié, à savoir : l'altération des tubes eux-mêmes, et celle du tissu conjonctif intercanaliculaire.

Les *tubes* ont notablement diminué de volume; leur diamètre peut être plus de moitié moins considérable qu'à l'état normal. Et cependant leur tunique interne est manifestement hypertrophiée; elle l'est au point d'obstruer la lumière du canal. Le tube finit par se transformer en une sorte de petit cordon plein, dans lequel on ne distingue plus ni cavité centrale, ni épithélium.

C'est là pour M. Reclus la lésion caractéristique des atrophies testiculaires de cause traumatique. Pour lui le processus pathologique a pour siège unique le tube séminifère. Celui-ci s'étouffe pour ainsi dire lui-même; il ne disparaît pas, comme dans les scléroses interstitielles d'autres organes, sous la pression du tissu cellulaire ambiant. Le tissu conjonctif intercanaliculaire demeurerait en effet presque complètement intact, ou ne présenterait que des lésions insignifiantes. C'est ce qui explique, pour cet auteur, comment les tubes séminifères se laissent étirer. Leur fragilité serait due à la diminution de leur volume.

Nous croyons cette opinion au moins exagérée.

Pour nous, en effet, les lésions du tissu conjonctif intercanaliculaire marchent de pair avec celles des tubes eux-mêmes. Toujours il nous a paru qu'une certaine quantité de tissu fibreux plus ou moins dense, bien différent des minces travées conjonctives qui à l'état normal s'interposent entre les tubes, accolait entre eux les débris de la substance séminifère.

Dans les points où cette altération est poussée à son plus haut degré, le déroulement des canalicules est impossible. Là où elle est encore peu prononcée, les tubes se laissent étirer sur une certaine longueur. S'ils se brisent facilement, c'est non seulement qu'ils ont perdu leurs dimensions primitives, mais aussi qu'ils sont comme emprisonnés dans un tissu conjonctif plus dense et moins souple.

Cette manière de voir trouve sa confirmation dans l'étude que nous avons faite des lésions primitives produites par la contusion du testicule.

Nous avons vu que dans les premières périodes de l'inflammation aiguë qui succède au traumatisme, on pouvait constater l'existence de lésions siégeant soit dans les tubes eux-mêmes dont les parois deviennent plus épaisses et plus friables ; soit dans le tissu conjonctif voisin, qui est le siège d'une prolifération manifeste avec tendance à transformation fibreuse des éléments cellulaires nouvellement formés.

La sclérose des tubes et celle du tissu conjonctif ambiant constitue le dernier terme de ce double processus irritatif, qui aboutit fatalement à l'atrophie du parenchyme de l'organe.

L'atrophie est plus inévitable encore lorsque la contusion a été jusqu'à produire l'éclatement de la tunique albuginée et l'écrasement du testicule.

Les observations cliniques manquent, il est vrai, pour établir avec certitude la marche des lésions dans ce cas particulier, cette variété de contusion étant bien rarement diagnostiquée sur le vivant.

Mais l'on peut sur ce point s'en tenir aux données fournies par l'expérimentation chez les animaux. Nous avons déjà dit que nous avions pu, chez le chien, reproduire à l'aide de chocs violents ces contusions fortes du testicule avec rupture de l'albuginée.

Nous avons étudié ailleurs les lésions ainsi provoquées et leurs conséquences.

M. Rigal, dont nous avons déjà eu occasion de citer l'important travail, a également étudié, chez le rat, les effets de la contusion du testicule portée jusqu'à rupture de l'albuginée (1). Les résultats auxquels il est parvenu concordent avec les nôtres. Il a montré que les phénomènes réactionnels qui succèdent au traumatisme ont pour siège à la fois les tubes séminifères eux-mêmes et le tissu interstitiel.

Les tubes subissent rapidement une notable diminution de volume; l'épithélium qui tapisse leur surface interne est détruit par dégénérescence granulo-graisseuse. La lumière du conduit est effacée, sa cavité étant tout entière remplie par des éléments arrondis, qui ne forment bientôt plus qu'une masse compacte sur laquelle s'applique la paroi du tube atrophié.

Parallèlement le tissu intercanaliculaire est le siège d'une active prolifération. Ce sont d'abord des cellules fusiformes de formation nouvelle se disposant autour des tubes en couches concentriques de plus en plus épaisses, et finissant plus tard par combler entièrement les espaces libres que laissent entre eux les tubes rétrécis. Ce tissu, purement cellulaire à l'origine, subit rapidement l'organisation fibreuse; ainsi se constitue « un « stroma conjonctif qui forme entre les tubes une masse com- « pacte, agissant par son retrait et sa luxuriante production sur « le calibre des tubes eux-mêmes. »

A cette période on peut assister à la disparition complète des tubes séminifères; on retrouve encore par places, sur les préparations, de petits cercles au centre desquels se voit une mince lumière, dernier vestige d'un canal qui va s'oblitérer.

Tout le tissu intermédiaire est alors constitué uniquement par du tissu fibreux. Ce tissu de nouvelle formation s'est fortement rétracté et ne laisse que peu d'espace entre les restes des conduits.

Il n'y a bientôt plus trace des éléments caractéristiques du parenchyme testiculaire. L'atrophie est définitive et absolue.

---

(1) Rigal. Mémoire cité. Archives de physiologie, 1879, p. 155.

Chez le rat l'évolution des lésions que nous venons de décrire serait, d'après M. Rigal, accomplie au bout de cent jours.

On voit, en résumé, que la contusion du testicule a pour effet de provoquer dans la glande une inflammation spéciale, que l'on peut désigner sous le nom d'*orchite interstitielle et tubulaire scléreuse.*

Celle-ci peut être ou partielle, lorsque le traumatisme n'a atteint qu'une partie limitée de l'organe ; ou générale et intéressant toute la glande, lorsque le testicule tout entier a subi l'action de l'agent contondant.

Il est intéressant de comparer cette variété d'inflammation testiculaire à celles qui sont manifestement d'origine uréthrale. Les différences sont considérables. Elles rendent compte de la facilité avec laquelle l'orchite traumatique est suivie d'atrophie de la glande, tandis que l'orchite blennorrhagique y donne rarement lieu.

Dans l'épididymite blennorrhagique les lésions siègent presque exclusivement dans l'épithélium. Les parois tubulaires ne sont atteintes que secondairement et toujours à un moindre degré. Le tissu conjonctif intermédiaire ne reste pas absolument indifférent ; mais la prolifération cellulaire dont il est le siège, au lieu d'être disséminée comme dans l'orchite traumatique, forme des foyers distincts, n'offrant qu'une faible tendance à l'organisation et à la transformation fibreuse. L'atrophie de l'organe par sclérose n'est donc pas possible.

D'ailleurs les phénomènes inflammatoires sont habituellement localisés à l'épididyme. Le testicule n'est envahi qu'accidentellement. Les lésions offrent du reste dans ce dernier, lorsqu'il est atteint, les mêmes caractères que dans l'épididyme.

L'inflammation testiculaire d'origine blennorrhagique rentre donc dans la catégorie des inflammations dites catarrhales, c'est-à-dire qu'elle frappe avant tout le revêtement épithélial des conduits séminifères (1).

(1) Voir pour plus de détails le travail publié par l'un de nous sur l'Epididymite blennorrhagique dans les Bulletins de la Société de chirurgie, 1881, p. 119.

Dans l'orchite traumatique, au contraire, l'épithélium ne subit que des altérations secondaires. Les lésions caractéristiques occupent les tubes et le tissu conjonctif intermédiaire.

Ces parties sont le siège d'un travail irritatif spécial. Les éléments du tissu conjonctif prolifèrent, se multiplient, et l'organisation de ces éléments nouveaux en tissu fibreux provoque une véritable cirrhose.

Les parois tubulaires s'épaississent en même temps, au point que la lumière des conduits s'efface complètement.

Ce double processus aboutit à la transformation du testicule en une masse fibreuse, où toute trace de tissu glandulaire a disparu, véritable atrophie par sclérose, dont rien ne peut entraver l'évolution.

Enfin s'il est vrai que le testicule et l'épididyme peuvent subir l'un et l'autre les atteintes du traumatisme et être tous deux à la suite d'une contusion violente le siège de phénomènes analogues, il ne l'est pas moins que c'est dans la glande, bien plus souvent que dans son canal excréteur, que l'on observe les lésions tardives que nous venons de décrire et l'atrophie qui en est le dernier terme.

Entre ces deux modes d'inflammation du testicule existent donc des différences capitales, qui donnent à chacune de ces variétés une physionomie propre et bien tranchée.

IV

L'étude qui précède ne serait pas complète, si nous ne cherchions à établir par l'analyse des observations cliniques la réalité des différentes variétés de contusion du testicule, dont nous avons admis l'existence ; ou, en d'autres termes, si nous ne montrions qu'il y a concordance entre les phénomènes observés au lit du malade et les données fournies par l'expérimentation et par l'anatomie pathologique.

Nous avons déjà dit que souvent un choc violent porté sur le testicule pouvait avoir pour conséquence l'apparition de phénomènes douloureux passagers, s'accompagnant même de quelques signes de réaction, mais que les lésions produites en pareil cas étaient négligeables.

Nos expériences sur les chiens ne laissent aucun doute à cet égard. Le fait même de la contusion n'est alors pas contestable; le coup a manifestement atteint le testicule, et cependant l'examen de la glande ne révèle aucun lésion importante.

Pour ce cas particulier les observations cliniques abondent. On peut même dire que la plupart des contusions du testicule appartiennent à cette catégorie. La preuve en est fournie par cette circonstance que le choc douloureux sur le testicule est un fait assez fréquent, alors que les conséquences graves de la contusion, telles que l'atrophie, sont au contraire relativement rares.

Il faut bien ajouter cependant qu'il est une cause d'erreur, dont il convient de toujours tenir compte dans l'étude des affections du testicule, et qui diminue la portée de la remarque précédente. Nous voulons parler des lésions périphériques qui bien souvent masquent l'état réel de la glande sous-jacente. La contusion peut en effet donner lieu dans le tissu cellulaire du scrotum et dans la tunique vaginale elle-même à des phénomènes inflammatoires évidents et considérables, alors que le testicule reste absolument indemne. Or, il est arrivé bien souvent en pareil cas que l'on a trop facilement cru que l'organe central était touché, alors qu'il ne s'agissait en réalité que d'un froissement des parties périphériques.

Lorsque la contusion est plus forte et va jusqu'à déterminer des lésions permanentes dans le parenchyme testiculaire, la réaction inflammatoire est aussi plus nette. Elle varie suivant la gravité des désordres produits. Aussi n'est-il pas impossible, croyons-nous, en tenant compte soit de l'intensité plus ou moins grande des phénomènes primitifs, soit de la marche de la maladie, de parvenir à distinguer sur le vivant les trois degrés de contusion testiculaire, dont l'étude anatomique nous a permis d'admettre l'existence.

Nous avons vu que, dans le *premier degré* de contusion vraie du testicule, les lésions, plus limitées en apparence que dans le

second, n'en déterminent pas moins très souvent l'atrophie de la glande.

Cliniquement, l'affection devra donc être caractérisée par une inflammation relativement modérée, suivie plus ou moins rapidement d'une diminution de volume du testicule, mais pouvant cependant aussi se terminer par résolution, avec retour complet des parties à l'état normal.

Les observations suivantes nous ont paru être de bons exemples de cette variété d'orchite traumatique, lorsqu'elle aboutit à l'atrophie de l'organe.

Obs. I (Le Dentu; — résumée) (1).

Contusion du testicule gauche. — Orchite traumatique. — Atrophie du testicule.

Cottray (Th.), 24 ans, entre le 24 avril 1881 dans le service de M. Le Dentu.

Il y a cinq jours, le 7 avril, étant assis sur un banc, il s'inclina en avant pour prendre un objet. Dans ce mouvement un peu brusque, le testicule *gauche* fut pincé entre la cuisse et le banc. Le malade ressentit aussitôt une vive douleur dans le testicule froissé et des tiraillements dans l'aine correspondante. Cette douleur dura dix minutes environ, et le malade put continuer son travail pendant le reste de la journée. La nuit fut assez calme, mais le matin (8 avril), en se levant, il éprouva de nouveau de la douleur, de la pesanteur dans le testicule gauche, et des tiraillements dans l'aine. Il s'aperçut alors qu'il avait les parties gauches enflées. Il alla néanmoins à l'atelier comme de coutume, parce que, disait-il, il travaillait assis, et qu'il ne souffrait pas dans cette position. Mais, dès qu'il voulait se tenir debout, la douleur testiculaire et les tiraillements inguinaux apparaissaient aussitôt. C'est ainsi qu'il eut de la peine à rentrer le soir chez lui. Les parties continuèrent à gonfler pendant tout le second jour après l'accident. Le troisième jour (9 avril), gonflement stationnaire, mêmes symptômes que les jours précédents, pas de fièvre. Le quatrième jour (10 avril), il essaya vainement de reprendre son travail et fut obligé de s'aliter. Enfin, le cinquième jour, le malade entre à l'hôpital.

_____

(1) Coutan. Thèse citée, p. 65.

A son entrée, 12 avril, le testicule gauche présente le volume d'un gros œuf de poule ; son congénère, au contraire, est de dimension moyenne. La tuméfaction semble appartenir au testicule lui-même. *L'épididyme paraît sain,*on le perçoit avec peine sous la forme d'un petit cordon. L'induration du testicule est peu considérable ; l'albuginée n'est pas tendue, malgré un certain degré d'inflammation du côté du parenchyme testiculaire. La tunique vaginale semble n'être pas intéressée. En effet, la fluctuation est très obscure ; on perçoit plutôt une espèce d'empâtement. La douleur est presque nulle dans la position horizontale ou assise. La pression n'est pas très douloureuse.

Le malade affirme n'avoir jamais eu de blennorrhagie. L'examen du canal de l'urèthre confirme le fait. Au toucher rectal, prostate normale ; pas de douleur ni de sensibilité au doigt ; pas de bosselures ni de nodosités ; volume de l'organe normal. Rien du côté des vésicules séminales et du canal déférent.

Poumons absolument sains.

Le malade a toujours joui d'une excellente santé.

Le père et la mère sont également bien portants.

M. Le Dentu diagnostique *une orchite traumatique,* en faisant toutefois quelques réserves.

15 avril. Le gonflement du testicule paraît avoir diminué un peu A la palpation, on constate que l'épididyme est un peu plus volumineux et plus ferme que celui du côté sain. L'empâtement au niveau du testicule est plus marqué. La pression sur le testicule malade est douloureuse.

Le 16. Le testicule continue à revenir sur lui-même. On sent toujours l'épididyme un peu plus volumineux et plus ferme que celui du côté sain, ainsi que l'empâtement au niveau du testicule.

Le 19. La résolution continue toujours. Le testicule est beaucoup diminué de volume ; il est encore un peu plus volumineux que celui du côté sain. Pas de fluctuation. L'épididyme est un peu plus volumineux que celui du côté opposé. En outre, il présente une certaine sensibilité au niveau de la tête. Le malade s'est levé sans ressentir, comme auparavant, de la douleur et de la pesanteur au niveau du testicule, et des tiraillements du côté de l'aine.

M. Le Dentu, s'appuyant sur ce fait qu'on n'a jamais senti de fluctuation au niveau du testicule tuméfié et qu'actuellement on ne constate pas l'induration caractéristique de l'épididymite pure, confirme son diagnostic : Orchite traumatique.

Le 25. La résolution est complète. Point d'induration au niveau de l'épididyme qui semble absolument normal. M. Le Dentu est frappé de la mollesse du testicule et de la diminution notable de son volume. En effet, le testicule contus, au lieu de s'arrêter à son volume normal, a continué à s'atrophier. L'albuginée est ridée au toucher; le corps de la glande mollasse. D'après M. Le Dentu, cette atrophie survenue depuis peu confirme pleinement le diagnostic.

9 mai. Le volume du testicule contus est diminué de moitié. *Exeat.*

Obs. II. (Poncet de Cluny) (1).

Contusion du testicule gauche. — Pas d'épanchement dans la vaginale. — Inflammation du testicule et de l'épididyme suivie d'atrophie.

Guigne, jeune pompier, entré le 21 février 1881 à l'hôpital militaire Saint-Martin, pour une orchite traumatique. Cet homme, qui n'avait jamais eu d'uréthrite et n'offrait actuellement aucune trace d'écoulement, *s'était heurté violemment le testicule gauche contre le cheval de bois.* Le scrotum n'était point rouge ni tendu; il n'y avait point d'épanchement de sang ou de sérosité dans la tunique vaginale. Mais l'épididyme présentait sur tout son parcours une induration assez volumineuse, résistante et uniforme. Le testicule lui-même était un peu plus gros que du côté opposé, plus douloureux aussi à la pression.

Cependant tous ces phénomènes *sont beaucoup moins accentués que dans la plus bénigne orchite blennorrhagique.* Un purgatif, le repos et des cataplasmes permettent à cet homme de sortir de l'hôpital dès le 3 mars, et de reprendre son service.

Il est examiné le 20 mars et, à ce jour, on constate qu'il n'existe plus d'induration à l'épididyme du côté gauche; mais le testicule, de ce côté, est *mou*, bien qu'à la pression il donne encore la sensation spéciale à la glande; en outre, il est *d'un quart plus petit* que celui du côté opposé.

Ainsi, chez Guigne, l'atrophie est déjà marquée *un mois après l'accident.*

(1) Bulletins et Mémoires de la Société de chirurgie, 1881, t. VII, p. 278.

Obs. III. (Poncet de Cluny) (1).

Contusion du testicule gauche. — Pas d'épanchement dans la vaginale. — Tuméfaction du testicule et surtout de l'épididyme. — Atrophie consécutive.

G., infirmier, n'ayant jamais eu d'uréthrite, ne présentant pas la plus petite goutte dans le canal le matin au réveil, *se heurte le testicule gauche contre un poteau en fer.* La douleur fut très vive au moment de l'accident (10 février 1881), et, dès le lendemain, l'épididyme présentait un fort gonflement. G... n'entra à l'hôpital que deux jours après pour une angine, ne parla point de son orchite et sortit le 19, reprenant son service assez pénible. Alors le gonflement, qui avait diminué pendant le séjour à l'hôpital, reparaît, et G. rentre dans mon service le 15 mars.

Le scrotum n'est ni tendu, ni gonflé, ni luisant. Pas d'épanchement dans les tuniques. Mais l'épididyme forme une coiffe épaisse, indurée, volumineuse, au testicule, dans tout le bord postérieur. Le canal déférent est un peu plus gros et le testicule lui-même légèrement plus volumineux et surtout plus sensible que son congénère sain.

10 mars. Repos, purgatif, cataplasmes.

Le 18. L'induration de l'épididyme persiste ; cependant il y a diminution du gonflement.

Le 19. Le testicule est moins tendu, quoique toujours douloureux. Cet homme ne présente rien d'anormal du côté de la prostate.

Le 23. L'induration de l'épididyme persiste, quoique beaucoup moins volumineuse. Le testicule est notablement plus mou que celui du côté droit et a déjà diminué de volume d'une façon très sensible, appréciable pour le malade lui-même, qui fait remonter le début de l'atrophie à deux ou trois jours, c'est-à-dire au 40e *jour* de l'accident.

Obs. IV. (Gaujot) (2).

Contusion du testicule gauche. — Epanchement dans la vaginale. — Epididyme indemne. — Atrophie de la portion centrale du testicule.

H..., *âgé de 35 ans,* officier de cavalerie, bien constitué, marié et père de plusieurs enfants. Pas d'autres antécédents qu'une blennorrhagie remontant à une époque éloignée.

(1) Bulletins et Mémoires de la Société de chirurgie, 1881, t. VII. p. 279
(2) Coutan. Thèse citée, p. 62.

Le 25. La résolution est com;
l'épididyme qui semble absomm..
de la mollesse du testicule et u
En effet, le testicule contus, au u
a continué à s'atrophier. L au..
de la glande mollasse. D'ap... .
nue depuis peu confirme pic....

9 mai. Le volume du t...

Exeat.

Obs. II

Contusion du testicule gauche. -
Inflammation du testi...

Guigne, jeune pompier.
Saint-Martin, pour une c.. '
jamais eu d'uréthrite et n' ·
lement, *s'était heurté viol..*
bois. Le scrotum n'était u.
panchement de sang ou ..
l'épididyme présentait s.
volumineuse, résistant.
un peu plus gros que u..
pression.

Cependant tous ces
dans la plus bénigne ou..
des cataplasmes peu.
3 mars, et de repren
Il est examiné le .
plus d'induration à
ce côté, est *mou,* b.
spéciale à la glan..
côté opposé.

Ainsi, chez Gu..
cident.

(1) Bulletin ..

ira s'accentuant de

nt variables. Outr
nent considérable,
dire, le testicule
ulière. Rarement
blement mou et
pporterons plus
le coque à moitié

rappe le testi-
partielle. Une
(Obs. IV) est
ésentait sous
ord convexe
cavation de
d'un rein
était seule
onsistance
us savons
degré de

roduites
yme est
il est le
le lui-
ritable

dyme
ts ou

por-
ex-

Un jour du mois de juin 1865, en montant un cheval sauteur, *il se heurta le testicule gauche contre le pommeau de la selle.*

Il vit se produire immédiatement du gonflement dans le scrotum sans ecchymose, avec un peu d'épanchement dans la vaginale. Les jours suivants, l'épanchement augmenta. Le testicule était douloureux ; l'épididyme était indemne.

Ces symptômes persistèrent pendant trois semaines, en allant s'amoindrissant. Après ce laps de temps, l'épanchement se résorba sans l'intervention d'aucun traitement.

L'épanchement une fois disparu, on remarqua que le testicule, jusque-là gonflé et douloureux, devenait plus petit, atrophié et induré. L'atrophie et l'induration se prononcèrent de plus en plus.

Trois mois après l'accident, on constata sur la partie moyenne du testicule, vers le bord convexe, du côté opposé au corps d'Higmore, un noyau d'induration. Ce noyau amena le testicule à s'excaver et à devenir concave, de convexe qu'il est normalement. Ce noyau était à peu près indolent, extrêmement dur, donnant la sensation fibro-cartilagineuse, tandis que les deux extrémités du testicule conservaient leur consistance normale. Il y eut donc atrophie partielle, localisée, de la portion centrale du testicule qui fut réduit à la moitié environ de son volume ordinaire. Le noyau d'induration persista ; il a été constaté pendant des années. Le testicule avait à peu près la forme d'un rein ou d'un cotylédon.

On aura remarqué combien dans ces divers cas la réaction inflammatoire a été peu intense. Dans l'un (Obs. de Le Dentu) elle s'établit lentement, et ne force le malade à s'aliter que le cinquième jour ; le gonflement est peu considérable ; la douleur peu vive ; la résolution commence à se produire dès le huitième jour après l'accident. Dans un autre il est dit expressément « que les phénomènes locaux sont beaucoup moins accentués que dans la plus bénigne orchite blennorrhagique ».

Dans tous cependant l'atrophie du testicule suit de peu la chute des phénomènes inflammatoires. Au bout d'un temps variable le gonflement commence à disparaître ; la résolution s'établit ; il semble que les choses vont rentrer dans l'ordre et que l'affection se terminera à souhait. Mais bientôt on constate que la glande, au lieu de revenir simplement à son volume normal, continue à diminuer. Avant la fin du premier mois l'atrophie

est le plus souvent déjà manifeste, et elle ira s'accentuant de plus en plus.

Les caractères objectifs de cette atrophie sont variables. Outr la diminution du volume, qui est habituellement considérable, ainsi que nous avons déjà eu occasion de le dire, le testicule présente aussi au toucher une consistance particulière. Rarement dur et fibreux, il est plus |souvent remarquablement mou et flasque. Dans un fait de Gaujot(1), que nous rapporterons plus loin, il semblait qu'il n'y eût plus qu'une sorte de coque à moitié vide à la place du tissu glandulaire.

L'atrophie paraît le plus souvent générale et frappe le testicule tout entier. Elle peut cependant n'être que partielle. Une des observations que nous venons de reproduire (Obs. IV) est intéressante à ce point de vue. L'atrophie se présentait sous forme d'un noyau d'induration, occupant le bord convexe du testicule. Elle avait amené par rétraction l'excavation de ce bord, au point de donner à la glande la forme d'un rein ou d'un cotylédon. La portion centrale du testicule était seule atteinte; ses deux extrémités avaient conservé leur consistance normale. Ce fait concorde bien du reste avec ce que nous savons de la limitation possible des lésions dans le premier degré de la contusion testiculaire.

Nous avons dit plus haut, en étudiant les lésions produites par la contusion dans l'appareil séminal, que l'épididyme est souvent absolument intact, tandis que d'autres fois il est le siège d'altérations analogues à celles que subit le testicule lui-même, pouvant aboutir comme pour celui-ci à une véritable atrophie.

L'étude des faits cliniques montre de même que l'épididyme peut échapper absolument à l'action des corps contondants ou au contraire en ressentir vivement l'atteinte.

On aura remarqué que dans les quatre observations rapportées précédemment deux fois l'intégrité de l'épididyme est expressément notée. (Obs. I et III.)

(1) Obs. V.

Un jour du mois de juin 1865, en montant un cheval sauteur, *il se heurta le testicule gauche contre le pommeau de la selle.*

Il vit se produire immédiatement du gonflement dans le scrotum sans ecchymose, avec un peu d'épanchement dans la vaginale. Les jours suivants, l'épanchement augmenta. Le testicule était doulou- reux ; l'épididyme était indemne.

Ces symptômes persistèrent pendant trois semaines, en allant s'a- moindrissant. Après ce laps de temps, l'épanchement se résorba sans l'intervention d'aucun traitement.

L'épanchement une fois disparu, on remarqua que le testicule, jus- que-là gonflé et douloureux, devenait plus petit, atrophié et induré. L'atrophie et l'induration se prononcèrent de plus en plus.

Trois mois après l'accident, on constata sur la partie moyenne du testicule, vers le bord convexe, du côté opposé au corps d'Higmore, un noyau d'induration. Ce noyau amena le testicule à s'excaver et à devenir concave, de convexe qu'il est normalement. Ce noyau était à peu près indolent, extrêmement dur, donnant la sensation fibro-car- tilagineuse, tandis que les deux extrémités du testicule conservaient leur consistance normale. Il y eut donc atrophie partielle, localisée, de la portion centrale du testicule qui fut réduit à la moitié environ de son volume ordinaire. Le noyau d'induration persista ; il a été constaté pendant des années. Le testicule avait à peu près la forme d'un rein ou d'un cotylédon.

On aura remarqué combien dans ces divers cas la réaction inflammatoire a été peu intense. Dans l'un (Obs. de Le Dentu) elle s'établit lentement, et ne force le malade à s'aliter que le cinquième jour ; le gonflement est peu considérable ; la dou- leur peu vive ; la résolution commence à se produire dès le huitième jour après l'accident. Dans un autre il est dit expressé- ment « que les phénomènes locaux sont beaucoup moins accen- tués que dans la plus bénigne orchite blennorrhagique ».

Dans tous cependant l'atrophie du testicule suit de peu la chute des phénomènes inflammatoires. Au bout d'un temps va- riable le gonflement commence à disparaître ; la résolution s'éta- blit ; il semble que les choses vont rentrer dans l'ordre et que l'affection se terminera à souhait. Mais bientôt on constate que la glande, au lieu de revenir simplement à son volume normal, continue à diminuer. Avant la fin du premier mois l'atrophie

est le plus souvent déjà manifeste, et elle ira s'accentuant de plus en plus.

Les caractères objectifs de cette atrophie sont variables. Outr la diminution du volume, qui est habituellement considérable, ainsi que nous avons déjà eu occasion de le dire, le testicule présente aussi au toucher une consistance particulière. Rarement dur et fibreux, il est plus [souvent remarquablement mou et flasque. Dans un fait de Gaujot(1), que nous rapporterons plus loin, il semblait qu'il n'y eût plus qu'une sorte de coque à moitié vide à la place du tissu glandulaire.

L'atrophie paraît le plus souvent générale et frappe le testicule tout entier. Elle peut cependant n'être que partielle. Une des observations que nous venons de reproduire (Obs. IV) est intéressante à ce point de vue. L'atrophie se présentait sous forme d'un noyau d'induration, occupant le bord convexe du testicule. Elle avait amené par rétraction l'excavation de ce bord, au point de donner à la glande la forme d'un rein ou d'un cotylédon. La portion centrale du testicule était seule atteinte; ses deux extrémités avaient conservé leur consistance normale. Ce fait concorde bien du reste avec ce que nous savons de la limitation possible des lésions dans le premier degré de la contusion testiculaire.

Nous avons dit plus haut, en étudiant les lésions produites par la contusion dans l'appareil séminal, que l'épididyme est souvent absolument intact, tandis que d'autres fois il est le siège d'altérations analogues à celles que subit le testicule lui-même, pouvant aboutir comme pour celui-ci à une véritable atrophie.

L'étude des faits cliniques montre de même que l'épididyme peut échapper absolument à l'action des corps contondants ou au contraire en ressentir vivement l'atteinte.

On aura remarqué que dans les quatre observations rapportées précédemment deux fois l'intégrité de l'épididyme est expressément notée. (Obs. I et III.)

---

(1) Obs. V.

Un jour du mois de juin 1865, en montant un cheval sauteur, *il se heurta le testicule gauche contre le pommeau de la selle.*

Il vit se produire immédiatement du gonflement dans le scrotum sans ecchymose, avec un peu d'épanchement dans la vaginale. Les jours suivants, l'épanchement augmenta. Le testicule était douloureux ; l'épididyme était indemne.

Ces symptômes persistèrent pendant trois semaines, en allant s'amoindrissant. Après ce laps de temps, l'épanchement se résorba sans l'intervention d'aucun traitement.

L'épanchement une fois disparu, on remarqua que le testicule, jusque-là gonflé et douloureux, devenait plus petit, atrophié et induré. L'atrophie et l'induration se prononcèrent de plus en plus.

Trois mois après l'accident, on constata sur la partie moyenne du testicule, vers le bord convexe, du côté opposé au corps d'Higmore, un noyau d'induration. Ce noyau amena le testicule à s'excaver et à devenir concave, de convexe qu'il est normalement. Ce noyau était à peu près indolent, extrêmement dur, donnant la sensation fibro-cartilagineuse, tandis que les deux extrémités du testicule conservaient leur consistance normale. Il y eut donc atrophie partielle, localisée, de la portion centrale du testicule qui fut réduit à la moitié environ de son volume ordinaire. Le noyau d'induration persista ; il a été constaté pendant des années. Le testicule avait à peu près la forme d'un rein ou d'un cotylédon.

On aura remarqué combien dans ces divers cas la réaction inflammatoire a été peu intense. Dans l'un (Obs. de Le Dentu) elle s'établit lentement, et ne force le malade à s'aliter que le cinquième jour ; le gonflement est peu considérable ; la douleur peu vive ; la résolution commence à se produire dès le huitième jour après l'accident. Dans un autre il est dit expressément « que les phénomènes locaux sont beaucoup moins accentués que dans la plus bénigne orchite blennorrhagique ».

Dans tous cependant l'atrophie du testicule suit de peu la chute des phénomènes inflammatoires. Au bout d'un temps variable le gonflement commence à disparaître ; la résolution s'établit ; il semble que les choses vont rentrer dans l'ordre et que l'affection se terminera à souhait. Mais bientôt on constate que la glande, au lieu de revenir simplement à son volume normal, continue à diminuer. Avant la fin du premier mois l'atrophie

est le plus souvent déjà manifeste, et elle ira s'accentuant de plus en plus.

Les caractères objectifs de cette atrophie sont variables. Outr la diminution du volume, qui est habituellement considérable, ainsi que nous avons déjà eu occasion de le dire, le testicule présente aussi au toucher une consistance particulière. Rarement dur et fibreux, il est plus [souvent remarquablement mou et flasque. Dans un fait de Gaujot(1), que nous rapporterons plus loin, il semblait qu'il n'y eût plus qu'une sorte de coque à moitié vide à la place du tissu glandulaire.

L'atrophie paraît le plus souvent générale et frappe le testicule tout entier. Elle peut cependant n'être que partielle. Une des observations que nous venons de reproduire (Obs. IV) est intéressante à ce point de vue. L'atrophie se présentait sous forme d'un noyau d'induration, occupant le bord convexe du testicule. Elle avait amené par rétraction l'excavation de ce bord, au point de donner à la glande la forme d'un rein ou d'un cotylédon. La portion centrale du testicule était seule atteinte; ses deux extrémités avaient conservé leur consistance normale. Ce fait concorde bien du reste avec ce que nous savons de la limitation possible des lésions dans le premier degré de la contusion testiculaire.

Nous avons dit plus haut, en étudiant les lésions produites par la contusion dans l'appareil séminal, que l'épididyme est souvent absolument intact, tandis que d'autres fois il est le siège d'altérations analogues à celles que subit le testicule lui-même, pouvant aboutir comme pour celui-ci à une véritable atrophie.

L'étude des faits cliniques montre de même que l'épididyme peut échapper absolument à l'action des corps contondants ou au contraire en ressentir vivement l'atteinte.

On aura remarqué que dans les quatre observations rapportées précédemment deux fois l'intégrité de l'épididyme est expressément notée. (Obs. I et III.)

_____

(1) Obs. V.

Un jour du mois de juin 1865, en montant un cheval sauteur, *il se heurta le testicule gauche contre le pommeau de la selle.*

Il vit se produire immédiatement du gonflement dans le scrotum sans ecchymose, avec un peu d'épanchement dans la vaginale. Les jours suivants, l'épanchement augmenta. Le testicule était douloureux ; l'épididyme était indemne.

Ces symptômes persistèrent pendant trois semaines, en allant s'amoindrissant. Après ce laps de temps, l'épanchement se résorba sans l'intervention d'aucun traitement.

L'épanchement une fois disparu, on remarqua que le testicule, jusque-là gonflé et douloureux, devenait plus petit, atrophié et induré. L'atrophie et l'induration se prononcèrent de plus en plus.

Trois mois après l'accident, on constata sur la partie moyenne du testicule, vers le bord convexe, du côté opposé au corps d'Higmore, un noyau d'induration. Ce noyau amena le testicule à s'excaver et à devenir concave, de convexe qu'il est normalement. Ce noyau était à peu près indolent, extrêmement dur, donnant la sensation fibro-cartilagineuse, tandis que les deux extrémités du testicule conservaient leur consistance normale. Il y eut donc atrophie partielle, localisée, de la portion centrale du testicule qui fut réduit à la moitié environ de son volume ordinaire. Le noyau d'induration persista ; il a été constaté pendant des années. Le testicule avait à peu près la forme d'un rein ou d'un cotylédon.

On aura remarqué combien dans ces divers cas la réaction inflammatoire a été peu intense. Dans l'un (Obs. de Le Dentu) elle s'établit lentement, et ne force le malade à s'aliter que le cinquième jour ; le gonflement est peu considérable ; la douleur peu vive ; la résolution commence à se produire dès le huitième jour après l'accident. Dans un autre il est dit expressément « que les phénomènes locaux sont beaucoup moins accentués que dans la plus bénigne orchite blennorrhagique ».

Dans tous cependant l'atrophie du testicule suit de peu la chute des phénomènes inflammatoires. Au bout d'un temps variable le gonflement commence à disparaître; la résolution s'établit ; il semble que les choses vont rentrer dans l'ordre et que l'affection se terminera à souhait. Mais bientôt on constate que la glande, au lieu de revenir simplement à son volume normal, continue à diminuer. Avant la fin du premier mois l'atrophie

est le plus souvent déjà manifeste, et elle ira s'accentuant de plus en plus.

Les caractères objectifs de cette atrophie sont variables. Outr la diminution du volume, qui est habituellement considérable, ainsi que nous avons déjà eu occasion de le dire, le testicule présente aussi au toucher une consistance particulière. Rarement dur et fibreux, il est plus [souvent remarquablement mou et flasque. Dans un fait de Gaujot(1), que nous rapporterons plus loin, il semblait qu'il n'y eût plus qu'une sorte de coque à moitié vide à la place du tissu glandulaire.

L'atrophie paraît le plus souvent générale et frappe le testicule tout entier. Elle peut cependant n'être que partielle. Une des observations que nous venons de reproduire (Obs. IV) est intéressante à ce point de vue. L'atrophie se présentait sous forme d'un noyau d'induration, occupant le bord convexe du testicule. Elle avait amené par rétraction l'excavation de ce bord, au point de donner à la glande la forme d'un rein ou d'un cotylédon. La portion centrale du testicule était seule atteinte ; ses deux extrémités avaient conservé leur consistance normale. Ce fait concorde bien du reste avec ce que nous savons de la limitation possible des lésions dans le premier degré de la contusion testiculaire.

Nous avons dit plus haut, en étudiant les lésions produites par la contusion dans l'appareil séminal, que l'épididyme est souvent absolument intact, tandis que d'autres fois il est le siège d'altérations analogues à celles que subit le testicule lui-même, pouvant aboutir comme pour celui-ci à une véritable atrophie.

L'étude des faits cliniques montre de même que l'épididyme peut échapper absolument à l'action des corps contondants ou au contraire en ressentir vivement l'atteinte.

On aura remarqué que dans les quatre observations rapportées précédemment deux fois l'intégrité de l'épididyme est expressément notée. (Obs. I et III.)

_____

(1) Obs. V.

Un jour du mois de juin 1865, en montant un cheval sauteur, *il se heurta le testicule gauche contre le pommeau de la selle.*

Il vit se produire immédiatement du gonflement dans le scrotum sans ecchymose, avec un peu d'épanchement dans la vaginale. Les jours suivants, l'épanchement augmenta. Le testicule était douloureux ; l'épididyme était indemne.

Ces symptômes persistèrent pendant trois semaines, en allant s'amoindrissant. Après ce laps de temps, l'épanchement se résorba sans l'intervention d'aucun traitement.

L'épanchement une fois disparu, on remarqua que le testicule, jusque-là gonflé et douloureux, devenait plus petit, atrophié et induré. L'atrophie et l'induration se prononcèrent de plus en plus.

Trois mois après l'accident, on constata sur la partie moyenne du testicule, vers le bord convexe, du côté opposé au corps d'Higmore, un noyau d'induration. Ce noyau amena le testicule à s'excaver et à devenir concave, de convexe qu'il est normalement. Ce noyau était à peu près indolent, extrêmement dur, donnant la sensation fibro-cartilagineuse, tandis que les deux extrémités du testicule conservaient leur consistance normale. Il y eut donc atrophie partielle, localisée, de la portion centrale du testicule qui fut réduit à la moitié environ de son volume ordinaire. Le noyau d'induration persista ; il a été constaté pendant des années. Le testicule avait à peu près la forme d'un rein ou d'un cotylédon.

On aura remarqué combien dans ces divers cas la réaction inflammatoire a été peu intense. Dans l'un (Obs. de Le Dentu) elle s'établit lentement, et ne force le malade à s'aliter que le cinquième jour ; le gonflement est peu considérable ; la douleur peu vive ; la résolution commence à se produire dès le huitième jour après l'accident. Dans un autre il est dit expressément « que les phénomènes locaux sont beaucoup moins accentués que dans la plus bénigne orchite blennorrhagique ».

Dans tous cependant l'atrophie du testicule suit de peu la chute des phénomènes inflammatoires. Au bout d'un temps variable le gonflement commence à disparaître; la résolution s'établit ; il semble que les choses vont rentrer dans l'ordre et que l'affection se terminera à souhait. Mais bientôt on constate que la glande, au lieu de revenir simplement à son volume normal, continue à diminuer. Avant la fin du premier mois l'atrophie

est le plus souvent déjà manifeste, et elle ira s'accentuant de plus en plus.

Les caractères objectifs de cette atrophie sont variables. Outr la diminution du volume, qui est habituellement considérable, ainsi que nous avons déjà eu occasion de le dire, le testicule présente aussi au toucher une consistance particulière. Rarement dur et fibreux, il est plus [souvent remarquablement mou et flasque. Dans un fait de Gaujot(1), que nous rapporterons plus loin, il semblait qu'il n'y eût plus qu'une sorte de coque à moitié vide à la place du tissu glandulaire.

L'atrophie paraît le plus souvent générale et frappe le testicule tout entier. Elle peut cependant n'être que partielle. Une des observations que nous venons de reproduire (Obs. IV) est intéressante à ce point de vue. L'atrophie se présentait sous forme d'un noyau d'induration, occupant le bord convexe du testicule. Elle avait amené par rétraction l'excavation de ce bord, au point de donner à la glande la forme d'un rein ou d'un cotylédon. La portion centrale du testicule était seule atteinte ; ses deux extrémités avaient conservé leur consistance normale. Ce fait concorde bien du reste avec ce que nous savons de la limitation possible des lésions dans le premier degré de la contusion testiculaire.

Nous avons dit plus haut, en étudiant les lésions produites par la contusion dans l'appareil séminal, que l'épididyme est souvent absolument intact, tandis que d'autres fois il est le siège d'altérations analogues à celles que subit le testicule lui-même, pouvant aboutir comme pour celui-ci à une véritable atrophie.

L'étude des faits cliniques montre de même que l'épididyme peut échapper absolument à l'action des corps contondants ou au contraire en ressentir vivement l'atteinte.

On aura remarqué que dans les quatre observations rapportées précédemment deux fois l'intégrité de l'épididyme est expressément notée. (Obs. I et III.)

---

(1) Obs. V.

Nous pourrions citer d'autres faits semblables.

M. Reclus reproduit notamment dans sa thèse deux faits d'atrophie du testicule survenue à la suite du traumatisme, dans lesquels l'épididyme fut trouvé sain (1). L'un de ces cas est particulièrement probant, parce que l'examen anatomique de la pièce put être fait. « L'épididyme avait le volume de « l'épididyme du côté opposé; il était perméable dans presque « toute son étendue; une injection faite à une pression de 30 « centimètres, pénétra jusqu'au niveau de la tête. » Il était donc permis de croire que l'épididyme n'avait pas participé à l'inflammation. L'autopsie était faite vingt-huit heures après l'accident.

Par contre, dans les deux observations de M. Poncet (Obs. II et III) l'épididyme était douloureux et parut notamment augmenté de volume, au point de former comme une coiffe épaisse embrassant le bord postérieur de l'organe.

Rappelons cependant une fois encore à ce sujet que l'infiltration du tissu cellulaire voisin peut facilement en imposer pour une lésion de l'épididyme, qui en réalité n'existe pas, et qu'en l'absence d'un examen anatomique celle-ci peut souvent être ontestée.

On a été même jusqu'à soutenir que l'intégrité de l'épididyme dans l'orchite traumatique est une règle presque sans exception.

Cette opinion est certainement exagérée. Pour le démontrer on peut, à défaut d'autopsies que l'on a rarement occasion de pratiquer, tenir compte des renseignements fournis par l'examen de l'organe aux périodes ultimes de la maladie.

Lorsqu'en effet on constate, à la suite d'une contusion et des phénomènes inflammatoires qui en ont été la conséquence, l'existence d'une atrophie frappant aussi bien l'épididyme que le testicule, il est difficile de ne pas admettre que les deux parties constituantes de l'appareil séminal ont été l'une et l'autre atteintes par l'agent traumatique.

Or, les faits de ce genre ne sont pas absolument rares.

_____

(1) Reclus. Thèse citée, p. 182.

A. Cooper rapporte un cas vu chez un jeune homme de 19 ans, qui s'était froissé les testicules sur le pommeau de la selle; il y eut « disparition complète de la glande. Le cordon sper- « matique était beaucoup plus petit du côté malade que de l'autre, « le canal déférent pouvait être reconnu, mais il était beau- « coup plus grêle qu'à l'état normal. On percevait une petite por- « tion de l'épididyme, mais le testicule n'était pas plus gros « qu'un pois gonflé par l'humidité (1). »

Dans une observation analogue de Cruveilhier « le testicule « était tout à fait atrophié, son volume n'était pas plus considé- « rable que celui d'une fève. On distinguait parfaitement l'épi- « didyme également atrophié, auquel adhérait cette petite « masse (2).

Nous lisons encore, dans une observation communiquée au D" Coutan, par le professeur Verneuil, que, chez un jeune homme présentant une atrophie de l'organe séminal, survenue à la suite d'un coup porté sur le scrotum, « l'atrophie avait frappé, « dans des proportions égales, le testicule et l'épididyme (3) ».

Tout récemment, enfin, M. Th. Anger communiquait à la Société de chirurgie un fait semblable, dans lequel « le testi- « cule, l'épididyme et le cordon, jusqu'à l'anneau inguinal « externe, avaient entièrement disparu (4). »

Le cas de Stanley, cité par Curling (5), serait plus démons- tratif encore, s'il était rapporté avec des détails plus précis; car on put constater *de visu* l'état de l'épididyme. Il s'agit d'un homme de 20 ans, « souffrant depuis six ans d'une névral- « gie du testicule consécutive à une orchite traumatique. La « castration fut pratiquée; l'épididyme était transformé en une « substance blanche et fibreuse. » L'état du testicule n'est pas indiqué.

---

(1) A. Cooper. Ouvr. cité, obs. 377, p. 432.

(2) Cruveilhier. Anatomie pathologique générale, t. III, p. 252.

(3) Coutan. Thèse citée, p, 63.

(4) Th. Anger. Bulletins et Mémoires de la Société de chirurgie, 1881, t. VII, p. 267.

(5) Curling. Traité des maladies du testicule, trad. française, p. 455.

Pour nous, il n'est donc pas douteux que l'épididyme puisse être frappé d'atrophie à la suite d'une contusion portant sur les bourses.

Qu'on ne se méprenne point cependant sur notre pensée. L'étude anatomique expérimentale nous a démontré que le testicule était, dans l'orchite traumatique, bien plus souvent et bien plus profondément atteint que l'épididyme. L'étude des faits cliniques conduit à une conclusion exactement semblable.

Il n'en était pas moins intéressant de montrer que cette règle comportait peut-être plus d'exceptions qu'on ne l'avait cru jusqu'ici, et qu'il ne suffit pas, pour nier l'influence du traumatisme sur une atrophie testiculaire, de constater que la lésion porte à la fois sur l'épididyme et sur la glande elle-même.

La discussion qui précède n'a pas d'autre portée.

Les lésions de la vaginale, dont l'étude anatomique de la contusion testiculaire nous a révélé l'existence, ne sont pas toujours appréciables sur le vivant. Il est presque impossible, par exemple, et il serait d'ailleurs bien inutile de diagnostiquer les adhérences qui réunissent souvent les parois de la séreuse à un testicule atrophié.

Par contre, il n'est pas rare que l'orchite traumatique, surtout lorsque l'épididyme participe aux phénomènes inflammatoires provoqués par le choc, s'accompagne d'un épanchement dans la vaginale, ordinairement peu abondant, mais cependant facilement reconnaissable.

Le fait n'aurait pas grande importance, et mériterait à peine d'être signalé, si l'on n'avait soutenu que, dans certaines formes légères de contusion du testicule, l'accumulation de liquide dans la vaginale peut être le phénomène prédominant; ou, en d'autres termes, qu'une véritable hydrocèle de cause traumatique succède parfois à un coup porté sur les bourses.

Plusieurs faits de ce genre ont été exposés par M. Coutan, dans le travail que nous avons déjà cité; mais ils ne sont pas de nature à entraîner la conviction. Il s'agit presque toujours d'épididymites à marche lente, de nature suspecte, dans lesquels le traumatisme ne parait être intervenu qu'à titre de cause occasionnelle.

(*La fin au prochain numéro.*)

REVUE CRITIQUE.

L'HYPERTROPHIE DU CŒUR ET L'ENDO-PÉRIARTÉRITE DANS LA NÉPHRITE INTERSTITIELLE,

Par ALBERT MATHIEU,
Interne des hôpitaux.
(Suite et fin.)

Nous nous appuierons sur ces travaux pour formuler tout à l'heure, en nous aidant des leçons de M. Charcot, des études de MM. Charcot et Gombault, de M. Ballet, l'opinion qui nous semble la plus exacte sur les relations de l'hypertrophie du cœur et de la néphrite interstitielle.

Auparavant, nous devons exposer les résultats importants acquis, dans ces derniers temps, sur l'histologie du cœur à la période terminale de la néphrite interstitielle. M. Letulle, dans sa thèse, puis MM. Debove et Letulle dans un mémoire des *Archives générales,* ont montré que souvent les malades atteints de néphrite interstitielle mouraient avec tous les phénomènes de l'asystolie. Ils ont fait voir que cette asystolie était due à la dégénérescence scléreuse des parois et des piliers du cœur, et à la disparition de l'élément musculaire. Nous ne croyons pas exagérer en disant que cette notion ouvre une ère nouvelle dans l'étude de l'hypertrophie cardiaque dont il est ici question.

Certes, l'asystolie dans la néphrite interstitielle n'était pas chose inconnue, et Exchaquet, dans sa thèse, s'exprimait ainsi : « La première idée qu'éveille souvent l'aspect général des malades, chez lesquels on observe le bruit de galop, est celle de l'asystolie du cœur. Ce sont les accidents liés à cet état qui, ainsi que le montrent nos observations, amènent à l'hôpital le plus grand nombre des malades. L'examen de leur cœur permet, en effet, de constater dans ces cas une augmentation de volume considérable; mais aucun souffle, aucun des signes ordinaires des lésions d'orifice ne donnent l'explication de cette hypertrophie. Cependant, la marche de la maladie arrivée à cette période rappelle absolument le stade ultime des affections cardiaques ordinaires. La mort survient, et l'autopsie permet de contrôler, en les confirmant, les données recueillies pendant la vie. » MM. Debove et Letulle ont eu le mérite de donner des observations très nettes dans lesquelles les phénomènes asystoliques avaient succédé aux symptômes habituels de la néphrite interstitielle, et de trouver dans la cirrhose cardiaque l'explication de cette insuffisance du cœur.

La quantité des urines avait notablement baissé; elles étaient devenues troubles, s'étaient chargées d'albumine. Le foie était gros et douloureux. L'œdème, se montrant d'abord aux malléoles, avait progressivement envahi les jambes, les cuisses, l'abdomen. La dyspnée et la cyanose étaient survenues. A l'autopsie, on trouvait un cœur volumineux et dur, et l'examen microscopique montrait les faisceaux musculaires étouffés par les travées scléreuses, et cela surtout dans les piliers du ventricule gauche.

M. H. Martin a vu et rapporté des faits du même ordre. Il a particulièrement insisté sur les lésions artérielles dans l'épaisseur des piliers du ventricule gauche; là, comme partout ailleurs, il y a de l'endartérite, et plus tard, de la périartérite. Il attribue à cette modification des vaisseaux nourriciers la production envahissante des travées fibreuses, et la décadence des fibres musculaires. Cette cirrhose musculaire est un cas particulier de ce qu'il appelle la sclérose dystrophique.

Dans un travail encore inédit(1), dont nous avons eu la bonne fortune de connaître à l'avance les principaux traits, MM. Rigal et Juhel-Rénoy se proposent de faire voir que cette lésion des artères nourricières peut se limiter au cœur. Il n'y a plus de la néphrite interstitielle que les accidents cardiaques, leur évo-

(1) Ce travail a été depuis publié dans les (*Archives* août-septembre).

lution fatale, leur terminaison par l'asystolie. C'est de l'endartérite partielle, et, en conséquence, de la cirrhose limitée. Le
cœur en étant le siège, l'asystolie est inévitable.

L'asystolie par cirrhose du cœur avait été signalée déjà. On
en trouvera une très remarquable observation dans l'article
Cardite du Dictionnaire encyclopédique. Elle est due à M. Parrot.

L'an dernier, au mois de février, une discussion des plus intéressantes s'est engagée à la Société médicale de Berlin. Il était
question de ces cas d'hypertrophie dite spontanée du cœur qui,
sans que le malade ait rien présenté à l'auscultation qui puisse
faire reconnaître une insuffisance ou un rétrécissement orifi-
ciels, aboutissent à l'anasarque, à la cyanose, à l'asystolie. Les
uns invoquaient l'emphysème latent des poumons, les autres
l'hyperkinésie nerveuse, et d'autres enfin, comme Sénator,
se contentaient de constater le fait et de le désigner sous le
nom de cœur hypertrophié forcé. Le travail de MM. Rigal et
Juhel-Rénoy donne l'explication demandée. Il y a là de la cirrhose cardiaque.

On voit comment cette hypertrophie cardiaque se rattache à
la néphrite interstitielle au point de vue de la pathologie générale, bien qu'elle s'en sépare dans l'observation individuelle des
malades. L'artério-sclérose, la diathèse fibreuse peuvent se localiser et occuper isolément un organe; elle peut au contraire se
généraliser et déterminer des troubles morbides qui varient
suivant les organes et les départements vasculaires atteints.
Nous n'entendons pas dire cependant qu'elle est la cause
essentielle de la néphrite, mais elle est la cause de la
dégénérescence cardiaque, de même que les anévrysmes miliaires de la substance cérébrale qui relèvent de la même diathèse, sont la cause de l'hémorrhagie cérébrale. (Charcot et
Bouchard, Lecorché.)

Le moment nous semble venu de donner de la néphrite interstitielle et de l'artério-sclérose la théorie qui nous semble le
mieux embrasser et expliquer l'ensemble des faits observés.

Depuis Bartels des travaux importants ont été publiés, dans
lesquels il est admis et démontré que la néphrite interstitielle

pure diffère essentiellement de la néphrite parenchymateuse.
Dans la néphrite interstitielle, le tissu conjonctif qui forme la
gangue du rein, ainsi que l'a fait voir von Beer, entre en prolifération. Il se fait des travées scléreuses au milieu desquelles
les éléments normaux du rein s'atrophient ou se transforment
par involution. Cette façon de voir a été défendue en France
par MM. Charcot, Lanceraux, Lecorché, Cornil et Ranvier,
Kelsch, etc. Où les divergences commencent, c'est lorsqu'il s'agit
de déterminer le point de départ des irradiations cirrhotiques.
M. Lancereaux, avons-nous dit, tendait à faire naître les travées
scléreuses au pourtour des artères irritées; la cirrhose du rein
était la conséquence de la périartérite chronique. C'est l'idée
que défend dans sa thèse M. Brault, élève de M. Cornil.

Dans ces derniers temps, M. Charcot s'est efforcé de montrer
que le point de départ de la sclérose rénale est au pourtour des
tubuli. C'est un cas particulier des cirrhoses épithéliales. Les
expériences qu'il a faites avec M. Gombault le démontrent : sur
les reins des cobayes lentement intoxiqués par la céruse, on voit
tout d'abord l'épithélium se modifier sur toute l'étendue du tube
rénal, depuis le glomérule jusqu'aux canaux collecteurs. Cette modification de l'épithélium qui passe à l'état d'épithélium cubique,
aplati, de simple revêtement, s'accompagne de la prolifération
et de l'épaississement du tissu conjonctif au pourtour du tube
urinifère et sur toute sa longueur. Primitivement les artères
du voisinage ne sont pas atteintes. Si quelques-unes sont trouvées au centre d'un îlot cirrhotique, c'est secondairement par
envahissement progressif. MM. Charcot et Gombault notent
l'hypertrophie du cœur chez un de leurs cobayes le plus longtemps soumis à l'irritation saturnine et le plus lentement intoxiqué. Dans un remarquable travail publié dans les numéros
d'avril et de juin de la *Revue mensuelle*, M. G. Ballet, interne
de M. Charcot, étudie le rein sénile. Il complète et modifie
d'une façon heureuse les descriptions données par MM. De-
mange, Lemoine, Sadler. D'après lui, les lésions du rein sénile
sont constituées par une cirrhose diffuse. Il a constaté les
mêmes lésions épithéliales et la même topographie de la sclérose que MM. Charcot et Gombault. Il est amené à cette con-

clusion que le point de départ est encore là péritubulaire et non périvasculaire. Souvent les artères se trouvent au centre d'un îlot scléreux, mais la cirrhose est venue des tubes vers les artères. M. H. Martin, dans le très intéressant mémoire que nous avons déjà plusieurs fois cité, a constaté la répartition des lésions signalées par MM. Charcot et Gombault et par M. Ballet. Toutefois, comme il a rencontré simultanément de l'endartérite oblitérante, il s'est trouvé conduit à concilier les deux théories et à considérer la sclérose péritubulaire comme le résultat d'une dystrophie due à l'insuffisance de la circulation, à l'insuffisance d'apport des matériaux nutritifs. C'est au loin, à la limite extrême d'action de chacun des vaisseaux que ce trouble de nutrition serait au maximum. C'est donc à distance et loin des vaisseaux que débutera la cirrhose.

L'endartérite se produisant surtout dans certaines intoxications : alcoolisme, saturnisme dans la goutte, etc., c'est dans ces conditions que doivent se rencontrer et que se rencontrent en effet la néphrite interstitielle et l'hypertrophie du cœur. Les mêmes causes amènent dans le cœur, dans le foie, dans la moelle, dans le cerveau des effets analogues, et ces effets se manifestent par des symptômes appropriés au fonctionnement des organes.

L'idée est ingénieuse. Cette vue d'ensemble est séduisante. La théorie de la sclérose dystrophique ne nous satisfait pas cependant entièrement.

Nous aussi, comme Debove et Letulle, comme H. Martin, Brault, Thomas, Bryan Waller et tant d'autres, nous avons rencontré l'éndo-périartérite rénale et généralisée chez des gens atteints de néphrite interstitielle. Comme H. Martin dans les intoxications, comme G. Ballet chez les viellards, nous avons reconnu la cirrhose épithéliale décrite par M. Charcot. Nous ne voyons pas pourquoi on ne considérerait pas les lésions artérielles et les lésions tubulaires et péritubulaires comme les effets parallèles d'une même cause. Que dans certaines conditions d'intoxication et chez des animaux jeunes les artères qui charrient la substance irritante résistent plus longtemps que les tubes qui l'éliminent, la chose est possible. Les lésions trouvées par

MM. Charcot et Gombault sur leurs cobayes s'expliqueraient très bien ainsi.

C'est dans deux conditions principales que ces troubles de nutrition, que cette dystrophie se présentent: les empoisonnements chroniques et la vieillesse. Le passage du plomb, de l'alcool, de l'acide urique, du sucre peut-être, et d'autres substances produiraient une véritable irritation, une véritable usure. Cette usure et cette irritation se trouveraient normalément dans la vieillesse. Dans ces conditions il se développerait une véritable diathèse fibreuse, une tendance marquée du tissu conjonctif à l'emporter sur les éléments nobles.

L'uniformité de la cause dans toute l'étendue du système circulatoire explique la généralisation de cette lésion uniforme.

Toutefois des localisations seraient possibles: dans le cerveau, les anévrysmes miliaires, précurseurs de l'hémorrhagie (Charcot et Bouchard, Liouville); dans le cœur, la sclérose des piliers et des parois et l'asystolie finale, etc.

Nous avons déjà parlé de la localisation possible des lésions endo-périartérielles sur le cœur admise par MM. Rigal et Juhel-Rénoy. Dans son récent mémoire, M. H. Martin a signalé l'endartérite aiguë des artérioles des piliers du cœur dans les affections aiguës, et en particulier dans la fièvre typhoïde. La dégénérescence des fibres musculaires du cœur, décrite par Zenker et M. Hayem, serait la conséquence de cette lésion valvulaire. Si le fait se confirme, il sera fort intéressant de rechercher si cette endartérite persiste après l'affection aiguë qui lui a donné naissance, ainsi qu'évolue, après l'extinction d'une poussée fébrile, l'endocardite née pendant une poussée de rhumatisme articulaire aigu. Il faudrait savoir encore si les artères des reins sont exposées aux mêmes lésions.

Il nous semble que nous ne pouvons mieux résumer toute cette exposition qu'en rapportant ici une observation de néphrite interstitielle avec hypertrophie du cœur et endo-périartérite que nous avons recueillie dans le service de notre excellent maître M. Proust. Ce fait nous paraît réellement typique, c'est en particulier un bel exemple d'asystolie par cirrhose du cœur et de foie cardiaque avec cirrhose interlobulaire.

Un homme de 35 ans, étudiant en pharmacie, entre dans le courant de mai 1881, dans le service de M. Proust, à Lariboisière. Ce malade, encore étudiant à 35 ans, a mené pendant longtemps une vie assez irrégulière où les excès alcooliques tenaient une large place. Il est très gros et très gras, et présente, au moment de son entrée, tous les phénomènes de l'asystolie : œdème considérable des jambes, des cuisses et des parois de l'abdomen; matité hépatique étendue, foie douloureux à la percussion et à la palpation; dyspnée intense, orthopnée, lèvres violacées, veines jugulaires saillantes dilatées sans battement, pouls petit, précipité, irrégulier. A l'auscultation, les battements du cœur sont tumultueux, on ne trouve pas de souffle à la base non plus qu'à la pointe. Il existe des râles sous crépitants et de la matité dans la moitié inférieure des poumons. L'urine est rare, épaisse, chargée de sels qui se déposent par le refroidissement, renfermant très peu d'albumine.

Sous l'influence de l'eau-de-vie allemande, puis de la digitale, il se fait pendant quelques jours une réelle amélioration, puis la dyspnée et les autres phénomènes d'asystolie réapparaissent et le malade succombe au bout de quelques jours.

Son histoire antérieure n'était pas celle d'un cardiaque ordinaire. Pas de rhumatisme, pas d'affection aiguë de quelque importance dans ses antécédents. Depuis un an environ : malaise, palpitations, céphalalgie, polyurie, le forçant à se relever plusieurs fois par nuit ; depuis deux à trois mois: début de l'asystolie, dyspnée, étouffements ; puis, quelques semaines avant l'entrée et assez brusquement : œdème des malléoles des jambes, etc.

A l'autopsie, pratiquée vingt-quatre heures après la mort, on trouve une ascite considérable. Le cœur est très volumineux: il pèse 890 gr. après que les caillots des cavités ont été soigneusement enlevés. L'hypertrophie du ventricule gauche est très prédominante. L'orifice mitral présente une circonférence de 125 mm., l'orifice tricuspide une circonférence de 140 mm. L'endocarde paraît sain. Les valvules sigmoïdes sont souples, suffisantes. Sur la valve large de l'orifice mitral, on voit quelques légers points d'athérome. Elle a toutefois conservé sa souplesse et sa transparence.

Du côté droit, le bord libre de la valvule mitrale est garni d'un cordon épais, blanchâtre, d'endocardite récente.

Les parois de l'aorte sont assez souples; il existe quelques légères saillies athéromateuses à peine marquées, un peu ternes et dépolies à leur surface, d'un relief presque inappréciable.

Le foie, très volumineux, pèse 3,540 gr.; la capsule, très épaisse, est adhérente au parenchyme. Elle présente des plaques laiteuses qui bossuent sa surface et la marbrent de taches blanches et brunes. Indépendamment de ces saillies exclusivement capsulaires, il existe des soulèvements plus petits, plus noueux qui semblent soulever la capsule et venir du parenchyme sous-jacent. On retrouve du reste sur la coupe une apparence absolument analogue.

Le tissu hépatique est dur, résistant, criant sous le scalpel; il présente à la coupe l'aspect classique du foie muscade, avec des travées scléreuses, blanchâtres, très prononcées par endroits.

Les reins sont volumineux, leur capsule peu adhérente. Ils pèsent 330 et 350 grammes. Ils sont à la fois durs et élastiques et résistants au couteau.

La substance corticale est très mince; elle présente moins de 1 centimètre d'épaisseur. Les pyramides de Malpighi sont bien dessinées, congestionnées, striées de lignes bleuâtres et blanchâtres. A la surface, il existe quelques infarctus de petit volume.

La rate est petite, rétractée, revêtue d'une véritable cuirasse scléreuse, épaisse de 2 mm., blanchâtre, d'aspect nacré, très résistante.

Elle présente à sa surface un gros infarctus jaunâtre du volume d'une noix.

Sauf un certain degré de congestion veineuse de l'intestin, les autres organes n'offrent mascroscopiquement rien de notable.

L'examen microscopique révèle des particularités remarquables.

Les reins présentent des lésions mixtes de sclérose et de stase cardiaque. Ces lésions sont inégalement réparties. A certains endroits, on tombe sur des taches de sclérose très serrée, très prédominante.

La capsule de Bowmann est épaissie ; de sa surface naissent parfois des travées scléreuses qui rayonnent à quelque distance. Parfois la cavité comprise entre la capsule et le bouquet vasculaire du glomérule n'existe plus : il s'est fait une soudure complète, et le glomérule est réduit à l'état de moignon, très petit, facilement reconnaissable toutefois. Sur les coupes qui intéressent la substance corticale suivant un plan perpendiculaire aux prolongements de Ferrein, on voit nettement des lobules rénaux plus ou moins atteints. Une couronne de glomérules les limite au pourtour. Sur les uns, de la sclérose péricapsulaire ; sur d'autres, une oblitération complète de la cavité et une atrophie marquée du bouquet vasculaire. Sur d'autres encore, peu d'épaississement de la capsule de Bowmann, mais un élargissement très marqué, un gonflement évident du glomérule lui-même, et, à la surface, de grosses cellules, souvent brillantes, tuméfiées, en saillie. Dans quelques glomérules, on trouve des globules accumulés en amas, formant une sorte de lac sanguin, d'angiome cardiaque. Partant de la ligne circulaire des glomérules, se dirigeant vers le centre du lobule, on aperçoit à un faible grossissement des travées rouges. D'autres travées réunissent les glomérules l'un à l'autre et forment le cercle qui limite le lobule ; avec un grossissement plus fort, on voit que ces taches rouges sont constituées par des traînées de sclérose. Celles qui s'enfoncent vers le centre du lobule renferment des canalicules de petit volume, même à la périphérie. Ils sont garnis de cellules cubiques, aplaties. Ces cellules se colorent fortement en rouge par le carmin. Vers l'axe du lobule, les taches de sclérose, colorées en rouge, et renfermant à leur centre un tube urinifère modifié deviennent plus denses en se réunissant. Il existe là l'îlot central de Charcot. Il va sans dire que cette distribution n'est pas toujours aussi régulière ; mais, étant donné le point de départ, il est facile de retrouver la systématisation décrite par MM. Charcot et Gombault. Les artérioles du voisinage présentent des lésions évidentes d'endartérite et de périartérite. La tunique interne est très tuméfiée; elle est parsemée de noyaux rouges; à certains endroits, il y a oblitération complète de la lumière du vaisseau. Au pourtour des artères, il existe des anneaux scléreux, plus ou moins denses, plus ou moins irréguliers. Cà et là, on rencontre encore des amas juxtaposés de globules, formant de petites nappes fragmentées.

Dans le foie, on trouve de la sclérose périlobulaire, de la dégénérescence des cellules hépatiques, et par places de véritables angiomes. La cirrhose est à la fois multilobulaire et périlobulaire. Elle est beaucoup plus marquée au niveau des espaces de Kiernan. A certains endroits, là où elle débute sans doute, elle est insulaire, et, au centre du noyau de sclérose, on trouve des veines très épaissies à calibre dilaté, et des canalicules biliaires. Cà et là, on trouve aussi de rares artères atteintes d'endo-périartérite. Les veines centrales sont souvent dilatées; il y a fréquemment un certain degré d'épaississement de leurs parois; nulle part je n'ai vu d'îlot cirrhotique bien marqué au pourtour de ces veines.

A certains endroits, la dilatation de la veine centrale est énorme, elle est remplie de globules. Parfois, là où elle devrait exister, où elle existait, se rencontrent de véritables lacs sanguins qui dissocient le lobule, poussent des prolongements étalés, communiquent à la périphérie des lobules avec des prolongements semblables venus des lobules voisins, et déterminent ainsi la formation de larges canaux, abouchés de larges angiomes qui communiquent les uns avec les autres.

Là où la stase sanguine est le plus marquée, où la cirrhose est au maximum, les cellules hépatiques sont manifestement altérées : elles diminuent de volume, perdent leurs granulations et leurs noyaux et ne présentent plus que l'aspect de petites masses jaunes assez régulières et transparentes.

A la périphérie il existe certainement de la cirrhose d'origine capsulaire; la capsule très épaissie donne naissance à des travées plus ou moins épaisses qui s'enfoncent entre les lobules et parfois dissocient ces lobules eux-mêmes.

Les lésions du muscle cardiaque sont dignes d'intérêt. Elles sont surtout évidentes dans les piliers du ventricule gauche. Les faisceaux musculaires sont disjoints, dissociés par des travées scléreuses épaisses.

Souvent les travées sont unies les unes aux autres et forment des mailles dans lesquelles se trouvent les faisceaux musculaires plus ou moins modifiés. Cà et là des îlots scléreux isolés. Au centre de ces îlots on trouve à peu près toujours une artériole atteinte d'endo-périartérite. Parfois l'artériole est complètement oblitérée. Les veinules situées au milieu des travées ne sont pas épaissies. A certains endroits, il semble que l'endocarde présente, lui aussi, un certain degré d'épaississement, et que des prolongements cirrhotiques soient nés de sa profondeur.

Les fibres musculaires ainsi écartées les unes des autres ont subi de notables modifications. Elles perdent leur striation et ne forment bientôt plus qu'un noyau jaunâtre, transparent, au milieu d'un îlot ou d'une travée fibreuse.

Cette observation nous paraît être un véritable type de cirrhose généralisée acquise, due à l'alcoolisme. Les lésions du rein sont celles de la néphrite interstitielle et du rein sénile, jointes aux lésions du rein cardiaque. Cet exemple montre bien combien il serait téméraire, d'après le poids, d'après le simple -examen à l'œil nu, de juger de la nature exacte des lésions.

L'endo-périartérite et la cirrhose péricanaliculaire s'y trouvent intimement unies.

Cette endo-périartérite se retrouve dans les piliers du cœur. Elle a sans doute servi de point de départ à la cirrhose interfasciculaire du muscle, cause évidente d'asystolie. Les orifices étaient du reste sains. Les fibres musculaires étaient évidemment lésés, et, si on l'avait cherchée, on aurait pu rencontrer sans doute la désintégration des fibres, signalée par MM. Renaut et Landouzy. Cette désintégration a fait l'objet d'une thèse récente fort remarquable due à M. Chalot.

Elle consiste dans ce fait que le ciment qui unit les cellules musculaires les unes aux autres au niveau des traits scalariformes d'Eberth disparaissent, et que les cellules normalement anastomosées se désunissent. Peut-être la cirrhose avait-elle

aussi pris naissance à la face profonde de l'endocarde irrité et
enflammé au même titre que la tunique interne des artères.

Les lésions que nous avons signalées dans le foie, sont celles
que notre ami M. Talamon a décrites dans sa très intéressante
thèse (1881). Pas de cirrhose autour de la veine intralobu-
laire ; de la cirrhose des espaces périlobulaire et multilobulaire.
La cirrhose périhépatique, bien décrite par Poulin dans sa thèse
(1881), se retrouvait facilement. Il serait bon de rechercher,
nous semble-t-il, jusqu'à quel point cette cirrhose hépatique
peut se trouver indépendammment de l'endo-périartérite, des
intoxications, et sous la seule influence de la stase par insuffisance orificielle du cœur. Ceci revient jusqu'à un certain point
à rechercher si, et dans quelle proportion, les lésions orificielles du cœur peuvent se lier à la cirrhose de cet organe, et à
la diathèse scléreuse en général.

Maintenant que nous avons passé en revue l'anatomie pathologique de la cirrhose rénale et des lésions cardio-vasculaires
qui lui font si fréquemment cortège, il nous faut faire le parallèle entre ces lésions et la physiologie pathologique et nous
demander jusqu'à quel point les symptômes relevés par la clinique sont expliqués à l'autopsie.

L'augmentation de la pression sanguine a été jusqu'ici considérée comme le phénomène primordial. Mahomed décrit une
période prodromique pendant laquelle ce phénomène existerait
seul et se manifesterait par tout un ensemble de symptômes.
Les malades ont l'essouflement facile, des palpitations, de
l'anxiété précordiale, de l'insomnie, de l'agitation nocturne. Ils
sont dyspeptiques, souvent constipés. Ils sont inquiets, tour-
mentés du besoin de se lever, de se promener. Le pouls est
plein, tendu. L'artère ne se laisse déprimer qu'avec peine
contre le radius. Au sphygmographe, on trouve, d'après Galabin, au moment de la descente, un crochet qui traduit le reflux
du sang soumis à une pression considérable contre les sigmoïdes fermées.

Plus tard, le choc intense de la pointe, le claquement métallique du second bruit (Traube) et l'apparition du redoublement, du bruit de galop décrit par Potain, trahiraient cet excès

de tension et l'hypertrophie du cœur. La polyurie et parfois l'albuminurie en seraient la conséquence.

Il faut remarquer que la néphrite sénile semble échapper à cette fatalité. L'hypertrophie du cœur et la polyurie y sont rares. Il est donc à supposer que l'excès de tension vasculaire y fait également défaut (Ballet).

Senator a quelque raison, nous semble-t-il, de déclarer que l'augmentation de pression du sang n'a jamais été nettement démontrée. L'interprétation donnée par Galabin au crochet de la descente dans l'onde sphygmographique est possible, mais hypothétique. La mesure directe de la pression sanguine chez l'homme est naturellement impraticable, et nous resterons probablement pendant longtemps dans l'incertitude, à moins que les appareils imaginés récemment ne donnent des résultats satisfaisants. (Voir Homolle, *in* Revue mensuelle, avril 1881.) La polyurie est évidemment en faveur de l'élévation anormale de la pression artérielle, toutefois nous ne savons pas jusqu'à quel point les lésions des tubuli, la transformation de l'épithé-·lium glandulaire en épithélium de revêtement est susceptible de favoriser l'issue de l'eau contenue dans le sérum sanguin.

La sensation de plénitude que donne l'artère comprimée entre le doigt et le plan osseux sous-jacent a sans doute de l'importance, mais nous ignorons jusqu'à quel point la modification de structure des artères, la perte d'élasticité des arté- rioles est capable de faire varier la sensation donnée au doigt.

Tous ces faits réunis ont de la valeur, aucun n'a de signifi- cation absolue, et cependant il est difficile de ne pas croire à l'augmentation de la pression sanguine dans la première phase de la néphrite interstitielle. Ce ne sont pas certes les lésions du cœur dont nous avons jusqu'ici parlé, sclérose des piliers et des parois, qui sont à même de produire et de maintenir cette augmentation de pression. Il faudrait donc qu'il y eût une vé- ritable hypertrophie musculaire du cœur, et cette hypertrophie a été décrite par Debove et Letulle. Ces auteurs ont trouvé les fibres musculaires augmentées de volume. Cela se concilie très bien : hypertrophie des fibres musculaires prises individuelle- ment et exagération de pression.

Quoi qu'il en soit, lorsque, dans la seconde phase, quand la maladie y parvient, le cœur aboutit à l'asystolie, il doit se produire nécessairement un abaissement de la pression artérielle et une élévation de la pression veineuse. Comment se fait cette transition? Cette transition même existe-t-elle toujours? Dans quelles relations se trouve l'albuminurie souvent passagère de la néphrite interstitielle avec ces tâtonnements successifs par lesquels la tension sanguine passe de l'un à l'autre état? Est-ce à cette période intermédiaire que se produit le bruit de galop? Le passage de la thèse d'Exchaquet, rapporté plus haut, serait en faveur de cette opinion. On sait que M. Potain attribue le redoublement présystolique au choc de la colonne sanguine contre les parois du ventricule gauche. Cela suppose une pression plus que normale dans l'oreillette gauche et cadrerait aisément avec une pression veineuse exagérée.

L'albuminurie, a remarqué encore M. Potain, se montre au moment où s'entend le bruit de galop. Cette albuminurie serait-elle de même nature que l'albuminurie cardiaque? Depuis les recherches de Runeberg (leçons de M. Charcot), on sait du reste que l'albuminurie se produit très bien sous l'influence d'un abaissement de pression. Ce serait là une raison de plus de distraire la néphrite interstitielle du groupe d'affections décrites sous le nom commun de maladie de Bright.

M. Brault a raison sans doute lorsqu'il prétend que la néphrite interstitielle n'aboutit pas forcément à l'asystolie. Beaucoup de malades sont arrêtés en route, qui par une hémorrhagie cérébrale, qui par l'urémie, qui par une affection intermittente.

Et, à propos de l'urémie, que sont au juste les néphrites mixtes?

Nous n'entendons pas aborder la question difficile et controversée de la néphrite scarlatineuse dans laquelle la lésion du glomérule semble jouer un rôle prépondérant; nous voulons parler seulement des cas de néphrite mixte chronique indépendante de la scarlatine, dans lesquelles il y a polyurie, albuminurie abondante, bruit de galop.

Du reste, pour fixer les idées, nous ne pouvons mieux faire que d'en donner ici deux observations caractéristiques.

Nous observons en ce moment à Lariboisière, dans le service de notre excellent maître M. Proust, deux malades atteints de néphrite mixte. Voici brièvement leur histoire :

I. — M. Ch.., 55 ans, salle Saint-Charles, n° 28. Cet homme, pendant la campagne de Crimée, est exposé à de nombreuses causes de refroidissement. Un jour, après quelque temps de malaise, il lui survient de l'œdème des pieds, puis de l'anasarque. Les urines sont très abondantes, très riches en albumine. On le soumet au régime lacté, il guérit en six mois.

Pendant la guerre de 1870, il couche sous la tente et les mêmes accidents se reproduisent : œdème ascendant généralisé, polyurie, albuminurie abondante, guérison par le régime lacté.

Enfin, au mois de mars 1881, sans cause bien déterminée, sous l'influence de la fatigue, réapparition des mêmes phénomènes. Il urine 4 à 5 litres d'urine par jour ; 3 à 4 gr. d'albumine par jour. Anasarque. Bruit de galop à la pointe du cœur. Pouls dur, tendu. Céphalée, amblyopie.

Sous l'influence du régime lacté, amélioration sensible et progressive. L'urine tombe à 2 litres, 2 litres et demi ; l'albuminurie diminue. L'œdème disparaît, ainsi que le bruit de galop.

II. — B... (J.-B), 23 ans. En 1878, il prenait part à une marche militaire en Algérie. La colonne est surprise par un orage. Il se refroidit. Huit jours après, il éprouve des douleurs vives dans les reins et présente de l'œdème du scrotum, qui disparaît sous l'influence du repos pour reparaître bientôt. Quinze jours après, anasarque généralisée. Il urine 5 litres par jour. Au bout de trois mois, il rentre en France ; on le met au régime lacté. A ce moment il avait 8 gr. d'albumine par litre, et pissait 4 à 5 litres d'urine. Il sort très amélioré après un séjour de onze mois au Val-de-Grâce. Au bout d'un mois, réapparition des mêmes accidents. Il entre à Lariboisière au commencement de février 1881, œdème des malléoles de la face, des mains, du scrotum. 3 à 4 litres d'urine par jour, 5 à 6 gr.

d'albumine par litre. A la pointe on entend très¦ nettement le bruit de galop de Potain. Après des poussées et des fluctuations de l'œdème, des crises de céphalée, d'amblyopie, d'œdème du poumon, l'amélioration se produit et persiste sous l'influence du régime lacté. Le bruit de galop disparaît, fait place à un dédoublement du premier bruit, se montre de nouveau pendant les crises et disparaît enfin définitivement.

On n'est guère disposé à croire actuellement que les diverses néphrites se succèdent et que l'on passe par évolution régulière de la néphrite parenchymateuse à la néphrite atrophique. Les deux formes sont choses bien distinctes, à tous points de vue : étiologie, symptomatologie, anatomie pathologique, et cependant il existe des formes mixtes. M. Rendu leur a consacré un chapitre d'attente dans sa thèse d'agrégation. Serions-nous sortis du chaos pour y rentrer immédiatement ?

Nous ne croyons pas, et il nous semble tout simple d'admettre que les lésions, habituellement séparées, coincident parfois. C'est la conclusion à laquelle est arrivé Brault qui a eu l'occasion d'étudier histologiquement des cas de ce genre. L'épithélium et le tissu interstitiel peuvent très bien être simultanément atteints en même temps que se développent l'endartérite et l'hypertrophie.

REVUE CLINIQUE.

Revue de clinique médicale.

Traitement de certaines arthropathies par l'électricité, par ALIX JOFFROY, professeur agrégé, médecin des hopitaux.

J'ai eu l'occasion, comme tous ceux qui, depuis Remak, ont appliqué l'électrothérapie aux arthrites, d'enregistrer des succès et des insuccès. Je pense que l'on peut, dans une certaine mesure, prévoir le résultat ; en d'autres termes, je pense qu'il est possible de donner les indications et les contre-indications de ce mode de traitement.

Tant qu'une articulation présente des phénomènes aigus ou

subaigus, l'emploi de l'électricité est formellement contre-indiqué et j'ai même vu, sous cette influence, se réveiller dans une certaine mesure une inflammation qui paraissait éteinte. De sorte qu'il faut agir avec beaucoup de prudence et de modération lorsque les symptômes d'inflammation ne sont apaisés que depuis peu de temps.

C'est donc uniquement dans les cas d'arthrite chronique proprement dite qu'il y a lieu d'employer l'électricité.

On doit, au point de vue qui nous occupe, distinguer différentes variétés d'arthrite chronique :

1° Les arthrites du rhumatisme articulaire chronique progressif;

2° Les arthrites du rhumatisme articulaire chronique à localisations et à marche indéterminées;

3° Les arthrites du rhumatisme secondaire chronique (blennorrhagie, puerpéralité, etc.);

4° Les arthrites chroniques consécutives au traumatisme;

5° Les manifestations articulaires de la goutte.

Dans la première catégorie (*rhumatisme articulaire chronique progressif*), les résultats m'ont toujours paru fort médiocres et, comme on assiste fréquemment, sous l'influence d'un traitement interne, ou même sous la seule influence du repos, à des améliorations réelles, il devient difficile de faire la part de l'électrothérapie. Du reste, dans ces cas, on ne se contente généralement pas de faire passer un courant au niveau des jointures atteintes et la médication est dirigée également contre l'atrophie musculaire. Or, du côté des muscles comme du côté des jointures, je n'ai jusqu'ici observé qu'une amélioration peu marquée. Il est vrai que jamais je n'ai vu les malades se soumettre longuement à toutes les exigences d'un traitement méthodique. Mon impression n'en est pas moins que l'on devra s'estimer fort heureux si l'on obtient une sédation des accidents, une pause dans la marche de la maladie.

Dans le *rhumatisme articulaire chronique, à localisations et à marche indéterminées*, et surtout dans les *formes chroniques des arthrites consécutives à la blennorrhagie, à la puerpéralité*, etc.,

ainsi qu'*au traumatisme* les résultats sont beaucoup plus satisfaisants dans la plupart des cas, parfois même ils dépassent ce
qu'on aurait osé espérer. Je ne citerai comme exemple qu'un
seul fait que j'ai observé à la clinique médicale de la Pitié, en
1876.

Il s'agit d'une femme de 29 ans, ayant eu, cinq mois auparavant, un accouchement difficile. L'enfant était mort au bout
de quelques jours et la mère avait eu des accidents de pelvi-
péritonite assez graves, à la fin desquels survint de la douleur
et du gonflement au niveau du cou-de-pied gauche, puis au genou du même côté. Mais tandis que ces symptômes disparaissaient rapidement au cou-de-pied, ils prenaient une intensité
plus grande au genou et le gonflement de l'articulation devenait considérable. De sorte que cette arthropathie, développée
au milieu de l'état puerpéral, débute par une phase assez aiguë.
Bientôt quelques symptômes s'amendèrent, l'articulation fut
moins rouge, moins douloureuse, mais le gonflement persista
et avec lui l'impossibilité de faire ou d'imprimer à la jointure
aucun mouvement notable.

C'est cinq mois après l'accouchement et un peu plus de quatre
mois après le début des premiers symptômes d'arthrite que je
vis la malade. Le genou formait au milieu du membre amaigri
une grosse tumeur arrondie, du volume d'une tête d'enfant, mesurant dans sa plus grande circonférence 49 centimètres.

Les tissus étaient durs et résistants. Il ne semblait pas y avoir
d'épanchement abondant dans l'articulation, et l'ankylose, ou
plutôt l'immobilité articulaire, paraissait due à l'épaississement
et à l'induration des tissus périarticulaires. Le triceps fémoral
avait subi une atrophie très marquée.

On avait déjà employé les applications de teinture d'iode, les
vésicatoires répétés, les pointes de feu; on avait administré l'iodure de potassium à doses élevées : le tout sans succès. Je n'ob-
tins pas de meilleurs résultats du massage pratiqué avec soin,
une fois par jour, pendant deux semaines.

C'est alors que je soumis l'articulation malade à l'action des
courants continus.

J'employai la pile Callaud-Trouvé et un nombre d'éléments

s'élevant jusqu'à quarante. Le pôle positif était fixé, soit sur les côtés, soit sur les parties supérieure ou inférieure de la tumeur, en même temps qu'on promenait le tampon représentant le pôle négatif sur toute la surface cutanée de l'articulation du genou, pendant une dizaine de minutes chaque jour.

La peau rougissait rapidement dans les points où l'on promenait ainsi ce tampon et la malade ressentait une douleur assez marquée.

Après une semaine, il y avait une amélioration notable et l'on pouvait déjà communiquer à l'articulation quelques mouvements nouveaux.

Après quinze jours, l'amélioration se traduisit par une diminution très appréciable du volume du genou qui ne mesurait plus au vingtième jour du traitement que 41 centimètres, le genou sain, du côté opposé, mesurant 35 centimètres de circonférence.

A partir de ce moment, les progrès furent plus lents, mais les mouvements étaient en grande partie rétablis lorsque la malade quitta le service vers la fin de la quatrième semaine de son séjour à l'hôpital.

J'ai cru devoir citer avec détails cet exemple fort probant de l'influence favorable qu'exercent parfois les courants continus sur certaines arthropaties. La diminution du volume de la tumeur et le rétablissement des mouvements de l'articulation ont été si rapides qu'on ne peut songer à voir là une simple coïncidence de l'amélioration et du traitement, surtout si l'on considère que depuis près de deux mois les accidents étaient stationnaires, malgré l'emploi de moyens thérapeutiques variés.

Je pourrais encore citer un fait analogue relatif à une arthropathie blennorrhagique et deux autres se rapportant à des arthrites chroniques consécutives au traumatisme, mais je crois qu'il est préférable d'indiquer quelles sont les particularités cliniques que l'on rencontrait dans ces arthropathies favorablement influencées par le traitement électrique.

Dans tous les cas, il n'existait aucune lésion profonde de l'articulation proprement dite, et l'ankylose était due uniquement à l'épaississement des tissus périarticulaires. De sorte que, en réalité, c'est surtout contre la périarthrite que le traitement est dirigé. Aussi dès que ces tissus durs, résistants, probablement peu vasculaires, se résorbent et s'assouplissent sous l'influence des courants continus, l'articulation reprend ses mouvements normaux, en proportion de la diminution de volume de la tumeur.

Il faut encore remarquer que dans tous ces cas la palpation de la jointure ankylosée ne permet de sentir que des tissus très indurés, assez indolents sous l'influence de la pression, mais devenant facilement sensibles et même douloureux sous l'influence des mouvements de flexion et d'extension.

Dans aucun de ces cas où le traitement a produit des résultats si rapides et si satisfaisants, on n'a constaté ni l'existence de tissus mous et fongueux, non plus que des lésions osseuses, de sorte qu'il faut bien noter que les cas dont il s'agit ici n'ont rien à voir avec les tumeurs blanches.

Les réflexions qui précèdent permettraient facilement au lecteur d'établir la valeur de l'électrothérapie dans le traitement des arthropathies goutteuses. Dans une première phase de la maladie caractérisée par des accès aigus qui ne laissent extérieurement aucun désordre grave après eux, ce mode de traitement n'a aucune espèce d'indication.

Il ne peut entrer en discussion que dans la goutte chronique et uniquement dans le cas où tout phénomène aigu a complètement cessé.

Mais ici la situation est bien moins favorable que dans les cas précédemment étudiés. Les lésions sont, en effet, beaucoup plus complexes, puisqu'avant tout l'on trouve des lésions profondes des surfaces articulaires, qu'il ne peut être question de modifier.

Mais si c'est uniquement contre l'hypertrophie des tissus périarticulaires qu'est dirigé le traitement par l'électricité, il perd ici singulièrement de sa valeur.

Tandis, en effet, que, dans les observations citées plus haut, les fonctions de l'articulation se rétablissaient à mesure que les tissus périarticulaires se résorbaient, chez le goutteux les mouvements de la jointure resteront entravés parce que la cause principale de cette immobilisation, plus ou moins complète de la jointure, tient en grande partie aux lésions intra-articulaires proprement dites.

C'est pour le même motif qu'on n'obtient pas de meilleurs effets de l'électrothérapie dans le traitement du rhumatisme chronique progressif; il y a là, en effet, des lésions intra-articulaires qui tiennent sous leur dépendance les lésions périarticulaires, aussi bien du tissu musculaire que du tissu fibreux.

Si seulement le processus pathologique qui a engendré ces lésions articulaires était arrêté, si, par exemple, il s'agissait de certaines lésions consécutives à une arthrite aiguë et indépendante de toute diathèse, on pourrait, on devrait même espérer que le traitement électrothérapique modifierait avantageusement les altérations des tissus fibreux et musculaire, malgré l'existence de lésions intra-articulaires. Mais dans la goutte, comme dans le rhumatisme chronique progressif, il s'agit de lésions articulaires en voie d'évolution, en progression irrégulière, mais presque constante; et la conclusion qui découle de ce fait important, c'est que dans ces deux maladies l'électrothérapie n'est que médiocrement et que rarement indiquée, la lésion articulaire (contre laquelle l'électricité ne peut rien) entretenant constamment les lésions de voisinage des tissus musculaire et fibreux.

En résumé, l'électrothérapie (et il ne s'agit ici que des courants continus) est indiquée et peut produire les résultats les plus satisfaisants dans certaines arthropathies assez nettement caractérisées.

On ne doit avoir recours à ce traitement qu'après que tout symptôme d'acuité est complètement passé, et on doit le suspendre immédiatement si des phénomènes aigus se montrent à nouveau. .

C'est surtout contre les lésions extra-articulaires, l'hypertrophie des tissus fibreux et l'atrophie musculaire, que le traitement est dirigé ; il ne paraît pas avoir une influence bien marquée sur les lésions intra-articulaires diathésiques ; aussi son emploi est-il rarement bien indiqué dans la goutte et le rhumatisme chronique progressif.

Il n'en est plus de même dans les arthropathies produites
par le traumatisme, ou développées sous l'influence génératrice
d'une infection momentanée de l'organisme, telle que la puerpéralité ou la blennorrhagie. Dans ces cas, on obtient en
général, soit une guérison complète, soit une amélioration
rapide et considérable des accidents périarticulaires (résorption
des tissus fibreux et disparition de l'atrophie musculaire), (1) et
par conséquent le rétablissement des mouvements normaux de
la jointure, autant du moins que le permettent les lésions intra-
articulaires.

REVUE GÉNÉRALE

Pathologie médicale.

Le bacillus de la fièvre typhoïde et le processus typhique, par le
professeur E. KLEBS. (*Arch. f. exper. Pathol. und Pharmak.*)

Ce travail de Klebs vient après des publications déjà nombreuses
sur le même sujet. La plupart ont été faites à l'institut de Prague,
soit par Klebs lui-même, soit par ses élèves. Quelques-unes sont sor-
ties d'autres laboratoires : ainsi l'étude d'Eberth récemment publiée
dans les Archives de Virchow (Bd. 81 p. 58). A de légères différences près, malgré quelques divergences dans les détails, tous ces
travaux aboutissent au même résultat général, fondamental, et représentant la fièvre typhoïde comme la conséquence du développement dans l'organisme d'un microbe spécial, le *bacillus typhosus*.

Dans son récent mémoire, Klebs se propose de faire, en quelque
sorte, la pathologie générale de la fièvre typhoïde en étudiant le mode
de pénétration du bacillus, la réaction des organes envahis, en montrant dans quelle dépendance étiologique se trouvent la marche
symptomatique de l'affection et la marche envahissante du germe typhique. C'est faire la physiologie de la fièvre typhoïde en prenant
pour point de départ l'histoire naturelle du microbe spécifique.

Cette tentative est intéressante ; et s'il existe encore pas mal de

---

(1) Nous ne voulons pas, dans cette note, aborder la question des atrophies musculaires à tendance progressive que l'on observe assez fréquemment à la suite du traumatisme des jointures.

lacunes, que pourrait seule combler la foi robuste du néophyte, il faut reconnaître que l'ensemble de cet exposé est séduisant et bien fait pour préparer à la conviction.

Le travail de Klebs se divise en plusieurs parties. Il étudie d'abord le mode de progression du bacillus, ses voies de pénétration, ses foyers premiers de développement, et ses localisations secondaires. La seconde partie est une apostrophe sévère aux sceptiques qui doutent encore que l'on puisse distinguer les uns des autres les microbes vulgaires de la putréfaction des microbes spécifiques. Carl Vogt y est rudement renvoyé aux études pour lesquelles il est compétent. Dans la troisième, le bacillus est décrit; des coupes histologiques, montrant son mode de pénétration dans les plaques de Peyer sont présentées. Enfin, pour terminer, Klebs expose le résultat des cultures et de l'inoculation aux animaux.

Cette étude par les cultures successives et les inoculations avait été jusqu'ici un peu negligée en Allemagne, et les travaux entrepris sur les microbes manquaient ainsi d'un contrôle précieux. En effet, par la méthode des cultures et des inoculations successives, méthode exclusivement suivie par M. Pasteur, on observe, pour ainsi dire, le parasite vivant, et l'identité des symptômes en clinique après des dilutions répétées, après des générations successives, se combinant à l'identité des lésions à l'autopsie, la spécificité de la cause est fixée d'une manière certaine.

Quel est donc le lieu par lequel le bacillus pénètre dans l'organisme?

Diverses circonstances cliniques, certaines localisations anatomo-pathologiques pourraient faire penser que les voies de pénétration du bacillus peuvent être multiples. Ainsi dans quelques cas, les poumons sont atteints d'une façon prédominante. Les symptômes respiratoires l'ont emporté manifestement sur les autres. Tout porte à croire que les germes amenés par la respiration se sont développés dans le poumon. Cette apparence peut être trompeuse, et dans un cas qu'il rapporte, Klebs a trouvé dans la muqueuse intestinale des amas de granulations graisseuses qui correspondaient sans doute à des foyers de microbes en voie de dégénérescence. Dans un mémoire récent, Eppinger a décrit les lésions du larynx dans la fièvre typhoïde. La muqueuse, les tissus sous-muqueux, les cartilages eux-mêmes sont envahis. Il semble que les microbes se soient directement introduits et se soient primitivement fixés au niveau de ces lésions laryngées. La chose, en tout cas, échapperait à la règle générale; la localisation première semble se faire nettement dans l'intestin grêle.

Sans doute les manifestations typhiques reconnaissent pour cause l'envahissement secondaire des organes. Dans des cas où les phénomènes cérébraux ont été très prononcés, on a trouvé les espaces périvasculaires, et les sillons arachnoïdiens remplis de micrococcus. Les poumons sont très riches en microbes; ils sont atteints de collapsus, de broncho-pneumonie, lorsque la forme thoracique domine. Il va sans dire que cette dépendance des foyers est à l'autopsie extrêmement difficile à déterminer et les renseignements fournis par la clinique l'emportent à ce point de vue sur les données recueillies à l'amphithéâtre.

La description que donne Eberth du microbe de la fièvre typhoïde ne concorde pas absolument avec celle qu'en fait Klebs. Eberth a vu des bâtonnets arrondis à leurs extrémités. Klebs a de plus rencontré des filaments plus ou moins longs, quelquefois segmentés et chargés de spores.

Dans presque la moitié des cas, Eberth n'a pas rencontré de bacillus dans les organes examinés, mais cela ne démontre pas que ces microbes n'existaient pas! Il reste encore à déterminer les conditions d'existence et de répartition des germes dans les diverses circonstances.

Les filaments du bacillus de la fièvre typhoïde sont différents des bâtonnets et des filaments des organismes de la putréfaction qui se rencontrent vulgairement dans l'intestin et qui président aux décompositions putrides qui s'y font. Ils sont d'une finesse beaucoup plus grande, et, signe caractéristique, ils ne s'engagent jamais dans la muqueuse.

A côté des filaments simples à bouts effilés, et de petit volume, on rencontre des filaments chargés de spores, à segmentation transversale. Que ces spores se soient séparées et l'on aura des bâtonnets à bouts émoussés, assez semblables aux organismes décrits par Eberth.

Si l'on examine l'intestin aux diverses phases de l'affection, on trouve d'abord de la desquamation de la muqueuse. C'est une sorte de catarrhe épithélial. Le liquide qui tapisse la muqueuse est chargé de microbes de divers ordres. Les organismes typhiques s'y rencontrent mélangés à d'autres Plus tard l'imprégnation se fait; les filaments du bacillus semblent pénétrer par les glandes de Lieberkühn. En effet, on en rencontre dans la cavité de ces glandes, et il est assez difficile de décider s'ils se trouvent dans l'intérieur des cellules ou dans leur interstice. Dans la couche conjonctive sous-glandulaire les filaments sont accumulés et souvent ils se trouvent dirigés vers le cul-de-sac des glandes, d'où ils semblent provenir.

Les plaques de Peyer surtout sont envahies. A de certains endroits, et principalement au voisinage de la valvule iléo-cæcale, leur tissu propre disparaît presque tout entier sous la masse des filaments du bacillus. Les cellules propres au tissu sont réduites à l'état de corpuscules jaunâtres, informes, de véritables moignons.

Et cette destruction ne se ferait pas seulement par pression mécanique; le simple voisinage des filaments suffirait pour déterminer une véritable nécrobiose des cellules. Peut-être pourrait-on admettre que les liquides produits par le microbe exercent sur les tissus une action mortifiante. Il est du reste une autre voie par laquelle peut se faire la nécrobiose: c'est la thrombose, la pénétration du bacillus dans les vaisseaux et l'arrêt de la circulation dans les ramifications qu'il oblitère.

Cette question de la pénétration des filaments et des spores dans les vaisseaux est des plus importantes. Elle est susceptible de donner l'explication de certaines localisations cliniques et anatomo-pathologiques.

Tantôt les germes peuvent être transportés à distance, et des colonies typhiques sont entraînées au loin; tantôt leur développement se fait sur place, et les phénomènes intestinaux l'emportent. L'ulcération des plaques est très prononcée. Il peut même se faire de la péritonite, et dans le liquide épanché, les germes spécifiques se trouveront en abondance.

Les tissus envahis par le bacillus sont susceptibles de réagir. Parfois les cellules conjonctives irritées prolifèrent et leur multiplication peut arrêter le développement de l'organisme infectant. Il peut arriver alors que le développement du bacillus se fasse plus rapidement dans les vaisseaux et que, par conséquent, son transport embolique soit plus facile et plus probable.

Dans quelques cas, Klebs a trouvé dans les reins de petites bulles d'air assez semblables à celles que détermine la putréfaction. Les sujets étaient toutefois dans un état de conservation qui ne légitimait guère cette interprétation. Il est tenté d'y voir la conséquence du développement local des mirobes. Cette interprétation toutefois n'est pas absolument certaine, et d'autres auteurs ont attribué ces bulles gazeuses à des causes très différentes, à ce que, par exemple, on avait fait avant la mort des injections hypodermiques d'éther.

Si cette vue générale de la fièvre typhoïde cadre assez bien avec son histoire clinique et les conditions de son développement, si l'apparition d'un microbe et l'envahissement progressif de l'organisme rendent suffisamment compte de la physiologie de l'affection, il manque toutefois à cet ensemble la démonstration directe de l'inoculation et des cultures successives dans des liquides de composition propice. Les expériences entreprises sur les animaux doivent donner à la théorie la consécration demandée.

Ces expériences ont été surtout faites sur des lapins. On leur a injecté des matières intestinales diluées. Plusieurs sont morts avec de la fièvre. On a trouvé à l'autopsie la rate volumineuse et ramollie, les ganglions mésentériques engorgés, la partie inférieure de l'intestin enflammée, les plaques de Peyer tuméfiées et infiltrées. Ces lésions, en un mot, rappellent de très près les lésions habituellement observées chez les hommes atteints de fièvre typhoïde. Les symptômes se sont également rapprochés dans leurs points essentiels des symptômes de la fièvre typhoïde chez l'homme : fièvre, amaigrissement, diarrhée.

Ces résultats, comparables à ceux que d'autres ont obtenus d'autre part, Letzerich entre autres, se sont encore montrés après inoculation avec des micrococcus de seconde génération.

Les lésions microscopiques de l'intestin étaient très voisines de celles que nous avons rapportées. Ici encore il y avait infiltration des plaques de Peyer par les filaments et les spores et pénétration de ces éléments dans les vaisseaux.

Il est, à ce propos, un point difficile à décider: les corpuscules arrondis que l'on rencontre dans le sang sont-ils des spores de bacillus? Sont-ce des éléments indifférents des germes d'autres microbes? Peut-être des cultures entreprises dans les conditions voulues trancheraient-elles la question.

On voit que la doctrine du bacillus, telle qu'elle vient d'être rapidement exposée, présente une certaine consistance. Le meilleur argument en sa faveur serait, à notre sens, le résultat positif des inoculations, surtout après générations successives. Il reste toujours, malgré cela, les grandes difficultés: la détermination histologique du parasite et l'assimilation d'un processus morbide chez les animaux aux affections observées chez l'homme.

Klebs pense que la connaissance du micrococcus de la fièvre typhoïde doit amener à modifier le traitement dirigé contre elle. La réfrigération, les bains froids, qui jouissent en Allemagne d'une faveur si marquée, auxquels Brandt, Liebermeister et tant d'autres attribuent une si grande efficacité, devraient céder le pas aux agents susceptibles de tuer le microbe. Les bains froids sont des palliatifs de la fièvre; ils doivent empêcher les dégénérescences produites par l'élévation de la température; il y a mieux à faire, supprimer la cause de la fièvre en supprimant le bacillus. Cette conduite thérapeutique est la conséquence directe de la doctrine étiologique.

On some rare forms of disease accompanied by lesions of trophic nerves or trophic centres, par WILLIAM ALEXANDER (*Lancet*, 25 juin 1881).

L'auteur a groupé sous ce titre un petit nombre de faits disparates quant à leur symptomatologie, mais dans lesquels interviendrait un élément commun, à savoir: une lésion des nerfs ou des centres trophiques.

Les observations les plus intéressantes, à ce point de vue, sont les deux suivantes :

Obs. I. — Pigmentation irrégulièrement symétrique du corps, accompagnée d'anesthésie au niveau des taches pigmentaires.

Une jeune fille âgée de 19 ans, de constitution délicate, est admise à l'hôpital en novembre 1879, pour une endométrite consécutive à une vaginite syphilitique.

Peu après son entrée, on constatait sur le corps de la malade de nombreuses taches pigmentaires de coloration brune.

Les membres supérieurs en étaient recouverts, à l'exception de quelques places restées blanches vers le pli du coude où la peau contrastait avec la nuance foncée des parties avoisinantes.

Les extrémités inférieures étaient bien moins envahies ; à peine pouvait-on constater quelques petites taches très effacées au-dessous des genoux.

Sur chaque joue existait une petite plaque ; au-dessous de la lèvre inférieure et au cou deux plaques occupaient la ligne médiane, les seules, du reste, qui eussent cette situation par rapport à l'axe du corps.

Au tronc, le côté droit était notablement plus atteint que le côté gauche. Sur les flancs, taches en croissant parfaitement symétriques, identiques aussi comme forme, dimension, et nuance.

Nulle part, il n'y avait trace d'infiltration ou induration du tissu cellulaire ; les surfaces atteintes ne présentaient non plus aucune saillie, aucun caractère papuleux.

Une circonstance digne d'être notée est que la chevelure de cette jeune fille était devenue grisonnante tout récemment.

Il reste à mentionner le côté le plus intéressant de cette observa-

tion, c'est-à-dire l'anesthésie très marquée constatée au niveau des
taches de pigment et même de la zone environnante.

Remarques.—L'absence d'induration de la peau et de tubercules ne
permet pas de penser qu'il s'agit ici de la lèpre anesthésique. D'autre
part, si le chloasma (taches hépatiques), le vitiligo, le mélasma
(pytiriasis nigra) le pytiriasis versicolor, la maladie d'Addisson se
rapprochent, comme coloration de la peau, du cas présent, ils s'en
éloignent par le fait de l'anesthésie qui n'a point, semble-t-il, été
signalée jusqu'à présent comme une complication de ces diverses
affections.

Le siège des taches pigmentaires, chez cette malade, ne correspond
pas au trajet des troncs nerveux, ce qui éloigne l'idée de la faire
dépendre d'un processus morbide affectant ces branches nerveuses. Aucune cause locale ne peut être invoquée, non plus, pour
rendre compte de l'anesthésie. Tout semble donc indiquer qu'il s'agit
d'une lésion dont le siège est le système nerveux central.

Les effets des maladies cérébrales et des grands tourments de
l'esprit sur la chevelure ont depuis longtemps montré que le système
nerveux tient sous sa dépendance la distribution pigmentaire. Les
expériences de G. Pouchet (Journal de l'anatomie et de la physiologie,
1876-77) sur l'influence des phénomènes réflexes dans les couleurs
diverses des poissons établissent nettement ce rapport.

Les nerfs trophiques et vaso-moteurs qui président à cette répartition de la matière pigmentaire tirent leur origine de la substance
grise de la moelle, près du point d'émergence des nerfs sensitifs.
Bien que ce point n'ait pas encore été précisé suffisamment, le fait
de l'anesthésie au niveau des plaques de pigment est une raison de
croire à une origine commune.

Le cas qui suit est un exemple très curieux de troubles trophiques
liés à une lésion de la substance corticale des circonvolutions.

Obs. II. — J. O..., manœuvre, âgé de 49 ans, entre à l'hôpital le
15 juin 1878. A ce moment il présente sur la joue droite et le nez
(côté droit) une eschare dont il rattache la production à un érysipèle
de la face qu'il a eu un mois auparavant. En raison des progrès
incessants de ce processus nécrosique, les tissus malades furent enlevés d'une façon très complète au moyen du thermo-cautère.

L'opération sembla avoir arrêté la tendance envahissante de l'ulcération ; la plaie bourgeonna activement. Cependant les os propres
du nez restèrent à nu et il fallut, faire de l'autoplastie ; un lambeau
entamé fut emprunté au front et une petite ulcération de la joue

droite fut traitée de la même façon. La réunion du lambeau semblait en bonne voie et tout paraissait aller pour le mieux, quand au commencement d'octobre l'eschare se reproduisit au-dessous et à droit du lambeau dont le détachement devenait imminent par le fait de destruction des tissus adjacents et sous-jacents.

La muqueuse nasale était devenue, en outre, le siège d'une sécrétion abondante et fétide ; le malade tomba dans un état subcomateux. Pendant trois jours, il fut moribond, mais une semaine s'était à peine écoulée que les symptômes alarmants disparaissaient, et le 20 novembre les ravages causés par l'ulcération étaient réparés.

Le 5 décembre, O..., après une nuit troublée par de fortes douleurs ou crampes gastriques et intestinales, voyait reparaître son eschare. Quelques jours plus tard cependant, tout allait de nouveau très bien. Enfin, dans la nuit du 15 janvier 1879, on eut l'explication de la marche singulière de l'affection. L'infirmier ayant eu l'occasion d'aller dans la chambre de O... qui avait dû être séparé dés autres malades, en raison de la fétidité extrême de l'écoulement nasal, le vit secoué par des convulsions, comme *dans une attaque*. A son réveil, le malade se plaignit de fortes douleurs gastro-intestinales. Questionné quelques heures plus tard, il raconta qu'il avait eu des attaques treize ans auparavant, à la suite d'un violent coup sur la tête. A la place indiquée par lui, on pouvait sentir, en effet, une petite dépression sur l'os pariétal gauche. O... ne parvint pas à se remettre de l'ictus du 16 janvier et mourait le 4 mars suivant, dans le coma.

A l'autopsie, on rencontra, au niveau de la dépression crânienne une fracture du pariétal dont un fragment avait pénétré peu profondément dans la partie moyenne de la circonvolution pariétale ascendante.

A cette place existait un foyer de ramollissement du diamètre d'un schilling environ, aussi bien en surface qu'en profondeur. Particularité à noter, le point correspondant sur l'autre hémisphère était aussi le siège d'un petit foyer de ramollissement. Le reste du cerveau fut trouvé normal. La muqueuse nasale était épaissie, ulcérée, et les os propres du nez fortement nécrosés. Rien de particulier dans les autres organes.

Remarques.—Il est raisonnable d'admettre que la formation de l'eschare de la joue droite et du nez a été le résultat de la lésion corticale du cerveau. Bien qu'il ne soit pas permis de dire qu'il y a eu attaque épileptiforme à chaque explosion des troubles périphériques, il est légitime pourtant de le supposer ; les douleurs, les crampes gastro-intestinales succédaient à l'attaque et étaient elles-mêmes immédiatement suivies par la nécrose des tissus.

L'aire de l'eschare correspondait exactement à la surface de distribution de la branche supérieure de la 5ᵉ paire et, chaque fois, l'action destructive s'est limitée à cette place.

Pathologie chirurgicale.

Cas de rupture de l'intestin, par le Dᵣ WILLIAM WALKER.

(The Lancet, 8 octobre 1881.)

Il s'agit d'un jeune homme de 19 ans qui, étant ivre, tomba sous les roues de sa voiture et fut apporté à l'hôpital dans un état d'insensibilité complet, sans aucun signe de collapsus. Son corps ne présentait qu'une légère plaie à la région iliaque gauche, pas de trace de sang dans les urines, ni dans les matières fécales, pas de sensibilité de l'abdomen. Tout alla bien jusqu'au lendemain 6 heures du soir, où, après avoir bu un peu de lait, il fut pris de crampes dans l'abdomen avec une douleur extrême et tous les signes d'une péritonite. Il mourut à 7 heures 30, trente-sept heures après son admission.

A l'autopsie on trouva le péritoine injecté, quelques onces de sérosité claire dans la cavité abdominale. L'intestin présentait une déchirure arrondie dont les bords étaient retournés et déchiquetés comme si l'on avait coupé l'intestin avec des ciseaux émoussés.

Cette observation présente plusieurs points intéressants :

1º L'absence de tout symptôme morbide en rapport avec une lésion aussi grave, ce qui peut s'expliquer par ce fait que son dernier repas avait été complètement digéré, ou du moins que le produit de la digestion était arrivé à un endroit de l'intestin situé plus bas que le siège de la lésion, quand l'accident est arrivé.

2º Il est difficile de se rendre compte de la longueur du temps qui s'est écoulé avant le développement de la péritonite, les repas qu'il avait pris étant composés de la même nourriture que celui qui fut si rapidement suivi de mort.

3º Comment la lésion s'est-elle produite ? Il est probable que la roue en passant obliquement en travers de l'abdomen aura écrasé l'intestin contre les corps vertébraux. Il faut noter la coïncidence, qui n'est pas très rare, d'une plaie externe de peu d'importance avec une lésion interne grave.

4º La guérison est-elle possible ? La lésion était trop grave, dans ce cas, pour l'espérer. Mais si l'on avait affaire à une rupture partielle, on pourrait essayer d'éviter la péritonite en donnant des aliments liquides que l'estomac peut assimiler en entier, des lavements alimentaires et de l'opium. Mais toute la difficulté est de diagnostiquer la lésion. PAUL RODET.

Recherches critiques et expérimentales sur la suture nerveuse et la régénération des nerfs, par L. WOLBERG. (*Centralblatt f. chirurgie*, n° 38, 1881.)

La possibilité de la réunion des nerfs par première intention a été depuis longtemps établie au point de vue clinique, par Laugier et Nélaton. Les expériences faites sur les animaux sont venues, les unes la confirmer, les autres la remettre en question. De ses expériences, ainsi que de l'analyse à laquelle il a soumis les quarante-trois observations de suture nerveuse chez l'homme, publiées jusqu'à ce jour, l'auteur a tiré les conclusions suivantes :

· La réunion des nerfs par première intention est possible.

. La suture nerveuse est indiquée dans tous les cas de division récente et dans ceux de date plus ancienne où les fonctions détruites ont de l'importance et où les autres moyens thérapeutiques ont échoué.

On devra toujours donner la préférence à la suture directe qui permettra une coaptation beaucoup plus parfaite des extrémités sectionnées.

Dans les cas où la réunion par première intention n'aurait pu être obtenue, la suture nerveuse hâtera la régénération des nerfs.

, L'auteur recommande l'usage de son aiguille (Centralblatt f. Chirurgie, 1880, n° 40) et du catgut préparé selon la méthode de Lister.

Dans la dégénération du bout périphérique succédant à la section des nerfs, la moelle seule est résorbée, le cylindre-axe et la gaine de Schwann restent intacts.

La régénération des éléments nerveux nouveaux dans la substance qui unit les extrémités séparées se fait aux dépens des cellules du périnèvre des bouts nerveux. Ces cellules rondes ou ovales deviennent libres, augmentent de volume et prennent une forme allongée : devenues fusiformes avec des noyaux en bâtonnet elles s'unissent par leurs extrémités et donnent ainsi naissance au cylindre-axe et à la gaine de Schwann. Les fibres nerveuses anciennes s'unissent à ces fibres de nouvelle formation dans lesquelles la moelle se développe probablement aux dépens des noyaux cités plus haut, et dont une

autre portion donnerait naissance aux noyaux de la gaine de Schwann.
Le tout finit par une formation de moelle nouvelle dans les fibres
nerveuses périphériques anciennes. La régénération se trouve ainsi
complète au bout de deux mois et demi chez le chat.

La d génération et la régénération nerveuses ont lieu simultanément.

La dégénération se produit dans le même temps dans toute l'étendue du bout périphérique, la régénération marche graduellement du
centre à la périphérie.

La régénération des nerfs s'accompagne du rétablissement des
fonctions *normales* et de la disparition des lésions trophiques.

E. HAUSSMANN.

**Cas remarquable de fistule recto-vésicale et de calcul fécal chez
l'homme;** par ROGER WILLIAMS. (*The Lancet*, 1er octobre 1881.)

Un homme de 79 ans entre à l'hôpital Saint-Pierre le 21 juin 1881,
pour des troubles de la miction qui avaient débuté dix-huit mois auparavant. Aucune trace de diathèse chez lui ni chez ses ascendants.
Il se plaint de mictions douloureuses et d'envies d'uriner irrésistibles;
la prostrate est hypertrophiée et douloureuse. L'urine est jaune rougeâtre et contient des globules sanguins altérés; la quantité est un
peu au-dessous de la moyenne. Le cathétérisme ne révèle pas trace
de calcul; aussi cette exploration négative, jointe à l'état cachectique
du malade, fit porter le diagnostic d'affection maligne. Son état s'ag-
grava tous les jours; on remarqua que ses défécations avaient une
odeur urineuse, ce qui fit supposer qu'il y avait une communication
entre le rectum et la vessie, mais l'exploration digitale ne permit pas
de confirmer cette hypothèse. Enfin il mourut dans un état d'épuisement complet dix-huit jours après son entrée.

A l'autopsie, on trouve la vessie petite, ses parois sont un peu
épaissies; sa cavité est remplie d'une matière brun noirâtre, d'une
consistance pâteuse et coriace, dans certains endroits formée de petits lobules arrondis, à surface irrégulière, de l'épaisseur de gros pois,
plus ou moins adhérents ensemble. Cette substance pesait 40 grammes
et avait une odeur putride urino-fécale. Examinée au microscope elle
consistait en masses celluleuses et granulées avec des débris moléculaires. Au-dessus de l'orifice de l'uretère gauche il y avait une ouverture qui communiquait avec le rectum. Le contenu de la vessie était
évidemment constitué par de la matière fécale qui, ayant pénétré du
rectum dans la vessie, n'avait pu, en raison de l'hypertrophie de la

prostate, repasser par l'orifice de communication et avait formé un calcul fécal. Les autres organes ne présentaient rien d'important.

C'est un exemple remarquable du peu de concordance des symptômes observés pendant la vie et des lésions constatées après la mort. En l'absence de signes, tels que passage de gaz ou de matières ¡fécaloïdes par l'urèthre ou d'urine par le rectum, il était ¡bien difficile de porter le diagnostic de fistule recto-vésicale. Comme Civiale (1) le remarque, c'est un diagnostic qui se fait à l'autopsie; c'est aussi l'opinion de Voillemier et Le Dentu (2).

Le Dr Alexander Morrisson (3) a observé un cas où les premiers symptômes ont été les suivants : sensation de malaise dans le rectum après la mixtion; puis il y eut de la douleur au-dessus du pubis et dans les régions iliaque et hypogastrique gauches, et après une selle muco-sanguinolente tout s'apaisa pendant plusieurs mois.

M. Bryant (4) a signalé un cas où l'affection avait débuté par de la diarrhée, du ténesme et des déjections muco-sanguinolentes. Ces signes avaient été suivis d'un intervalle d'amélioration assez grand après lequel des signes non douteux de la maladie étaient apparus. Dans un autre cas, le premier symptôme avait été le passage de gaz par l'urèthre et pendant plus de deux ans on n'avait pas noté autre chose.

Dans le cas rapporté plus haut, le seul symptôme qui aurait pu être invoqué pour le diagnostic de l'affection était le mélange de l'urine et des matières fécales. Mais le mélange était si intime qu'il n'a pas attiré l'attention du malade ni de ceux qui le soignaient.

M. Ch. Hawkin (5) a publié une observation intéressante se rapprochant beaucoup du cas précédent..   Dr PAUL RODET.

De la résection de l'estomac, par RYDYGIER. (Arch. f., klin. chir., Band xxvi, Heft 3.)

Le malade atteint de cancer du pylore, affection à laquelle ce qui suit est surtout applicable, aura été préalablement fait à l'usage des lavements nutritifs.

---

(1) Civiale. Traité pratique des maladies des organes génito-urinaires, t. III, p. 94.

(2) Voillemier et Le Dentu. Traité des maladies des voies urinaires, t. II, p. 348, Paris, 1881.

(3) Transactions of the pathological Society, vol. XXX, p. 326.

(4) Transactions of the clinical Society, 1872, p. 127.

(5) Transactions of the medical and chirurgical Society, vol. XLI, p. 441.

Après évacuation du tube gastro-intestinal on passera à l'opération proprement dite.

Premier temps. — Incision de la paroi abdominale sur une longueur de 8 à 12 centimètres et à trois ou quatre travers de doigts de la ligne médiane. Ainsi pratiquée sur la droite, l'incision permettra de maintenir beaucoup plus facilement au dehors l'extrémité duodénale qui tend à filer dans la profondeur.

Second temps. — On recherchera la tumeur et on l'attirera au dehors. Cela fait, et le chirurgien s'étant bien orienté, on pourra par des points de suture provisoires diminuer l'étendue de la plaie abdominale et prévenir ainsi plus sûrement la souillure de la cavité péritonéale.

Troisième temps. — Ablation de la tumeur. Après avoir jeté sur la partie des deux épiploons qui répond à la tumeur une série de doubles ligatures et divisé les deux replis entre les ligatures, de façon à éviter toute effusion de sang, application de chaque côté de la tumeur et à 1 centimètre de celle-ci, d'un appareil destiné à empêcher l'issue des matières venant, soit de l'estomac, soit de l'intestin. Dans ce but l'auteur se servait de deux lames d'acier revêtues chacune d'un tube de caoutchouc et portant à leurs extrémités des fils de caoutchouc, qu'il faut avoir soin de ne pas serrer trop fort.

L'interruption ayant été ainsi obtenue, d'un seul coup de ciseau, si cela est possible, on divisera d'abord l'estomac, puis le duodénum.

Mais ici une difficulté se présente qui résulte de la différence des diamètres de ces deux viscères. Pour y obvier la section du duodénum, au lieu d'être faite perpendiculairement à son axe, sera oblique, ovalaire ou cunéiforme.

Quatrième temps. — Réunion des bords des deux plaies gastrique et duodénale au moyen de la double suture de Czerny et Gussenbauer. Cette double suture consiste en une double rangée de points distants, les premiers de 3 à 4 millimètres, les autres d'un demi-centimètre. Avec une aiguille aussi fine que possible on piquera la séreuse à 2 ou 3 millimètres du bord et on ressortira au-devant de la muqueuse et dans l'épaisseur même de ce bord.

Pour pratiquer la suture on se servira de préférence de fils de catgut. Les fils de soie ne se résorbent pas, jouent l'office de corps étrangers et peuvent ainsi occasionner des péritonites par perforation, ainsi qu'il résulte des expériences de Gussenbauer (1) et de Kaiser (2).

(1) Gussenbauer et Winiwarter, Die partielle Magenresection. V. Langenbecks. Archiv Bd XIX, Heft, 3.
(2) Kaiser. Beiträge zu den operationen an Magen, *in* V. Czerny's Beiträgen zur operativen chirurgie, p. 95.

On a reproché au catgut sa résorption trop rapide, mais cette objection fondée dans les cas de ligature d'un tronc artériel, est ici sans valeur, puisque au bout de quelques heures l'accollement des bords est complet.

Il en était ainsi dans le cas de résection de l'estomac pour un cancer du pylore pratiquée par l'auteur lui-même et où le malade succomba douze heures après l'opération.　　　E. Haussmann.

BULLETIN

SOCIÉTÉS SAVANTES

Académie de médecine.

Réceptivité dans les maladies virulentes. — Taille suspubienne avec distension préalable du rectum. — Prédispositions à l'hystérie. — Résection de l'extrémité inférieure du tibia et du péroné. — Traitement des tumeurs érectiles par la vaccination. — Inoculation préventive de la péripneumonie contagieuse des bêtes à cornes. — Charbon symptomatique. — Un cas de nanisme.

Séance du 13 septembre. — En traitant de la péripneumonie, M. Bouley avait fait remarquer que dans une étable infectée tous les animaux n'étaient pas semblablement atteints et que quelques-uns même restaient indemnes, au moins en apparence. De ce fait, M. Hervieux rapproche celui dont tout le monde a été témoin dans les salles de dissection à Clamart où tous subissent, à des degrés divers et selon la réceptivité de chacun, l'imprégnation due au principe contenu dans cette atmosphère. C'est ce qui se passe encore dans une maternité infectée, où les accouchées résistent plus ou moins à la septicémie puerpérale, et où le même germe infectieux détermine des localisations diverses.

Une fois sur le terrain des accidents puerpéraux, M. Hervieux n'a pu s'empêcher de s'y arrêter un instant. Il s'est résumé en disant que : 1° l'aptitude à contracter la maladie infectieuse pouvait être contre-balancée par la puissance éliminatrice de l'organisme; 2° les exemples qui nous sont fournis, soit par l'expérimentation, soit par la clinique, de l'élimination d'un principe toxique à travers une voie quelconque : voie intestinale, voie respiratoire, voie cutanée, voie urinaire, sont autant d'indications qui doivent diriger le praticien dans le traitement des maladies toxiques ou virulentes.

— M. Bouillaud, à son tour, a saisi cette occasion pour donner son opinion sur les questions de contagiosité, de vaccination, de microbes, de fermentations putrides qui viennent si souvent sur le tapis.

Après avoir établi une distinction entre la septicité dont le foyer se trouve, se forme dans l'organisme lui-même, et celle dont le foyer se forme dans le milieu où vit cet organisme, après avoir expliqué comment dans les deux cas s'opérera le travail putréfactif et sa propagation, M. Bouillaud laisse voir que, sans nier la péripneumonie ou autre affection contagieuse provoquée par des agents externes, il admet plus volontiers l'autre espèce.

Relativement à la fièvre typhoïde, il ne reconnaît pas, du moins jusqu'à présent, l'existence de la contagiosité d'individu malade à individu sain.

Il n'accepte pas non plus la vaccination appliquée à des maladies autres que la variole ; et quelque admiration qu'il professe pour les travaux de M. Pasteur, il persiste à penser que la fermentation putride, pendant la vie comme après la cessation, ne peut avoir lieu que dans les parties préalablement frappées d'une maladie connue sous le nom de gangrène ou de mortification.

— M. le Dr Smester communique ses expériences sur le mécanisme de la respiration par le nez et par la bouche. Il conclut que la respiration se fait par le nez seul ou par la bouche seule, et non simultanément par les deux orifices.

Séance du 20 septembre. — M. Gosselin lit un rapport sur le mémoire du Dr Perrier, intitulé : Deux observations de taille suspubienne avec distension préalable du rectum. La taille suspubienne fut faite pour la première fois, en 1560, par Franco ; mais deux motifs en avaient éloigné les chirurgiens : la crainte d'ouvrir le péritoine et la difficulté de s'opposer, après l'opération, à l'infiltration de l'urine au devant de la vessie. L'objet principal de M. Perrier est de faire connaître un procédé destiné à parer à ces deux inconvénients.

Déjà Franco avait eu recours à l'introduction du doigt dans le rectum et à la propulsion, avec le doigt, de la vessie et du calcul vers la paroi abdominale. A ce procédé, qui ne permettait pas de faire remonter le péritoine au-dessus du pubis, Rousset, vingt ans plus tard, substitua l'injection d'eau dans la vessie ; mais des calculeux ayant souvent la vessie rétractée, épaissie et incapable de se distendre assez our refouler le péritoine, l'injection restait insuffisante. En 1779 cère Côme inventa un nouvel instrument, la sonde à dard, qui n'eut as plus de succès. Enfin, le D'Petersen (de Kiel), revint à l'injection e Rousset, en y ajoutant une propulsion de la vessie en haut et en vant au moyen d'un pessaire en caoutchouc (de Gariel), qu'il intro-luit vide dans le rectum et qu'il remplit d'eau ou d'air. C'est ce pro-:édé que M. Perrier a mis en usage le premier en France. Il a injecté 520 gr. d'eau tiède dans un pessaire de Gariel, et 250 gr. d'eau dans a vessie.

Relativement au second point, les précautions prises par M. Perrier sont préliminaires et consécutives. Voici les premières : pendant les vingt jours qui ont précédé l'opération, il a fait une injection quoti-dienne d'émulsion de Gaulthéria, dans la vessie, dans le but de com-battre la cystite, et il a fait prendre chaque jour à ses malades 1 gr. 50 de salicylate de soude, pour rendre l'urine aseptique. Enfin, il s'est servi d'une solution phéniquée au centième pour distendre la vessie. Les soins consécutifs ont eu surtout pour but de faciliter la sortie complète de l'urine au delà de la plaie, et, pour y arriver, M. Perrier a mis dans la vessie deux longs siphons, l'un par la plaie, l'autre par l'urèthre.

— M. Briquet fait une communication sur la prédisposition à l'hys-térie. Il admet l'existence de deux classes d'hystériques : les prédis-posées et les non prédisposées. Les non prédisposées sont des sujets jouissant généralement d'une santé ordinaire, jusqu'au moment où elles sont sous le coup de l'hystérie ; la cause du dérangement de leur santé réside dans les agents de l'ordre psychique, tels que la frayeur, les émotions vives, le chagrin et les différentes causes de souffrance, soit physique, soit morale. Dans cette catégorie le début est plus tar-dif, l'acuité moindre, la durée plus courte, en un mot la maladie moins grave.

Tout autres sont les hystériques prédisposées. La prédisposition à l'hystérie n'est pas un état simple ; elle se compose, au contraire, de plusieurs conditions organiques différentes qu'on peut réduire à quatre espèces : la prédisposition par hérédité ; par causes patholo-giques ; par les troubles de la menstruation ; et, enfin, la prédisposi-tion directe, celle qui se développe sous l'influence des agents analo-gues à ceux qui donnent lieu à l'hystérie. De ces quatre espèces, la première est la plus grave ; l'hérédité augmente la durée de la mala-die ; les attaques débutent dans le très jeune âge et sont plus in-tenses ; d'où un mauvais pronostic. Contrairement aux idées si long-

temps dominantes sur la nature de l'hystérie, le nombre des cas de
prédisposition par les troubles de la menstruation est notablement
inférieur à celui des autres prédispositions.

— M. Polaillon lit un travail sur une modification au procédé ordinaire de la résection tibio-tarsienne et du péroné. Son opéré ne présente
pas les mouvements de latéralité que l'on rencontre après la plupart
des résections tibio tarsiennes guéries sans ankylose; il se sert d'une
simple bottine à talon élevé. Cet heureux résultat doit être attribué à
la conservation de la malléole externe, dont la présence assure à la
nouvelle articulation une grande solidité dans le sens latéral.

Du traitement des tumeurs érectiles par la vaccination, par M.
Constantin Paul — Le procédé que l'auteur a inventé consiste à couvrir d'abord la tumeur d'une couche de vaccin, puis à dessiner sous le
liquide, au moyen d'une aiguille tranchante, des incisions superficielles qui seront plus tard les lignes excentricielles, c'est-à-dire les
dignes opposées à l'extension de la tumeur et à la rupture des vaisseaux.

MM. Blot et Gosselin font remarquer qu'il y a des tumeurs érectiles veineuses cutanées et des tumeurs érectiles veineuses sous-
cutanées. Or, ce ne serait que dans les premiers que la vaccination
aurait une action efficace. Quant au procédé, M. Blot préfère le sien
qui consiste à pratiquer d'abord une série d'éraillures superficielles
sous forme de hachures et à employer ensuite, quand le sang ne
coule plus et que tous les petits sillons sont encore humides et à vif,
une abondante quantité de liquide vaccin.

Séance du 27 septembre. — Tout le monde ne partage pas l'enthousiasme de M. Bouley pour les inoculations préventives de la péripneumonie contagieuse des bêtes à corne. M. Leblanc est loin d'être
convaincu et il exprime ses réserves dans un discours dont voici les
conclusions : 1º la péripneumonie contagieuse du gros bétail peut
se développer spontanément dans certains pays et sous l'influence des causes connues depuis le siècle dernier; 2º L'inoculation du serum pulmonaire ne provoque pas une maladie
analogue, même sous une forme atténuée, à la pneumonie contagieuse ; en cas de mort on ne trouve aucune des lésions caractérisant cette maladie; 3º les effets de l'inoculation présentent de
telles variations, tant au point de vue de l'évolution qu'a celui de l'intensité et des accidents consécutifs, qu'on ne peut les regarder comme
analogues à ceux obtenus par l'inoculation du virus des autres maladies contagieuses ; 4º l'inoculation est, dans nombre de cas, impuis-

sante à conférer une immunité même de courte durée ; 5° la préservation, au cas où on l'admettrait, ne paraît être que de six, comme l esexpériences de réinoculation tendent à le prouver.

Séance du 4 octobre.— M. Bouley répond à M. Leblanc. Des faits négatifs ne sauraient infirmer la valeur de faits positifs sérieusement établis. On sait que l'inoculation du virus pneumonique dans une partie du corps riche en tissu cellulaire est défendue sous peine de mort. Or, si après l'inoculation caudale l'insertion de ce virus au fanon reste sans effet, n'est-ce pas une preuve irrécusable que l'inoculation caudale aura eu pour résultat de donner l'immunité à l'organisme? Sans doute on pourra objecter que le sujet, dans ce cas particulier, devait cette immunité à une contagion antérieure. Mais à mesure que l'expérimentation se fait sur une plus grande échelle, ces cas ne sont plus si rares ; depuis les expériences de la commission de 1850 les faits positifs affluent de tous les points ; et la cause de l'inoculation semble gagnée.

M. Leblanc prétend que l'inoculation pulmonaire ne provoque pas une maladie analogue à la pneumonie contagieuse, et qu'en cas de mort, on ne trouve aucune des lésions caractéristiques. Cela importerait peu si l'immunité était acquise ; mais la lésion anatomique n'est pas la caractéristique de la maladie. Il y a des fièvres typhoïdes sans éruptions intestinales, comme des varioles sans éruption cutanée.

M. Bouley persiste à repousser la spontanéité de la pneumonie contagieuse. Enfin, à cette opinion de M. Leblanc, que la contagion a lieu par contact et non par l'air, il oppose l'expérience qui consiste à déterminer la maladie, en mettant des animaux en communication à l'aide du tube de Renault.

Cette réponse faite à M. Leblanc, M. Bouley rend compte des expériences de Chaumont sur la vaccination du charbon symptomatique. Un des caractères différentiels du charbon symptomatique et de la fièvre charbonneuse, c'est que tandis que cette dernière est inoculable par le sang, le microbe du charbon symptomatique introduit dans la veine ne détermine qu'une fièvre modérée. C'est la notion de ce fait qui a conduit M. Chauveau et ses élèves à chercher l'immunité dans cette injection intra-veineuse. Ils ont démontré l'atténuation de ce virus dans le sang, et les expériences de Chaumont sont confirmatives de ce nouveau procédé de vaccination.

Séance du 14 octobre, suite de la discussion sur l'inoculation préservation de la péripneumonie contagieuse. — M. Jules Guérin admet comme parfaitement établi que cette inoculation procure dans un cer-

tain nombre de cas, l'immunité contre des atteintes ultérieures de la
même maladie. Mais il conteste l'utilité et l'efficacité pratique de cette
méthode à cause de ses dangers pour le sujet auquel on l'applique,
et à cause d'un danger plus général résultant de la dissémination de
la maladie qu'on inocule.

Il cherche en outre à établir que l'expérimentation n'a fait que confirmer dans ce cas particulier, comme cela a lieu pour les autres
questions, une partie des faits antérieurement observés ; qu'elle en
a méconnu ou supprimé d'autres. Il ne saurait donc admettre la
supériorité de l'expérimentation sur l'observation comme moyen
d'obtenir la solution rigoureuse des problèmes de médecine. C'était
une occasion naturelle de faire le procès à toutes les dernières
découvertes relatives aux microbes, aux atténuations des virus, aux
vaccinations, etc., et il ne l'a pas laissé échapper.

— M. Larrey présente un nain assez curieux à voir, eu égard à
la petitesse de sa taille et à certaines particularités de son individu.
Il paraissait à sa naissance, dit sa mère, bien proportionné dans les
formes de son corps et de ses membres ; mais on a négligé alors de
mesurer son poids et sa taille. La croissance ne s'est faite que faiblement, surtout les premières années. Aujourd'hui, il a 14 ans ; il pèse
9 kilogs, et ne mesure que 85 centimètres de taille. La tête fort est
petite, le crâne assez bienfait ; mais le corps est grêle et comme atrophié par arrêt de développement. Le thorax surtout, sensiblement rétréci et déprimé, est rachitique ; pas de déviation de la colonne vertébrale ; atrophie musculaire des membres ; les organes génitaux bien
conformés. L'intelligence est suffisante. Ajoutons, enfin, que les
parents jouissent d'une bonne constitution et d'une parfaite santé, et
qu'ils ont deux autres enfants plus âgés que celui-ci de quelques
années, aussi bien portants qu'eux mêmes et de taille moyenne.

II. Académie des sciences.

Acide urique. — Strychnine. — Eaux carbonatées ferrugineuses. — Muqueuse vésicale. — Tuberculose expérimentale. — Permanganate de
potasse. — Diphthérie. — Urée. — Charbon. — Gymnote.

Séance du 15 août. — M. Boucheron adresse une note sur la présence anormale de l'*acide urique* dans les sécrétions salivaire, nasale
pharyngée, gastrique, sudorale, utérine, et dans le sang menstruel.
On sait que les déchets de la nutrition qui ne sont pas éliminés pro-

duisent dans le sang des accidents variés d'intoxication d'autant plus durables, que les matières toxiques peuvent être fabriquées presque indéfiniment par l'économie.

Parmi les déchets de la nutrition, sans parler des ptomaïnes de connaissance récente, un des plus importants est l'*acide urique* (Proust), dont l'accumulation dans le sang constitue l'*uricémie* (Garrod, Sée, Charcot, Zalesky, Cigot-Suard, Jaccoud, Labadie-Lagrave, Fernet).

Quand l'*acide urique* en excès s'élimine anormalement par divers organes, il détermine l'apparition d'affections variées dites uricémiques, dont la plus anciennement connue est la goutte articulaire, caractérisée par l'élimination de l'*acide urique* dans les articulations (Garrod).

Il existe un grand nombre d'affections qui sont soupçonnées d'être sous la dépendance de l'*acide urique*, et dont la nature uricémique n'a pu être nettement démontrée, vu les insuffisances et les dificultés des analyses chimiques dans chaque cas.

Suivant cet ordre d'idées, et supposant que l'élimination anormale de l'*acide urique* était, chez certains malades, la principale cause des affections dont ils étaient atteints, nous avons recherché et trouvé, en effet, l'*acide urique* dans les sécrétions des organes malades. C'est ainsi que nous avons décelé l'*acide urique*, avec les conseils de M. le professeur Grimaux, et avec le concours de M. Chassin, pharmacien, ancien interne des hôpitaux, dans la sécrétion gastrique pituiteuse qui nous était fournie par le vomissement matutinal ; dans la sécrétion nasale et pharyngée, pendant l'évolution de certains catarrhes naso-pharyngiens ; dans la sécrétion de la muqueuse utérine et dans le sang menstruel de certaines femmes atteintes d'affections utérines ; dans la sueur, comme l'avaient trouvé aussi plusieurs observateurs, entre autres Charcot, Ball, Robin, Peter et G. Daremberg.

Dans tous ces cas, les liquides à analyser, tout en étant difficiles à se procurer, pouvaient cependant être recueillis.

Mais pour les organes composés d'une cavité close, comme les séreuses articulaires ou autres, comme les globes oculaires qui conservent dans leurs cavités les liquides sécrétés, et pour les organes dont les sécrétions s'épanchent dans les cavités splanchniques profondes, tels que le foie et les muqueuses gastro-intestinales, la démonstration de la nature uricémique de leurs affections est extrêmement difficile ou impossible pour chaque cas.

Restait donc à trouver une sécrétion assez abondante pour être analysée, s'épanchant à ciel ouvert, et servant très fréquemment à l'élimination de l'*acide urique* en excès dans le sang. La présence de l'*acide urique* dans cette sécrétion fournirait la preuve directe de l'accumulation de cette substance dans le sang, la preuve directe de l'intoxication par l'*acide urique*, et la preuve indirecte que les affections variées dont souffre le malade sont sous la dépendance de cet agent toxique. La disparition des accidents concordant avec la disparition de l'*acide urique* dans la sécrétion apporte une nouvelle preuve à l'appui.

La sécrétion qui joue très fréquemment le rôle d'émonctoire accessoire de l'*acide urique*, c'est la sécrétion salivaire.

En effet, nous avons trouvé dans la salive de l'*acide urique* en abondance dans les principales variétés d'uricémie, quelles qu'en soient les causes : 1° dans l'uricémie par arrêt de la fonction urinaire ou rétention de la majeure partie des liquides et matériaux de l'urine, chez des sujets névropathiques ou autres ; 2° dans l'uricémie par alimentation trop riche en azote ; 3° dans l'uricémie de sujets ayant été atteints de goutte aiguë franche articulaire ; 4° dans l'uricémie de sujets atteints de goutte chronique articulaire ; 5° dans l'uricémie avec accidents morbides du côté du foie, de l'estomac et des intestins ; 6° dans l'uricémie avec lésions diverses de la peau ; 7° dans l'uricémie avec lésions oculaires (décollements de la rétine, choroïdites et corps flottants du corps vitré, iritis, kératite, névrite optique, conjonctivites, blépharites) ; 8° dans l'uricémie avec lésions de l'oreille et surdité ; 9° dans l'uricémie avec détermination morbide du côté des reins, des bassinets, de la vessie ; 10° dans l'uricémie avec détermination morbide sur l'appareil cardio-vasculaire ; 11° dans l'uricémie avec accidents encéphalo et névropatiques.

Procédé opératoire. — C'est avec la réaction du murexide que nous avons obtenu les meilleurs résultats pour la recherche qualitative de l'*acide urique* dans la salive. Cette réaction n'exige qu'une faible quantité du liquide, elle est rapide et caractéristique.

Pour la bien réussir, nous recommandons les précautions suivantes : avec 1 ou 2 grammes de salive déposés sur une capsule de porcelaine plate, une soucoupe, par exemple, on chauffe légèrement au-dessus d'une lampe à alcool, de manière à amener la dessiccation du liquide sans déterminer d'ébullition et sans laisser jaunir le dépôt. Aussitôt la dessiccation produite, passer très légèrement sur le dépôt salivaire une baguette de verre humectée d'acide azotique, puis immédiatement une autre baguette humectée d'ammoniaque en solution ; l'exposition aux vapeurs d'ammoniaque suffit quelquefois quand la quantité d'*acide urique* est faible.

Trop d'acide azotique ou trop d'ammoniaque nuisent à la réaction. Si la salive renferme de l'*acide urique,* on voit se produire la coloration pourpre caractéristique, souvent avec une intensité de coloration presque égale à celle que donne l'urine diurne traitée de la même manière.

La comparaison entre la réaction du murexide et les procédés cliniques de recherche de l'*acide urique* (précipitation de l'*acide urique* par les acides forts, cristallisation sur un fil, etc.) nous ont montré que la présence de la mucine, qui entrave la réaction du murexide, dans une certaine mesure, s'oppose dans de bien plus fortes proportions à la précipitation de l'*acide urique* de ses solutions. C'est en se basant sur la non-précipitation de l'*acide urique* qu'on a pu nier la présence de l'*acide urique* dans certains liquides, et en même temps nier la nature uricémique des affections qui les ont produits.

Tous les uricémiques n'éliminent pas leur excès d'*acide urique* par la salive ; mais, chez les sujets qui l'éliminent par leur salive, on trouve dans cette élimination des indications de la plus haute importance : 1° pour le diagnostic de l'état d'uricémie ; 2° pour la prophylaxie des accidents d'intoxication uricémique imminents ; 3° pour la direction du traitement quand les accidents d'intoxication uricémique se sont produits ; 4° pour le choix de la voie d'élimination thérapeutique de l'*acide urique* en excès ; 5° pour la connaissance du moment où a cessé l'état d'uricémie ; 6° pour le choix formel d'un régime alimentaire et d'une hygiène anti-uricémique ; 7° pour la connaissance des résultats quotidiens de la thérapeutique, de l'alimentation et de l'hygiène prescrites.

— *Séance du 5 septembre* 1881.— M. G. Delaunay adresse un travail sur l'influence de la nutrition dans l'empoisonnement par la *strychnine.* Une grenouille vigoureuse ressent plus rapidement et plus fortement l'empoisonnement qu'une grenouille faible ; par contre, le retour à la santé, lorsqu'il a lieu, est plus rapide chez la première. Le côté droit étant plus vigoureux que le côté gauche, chez la grenouille, il est aussi plus rapidement empoisonné et plus vite rétabli. La même différence a lieu entre une grenouille bien nourrie et une grenouille qui a subi un jeûne prolongé ; entre une grenouille qui a marché et sauté pendant quelque temps et une autre qui est restée au repos. Une grenouille suspendue par les pieds est plus vite et plus gravement empoisonnée qu'une autre suspendue par la tête. La saignée diminue l'intensité de l'empoisonnement et produit des convulsions qui n'existent pas lorsque le poison donne la mort. Si l'on provoque de la congestion dans une patte, celle-ci est prise de convulsions avant l'autre.

— M. J. Ville adresse une note sur les *eaux carbonatées ferrugineuses*. L'eau saturée d'acide carbonique et agissant sur du fer, à des conditions normales de pression et de température, dissout 1 gr. 390 de carbonate ferreux par litre. Les carbonates neutres alcalins décomposent cette solution pour se transformer en bicarbonates. Les bicarbonates n'altèrent pas les *eaux ferrugineuses* et les chlorures et les sulfates retardent leur décomposition à l'air. Les eaux les plus riches en carbonate ferreux sont celles qui ne contiennent pas de carbonate neutre alcalin.

— MM. Cazeneuve et R. Lépine communiquent leurs recherches sur l'absorption par la *muqueuse vésicale*. Ils admettent, contrairement à plusieurs auteurs, que la *muqueuse vésicale* absorbe les éléments normaux de l'urine.

— M. D. Brunet adresse une note démontrant que la *tuberculose expérimentale* ne prouve pas l'inoculabilité du tubercule, puisque tout corps étranger produit le même résultat.

— *Séance du 12 septembre* 1881. — M. de Lacerda communique des expériences démontrant l'efficacité du *permanganate de potasse*. comme antidote du venin de serpent.

— *Séance du 19 septembre* 1881. — Aucune communication relative aux sciences médicales.

— *Séance du 26 septembre* 1881. — M. V. Laurenzi adresse un mémoire, écrit en italien, sur la *diphthérie*.

— M. de Thierry présente un appareil destiné à doser l'*urée*. Le procédé repose sur la décomposition de l'*urée* par l'hypobromite de soude. Les avantages de l'appareil consistent dans la disposition qui permet d'opérer sur l'eau et à une température constante et d'employer le liquide à examiner en quantité suffisante pour obtenir un résultat aussi exact que possible.

— *Séance du 3 octobre* 1881. — M. Bouley rend compte des expériences publiques qui ont été faites sur la vaccination du *charbon* symptomatique, le 26 septembre 1881, à Chaumont (Haute-Marne).

— A l'occasion de la note publiée par M. du Bois-Reymond, concernant les recherches sur le *gymnote* instituées dans le Venezuela par M. le D⁵ Sachs, M. Pr. de Pietra-Santa rappelle à l'Académie la communication qui lui a été faite sur le poisson électrique, au mois de juillet 1858, par Jobert de Lamballe.

VARIÉTÉS.

49° CONGRÈS ANNUEL DE L'ASSOCIATION MÉDICALE ANGLAISE.

Tenu à Ryde (Ile de Wight) le 10 août 1881.

Le Congrès international de Londres dont nous avons donné un compte rendu partiel (voyez les nᵒˢ de septembre et d'octobre) a brillé d'un si vif éclat, que le Congrès annuel de l'Association britannique a, pour ainsi dire, passé inaperçu. Un grand nombre de médecins anglais s'étaient cependant rendus à Ryde pour prendre part aux travaux et aux discussions qui avaient été annoncés. Quelques médecins étrangers, désireux de visiter la ravissante île de Wight, s'étaient joints à eux, et l'ouverture du meeting a pu avoir lieu le 10 août en présence d'un nombre de confrères beaucoup plus considérable qu'on ne l'avait supposé.

Nous avons l'habitude de donner chaque année un compte rendu analytique des travaux présentés au Congrès de l'association anglaise L'espace déjà considérable occupé par le Congrès de Londres, nous oblige à ne donner qu'un court aperçu de celui de Ryde.

Remarques sur la dilatation de l'estomac.

Tel est le titre d'un mémoire présenté par le Dʳ WADE, de Birmingham. L'auteur divise les dilatations de l'estomac en trois catégories : 1° dilatation aiguë; 2° cas placés sous la dépendance d'une obstruction pylorique de cause mécanique; 3° dilatation chronique.

En ce qui concerne la première catégorie, il importe d'établir une différence entre la dilatation et la distension. Cette dernière affection est constituée par un état dans lequel l'estomac, une fois distendu, retourne à sa position normale lorsqu'il est vide. Dans la dilatation l'estomac reste distendu, même lorsqu'il est vide. C'est là une dis-' tinction qui n'a pas toujours été observée par les auteurs.

La seconde catégorie comprend les cas dans lesquels un obstacle mécanique s'oppose à la sortie des aliments de l'estomac. Parmi ces obstacles il faut citer les tumeurs malignes qui siègent dans le voisinage du pylore, les brides résultant de cicatrisation d'ulcères, les retentissements, la pression des tumeurs situées dans le voisinage, etc. Les efforts que fait alors l'estomac pour vaincre la résistance déterminent une dilatation graduelle avec épaississement des parois de l'organe.

La troisième catégorie comprend les cas dans lesquels on ne trouve après la mort aucune cause physique ou mécanique qui puisse expliquer la rétention des aliments dans l'estomac et, par suite, la dilatation. L'affection a débuté le plus souvent par de la dyspepsie ou du catarrhe gastrique et a duré de longues années sans amener des désordres graves.

Une fois la dilatation de l'estomac suffisamment prononcée, on observe généralement les symptômes suivants : vomissements fréquents, anorexie, soif, émaciation graduelle. L'examen révèle l'existence d'une large cavité dont le bord inférieur dépasse parfois l'ombilic. La partie inférieure de la tumeur stomacale est fluctuante; la partie supérieure rend un son tympanique dû à l'accumulation des gaz.

Le traitement de la dilatation chronique de l'estomac varie suivant les symptômes. Dans quelques cas il convient de vider l'organe à l'aide d'un vomitif ou de la pompe. Dans d'autres il convient de restreindre considérablement la quantité des boissons ingérées et de placer le malade à la diète solide. Le régime lacté doit être essayé ainsi que les opiacés lorsqu'il existe de la douleur. En somme, le traitement de la dilatation de l'estomac est subordonné aux symptômes très variables de cette affection et, dans tous les cas, le régime a une importance considérable.

De l'emploi de la codéine dans le traitement du diabète,
par le Dr SMITH, de Clifton.

L'emploi des préparations narcotiques dans le traitement du diabète remonte à Ætius; mais ce traitement a toujours été basé sur l'empirisme. C'est le Dr Pavy qui a attiré l'attention sur cette médication pendant ces dernières années. Cet auteur a publié dans le *Guy's hospital Reports*, une série de cas démontrant que l'opium, la morphine et la codéine, agissent favorablement chez les diabétiques et diminuent la quantité de sucre contenue dans l'urine.

M. Smith a longtemps employé les préparations narcotiques dans le diabète, mais il a donné finalement la préférence à la codéine qui possède les mêmes propriétés que la morphine sans produire la lourdeur et le narcotisme, du moins à un degré aussi prononcé. Il va même jusqu'à affirmer que la codéine est le véritable antidote du diabète.

Le médicament doit d'abord être administré à faibles doses qu'on augmente graduellement en surveillant les effets physiologiques. On diminue la quantité lorsque l'amélioration se manifeste, ce qui est indiqué par la diminution du sucre.

Transfusion dans une ménorrhagie profuse.

Le Dr Whiteside Hime a accompli cette opération avec succès chez une femme mariée stérile, âgée de 35 ans.

La ménorrhagie existait depuis cinq ans, l'anémie était extrême ; le col utérin conique présentait une ouverture étroite qui fut incisée afin de permettre de badigeonner la cavité utérine avec du perchlorure de fer, son grand effet.

M. Hime tira 180 grammes de sang du mari de la malade et à l'acide d'un transfuseur spécial introduisit ce sang dans la veine céphalique de la patiente.

Pendant l'opération, on vit la respiration de la malade se suspendre, on fit immédiatement une injection sous-cutanée de 4 grammes d'éther et on pratiqua la respiration artificiellement ; grâce à ces moyens la malade revint à elle et on put terminer l'opération. Celle-ci fut faite en novembre 1878 et depuis il n'y a plus eu de ménorrhagie. La transfusion ne se fit pas directement, le sang était d'abord battu et défibriné dans un vase chaud, puis introduit dans l'appareil qui est à deux compartiments, afin que le sang puisse être entouré d'eau chaude. C'est la pesanteur qui chasse le sang de l'appareil et le conduit dans la veine par un tube élastique. Cet appareil est très bon marché et ne se dérange pas facilement.

Pathologie du Psoriasis.

Le Dr Georges Thin décrit d'abord l'aspect macroscopique d'une plaque de psoriasis. Une couche blanche de squames épidermiques repose sur un fond vasculaire rouge, et si l'on gratte ces squames avec l'ongle on voit suinter du sang. Ceci prouve que la vascularité de la couche papillaire de la peau est augmentée, et qu'au-dessus des papilles, il y a eu une formation pathologique d'épiderme et de plus que le rete mucosum fait défaut, car à l'état normal il protège suffisamment les vaisseaux de la couche papillaire, pour qu'une lésion aussi légère ne soit pas suffisante pour amener un écoulement de sang. L'auteur décrit ensuite l'aspect microscopique de coupes faites sur des plaques de psoriasis et donne les raisons qui lui font croire que les modifications pathologiques survenues dans l'épithélium sont les causes de l'état inflammatoire qui existe. Un état pathologique de l'épiderme, en certains points localisés, développe l'inflammation dans les vaisseaux sous-jacents. L'épanchement séreux qui en est la conséquence rompt l'épithélium malade et amène la formation d'une nouvelle papille. En même temps tandis que le sommet de la papille s'excave, il se fait une néo-formation d'épithélium et la papille se développe ainsi de haut en bas. Chez les personnes sujettes au psoriasis, la plus légère lésion de l'épiderme, telle qu'une égratignure, développe une action morbide spécifique qui amène la formation d'une plaque. Contrairement à ce qui a lieu dans d'autres maladies, l'inflammation causée par la présence de l'épithélium morbide n'est pas assez intense pour détruire l'influence morbide et effectuer la guérison. Mais on peut développer artificiellement une inflammation assez intense pour détruire cet état morbide spécifique. Telle est l'explication des guérisons obtenues par la poudre de Goa, le goudron, etc.; l'auteur préfère l'acide pyrogallique!

Alimentation rectale, par le Dr JOSEPH TYSON.

Les points que l'auteur a surtout étudiés sont : 1° le rectum au point de vue anatomique et physiologique s'adapte parfaitement à l'introduction des aliments ; 2° théories de l'absorption ; 3° différents modes d'administration des lavements nutritifs ; 4° cas dans lesquels il fauf employer ce mode d'alimentation ; 5° composition des lavements alimentaires.

Sur le traitement de la folie, par M. le Dr GROVES, d'après l'auteur.

Une maladie mentale est une affection fonctionnelle ou organique du système nerveux et tout acte mental est suivi d'un épuisement nerveux que le sang fait disparaître pendant le repos. Aussi le traitement de la folie dans la grande majorité des cas doit se borner à procurer le repos et une nutrition convenables aux cellules nerveuses. On a en général trop de tendance à croire qu'il existe des lésions cérébrales graves dans la folie, et cette idée préconçue empêche de tenter un traitement sérieux. Ce traitement doit consister à assurer le repos de l'esprit; il doit donc être à la fois moral et médical.

L'espace nous manque pour analyser les nombreux travaux présentés à ce congrès; nous devons cependant signaler l'importante discussion ouverte par M. Ernest Hart sur la vaccination et la remarquable adresse dans laquelle le président a fait un éloquent plaidoyer en faveur des résections qui, comme on le sait, sont partiellement prohibées en Angleterre.

BIBLIOGRAPHIE.

ETUDE SUR LES CAUSES ET LES EFFETS DES LOGEMENTS INSALUBRES par le Dr MARJOLIN, Paris 1881 ; G. Masson.

La salubrité des habitations étant une des conditions les plus essentielles à la conservation de la santé publique, plus d'une fois, nous nous sommes demandé comment il se faisait que l'Académie de médecine, qui avait accueilli si favorablement le travail de M. le Dr Marjolin sur ce sujet, n'avait pas saisi avec empressement cette occasion pour réclamer de l'autorité une exécution plus sévère et plus générale de la loi de 1850.

Il est vraiment honteux que dans une ville comme Paris, malgré l'existence de commissions d'hygiène qui sont loin de rester inactives, malgré les rapports journaliers faits par les visiteurs de l'assistance publique et publiés dans ses comptes rendus, il existe encore actuellement un si grand nombre non pas de logements, mais d'affreux taudis, dans lesquels, ainsi que le dit notre confrère, naissent, végètent et meurent de malheureuses familles, contraintes de supporter pendant toute leur existence une situation condamnée par la morale et l'humanité.

Mais à quoi donc servent les lois si on ne les exécute pas, et à quoi bon les congrès, si on ne profite pas des enseignements de l'expérience ?

Aujourd'hui que l'on se préoccupe avec raison, mais un peu trop tard des causes de la dépopulation de la France, pourquoi ne pas s'attacher d'abord à combattre celle que l'on peut le plus facilement atteindre ? Du moment qu'il est avéré par les travaux des hommes les plus compétents, que l'insalubrité des logements a une influence désastreuse sur la santé des habitants des grandes villes et sur le chiffre de la mortalité, pourquoi ne pas s'occuper de suite de leur assainissement ?

En communiquant à l'Académie le résultat de ses investigations personnelles continuées pendant une longue série d'années, M. Marjolin avait surtout l'espoir de voir la savante compagnie s'emparer de cette question, la discuter, et par l'autorité et la situation de ses membres, arriver à forcer le pouvoir à faire cesser un état de choses, lequel si on n'y porte promptement remède, amènera l'affaiblissement des forces du pays.

En effet, pour peu que l'on veuille remonter aux causes qui ren-

dent la phthisie, la scrofule et le rachitisme si communs dans les
grands centres de population, on verra qu'en dehors de la misère,
de l'alcoolisme et de toutes ses tristes conséquences, l'insalubrité
des logements est la plupart du temps la cause première de l'altération de la santé, de la diminution des forces, et trop souvent aussi,
le point de départ de la plus triste démoralisation.

En retraçant dans son travail, que nous ne saurions trop engager
à consulter, le tableau des misères dont il avait été témoin, notre collègue n'a pas cherché simplement à apitoyer le public sur des souffrances trop ignorées, mais il a voulu d'abord, en sa qualité de médecin, prouver combien nous sommes peu logiques dans notre
conduite, en laissant persister les causes déterminantes, auxquelles
sont dues tant de maladies chroniques dont nos hôpitaux sont en-
combrés, et le danger qu'il y a de vouloir traiter à domicile des maladies d'autant plus redoutables qu'elles sont contagieuses.

Certainement, le traitement à domicile a des avantages incontestables, et M. Marjolin voudrait, si cela était possible, qu'un malade
ne fût jamais séparé de sa famille; mais à côté des avantages, il y a
aussi des inconvénients tellement graves et qui intéressent à un tel
degré la santé publique, qu'il faut avant tout les prendre en considération. Ainsi en ce qui touche les maladies contagieuses, pour lesquelles l'isolement absolu est la première de toutes les indications,
est-il sage d'adopter le système du traitement à domicile alors
que souvent la même pièce renferme une famille nombreuse et
que dans la même maison il y a parfois 20 ou 30 ménages exposés
à être infectés.

Enfin le bon sens n'indique-t-il pas que maintenir dans la misère
et dans le même milieu malsain le malheureux qui a contracté sa
maladie, c'est presque le condamner à devenir incurable? Ce fait si
habituel pour les enfants des pauvres a été, de la part de M Marjolin, l'objet d'une longue étude; aussi il n'est pas étonnant qu'à plusieurs reprises il ait réclamé en faveur de ses jeunes clients et qu'il ait
demandé pour eux l'augmentation du nombre des lits, surtout dans les
établissements situés à la campagne.

Comme quelques économistes anglais, notre collègue ne considère
pas l'homme adulte, jouissant d'une bonne santé, comme représentant une valeur de plusieurs milliers de francs, mais il voit dans l'a-
dulte valide un élément de force et de puissance pour le pays et, dans
celui qui a langui et végété dans un logement insalubre, un être
épuisé, impropre au travail, trop souvent dégradé dès sa jeunesse et
presque fatalement prédestiné à finir ses jours à l'hôpital ou en
prison.

Ainsi non seulement le logement insalubre est la perte de la santé physique, mais c'est dans bien des cas une école d'immoralité et par suite un double danger pour la société.

Quelle peut être en effet l'éducation de malheureux enfants, ayant sans cesse sous les yeux le spectacle de la plus dégradante promiscuité, si ce n'est celle du vice et de l'inconduite ?

Pour toutes ces raisons, il y a donc lieu de s'occuper très sérieusement et le plus tôt possible de l'assainissement des logements ; il faut profiter de ce que l'opinion publique y est préparée et par les discussions des congrès et tout récemment encore par les articles si remarquables de M. O. d'Haussonville.

Il y a pour faire cesser l'insalubrité des logements, des lois et des ordonnances de police. Si imparfaites qu'elles soient, que l'on veuille donc les appliquer désormais avec plus de sévérité qu'on ne l'a fait jusqu'à présent ; on oublie véritablement trop qu'il s'agit des intérêts du pays ; on laisse le mal grandir sans s'y opposer, et en cela nous sommes tous plus ou moins coupables d'indifférence. Nous sommes d'autant plus coupables, que depuis longtemps nous connaissons parfaitement tout ce qui a été fait à l'étranger pour l'assainissement des logements dans les grandes villes. Pourquoi donc cette lenteur dans l'adoption de mesures d'hygiène, que nous admirons chez nos voisins ? Certainement on rencontrera des difficultés, de l'opposition et du mauvais vouloir dans plus d'une circonstance ; mais faut-il s'arrêter devant de pareilles considérations lorsqu'il s'agite dl'intérêt commun. Pour nous, après avoir lu avec grande attention le travail de M. Marjolin, nous terminerons cette analyse en disant qu'il est enfin à désirer que l'Académie veuille bien s'occuper de l'assainissement des logements insalubres.

ETUDES CLINIQUES SUR L'HYSTÉRO-ÉPILEPSIE OU GRANDE HYSTÉRIE par le Dr Paul RICHER, avec lettre-préface du professeur Charcot (Paris, Adrien Delahaye et Emile Lecrosnier, éditeurs, 1881).

M. Richer a réuni dans ce volume les études du professeur Charcot sur l'hystéro-épilepsie ou grande hystérie. Je me hâte d'ajouter que M. Richer n'a pas été simple rédacteur ; il a apporté à l'œuvre de son maître l'appoint de recherches personnelles importantes, aidées d'un style habile, d'un remarquable talent de dessinateur. Or, sans un nombre suffisant de dessins délicats, les descriptions qu'exige le sujet couraient grand risque de rester ternes, difficilement compréhensibles, de ne laisser dans la pensée rien de net, ni de précis. Les dessins de M Richer disent mieux et davantage que les observations les plus compendieuses et gravent, à travers l'œil, dans l'esprit, les traits principaux d'une des plus complexes symptomatologies.

L'histoire de l'hystéro-épilepsie est déjà bien vieille, bien riche en documents. On peut en juger par les notes curieuses que M. Richer a rassemblées en appendice et où il soumet à l'analyse critique la chorée épidémique du moyen âge (chorée épidémique en Allemagne et dans les Pays-Bas, danse de saint Jean, danse de saint Guy) ; les épidémies de passion démoniaque (possédées d'Allemagne, 1550-1560 ; d'Aix, 1689-1611 ; de Loudun, 1632-1639 ; de Louviers, 1642 ; hystéro-démonopathie de Morzines, 1861 ; de Verségnis, 1878).

Ces documents fournis par l'histoire ou la chronique décèlent même parfois un talent délicat d'observation. Ainsi on lit dans un fait relaté par Carré de Montgeron : « ...Dès lors, il ne reste plus ni mouvement ni sentiment dans le bras de ce côté (gauche) ; dès lors, une insensibilité entière dans la jambe ; dès lors, une extinction de voix presque totale ; dès lors, enfin, ce n'est plus qu'un enchaînement de faiblesses léthargiques qui se succèdent sans cesse, pendant lesquelles on reste quelquefois des dix jours de suite aveugle, sourd et muet. »

Une chronique de la possession de Louviers dépeint ainsi les convulsions. « ...Durant ces fureurs et ces rages, elles font d'étranges convulsions et contorsions de leur corps, et entre autres se courbent en arrière, en forme d'arc, sans y employer leurs mains, et en sorte que tout le corps est appuyé sur leur front, autant ou plus que sur leurs pieds, et tout le reste est en l'air, et demeurent longtemps dans cette posture et la réitèrent sept ou huit fois. » On trouve déjà là, dans ses traits principaux, le *clownisme* des plus récentes descriptions.

Dans ces vingt dernières années, l'hystéro-épilepsie a été l'objet de notables travaux qu'il est inutile de rappeler ici, mais on n'était jamais sorti du détail, on n'avait pu édifier aucune synthèse au milieu des incidents si désordonnés en apparence qui abondent dans cet état morbide. C'est à M. le professeur Charcot qu'on doit d'avoir formulé exactement la loi de ces évolutions si complexes. Il a montré que la crise d'hystéro-épilepsie était annoncée par divers prodromes que M. Richer étudie avec minutie et clarté dans un premier chapitre : Troubles des fonctions organiques, de la motilité, de la sensibilité, ces derniers comprenant surtout l'aura hystérique et les zones hystérogènes. L'hystéro-épilepsie a aussi, en effet, son aura.

Puis éclate la première période, période épileptoïde, suivie de la période de convulsions et des grands mouvements, la période de clownisme, comme l'appelle M. Charcot. Viennent ensuite successivement une troisième période ou période des attitudes passionnelles, une uatrième ériode ou ériode de délire. Chacune de ces ériodes est l'objet, dans un chapitre spécial, de descriptions où l'artiste et le savant obtiennent le même succès.

Ces périodes se succèdent toujours et mathématiquement dans le même ordre. Et de plus les crises peuvent être subintrantes et constituer ainsi un véritable mal hystéro-épileptique. On le voit de suite, ce qui ressort surtout de cette loi de succession découverte par M. Charcot, c'est qu'il y a la plus grande analogie entre les crises épileptiques et la crise hystéro-épileptique : aura; série régulière d'actes morbides, alternativement toniques et cloniques, témoignant tour à tour d'excitation ou d'épuisement des fonctions nerveuses ; état de mal. Envisagées de haut, abstraction faite des détails secondaires, les deux ordres d'attaques présentent, dans leurs lignes principales, un indiscutable parallélisme. La désignation d'hystéro-épilepsie est donc justifiée et il est certain que, pendant l'attaque, l'hystéro-épileptique se rapproche plus de l'épilepsie que de l'hystérie simple où les manifestations sont de préférence irrégulières et désordonnées. Sans doute, en dehors des grandes crises, l'hystéro-épileptique est avant tout une hystérique ; sans doute, une analyse plus pénétrante décèle de nombreuses dissemblances entre les deux phénomènes convulsifs ; mais l'analogie persiste et elle est devenue véritablement frappante depuis les travaux du professeur Charcot.

Ici, comme toujours, le type a ses variantes. M. Richer les signale dans chaque période, et trace ainsi tous les aspects divers que revêt l'hystéro-épilepsie. Tous ces détails cliniques sont appuyés d'un certain nombre d'excellentes observations avec des dessins qui méritent de tout éloge.

Une autre partie du volume est consacrée à la description des différents états nerveux provoqués (catalepsie, léthargie, somnambulisme), et dans un chapitre très réussi, M. Richer insiste sur l'analogie entre le délire de la grande hystérie et les troubles cérébraux occasionnés par l'absorption de diverses substances toxiques.

Une autre partie traite des symptômes permanents de l'hystéro-épilepsie et expose magistralement l'histoire si curieuse des signes esthésiogènes. Enfin, les chapitres consacrés au diagnostic, au pronostic et au traitement ont un reflet de l'esprit éminemment pratique qui inspire les travaux de l'École de la Salpêtrière.

Dans sa Lettre-préface, M. le professeur Charcot dit à son élève : « Vous avez mis votre talent d'artiste, ainsi que vos qualités d'observateur consciencieux et sagace, au service d'une bonne cause ; vous avez voulu contribuer à établir, une fois de plus, que la période hystérique n'est pas, comme beaucoup l'affirment encore, même parmi

nous, en France, contrairement aux enseignements de Briquet, « un
« protée qui se présente sous mille formes, et qu'on ne peut saisir
« sous aucune » ; une maladie hétéroclite, composée de phénomènes
bizarres, incohérents, toujours changeants, inaccessible par conséquent à l'analyse et qui ne pourra jamais se soumettre aux investigations scientifiques. »

Ce compte rendu très succinct du livre de M. Richer suffit à démontrer que l'auteur a atteint heureusement le but qu'il se proposait et
que l'hystéro–épilepsie a aujourd'hui son traité classique.

TRAITÉ DES MALADIES DE L'OREILLE, par le Dr URBANTSCHITSCH, privat
   docent à l'Université de Vienne, traduit et annoté par le Dr R. CAL
   METTES, Paris 1884, chez Masson.

L'auteur de ce volumineux traité de 450 pages, après des préliminaires consacrés aux différents modes d'exploration de l'organe de
l'ouïe et la thérapeutique générale, étudie successivement en huit chapitres distincts l'anatomie, la physiologie et la pathologie du pavillon de l'oreille, du conduit auditif externe, de la membrane tympanique, de la trompe d'Eustache, du nez et du pharynx nasal, de la
caisse du tympan, de la portion mastoïdienne et de l'oreille interne.
La désinfection des instruments, les appareils acoustiques, la technique des autopsies font l'objet d'autant de paragraphes spéciaux et
une annexe qui termine l'ouvrage est réservée à l'examen de l'organe
de l'ouïe au point de vue médico-légal et des assurances sur la vie.
Ce livre n'est cependant pas un traité complet des maladies de l'oreille.
L'historique n'y a point de place; non plus que les indications bibliographiques. Les travaux des auteurs anglais et français y sont
oubliés ou tout au moins diminués ; pour n'en citer qu'un exemple,
en dépit des remarquables recherches de Toynbée, on y peut lire
cette phrase, non sans étonnement: « Les recherches anatomo-pathologiques sont encore peu nombreuses dans le domaine de l'étiologie et jusqu'ici les inflammations de la caisse ont été principalement négligées; Wendt est le seul qui ait fait quelques recherches à
cet égard. » Si l'ordre, la méthode, une bonne classification sont nécessaires, c'est à coup sûr dans un traité de pathologie. L'auteur a
suivi l'ordre anatomique généralement adopté par ses devanciers;
c'est bien l'ordre qui convient à un traité didactique où on ne saurait,
comme dans des leçons cliniques, prendre pour base d'une classification, le symptôme, le dérangement des fonctions physiologiques,
ce qui frappe surtout le malade, ce sur quoi il attire tout d'abord
l'attention du médecin et étudier, par exemple, les douleurs, les bourdonnements, les écoulements d'oreille. Ce point de vue très pratique

aurait pu cependant, avec avantage pour les lecteurs, faire l'objet d'un chapitre de séméiologie générale des affections de l'organe de l'ouïe qui manque absolument dans l'ouvrage du D' Urbantschitsh.

Mais si l'ordre anatomique présente des avantages c'est à la condition de ne pas oublier que les divisions ne sont faites que pour la commodité de l'étude et de l'enseignement et qu'il importe avant tout de ne pas détruire l'unité et la réalité clinique d'une affection dont les lésions intéressent différentes portions d'un organe; en en morcelant la description dans des chapitres différents, il n'importe pas moins de classer d'une façon rationnelle les affections d'un même organe. On peut, si l'on veut, prendre pour base de cette classification, l'étiologie, étudier séparément les lésions traumatiques, les lésions vitales et les vices de conformation de la membrane du tympan, par exemple. Mais on comprend difficilement que l'auteur, qui étudie dans un paragraphe l'inflammation de cette membrane, décrive ailleurs, sous le titre d'anomalies de grandeur, de forme, de connexion, de courbure, d'épaisseur, et en autant de paragraphes distincts. les lésions mêmes, opacités, adhérences, etc., qui sont le produit de l'inflammation et qui en constituent à la fois, aux yeux du médecin, le signe révélateur.

Que dirait-on d'un traité de pathologie interne, où, pour étudier la pleurésie, on devrait aller chercher les signes tirés de l'inspection de la poitrine au chapitre de la pathologie de la paroi thoracique, dans le paragraphe consacré aux anomalies de cette paroi, et où l'on trouverait les modifications de la forme du thorax qu'amène à sa suite un épanchement pleurétique étudiées pêle-mêle avec les difformités congénitales? Cette critique pourrait très exactement s'appliquer au traité du D' Urbantschitsch. Si l'on veut y étudier l'otite moyenne chronique simple, cette affection si fréquente, c'est dans cinq chapitres au moins qu'il faut chercher les éléments disjoints d'une description complète ; les signes tirés de l'examen du tympan sont décrits sous le titre d'Anomalies de courbure et d'Anomalies d'épaisseur, en deux paragraphes que séparent une douzaine de pages consacrées à l'étude des perforations traumatiques ou autres de cette membrane; tout le reste est à l'avenant. Pour conclure, ce traité sera utile surtout aux médecins déjà au courant de l'otologie; ils y trouveront le résumé des progrès réalisés pendant ces dernières années dans cette branche de la médecine, sans pouvoir, il est vrai, en l'absence de toute indication bibliographique, remonter aux sources.

INDEX BIBLIOGRAPHIQUE.

IMPRESSIONS ET AVENTURES D'UN DIA-
BÉTIQUE, par le Dʳ CYR. (In-12,
1881.)

Ce petit livre a fait son chemin,
puisqu'il en est à sa seconde édition.
Nous l'avons déjà signalé à nos lecteurs à l'époque où il était encore une
œuvre anonyme. L'auteur a de l'esprit,
ce qui ne gâte rien, il est médecin à
Vichy, ce qui pourrait gâter quelque
chose, mais on doit lui rendre la justice
qu'il plaide sobrement pour son saint.
Les diabétiques ont été livrés aux
chimistes, et, comme .d'habitude, les
médecins se sont laissés entraîner, esti-
mant la maladie par les analyses de
l'urine au lieu de l'apprécier par l'é-
tat pathologique des malades.
A ce point de vue, tout est à re-
faire. Le Dʳ Cyr a été bien inspiré en
ne considérant pas le problème comme
résolu, et en semant, sous une forme
humoristique, des doutes qu'on ne
saurait trop évoquer. Qu'Hippocrate
et Galien se contredisent, il importe
peu ; mais la raison de ces contradic-
tions est à chercher sérieusement. Espérons que le Dʳ Cyr, après avoir
fait ainsi sa palette, nous donnera le
tableau.

VARIOLE ET VACCINE, rapport au Conseil fédéral suisse, par le Dʳ LOZE.
(Bâle, 1880.)

Travail essentiellement érudit et
statistique, bon à consulter à cause
des documents nombreux et précis qu'il
renferme, se terminant par les conclusions suivantes : « La mortalité de la
variole, au moment de la mise en pratique de la vaccine, s'est réduite au
dixième de ce qu'elle était auparavant. L'épidémie de 1870-1875 a montré que la variole n'a rien perdu de
son caractère dangereux. L'intensité
de l'épidémie qui a accompli sa marche à travers l'Europe a été en rapport direct avec l'état de vaccination
des populations frappées. En Bavière,
au Wurtemberg, dans les pays badois
et en Suède, pendant plus de soixante-
dix ans, laps de temps pendant lequel
on a pratiqué plus de 18 millions de
vaccinations et revaccinations, les accidents ne sont que des cas isolés rares. La vaccination facultative n'a
qu'un effet protecteur très incomplet
contre la variole. Faute d'avoir adhéré
à la vaccination obligatoire, la France,
l'Autriche, les anciennes provinces de
la Prusse ont payé leur tolérance par
le sacrifice de plusieurs milliers d'individus par chaque million d'habitants. Suivent 6 tableaux schématiques
destinés à montrer la mortalité relative par la variole dans des pays soumis ou non à la vaccination ou à la
revaccination obligatoires. Dans un de
ces tableaux, la comparaison est faite
entre la garnison de Langres, qui perdit dans l'espace de sept mois, sur un
effectif de 15,000 hommes, 334 vario-
leux, tandis que l'armée prussienne,
en douze mois et dans la même année
1870, bien que forte de 150,000 hommes,
ne comptait que 316 décès dus à la
variole.

MANUEL PRATIQUE DES MALADIES DES
FEMMES, par le Dʳ EUSTACHE, pro-
fesseur à la Faculté libre de Lille.
(In-12, 1881.)

Il nous serait difficile, après avoir
tant de fois exprimé notre sentiment,
de dissimuler le peu de sympathie que
nous professons pour les manuels à
l'usage des médecins et des étudiants.
Ces résumés, favorables aux gens du
monde désireux d'acquérir ce qu'ils
appellent une *teinture* des choses, conviennent médiocrement à des praticiens obligés de pourvoir aux moindres détails de la maladie et d'en
prévoir les incidents.
Qu'on prenne ces résumés comme
des aide-mémoire. Ils ont leur utilité
et leurs inconvénients. Ils dispensent
de lire les gros traités dogmatiques,
et, en épargnant ainsi la peine, diminuent le profit. Rédigés le plus souvent par des commençants, ils accusent les plus regrettables inexpériences.
Ce manuel se distingue des autres
en ce qu'il a été composé par un médecin compétent, élève de Courty, et
fort au courant de la science et de
la pratique contemporaines, tant en

France qu'à l'étranger. Nous le recommandons avec les réserves ci-dessus, mais nous n'aurons garde de l'analyser.

NATURE PARASITAIRE DES ACCIDENTS DE L'IMPALUDISME, par le Dʳ LAVERAN, professeur agrégé au Val-de-Grâce. (Paris, J.-B. Baillière, 1880.)

Cette brochure ne peut s'appeler, en attendant le contrôle des observations, qu'un exposé sans critique, et que nous résumons dans les propositions suivantes : L'impaludisme est une maladie parasitaire. Les agents parasitaires décrits par l'auteur consistent en éléments pigmentés répondant à trois types, circulant avec le sang, pouvant se retrouver dans tous les organes, bien qu'ils semblent avoir une prédilection pour quelques-uns. Ils n'existent que chez les sujets atteints de fièvre palustre, mais on ne les rencontre pas chez tous, ce que l'auteur explique par les difficultés de l'examen. C'est probablement parce qu'il tue ces parasites du sang que le sulfate de quinine guérit les fièvres. Les germes auxquels on a attribué l'impaludisme, le *bacillus malariæ* de Klebs et Crudelli, le *bacteridium brunneum*, etc., ne ressemblent en rien aux éléments pigmentés du sang.

Les hématozoaires qui se développent dans le sang sont la cause unique des accidents morbides; l'impaludisme est une maladie parasitaire du sang, comme la trichinose est une affection parasitaire des muscles et la gale de la peau. La diversité des sièges explique pourquoi le mode de transmission de ces trois fièvres n'a aucune analogie. Il est probable que les éléments parasitaires, parvenus à une *certaine* période de leur développement, irritent la moelle et épuisent l'influx nerveux médullaire. Peut-être obstruent-ils les vaisseaux capillaires? La possibilité qu'il reste quelques parasites ayant échappé aux remèdes explique la fréquence des rechutes.

L'ŒUVRE DE CLAUDE BERNARD. (In-8°, J.-Baillière, Paris, 1881.)

Un livre qui rendra aux physiologistes de signalés services, dont il importe d'annoncer la publication, mais qui plus qu'un autre échappe à l'analyse.

Il contient : une introduction du Dʳ Mathias Duval, l'éloge prononcé

par M. Renan à l'Académie française, deux discours, l'un de M. P. Bert, l'autre d'Armand Moreau.

Une table alphabétique des matières qui n'occupe pas moins de 250 pages, et enfin un catalogue chronologique de tous les travaux de Bernard, rédigé par M. Malloizel, sous-bibliothécaire au Museum.

Claude Bernard, dit M. Mathias Duval, dans sa courte préface, avait senti pour lui-même la nécessité d'un guide alphabétique qui lui permît de retrouver rapidement dans ses volumes de leçons, véritables cahiers d'expériences, les idées théoriques qui devaient servir de point de départ à des expériences nouvelles. La Table qui est aujourd'hui publiée, il l'avait commencée lui-même et poussée déjà assez loin. Ces premières notes du maître, religieusement conservées, ont été confondues avec les indications plus complètes qui portent sur toute la série de ses travaux.

Le premier mémoire de Bernard sur la corde du tympan date de 1843. Sa thèse : « Du suc gastrique et de son rôle dans la nutrition », a été soutenue la même année, En 1844, il concourait sans succès pour l'agrégation et présentait sa thèse, dont le sujet imposé était : « Des matières colorantes chez l'homme ». Presque tous les travaux de la première période de la vie scientifique de Bernard ont été publiés dans les Archives. Sa dernière œuvre : « Leçons de physiologie opératoire », est de 1879.

DE L'ALLAITEMENT ARTIFICIEL, par le Dʳ D'Ardenne. (In-12, 1881.)

Si les mères ne réussissent pas dans l'art d'élever leurs enfants, ce n'est pas faute de sages conseils ni de vertes remontrances. Les sociétés protectrices de la première enfance, les académies à leur suite, ont multiplié les prix, et, par une exception rare, les concurrents, si peu empressés à solliciter les récompenses académiques, se sont multipliés. La tâche était, en effet, séduisante, et n'exigeait pas des efforts surhumains. Nous sommes peu partisans de la science mise à la portée de tout le monde, et nous persistons à croire que le médecin de la famille est un guide supérieur à tous les manuels imprimés.

L'opuscule du Dʳ D'Ardenne ne vaut ni plus ni moins que les autres. Il en sera de lui comme des manuels destinés à apprendre aux gens la pratique de la vertu. Il a cependant un mérite, celui d'insister sur l'importance de la dite lactée de préférence à tout autre mode de nutrition, et d'indiquer les meilleurs procédés pour reconnaître la qualité du lait employé. Resterait à savoir les aptitudes nutritives et la réceptivité du nourrisson, toutes choses qui se décident au juger et ne se codifient pas.

INDICATIONS ET CONTRE-INDICATIONS DE LA PLEUROTOMIE ; OPÉRATION DE L'EMPYÈME PAR L'INCISION INTER-COSTALE, par le D'' J. ROBERT (A. Delahaye, Paris, 1881.)

Malgré de nombreux travaux, et des meilleurs, cet important sujet est toujours nouveau. M. Robert a peut-être rendu encore plus précises les indications que soulève cette question thérapeutique. Excellent travail clinique à recommander aux praticiens.
En voici les conclusions :
1° Quand le pus vient *faire saillie* sous la peau, il y a indication formelle de la pleurotomie ; c'est l'*empyeme de nécessité* ;
2° Lorsqu'une canule à demeure ou des ponctions réitérées ont provoqué l'*inflammation*, il ne faut pas tarder à opérer ;
3° L'indication est absolue quand le pus est trop *épais* ou chargé de *particules solides* et ne s'écoule que d'une manière insuffisante ;
4° La *fétidité* du pus commande impérieusement l'intervention par le bistouri ;
5° L'opération est urgente quand il y a, avec un *état général sérieux*, des signes de *pneumothorax* sans la fistule pulmonaire ;
6° Il y a nécessité de pratiquer la pleurotomie, si l'établissement d'une *fistule pleuro-bronchique* avec pneumothorax laisse les choses empirer ; il peut y avoir avantage à y recourir, si la maladie demeure longtemps stationnaire ;
7° La situation traîne-t-elle indéfiniment ou vient-elle à s'aggraver, malgré des *vomiques sans signes de pneumothorax*, il ne faut pas hésiter à inciser largement l'espace intercostal ;
8° Dans les pleurésies purulentes simples, on tiendra en grande considération le *volume du pseudo-kyste* pleural, que l'on s'efforcera d'abord de réduire au moyen de ponctions répétées. En dehors de toute complication, si la guérison tarde à se confirmer, on discutera l'opportunité de l'opération dans chaque cas particulier, en n'oubliant pas qu'elle donnera de moins bons résultats dans les très grands épanchements que dans les moyens. Les petites pleurésies circonscrites, sauf de rares exceptions, peuvent et doivent guérir par l'aspiration seule ;
9° Contre-indications : il n'y a pour ainsi dire pas de contre-indication de la pleurotomie ; la *certitude d'une mort prochaine* doit seule la faire rejeter.

Les rédacteurs en chef, gérants,

C<small>H</small>. LASÈGUE, S. DUPLAY.

Paris. — Typographie A. PARENT, A. DAVY, successeur, imp. de la Fac. de méd., rue M.-le-Prince, 29-31.

ARCHIVES GÉNÉRALES
DE MÉDECINE

DÉCEMBRE 1881.

MÉMOIRES ORIGINAUX

NÉPHRITE ET ARTHRITE SATURNINES ; COINCIDENCE DE CES AFFECTIONS ; PARALLÈLE AVEC LA NÉPHRITE ET L'ARTHRITE GOUTTEUSES.

Par le Dr E. LANCEREAUX,

Médecin de l'hôpital de la Pitié,
Membre de l'Académie de médecine.

L'existence d'une néphrite liée à l'intoxication saturnine chronique n'est plus à démontrer, car depuis l'année 1863, où je me suis appliqué à en déterminer les caractères, l'affection en question est généralement admise. Plusieurs auteurs conservent néanmoins des doutes à son sujet; quelques-uns même refusent absolument d'en reconnaître l'origine. Pour ces derniers, j'ajouterai aux faits que j'ai publiés autrefois (1) un résumé de mes observations les plus récentes. Ces nombreux cas serviront tout au moins, je l'espère, à établir la gravité du saturnisme chronique, en même temps qu'ils seront

---

(1) Note relative à un cas de paralysie saturnine avec altération des cordons nerveux et des muscles paralysés (Gaz. méd. de Paris, 1862, p. 709. — De l'altération des reins dans l'intoxication saturnine (Union méd., (16 décembre 1863, p. 513). — Art. Reins du Dict. encycl. des sciences médic., sér. 3, t. III, p. 214. Paris, 1875, et atlas d'anat. pathol., p. 484, avec figures.

T. 153. . 41

une nouvelle preuve à l'appui de l'analogie qui existe entre cette maladie et la goutte.

I. — Pr..., 59 ans, peintre, a eu plusieurs coliques de plomb avant d'être reçu à l'hôpital le 5 mars 1871. Très pâle, il a les pieds enflés, les extrémités froides, le liséré saturnin des gencives et des urines manifestement albumineuses. Quelques jours plus tard, dyspnée, coma, abaissement de la température et mort.

A l'autopsie, les reins sont diminués d'environ moitié de leur volume, ils sont indurés et surmontés à leur surface libre de fines granulations. La substance corticale a 1 millimètre d'épaisseur; quelques petits kystes se voient dans les pyramides. Les glomérules de Malpighi sont atrophiés sur plusieurs points ; sur d'autres, à peu près normaux. La substance conjonctive est épaissie au niveau de l'atrophie glomérulaire, et les épithéliums de quelques-uns des tubuli sont manifestement granuleux.

Le cœur offre une hypertrophie du ventricule gauche, les valvules sont intactes. Sur le bord supérieur et adhérent d'une des valvules aortiques se rencontrent quelques végétations papilliformes.

Le cartilage d'encroûtement de l'articulation métatarso-phalangienne du gros orteil gauche est en partie usé et en même temps coloré en blanc, comme si on y avait déposé du plâtre gâché; cette coloration est l'effet de l'infiltration de ce cartilage par des cristaux en aiguilles d'urate de soude.

L'articulation de l'orteil opposé renferme une masse blanche formée de ces mêmes cristaux et une infiltration semblable des cartilages. Les articulations des têtes des deux premiers métacarpiens sont semblablement altérées.

La membrane muqueuse de l'estomac pigmentée, par points, est blafarde en d'autres endroits ; l'intestin grêle, l'S iliaque et surtout le rectum sont le siège de cicatrices pigmentées à diamètre longitudinal ; le foie et la rate sont normaux.

II.— C..., 54 ans, peintre en bâtiments dès l'âge de 12 ans, a eu plusieurs coliques de plomb ; après avoir passé quelques années dans les colonies où il contracte les fièvres intermittentes, reprend sa profession. Le 22 janvier 1879, il entre à l'hôpital : liséré saturnin, ascite, œdème du scrotum et des membres inférieurs, ponction ; cinq litres de liquide sont extraits de l'abdomen. Le malade maigrit, puis il est pris de délire et succombe au commencement d'avril; les urines, examinées à plusieurs reprises, n'avaient donné que des traces d'albumine.

Les reins sont petits, parsemés de fines granulations à peu près égales; quelques kystes se rencontrent dans la substance corticale qui est atrophiée, ferme, et ne se laisse pas pénétrer par le doigt. Le cœur est volumineux : ventricule droit dilaté, orifice pulmonaire normal; ventricule gauche hypertrophié; orifice aortique insuffisant, aorte dilatée et en état de dégénérescence graisseuse.

Le foie est petit, légèrement sclérosé; sa capsule est épaissie et rétractée; l'estomac dilaté présente des arborisations et une coloration ardoisée. Les méninges sont congestionnées, les vaisseaux de la base de l'encéphale, les sylviennes et le tronc basilaire, notamment, ont leurs parois épaissies, opaques, leur calibre un peu dilaté. Les articulations n'ont pas été examinées.

III. — V..., 42 ans, peintre en bâtiment, depuis l'âge de 30 ans, a eu plusieurs coliques de plomb. Polyurie ancienne. Pâleur des téguments. Œdème des malléoles. Pas d'accès de goutte antérieurs. Diarrhée; urines albumineuses, densité 1008. Amblyopie datant de plusieurs mois et se traduisant par la présence de plaques blanches disséminées le long des vaisseaux rétiniens.

Entré le 31 juillet, ce malade sort amélioré à la suite d'un traitement par les purgatifs et d'un régime lacté. Il revient à la consultation quinze jours plus tard; son enflure avait reparu, il était en proie à une dyspnée excessive et présentait une grande quantité d'albumine dans les urines. Nous l'engageâmes à entrer de nouveau à l'hôpital, mais il refusa et succomba quelques jours plus tard. On ne pouvait douter que les reins ne fussent atrophiés dans ce cas, comme ils l'étaient dans les précédents. Toutefois, les articulations ne nous semblèrent pas malades.

IV.—B..., 47 ans, broyeur de couleurs. Accès de coliques de plomb en 1875, 1876, 1877 et 1878. Paralysie des extenseurs des avant-bras en 1878. Liséré peu marqué. Anémie. Albuminurie constatée en 1879; plus tard, vomissements, coma et mort.

Les reins granuleux, petits, irréguliers et parsemés de kystes lenticulaires, sont indurés et pèsent chacun de 100 à 120 grammes. Les artères, béantes à la coupe, ont leurs parois épaissies. Le cœur est hypertrophié, les valvules sigmoïdes sont normales; l'aorte dilatée est parsemée à sa face interne de plaques saillantes et blanchâtres. Léger degré de congestion hépatique et pulmonaire; induration de la rate; hyperémie de l'estomac, méninges opalines à la base ; pulpe cérébrale un peu molle; artères à peine modifiées. Articulations non examinées.

V. — G..., 49 ans, peintre en voitures, depuis l'âge de 10 ans ; a eu plusieurs coliques de plomb. Emphysème léger. Amblyopie datant de quelques mois, œdème des jambes, absence d'albuminurie, si ce n'est dans les derniers moments de la vie. Mort en présentant des accidents de dyspnée urémique.

Les reins diminués de moitié, sont indurés et granulés à leur surface; les artères rénales offrent un léger degré d'épaississement. Le cœur est gros, hypertrophié; les valvules sont saines; il existe une endartérite déformante de l'aorte et des artères iliaques et fémorales, et on trouve quelques taches blanchâtres à la surface des artères de l'encéphale ; le liquide céphalo-rachidien est abondant, les plèvres sont adhérentes, les poumons emphysémateux, la rate est petite et indurée. Les articulations n'ont pas été examinées.

VI. — B..., 66 ans, peintre depuis quarante ans, a eu des coliques de plomb en 1850 et en 1868. Le 30 avril 1877, il est admis à l'hôpital dans un état de profonde anémie; il se plaint de vertiges, d'étourdissements ; il rapporte qu'il a eu à plusieurs reprises des douleurs articulaires, limitées aux petites articulations; il est polyurique et albuminurique ; plus tard, il est atteint de diarrhée, de raucité de la voix. En septembre, dysphagie, crachats sanguinolents. Mort le 28 octobre, par suite d'accidents dyspnéiques.

La surface du rein droit est semée de granulations miliaires et de kystes gélatiniformes, dont l'un a le volume d'un œuf de pigeon. Le rein gauche est petit, exempt de kystes, mais fortement granulé. La substance corticale est atrophiée et indurée.

L'aorte, large et dilatée, présente des saillies à bords sinueux; les iliaques primitives sont altérées dans toute leur étendue par des plaques mamelonnées. Cœur volumineux ; la paroi ventriculaire gauche a 3 centimètres d'épaisseur. Le myocarde ferme, rouge, n'est pas altéré. Les valvules sigmoïdes sont épaissies au niveau des nodules d'Aranzi. Foie hyperémié, bile brunâtre. Rate atrophiée. Artère splénique variqueuse. Artères cérébrales intactes; liquide ventriculaire abondant; pas d'altération de la substance nerveuse.

Adhérences du poumon gauche, emphysème du poumon droit.

Quelques tubercules crétacés au sommet de ce poumon. Œdème des replis arythéno-épiglottiques et foyer purulent de faible dimension au niveau du cartilage cricoïde. Les articulations des orteils sont déviées en dehors, mais ne sont pas infiltrées d'urates de soude.

VII. —L..., 41 ans, ferblantier depuis l'âge de 17 ans, sauf pendant 7 ans où il fut militaire, accuse quelques coliques de plomb et deux accès de goutte au niveau du gros orteil gauche; polyurie ancienne et surtout évidente depuis dix-huit mois. Œdème des bourses et des jambes et, en dernier lieu, ascite, dyspnée, coma et mort.

Les reins, dont la surface est semée de fines granulations, sont indurés, et diminués d'un tiers de leur volume, la substance corticale est atrophiée à la coupe, l'un pèse 95 grammes, l'autre 98. Légère insuffisance pulmonaire et tricuspide. Dilatation du ventricule droit. Insuffisance aortique. Hypertrophie du ventricule gauche, aorte peu ou pas altérée. Emphysème et bronchite. Foie diminué de volume et légèrement sclérosé; rate adhérente au niveau du diaphragme; infiltration uratique des articulations métatarso-phalangiennes des deux premiers orteils; les autres articulations ne sont pas examinées.

VIII.—C..., 46 ans, ferblantier, est apporté le 4 juin à l'hôpital pour une hémiplégie subite et flasque du côté droit; il succombe quelques jours plus tard. Absence d'anasarque malgré une albuminurie abondante.

Reins petits, granulés; artères rigides ; la substance corticale a presque complètement disparu.

Le ventricule du cœur gauche est hypertrophié ; les parois de l'aorte sont épaissies, surtout au niveau de la tunique interne. Opacité des méninges. Un foyer hémorrhagique sépare le corps strié de la couche optique de l'hémisphère gauche. L'examen de l'œil droit permet de constater l'existence d'une excavation de la papille. Vaisseaux rétiniens atrophiés. Articulations non infiltrées de sels uratiques.

IX. — V..., 50 ans, peintre depuis sa jeunesse, a eu quatre accès de coliques depuis deux ans. Ascite légère. Urines abondantes, albuminurie et œdème des membres seulement dans les derniers mois de la vie. Mort à la suite de symptômes dyspnéiques.

Reins peu diminués de volume, décolorés à leur surface et déjà granuleux.

Cœur peu coloré et hypertrophié. Insuffisance aortique. Aorte élargie et stéatosée. Artères iliaques larges, et épaissies. Foie muscade. Rate lobulée, ferme. Granulations tuberculeuses aux deux sommets des poumons et dans l'intestin grêle. Les articulations ne sont pas examinées.

X.'—P...., 57 ans, peintre et ancien marin, présente de l'œdème des membres inférieurs, des bourses et du ventre. Urines faiblement albumineuses. Mort à la suite d'accidents urémiques.

Reins petits, granuleux, pesant l'un 65 grammes, l'autre 55 grammes. Substance corticale indurée et très atrophiée. Hypertrophie du ventricule gauche; dilatation de l'aorte au niveau de la crosse; quelques saillies mamelonnées à la surface de ce vaisseau; léger épaississement des valvules aortiques; artères sylviennes rétrécies.

Hydrocèle et atrophie du testicule du côté droit. Foie petit, rate indurée; papille de l'œil droit anémiée, cristallin opaque et dur.

Des dépôts uratiques blanchâtres infiltrent les cartilages d'encroûtement des articulations métatarso-phalangiennes. Les surfaces articulaires paraissent avoir été recouvertes de plâtre gâché.

XI. — H..., 28 ans, tailleur de cristaux, tousse depuis deux ans; il présente des signes cavitaires aux deux sommets, a des urines albumineuses, sans anasarque. Il meurt phthisique. .

Les reins sont petits, granuleux, manifestement atrophiés; leur capsule se détache facilement. La substance corticale est injectée et, par places, légèrement blanchâtre.

L'examen microscopique révèle l'existence d'une néphrite interstitielle et en même temps la présence de cristaux d'acide urique dans les tubuli situés à la base des pyramides de Malpighi. Le cœur gauche est presque normal, le ventricule droit, faiblement dilaté, renferme un sang liquide. Les branches de l'artère pulmonaire sont remplies de caillots cruoriques. Le foie et la rate sont volumineux et congestionnés. Excavations aux deux sommets des poumons; granulations tuberculeuses noires disséminées dans le reste de l'étendue de ces organes.

Les cartilages de l'articulation tarso-métatarsienne des deux premiers orteils présentent des points blanchâtres multiples tenant à l'incrustation du cartilage par des cristaux d'urate de soude.

XII. —Z..., 35 ans, peintre en bâtiments depuis l'âge de 14 ans, est atteint de faiblesse de la vue depuis deux ans. Il a été pris, il y a trois ou quatre ans, de douleurs intenses dans les genoux et, il y a un an, d'une vive douleur dans le talon. La durée de ces accidents a été d'une quinzaine de jours.

Il présente à son entrée à l'hôpital un accès de goutte dans le gros orteil droit. Décoloration des téguments, albuminurie sans anasarque; plus tard, urémie et mort.

Reins très petits et granuleux; le gauche pèse 85 grammes, le droit 75 grammes. La capsule enlevée, ces organes paraissent comme chagrinés. A la coupe, la substance corticale est réduite à une épaisseur de 2 millimètres. Le cœur est à peu près normal, le système artériel presque intact. Le foie est gras, la rate petite. Méninges saines, cerveau pâle et très ferme, vaisseaux rétiniens manifestement rétrécis. Les articulations des deux premiers orteils sont infiltrées de cristaux uratiques, les autres articulations ne sont pas examinées.

XIII.—C..., 68 ans, potier émailleur. Anémie, maigreur, paralysie des extenseurs des avant-bras. Polyurie ancienne. Urines albumineuses. Dyspnée et mort dans le coma.

Reins atrophiés et granuleux; cœur hypertrophié, système artériel lésé dans une grande étendue. Les articulations ne sont pas examinées.

XIV. — C..., 69 ans, peintre en bâtiments. Coliques de plomb antérieures, polyurie ancienne, hémiplégie, puis mort subite.

De fines granulations se rencontrent à la surface des reins qui sont diminués de volume, indurés et parsemés de kystes. Dilatation du système artériel et en particulier de l'aorte, dont la surface interne présente un grand nombre de petites plaques saillantes. Ramollissement du corps calleux; thrombose veineuse et embolie pulmonaire ultime; poumons à peu près intacts.

Ces observations ont la plus grande ressemblance avec celles que nous avons publiées antérieurement, mais en outre il est facile de leur reconnaître une physionomie propre, tant au point de vue des symptômes et de la marche que de celui des lésions anatomiques.

Les symptômes sont de deux ordres et se rapportent, les uns à l'intoxication saturnine, les autres à l'altération rénale concomitante. Les premiers, qui comptent parmi les manifestations les plus avancées du saturnisme, sont la preuve que l'altération rénale se lie non à l'intoxication aiguë dans laquelle les urines ne sont pas albumineuses, mais à l'intoxication chronique par le plomb. Ce sont des paralysies des muscles extenseurs des avant-bras, des douleurs articulaires, des accès de goutte, quelquefois, mais rarement, des crises de colique saturnine. Les seconds, c'est-à-dire les désordres qui se rattachent à l'altération rénale, se manifestent tout d'abord par une polyurie plus ou moins prononcée et surtout nocturne, donnant lieu à des urines plus claires et moins denses qu'à l'état normal, puis par une anémie avec amaigrissement progressif et diminution des forces musculaires, un certain degré d'anhélation pendant la marche, la faiblesse de la vision, etc.; en dernier lieu par l'ensemble des troubles fonctionnels connus sous le nom d'acci-dents urémiques. Ces accidents ultimes ont pour siège tantôt les voies digestives, et consistent en une diarrhée plus ou moins abondante et en vomissements, tantôt l'encéphale, et se tra-duisent par des secousses convulsives, des accès d'éclampsie, du coma ou encore par une dyspnée excessive. L'hydropisie n'existe que dans un petit nombre de cas ; elle est toujours peu prononcée et se montre le plus souvent sous la forme d'un œdème limité aux paupières, aux malléoles ou encore aux membres infé-rieurs, et qui envahit rarement le tronc; deux cas dans les-quels il existait de l'ascite se rapportaient à des malades qui avaient été marins et qui étaient buveurs.

L'albuminurie est un symptôme très fréquent, mais non constant, du moins à une certaine phase de l'altération rénale. Quelques-uns de nos malades n'ont présenté la réaction albumi-neuse des urines que pendant les derniers jours de leur exis-tence ; quelques autres, morts de tuberculose pulmonaire, n'avaient offert aucune trace d'albumine dans l'urine, quoique leurs reins fussent sérieusement altérés à l'autop-sie.

La mort, survenant dans ces conditions, si elle n'est le fait d'une circonstance accidentelle, doit être attribuée à l'insuffi-sance de la sécrétion urinaire et vraisemblablement à l'un de ces alcaloïdes récemment découverts dans les urines. C'est à des phénomènes dyspnéiques, éclamptiques ou comateux que succombent la plupart des individus atteints de saturnisme chronique, et ce qu'on a décrit autrefois sous le nom d'encéphalopathie saturnine n'est le plus souvent que de l'éclampsie liée au désordre sécrétoire des reins.

Les lésions anatomiques sont de deux ordres et subordonnées, les unes à l'intoxication plombique, les autres à l'empoisonnement dit urémique.

Les premières ont pour siège les muscles extenseurs des avant-bras et les cordons nerveux qui s'y rendent, les reins, le système artériel et les articulations. Les secondes occupent l'estomac et les intestins, et comme elles ne diffèrent pas de celles qui appartiennent à toute dégénérescence brightique, il nous suffira de les mentionner. Les lésions musculaires et nerveuses que nous avons étudiées autrefois (voyez Gaz. méd. de Paris, 1862, p. 709), ne nous arrêteront pas davantage; au contraire, les altérations des reins, celles du système artériel et des articulations méritent notre attention.

Les caractères anatomiques des reins varient suivant que la mort est l'effet de la lésion rénale ou d'une autre maladie. Dans le premier cas, ces organes offrent assez ordinairement un volume moindre qu'à l'état normal et pèsent de 80 à 150 grammes , dans le second cas, tout en n'étant pas également altérés, ils offrent une différence peu sensible. La surface externe de ces organes, excepté tout à fait au début de l'altération, n'est jamais lisse, mais parsemée de granulations miliaires ou lenticulaires plus ou moins régulièrement disposées. La substance corticale résiste sous le doigt qui la presse, elle est manifestement indurée, et à la coupe ferme, irrégulière et parsemée de fines saillies, formées par les parties qui participent le moins à l'atrophie; elle est en outre notablement diminuée d'épaisseur et parfois décolorée, tandis que la substance tubuleuse, lisse et violacée, conserve à peu près son volume naturel. Histologiquement, cette lésion rénale est constituée par l'apparition, au pourtour ou dans la tunique des vaisseaux, principalement à la périphérie des lobules, de jeunes cellules rondes (cellules dites em-

bryonnaires) qui s'allongent peu à peu pour se transformer
en un tissu fibrillaire rétractile ; d'où l'état granulé du lobule
et la diminution du volume du rein. Les artérioles sont épaissies ; le tronc et les principales branches de l'artère rénale
présentent peu de changements. Les tubes contournés sont,
les uns diminués de volume et rétrécis : ce sont ceux qui occupent les points déprimés, les autres quoique fréquemment dilatés ont une apparence normale. Les épithéliums altérés, granuleux ou en voie de dégénérescence colloïde dans les premiers,
sont peu ou pas altérés dans les derniers.

En résumé, l'altération rénale est dans tous nos faits pour
ainsi dire identique, car si elle présente quelques différences,
ce n'est pas dans la nature, mais seulement dans le degré du
mal. Elle consiste essentiellement dans une végétation des
éléments conjonctivo-lymphatiques qui, en s'organisant d'une
façon définitive, produisent la rétraction du substratum fibreux
des reins, la diminution progressive du volume de ces
organes, et leur état granulé. La constance de ces caractères,
l'évolution spéciale de la lésion rénale et sa fréquence relativement grande dans le saturnisme chronique : autant de
circonstances qui démontrent l'existence d'une relation
entre cette altération et l'action prolongée du plomb sur
l'organisme.

Cette néphrite coexiste généralement avec une modification
du système artériel, caractérisée par un épaississement qui
porte sur la tunique interne, où il détermine des nodosités
plus ou moins saillantes. Le cœur est ordinairement hypertrophié ; l'aorte et ses principales branches, les artères rénales en
particulier, sont presque toujours un peu dilatées. Dans ces
conditions, il y a lieu de se demander si le désordre néphrétique n'est pas un effet de l'altération du système artériel ; mais,
à notre avis, cette hypothèse n'est pas admissible à cause des
différences manifestes existant entre le rein saturnin et le rein
artériel. Dans ce dernier, en effet, les granulations sont toujours plus irrégulières que dans le premier, et les artérioles
plus inégalement modifiées, d'où il résulte que la forme des
organes malades diffère habituellement.

Une circonstance importante et qui d'ailleurs suffirait à séparer la néphrite saturnine de la néphrite consécutive à l'altération du système artériel, c'est la coexistence habituelle avec chacune de ces lésions d'une arthrite spéciale. L'arthrite qui fait cortège à la néphrite saturnine est sans doute assez commune, car, sur un chiffre de vingt-quatre observations, elle existait sept fois et fut constatée cinq fois à l'autopsie. Une seule fois elle n'a pas été rencontrée, et dans le reste des cas, les articulations ne furent pas examinées.

Cette arthrite consiste dans une modification des cartilages articulaires qui s'infiltrent d'urates de soude. Les articulations le plus souvent affectées sont celles des métatarsiens et des métacarpiens avec les phalanges, puis celles des poignets, des genoux et des coudes. Les surfaces articulaires et principalement celles de l'articulation métatarso-phalangienne du gros orteil, qui est le siège de prédilection de cette lésion, se font remarquer par une coloration blanche, comme si elles avaient été saupoudrées de farine ou d'une poussière de plâtre qui les aurait pénétrées et incrustées. Les franges synoviales et les tendons sont parfois aussi infiltrés par cette même substance. Sur une coupe microscopique de cartilage diarthrodial perpendiculaire à sa surface libre, on constate que le dépôt uratique a pour siège les couches les plus superficielles, et qu'il est formé de cristaux en aiguilles, disposés sous forme de rayons partant d'un point central, le plus souvent une cellule de cartilage, agglomérés en grand nombre et sans ordre apparent. Rarement, toutefois, le dépôt est assez abondant pour donner lieu aux nodosités connues sous le nom de tophus.

Bien différente est l'arthrite qui accompagne la néphrite d'origine artérielle. Celle-ci est caractérisée par l'absence totale d'infiltration uratique, la simple usure des cartilages d'encroûtement, la formation, au pourtour des surfaces articulaires, de productions osseuses, désignées sous le nom d'ecchondroses. Elle s'observe de préférence dans les articulations métatarsophalangiennes des pouces et des genoux; elle présente les caractères de l'arthrite noueuse ou arthrite sèche, tandis que l'arthrite observée chez les saturnins ressemble à celle qui se rencontre chez les goutteux. Ce sont donc là des lésions articulaires distinctes et partant il faut bien admettre que les altérations rénales qu'elles accompagnent le sont également.

En somme, il n'est plus possible de nier l'existence d'une néphrite liée à l'intoxication par le plomb, et cette néphrite que nous appelons *néphrite saturnine* coexiste fréquemment avec une arthrite qui a les caractères de l'arthrite de la goutte. Il nous reste à comparer ces lésions du saturnisme et de la goutte et à rechercher si elles sont oui ou non identiques.

Le rein goutteux, tel qu'il a été décrit par Todd, Dickinson et autres auteurs, et tel que je l'ai vu dans plusieurs cas, est ferme, résistant, diminué de volume, semé à sa surface de granulations miliaires ou lenticulaires à peu près égales, et parfois de kystes du volume d'un pois. Or, ces caractères sont précisément ceux du rein saturnin et, si nous ajoutons que la néphrite goutteuse coexiste avec des lésions artérielles semblables à celles que l'on observe dans la néphrite saturnine, le rapprochement de ces deux affections est encore plus sensible. D'un autre côté l'arthrite goutteuse est, comme l'arthrite saturnine, caractérisée par l'infiltration uratique des cartilages d'encroûtement, des franges synoviales, des tendons et parfois du périoste. Elle ne diffère pas de cette dernière, si ce n'est dans quelques cas par un dépôt uratique plus abondant ; mais ce n'est là qu'une question de degré qui ne permet pas de séparer ces deux affections. Conséquemment, la néphrite et l'arthrite saturnines sont des affections identiques à la néphrite et à l'arthrite goutteuses. Or, la cause première de ces affections n'étant pas la même, il faut nécessairement que leur mode pathogénique soit semblable ; mais comme la néphrite goutteuse n'est pas le fait de l'élimination du plomb par les reins, il y a lieu de croire que la néphrite saturnine n'est pas davantage le résultat de cette élimination, et que chacune de ces lésions a son origine dans un trouble primordial de l'innervation nutritive. Il n'est douteux pour personne que la goutte soit le résultat d'un trouble de ce genre et tout le monde sait que le plomb a une action manifeste sur le système nerveux.

Quoi qu'il en soit, deux indications thérapeutiques principales ressortent de l'existence des affections saturnines dont il vient d'être question : 1° favoriser l'élimination du plomb par des bains, des frictions, le massage de la peau et aussi par l'emploi à faible dose du bromure ou de l'iodure de potassium ; 2° combattre, sinon prévenir, l'insuffisance urinaire en agissant sur l'intestin qui supplée à la fonction rénale ; et pour cela faire usage de purgatifs énergiques et répétés, conseiller un régime lacté et, au besoin, recourir à l'emploi des diurétiques.

ÉTUDES CLINIQUES

SUR LES

ACCIDENTS DE L'ÉRUPTION DES DENTS CHEZ L'HOMME.

Par le Dr E. MAGITOT,

Membre de la Société de chirurgie.

(Suite et fin.) .

§ 5. *Accidents de la cinquième période de la dentition.* (Éruption des quatre dernières molaires, de 18 à 25 ans.— Accidents de la dent de sagesse des auteurs.)

Nous abordons maintenant une histoire pathologique des plus sérieuses et des plus complexes, histoire qui a donné lieu à un nombre considérable d'études et de travaux.

C'est qu'en effet, si la désignation d'*époque critique*, attribuée d'une façon générale à la dentition, ne convient guère aux périodes que nous venons de passer en revue, elle est entièrement légitimée par le cortège considérable de désordres de toutes sortes, dus fort souvent à cette dernière éruption, et par la gravité de ces accidents qui est parfois telle, qu'ils mettent en question la vie des malades.

Il convient donc d'en faire ici une description complète.

A. Historique et généralités.

Au point de vue historique, les accidents de l'éruption de la dent de sagesse ont été signalés depuis très longtemps. Dès le xvi⁰ siècle, Urbain Hemard (1), commentant certain récit de Pline et d'Avicenne, rapporte des faits de douleurs vives causées pendant l'éruption de cette dent par la tension et l'inflammation de la gencive, et il cite l'exemple personnel de son contemporain Vésale, qui avait éprouvé et décrit sur lui-même des accidents de cet ordre.

Ambroise Paré, si bon observateur en ce qui concerne bien des questions relatives aux dents, est cependant muet sur ce point particulier. Il en est de même de Fauchard, qui écrivait vers le milieu du xviii⁰ siècle.

Hunter se borne à signaler quelques lésions de la muqueuse à l'époque de cette éruption (2). Mais c'est Jourdain, en 1778 (3), qui distingua le premier les accidents de cette période en lésions de la muqueuse et en lésions osseuses proprement dites.

Il faut cependant arriver à Toirac (4) pour trouver une première description vraiment précise et des indications thérapeutiques rationnelles.

Depuis ce moment, le nombre des publications sur cette question devient considérable. La plupart des auteurs qui écrivent sur les maladies de la bouche en tracent une description particulière, tels sont : Lisfranc, Velpeau, Robert, Nélaton, les auteurs du Compendium de chirurgie, etc. (5), et, à l'étran-

---

(1) De la Vraye, Anatomie des dents, nature et propriétés d'icelles. Lyon, 1581, p. 48.

(2) T. II, traduction Richelot.

(3) Traité des maladies et des opérations réellement chirurgicales de la bouche, 1778, t. II, chap. XVII, p. 616.

(4) Mémoire sur les diverses espèces de déviations de la dent de sagesse, et des accidents qui accompagnent sa sortie. Revue médicale, 1828, t. I, p. 396.

(5) Lisfranc, Médecine opératoire, t. 1, p. 487. — Velpeau, Cliniques, t. III, p. 380. — Robert, Cliniques, 1860, p. 127. — Nélaton, Gaz. des hôp., 1860, p. 454.

ger, Lœwenhardt, Albreoht, Weber, Wedl, pour l'Allemagne (1); Salter, Holmes, Tomes, en Angleterre (2). Et enfin, plus récemment, nous trouvons un nombre considérable de thèses soutenues à la Faculté de Paris. Citons, parmi elles, celles de Chevassu (1873), de Reynaud (même année), de Comoy (1876), d'Arnulphy (1876), de Pietkiewicz (1876), de Beal et Guyet (1876-78). Les deux dernières traitent spécialement d'un accident particulier de l'éruption de la dent de sagesse, c'est-à-dire de la constriction des mâchoires, complication que d'autres auteurs traitent, à leur tour, au point de vue chirurgical. Tels sont MM. Sarasin (thèse 1855), Boisson (thèse (1878), Duplay, Richet, etc. (3).

Enfin, signalons, pour terminer cette nomenolature, la remarquable thèse d'agrégation de M. Heydenreich, dans laquelle l'histoire des accidents de cette éruption est tracée d'une façon magistrale (4).

Les accidents dus à l'éruption de la dent de sagesse sont donc aujourd'hui classés dans le cadre nosologique, et forment un groupe de lésions diverses reconnaissant une cause unique. Mais, avant d'envisager le mécanisme et la pathogénie de ces accidents, il nous faut dire un mot des conditions anatomiques et physiologiques qui sont de nature à en préparer l'apparition.

Or, nous avons vu que la précédente période d'éruption, celle de la sortie des quatre secondes molaires permanentes (12ᵉ année), s'effectue le plus ordinairement sans aucun désordre, l'emplacement réservé à leur évolution étant largement suffisant. Aussitôt cette éruption achevée, la formule dentaire,

---

(1) Lœwenhardt, *in* Arch. gén. de méd. (*anal.,*) 1840, p. 119. — Albrecht, Klinik der mundkrankheiten, Berlin, 1862. — Weber, Deutsch. Viertelj, f. zahheilk, Berlin, 1867. — Wedl. Pathologie der zähne, Leipzig, 1870.

(2) Salter, Guy's hospit. rep., 1867, t. XIII, p. 80. — Holmes, syst. of Surgery, t. IV. — Tomes, Traité de chirurgie dentaire, trad. franç. Paris 1873.

(3) Duplay, Progrès médical, 13 avril 1878. — Richet, Clinique de l'Hôtel-Dieu, Gaz. des hôpit, 1877, p. 772.

(4) Des accidents provoqués par l'éruption de la dent de sagesse. Paris 1878.

entièrement composée de dents permanentes, s'élève au chiffre 28, ainsi réparti :

$$\text{Inc.} \frac{2-2}{2-2} \text{ Can.} \frac{1-1}{1-1} \text{ Prém.} \frac{2-2}{2-2} \text{ Mol.} \frac{2-2}{2-2} = 28.$$

Cette formule 28 se maintient même chez un certain nombre de sujets, environ 10 p. 100, pendant toute la vie, dans nos populations de race blanche, ce qui implique dès lors l'atrophie des quatre germes des dents de sagesse. Il n'en est pas de même quand on descend l'échelle des races humaines, où cette absence congénitale de la dent de sagesse est un fait relativement rare.

Le phénomène est ici corollaire d'un autre fait ethnique qui est le *prognathisme*, lequel éprouve dans la gradation descendante des races une progression correspondante. Or, comme nous avons maintes fois cherché à mettre en lumière cette loi qui assigne à l'évolution dentaire le rôle essentiel dans le développement des mâchoires, il résulte nécessairement de là que si le maxillaire, à partir de la 12e année, cesse de s'accroître en longueur, c'est que la dernière molaire, par son atrophie ou par l'extrême lenteur de son développemeut, cesse d'imprimer au tissu osseux l'impulsion physiologique nécessaire à son allongement.

Il est, en effet, très facile de reconnaître, lorsque l'éruption des secondes molaires est achevée, que celles ci rencontrent souvent, par leur face postérieure, la base de l'apophyse coronoïde, et qu'il ne subsiste conséquemment, à ce moment, aucune place pour une évolution ultérieure. Que cette situation se maintienne pendant quelques années, l'état adulte se fixe dès lors vers la 16e ou 18e année, suivant les sujets, et l'apparition d'une nouvelle dent rencontre des obstacles sérieux.

A cette observation, si facile à vérifier dans notre race, il faut ajouter immédiatement ce fait que, dans les races inférieures, le développement considérable du diamètre antéro-postérieur des mâchoires, qui amène le prognathisme, laisse à la partie postérieure des arcades dentaires un espace considérable qui permet non seulement l'évolution facile de la dent de sagesse, mais devient même la cause de ces anomalies par accroissement numérique des molaires, qui transforment parfois la formule 32 en formule 34 ou 36. Nous avons ailleurs insisté sur ces faits en traitant des *anomalies de nombre* de l'appareil dentaire, et en signalant la fréquence si grande de cette variété chez le Nègre, l'Australien, le Néo-Calédonien, etc. (1).

Ces observations avaient vivement frappé Darwin quand il émit cette idée que la troisième molaire était chez l'homme un organe en décadence et tendant à disparaître (2), Mantegazza et Broca se sont ralliés complètement à cette manière de voir (3).

A l'époque de cette discussion à la Société d'anthropologie de Paris, nous n'étions pas disposé à nous ranger à cette opinion, car nous avions remarqué que cette atrophie de la dent de sagesse se retrouvait assez fréquemment aussi dans les crânes de certaines époques préhistoriques, dans ceux de la race des dolmens, par exemple, qu'on considère, comme une race inférieure; mais les faits recueillis par M. Mantegazza et l'opinion si considérable de Broca étaient de nature à nous rallier.

Une autre observation donnait d'ailleurs une valeur nouvelle à la conjecture de Darwin : c'est que, de même que l'existence de la dent de sagesse serait plus fréquente dans les races inférieures, on reconnaîtrait en outre, chez celles-ci, le volume soit égal, soit ascendant, de la série des molaires de la première à la troisième, tandis que l'ordre inverse se rencontre dans les races élevées, où les molaires ont un volume décroissant.

Quoi qu'il en soit, ces diverses considérations n'ont trouvé place ici que parce qu'elles vont nous fournir l'explication de la fréquence si grande des accidents de la dent de sagesse dans notre race.

B. — PATHOGÉNIE.

Le mécanisme de production des accidents de l'éruption de

---

(1) Voy. Traité des anomalies du système dentaire, Paris, 1877, p. 98.
(2) System. of men. I, p. 25.
(3) Bulletin de la Soc. d'anthropologie, 1878, p. 253.

la dent de sagesse repose, ainsi que nous l'avons dit déjà, essentiellement sur le défaut de concordance entre le volume ou la direction de cette dent et l'emplacement dévolu à sa sortie.

Cette première remarque donne immédiatement la raison de la rareté extrême à la mâchoire supérieure des accidents si fréquents à l'inférieure. Pour la première, en effet, la disposition particulière de la tubérosité maxillaire, libre en arrière et sur les côtés, n'apporte aucun obstacle à l'éruption ; non pas toutefois que la dent de sagesse supérieure évolue ici toujours normalement ; il n'en est rien, et il faut déjà signaler ici son absence fréquente, ce qui est conforme à l'hypothèse de Darwin.

En outre, il arrive fort souvent que cette dent se dirige soit en arrière, soit en dehors, et va heurter ainsi la muqueuse, à laquelle elle cause certaines lésions sans gravité d'ailleurs, et sur lesquelles nous reviendrons plus loin. Ces complications sont assez rares, toutefois, pour que la plupart des auteurs se soient bornés à décrire les accidents de la dent de sagesse considérés exclusivement à la mâchoire inférieure.

C'est qu'en effet, pour cette dernière, les conditions sont tout autres, et se présentent en outre sous les aspects les plus variés.

1° En premier lieu, une dent de sagesse de volume normal, ou même relativement petite, rencontre une place insuffisante à sa sortie.

2° En second lieu, elle peut éprouver une anomalie préalable dans sa direction, et se porter soit en arrière, vers la base de l'apophyse coronoïde, soit en dehors, vers la muqueuse de la joue, soit enfin en avant, oblique ou même horizontale, et venant heurter par sa face triturante la face postérieure de la deuxième molaire. Cette disposition, que nous avons fréquemment rencontrée, et dont nous avons mentionné divers exemples (1), a été signalée par beaucoup d'auteurs. M. Gaillard, dans un ouvrage récent, en cite plusieurs (2), et MM. de Quatrefages et Hamy en ont figuré un cas dans une mâchoire de Mélané-

(1) Traité des anomalies, loc. cit. Pl. XIII, fig. 7, 8, 10, 12 et pl. XIV, fig. 1, 2, 3, 4.

(2) Des déviations des arcades dentaires, Paris, 1881, p. 97 et 101.

sien (1). Le musée Vrolik (d'Amsterdam) renferme une pièce semblable.

Meckel et Tomes (2) citent encore chacun un cas dans lequel il y avait renversement complet de la dent de sagesse inférieure, dont les racines étaient dirigées en haut, et la couronne inférieurement.

3° Elle peut, par suite d'une anomalie plus rare, présenter un accroissement de volume tel que l'emplacement, qui eût suffi à loger une dent normale, devient insuffisant à recevoir un organe devenu monstrueux. Tomes et Forget en ont cité des exemples (3), et nous en avons rencontré nous-même (4).

4° Enfin, des obstacles d'une autre nature peuvent se produire de la part du maxillaire lui-même ou de l'apophyse coronoïde.

Dans le premier cas, signalé déjà par Jourdain, l'alvéole est fermé par le rapprochement complet des deux lames osseuses de l'arcade dentaire.

Dans le second, une disposition particulière de l'apophyse coronoïde forme la résistance. Cette explication a été invoquée surtout par Lœwenhardt (5), qui a constaté que cette éminence forme parfois avec le maxillaire un angle aigu, tandis que son bord antérieur devient convexe en avant. C'est à cette anomalie spéciale que sont dus les faits de développement d'une dent de sagesse dans l'épaisseur même de l'os, où elle peut former un kyste ou un odontome (6). C'est encore à elle qu'il faut rattacher les faits si curieux d'évolution de la dent de sagesse apparaissant jusque dans l'échancrure sygmoïde. Saunders en a recueilli un exemple qui figure au musée de la Société odontologique de Londres, et dont nous avons reproduit le dessin.

---

(1) Crania ethnica. p. 43, fig. 47.

(2) Meckel, Anat. génér., 1825, t. III, § 2, 126. — Tomes, loc. cit. p. 195.

(3) Forget, Des Anomalies dentaires, Paris, 1859.

(4) Traité des anomalies, p. 64 et pl.   fig. 11, 14, 15 et 16.

(5) Arch. gén. de méd., loc. cit., p. 119.

(6) Voy. notre mémoire sur les kystes des mâchoires, Arch. gén de méd. 1872, 5, p. 683.

Tels sont les aspects divers qu'affectent, dans leur pathogénie, les déviations de la dent de sagesse devenant cause de de-
sordres variés. Mais, avant d'étudier ceux-ci dans leurs manifestations morbides, nous allons dire un mot de leur fréquence
générale et des âges auxquels ils apparaissent.

A l'égard de la fréquence, une statistique, dressée sous nos
yeux en 1876, par le Dr David, alors notre chef de clinique, a
donné les résultats suivants :

Sur 100 observations prises parmi les étudiants en médecine
qui fréquentaient la Clinique, et qui ont été interrogés avec le
plus grand soin, il s'en est trouvé 75 qui présentaient ou avaient
présenté antérieurement des accidents au moment de la sortie
de la dent de sagesse, abstraction faite d'ailleurs de la nature
et de la gravité de ces accidents mêmes. Cette proportion si con
sidérable permet de dire que les manifestations morbides de
cette période sont presque de règle dans notre population, nouveau fait conforme à la théorie darwinienne.

Mais si nous cherchons à établir la proportion relative de ces
accidents aux deux mâchoires, nous reconnaissons qu'ils sont
très rares à la supérieure, où 2 cas seulement sur 75 ont été
constatés.

En ce qui concerne l'âge des sujets atteints d'accidents, c'é-
tait le plus souvent de 19 à 25 ans que nous les avons rencontrés. Cependant, Toirac en a signalé chez un homme de 45 ans,
Jourdain chez une femme de 50 ans et chez un homme de 60 ans,
M. Richet chez un sujet de 66 ans, et nous-même nous avons
naguère rencontré, dans le service de Velpeau, des accidents
survenus chez une femme de 65 ans, par la sortie des deux dents
de sagesse supérieures (1). Mais ce sont là, il faut le dire
bien plus des accidents de dentition tardive que des troubles
proprement dits de l'éruption (2).

. L'influence du sexe a été invoquée par M. Heydenreich, qui
trouve chez la femme une plus gande fréquence que chez

---

(1) Traité des anomalies, pl. VIII, fig. 2.
(2) Id. Loc. cit. *Anomalies de l'éruption*, p. 218.

l'homme, ce qu'il attribue du reste, suivant une idée tout à fait rationnelle, à une certaine prédominance du prognathisme chez la première (1).

C. — FORME ET NATURE DES ACCIDENTS.

Considérés d'une manière générale, les accidents provoqués par l'éruption de la dent de sagesse sont très nombreux. Une division méthodique de ces phénomènes n'est pas chose facile, et bien souvent un accident d'une certaine nature au début, se modifie pour passer par d'autres formes successives. Toutefois, comme une classification est nécessaire à la description, nous avons adopté la suivante :

1° *Accidents inflammatoires*, lesquels se subdivisent en *accidents muqueux* et en *accidents osseux*.

2° *Accidents nerveux* : névralgies, troubles des organes des sens, phénomènes réflexes.

3° *Accidents organiques*, qui comprennent les kystes folliculaires de la dent de sagesse, les odontomes, les néoplasmes.

1° *Accidents inflammatoires.*

a. Accidents muqueux. — Les accidents muqueux de l'éruption de la dent de sagesse sont extrêmement fréquents; ils commencent à la simple irritation de la muqueuse gingivale, pour finir au phlegmon, à l'ulcération et à la gangrène. Tantôt encore l'accident local est isolé, tantôt il se complique, à son tour, de troubles de voisinage plus ou moins intenses. Dans tous les cas, cette forme muqueuse des accidents est de beaucoup la plus commune; car dans la statistique citée plus haut, du Dr David, elle représentait dans les 75 p. 100 d'accidents quelconques dus à cette éruption, une proportion de 70 observations, ce qui lui donne dans la somme des accidents divers la proportion d'environ 93 p. 100.

Dans les circonstances les plus simples, la muqueuse de la

_____

(1) Thèse citée, p. 28.

région de la dent de sagesse est simplement soulevée, modérément tuméfiée et douloureuse. C'est une gingivite légère ou subaiguë. L'accident, sans passer inaperçu, ne cause qu'une faible gêne, et la dent, triomphant bientôt de cet obstacle, apparaît au dehors au milieu de quelques lambeaux ayant à peu près l'aspect de bourgeons charnus. La présence de ces lambeaux, qui restent pendant un temps plus ou moins long appliqués sur la surface triturante d'une dent, a pour conséquence habituelle de former certains cloaques qui se remplissent de corps étrangers, de détritus alimentaires, et deviennent ainsi de véritables foyers de production de caries. C'est par ce mécanisme que se produisent les lésions si prématurées aux dents de sagesse, à ce point qu'elles ont donné lieu, de la part d'observateurs peu attentifs, à cette affirmation que les dents de sagesse sortaient souvent cariées.

A un degré plus marqué de l'inflammation gingivale, toute la portion de muqueuse sus-jacente à la dent est le siège d'un véritable phlegmon, au foyer duquel se trouve la dent elle-même, qui reste ainsi emprisonnée sans communication avec l'extérieur. C'est à cette forme d'accident que Chassaignac a donné le nom d'*enkystement* de la dent de sagesse, pour la distinguer de la forme précédente, qu'il nomme *enchatonnement*(1). Cette distinction, un peu subtile, est d'ailleurs tout artificielle; car la première forme aboutit ordinairement à l'autre lorsque, après l'ouverture spontanée ou provoquée de l'abcès, la dent incluse se trouve en communication avec le dehors.

La forme phlegmoneuse consiste, en définitive, en un véritable abcès du follicule, et c'est dans ce cas que l'accident local se propage le plus ordinairement aux parties voisines. Tantôt c'est une gingivite qui s'étend en avant le long de l'arcade, et parfois jusqu'à la ligne médiane; tantôt c'est une amygdalite dont le caractère particulier est une ténacité extrême, tant que la cause reste méconnue. Toirac en cite une

---

(1) Chassaignac, Traité pratique de la suppuration et du drainage chirurgical, Paris, 1859, t. II, p. 151.

observation très remarquable due au Dr Fiard (1). De l'amygdale, le processus inflammatoire s'étend aux piliers du voile et au pharynx, donnant lieu à une angine également rebelle. Robert en rapporte un cas (2).

Quoi qu'il en soit, cette forme d'accidents est propre à la fois à la dent de sagesse inférieure et à la supérieure. Pour l'inférieure, la sortie simple d'une dent, d'ailleurs normale comme volume et comme direction, peut en être la cause, tandis que, à la supérieure, elle ne se produit qu'à la condition que la dent de sagesse se dirige anormalement soit en dehors vers la joue, soit en arrière vers le pilier antérieur. C'est, du reste, presque généralement à cette forme que se bornent, ainsi que nous l'avons fait remarquer, les troubles de l'éruption de cette dernière.

A la forme phlegmoneuse que nous venons d'indiquer et parfois aussi à la gingivite simple succède souvent l'état ulcéreux. On voit alors au niveau des lambeaux déchirés de la muqueuse ou à la suite de l'ouverture de l'abcès folliculaire se produire des ulcérations à fond grisâtre irrégulières, couvertes de lambeaux d'épithélium qui lui donnent l'aspect décrit sous le nom de *stomatite ulcéro-membraneuse.* Le siège de ces ulcérations est la région même de la dent de sagesse ou le bord gingival qui lui fait suite ; assez souvent c'est la muqueuse de la joue; plus rarement enfin l'ulcération siège sur la langue, ce qui se produit quand la dent de sagesse a une direction interne.

En tous cas, cette variété ulcéreuse est celle que nous avons indiquée ailleurs en traitant des gingivites proprement dites (3), comme représentant, pour un certain nombre d'auteurs et pour nous-même, la véritable nature de la stomatite ulcéro-membraneuse, décrite chez les soldats et en général chez tous les jeunes sujets à l'âge de l'évolution de la dent de sagesse.

---

(1) Loc. cit., obs. VI.

(2) Cliniques, 1860, p. 127.

(3) Voir les leçons sur la gingivite, Gaz. des hôp., 1876-79, et art. *Gencives* du dictionnaire encyclopédique, 4e série, t. VII, p. 280.

Les accidents muqueux de la dent de sagesse comprennent donc, comme on voit, trois variétés : *la gingivite simple, la gingivite phlegmoneuse et la variété ulcéreuse.*

Mais ce n'est pas tout, et dans l'une de ces trois variétés, mais surtout dans les deux dernières, il se produit ordinairement des complications de voisinage sur lesquelles il convient de s'arrêter : la plus fréquente est l'*adénite sous-maxillaire.* Elle apparaît presque infailliblement dès que les phénomènes inflammatoires locaux prennent une notable intensité ou une certaine durée. C'est cette adénite, particulièrement constante dans la forme ulcéro-membraneuse, qui a été décrite chez les jeunes soldats comme conséquence de la pression du col militaire ou d'autre cause spéciale, alors qu'elle appartient, selon nous, à la série des accidents de la dent de sagesse.

Cette adénite, considérée comme complication d'un accident purement muqueux, aura toutefois pour siège exclusif les ganglions sous-maxillaires pour la mâchoire inférieure et les ganglions parotidiens pour la supérieure. Les ganglions cervicaux ne s'engorgent que lorsque les phénomènes morbides ont envahi le tissu osseux des mâchoires.

De l'adénite à la fluxion proprement dite il n'y a qu'un pas, et cette nouvelle complication est également très fréquente. Ici la fluxion revêt les différentes formes que nous lui avons assignées ailleurs (1), *œdème simple, phlegmon circonscrit, phlegmon diffus,* suivant la gravité même de la lésion initiale. Disons cependant que, dans un accident muqueux, la fluxion œdémateuse est la complication la plus ordinaire. La forme phlegmoneuse appartient au cas d'inflammation grave de la muqueuse ou à ces cas particuliers dans lesquels une dent de sagesse inférieure se trouve incluse dans les parties molles de la joue où elle détermine des ulcérations, des indurations et des fongosités au milieu desquelles la dent est, en quelque sorte, enchatonnée.

Ces diverses particularités pathologiques ne sont pas d'un diagnostic facile dans la plupart des cas, puisqu'un grand

_____

(1) Dictionnaire encyclopédique, article *Fluxion*, t. II, 4º série, p. 456.

nombre d'observations ont été absolument méconnues dans leur véritable nature et dans leur origine. Cependant si l'on veut bien tenir compte de l'âge des sujets, qui répond toujours à la période de la vie où s'effectue cette éruption de la dent de sagesse, si l'on pratique d'autre part l'examen attentif de la région soupçonnée, on arrivera à une détermination exacte. Le point essentiel est d'avoir l'attention éveillée vers l'intervention possible de cette époque critique qu'on appelle l'éruption de la dent de sagesse.

b. Accidents osseux. — Les accidents osseux se produisent tantôt comme conséquence d'accidents muqueux préalables et tantôt apparaissent d'emblée. Dans le premier cas, ils résultent de la propagation au tissu osseux de phénomènes inflammatoires longtemps fixés à la muqueuse ; ces ulcérations anciennes, ces indurations persistantes, toujours très rares, à la mâchoire supérieure sont fort communes à l'inférieure qui en est essentiellement le lieu d'élection.

Quand ils succèdent à des accidents muqueux, ils apparaissent tout d'abord sous la forme d'une ostéo-périostite des maxillaires dans une région où, le vestibule de la bouche étant presque entièrement effacé, le point central de l'inflammation se trouve en rapport anatomique direct avec les parties molles de la joue (1) ; le processus est alors simple, et passe, par continuité du tissu de la muqueuse gingivale tuméfiée, au périoste du maxillaire.

Si les accidents osseux se produisent d'emblée , ils ont pour début une ostéite par compression du tissu alvéolaire et consécutivement un phlegmon de la joue. Toutefois cette ostéite se complique ordinairement d'une inflammation simultanée du périoste dentaire, et la *périostite* de la dent de sagesse devient alors le centre véritable des accidents inflammatoires. Le Dr Pickiewicz, dans sa thèse, rapporte plusieurs cas de ce genre (2). Mais cette pathogénie spéciale, avec le point de

(1) Voy. notre travail de la Pathogénie des kystes et des abcès des mâchoires, Gaz. des hôp., 1869, p. 245 et 250.
(2) De la périostite alvéolo-dentaire, Paris, 1876, p. 83.

départ intra-alvéolaire, est bien plus fréquente encore lorsque
la dent de sagesse est frappée de périostite consécutive à une
carie préalable, ce qui est, comme on sait, très fréquent. Ce
dernier mécanisme appartient toutefois réellement à l'histoire
de la périostite et non à celle des accidents de la dent de sagesse
proprement dite.

Quoi qu'il en soit, l'ostéo-périostite du maxillaire est la
forme initiale constante qu'affectent les accidents osseux de la
dent de sagesse. Tantôt le processus est lent, en quelque sorte
chronique, et aboutit à ces indurations sous-périostiques de la
mâchoire inférieure qu'on observe ordinairement à la face
extérieure et qui déforment aussitôt la joue. Cette forme lente
est en général soumise à des alternatives de décroissance et de
poussées aiguës. Il ne se produit point d'abcès ni de suppuration du côté de l'alvéole, les douleurs sont faibles ou nulles,
surtout dans l'intervalle des crises aiguës.

Une telle marche est l'indice des efforts de pression accomplis par la dent en voie d'évolution. Les périodes de poussées
correspondent aux crises aiguës, et celles d'arrêt à l'état stationnaire. Il arrive même, dans un bon nombre de cas, qu'après
une succession plus ou moins longue d'intermittences de ce
genre, les accidents se dissipent entièrement, ce qui coïncide
avec la sortie définitive de la dent de sagesse.

Dans d'autres circonstances, on voit l'ostéo-périostite revêtir
une forme aiguë, et sa terminaison inévitable et rapide est alors
la suppuration. Un vériblable phlegmon apparaît dans la région de l'angle de la mâchoire. Un foyer purulent se forme, et
le pus cherche à se frayer un passage au dehors. Dans cette
marche, la collection peut affecter l'un des trois trajets suivants :

1° Elle prend une direction ascendante en suivant le bord
même de la dent et s'ouvre dans la bouche, au niveau de l'alvéole. Cet écoulement, une fois installé par cette voie, s'y prolonge souvent indéfiniment, et dès lors une grande quantité de
pus, s'écoulant incessamment dans la bouche, pénètre dans les
voies digestives et arrive à produire cet état que Chassaignac
a appelé *cachexie buccale.*

2° Elle aboutit au vestibule et s'ouvre également dans la bouche par une ouverture qui est tantôt voisine du foyer primitif, tantôt plus ou moins distante en avant. La collection purulente, ayant fusé au-dessous du périoste osseux décollé, vient s'ouvrir parfois au niveau de la première grosse molaire et même plus en avant jusqu'à la région mentonnière (1). Cette circonstance est très importante à noter au point de vue du diagnostic.

3° Enfin elle se porte au dehors et s'ouvre sur la peau, sur un point plus ou moins éloigné, tantôt par une seule ouverture, tantôt, ce qui est le plus ordinaire, après une marche lente et intermittente, par plusieurs orifices qui restent fistuleux. C'est dans certains cas invétérés de cette dernière forme que la joue est si souvent criblée d'ouvertures livrant passage à une suppuration intarissable.

Cet ensemble de phénomènes apparus, comme nous venons de voir, à l'extérieur, y restent le plus souvent localisés. Ils y produisent, par leur persistance et par le retour de périodes aiguës successives, des désordres qui aboutissent invariablement à la nécrose partielle de l'os. Mais il se présente certains cas dans lesquels l'ostéite et la nécrose s'étendent à une portion plus considérable du maxillaire. La situation s'aggrave alors; le phlegmon de la face prend la forme diffuse, s'étendant à la région cervicale et parfois jusqu'au sternum et à l'épaule; des décollements considérables, la gangrène surviennent et souvent, malgré l'intervention la plus énergique, la mort arrive, soit par infection purulente ou putride, soit par ulcération de la carotide interne ou de l'artère dentaire, soit par une complication cérébrale. MM. Chassaignac, Gaujot, Richet, Piekiewicz ont rapporté des faits de ce genre (2).

Le tableau pathologique, que nous venons de tracer sommairement, de l'ostéo-périostite du maxillaire s'accompagne encore

---

(1) Voyez Robert, loc. cit., obs. V.
(2) Voyez Chassaignac, loc. cit. — Richet, thèse de Heydenreich, p. 61. — Tueffert, Union médicale, 1877, vol. II, p. 810. — Gaujot, thèse de Chevassu, obs. XVII. — Piekiewicz, thèse, obs. XXI; XXXIV; XXXV.

de quelques phénomènes secondaires sur lesquels il convient de nous arrêter.

Le plus important de ces phénomènes est la *constriction des mâchoires*. C'est là une complication des accidents muqueux, mais plus fréquemment des accidents osseux.

Les auteurs qui la décrivent ont presque tous adopté une opinion exclusive qui rattache cet état tantôt à une contraction spasmodique et réflexe, tantôt à un état inflammatoire des muscles élévateurs. La première interprétation ne saurait en aucun cas être admise, et malgré l'autorité des observateurs qui en rapportent des exemples, Salter, Duplay, etc., nous ne connaissons aucun fait rigoureusement observé de contracture réflexe et spasmodique. L'erreur vient ici de ce que, dans certaines circonstances, le processus inflammatoire, sourd et latent au centre de l'os, gagne plus rapidement que dans d'autres cas les gaînes musculaires des ptérygoïdiens ou du masséter, qui se trouvent ainsi plus directement frappées. C'est de la sorte que la contracture, qui représente ordinairement un phénomène secondaire et tardif, peut, dans quelques cas, apparaître d'emblée comme signe de début.

En ce qui concerne les muscles atteints de contracture, il faut éliminer tout d'abord le temporal, qui ne saurait être influencé que par une ostéite ayant envahi la plus grande partie de la branche montante, ce qui est très rare. Les ptérygoïdiens ne sont frappés que dans les cas d'ostéo-périostite de l'angle même de la mâchoire inférieure. Mais le muscle, qui est le plus ordinairement atteint, c'est le *masséter*. Ce cas est même si fréquent, qu'on peut le considérer comme étant la règle. Il suffit, en effet, pour amener la contracture de ce muscle, d'une simple propagation de l'inflammation au périoste qui revêt la face extérieure du maxillaire inférieur. La phlegmasie, rencontrant aussitôt les gaînes musculaires, s'y propage, et immédiatement une *myosite* véritable envahit la totalité du muscle. Cet accident est, à coup sûr, l'un des plus rapides auxquels il soit donné d'assister ; car quelques heures suffisent, chez un sujet dont les mouvements de la bouche sont normaux, pour produire l'immobilisation de la mâchoire inférieure.

La nature anatomique de la rétraction massétérine, rattachée essentiellement à l'inflammation du tissu musculaire, a été confirmée par les deux autopsies des malades cités plus haut de MM. Gaujot et Richet. Chez le premier, le muscle était transformé en une masse noire dissociée et n'adhérant plus à l'os. Chez le second, M. Richet trouva le muscle changé en tissu fibreux par suite de l'ancienneté de la rétraction. Cette dernière circonstance est de nature à justifier au premier abord l'opération plusieurs fois faite par ce chirurgien de la section osseuse par la méthode d'Esmarch ou celle de Rizzoli.

Il nous reste à signaler encore un autre accident qui se rattache aux lésions osseuses. C'est la compression générale que peut éprouver, dans certains cas, la totalité de l'arcade alvéolaire, c'est-à-dire la série des dents, au moment de ces tentatives d'éruption de la dent de sagesse.

Ce fait de compression est réel; on en rencontre souvent la preuve chez des individus dont les dents, mal disposées dans la mâchoire inférieure, éprouvent, au moment de la sortie de la dent de sagesse, une recrudescence de déviation. Mais cet état n'a pas ordinairement d'autre conséquence, du moment que la dent de sagesse évolue normalement. Nous ne pensons donc pas, avec M. Desprès (1), que cette compression puisse devenir la cause de l'ébranlement et de la chute des dents, et nous ne saurions nous associer au précepte qu'il formule de sacrifier, de chaque côté de la mâchoire, une dent, pour permettre le classement régulier des autres. Une telle pratique, bonne en soi dans les cas ordinaires de compression bien démontrée, avec déviation consécutive, ne saurait avoir d'effet sur une gingivite ou sur une ostéo-périostite alvéolaire à forme chronique. Or, c'est dans l'une ou l'autre de ces dernières affections, qu'il faut ranger les phénomènes, assez mal définis d'ailleurs, dont parle M. Després.

2° Accidents nerveux.

Les accidents nerveux attribuables aux anomalies de l'érup-

(1) Chirurgie journalière, 1877, p. 656.

_tion de la dent de sagesse peuvent se distinguer en deux variétés : les *accidents névralgiques* et les *troubles des organes des sens*. Nous ne mentionnons donc pas ici les contractures musculaires de nature spasmodique, décrites par divers auteurs et acceptées par Heydenreich (1), par la raison exprimée tout à l'heure que cette complication a, pour nous, une origine exclusivement inflammatoire.

Les accidents névralgiques ont pour siège tantôt les nerfs dentaires eux-mêmes, tantôt des ramifications diverses de la face, du crâne, du cou, de l'épaule ou du tronc, en rapport anatomique avec les rameaux émergents, profonds ou cutanés, des nerfs dentaires de l'une ou l'autre mâchoire.

La cause essentielle de ces névralgies est de toute évidence la compression des filets nerveux alvéolaires par la dent emprisonnée dans sa loge osseuse inextensible. Cette compression s'exerce tout d'abord sur les rameaux qui pénètrent au centre de la dent par les extrémités radiculaires ; mais elle ne peut porter sur des filets du périoste alvéolaire, qui ont d'ailleurs la même origine anatomique.

Il se produit donc une névralgie qui revêt toutes les formes qu'on remarque aux névralgies d'origine identique : douleurs dans le trajet même des nerfs dentaires ; douleurs orbitaires par les anastomoses cutanées avec les rameaux correspondants de la cinquième paire ; douleurs crâniennes ayant la même provenance ; douleurs auriculaires par les anastomoses ou les rameaux auriculo-temporaux du plexus cervical ; douleurs cervicales et brachiales par les ramifications anastomotiques avec les branches cutanées du plexus brachial.

Comme on le voit, nous n'admettons guère ici que des névralgies par voie de continuité des filets nerveux, et non par action réflexe. En effet, il est d'observation que les névralgies les plus intenses et les plus rebelles, parmi celles qui sont dues à cette origine, ne dépassent guère, dans leur propagation la plus lointaine, la région supérieure du tronc ou celle du bras ; rarement, elles s'étendent à l'avant-bras. En outre, elles ne

----

(1) Loc. cit., p. 84.

dépassent pas la ligne médiane, ce qui est d'ailleurs la loi ordinaire en matière de névralgies.

Il faut dire aussi que les névralgies préexistent souvent en dehors de tout accident inflammatoire, et même de tout soupçon préalable du côté de la dent de sagesse. Elles peuvent même représenter le seul symptôme de cette éruption, caractère très important au point de vue des recherches diagnostiques, qui devront, surtout dans ce cas particulier, avoir pour objectifs spéciaux l'âge d'élection des sujets atteints et l'état local de la dent de sagesse. L'exploration directe permettra alors d'observer soit des phénomènes de compression, soit un certain degré d'inflammation des gencives ou du tissu osseux; mais, dans ces derniers cas, l'élément névralgique présente, en général, une intensité et une importance disproportionnées avec l'état phlegmasique.

Les douleurs ont tantôt le caractère continu, tantôt le type intermittent. Continues, elles peuvent acquérir une intensité telle qu'elles deviennent intolérables; tel était le cas d'un malade observé par Malagou-Désirabode, et qui fut conduit au suicide (1).

La forme périodique est toujours quotidienne, comme dans les exemples de Hunter, et les accidents cessèrent à la simple incision du bourrelet gingival.

Quant aux névralgies orbitaires, auriculaires, faciales, crâniennes, etc., tous les auteurs, ainsi que nous-même, en ont rapporté tant d'exemples, que le fait devient banal, et n'a besoin d'aucun autre développement (2).

Les accidents des organes des sens et les *accidents réflexes* complètent le cadre des phénomènes nerveux. Les descriptions des auteurs en renferment un grand nombre d'exemples, dont tous n'ont peut-être pas les garanties désirables d'authenticité. Aussi sommes-nous autorisé à considérer les faits comme tout à fait exceptionnels.

---

(1) Thèse de Paris, 183 ;

(2) Voy. Weber deutsch, Viertelj f. Zahnheilk., 1867. — Tomes, Chir. dent. trad. franç., 1878. — Chevassu, thèse, obs. V. — Bourdin, Gaz. méd., 1875, p. 48.

Quoi qu'il en soit, on a signalé, du côté de la vision, des faits d'amblyopie compliquée de douleurs intra-oculaires. Tels sont les faits de Salter et de Hyde Salter, rapportés par Heydenroich (1); un exemple de kératite interstitielle de l'œil gauche, dû au Dr Parinaud, et rapporté par le même; mais le fait le plus démonstratif est assurément celui qui est dû à Duplay, et dans lequel des désordres de la vision et de l'ouïe ont eu pour cause incontestable l'éruption difficile d'une dent de sagesse (2).

Nous aurions voulu rencontrer les mêmes caractères démonstratifs dans les faits de Monro, qui attribua à cette cause la chorée d'une jeune fille, de Portal, qui décrit des convulsions épileptiformes et hystériques, et d'Esquirol, qui guérit, suivant Toirac, un cas de folie par une incision cruciale de la muqueuse.

3° *Accidents organiques.*

Les accidents organiques comprennent trois ordres de lésions :

1° Les kystes folliculaires de la dent de sagesse;
2° Les odontomes ;
3° Les néoplasmes divers.

A l'égard de cette dernière catégorie de phénomènes pathologiques, nous ferons une première remarque : C'est qu'ils sont dus, en réalité, non à l'éruption plus ou moins troublée de la dent de sagesse, mais à l'absence même de cette sortie, ou, si l'on veut, à sa *non-éruption*. C'est que, en effet, les troubles de nature organique représentent des *accidents de l'évolution,* bien plus que des phénomènes d'éruption. Aussi ne sont-ils mentionnés ici que pour mémoire, car leur description a été tracée ailleurs (3).

Ce que nous devons dire ici, c'est que la dent de sagesse figure, pour une part considérable, dans le nombre des faits d'alté-

---

(1) Loc. cit., p. 89.

(2) Arch. gén. de médecine, 6e série, t. XXIII, 1873, p. 217.

(3) Voir Traité des anomalies. Chap. Anomalies de nutrition, loc. cit., p. 224.

rations organiques reconnaissant une origine dentaire. Les kystes des follicules de cette dent sont fréquents ; ils occupent tantôt le corps du maxillaire inférieur, comme dans les cas cités par MM. Richet et Herbet (1). tantôt l'épaisseur même de l'apophyse coronoïde, comme les faits rapportés par Forget (2), Guibout (3), et par nous (4).

Ne pouvant décrire de nouveau ici les kystes de la mâchoire, nous n'insisterons pas, et nous ferons de même pour la question des odontomes, qui ont très fréquemment pour origine le follicule de la dent de sagesse, sous l'influence d'une compression prématurée, et conséquemment inverse de l'éruption même. Telles sont les observations de Broca, de Forget, de Panas, et de bien d'autres auteurs (5).

Quant aux *néoplasmes* de la mâchoire, il est incontestable qu'un grand nombre d'entre eux ont encore pour point d'origine la région occupée par le follicule de la dent de sagesse. Tantôt ce sont des chondromes ou des fibro-chondromes, au sein desquels on constate la présence de la dent de sagesse, ce qui confirme ce point de pathogénie.

Watermann et Mac Cormac en citent chacun un fait (6). Tantôt ce sont des ostéomes, ainsi qu'en décrivent les auteurs du Compendium; tantôt, enfin, ce sont des épithéliomas qui reconnaissent sans doute ici la pathogénie si judicieusement invoquée par Verneuil, aux dépens des débris épithéliaux du cordon folliculaire.

D. TRAITEMENT DES ACCIDENTS DE LA DENT DE SAGESSE.

La description des différents modes de traitement des acci-

---

(1) Voy. Bulletin de la Soc. de chirurgie, 1878, p. 410.

(2) Anomalies dentaires, 1859, obs. IX.

(3) Guibout, Union médicale, 1847.

(4) Mémoire sur les kystes des mâchoires, Arch. de méd., 1872, t. II, p. 683.

(5) Broca, Traité des tumeurs, 1869, t. II, p. 339. — Forget, loc. cit., pl. 11, fig. 5 et 6. — Panas, Bulletin de la Soc. de chir , 1876, p. 347.

(6) Watermann, Boston med. and surgical journ., 8 avril 1869. — Mac Cormac, Dublin, Quart. journ., mai 1869.

dents de la dent de sagesse devra présenter la même subdivision que les formes elles-mêmes de ces accidents.

Cependant, l'intervention thérapeutique, pour être vraiment efficace, devra s'adresser, une fois le diagnostic nettement posé, au lieu même d'origine des accidents, et, mieux encore, à l'organe qui en est le point de départ. Cette première prescription est de la plus haute importance, afin d'éviter au patient de s'égarer dans un traitement symptomatique qui devra, dans tous les cas, rester absolument secondaire.

Or, nous supposerons le premier cas, c'est-à-dire celui où les accidents sont absolument localisés à la muqueuse enflammée, soit par la compression venue de la dent en éruption, soit par la rencontre et la contusion d'une dent opposée, soit par les deux circonstances à la fois. Nous admettrons encore que le cas est simple, c'est-à-dire qu'il n'y a encore aucune complication profonde ni du périoste du maxillaire, ni du tissu osseux, ni contracture musculaire. C'est, comme on sait, la forme la plus commune.

Ici l'indication est très nette : débrider la dent de sagesse par l'*incision* et l'*excision* de la muqueuse.

L'incision suffit rarement; aussi beaucoup d'auteurs, qui la conseillent, lui reprochent justement d'être rapidement suivie de réunion des lambeaux et du retour complet de l'accident. C'est pour éviter cet inconvénient que Toirac interposait aux lèvres de la plaie un bourdonnet de charpie renouvelé pendant quelques jours, jusqu'à ce que les bords, cicatrisés isolément, n'aient plus tendance à se souder.

C'est par suite de l'inefficacité reconnue à la simple incision que l'on a recommandé l'incision en V à sommet antérieur ou l'incision cruciale, suivie des mêmes applications isolantes.

Ces variétés d'incisions ne valent guère mieux l'une que l'autre. Aussi plusieurs auteurs ont-ils conseillé d'y ajouter des applications astringentes ou caustiques : Chassaignac préconise le nitrate d'argent, moyen insuffisant ; Toirac, le cautère actuel, auquel Lisfranc reprochait si justement de désorganiser le tissu de l'émail, et de préparer ainsi des altérations ultérieures de la dent. Le même reproche s'adresserait aussi au procédé de Tomes, qui indique de toucher les lambeaux avec l'acide nitrique, dont on cherche à neutraliser les effets sur la dent avec le phénate de soude.

Quant au procédé même de l'incision, on a proposé le bistouri, qui est loin d'être commode, et il vaudrait mieux, en ce cas, se servir d'un petit scalpel à lame courte et à dos résistant.

L'incision sera faite d'avant en arrière, et devra comprendre toute l'épaisseur des tissus jusqu'à la surface même de la couronne. Il n'est pas indispensable que la lame soit très tranchante, une plaie déchirée ayant moins de tendance à se guérir qu'une incision nette; puis, si l'on veut recourir aux procédés isolants, on suivra la pratique de Toirac. Si l'on a recours aux caustiques, nous conseillons l'acide chromique employé pur, qui est sans action sur l'émail et cautérise énergiquement les muqueuses.

Quoi qu'il en soit, l'incision de la gencive est un procédé en général insuffisant, et qu'il faudra rejeter. Nous ne nous arrêterons donc pas aux attaques violentes que lui ont adressées certains auteurs, qui lui ont attribué les accidents les plus graves et même la mort, comme dans une observation de Tulpius (d'Amsterdam) (1).

Dans tous les cas, en effet, où l'incision de la muqueuse paraîtra indiquée, il faudra lui préférer l'*excision*.

Cette opération, pratiquée soit avec le bistouri, soit avec les ciseaux, tandis que d'autre part le lambeau est fixé avec des pinces à griffes, est de tous points excellente dans les cas, bien entendu, où les accidents sont exclusifs à la gencive.

On devra faire ainsi l'ablation d'un lambeau demi-circulaire ou circulaire, et découvrir entièrement la couronne.

Les bords de la plaie seront ensuite touchés par des applications de chlorate de potasse, soit sec et en poudre, soit en pastilles ou en solution aqueuse saturée. Si la cicatrisation s'accompagne de fongosités ou de quelque tuméfaction, on devra recourir à l'acide chromique, qui s'adressera plus particuliere-

(1) In thèse d'Heydeurich, p. 97.

ment encore aux ulcérations pouvant compliquer la gingivite locale.

A ce débridement, tout à fait efficace dans la plupart des cas, devra s'adjoindre une autre pratique qui consistera à exciser aussi les nodosités ou indurations qui pourraient survenir du côté de la joue ou de la muqueuse du pilier antérieur. Il faut, en un mot, dégager entièrement la couronne en voie d'ascension.

Mais si la pratique que nous venons d'indiquer suffit, dans tous les cas d'accidents muqueux, elle ne saurait être applicable à ceux qui se compliquent de phénomènes de compression bien reconnus ou d'accidents osseux, avec ou sans rétraction musculaire et phelgmon de la joue. Ici le débridement doit porter non sur la muqueuse, mais sur l'alvéole lui-même, centre de la compression. Ce débridement peut s'obtenir par deux moyens : le premier, recommandé par Toirac, consiste à supprimer l'obstacle, c'est-à-dire la *deuxième molaire;* le second consiste à enlever l'agent même de la compression, soit la *dent de sagesse elle-même.*

Le procédé de Toirac a toutes les apparences de logique ; car il est d'observation que, dans une bouche où la seconde molaire manque, les accidents de la dent de sagesse ne se produisent pas. Il a été maintes fois appliqué par son auteur et par beaucoup de chirurgiens.

Nous déclarons toutefois le rejeter entièrement, pour les raisons que voici :

1º Nous connaissons un grand nombre de cas dans lesquels, pour des troubles profonds, l'opération n'a point empêché les accidents de la dent de sagesse de continuer leur évolution morbide, et de conduire à la propre extraction de celle-ci.

2º Nous trouvons irrationnel que, pour parer aux accidents d'une dent à peu près inutile aux fonctions de la bouche, la dent de sagesse, on prive le sujet d'un organe essentiel, la seconde molaire.

3º A ces deux raisons s'ajoute cette autre, que, dans tous les cas où l'on peut songer à enlever la deuxième molaire, il est presque aussi aisé d'extraire la troisième, et que, si cette dernière opération est reconnue difficile, on pourra, pour arriver à la dent de sagesse et en pratiquer l'ablation, supprimer *temporairement* la seconde molaire, qu'on réimplante ensuite.

Dans la pratique que nous recommandons, on devra donc s'adresser exclusivement à la dent qui est cause essentielle des accidents, et non à aucune autre.

Un très grand nombre de cas ont été ainsi traités par nous, malgré les difficultés de toutes sortes que nous ayons rencontrées : rétraction musculaire complète, gonflement extrême des parties, état inclus de la dent à extraire, etc.

Ces diverses circonstances s'opposent, comme on pense bien, à l'introduction des instruments ordinaires, le davier, par exemple. Mais il en est un, emprunté au vieil arsenal chirurgical, et qui porte le nom de *langue de carpe* : c'est un simple levier coudé, à extrémité tranchante, qu'on introduit, après quelques tâtonnements, dans l'interstice qui sépare la dent de sagesse de la dent précédente. Puis, par un mouvement de bascule dans le sens postérieur, on arrive, dans l'immense majorité des cas, à luxer la dent de sagesse.

L'emploi de cet instrument a cela de particulier, qu'il est possible même dans le cas d'occlusion complète de la bouche ; car il s'introduit au lieu de son action, en dehors de l'arcade dentaire, et sans nécessiter l'écartement des mâchoires.

Ainsi qu'on le voit, l'extraction de la dent de sagesse, tout à fait contre-indiquée en présence de simples accidents muqueux, est de règle dans les accidents osseux.

Mais cette indication, si impérieuse qu'elle puisse être, rencontre dans quelques cas particuliers de telles difficultés qu'elle devient la source des plus grands embarras de la part des chirurgiens. Sans rappeler ici la rétraction musculaire qui peut être vaincue dans une certaine mesure par l'écartement forcé des mâchoires, le malade étant plongé dans le sommeil anesthésique, il est bien d'autres complications : tantôt la dent de sagesse est tout à fait incluse sous une couche épaisse de muqueuse transformée en tissu cicatriciel ; tantôt la déviation qu'elle a éprouvée dans sa direction a porté la couronne soit d'arrière en avant, sa surface triturante venant heurter la face postérieure de la deuxième molaire, tantôt sa direction est tout à fait extérieure, absolument horizontale et la couronne pénètre, dans une masse indurée formée par le tissu de la joue.

L'ouverture artificielle de la bouche, tout en permettant l'exploration des parties, ne rend pas pour cela l'opération plus facile, et toute application d'un instrument demeure irréalisable.

C'est dans les cas de ce genre que plusieurs chirurgiens ont eu l'idée de pratiquer, comme opération préliminaire, la section transversale complète de la joue au niveau de la commissure, afin d'aborder directement le foyer des accidents et de pratiquer l'extraction par cette voie. Hâtons-nous d'ajouter que nous n'avons jamais eu, en ce qui nous concerne, recours à cette opération ; disons même que nous avons réussi plusieurs fois à la conjurer, en réussissant à délivrer les malades par la voie ordinaire de la bouche.

Dans un fait entre autres, il s'agissait d'un jeune homme de 20 ans, qui était en 1865 à l'hôpital Saint-Antoine, dans le service de Broca. Il présentait depuis plus de six mois les accidents les plus graves du côté de la face : fistules multiples, induration de la joue, rétraction complète des mâchoires, accidents généraux, etc. Plusieurs tentatives d'extraction d'une dent de sagesse inférieure gauche, cause reconnue des accidents, avaient été faites infructueusement et le chirurgien se proposait de pratiquer la section de la joue afin de découvrir la région de la dent en question. Nous demandâmes à faire une dernière tentative : le malade étant endormi par le chloroforme, nous écartâmes les mâchoires par la vis conique et, ayant reconnu que la dent de sagesse incluse dans des bourrelets de muqueuse indurée était toutefois droite, nous réussîmes à l'extraire par l'emploi de la *langue de carpe*.

Quelque temps auparavant un cas de même genre s'était présenté, à l'hôpital Saint-Louis, dans le service de M. Lallier, chez un jeune homme souffrant depuis un an d'abcès multiples, de fistules siégeant à la joue gauche et ayant fait supposer une affection scrofuleuse ancienne. Le chef de service, ayant très judicieusement soupçonné l'intervention d'une dent de sagesse, nous fit appeler, et la même opération que dans le cas précédent amena le même résultat,

Mais ce sont là encore des cas relativement simples et il en est où, malgré l'écartement suffisant des mâchoires, des anomalies de direction de la dent de sagesse ne permettent l'application d'aucun instrument. C'est dans un exemple de ce genre, dont nous avons longuement relaté l'histoire (1), que nous avons songé à utiliser, à titre d'*opération préliminaire* (2), l'ablation temporaire de la deuxième molaire. Chez le sujet, gravement malade et épuisé par une longue suppuration et des tentatives infructueuses, la dent de sagesse était tout à fait incluse dans la joue et M. Verneuil, dans le service duquel le malade était externe, songeait, afin de le délivrer, a pratiquer la section de la joue. L'ablation de la deuxième molaire, qui fut maintenue pendant deux heures hors de la bouche dans un milieu humide, nous permit l'accès des instruments jusqu'à la dent de sagesse qui, après maintes tentatives, parvint à être luxée au dehors. La greffe de la deuxième molaire, pratiquée deux heures après, fut suivie de consolidation et tous les accidents disparurent.

Ces cas heureusement sont rares ; mais nous tenons ici à signaler l'intervention possible de la pratique de la greffe par restitution applicable à l'extraction d'une dent dans le but de créer une voie de passage auprès d'une dent de sagesse inaccessible dans les cas ordinaires.

Disons un mot maintenant du traitement spécial d'un des accidents les plus sérieux de cette série de phénomènes. Il s'agit de la rétraction musculaire. Or, on sait que plusieurs chirurgiens, MM. Sarasin, Richet, Gaujot conseillent formellement lorsque la rétraction se maintient depuis longtemps de pratiquer soit la section des fibres du massétér, soit l'opération d'Es-

---

(1) Contribution à l'étude des accidents de la dent de sagesse inférieure, observation recueillie par le Dr L'Aguilhon. Gazette hebdomadaire de méd. et de chir., 1879, p. 3.

(2) Voy. sur cette question des opérations préliminaires en général, préconisées par le professeur Verneuil, l'intéressante thèse de M. Kirmisson, Paris, 1879.

march ou celle de Rizzoli. Mais, nous avons suffisamment établi que le fait de la rétraction musculaire est ici une conséquence, un phénomène secondaire dans la série des accidents de la dent de sagesse, et que dès lors il doit cesser, et cesse constamment de lui-même, aussitôt que la cause première, c'est-à-dire la dent de sagesse aura été extraite.

Lors donc qu'on se trouve en présence d'un fait de ce genre avec occlusion même complète de la bouche et en l'absence bien constatée de toute ankylose de l'articulation temporo-maxillaire, il faudra repousser l'idée préalable de la section musculaire ou de la section de la branche montante. Les efforts du chirurgien devront porter exclusivement sur la dent de sagesse à laquelle on pourra toujours accéder, ainsi que nous l'avons dit, soit par le bord externe de l'arcade alvéolaire, soit en provoquant l'écartement des mâchoires sous le chloroforme, ou en pratiquant encore l'extraction temporaire de la deuxième molaire.

Dans quelques observations, publiées par les auteurs cités plus haut et où la section osseuse a été faite, on trouve en effet que l'ablation de la dent de sagesse a été jugée nécessaire et a été effectuée en second lieu. Cette pratique est blâmable, et nous restons convaincu que, si l'on avait commencé par cette dernière opération, on eût évité la première, qui ne trouve d'indication formelle que dans un état d'immobilisation reconnu incurable de l'articulation du maxillaire inférieur, et nullement dans aucune des circonstances qui peuvent accompagner ou compliquer l'éruption de la dent de sagesse.

CONTRIBUTION A L'HISTOIRE DES PARALYSIES D'ORIGINE INTESTINALE.

Par le Dr E. BARIÉ,
Chef de clinique de la Faculté.

(Suite et fin.)

B. *Paralysie par troubles fonctionnels de la muqueuse intestinale.* — 1° *Embarras gastro-intestinal, constipation.* — Cer-

taines paralysies temporaires paraissent se produire à la suite
de cette perturbation des fonctions digestives, encore si mal déterminée, qui caractérise l'embarras gastro-intestinal. Après
Stoll, Trousseau (1) un des premiers avait signalé ce fait clinique et en rapporte deux observations, encore que celles-ci
manquent de précision :

Obs. — Une femme de 50 ans est frappée d'hémiplégie droite avec
paralysie de la langue, elle a de la fièvre ; après avoir établi le diagnostic différentiel de toutes les affections susceptibles de donner
lieu à une hémiplégie, et fait quelques réserves sur l'existence possible d'un ramollissement cérébral, Trousseau insiste sur ce fait,
emprunté à la médecine vétérinaire, que chez certains chevaux, sous
l'influence de troubles dans la digestion intestinale, il se produit des
phénomènes nerveux graves, qui cèdent à la médication évacuante.
Il pense donc qu'il pourrait en être de même chez cette malade, et
par analogie prescrit un vomitif répété à quelques jours d'intervalle.
La malade quitte bientôt l'hôpital, complètement guérie.

Obs. — Une jeune fille entre à l'hôpital Necker avec une hémiplégie ; il y avait de la fièvre, la peau était chaude et la bouche
amère : nous croyons, dit Trousseau, à une affection intestinale
comme cause des accidents que nous observons ; nous donnons un
vomitif, et cette jeune fille guérit en peu de jours.

Le même auteur cite encore un fait analogue observé par
M. Pidoux. Une vieille femme est frappée d'hémiplégie ; la cause
en est difficile à établir, mais on apprend de l'entourage que la
malade avait depuis longtemps des troubles digestifs, et que la
veille de l'accident, elle avait fait des excès de table. Pidoux,
pensant que l'hémiplégie dépendait d'une perturbation intestinale, prescrit un vomitif, et en quelques jours la vieille femme
était complètement guérie. — Abernethy (2) a rapporté plusieurs
cas où une paraplégie, liée à un état dyspeptique habituel, dis-
paraissait dès que la dyspepsie cédait à la médication employée;
deux des faits les plus probants sont ceux-ci :

---

(1) Trousseau. Gazette des hôpitaux, 1841, p. 192.

(2) John Abernethy. Surgical observations on the constitutional origin and
treatment of local diseases. London, 1826, p. 118, 114, 132.

Obs. — Elisabeth G..., âgée de 20 ans, entre à l'hôpital Saint-Bar-thélémy, parce qu'elle est atteinte de paralysie des membres infé-rieurs, qu'on considérait comme étant produite par un mal de Pott, bien qu'on n'en trouvât pas les signes physiques ; la paralysie, qui n'était pas complète, coïncidait avec une constipation opiniâtre, qui bientôt fit place à de la diarrhée. Or, il fut facile de constater qu'il y avait un rapport étroit entre l'état de l'intestin et celui des mem-bres inférieurs ; quand la diarrhée survenait, les troubles de la mo-tilité disparaissaient pour revenir de nouveau dès que la constipation reprenait le dessus. Cette jeune femme resta plusieurs semaines dans cet état, lorsqu'elle fut enlevée par une affection fébrile intercur-rente.

A l'autopsie, le cerveau, la moelle, étaient sains ; la seule lésion importante consistait en ulcérations simples très nombreuses occu-pant toute l'étendue de la muqueuse de l'iléon ainsi que celle du gros intestin.

Obs. — Thomas C..., âgé de 23 ans, est atteint de paraplégie de-puis plus de six mois. Il y a un an environ, le malade fut pris de vives douleurs abdominales qui ne se calmaient qu'après de co-pieuses évacuations alvines, mais dans l'intervalle il y avait une constipation très opiniâtre. Peu à peu, le malade devient paralysé. La paralysie occupa d'abord les deux membres inférieurs, plus tard elle gagna les membres supérieurs, mais avec prédominance du côté gauche. On pensa alors à la possibilité d'un mal de Pott, mais il n'y en avait pas traces. On donna successivement et à plusieurs reprises du calomel et de la rhubarbe, et le malade recommença de nouveau à mouvoir ses membres. Cette amélioration persista pendant plus de deux mois, et le malade quitta l'hôpital.

Un médecin américain, Zabriskie (1), a signalé un fait plus curieux encore.

Obs. — Une femme de 78 ans, frappée d'hémiplégie gauche, était dyspeptique et présentait depuis quelque temps des troubles graves de l'appareil digestif. Mais la paralysie présentait tous les deux jours une exacerbation manifeste, à la façon d'un accès de fièvre palustre à type tierce. Un vésicatoire fut appliqué sur l'épigastre,

_____

(1) Zabriskie. On paralysis sympath. of visceral discorders American journ. of med. scienc. — 1841, p. 365.

on donna un peu de sulfate de quinine et, au bout de neuf jours, la malade était complètement guérie de sa paralysie.

Boisseau, cité par Zabriskie, aurait observé quelques cas analogues. Une autre observation empruntée à Waddel (1) a été complétée par le résultat nécroscopique.

OBS. — Un malade, atteint d'une affection chronique de l'intestin, est frappé de paraplégie ; à l'autopsie on ne trouve aucune altération de la moelle ou du cerveau, mais l'estomac et l'intestin sont très hyperhemiés : ce dernier même renfermait une certaine quantité de pus, mais l'altération était surtout manifeste sur le duodénum, qui présentait en outre une petite perforation.

D'autres cas de paralysie d'origine intestinale ont encore été signalés par Romberg, Bouchut, Pihan-Dufeillay, Leyden, Palmer, Schiefferdecker (2), et d'autres. Dans le cas de Palmer (3), un homme de 63 ans, frappé d'hémiplégie, est guéri en quelques heures, après l'administration de quelques grains de calomel qui amena une évacuation très abondante de matières. Le malade de Dufeillay est un dyspeptique ; très rapidement surviennent des vertiges, de l'engourdissement des membres, enfin une hémiplégie gauche avec troubles de la sensibilité. En peu de jours par une médication purgative tous les accidents avaient disparu. Leyden, qui rapporte ce dernier fait, dit en avoir observé de semblables, mais il ne donne aucun détail à ce sujet.

Dans ces observations, c'est tantôt la forme hémiplégique qui domine, ou plus souvent encore le type paraplégique; mais d'après Abernethy (4), la paralysie pourrait encore se montrer sous la forme d'une monoplégie, ainsi qu'il ressort des deux observations suivantes :

OBS. — Une femme de 27 ans, se présente avec une paralysie exclusivement localisée à un bras et survenue brusquement; elle se plaint

---

(1) Waddel. Mechanism of some diseases of the sympath. nerv. American j. of med. sc., 1835, p. 299.

(2) Schiefferdecker. Ueber Regeneration, Degeneration und Architectur des Ruckenmarkes. Archiv. für pathol. Anat. und Physiol., t. LXVII, p. 571.

(3) Palmer. On reflex hemiplegia. Lancet, 1863, p. 700.

(4) Abernethy. Loc. cit., p. 132.

en outre d'éprouver de vives douleurs dans le creux axillaire au niveau de la région du plexus brachial ; les voies digestives sont en mauvais état. La malade, traitée par les évacuants, est complètement guérie au bout d'une semaine.

Obs. — Un médecin, depuis longtemps dyspeptique, fut frappé brusquement de paralysie du bras droit, sans qu'il ressentît aucun trouble du côté du cerveau. Convaincu que cet accident était la conséquence de ses troubles digestifs, il se soumit à la médication purgative, et vers le sixième jour, après avoir pris plusieurs doses de calomel en le faisant alterner avec d'autres substances purgatives, le malade provoqua une évacuation considérable de matières et reprit immédiatement l'usage de son bras.

Dans d'autres circonstances, les troubles fonctionnels de l'intestin ont provoqué, non plus une paralysie motrice, mais une perturbation complète dans la motilité, caractérisée par la perte de coordination dans les mouvements volontaires, accompagnés de contractions musculaires désordonnées, telles qu'on en rencontre dans la chorée (1). Hamilton, (2) généralisant à, tort la pathogénie de cette affection, va même jusqu'à prétendre que la constipation est la cause de presque toutes les chorées et que, pour guérir celles-ci, l'usage des purgatifs, des évacuants, est suffisant. Il est inutile de faire ressortir combien cette affirmation est hasardée ; elle supprime d'un trait toutes les causes les plus fréquentes de la chorée : l'état névropathique et la diathèse rhumatismale, cette dernière surtout dont l'influence pathogénique a été si nettement établie il y a longtemps déjà par Botrel et G. Sée. Quoi qu'il en soit, on ne saurait rejeter entièrement l'hypothèse d'Hamilton, et quelques observations semblent montrer l'influence d'une irritation intestinale sur la genèse, ou tout au moins sur la durée de certaines chorées. John Ogle (3) médecin de Saint-Georges' hospital, a rapporté le fait suivant :

Obs.— Une servante, âgée de 17 ans, entre à l'hôpital avec le pouls fréquent, la langue épaisse, et une soif intense. On ne trouve pas dans

---

(1) Bien que ne rentrant pas absolument dans le sujet de ce mémoire, ces faits ont avec lui un rapport si étroit que nous avons dû les rapporter ici.

(2) Hamilton. American-journ. of med. science., 1876, p. 310.

(3) John Ogle. Med. chir. Review, 1868, t. 41, p. 208.

les commémoratifs la cause de ces troubles digestifs, et bien que la malade eût déjà pris des pilules purgatives, on lui administre deux doses de calomel et de séné qui restent sans effet et qu'on renouvelle bientôt. Deux jours après son entrée à l'hôpital, la malade, jusqu'alors sans sommeil, se sentit très soulagée, en même temps que la chorée dont elle était atteinte cessait brusquement après une évacuation copieuse; mais bientôt la malade tomba dans le coma et mourut. A l'autopsie, on trouva une congestion intense de la base du cerveau avec un léger épanchement de sérosité; de même les veines rachidiennes, ainsi que la substance de la moelle, étaient congestionnées. Aucune lésion des poumons ou du cœur, mais la plus grande partie de l'intestin grêle était remplie, jusqu'au niveau de la valvule iléo-cæcale, par une masse de matières fécaloïdes, tellement adhérente aux parois, qu'on ne pouvait l'en séparer qu'avec la plus grande difficulté. Le gros intestin, très hyperhémié au niveau du cæcum et du côlon ascendant, était également rempli de matières solides très adhérentes.

L'auteur fait lui-même remarquer qu'on ne saurait ici invoquer le rhumatisme ou l'état nerveux comme cause de la chorée, et que l'accumulation si considérable de matières dans les deux intestins semble vraiment la cause de tous les accidents.

On ne saurait accepter ces conclusions sans réserve; toutefois les pathologistes accordent qu'un grand nombre de chorées tirent leur origine dans une excitation venue de la périphérie. Weir Mitchell l'a vue survenir après un traumatisme du pouce, et Bouchut (1) pense que la chorée peut être regardée comme un accident assez fréquent, causé par l'irritation des gencives pendant le cours de la seconde dentition.

Quelques-unes des observations que nous venons de rapporter présentent trop de lacunes anatomiques et cliniques pour être absolument démonstratives; on a le tort de ne pas y discuter l'hypothèse de l'hystérie ou tout au moins du nervosisme; néanmoins, tout en faisant la part de l'état névropathique, il ne faut pas nier que les troubles fonctionnels de l'appareil digestif aient une influence considérable sur les centres nerveux dont ils troublent le mécanisme régulier. Cette relation étroite entre

(1) Bouchut. Gazette des hôpitaux, 1878.

l'abdomen et le cerveau était connue des anciens ; un précepte
de thérapeutique veut que, pour combattre les poussées congestives du cerveau et de la moelle, on provoque une dérivation énergique vers la muqueuse intestinale par les purgatifs.
Réciproquement, la constipation prolongée, dit Chomel(1) provoque une douleur gravative de la tête, de la congestion de la
face, des étourdissements, la somnolence, etc., preuves de
l'action à distance qu'exerce l'état de l'intestin sur le cerveau.

2° *Catarrhe intestinal.* — Les troubles fonctionnels de l'intestin se manifestent principalement de deux façons distinctes :
tantôt par la rareté des garde-robes, et l'état de dureté et de
sécheresse particulière des selles, c'est la constipation ; tantôt
par une véritable hypersécrétion de la muqueuse donnant lieu
à des évacuations alvines abondantes, répétées, et d'une consistance fluide, aqueuse, c'est la diarrhée. De même que nous avons
vu le premier de ces états donner lieu à des phénomènes paralytiques, de la même façon et plus fréquemment encore, le catarrhe de l'intestin peut, dans certaines circonstances, être suivi
de paralysie des membres. Celles-ci, connues de J. Frank,
de Helwig, ont été surtout mises en lumière par les observations qui vont suivre, à côté desquelles il convient de ranger
les trois faits inédits insérés au début de ce travail.

Obs. — Un soldat, souffrant depuis longtemps d'une entérite chronique éprouve bientôt dans la région lombo-sacrée des douleurs
irradiées jusque dans la jambe gauche; la pression est douloureuse
au niveau du rachis, à partir des dernières vertèbres dorsales.
Bientôt survient une paralysie avec anesthésie complète, occupant
la jambe gauche et s'étendant bientôt à la jambe droite. Incontinence d'urine et des matières. La réaction faradique est conservée,
mais absence de réflexes tendineux. Mort avec les accidents du décubitus acutus.
A *l'autopsie* on trouva des ulcérations simples dans le cæcum et
dans les côlons. llot de myélite depuis la septième vertèbre dorsale
jusqu'au niveau de la dixième ; pas d'altération du plexus lombaire.

_____

(1) Chomel. Dict. en 30 vol., t. VIII, p. 488.

Dans le rein, il se trouvait un foyer purulent; de plus, des membranes diphthéritiques existaient dans les voies urinaires.

Hoffmann, de Dorpat, qui rapporte cette observation (1), dit que la paralysie motrice était la conséquence du foyer myélitique; quant à celui-ci, il avait son origine dans l'intestin enflammé, et la phlegmasie se serait propagée à la moelle par les racines postérieures, sans que cependant l'histologie en ait montré les traces.

Zabriskie (2) relate les deux observations suivantes ; la dernière est complétée par l'autopsie :

Obs. — Thomas L..., âgé de 28 ans, de constitution sanguine, est frappé en juin 1835 de paraplégie complète avec troubles de la sensibilité et paralysie des sphincters de la vessie et du rectum. Depuis quelque temps déjà il se plaignait de douleurs dans les flancs, de coliques, de diarrhée abondante avec sécrétion muco-sanguinolente. La diarrhée fut améliorée et plus tard guérie par le calomel ; mais la paralysie traitée en vain par les frictions, les ventouses, les emplâtres appliqués sur le rachis, céda peu à peu les jours suivants, au fur et à mesure que la diarrhée diminuait rapidement; quelques jours plus tard, la paralysie avait entièrement disparu après quelques applications de sangsues.

Cette observation, ajoute Zabriskie, montre que la paraplégie a été la conséquence de l'inflammation du côlon, car il n'y a pas à invoquer ici l'existence de troubles du côté du cerveau, et d'ailleurs la guérison de la paralysie par la médication antidiarrhéique en est une nouvelle preuve.

Obs. — Une jeune fille de 14 ans, atteinte depuis quelque temps de diarrhée chronique, devient paraplégique ; les membres inférieurs, d'abord lourds et parésiés, furent bientôt entièrement paralysés du mouvement et de la sensibilité ; les évacuations devinrent involontaires, et la malade s'éteignit dans l'épuisement. Les membres supérieurs restèrent à l'abri de la paralysie jusqu'à la fin, et jamais les facultés intellectuelles ne furent atteintes.

---

(1) Hoffmann. Reflexlähmung bei ulcerationen im Dickdarm. — Archives de Virchow, 1879, t. 75, p. 404.
(2) Zabriskie. Loc. cit., p. 364 et suiv.

A l'autopsie, on constata des lésions profondes de l'intestin grêle, il y avait une injection considérable du réseau vasculaire, et la muqueuse était désorganisée et pulpeuse. La moelle, les méninges et les vertèbres étaient saines, les nerfs seuls semblaient très légèrement atrophiés. Le grand sympathique était normal.

En pareil cas, l'examen à l'œil nu est insuffisant, et sans doute cette paralysie complète, avec troubles de la sensibilité, devait être liée à des lésions médullaires, qu'auraient révélées le microscope, d'autant plus que le simple examen fait déjà mention d'un certain degré d'atrophie des nerfs. Plus récemment, un cas de paralysie motrice d'origine intestinale a été rapporté par M. Baudin, dans sa thèse inaugurale (1).

Obs. — Un homme de 40 ans entre dans le service de M. Gueneau de Mussy ; depuis un an il est atteint de diarrhée chronique, mais celle-ci depuis plusieurs mois a augmenté considérablement ; sur ces entrefaites une paraplégie complète s'est déclarée et dure depuis plus de cinq mois. La diarrhée fut traitée activement et la paraplégie disparut graduellement.

M. Hervier, de Rive-de-Gier (2), a publié trois observations très intéressantes de paralysie consécutive à une entéro-colite provoquée artificiellement par l'abus des drastiques. Elles sont extrêmement précieuses et présentent la valeur d'une expérience de laboratoire en ce sens, qu'il s'agit de diarrhée provoquée artificiellement chez des individus bien portants. La paralysie qui a suivi est donc bien la conséquence d'une irritation de l'intestin et non d'un état général.

Obs. — Denis C..., 28 ans, ouvrier des forges, jouissant habituellement d'une santé excellente, est devenu dyspeptique depuis un an environ ; écoutant un mauvais conseil, il fit un usage immodéré de l'élixir de Guillé et en absorba dix bouteilles en peu de temps. Il fut pris alors de diarrhée extrêmement abondante avec coliques très vives, douleurs dans le dos, les lombes, les épaules.

Bientôt survinrent des secousses convulsives dans les membres

---

(1) Baudin. Des causes de la paraplégie. Th. Paris, 1858, p. 24.

(2) Hervier (de Rive-de-Gier). Des paralysies produites par les drastiques. Montpellier médical, 1861, t. VI, p. 112.

inférieurs, qui étaient assez fortement agités, puis ces phénomènes convulsifs diminuèrent et furent remplacés par une impotence telle, que cet homme ne put continuer à se tenir debout. Quand je vis le malade, la peau était pâle, décolorée, la paraplégie était presque complète, et le malade ne pouvait exécuter que quelques mouvements de latéralité seulement dans le décubitus dorsal. La sensibilité était normale, mais le malade accusait une sensation de froid généralisée, ainsi que des fourmillements aux extrémités ; la contractilité électro-musculaire était conservée. Il existait de la contracture des pieds en extension forcée sur la jambe.

Après avoir essayé, sans succès, différentes médications, le malade fut définitivement guéri par la faradisation localisée aux membres inférieurs.

Obs. — Un ouvrier des forges, âgé de 25 ans, sur le conseil d'un charlatan but une pinte de teinture vineuse de coloquinte, pour une gonorrhée ancienne. Il eut de suite des évacuations alvines très abondantes, avec coliques très douloureuses ; plus tard, il accusait des fourmillements, des crampes, des mouvements convulsifs dans les membres inférieurs, et finalement une paralysie qui l'obligea à prendre le lit. Les moindres mouvements étaient impossibles, mais la sensibilité persistait intacte, de même que la contractilité électro-musculaire. Le malade fut guéri après dix séances de faradisation.

Obs. — Eustache, âgé de 50 ans, ayant pris un chancre et craignant les accidents consécutifs, absorba, en manière de préservatif, plusieurs médications secrètes. Il fut pris très rapidement d'une diarrhée profuse et frappé bientôt d'une hémiplégie.

Cette dernière observation est loin d'avoir la valeur des deux premières et rien ne démontre que l'hémiplégie soit la conséquence du catarrhe intestinal ; il est probable qu'elle se rapporte à une lésion cérébrale indépendante.

Ce n'est pas seulement chez l'homme que les superpurgations peuvent donner lieu à des troubles de la motilité : chez le cheval, après des purgations répétées, les vétérinaires ont pu observer des paralysies du train postérieur (1), et M. Hervier lui-même cite le cas d'un cheval morveux, qui devint paraplégique après avoir absorbé, pendant douze jours, 60 grammes d'aloës.

---

(1) Hurtrel d'Arboval, t. IV, p. 417. Dict. de méd. et de chirurg. vétérinaire, 1828.

Les diverses observations que nous venons de rapporter n'ont pas toutes la même valeur clinique et nous avons pris soin, à propos de chacune d'elles, de faire des réserves toutes les fois que cela nous a paru nécessaire ; néanmoins nous pensons qu'elles confirment suffisamment ce fait, que certaines paralysies reconnaissent pour origine première une perturbation intestinale, point de départ d'une irritation périphérique transmise à la moelle par les fibres centripètes. Ces paralysies, de même que certaines autres d'origine génitale ou urinaire, ont été depuis Graves désignées sous le nom de paralysies réflexes; mauvaise dénomination, car, ainsi que l'a fait remarquer M. le professeur Vulpian, l'effet de la lésion primitive se produit dans les centres nerveux, par l'intermédiaire des nerfs centripètes provenant de l'organe lésé, aucune transmission n'a lieu dans un sens centrifuge, des centres nerveux aux nerfs moteurs et aux muscles correspondants, il n'y a donc là rien de réflexe. L'interprétation de ces phénomènes paralytiques a été longtemps un des sujets les plus controversés. Brown-Séquard pensait que sous l'influence de l'excitation périphérique, les vaisseaux sanguins de la moelle entraient en contracture et que la paralysie s'ensuivait ; Jaccoud (1) les expliquait par la théorie de l'épuisement nerveux : pour lui, l'excitation périphérique transmise à la moelle par les nerfs sensitifs, après avoir produit momentanément une exagération de l'excitabilité médullaire, ne tardait pas par son action persistante à épuiser cette excitabilité dans la région correspondante à l'organe souffrant, et à produire consécutivement une paralysie de toutes les parties situées au-dessous du point affecté. — Gull faisait intervenir le système vasculaire dans le processus et pensait que l'excitation phlegmasique de la périphérie allait se propager aux plexus du rachis et aux méninges par l'intermédiaire des veines, mais d'après lui-même ce mécanisme ne serait applicable qu'à certains cas. En définitive, on admet aujourd'hui que la transmission centripète des excitations périphériques s'opère par l'intermédiaire des troncs nerveux (Leyden, Charcot). L'anatomie patho-

---

(1) Jaccoud. Les paraplégies et l'ataxie du mouvement. Paris, 1864, p. 353.

logique, il est vrai, n'est pas venue démontrer l'existence de la trainée inflammatoire étendue de l'intestin lésé jusqu'à la moelle. Les détails anatomiques sont peu abondants et insuffisamment décrits : Namias (1) a signalé un cas d'atrophie centrale de la moelle consécutive à une entérite chronique ; sur les cinq autopsies dont nous rapportons les détails, une fois il existait un foyer de myélite de la région dorsale (Hoffmann) et une autre fois une simple congestion des plexus rachidiens et de la substance médullaire (Ogle). Dans les trois autres faits, les centres ont été déclarés sains, à l'examen macroscopique, il est vrai. Quant aux tubes nerveux, dans un seul cas (Zabriskie) il est dit qu'ils étaient un peu atrophiés. On cite souvent un fait de Leyden, dans lequel cet auteur aurait trouvé une névrite du plexus lombo-sacré aboutissant à un foyer de myélite dorso-lombaire ; mais dans cette observation il s'agit d'une paralysie dysentérique.

En attendant que de nouveaux faits cliniques se présentent et que des expériences de laboratoire donnent pour l'irritation des nerfs viscéraux les résultats si nets qu'elles ont donnés pour les nerfs périphériques, entre les mains de Tiesler de Feinberg, d'Hayem, il faut conclure que les irritations d'origine intestinale réagissent parfois sur la moelle en produisant de simples perturbations fonctionnelles ; et, que dans les cas, plus rares jusqu'ici, où ces irritations ont donné naissance à des altérations anatomiques, celles-ci ont été produites plutôt par une action à distance que par une véritable inflammation remontant le long des cordons nerveux centripètes.

---

(1) Revue médico-chirurg., p. 133, 1851.

DE LA CONTUSION DU TESTICULE ET DE SES CONSÉQUENCES

par

CHARLES MONOD,

Professeur agrégé à la Faculté de médecine de Paris,
Chirurgien des hôpitaux,

et

O. TERRILLON,

Professeur agrégé à la Faculté de médecine de Paris,
Chirurgien des hôpitaux.

(Troisième et dernier article.)

Nous avons montré dans les pages qui précèdent que l'atrophie de la glande est le fait capital de l'histoire de la contusion du testicule au premier degré.

Ce n'est pas à dire, cependant, qu'elle soit absolument fatale et ne puisse être évitée. Dans certains cas, l'organe contus revient complètement à l'état normal; l'inflammation provoquée disparaît sans laisser de trace.

C'est par là surtout, comme nous le verrons dans un instant, que le premier degré de la contusion se distingue du second, dans lequel l'atrophie est constante.

Ajoutons cependant que, dans la contusion vraie, portant sur le testicule lui-même, alors même que la lésion est peu considérable, cette heureuse terminaison est rare.

On a soutenu, non sans raison, que l'âge du malade avait une certaine influence sur le mode de terminaison de l'orchite traumatique.

A. Cooper, comme nous l'avons vu plus haut, avait déjà appelé l'attention sur ce point, et fait remarquer que l'atrophie du testicule, à la suite de la contusion, est surtout fréquente chez les adolescents.

M. Gosselin a confirmé le fait, et en a encore étendu la portée. Pour lui, toutes les variétés d'atrophie testiculaire, aussi bien les traumatiques que celles qui succèdent assez souvent à l'orchite des oreillons, et plus rarement aux épididymites d'origine uréthrale, se produisent de préférence chez des individus encore jeunes.

M. Coutan, dans sa thèse, ne s'est pas particulièrement préoccupé de cette question. Il est possible cependant de tirer, des faits assez nombreux qu'il a réunis, un enseignement utile. En laissant de côté les cas dans lesquels le diagnostic est discutable, et ceux où l'âge du blessé n'est pas indiqué, on arrive à un total de 15 observations d'orchite traumatique, dans lesquelles le malade a été suivi assez longtemps pour que le sort définitif de l'organe contus ait pu être connu.

Ces 15 observations peuvent, à ce point de vue, être groupées de la façon suivante :

AGE DU MALADE	MODE DE TERMINAISON DE L'ORCHITE TRAUMATIQUE.			NOM DE L'AUTEUR DE L'OBSERVATION
14 ans.	Atrophie.	....	....	Reclus.
14 ans.	Atrophie.	....	....	Reclus.
16 ans.	Atrophie.	....	....	Th. Anger.
18 ans.	Atrophie.	....	....	Cruveilhier.
19 ans.	Atrophie.	....	....	A. Cooper.
20 ans.	....	Suppuration.	....	Gaucher.
23 ans.	Atrophie.	....	....	Gaujot.
23 ans.	....	....	Résolution.	Gaujot.
24 ans.	....	....	Résolution.	Gaujot.
24 ans.	Atrophie.	....	....	Le Dentu.
26 ans.	....	....	Résolution.	Sorbet.
30 ans.	....	....	Résolution.	Baré.
31 ans.	Atrophie.	....	....	Gaujot.
60 ans.	....	Suppuration.	....	Tillaux.
61 ans.	....	Suppuration.	....	Gaujot.

Un simple coup d'œil jeté sur ce tableau montre que l'atro-

phie est, en effet, la terminaison ordinaire de l'orchite traumatique, et qu'elle est surtout fréquente avant l'âge de 20 ans.

Nous constatons le fait, à l'exemple de nos devanciers, sans
en chercher l'explication, qui nous échappe.

Ce relevé d'observations nous montre encore combien rarement, comme nous le disions plus haut, l'orchite traumatique
se termine par résolution.

Dans le tableau plus complet dressé par le Dr Coutan, à la fin
de sa thèse, nous voyons que, sur 39 cas, cette terminaison n'a
été observée que 6 fois.

Et encore, le plus souvent, la contusion a-t-elle alors intéressé
l'épididyme plutôt que le testicule lui-même, circonstance qui
paraît diminuer sensiblement la gravité du traumatisme; ou
bien il ne s'agit que d'une orchite dite par effort, dont l'importance pronostique est moindre encore.

Signalons enfin, parmi les manifestations des périodes ultimes de l'orchite traumatique, des douleurs névralgiques
rebelles, dont le point de départ est dans les bourses, et qui
paraissent liées à l'atrophie de l'organe contus. L'observation
suivante, recueillie par M. Gaujot, est un bon exemple de cette
complication, qui n'est pas fréquente.

Obs. V (Gaujot) résumée.

*Contusion du testicule gauche. — Atrophie de la glande. — Intégrité
de l'épididyme. — Forme névralgique* (1).

Fauveau (Jean), âgé de 23 ans, soldat au 77e de ligne, est entré le
16 avril 1880 dans le service de M. Gaujot.

Constitution bonne.

Le père de ce malade, âgé de 59 ans, est atteint d'une affection
médullaire. La mère jouit, au contraire, d'une excellente santé. Les
frères et sœurs, au nombre de huit, sont bien portants.

Lui-même jouit habituellement d'une bonne santé. On ne retrouve
chez lui aucune trace d'antécédents strumeux. Il nie toute affection
vénérienne antérieure; il n'a jamais eu d'oreillons.

Au mois d'août 1879, en montant à cru un jeune cheval non encore
dressé, il eut, dans un brusque mouvement, *le testicule gauche pris entre*

_____

(1) Coutan. Thèse citée, p. 60.

la cuisse et le cheval. La douleur le fit tomber de cheval, mais il put bientôt se relever et retourner à la maison. La douleur, qui avait d'abord été supportable, augmenta beaucoup d'intensité dans la soirée et les jours suivants. Cependant, ne voulant pas faire connaître ce qui lui était arrivé, il continua à travailler autant qu'il le pouvait, non sans se forcer beaucoup. Dès qu'il avait marché un peu, la douleur devenait très vive, le forçait à traîner la jambe ou même à s'asseoir. Il est très affirmatif sur ce point *qu'à aucun moment la glande ne fut plus volumineuse qu'à l'état normal.* Au bout d'une dizaine de jours, la douleur, bien que toujours présente, avait perdu beaucoup de son acuité antérieure, et le malade put reprendre son service au régiment.

Le même état persista. Au bout de trois mois, cet homme s'aperçut que son testicule gauche avait notablement diminué de volume, et dès lors cette diminution s'effectua progressivement et d'une façon continue et régulière. Les marches et les exercices le faisaient toujours souffrir beaucoup.

Il entre à l'hôpital du Val-de-Grâce le 16 avril.

État actuel. — Homme de petite taille, assez faiblement musclé, visage coloré, aspect extérieur n'ayant rien de maladif.

En l'examinant, on est immédiatement frappé par l'état d'atrophie dans lequel se trouve son testicule gauche. Celui-ci, en effet, ne dépasse pas le volume d'une grosse noisette ronde. Au toucher, il est de consistance molle et il semble qu'il n'y ait plus qu'une sorte de coque à moitié vide à la place du tissu glandulaire. *L'épididyme est intact* et a conservé ses rapports et son volume normal. Ce qui reste du testicule est d'ailleurs libre de toute adhérence avec les parties voisines, et il n'y a rien de spécial à noter dans l'aspect extérieur du scrotum au point de vue de la structure de la peau, des poils, etc.

La palpation du testicule est fort douloureuse, il en est de même d'une pression quelconque. Aussi le malade se couche-t-il toujours sur le côté droit pour éviter le frottement du testicule sur le drap et la pression exercée par le testicule opposé. — La palpation de l'épididyme et du cordon spermatique réveille aussi d'assez vives douleurs. — La station debout un peu prolongée, la marche, provoquent les mêmes douleurs, de sorte que le malade reste le plus possible assis ou couché, pour ne pas augmenter ses souffrances.

Outre ces douleurs, provoquées, le malade éprouve également des accès douloureux qui n'ont rien de régulier dans leur apparition, mais qui se montrent surtout le soir lorsqu'il est couché. Il subit alors des crises très pénibles de douleurs lancinantes partant de la partie inférieure du scrotum, remontant le long du cordon, et s'irradiant dans l'abdomen, dans la fosse iliaque et jusqu'à la ligne médiane dans le bas-ventre. Il est rare que les douleurs s'étendent jusqu'aux reins; et l'irradiation dans la cuisse est exceptionnelle. Ces accès, d'ailleurs, durent rarement longtemps; ils ne l'empêchent pas de reposer; en un mot, le sommeil est bon.

Enfin, même au repos, il éprouve dans le testicule atrophié une souffrance continue et sourde, bien que légère, mais persistante.

Le 24. Le malade se plaint d'irradiations [douloureuses dans la cuisse et jusqu'au niveau des reins. Application d'un vésicatoire morphiné au pli de l'aine.

Le 26. Les douleurs irradiées dans la cuisse et dans les reins persistent encore, mais ont été très atténuées par le vésicatoire.

Le 7 mai. Le malade se trouve mieux depuis qu'il est au repos.

Le 27. L'état du malade est absolument le même que le premier jour. Il n'y a pas de différence appréciable dans le volume du testicule. Les symptômes douloureux sont beaucoup moins marqués, le malade restant longtemps couché et ne se fatiguant pas dans la journée. Cependant il a encore des irradiations douloureuses le soir quand il est un peu fatigué.

Un autre fait brièvement mentionné par Curling et dont il a déjà été question plus haut (p. 581) montre que la douleur qui accompagne l'atrophie peut être telle, que l'on en est venu à pratiquer la castration pour procurer quelque soulagement au malade.

Le *second degré* de la contusion du testicule ne se distingue pas cliniquement du premier par des caractères bien tranchés. La réaction inflammatoire plus vive et plus aiguë, l'atrophie absolument inévitable, la résolution impossible, tels sont les principaux faits, qui permettent d'admettre, au moins retrospectivement, que le traumatisme a été jusqu'à produire les lésions du second degré de la contusion.

L'expérimentation et l'anatomie pathologique nous ont en outre appris que c'est dans cette variété de contusion bien plus que dans la première que l'on doit observer les suppurations et les abcès qui surviennent parfois au cours de l'orchite traumatique.

Telle est par exemple, croyons-nous, l'interprétation qu'il convient de donner à l'observation suivante de M. Gaucher. La contusion, dans ce cas, a été assez violente pour produire des désordres considérables dans le parenchyme testiculaire, désordres qui ont abouti à la fonte purulente de l'organe; pas assez cependant pour déterminer la rupture de l'albuginée, la perforation de celle-ci paraissant n'avoir été que secondaire.

OBS. VI (Gaucher) résumée.

Contusion du scrotum et orchite traumatique du côté gauche chez un homme atteint de blennorrhée. — Abcès des bourses. — Hernie des tubes séminifères et élimination du testicule. — Indemnité de l'épididyme (1).

Un jeune homme de 20 ans, garçon marchand de chevaux, entre, le 10 avril 1878, à la salle Saint-Gabriel, n° 23.

Il est grand, robuste, de bonne santé habituelle et n'a pas d'antécédents scrofuleux ou tuberculeux dans sa famille.

Depuis deux mois il est atteint d'un écoulement uréthral blennorrhagique qui n'a jamais présenté de période aiguë bien franche; aujourd'hui ce n'est plus qu'une blennorrhée très légère.

Mais, il y a deux jours, en pansant un cheval, il a reçu *sur les bourses un coup très violent,* à la suite duquel il a presque perdu connaissance. Malgré la vive douleur qu'il en ressentit, il continua toute la journée à conduire des chevaux au trot. Le lendemain la douleur a encore augmenté, la marche est devenue tout à fait impossible et le malade est admis à l'hôpital.

Le scrotum du côté gauche est alors rouge, tendu, douloureux; le testicule entier, y compris l'épididyme, est volumineux, douloureux aussi spontanément et surtout à la pression : il y a un peu de fièvre 38°, pas de frissons et un état général satisfaisant. La fièvre cède d'elle-même le lendemain.

Au bout de dix jours, le 20 avril, le scrotum reste rouge, mais plus souple que le premier jour. Le testicule a augmenté beaucoup de volume; il est maintenant gros comme une petite orange. Il y a

(1) Bulletins de la Société clinique, 1878, p. 261.

un peu d'épanchement dans la vaginale : toutes les tuniques du scrotum, enflammées, sont le siège d'élancements très pénibles.

Le 22. Le scrotum s'est ulcéré sur trois points; les trois fistules donnent issue à quelques caillots et à du pus séreux rougeâtre. La contusion, indépendamment de l'orchite, avait produit une légère hématocèle pariétale, et c'est ce foyer sanguin qui s'est enflammé et a suppuré.

Le 23. Les trois ulcérations se sont réunies en une seule : on a maintenant une plaie de la largeur d'une pièce de deux francs, au fond de laquelle le testicule est encore recouvert par la vaginale et par l'albuginée.

Le 24. La tunique vaginale, mise à nu, est fluctuante; un point plus aminci fait hernie et l'ouverture est imminente.

Le 25. On trouve au fond de l'ulcération des bourses deux perforations plus petites, comprenant la vaginale et l'albuginée, et à travers lesquelles sortent des filaments jaunâtres qu'on reconnaît facilement pour des tubes séminifères. Ces deux perforations présentent chacune à peu près la largeur d'une pièce de cinquante centimes.

La suppuration est peu abondante, mais, à partir de ce jour, les tubes séminifères sortent peu à peu et se sphacèlent à mesure qu'ils sont exposés à l'air. Le 3 mai, tout le testicule est éliminé et détruit en moins de huit jours.

Dès ce moment, la plaie se couvre de bourgeons charnus et la cicatrisation commence; elle est achevée en douze jours (le 15 mai).

Si l'on palpe le scrotum, on trouve que l'épididyme subsiste intégralement sans augmentation de volume sensible et sans douleur à la pression. Mais le corps du testicule tout entier a disparu, il est remplacé par une petite masse indurée attenant à l'épididyme et qui adhère à la cicatrice du scrotum.

Le malade ne souffre pas et marche très bien; il n'a pas maigri, ne présente aucun signe de tuberculose. Il quitte l'hôpital, entièrement guéri.

On trouverait facilement dans les auteurs un assez bon nombre d'exemples d'orchites traumatiques, terminées par suppuration. Mais la plupart de ces faits ne doivent être acceptés que sous bénéfice d'inventaire. Il s'agit le plus souvent en pareil cas d'épididymites et d'orchites d'origine tuberculeuse, dans lesquelles le traumatisme n'est intervenu qu'à titre de cause occasionnelle.

Une observation recueillie par Dumoulin montre combien grandes peuvent être ces difficultés d'interprétation.

Obs. VII (Dumoulin).

Contusion du testicule droit. — Orchite suppurée. — Destruction du testicule. — Épididyme indemne (1).

Le nommé W..., terrassier, âgé de 30 ans, couché au n° 34, salle 11, est entré à l'hôpital le 11 avril. Cet homme est très robuste; jamais il n'a eu d'affection vénérienne. Il y a seize mois, *dans une chute, le testicule droit heurta contre l'angle d'une brouette;* la douleur fut instantanément très vive, puis elle se calma et cet homme reprit ses travaux. Le lendemain les bourses étaient énormes, mais avec des douleurs si faibles que ce malade négligea de demander des soins. Il ne se soumit même pas à quelques jours de repos. Le testicule suppura et il se fit, il y a six mois, plusieurs ouvertures spontanées sur le scrotum du côté droit. Aujourd'hui, il s'écoule, par une ouverture d'un centimètre de largeur à peu près, un liquide séro-purulent, d'un gris sale, assez abondant. Du côté droit, le scrotum offre une tumeur dans laquelle il est difficile de distinguer les parties contenues; néanmoins, il semble que le testicule a disparu et qu'il ne reste plus que l'épididyme qui est engorgé. Il y a beaucoup d'engorgement le long du canal spermatique jusqu'à l'ouverture inguinale; aussi ne peut-on isoler le canal déférent. Le testicule du côté gauche est à l'état sain.

L'auteur joint à son observation les réflexions suivantes :

On ne supposera pas ici une affection tuberculeuse qui se serait développée sous l'influence de la contusion. D'abord le malade affirme que son testicule était bien lisse, bien uni, enfin ne présentant aucune saillie, aucune bosselure avant la chute. D'ailleurs les tubercules du testicule se montrent presque toujours des deux côtés, sinon au même degré de part et d'autre, du moins est-il bien rare de trouver un testicule complètement désorganisé par une fonte tuberculeuse, alors que l'autre n'offre pas le plus petit noyau d'engorgement. C'est évidemment une désorganisation du testicule occasionnée par l'inflammation; mais le fait intéressant, important à noter, qui découle de cette observation, est celui-ci : qu'il est rare de trouver une inflammation du testicule sans symptômes généraux très marqués,

_____

(1) Gazette des hôpitaux, 1844, p. 230.

fièvre, coliques vives, vomissements, tandis qu'il n'y a pas eu le plus
léger trouble chez ce malade; le testicule s'est enflammé, a suppuré,
s'est désorganisé, et le malade n'en a pas moins continué ses occupations, sans même que la douleur l'incommodât beaucoup.

Pour nous, ce fait ne saurait être compris de la sorte. D'une
part, en effet, on ne peut admettre qu'une orchite traumatique
vraie évolue avec pareille lenteur, surtout lorsqu'elle doit se
terminer par suppuration ; d'autre part, on sait aujourd'hui que
la tuberculose génitale débute parfois par le testicule et qu'elle
peut rester unilatérale.

Une observation rapportée par Reclus dans sa thèse peut être
rapprochée avec fruit de la précédente. Ces deux faits sont,
au point de vue clinique, presque absolument semblables.
Mais dans le second, la nature de l'affection ne demeura pas
douteuse. L'autopsie put être pratiquée : elle montra qu'on
avait eu affaire à une orchite tuberculeuse provoquée par le
traumatisme.

Obs. VIII (Reclus) résumée.

*Orchite provoquée par un choc violent. — Suppuration. — Tuberculose
pulmonaire. — Mort. — Autopsie. — Epididyme caséeux. — Testicule
absolument détruit.*

Le 2 mars 1875, est entré dans le service de M. Desnos le nommé
Marc, Narcisse, âgé de vingt-cinq ans : il a une affection des voies
respiratoires et une tumeur du *testicule gauche.*

Sans être d'une robuste santé, il n'avait jamais été malade avant
la guerre de 1870. Il fut pris d'une fièvre typhoïde que suivirent
bientôt une bronchite et une pleurésie; depuis, il ne s'est jamais
complètement remis. Au mois de novembre 1874, *il reçoit un coup
violent sur le testicule*; un de ses petits neveux s'était jeté, en courant, au milieu de ses jambes. La douleur fut tellement vive qu'il en
eut une syncope. Il se mit au lit et, dès le lendemain, existait un
gonflement considérable de la bourse. La tuméfaction s'accrut
encore les jours suivants, et, dès le surlendemain de l'accident, la
bourse droite atteignait le volume du poing. On ordonne du repos,
des sangsues, de l'onguent mercuriel et un cataplasme; sous l'influence de ce traitement, la tumeur dégonfle un peu, et les douleurs

_____

(1) Reclus. Thèse citée, obs. V, p. 161.

irradiées deviennent moins vives. Le malade croyait à une sérieuse amélioration, lorsque, vers le commencement de janvier, apparurent sur la bourse gauche des petites tumeurs qui se développèrent lentement et s'ouvrirent l'une et l'autre en livrant passage à du pus; puis des fistules s'établirent qui persistent encore maintenant.

Il entre à l'hôpital le 2 mars.

Nous le trouvons dans l'état suivant :

Le testicule droit est sain. Le testicule gauche, de la grosseur d'un œuf de dinde, est presque régulièrement sphérique. La circonférence verticale est de 20 centimètres, la circonférence transversale est de 19. La peau est lisse, les veines sont très développées, mais, au niveau des deux fistules, la peau est adhérente, Il n'existe pas d'épanchement dans la tunique vaginale. Le testicule est notablement plus dur qu'à l'état normal, il est cependant dépressible sous le doigt, mais la résistance est partout la même. L'épididyme est confondu avec le testicule, et l'on ne saurait les distinguer l'un de l'autre. Le cordon est gros, moniliforme, la prostate est dure, volumineuse, comme injectée au suif, et l'on sent très bien les vésicules séminales indurées et bosselées, surtout la gauche. Après avoir ainsi traîné tout le mois de mai, sans avoir présenté d'autre phénomène particulier qu'un léger érysipèle, la dyspnée s'est accrue peu à peu et le malade est mort subitement le 5 juin.

L'autopsie a été faite : les poumons étaient farcis de tubercules et creusés de cavernes. La prostate atteinte dans son lobe gauche, dont la substance d'un blanc verdâtre semblable à la pulpe du marron cru n'est pas encore ramollie ; les lésions sont moins avancées dans le lobe droit. La vésicule séminale de ce côté n'est pas malade, mais celle de gauche est absolument prise et farcie de matière caséeuse. Il en est de même du canal déférent.

L'épididyme étalé à la surface du testicule est aussi caséeux, mais il n'offre pas de points abcédés. Le testicule, au contraire, entouré par l'albuginée épaissie, est ramolli entièrement. Il ressemble à une coque résistante à surface interne tomenteuse, moutonnée, et en tout point baignée par du pus. Au milieu, se trouvent quelques « séquestres » à bords déchiquetés et imbibés du liquide environnant. On reconnaît encore dans ces lambeaux les tubes séminifères au milieu desquels existent des granulations ; à la partie interne et antérieure sont les deux fistules, qui, nous l'avons vu, s'ouvraient sur le scrotum. Si l'on essaie de déterminer l'âge de ces différentes lésions, le testicule paraît avoir été d'abord atteint, puis les altérations ont marché vers l'épididyme, le canal déférent, la vésicule séminale et la prostate, dont les foyers sont crus et résistants.

Les circonstances concomitantes ou antérieures seront toujours au reste prises en considération lorsque l'on cherchera à se rendre compte de la facilité avec laquelle la suppuration se produit dans le testicule à la suite d'un coup ou d'un choc.

On aura remarqué que le malade de Gaucher était, au moment du traumatisme, atteint de blennorrhée. Ce fait a pu ne pas être sans influence sur la marche de l'inflammation.

L'âge du blessé paraît constituer une prédisposition fâcheuse d'importance plus grande encore.

Les deux observations suivantes, que nous croyons devoir encore reproduire, en témoignent.

OBS. IX (Gaujot) résumée (1).

Orchite double traumatique suppurée chez un vieillard.

L'Orphelin (Julien), âgé de 61 ans, ouvrier externe du génie, est entré le 24 décembre 1878 dans le service de M. Gaujot.

Constitution médiocre. Tempérament lymphatique.

Il nie absolument tout antécédent blennorrhagique ou syphilitique.

Santé assez bonne, de 1871 au 19 mai 1878.

A cette époque, l'Orphelin, travaillant, en qualité de manœuvre, au fort de Saint-Cyr, se donna *un coup de manche de pioche sur le testicule gauche*. Il ressentit immédiatement une violente douleur et vit bientôt grossir l'organe frappé, malgré l'application des cataplasmes et l'observation du repos.

Huit jours après environ, son mal empirant, le malade entra à l'hôpital de Versailles. Cataplasmes et grands bains tous les jours. — Bientôt on reconnut l'existence de foyers purulents qu'on ouvrit, avec le bistouri, en quatre endroits différents, au dire du malade. — Par ces incisions il s'écoula du pus en assez grande quantité et la substance même du testicule.

Le malade sortit de l'hôpital le 16 août, parfaitement guéri. Les plaies étaient cicatrisées, le testicule gauche revenu sur lui-même était peu volumineux et non douloureux. Le droit avait conservé son volume normal.

(1) Coutan. Thèse citée, p. 77.

Vers le 20 décembre 1878, l'Orphelin, étant occupé au fort Palaiseau, glissa sur la pente d'un talus et se *froissa* probablement le *testicule* resté sain, c'est-à-dire, *droit*.

Le lendemain, en effet, il s'aperçut que ce testicule était douloureux et augmenté de volume. Les douleurs étaient si vives que le malade fut obligé de cesser de suite son travail et de demander à entrer à l'hôpital.

Le 24 décembre, il fut dirigé sur le Val-de-Grâce et admis dans le service de M. le professeur Gaujot.

10 janvier. Un abcès est reconnu au niveau de l'extrémité supérieure du testicule et ouvert au bistouri. L'incision donne issue à du pus.

,Le 15. Le malade présente l'état suivant : la peau du scrotum est rouge, luisante, assez tendue. Elle présente une plaie verticale qui siége en avant à la racine des bourses et a environ 3 ou 4 centimètres d'étendue. De cette plaie s'écoule spontanément une petite quantité de pus, et, quand on vient à comprimer la tumeur, une matière d'un rouge brunâtre, de consistance pulpeuse, qu'on soupçonne être au premier abord des débris de la vaginale mortifiée.

A la palpation, on sent que le testicule droit est dur, tuméfié, du volume d'un œuf de poule, peu douloureux à la pression, adhérent au scrotum au niveau de la plaie. Le cordon est également très gros et se présente sous la forme d'un cylindre unique qui se prolonge dans l'abdomen, où on peut le suivre assez loin. Il est douloureux.

Le testicule gauche n'existe plus, pour ainsi dire. Il est représenté par une petite masse arrondie, de consistance molle, du volume d'une petite noix, très douloureuse à la pression. Cette masse est indépendante de l'épididyme qui a conservé sa forme, quoiqu'il soit très atrophié.

L'état général est bon. Pas de fièvre ; les poumons sont sains, le cœur de même. Les artères sont athéromateuses.

Le 18. La rougeur diminue. Peu de douleurs. En pressant l'incision, on ne donne plus issue à cette matière pulpeuse qui s'en coulait il y a quelques jours. Les bords de la plaie sont bourgeonnants ; le fond en est blanchâtre.

Le 20. Un petit abcès s'est ouvert, spontanément, à la partie la plus déclive du scrotum, probablement au niveau de la queue de l'épididyme. Il en sort un pus d'un gris rougeâtre, mal lié, moins consistant que la substance sortie par l'incision supérieure. L'examen microscopique a fait découvrir dans cette dernière des tubes séminifères mortifiés.

Le 26. Tuméfaction moindre. L'abcès-de l'épididyme est fermé. Le cordon est moins dur, il n'est pas douloureux. La plaie supérieure continue à se rétrécir ; le fond en est toujours rempli par une matière jaunâtre.

4 février. Le cordon est moins dur, moins volumineux, moins douloureux. — Le testicule continue à revenir sur lui-même. Il sort toujours quelques gouttes de pus par la plaie. — Pansement au vin aromatique.

Le 18. La plaie est presque fermée ; il ne reste plus qu'une ouverture fistuleuse par laquelle s'écoulent quelques gouttes de sérosité. La pression même ne fait plus sortir de pus. — Le testicule n'est plus douloureux. Les éléments du cordon sont distincts et facilement isolables.

Le 26. La plaie est entièrement cicatrisée. Elle est recouverte par une croûte sèche. On cesse toute espèce de traitement.

8 mars. Le malade peut être considéré comme guéri complètement. Il demande à quitter l'hôpital.

Voici quel est, à cette date, l'état des organes : il ne reste de la plaie qu'une cicatrice sèche et indolore. — Le testicule revenu considérablement sur lui-même ne présente plus que le volume d'une petite noix. Il a une forme arrondie, irrégulière, une consistance assez dure, moins élastique que celle de l'organe sain. Cette consistance est plus considérable dans la moitié inférieure de la glande, région qui peut-être n'a pas suppuré. L'épididyme est distinct de la masse qui représente ce testicule ; il a une consistance moins dure. Le cordon, encore plus gros qu'à l'état normal, n'est pas douloureux. — Le testicule gauche n'est plus représenté maintenant que par une masse allongée, douloureuse à la pression, paraissant continuer directement le cordon et se rapprochant, par sa forme, de l'épididyme. Le petit corps arrondi qui semblait constituer les débris de la glande a complètement disparu.

Le malade vit depuis longtemps de la vie commune ; il a repris un embonpoint notable.

Il sort du Val-de-Grâce le 10 mai 1879.

Obs. X (Tillaux) (1).

*Orchite suraiguë suppurée chez un vieillard. — Issue des tubes séminifères.
— Destruction du parenchyme testiculaire.*

Dans le service de M. Tillaux, à l'hôpital Saint-Louis, nous avons vu un vieillard chez lequel une orchite s'était produite, et avait suppuré, en quelques jours, dans les circonstances suivantes :

Cet homme âgé de plus de soixante ans porte plus que son âge. Il est comptable et il raconte que, depuis quelque temps, il se fatiguait beaucoup, travaillant souvent depuis 6 heures du matin jusqu'à 9 heures du soir, et prenant à peine le temps de manger.

Au commencement de la semaine dernière, *un registre assez lourd lui tomba sur les cuisses,* et le *testicule gauche* fut, paraît-il, frappé, mais faiblement, car ce fut à peine s'il s'en aperçut.

Cependant, peu de temps après, il commença à éprouver une douleur vive qui de la région rénale s'étendait jusqu'aux aines de chaque côté. En même temps il avait, dit-il, mal à tous les membres, surtout quand il voulait se mouvoir.

Ce fut le quatrième jour seulement, après le début de ces douleurs, qu'il remarqua une augmentation du volume des bourses ; mais il y fit peu d'attention, car il n'en souffrait pas. Il fit appeler un médecin, mais surtout pour ses maux de reins. Cependant, il existait déjà un gonflement énorme du testicule gauche, et vers le milieu du scrotum, de ce côté, une tumeur fluctuante près de s'ouvrir, qui s'ouvrit en effet spontanément, avant que le médecin eût eu le temps d'intervenir, comme il devait le faire à sa seconde visite. Ce fut alors, huit jours à peine après le début des accidents, que le malade fut transporté à l'hôpital.

Ce que M. Tillaux eut surtout à montrer ici, ce fut la sortie de la substance propre du testicule, des tubes séminifères, à travers la plaie fistuleuse qui s'était formée vers la partie moyenne du scrotum. Ainsi, c'était bien le testicule qui se vidait, après avoir si rapidement suppuré, sous l'influence d'une inflammation suraiguë. Un peu plus haut, dans le scrotum, on sentait une fluctuation manifeste, et une incision donna issue à une quantité assez notable de pus verdâtre.

Deux autres collections purulentes existaient à la partie périnéale du scrotum, vers la racine de la verge ; elles furent également ouvertes.

---

(1) Gazette des hôpitaux (obs. rapportée par M. Révillout), 1872, p. 730.

C'étaient des abcès de voisinage qui n'avaient aucune communication l'un avec l'autre, et dont la formation ne pouvait s'expliquer, comme la suppuration rapide du testicule, que par la violence de l'orchite. Or, je le répète, le malade n'avait jamais éprouvé de douleurs dans la région du scrotum, et ne s'était plaint que des reins, du ventre et des aines. Il avait toujours uriné du reste très librement, et, bien qu'il croie qu'un testicule était plus gros que l'autre, il ne saurait dire lequel; il n'accuse pas de blennorrhagie ou d'orchite blennorrhagique dans son passé.

Ce fait est curieux et exceptionnel par l'intensité de l'orchite, la rapidité de la marche, et l'absence de toute douleur testiculaire.

Il est évident que dans ces deux cas la contusion a été relativement modérée, et que, à défaut d'autre cause, l'âge des malades peut seul expliquer la terminaison fâcheuse de l'orchite provoquée par le traumatisme.

Le *troisième* degré de la contusion ne nous arrêtera pas longuement. Son histoire se confond d'ailleurs plus ou moins complètement avec celle de l'hématocèle intra-parenchymateuse, dont nous avions étudié ailleurs le mode de production et démontré l'extrême rareté. L'inflammation survenue dans les mêmes circonstances doit être tout aussi peu fréquente.

M. Coutan, dans les longues et consciencieuses recherches qu'il a faites pour recueillir tous les cas publiés d'orchite traumatique, n'en a trouvé qu'un seul, où l'on ait pu avoir quelque raison de penser que la contusion avait été jusqu'à produire une rupture de l'albuginée. Il appartient à Pihorel, qui le rapporte en ces termes :

Obs. XI (Pihorel) (1).

Contusion violente des testicules. — Rupture de l'albuginée. — Issue des tubes séminifères. — Destruction du testicule. — Epididyme indemne.

Le 5 juillet 1817, Crepel fut accusé d'avoir dérobé une chemise à l'un de ses camarades, et, bien qu'il protestât de son innocence, ils se saisirent de lui, et, l'ayant étendu sur un banc, il fut maintenu

_____

(1) Mémoires de médecine militaire, t. V, 1818.

fortement dans cette position par six soldats, pour recevoir la correction que les militaires appellent *la savate*. Pendant les efforts qu'il fit pour se soustraire à ce châtiment injuste, ses testicules se trouvèrent exposés à un froissement si considérable, que la tunique albuginée, forcée de céder, livra passage aux vaisseaux séminifères. Ceux-ci remontèrent le long des cordons spermatiques dont ils augmenterent le volume. La douleur fut excessive..... Au bout de quelques heures, l'inflammation du scrotum se manifesta avec une sensibilité vive des testicules qui se trouvaient considérablement affaissés. — La tumeur inflammatoire céda aux moyens antiphlogistiques. — La douleur inguinale continuait à être assez vive ; le malade avait de la peine à se tenir debout, à cause de l'engorgement du cordon. — Quelque temps après, affaissement des bourses, diminution des testicules, dont il ne resta bientôt que l'épididyme, uni à la membrane séreuse qui s'était pelotonnée, et qui formait un corps très petit, d'une sensibilité si exaltée que la moindre pression excitait les douleurs les plus vives. Elles avaient lieu chaque fois que le muscle crémaster, en se contractant, appliquait l'épididyme contre l'anneau ; le malade était obligé de prendre une position horizontale. . . . .
. . . .

Le 20 janvier 1818, Crepel entra à l'hôpital militaire, afin d'y être traité d'une gale invétérée. Il y avait quatre jours qu'il était à l'hôpital, lorsqu'il se plaignit de tiraillements douloureux dans l'aine. — En examinant cette partie, pour tâcher de découvrir le lieu d'où pouvait provenir cette douleur, je vis que le scrotum était ridé, aplati, presque entièrement vide. Le cordon des vaisseaux spermatiques était tuméfié, douloureux. Les testicules n'avaient plus aucune forme, puisque la membrane séreuse, repliée sur elle-même, formait un petit corps oblong avec l'épididyme resté dans toute son intégrité. La verge avait conservé son volume ordinaire, mais elle n'était plus susceptible d'érection.

Cette observation n'est pas faite pour entraîner une entière conviction. La description clinique manque de précision, et la vérification anatomique fait défaut.

Cependant, en tenant compte soit des phénomènes constatés dans ce cas, soit des données fournies par l'expérimentation, on peut admettre que la rupture de l'albuginée devra être soupçonnée lorsque, à la suite d'un choc d'une extrême violence, et malgré la vive inflammation qui en aura été la conséquence, on pourra reconnaître une subite diminution de volume et une mollesse spéciale de la glande indiquant un véritable écrasement de l'organe.

Ce n'est pas ainsi cependant que les choses devront le plus souvent se passer. La contusion portée à ce degré donne presque inévitablement lieu à un épanchement sanguin intra-testiculaire se faisant jour à travers l'albuginée rompue jusque dans la cavité vaginale. Les signes de l'hématocèle parenchymateuse du testicule l'emportent alors sur ceux de l'orchite traumatique.

Ces cas sont du reste d'un diagnostic difficile. Ce n'est que le bistouri à la main, pour ainsi dire, lorsque le gonflement excessif a rendu nécessaire une incision faite sur les bourses distendues, que l'on est arrivé à reconnaître la véritable nature de la lésion produite. La vaginale ouverte, le sang qu'elle contenait évacué, on constate la rupture de l'albuginée et la présence d'un foyer sanguin dans l'épaisseur même du testicule (1).

Quels que soient du reste les phénomènes primitifs, la prompte atrophie de l'organe est ici encore la conséquence nécessaire d'un pareil traumatisme.

On sait au reste qu'en Orient l'écrasement du testicule par compression était un des moyens employés pour enlever les facultés viriles aux individus dont on voulait faire des eunuques, et que le même procédé est encore aujourd'hui parfois employé pour châtrer certains animaux (2).

Il est inutile, en terminant cet exposé, d'insister sur la gravité de l'orchite traumatique au point de vue de la fonction de l'organe atteint. Plus que toute autre variété d'inflammation testiculaire, l'orchite dont nous venons d'étudier les diverses formes peut, à tous les degrés, entraîner l'atrophie de la glande séminale. Le fait est surabondamment établi.

_____

(1) Voir les observations de J.-L. Petit et de Giraldès dans le mémoire de Béraud : Considérations sur l'hématocèle. Arch. gén. de méd., 1851, 4ᵉ série, t. XXV, p. 281.

(2) Curling, ouvr. cité, p. 86.

Mais la contusion du testicule peut avoir des conséquences plus graves encore et parfois bien inattendues. Il arrive, chez certains sujets prédisposés, que l'inflammation même légère qui succède à la contusion détermine dans un testicule, jusque-là absolument sain, une véritable poussée tuberculeuse. Il se produit en ce cas comme le réveil d'une diathèse, auparavant méconnaissable; phénomène qui n'est pas rare dans l'histoire pathologique d'autres organes, dans celle des articulations, par exemple. On sait, en effet, combien souvent, dans des circonstances analogues, c'est-à-dire lorsque la tuberculose est encore en puissance, si l'on peut s'exprimer ainsi, et n'a encore donné lieu à aucune manifestation appréciable, une arthrite de cause traumatique, présentant d'abord les allures de l'inflammation la plus franche, se transforme insensiblement en une arthropathie fongueuse ou tuberculeuse.

D'autres fois la tuberculose a déjà élu domicile dans l'appareil séminal; mais son évolution a été lente. Elle se développait sourdement, sans attirer l'attention ni du malade ni du médecin. Survienne un coup, un choc, parfois un simple froissement, et la scène change brusquement; une orchi-épididymite, dont la nature tuberculeuse est bientôt révélée par la marche de l'affection, éclate et poursuit son cours jusqu'à sa terminaison presque inévitable par suppuration, fistules et destruction plus ou moins complète de l'organe.

Nous avons vu plus haut que ces cas peuvent être d'une interprétation difficile, et que bien des exemples d'orchites dites traumatiques, ayant donné lieu à la formation d'abcès, doivent en réalité être mis au compte de la diathèse tuberculeuse.

Nous nous contentons de signaler, sans nous arrêter plus longuement, cette double conséquence possible du traumatisme testiculaire. Il s'agit là de faits aujourd'hui bien connus et indiscutables.

On a soutenu que l'orchite syphilitique, et en particulier la variété interstitielle diffuse se terminant par sclérose, pouvait aussi succéder à une simple contusion du testicule. Les cas de ce genre sont assurément plus rares, et prêtent plus à contestation. L'hypothèse cependant est plausible et cadre assez bien avec ce que l'on sait de l'influence du traumatisme sur certaines manifestations locales de la syphilis.

Nous bornons là cette étude de la contusion testiculaire sans nous en dissimuler les lacunes. On aura remarqué par exemple que les lésions qui, sous la même influence, peuvent se produire dans les parties voisines de la glande, ont été presque absolument laissées de côté. Celles de la tunique vaginale, en particulier, n'ont été signalées par nous que d'une façon incidente. Il est certain cependant que la séreuse testiculaire, presque toujours enflammée lorsque la glande sous-jacente est atteinte, peut en outre, à la suite d'une contusion portant sur le testicule, être le siège d'altérations qui lui sont propres. L'hydrocèle d'origine traumatique, l'hématocèle vaginale primitive admise par certains auteurs, absolument contestée par d'autres, mériteraient plus qu'une simple mention. Mais l'étude et la discussion de ces différents points nous aurait entraînés trop loin, et nous aurait fait sortir du cadre que nous nous sommes volontairement tracé.

En somme, et en nous limitant aux questions dont nous avons cherché la solution, l'étude qui précède conduit à certaines conclusions qui peuvent être résumées de la façon suivante :

CONCLUSIONS.

1º La contusion du testicule est souvent suivie de phénomènes douloureux, passagers, sans désordres locaux appréciables, ni réaction consécutive.

2º Lorsqu'elle est plus vive, elle produit dans le parenchyme testiculaire des lésions matérielles incontestables, qui donnent lieu à une réaction inflammatoire plus ou moins vive, conduisant habituellement à l'atrophie de l'organe, plus rarement à la suppuration.

3º Il est donc permis de dire que l'orchite traumatique par contusion est le plus souvent une *orchite atrophique* d'un pronostic grave pour la fonction.

On peut lui reconnaître trois degrés :

Le premier avec de simples hémorrhagies dans le tissu cellulaire.

Le second avec des foyers hémorrhagiques correspondant à la rupture des tubes séminifères.

Le troisième caractérisé par la rupture de l'albuginée, avec issue des tubes dans la vaginale : c'est l'écrasement du testicule.

4° L'atrophie est particulièrement fréquente chez l'adolescent ; la suppuration s'observe surtout chez les vieillards et les individus prédisposés.

5° L'épididyme peut être atteint en mêmetemps que le testicule, mais il a moins de tendance à s'atrophier.

6° Les lésions périphériques siégeant soit dans la vaginale, soit dans le tissu cellulaire péridpididymaire, masquent souvent l'affection primitive et sont fréquemment une cause d'erreur ; elles peuvent faire croire à des désordres qui n'existent pas ou faire méconnaître ceux qui existent.

7° La fréquence de l'orchite par contusion a été beaucoup exagérée. Elle est souvent confondue avec l'orchite uréthrale, le malade rapportant à un choc la douleur qui annonce le début de cette affection. L'examen attentif de l'urèthre permettra seul d'éviter l'erreur.

8° Certaines orchites diathésiques sont aussi considérées à tort comme d'origine traumatique. Le traumatisme peut cependant en pareil cas jouer le rôle de cause déterminante.

On doit admettre en effet que la contusion peut amener l'éclosion d'une affection tuberculeuse ou syphilitique du testicule chez des individus atteints de ces diathèses, ou hâter l'évolution de tubercules demeurés jusqu'alors à l'état latent.

REVUE CRITIQUE.

REVUE CRITIQUE D'HELMINTHOLOGIE,

Par P. MÉGNIN.

E. Perroncito. — Sur l'ankylostomiase. (Comptes rendus, Acad. sc.
Paris, 1880. Séances du 15 mars et du 7 juin.)
— Observazion elmintologiche, etc. (R. Acad. dei Lincei, sér. 3, vol. 7,
mémoire.)

Bozzolo e Pagliani. — L'anemia al traforo del Gottardo. (Giornale della
Sociata italiana d'igiene. Anno II, n° 3 e 4, Milano 1880.)

E. Parona. — L'anchilostomiasi e la malattia dei minatori del Gottardo.
(Annali univ. di medicina, vol. 253, 1880.)

Ed. Bugnon. — L'ankylostome duodenal et l'anémie du Saint-Gothard.
(Genève, 1881.)

E. Perroncito. — Observations helminthologiques sur la maladie des
ouvriers du Saint-Gothard. (Recueil de médecine vétérinaire.
Paris, 1880, p. 913.)

J. Chatin. — Contribution à l'étude de la trichinose. (Comptes rendus Acad.
sc. Paris, 1881, Ier sem., p. 463.)
— Sur la présence de la trichine dans le tissu adipeux. (Comptes rendus
Acad. sc. Paris, 1881, 1er sem., p. 737.)
— Trichines enkystées dans les parois intestinales du porc. (Comptes rendus
Acad. sc. Paris, 1881, 1er sem., p. 1065.)
— Sur la formation du kyste dans la trichinose musculaire. (Comptes rendus
Acad. sc. Paris, 1er sem., p. 1528.)

I.

L'anémie pernicieuse du Saint-Gothard et l'ankylostome duodénal.

Au commencement de l'année dernière, un grand nombre
d'ouvriers occupés au percement du tunnel du Saint-Gothard
se montrèrent affectés d'une maladie fort grave, qui se présentait avec tous les caractères de l'anémie pernicieuse.

La nature parasitaire de l'affection fut soupçonnée à l'autopsie faite, à l'hôpital de Turin, d'un ouvrier qui avait travaillé
dans le tunnel et qui mourut au commencement de février 1880

après avoir présenté tous les symptômes de l'anémie pernicieuse. Cette autopsie, faite par M. Colomiatti en présence de plusieurs professeurs et étudiants, fit découvrir plus de 1,500 ankylostomes dans le duodénum et le jéjunum. M. Perroncito en recueillit plus de 500 encore vivants pour la plupart et fit à ce sujet un rapport à l'Académie de Turin dans sa séance du 27 février 1880, et peu de temps après, le 15 mars suivant, il adressait une communication sur le même sujet à l'Académie des sciences de l'Institut de France, qu'il complétait le 7 juin de la même année, communication dans laquelle il affirme la nature parasitaire de l'affection.

Trois autres cas, observés dans la même ville par les professeurs Concato et Perroncito, mais dont aucun ne fut suivi de mort, furent l'objet d'une communication à l'Académie de médecine de Turin dans sa séance du 12 mars : « Cette observa-
« tion, disaient les auteurs, acquiert une importance consi-
« dérable par suite de cette circonstance que les malades dont
« il s'agit sont des ouvriers employés au percement du tunnel
« du Saint-Gothard, et que, d'après ce qu'ils rapportent, leurs
« compagnons de travail sont par centaines affectés de la
« même maladie. »

Vers la fin de février, MM. Bozzolo et Pagliani se rendirent au Saint-Gothard et constatèrent l'existence de l'ankylostome chez un grand nombre d'ouvriers occupés au percement du tunnel. Une autopsie qu'ils firent à Airolo révéla la présence de 77 de ces entozoaires dans l'intestin. Ces messieurs exposèrent les résultats de leurs observations dans une conférence faite à Milan le 10 avril 1880 devant la Société d'hygiène, et la publièrent ensuite dans un mémoire très approfondi que nous aurons souvent occasion de citer. On y trouve, entre autres, la relation de trois cas d'anémie : B..., contre-maître, D. A..., forgeron, et G. B..., maçon, chez lesquels la présence de parasites a été reconnue d'une manière positive par l'examen des œufs renfermés dans les déjections.

Tout le monde n'admit pas aussi rapidement que M. Perroncito la nature parasitaire de l'épidémie du Saint-Gothard : « Les causes de l'olighémie sont encore incertaines, disait le

« professeur Concato, à propos de l'ouvrier autopsié à **Turin**, et
« nous en sommes encore à nous demander si elle dépend des
« nombreux ankylostomes de l'intestin, ou bien des mauvaises
« conditions hygiéniques dans lesquelles ce malade avait
« vécu. » (Leçon recueillie par le D' Lava et publiée dans l'*Osservatore, Gazetta della cliniche di Torino*, n° 6, 10 febraio
1880.)

D'après les professeurs Bozzolo et Pagliani, l'anémie du
Saint-Gothard est une maladie spéciale et complexe due à la
fois à l'ankylostome et aux mauvaises conditions hygiéniques
dans lesquelles se sont trouvés les ouvriers.

M. Perroncito, comme nous l'avons déjà dit, affirme nettement la nature parasitaire de l'affection, qui est causée suivant
lui par trois espèces différentes de nématoïdes : 1° l'*ankylostome*, 2° l'*anguillule stercorale*, 3° l'*anguillule intestinale*, toutes
trois parasites de l'intestin. Les principaux résultats des études
fort remarquables qu'il a faites à ce sujet ont été communiqués à l'*Académie des sciences*, dans la séance du 2 mai 1880.

Les observations faites dans tout le courant de l'année 1880
et dans la première moitié de 1881, surtout les résultats de traitements essentiellement anthelminthiques, n'ont fait que confirmer l'opinion émise par l'éminent professeur de **Turin**, et c'est
à elle que se sont ralliés les membres savants qui, tant en
Suisse qu'en Italie, se sont occupés de cette intéressante question, à l'exception toutefois du D' Niepce, qui est venu protester contre la part trop grande que l'on faisait à l'ankylostome,
dans la séance de l'*Académie de Paris* du 17 mai 1881.

Ce n'est pas un nouveau venu en helminthologie que l'*ankylostome*, connu encore sous le nom de *Dochmius* et de *Strongle duodénal*, dont nous résumerons la description et le mode de développement plus loin.

Ce ver fut découvert en mai 1838 par le D' Angelo Dubini (1)
dans l'intestin d'une jeune paysanne morte à l'hôpital de Milan et, ce qui prouve que ce parasite n'était pas rare en Italie

_____

(1) Amodei, Annali univ. di medicina, Milano, aprile 1848, t. CVI,
p. 5.

à cette époque, c'est que Dubini affirme, qu'après que son attention fut éveillée sur ce parasite, il le rencontra sur le cinquième des cadavres autopsiés par lui.

Pruner, l'auteur d'un ouvrage sur les malades de l'Orient, retrouva l'ankylostome en Egypte, en 1847, à plusieurs reprises et en grande quantité (1). Il est si commun dans ce dernier pays, au dire de Bilharz (2), qu'on ne peut presque pas faire d'autopsie, au Caire, sans le rencontrer, et il est hors de doute aujourd'hui que c'est lui qui occasionne la maladie connue sous le nom de *chlorose égyptienne* dont plus du quart de la population est affecté. Ce dernier fait a été mis en lumière en 1852 par feu le professeur Griesinger qui a passé plusieurs années en Egypte (3), et à qui l'on doit, ainsi qu'à son compatriote Bilharz, de précieux renseignements sur les maladies parasitaires de ce pays.

L'ankylostome paraît avoir été trouvé en outre à Mayotte (Comores) par les Drs Grenet et Monestier (4). On l'a signalé aussi en Abyssinie et dans l'Inde (5).

C'est par erreur que Kuchenmeister (6) prétend qu'il existe en Irlande, assertion répétée par Van Beneden et Gervais (7) et par Moquin-Tandon, mais réfutée par Krabbe.

Son existence en Amérique est au contraire bien établie. Le Dr Wucherer l'a signalé à Bahia en 1866. L'identité du ver, qui était restée douteuse à l'origine, a été confirmée plus tard par Schneider. L'ankylostome cause, suivant Wucherer, la maladie endémique connue dans ces contrées sous le nom d'*opilaçao*, sans doute identique à la *chlorose égyptienne* et à l'*hypohémie intertropicale* décrite par différents observateurs.

---

(1) Pruner. Krankheiten des Orients, 1847, p. 244.
(2) Zeits., f. wiss. sool., vol. 4., 1852, p. 55, tab. 5.
(3) Gazette hebd. Paris, 13 avril 1855.
(4) Archives de médecine. Paris, 1867, p. 70.
(5) Davaine. Traité des Entozoaires, 2e édit. 1878, p. CXVIII et 981.
(6) Die in und an dem Korper des leb. Menschenvork, Parasiten. Leipzig, 1855, p. 397.
(7) Zoologie médicale.

L'ankylostome a encore été signalé à Cayenne, à Rio–Janeiro (Davaine), aux Antilles (Lombard) et à Java (Both).

Enfin, si nous revenons en Italie, nous verrons par de nombreuses observations que l'ankylostome est endémique dans de nombreuses localités de l'Italie. Il a été constaté à Vienne, à l'autopsie, faite par le Dr Kundrath, d'un soldat qui avait servi en Italie. Il a été rencontré dans la moitié des cadavres autopsiés à Pavie par le professeur Sangalli. Il a été constaté aussi dans la même ville par Ciniselli, Grassi et Parona; à Milan par Grassi et Parona ; à Florence par Sousino et Morelli ; à Carignan par Perroncito; aux environs de Turin par le Dr Graziadei, par le Dr Bozzolo ; et il ressort d'une lettre adressée le 22 mars dernier à M. le Dr Bugnon, de Lausanne, par le professeur Bozzolo, que l'ankylostomasie est particulièrement répandue dans les pays marécageux, de sorte qu'on l'a confondu longtemps avec la *cachexie paludéenne*. On l'observe communément aux environs de Mantoue, de Milan, de Pavie, de Novare, partout où il y a des rizières. M. Grassi a signalé tout récemment ce parasite en Sicile, d'autres l'ont vu en Toscane et dans la province de Naples : « Je ne doute pas, ajoute le « savant professeur de Turin, qu'il ne soit répandu non seule- « ment en Italie, mais en France, en Allemagne et en Suisse ; « il faut seulement le chercher. Je suis aussi convaincu qu'un « grand nombre d'*anémies pernicieuses progressives* ne sont « autres que des cas d'ankylostomasie. »

Nous arrivons maintenant à la description zoologique de l'*ankylostome*.

Les anciens helminthologistes avaient réuni dans le genre Strongle un grand nombre d'espèces de vers ronds n'ayant rien de commun que la bourse caudale du mâle ou l'expansion membraneuse résultant du développement plus considérable des ailes qu'on observe de chaque côté de la queue chez beaucoup d'autres nématoïdes mâles. Mais, chez toutes ces espèces de Strongle, la bouche varie tellement — ronde et nue chez les uns, garnie d'une armature chitineuse ou coriace de différentes formes chez les autres — que les helminthologistes modernes ont été obligés de diviser les anciens Strongles en plusieurs groupes

génériques qui ont constitué, pour Dujardin, deux grandes tri-
bus : celle des *Strongyliens*, renfermant les anciennes espèces de
Strongles à bouche molle, et les *Sclérostomiens*, comprenant les
anciennes espèces de Strongle à bouche armée d'une garniture
coriace et souvent de dents.

Les Sclérostomiens de Dujardin comprennent les genres *Cu-
cullanus*, *Sclerostomum*, *Syngamus*, *Dochmius* et quelques autres.

Auquel de ce genre appartient l'ankylostome de Dubini ?
Von Siebold l'avait d'abord nommé *Strongylus 4 dentatus*, puis,
à la création du genre *Sclerostomum*, il l'y fit entrer sous le
nom de *Sclerostomum 4 dentatum*. Pour Leuckart, c'est un vrai
Dochmius, très voisin du *trigonocephalus* et du *tubæformis*, et
en effet, il a la bouche oblique et armée de 4 dents comme ce
dernier, et la similitude est si grande que M. le Dr Bugnon,
ayant comparé entre eux le *Dochmius tubæformis*, qui vit chez
le chat, avec le *Dochmius Balsami*, nouvelle espèce récemment
trouvée par M. Grassi, et *l'Ankylostome duodénal* de Dubini,
n'a vu que des différences insignifiantes caractérisant à peine
des variétés.

M. Schneider aurait donc eu tort de rétablir l'ancien genre
Ankylostoma de Dubini, et le véritable nom zoologique du
parasite qui nous occupe doit être celui de : *Dochmius duode-
nalis* que lui a donné Leuckart et qu'adopte aussi M. Perroncito.

Nous continuerons néanmoins à lui donner son ancien nom,
puisque c'est celui qui est généralement employé.

L'ankylostome est un ver relativement court, insensiblement
atténué en avant, blanc ou plus ou moins coloré en rouge suivant la quantité de sang contenue dans l'intestin. Peau finement striée en travers.

Bouche à large ouverture formant un plan oblique, empiétant sur la face dorsale, garnie d'une armature interne en-
cloche, épaisse, dure, chitineuse, présentant, au bord abdominal qui est plus épais, quatre crochets recourbés, et symétriques
(deux de chaque côté de la ligne médiane), à pointes dirigées en
arrière vers le centre de la bouche ; au bord buccal opposé à
celui où sont situés les crochets, se remarque une échancrure
limitée par deux petites dents mousses. Au fond de la bouche,

un peu au-dessus de l'entrée de l'œsophage, se trouvent
encore deux arêtes tranchantes et pointues semblables à des
dents de scie (lames pharyngiennes). Bien qu'immobiles, aussi
bien que les crochets, ces divers instruments servent à inciser
les tissus attirés par la succion dans le fond de la bouche ; ils
font, en un mot, office de bdellomètre.

Œsophage épais, musculeux, en massue, faisant suite à la
bouche et s'ouvrant dans un intestin plus large, s'étendant en
droite ligne jusqu'à l'anus, et tapissé de larges cellules hépatiques, pigmentées comme chez tous les nématoïdes du même
groupe. De chaque côté de l'œsophage se voient les glandes sali-
vaires, sous forme d'un sac allongé et renflé, qui viennent s'ouvrir dans la lèvre, des canaux excréteurs viennent s'ouvrir
dans un pore situé sur la face ventrale un peu en arrière
du ganglion œsophagien. Deux papilles coniques existent de
chaque côté du cou au niveau de ce même ganglion.

Mâle, long de 6 à 10 millimètres, plus petit que la femelle et
plus grêle. Extrémité caudale infléchie, tronquée, terminée
par une bourse copulatrice, large, membraneuse, formée de deux
lobes latéraux soutenus par des côtes et réunis en arrière par
un lobe plus petit représentant la queue. Deux spicules longs
et grêles, accolés ; une pièce plus courte adossée aux spicules.
Intestin et canal déférent réunis à leur extrémité et s'ouvrant
sur un mamelon conique.

Femelle, longue de 9 à 18 millimètres, plus épaisse que le
mâle, à extrémité postérieure terminée en pointe conique ; anus
situé à la base de la queue ; vulve à un millimètre environ en
arrière de la moitié du corps ; vagin court et un peu oblique ; utérus formé de deux cornes symétriques contenant
chacune plusieurs centaines d'œufs et se continuant par
des ovaires longs, étroits, flexueux, formant un grand nombre
de méandres que l'on voit à travers les téguments.

Œufs régulièrement ovoïdes, longs de $0^{mm},060$, larges de
$0^{mm},040$ environ, suivant Bugnon, un peu plus petits, suivant
Perroncito et surtout Leuckart.

Les mâles et les femelles s'accouplent dans l'intestin de

l'homme et on les rencontre assez souvent unis, mais ils ne le
sont jamais en permanence comme les syngames.

Le développement de l'ankylostome est entièrement connu,
grâce aux recherches de M. Perroncito.

Les œufs sont évacués au dehors et c'est dans les excréments
ou la terre humide que s'effectuent les premières phases de
l'évolution. L'ankylostome n'a pas besoin d'un hôte intermédiaire pour se développer, il ne fait pas de migrations dans
d'autre espèces animales, mais passe la première période de la
vie à l'état de liberté; sa larve est portée directement dans l'organisme humain par l'ingestion d'eau malpropre, et elle atteint
dans l'intestin son développement complet.

En maintenant les excréments renfermant les œufs dans
une étuve chauffée à 25° ou 30°, M. Perroncito a vu la segmentation s'effectuer en 12 ou 14 heures. L'éclosion commence un
jour 1/2 après la mise en incubation et se continue pour un
plus grand nombre d'œufs les jours suivants. La larve qui vient
d'éclore a une longueur moyenne de 0 mill. 2 et une largeur
maximum de 0 mill. 014; elle est légèrement atténuée en avant
et se termine en arrière par une queue effilée. La tête est trilobée et la bouche représentée par un canal rectiligne long de
0 mill. 012, qui se continue dans l'œsophage. L'œsophage, dont
les parois sont épaisses et musculeuses, offre une dilatation
antérieure suivie d'un étranglement, puis une dilatation postérieure ou *bulbe* avec trois dents chitineuses qui limitent un
espace triangulaire à l'intérieur. C'est une larve à forme d'an-
guillulé, adaptée à la vie libre et capable de se nourrir de
matières organiques contenues dans le limon. L'intestin qui fait
suite au bulbe de l'œsophage est garni de cellules épithéliales
limitant une cavité en zigzag et va se terminer à l'anus situé à
la base de la queue. La disposition en zigzag disparaît au bout
de huit heures déjà et l'intestin devient rectiligne; vers le milieu
du corps, du même côté que l'anus, on voit un corpuscule
ovoïde situé entre l'intestin et le muscle sous-cutané, c'est le
premier rudiment des organes sexuels.

Au bout d'un jour la larve est longue de 0 mill. 25; elle s'allonge chaque jour de 1/20 de millimètre environ à une tempéra-

ture moyenne de 24° à 25°. A une température plus élevée elle peut même grandir de 1/10 de millimètre par jour jusqu'à ce qu'elle ait atteint une taille de 0 mill. 35 et une épaisseur de 0 mill. 020 à 0 mill. 024. A ce moment, soit 4 à 8 jours après l'éclosion, le jeune ankylostome cesse de croître; il a terminé la première phase de son évolution et va subir une métamorphose qui marque la fin de sa vie libre et le fera passer à l'état de ver parasite.

La peau sécrète, d'après M. Perroncito, une sorte de capsule chitineuse qui s'incruste de sels calcaires et forme autour du petit ver une enveloppe protectrice dans laquelle il peut se maintenir en vie pendant cinquante jours au moins. La métamorphose qui se produit ensuite affecte principalement les parties buccales et l'œsophage. La dilatation antérieure de ce conduit s'efface, les dents du bulbe se détachent ainsi que le revêtement intérieur; on voit apparaître les premiers rudiments du suçoir et des crochets. L'intestin devient transparent; les gouttelettes opaques que renfermaient ses cellules sont remplacées par des granules beaucoup plus petits. Aux côtés du corps, vers le sixième antérieur, on distingue déjà les deux papilles de l'ankylostome adulte.

Si l'on soumet la capsule à l'action du suc gastrique ou d'une faible solution d'acide chlorhydrique, elle se dissout promptement et l'on en voit sortir le ver qui est d'une belle couleur jaune et qui s'agite vivement. C'est ce qui doit se passer dans l'estomac de l'homme quand l'ankylostome enkysté y est porté avec les aliments et les boissons. Mais si l'occasion de pénétrer dans l'organisme humain ne se présente pas de suite, le petit ver peut attendre pendant des semaines, des mois- peut-être, emprisonné dans sa capsule, et vit aux dépens de matériaux emmagasinés dans ses tissus. L'eau est le milieu qui convient le mieux à l'ankylostome enkysté et dans lequel il peut se maintenir en vie le plus longtemps.

La transmission de l'ankylostome à l'homme n'a pas été tentée directement, mais l'expérience a été faite sur le chien, par M. Leuckart, avec un succès complet, au moyen d'une espèce très voisine de l'ankylostome, le *Dochmius trigonocephalus*.

Voici·ce ·qui se passe quand on fait avaler au chien des larves du *Dochmius* en question.

Le ver ne change d'abord que fort peu. Au bout de huit jours il a atteint une taille d'un millimètre, sur une épaisseur de 0^{mm},03, et s'agite en serpentant le long des parois de l'estomac. Vers le neuvième ou dixième jour, le ver se débarrasse de sa cuticule (seconde mue), et c'est à ce moment qu'apparaît le suçoir chitineux qui caractérise l'ankylostome adulte. La forme que le jeune *Dochmius* présente en ce moment, correspond à celle que M. Perroncito a réussi à isoler de la capsule traitée par le suc gastrique. Cette phase dure de trois à quatre jours, pendant lesquels le jeune *Dochmius trigonocephalus* double de taille; il atteint une longueur de deux millimètres, et s'épaissit en proportion. Il se trouve maintenant dans le duodenum et s'est fixé à la muqueuse au moyen de sa bouche-ventouse ; cette bouche ne porte pas encore les crochets dont elle est armée chez l'adulte, et elle n'est encore pas oblique, mais perpendiculaire à l'axe du corps.

Le *Dochmius* du chien subit probablement une troisième mue qui n'intéresse que la cuticule, puis une quatrième, dans laquelle il remplace à la fois sa cuticule et son suçoir et qui le fait passer à l'état adulte ou sexué. Dès ce moment les deux sexes sont distincts, et l'on reconnaît nettement les organes génitaux en formation. L'évolution est si rapide que cinq à sept jours après cette mue (trois semaines après la transmission des jeunes larves au chien) M. Leuckart a trouvé des individus accouplés ; le mâle avait six millimètres, et la femelle neuf millimètres de longueur.

Il est essentiel, pour que des expériences semblables à celle de Leuckart réussissent, de faire avaler au chien des larves déjà formées, ayant subi ou prêtes à subir leur seconde mue. M. Grassi (1) a essayé d'infecter des chiens en leur faisant avaler des œufs d'ankylostome et en a avalé lui même, sans obtenir de résultat.

---

(1) Grassi, C. Parona e E. Parona. Intorno all'Anchilostoma duodenale. (Ann. univ. di med. 1878.)

Reste à savoir, si le développement ultérieur de l'ankylostome s'accomplit de la même façon que celui du *Dochmius trigonocephalus*. Il se pourrait, d'après Leuckart, que l'ankylostome, au lieu de se développer directement dans l'intestin, dût passer quelque temps enkysté dans les parois de ce canal. Bilharz et Griesinger ont trouvé quelquefois ces entozoaires enroulés dans de petites cavités remplies de sang, situées dans le tissu sous-muqueux de l'intestin, et, bien qu'ils considèrent cette trouvaille comme quelque chose d'exceptionnel et d'anormal, il est possible que ce soit au contraire une phase normale de l'évolution. Il se passerait ici le même phénomène que chez le *Sclerostomum tetracanthum* du cheval, qui accomplit une phase intermédiaire dans un kyste sous-muqueux, et rentre dans l'intérieur du canal digestif pour y terminer son développement.

L'incertitude qui règne encore sur cette question n'infirme en rien le fait fondamental. Les observations précises que nous venons de résumer, permettent de conclure avec une entière certitude que l'*ankylostome passe la première phase de son existence dans le limon et que c'est en buvant de l'eau malpropre, renfermant de jeunes larves de ce parasite, que nous courons le danger de nous infecter.*

Relativement aux symptômes de l'ankylostomasie, les plus ordinaires sont : une pâleur de la peau et des muqueuses qui augmente peu à peu et est accompagnée dans les cas graves d'enflure des pieds, d'œdème des paupières et d'une sorte de bouffissure du visage due à la fluidité anormale du sang. Le panicule adipeux est généralement bien conservé. Les médecins qui ont observé un grand nombre de malades, tant en Italie qu'au Saint-Gothard, insistent sur la pâleur et la transparence caractéristique des oreilles et des ailes du nez. Le pouls est rapide et petit; on entend des bruits de souffle à l'auscultation des carotides et des jugulaires; le malade se plaint de palpitations et de vertiges, quelquefois de maux de tête; il est apathique, ressent un grand abattement et devient bientôt incapable de travailler.

A ces symptômes qui sont ceux d'une anémie grave, se joignent des troubles de la digestion, des vomissements, de la diarrhée, des hémorrhagies intestinales et des douleurs lancinantes dans les entrailles, du météorisme, etc. Cet état peut se prolonger pendant des années. Les cas légers guérissent facilement par un traitement approprié ou par un changement de séjour qui met le malade à l'abri de nouvelles infections. D'autres fois l'ankylostomasie se termine par la mort : les malades succombent alors à l'hydropisie générale, aux hémorrhagies et à l'épuisement.

En somme, les symptômes observés en Italie et au Saint-Gothard sont ceux de la chlorose égyptienne ou de l'anémie intertropicale, sauf que la maladie se montre dans les pays chauds avec une intensité encore plus grande.

Les cadavres des individus qui ont succombé à l'ankylostomasie présentent des infiltrations œdémateuses, du relâchement des tissus ; le tissu adipeux est conservé ; le cœur, souvent hypertrophié à gauche, ne contient que quelques caillots mous et décolorés, ou un peu de sang aqueux et pauvre en globules; le foie est généralement mou et graisseux, les reins et les autres viscères souvent atteints de dégénérescence amyloïde.

En ouvrant l'intestin on trouve les ankylostomes encore attachés à la muqueuse du duodénum et du jéjunum en nombre plus ou moins considérable ; ils sont recouverts de mucus épais, sanguinolent qui empêche de les voir au premier abord; d'autres fois la plupart sont détachés, mais il est probable qu'ils ne lâchent prise qu'après la mort. Les ankylostomes encore fixés sont toujours placés dans le sens de la longueur, la bouche profondément enfoncée dans la muqueuse et si adhérente qu'on rompt parfois le ver en essayant de le détacher. A l'endroit où le parasite est fixé on trouve une ecchymose de la grandeur d'une lentille avec un petit point blanc au centre et une dépression plus ou moins profonde (Bilharz). Quelquefois on observe des ecchymoses plus étendues dans les parois de l'intestin, ou même de vraies cavités remplies de sang, sous la muqueuse, et renfermant un ankylostome enroulé sur lui-même. Ces taches se voient de l'extérieur à travers le péritoine. Souvent aussi l'intestin a pris çà et là une teinte ardoisée, due à d'anciennes hémorrhagies. Enfin dans les cas graves, on peut trouver l'intestin grêle rempli de sang liquide ou coagulé.

La certitude du diagnostic dans l'ankylostomasie repose exclusivement sur la constatation, dans les déjections, des œufs et de l'ankylostome lui-même, surtout après l'administration d'un vermifuge approprié.

MM. Grassi et Parona ont également trouvé des œufs et le ver lui-même dans les matières vomies par les malades.

Les œufs de l'ankylostome, qui ont été décrits plus haut, peuvent être confondus avec des œufs d'autres helminthes, surtout avec ceux de *l'oxiure vermiculaire* qui sont à peu près de même grandeur, mais plus allongés et renfermant généralement un embryon tout formé.

L'œuf de l'*Ascaris lombricoïde* est deux fois plus grand ; celui du *Trichocéphale dispar* a, à peu près, les mêmes dimensions, mais il a un goulot à chaque bout.

Ceux de la *Trichine* de l'*Anguillule stercorale* et *intestinale* sont bien plus petits ; ceux de *Ténias* sont ronds ; enfin ceux de *Bothriocéphale* et de *Distome* sont bruns.

Le traitement qui a le mieux réussi entre les mains de M. Perroncito et du Dr Parona est l'*extrait éthéré de fougère mâle* à la dose de 14, 20, 25 et même 30 grammes, répétée une, deux ou même trois fois, et administrée chacune dans 100 à 200 grammes de *teinture de fougère ;* en peu de jours on obtient par ce traitement l'évacuation des parasites et la diminution, puis la disparition totale des œufs dans les déjections. On a aussi employé avec succès le *Thymol* et l'*acide thymique* à la dose de 2 à 10 grammes.

Nous ne nous arrêterons pas au traitement reconstituant et au traitement prophylactique qui sont la conséquence de la détermination de la nature de l'ankylostomasie, et le complément obligé du traitement anthelminthique. Tout le monde comprend ce qu'ils doivent être sans qu'il soit nécessaire d'y insister et de rappeler les considérations dans lesquelles entrent MM. Perroncito, Parona, Bozzolo, etc., dans les travaux que nous avons rappelés, et surtout le Dr Bugnon, dont la brochure est l'historique le plus complet que nous connaissions sur l'épidémie du Saint-Gothard et sa cause, brochure à laquelle nous avons fait de nombreux emprunts dans l'analyse qui précède.

II.

L'*Anguillula intestinalis* et l'*Anguillula stercoralis*.

Depuis les travaux de MM. Normand, Leroy de Méricourt et Bavay, on sait que la diarrhée de Cochinchine est de nature essentiellement parasitaire, et que c'est par l'eau que les agents de cette terrible affection sont introduits dans le tube digestif. Ces agents sont de petits vers nématoïdes, découverts en 1846 par le Dr Normand, et qui existent en nombre prodigieux dans les matièrcs expulsées. On estime qu'il peut en être rendu depuis cent mille jusqu'à un million en vingt-quatre heures.

Dans une autopsie on trouve des vers à toutes les périodes de développement, depuis le cardia jusqu'au rectum ; ils existent principalement dans une couche de matière épaisse, formée par des produits de sécrétion intestinale, mêlés de débris alimentaires, couche qui adhère à la muqueuse depuis le pylore jusqu'à l'S iliaque.

C'est le Dr Bavay, professeur d'histoire naturelle à l'école de médecine de Toulon, qui a donné la description de ces parasites, qui ont à peine un millimètre de longueur à l'état adulte. (Voyez Davaine p. 968 et suivantes.)

Dans ces parasites M. Bavay a distingué deux espèces : La première, que l'on trouve constamment et en abondance chez les malades atteints de la diarrhée de Cochinchine, il l'a nommée *Anguillula stercoralis*, et elle se rapprocherait beaucoup du *Rhabditis terricola* de Dujardin, genre *Leptodera* de Schneider; la seconde, qu'on trouve fréquemment aussi chez les mêmes malades, mais non constamment, Bavay l'a nommée provisoirement *Anguillula intestinalis*, parce qu'il n'a pu la faire entrer dans aucune des classifications modernes.

Les deux parasites qui causent la diarrhée de Cochinchine ne sont pas particuliers aux provinces méridionales de l'Asie ; M. Perroncito les a retrouvés, fréquemment associés à l'ankylos-

tome duodénal, chez les individus revenus du Saint-Gothard
sous le coup de l'anémie ou olighémie pernicieuse, et il a pu
étudier complètement leur développement qu'il décrit dans la
note insérée dans les *Comptes rendus* de l'Académie des
Sciences de Paris, séance du 15 mars 1880, p. 619.

Les œufs de l'*Anguillula stercoralis* montrent déjà un embryon complètement développé dans l'utérus maternel, et les
larves ainsi produites sont émises avec les fèces à différents
degrés de développement, parfois même encapsulées ; elles
présentent une longueur de 0 mil. 20 à 0 mil. 26, sur 0 mil. 014
à 0 mil. 016 de diamètre ; la tête est plus développée que dans
les larves d'ankylostome, et l'intestin présente des renfle-
ments moniliformes très caractéristiques.

Les œufs de l'*anguillula intestinalis* ne présentent jamais
d'embryon formé avant la ponte. Cet embryon n'est apparu,
dans les expériences de M. Perroncito, qu'après douze à seize
heures d'incubation à une température de 25 à 26°, et il s'agite
vivement dans sa prison avant son éclosion qui s'opère au bout
de 14 à 20 heures. Cette larve, après un engourdissement qui
dure quelques instants, se livre à des mouvements ondulatoires
très rapides en divers sens. A peine éclose elle mesure 0 mil. 20
à 0 mil. 24 de long sur un diamètre transversal de 0 mil. 012 ;
l'extrémité antérieure est très atténuée et la queue très aiguë,
ce qui fait qu'on la distingue facilement de celle de l'Ankylostome. Elle a aussi la tête trilobée et la cavité buccale pris-
matique se continuant par un premier renflement, le pharynx,
qui diminue graduellement pour former un bulbe. De même
l'intestin est cellulaire, d'abord en zigzag, puis se redressant, à
mesure que la larve augmente de longueur.

Si les larves de l'ankylostome se développent plus facilement
dans les matières épaisses, pâteuses, celles de l'*Anguillula intestinalis,* au contraire, ne se développent bien que dans des matières
très liquides et dans l'eau, où elles subissent des mues analogues
à celles du premier. D'après M. Perroncito, l'*Anguillula intestinalis,* que M. Bavay n'avait placée que provisoirement dans
le genre *Anguillula,* doit être placée dans le genre *Strongle* ; c'est

ce qu'il se propose de démontrer dans un mémoire plus complet, qu'il publiera plus tard.

III

La TRICHINE dans les viandes d'Amérique.

Par le *Lyon médical* du 2 janvier de cette année (1881) on apprenait l'introduction à Lyon d'une grande quantité de viande de porc contenant des trichines. M. Leclerc, inspecteur de la boucherie de cette ville, avait constaté dans 40 échantillons, empruntés à différentes caisses contenant 13.000 kilog. de charcuterie américaine, de nombreuses trichines enkystées dans trois d'entre eux.

Peu de temps après, la même constatation était faite à Paris, et la prohibition de cette matière alimentaire exotique était décrétée, à l'exemple de ce qui s'était fait, il y a 2 ou 3 ans, en Italie, en Espagne et dans plusieurs autres pays.

Nous ne voulons pas entrer dans la discussion qui a eu lieu, tant dans les journaux spéciaux que dans les feuilles politiques, sur l'utilité ou les inconvénients de cette mesure ; nous voulons seulement parler des résultats que les nouvelles études faites sur la trichine par M. J. Chatin ont produits.

Dans une première communication faite à l'Académie des sciences et consignée dans les *Comptes rendus* (n° 9, 28 février 1881), M. J. Chatin démontre, pour répondre à ceux qui soutenaient l'opinion de l'innocuité des viandes trichinées et salées d'Amérique, que l'absence de mouvement chez le parasite, porté à une température de 40 à 50 degrés, n'est pas une preuve de sa mort, et qu'il n'y a que l'ingestion dans un organisme étranger qui puisse donner cette preuve. En effet, des cobayes ayant reçu dans leur alimentation une faible quantité de porc salé d'Amérique, après quatre jours passés sans modifications notables, la diarrhée commença et s'accentua rapidement ; le huitième jour l'un des animaux mourut ; un autre succomba le quinzième jour.

A l'autopsie on trouva tous les signes d'une entérite aiguë ; en outre, et l'importance de ce détail n'échappera à personne, l'intestin renfermait de nombreuses trichines adultes et sexuées, présentant tous les caractères distinctifs de l'espèce. Les femelles fécondées montraient, par transparence, les embryons normalement développés ; ceux-ci se retrouvaient également dans les déjections et les matières intestinales. Chez le cobaye mort, le quinzième jour, l'examen des muscles fit découvrir de jeunes trichines, déjà parvenues dans le tissu contractile, mais non encore enkystées.

Tous les auteurs représentent la trichine comme *spéciale au système musculaire*, et s'accordent à signaler son absence dans le tissu adipeux, qui posséderait à cet égard une immunité absolue. M. J. Chatin a constaté que cette opinion était parfaitement erronée et l'a démontré de la manière suivante :

a. Des fragments de lard détachés de salaisons trichinées (lard de poitrine) furent, après durcissement, examinés en coupes minces sous un grossissement de 120/1. La plupart des préparations ne présentèrent nulle trace de parasite ; sur quelques-unes, au contraire, les trichines apparurent nettement caractérisées, n'offrant aucune altération appréciable, mais se montrant non enkystées et à peine adhérentes au tissu ambiant, ainsi qu'on les observe dans les muscles des animaux qui meurent dans la première période de la phase musculaire de la trichinose.

b. Des morceaux de ce même lard, choisis loin de toute masse musculaire, furent traités par l'éther et le sulfure de carbone ; le résidu, examiné sous le grossissement précédemment indiqué, montra plusieurs trichines, dont quelques-unes étaient enkystées.

La présence des trichines dans le tissu adipeux ne saurait donc être désormais contestée. Le fait est intéressant pour l'histoire naturelle et peut-être aussi pour la prophylaxie de la trichinose ; il convient toutefois de remarquer l'état qui caractérise la plupart des vers observés dans la graisse : presque toujours ils se montrent libres ou à peine fixés aux éléments voisins ; on pourrait donc les regarder comme des nématoïdes n'ayant pu atteindre encore leur station normale, si la présence de trichines enkystées ne venait démontrer la possibilité pour ces parasites d'accomplir, dans ce milieu, la période stagiaire de leur existence. M. J. Chatin croit même que l'étude des trichines enkystées dans la substance grasse pourra contribuer à élucider le mode de constitution du kyste, question qui divise actuellement les helminthologistes.

La découverte de M. J. Chatin, de la trichine dans le tissu adipeux, a été vérifiée et reconnue parfaitement exacte par plusieurs micrographes (MM. Fourmont, Delavaux, etc.). Il en a encore communiqué une autre tout aussi importante à l'Académie des sciences, montrant une nouvelle station de la trichine, tout aussi ignorée que la précédente.

Parmi les viandes de provenance américaine, soumises à l'examen du laboratoire, institué au Havre par M. le ministre de l'Agriculture et du Commerce, et organisé par M. J. Chatin, se trouvait un lot considérable de *boyaux de porc*, dont l'expertise fut pratiquée selon la technique habituelle. Des échantillons ayant été prélevés sur tous les morceaux contenus dans les caisses, l'étude microscopique révéla une particularité que les notions classiques ne permettaient aucunement de prévoir : dans l'épaisseur des parois intestinales se montraient de nombreuses trichines aux divers stades de développement. Quelques-unes présentaient encore l'état embryonnaire, ou du moins ne semblaient l'avoir que légèrement dépassé ; car, si elles offraient déjà l'ébauche manifeste de la bouche et du tube digestif (ce dernier apparaissant sous l'aspect d'une bandelette axile et granuleuse), elles conservaient néanmoins, dans la configuration générale du corps, la forme lancéolée qui caractérise cette période de l'évolution ; d'autres étaient mieux développées, plus grandes, enroulées, non enkystées. Mais, détail dont l'importance ne saurait être méconnue, la plupart des trichines se trouvaient être protégées par des kystes normalement constitués, et nettement enchâssés dans les tuniques intestinales.

Le fait n'est pas seulement nouveau pour l'histoire naturelle; il paraît en outre mériter une certaine attention au point de vue prophylactique. En effet, les boyaux étaient importés pour servir d'enveloppes à des saucissons préparés avec des viandes

indigènes; celles-ci eussent donc pu être parfaitement saines,
elles eussent pu être fournies par des espèces animales rarement trichinosées, il eut suffi cependant de l'ingestion d'un
fragment de l'enveloppe pour déterminer une contamination
d'autant plus probable, que certaines de ces préparations ne
subissent aucune cuisson préalable.

Enfin, M. J. Chatin a complété ses intéressantes et importantes recherches sur la trichine et ses nouveaux habitats par
une étude sur la formation de son kyste, étude qui a fait l'objet
d'une quatrième communication à l'Académie des sciences.

Dans cette étude, M. Chatin montre que le kyste trichineux
est un produit de prolifération du tissu conjonctif dans lequel
le sarcolemme n'a aucune part : les éléments connectifs perdent
toute valeur propre et s'hypertrophient, le tissu semble disparaître dans une masse protoplasmique amorphe ; dans cette
masse, qui s'accroît rapidement, se montrent des granulations
très fines, de nature protéique, puis, peu après, d'autres granulations, présentant toutes les réactions de la matière glycogène.

C'est peu après l'époque caractérisée par l'apparition du
glycogène que l'on commence à constater d'importants changements à la périphérie de la masse granuleuse. Complètement
enroulée, la trichine est désormais à l'état de vie latente ; le
kyste doit lui offrir une protection suffisante pendant toute la
durée de son stage; aussi voit-on la néo-formation s'indurer
vers sa partie extérieure; modifiant leur forme et leur texture,
les éléments de cette zone constituent bientôt une couche pariétale qui s'épaissit notablement.

A la suite de la constitution des parois limitantes, l'ensemble
du kyste demeure assez longtemps stationnaire, puis la masse
centrale devient le siège de diverses formations généralement
régressives.

REVUE GÉNÉRALE

Pathologie médicale.

De la bronchectasie congénitale, par Paul GRAWITZ(*Virchow's Archiv,* LXXXII, vol. II, p. 217).

Quand les auteurs ont édifié leurs théories sur la pathogénie de l'emphysème pulmonaire et de la dilatation des bronches, ils ont oublié trop souvent que le processus morbide pouvait débuter pendant la vie intra-utérine. C'est ce que prouvent cependant certaines autopsies d'enfants mort-nés, c'est ce que prouvent aussi, d'après l'auteur, certaines lésions broncho-pulmonaires observées chez les adultes. Il est intéressant de savoir, en effet, que la bronchectasie congénitale n'est pas une cause de mort immédiate, et qu'elle peut être soupçonnée chez les jeunes sujets, quand on voit se produire chez eux la cyanose, la dyspnée paroxystique, l'hypertrophie du cœur droit et enfin l'hypertrophie du corps thyroïde.

L'étude anatomo-pathologique et clinique de cet important sujet permettra peut-être d'en écrire un jour l'histoire complète. Outre les faits qui s'y rapportent et que l'auteur recueille dans la thèse de Kessler, dans le travail plus récent de Fræntzel, dans une communication faite par Barlow à la Société pathologique de Londres, nous trouvons ici une observation originale de bronchectasie kystique, que l'auteur appelle bronchectasie *universelle,* c'est-à-dire dilatation d'un gros rameau bronchique avec dilatation secondaire des petites ramifications, pour l'opposer à la bronchectasie *télangiectasique* ou de ces petites ramifications seules.

L'enfant mort-né autopsié par Grawitz pèse 3180. Il n'y a pas d'antécédents à noter chez sa mère ; les téguments cyanosés sur toute leur étendue sont çà et là infiltrés de sang. Les viscères de l'abdomen n'offrent rien d'anormal. Le cœur est légèrement hypertrophié. Le poumon gauche atélectasié, n'ayant pas subi l'accès de l'air, a deux lobes normalement conformés.

C'est le poumon droit qui mérite surtout d'attirer l'attention. Le lobe inférieur de cet organe, gros comme un œuf de poule, est transformé en un kyste multiloculaire rempli de liquide transparent. Ce kyste est coiffé, du côté du hile, d'une mince lame de tissu pulmonaire resté sain et, pour servir d'intermédiaire entre la production

pathologique et le vestige du parenchyme normal, existent là quelques vésicules dilatées, œdémateuses, *hydropiques*. La paroi du sac
kystique, épaisse de cinq millimètres en haut, est plus mince en bas ;
la surface en est lisse, grisâtre, humidifiée par la sérorité pleurale.
Nulle part d'adhérences pleurales. En faisant une mince ouverture
pour laisser écouler le liquide contenu et insuffler de l'air, on constate que les bronches demeurent impénétrables au gaz comme aux
liquides ; elles sont brusquement oblitérées au niveau do la poche.
Celle-ci présente, à sa face interne, un système de cavités secondaires plus ou moins profondes, plus ou moins larges, séparées les
unes des autres par de minces cloisons, mais communiquant toutes
avec l'espace central. Toutes les cavités sont recouvertes de plusieurs couches d'épithélium cubique, mais il faut remarquer que la
couche interne porte des cils vibratiles. Ces cellules à cils vibratiles
se retrouvent dans le liquide du kyste en même temps que des détritus de matière albuminoïde finement granuleuse.

Ainsi donc pas de doute possible : il s'agit bien là de bronches dilatées, revêtues encore de l'épithélium caractéristique, ayant étouffé,
refoulé le parenchyme pulmonaire proprement dit. Dans la zone intermédiaire signalée plus haut, les vésicules actuellement œdémateuses se seraient dilatées à leur tour si le sujet avait survécu, et
nous aurions eu des lobules emphysémateux à côté du kyste bron-
chectasique.   L. GALLIARD.

Nouvelles études sur la nature de la malaria, par GIUSEPP CUBONI et
ETTORE MARCHIAFAVA. (*Archive f. experiment. Pathologie und Pharmak.* — Bd. XIII. H ft 4. page 265.)

Dans un travail récent, Klebs et Tommasi-Crudeli annonçaient
avoir trouvé un organisme spécial dans la terre des régions marécageuses où règne la malaria. Cet organisme appartiendrait au genre
bacillus.

C'est à sa pénétration dans l'économie qu'il faudrait rapporter
l'apparition des accès de fièvre et les modifications viscérales que
l'on observe dans l'impaludisme.

MM. Cuboni et Marchiafava se sont proposé de reprendre cette
étude. Ils se sont adonnés à résoudre les questions suivantes :

1° Les terrains et les eaux marécageuses des pays à fièvre intermittente renferment-ils en été des spores et des bacillus chargés de
spores ? A quelle hauteur ces germes et ces filaments peuvent-ils
s'élever dans l'atmosphère ?

2º Peut-on transmettre l'affection paludéenne à des animaux en leur inoculant du sang d'homme ?   •

3º Trouve-t-on, dans le sang des hommes atteints, des organismes spécifiques et ces organismes sont-ils en rapport avec ceux qu'on a décrits ?

1º Le 24 juillet à Ostie, ils ont appris que des travailleurs occupés dans un endroit marécageux avaient été en grand nombre atteints de fièvre pernicieuse. Ils s'y rendirent et prirent de la terre et de l'eau dans des vases et des tubes *ad hoc*. Une partie de cette eau et de cette terre fut examinée directement, une autre servit à faire des cultures dans divers liquides. On trouva dans le premier cas des filaments de bacillus complètement développés, et dans les liquides de culture il se trouva des spores et des filaments chargés de spores.

2º Le sang, pris à des fébricitants paludéens, fut recueilli avec toutes les précautions voulues. Il fut recueilli à l'extrémité du doigt, par une simple piqûre, dans le tissu de la rate ou dans ses sinus par aspiration avec la seringue de Pravas.

Les injections furent faites à des chiens. Une seule fois sur 6 ou 7, il se montra trois ou quatre accès de fièvre, peu intenses. A l'autopsie, la rate était volumineuse. Est-ce suffisant pour déclarer que la malaria avait été transmise par inoculation ? Nous ne croyons pas. Blochmann aurait été plus heureux, et, en injectant à des animaux du liquide recueilli dans des vésicules d'herpès, chez des paludéens, il leur aurait donné de véritables accès intermittents, très caractéristiques.

Il y a là un point particulièrement obscur qui devra être étudié à nouveau avec toute la rigueur demandée. La preuve doit être faite de façon à dissiper toute espèce de doute, et c'est chose difficile.

3º Les premiers observateurs n'ont pas trouvé de microbe dans le sang des individus soumis à l'intoxication paludéenne. MM. Cuboni et Marchiafava ont trouvé des spores, des crépuscules arrondis très-réfringents, animés du mouvement brownien. Quelle était la valeur de ces spores ? Etait-ce un simple accident ? Etait-ce au contraire la preuve visible de l'existence du bacillus ? En un mot, ces corpuscules mobiles constituaient-ils un état passager du *bacillus malariæ* ?

Depuis que dans la fièvre rémittente, Obermeier a montré, pendant les accès, des spirilles qui n'existent pas dans l'intervalle de ces accès, l'étude de la fièvre intermittente a donc trouvé un point de repère. Les spirilles d'un accès peuvent être considérées comme engendrées par les spirilles de l'accès précédent. L'intervalle compris entre les deux crises fébriles marque précisément le temps nécessaire au développement du parasite.

En serait-il de même pour la fièvre intermittente et le bacillus malariœ ? Cuboni et Marchiafava ont trouvé des spores et des filaments pendant l'accès. Il semblerait donc y avoir une certaine analogie.

Ces études intéressantes sont à reprendre et à contrôler : dans un récent article du *Practitioner*, M. Tommasi-Crudeli annonçait de nouvelles recherches et de nouvelles communications.

Hépatite interstitielle paludéenne, par le Dr PIOOUET, thèse 1880.

Bien que l'existence de la forme décrite par l'auteur soulève plus d'un doute, la pathogénie des affections hépatiques soulève tant d'importants problèmes qu'il nous a paru utile de la mentionner.

Il est une forme spéciale d'affection hépatique qu'on observe chez les individus atteints d'intoxication paludéenne chronique. Le foie, chez ces malades, acquiert un volume souvent considérable, sa surface est lisse ou peu granuleuse, il garde ses bords tranchants et sa forme à peu près cubique. Sa couleur est ardoisée et sa consistance très dure.

L'étude histologique du foie révèle deux ordres de lésions :

1° Une prolifération conjonctive à la fois extra et intra-lobulaire ;

2° Une infiltration de pigment dans l'intérieur des cellules.

Cliniquement, la maladie est caractérisée par un ictère chronique, une hypertrophie considérable du foie et de la rate, sans ascite ni développement exagéré des veines sous-cutanées abdominales.

La marche de cette affection est très lente ; elle peut durer plusieurs années, sans altérer profondément la nutrition. Elle se termine, le plus souvent, au bout de trois, six et dix ans même, par le syndrome désigné sous le nom d'ictère grave.

De l'atélectasie pulmonaire, par le Dr ROMMELAERE, professeur à la Faculté de médecine de Bruxelles.

Monographie intéressante dont nous ne pouvons donner dans cette revue qu'un très court résumé et les conclusions.

Le fait qui domine l'histoire de la maladie et qui lui donne sa gravité, c'est l'arrêt de l'hématose dans une plus ou moins grande étendue. Quelle que soit la cause, ce facteur se retrouve toujours.

L'arrêt peut se produire primitivement ou secondairement à d'autres lésions. Primitivement, par obstacle au cours du sang dans l'artère pulmonaire, qu'il se soit produit une embolie ou une thrombose de cette artère, ou qu'il soit survenu un rétrécissement graduel des voies sanguines alvéolaires.

Secondairement, à la suite des modifications suivantes des bronches et des infundibules terminaux du poumon : obstruction des bronches par des mucosités ou par une tumeur; compression brusque ou lente des alvéoles par épanchement pleural, par emphysème des lobules voisins.

Existe-t-il une cause d'affaissement pulmonaire résidant dans l'intervention active ou dans une lésion de texture des éléments qui entrent dans la structure du poumon?

L'hyperplasie de l'épithélium des vésicules pulmonaires consécutive à l'atélectasie peut, non seulement exister sans elles, produite par d'autres influences, mais devenir une cause d'atélectasie.

En résumé :

1. L'atélectasie pulmonaire se caractérise par le syndrome suivant :

a) Matité absolue; b) Absence de vibration des parois thoraciques; c) Souffle bronchique et bronchophonie, quand il y a adhérence pleurale; respiration nulle dans le cas contraire; d) Expectoration gommeuse.

2. L'oblitération de l'artère pulmonaire par embolie ou par thrombose détermine l'atélectasie pulmonaire. 3. La circulation du sang dans l'artère pulmonaire n'est possible que dans les zones pulmonaires où se fait la respiration. 4. L'atélectasie pulmonaire a pour caractère anatomique constant l'arrêt de la petite circulation de la zone atélectasiée. 5. L'atélectasie pulmonaire se produit souvent dans le cours de la pneumonie par thrombose de l'artère pulmonaire. 6. L'atélectasie pulmonaire se produit dans le processus morbide de la pyohémie par embolie de l'artère pulmonaire. 7. L'atélectasie pulmonaire s'accompagne toujours d'une stase du système veineux général. Cette stase se produit aussi du côté du système veineux bronchique et donne naissance à du catarrhe bronchique secondaire. 8. Elle détermine une modification de structure de l'alvéole pulmonaire, intéressant surtout la couche de revêtement, et se traduisant par l'hyperplasie de cette couche. 9. Dans les épanchements pleurétiques très abondants, une des causes de la mort subite que l'on observe parfois doit être cherchée dans l'arrêt brusque de la circulation de l'artère pulmonaire dans tout un poumon. Cet arrêt est consécutif

à la compression pulmonaire et détermine le développement de l'atélectasie vraie. 10. Le pronostic de l'atélectasie pulmonaire vraie est toujours grave, le plus souvent mortel.

11. Il y a lieu de distinguer deux états morbides confondus ensemble :

a) *Atélectasie vraie*, s'accompagnant d'arrêt de la circulation pulmonaire; b) *Compression pulmonaire simulant l'atélectasie*, limitant seulement l'activité de la circulation pulmonaire.

12. Les causes de l'atelectasie sont multiples : A. *Atélectasie vraie*. I. *Causes hématiques ou vasculaires* : 1) Embolie de l'artère pulmonaire. 2) Thrombose de l'artère pulmonaire. 3) Compression prolongée de l'artère pulmonaire. II. *Modifications morphologiques de l'alvéole* : 1) Hyperplasie de l'épithélium alvéolaire (dans la bronchite et le catarrhe). 2) Innervation viciée. III. *Ouverture de la cavité pleurale*. Les auteurs signalent comme cause constante l'OBSTRUCTION BRONCHIQUE : 1. Par des mucosités oblitérant les bronches. 2. Par des tumeurs comprimant les tuyaux bronchiques. Comme nous l'avons dit, ce processus n'est pas bien établi. Nous admettons que le collapsus est, dans ce cas, dû à l'hyperplasie de l'épithélium alvéolaire. B. *Compression simulant l'atélectasie*. Epanchement pleural.

Un cas de fibrinurie aiguë, par BAUMULLER, *Virchow's Archiv,* T. LXXXII vol. II. p. 261.

Vogel a décrit sous le nom de fibrinurie aiguë une affection liée au catarrhe des calices et du bassinet. Voici un cas qui s'y rapporte, mais sans qu'on puisse décider si l'inflammation des calices, si la pyélite a été causée par des calculs urinaires, ou résulte de la propagation d'un processus venu de la vessie et de l'uretère.

Une femme de 35 ans est atteinte pendant sa première grossesse, en 1876, de douleurs vives au niveau de la région lombaire droite et d'hématurie. Dans l'hiver de 1878 à 1879, enceinte pour la seconde fois, elle remarque un état trouble de l'urine. En août 1879, à la suite de violentes douleurs et d'un ténesme vésical des plus pénibles, elle émet avec l'urine de grosses masses blanchâtres, cohérentes, contenant paraît-il, des grains calcaires friables. Le même phénomène se reproduit à la fin de novembre 1879 et en janvier 1880 avec une intensité décroissante, et sans laisser subsister ni fièvre, ni malaise, ni état pathologique d'aucune espèce.

Ces singuliers produits de la sécrétion urinaire ont été remis à l'auteur. Il est facile de voir que la substance qui les constitue s'est moulée dans les calices sur les pyramides du rein ; elle se présente en effet sous forme de capsules juxtaposées reliées par une masse qui reproduit la forme du bassinet, et pourvues d'un pédicule cylindrique qui a dû remplir exactement la première partie de l'uretère, ou bien sous forme de cylindres irréguliers, avec des prolongements pédiculés et terminés par des folioles. Cette substance grisâtre, élastique et molle, offre plusieurs couches de coloration différente. Au microscope, on n'y découvre que de fines granulations et quelques globules rouges, et l'on constate qu'elle ne fixe aucun réactif colorant. Sur quelques points existent des globules graisseux dus à la dégénérescence commencée dans l'organisme.

L'urine jaunâtre, trouble, contient, outre les coagulations que nous venons de décrire, des globules de pus et des cristaux de phosphate ammoniaco-magnésien; densité 1015, réaction neutre. Sous l'influence des acides et de la chaleur, précipité insoluble dans un excès d'acide. Malgré l'insolubilité dans l'acide acétique et les bases, malgré la résistance à l'action du suc gastrique, ce coagulum doit être considéré comme une substance albuminoïde.

A quel processus est due cette fibrinurie ? Il ne s'agit évidemment ici ni de dégénérescence amyloïde, ni de néphrite ayant pu produire des cylindres fibrineux, car la maladie n'a eu qu'une courte durée et s'est terminée par la guérison. On ne peut penser non plus à la pyélo-néphrite *croupale* des fièvres graves, de la pyémie, de la scarlatine, de la tuberculose aiguë, de l'intoxication cantharidienne, puisque ces affections diverses ont fait absolument défaut et que, du reste, elles ne donnent jamais lieu à de pareils coagula. Reste encore l'hématurie, et, à la rigueur, on peut admettre que l'espace de temps si court, qui s'est écoulé entre les premières douleurs et l'émission des masses fibrineuses incolores ait suffi pour permettre la disparition du pigment sanguin. Cependant c'est à la fibrinurie aiguë, dans le sens de Vogel, que l'auteur croit devoir s'arrêter.

On a pu voir, en lisant l'observation, que la malade a eu différents accidents : hématurie, catarrhe vésical, peut-être même lithiase urinaire, qui jouent probablement un rôle important dans la pathogénie de cette intéressante affection.　　　L. GALLIARD.

———

Pathologie chirurgicale.

Lésions intra-crâniennes éclairant certains points en rapport avec les localisations des affections cérébrales. — Avantages de la trépanation antiseptique, par WILLIAM MACEWEN. (*The Lancet,* 24 septembre et 1er octobre 1881.)

Les lésions intra-crâniennes ont toujours attiré l'attention des chirurgiens ; aussi les dernières recherches sur les localisations cérébrales ont-elles été appliquées au diagnostic du siège de ces lésions, et, grâce à cette notion, le chirurgien a pu savoir au juste où il devait porter son action quand il se décidait à intervenir. De plus, en appliquant les procédés aseptiques et les précautions antiseptiques généralement adoptés aujourd'hui, il se trouvait en mesure de diminuer considérablement les chances d'inflammation qui étaient si redoutables autrefois.

Lorsque l'on songe aux conséquences si graves qu'ont parfois les traumatismes de la tête par suite de la compression qu'ils exercent sur le cerveau, il est permis de se demander si l'on ne devrait pas avoir recours plus souvent qu'on ne le fait aux opérations qui ont pour but de diminuer cette compression. Dans les fractures du crâne avec enfoncement des fragments, la pratique suivie jusqu'alors était l'expectation, à moins qu'il n'y eût des symptômes qui obligeassent à intervenir, et cette conduite avait paru justifiée par un certain nombre de cas de guérison. Mais tandis que beaucoup de malades sortaient de l'hôpital, complètement guéris en apparence, il arrivait qu'au bout d'un certain temps, ils présentaient des désordres intellectuels assez sérieux. Les uns ont eu des vertiges et d'autres une confusion des idées quand on leur adressait tout d'un coup la parole ou qu'ils voulaient faire un mouvement brusque. D'autres ont eu de l'amnésie et ont perdu la faculté de soutenir leur attention, ce qui les rendait incapables de vaquer à leurs occupations ; il y en a qui se mettaient en colère à propos de rien et même qui devenaient furieux après avoir pris une petite quantité d'alcool.

Voici quelques exemples de cas traités par l'expectation, qui pourraient donner à réfléchir aux partisans de cette méthode de traitement.

Un malade était atteint d'une fracture du crâne siégeant sur toute la portion écailleuse du temporal et empiétant sur le pariétal, qui était un peu déprimé. Au bout de quelque temps, il fut parfaitement guéri en apparence, puis environ un an après il commença à manifester de l'amnésie, puis des hallucinations de divers sens qui lui rendirent tout travail impossible.

Un autre, qui avait eu une fracture de la base et qui avait parfaitement guéri, présenta au bout de neuf mois de l'amnésie et perdit la faculté de soutenir son attention, à tel point, qu'étant autréfois excellent mécanicien, on était obligé maintenant de le surveiller et lui rappeler ce qu'il avait à faire.

Un autre avait une fracture compliquée avec enfoncement des fragments: comme il n'y avait pas de symptômes de compression, on laissa ceux-ci en place, et la plaie se cicatrisa. Huit mois après, il présentait des vertiges et de la confusion quand on lui ordonnait quelque chose brusquement et même cela lui donnait des « attaques. » D'après ce que les parents racontèrent, ces « attaques » étaient limitées au côté droit du corps, côté opposé à celui du siège de la lésion. Quand le malade fut à l'hôpital, on n'eut pas l'occasion de constater la nature de ces attaques.

Un autre individu fut atteint d'une fracture du pariétal avec plaie et enfoncement des fragments qu'on laissa en place ; la plaie se cicatrisa et le malade parut guéri. Huit mois après, il présentait de l'amnésie à un degré très marqué.

Dans ces deux derniers cas, il est probable que, si l'on eût fait disparaître la compression, le résultat eût été beaucoup plus favorable.

Il s'agit maintenant de prouver que l'intervention dans les cas de ce genre donne de meilleurs résultats que l'expectation.

Nous allons donc rapporter quelques observations montrant les bons effets de la trépanation dans certains cas où la lésion est localisée, et l'immunité complète des productions inflammatoires consécutives à ces opérations.

I. *Fracture du crâne avec enfoncement, légère confusion intellectuelle, trépanation. — Guérison.*

S. W..., âgé de 17 ans, entre à l'hôpital, le 8 novembre 1879, avec une plaie de quatre centimètres située sur la partie gauche de l'occipital avec enfoncement de l'os, dont les fragments étaient réduits en très petits morceaux. En présence du degré d'enfoncement des fragments du siège du traumatisme et de la confusion intellectuelle qui se manifestait, je me décidai à opérer. J'enlevai une rondelle de l'os qui était enfoncé. La dure-mère était légèrement lacérée. Une partie de la table interne de l'os, qui avait été détachée et déplacée, fut retirée lavée et servit à obstruer l'ouverture faite par le trépan. On plaça un drain en crin, et le péricrâne fut suturé au-dessus de l'ouverture de même que la plaie interne. Le 20 novembre, la plaie était cicatrisée, et huit mois après il n'y avait aucun symptôme de trouble intellectuel.

II. *Fracture simple du crâne sans enfoncement, léger trouble intellectuel, convulsions au 6ᵉ et 7ᵉ jour après le traumatisme, trépanation, ouverture de la dure-mère donnant issue à des caillots de sang et à du liquide. — Guérison.*

J.D.., âgé de 9 ans, étant tombé sur le sol d'une hauteur de 15 pieds, entra à l'hôpital le 13 mars 1873. La région sourcilière droite était enflée, le côté droit de la tête était douloureux. Il y avait un peu de trouble dans les idées, mais les réponses étaient précises, quoique un peu lentes. On constate une infiltration sanguine sur les deux paupières, mais, au bout de 48 heures, le gonflement avait disparu et il ne restait qu'une légère irrégularité au niveau de la suture frontale.

Le sixième jour, les yeux et les muscles de la face du côté gauche furent atteints pendant environ une demi-heure de convulsions qui se terminèrent par des vomissements,

Le lendemain les convulsions se généralisèrent et l'état s'aggravant on proposa la trépanation. La fracture s'étendait du frontal au pariétal, il n'y avait pas d'enfoncement de fragments ni rien qui pût rendre compte des symptômes observés. Lorsqu'on eut enlevé une rondelle d'os, on vit la dure-mère venir faire saillie à travers l'ouverture faite par le trépan ; on en fit l'incision et il jaillit environ 60 grammes d'un liquide sanguinolent, ainsi que des caillots. Le pansement antiseptique fut appliqué, le malade guérit, et dix-huit mois après il jouissait d'une parfaite santé, sans avoir manifesté aucun trouble intellectuel.

Les deux dernières observations sont des cas analogues ; nous nous bornerons donc à les résumer très brièvement. Bien que la dernière se soit terminée par la mort, elle peut être rapprochée des autres, en ce que les symptômes observés permirent de localiser à peu près la lésion.

III. *Tumeur de la dure-mère. Convulsions épileptiformes, trépanation, enlèvement de la tumeur et de la dure-mère de la cavité orbitaire. — Guérison.*

Les symptômes qui permirent de faire la localisation probable du siège de la compression furent les suivants : 1° contraction et fixité de la pupille gauche ; 2° présence sur le côté gauche du frontal de deux tumeurs de consistance molle, dont l'une était petite et nodulaire ; 3° douleur sourde, fixe, au-dessus du sourcil entre les deux tumeurs ; 4° convulsions commençant du côté droit de la face, s'étendant ensuite à tout le côté droit du corps et envahissant enfin tout le corps.

IV. *Traumatisme de la tête, symptômes d'affection cérébrale, raideur, convulsions, aphasie ; localisation probable d'abcès du cerveau à l'ouverture duquel on s'opposa ; mort. La trépanation* post mortem *et l'ouverture d'un abcès du cerveau vinrent confirmer le diagnostic.*

· L'examen nécroscopique montre combien le diagnostic avait été précis et au point de vue général des lésions et à celui de la localisation. Il prouve que l'évacuation de l'abcès était le seul traitement possible. En raison du refus absolu de toute opération, on ne peut pas établir de probabilité en faveur de la guérison ; cependant si l'opération avait été faite à temps, quand elle fut proposée, il est permis de croire que le jeune homme avait de grandes chances d'y survivre.

L'auteur termine par les remarques suivantes. Dans les cas de traumatisme de la tête, où il est probable qu'il surviendra des convulsions, on devrait placer près du malade un observateur intelligent afin que, dès qu'une convulsion est imminente, il en notât les premiers symptômes, ainsi que les parties affectées les premières, ce qui est une indication précieuse pour localiser le siège de la lésion. Au bout d'un temps variable après leur début, les convulsions se généralisent et alors elles ne peuvent plus servir à une localisation précise. Les observations II et III viennent à l'appui de cette remarque. Un symptôme qu'il est encore bon de noter pendant et après la convulsion et qui pourra aider beaucoup à faire le diagnostic, c'est celui de l'aphasie. Dans l'observation IV, si ce symptôme eût échappé à l'observation, on n'aurait pas pu localiser l'abcès dans le lobe frontal. On pourra reconnaître qu'une convulsion est imminente, lorsque, en observant attentivement la température, on verra le thermomètre monter tout d'un coup.

L'observation première nous montre ce fait intéressant qu'une portion d'os peut, bien qu'étant privée de son péricrâne, être transplantée dans un autre endroit, tel qu'une ouverture faite par le trépan, y vivre et se souder aux os qui l'entourent. Dans les trois premiers cas,

on peut constater la parfaite immunité des productions inflammatoires consécutives à la trépanation aseptique. Puisque le crâne peut
être ouvert, les membranes incisées, le cerveau exposé à l'air sans que
l'on ait à craidre l'inflammation, on doit avoir recours à la trépanation, quand on peut établir le siège d'une compression cérébrale.
Mais, outre que cette intervention s'impose dans les cas de traumatisme, elle est encore justifiée dans les cas idiopathiques, tels que, par
exemple, une tumeur de la dure-mère.   PAUL RODET.

Des gliômes du système cérébro-spinal et de ses annexes, par
G. LEMKE (Langenbek's Archiv., XXVI, 3).

Des 99 faits sur lesquels est basé ce travail, 3 sont personnels à
l'auteur et rapportés tout au long.

Il s'agit, dans l'un de ces derniers, d'un garçon de 7 ans parfaitement bien portant jusqu'en juillet 1879, et qui succomba six mois
après le début des accidents.

Intelligence conservée, troubles de la vision et de l'ouïe, altération
du goût, démarche incertaine, vertiges, douleurs de tête siégeant au
sommet et en arrière, vomissements répétés, tels sont en résumé les
symptômes observés et qui firent porter le diagnostic de tubercules
du cervelet.

A l'autopsie du cerveau et de la moelle, on constata ce qui suit :
Hyperhémie de la dure-mère, aplatissement des circonvolutions cérébrales avec effacement presque complet des scissures, pie-mère anémiée, ventricules moyens et latéraux distendus par une sérosité
limpide. Le cervelet, dont le volume est normal et la consistance un
peu augmentée, présente sur une coupe faite sur la ligne médiane, une
tumeur du volume d'un œuf de poule, dont certaines parties sont
nettement séparées d'avec le tissu cérébelleux environnant, tandis
que d'autres se confondent peu à peu avec lui ; la surface de coupe
présente une coloration rouge gris, plus grise au centre, plus rouge
à la périphérie, avec un assez grand nombre de vaisseaux contenant
du sang. La tumeur, de consistance générale plus ferme que celle
d'un cervelet normal, présente par places des points ramollis d'aspect muqueux.

La pie-mère cérébelleuse présente à sa face supérieure et inférieure
des nodules plats dont le volume varie depuis celui d'une lentille
jusqu'à celui d'un pois et qui, en certains points, sont tellement rapprochés, qu'il en résulte des plaques du diamètre d'une pièce de
20 centimes. Soulève-t-on la pie-mère, on soulève en même temps

les nodules et au-dessous d'eux apparaissent sur la surface nerveuse de petites dépressions dont la concavité répond à leur convexité.

La tige pituitaire est augmentée de volume, sa cavité considérablement dilatée ; le chiasma comprimé par elle est repoussé en avant et atrophié.

La dure-mère rachidienne est normale, mais la pie-mère dorsale et lombaire est le siège de nodules métastatiques analogues aux précédents et venant s'enfoncer légèrement dans la substance médullaire.

Au microscope, la tumeur cérébelleuse présente l'aspect suivant : cellules rondes pour la plupart, quelques-unes ovales avec des noyaux ronds ou ovales, un contenu finement granuleux et une substance intercelluleuse finement granuleuse ou finement fasciculée.

Au centre de la tumeur, il n'y a plus d'éléments nerveux reconnaissables ; ce sont des cellules rondes juxtaposées sans trace de substance intercellulaire. Les vaisseaux plus volumineux sont presque tous fortement comprimés, un grand nombre complètement oblitérés. La masse centrale est de plus traversée par des tractus plus ou moins épais de tissu conjonctif, vestiges des vaisseaux plus petits, oblitérés et dégénérés. Plus on approche de la périphérie, plus on aperçoit sur les coupes de vaisseaux et de capillaires dilatés et gorgés de globules sanguins. Les parties cérébelleuses voisines, où l'inflammation gliomateuse ne fait que commencer, sont également fortement vascularisées.

Les vaisseaux, placés sur les limites de la tumeur, présentent, en dehors de leur tunique adventice, des couches concentriques de cellules que l'hématoxyline et l'éosine colorent en violet et qui compriment les vaisseaux, soit circulairement, soit latéralement.

Les petites tumeurs de la pie-mère cérébelleuse et rachidienne présentent une structure identique. Elles appartiennent à la pie-mère, et les vaisseaux de la périphérie sont également entourés d'un grand nombre de cellules arrondies qui sur un grand nombre de préparations remplissent manifestement la cavité de la gaîne lymphatique périvasculaire, tandis que la paroi de cette gaîne ne présente pas de cellules ou n'en présente qu'un petit nombre.

La moelle présente également des altérations.

En plusieurs places des rangées de cellules gliomateuses, pénètrent dans son épaisseur en suivant les vaisseaux et les travées conjonctives. On trouve même dans l'épaisseur de la substance blanche de petits amas de cellules gliomateuses où l'on ne trouve pas trace de vaisseaux. On doit admettre qu'il s'agit ici d'espaces lymphatique dilatés et remplis de cellules.

Enfin, les nerfs qui émergent de la moelle cervicale, dorsale et lombaire sont sillonnés de petits vaisseaux dilatés, l'infiltration cellulaire est peu marquée pour les nerfs cervicaux, elle l'est beaucoup plus pour les nerfs dorsaux et lombaires; les cellules y affectent également la forme des couches concentriques.

Les tumeurs siégeant sur la pie-mère cérébelleuse et rachidienne sont manifestement d'origine métastatique, ce qui le prouve c'est leur structure identique, leur siège dans des parties dénuées de névroglie.

Quant au chemin suivi par la métastase, il n'est autre que les espaces lymphatiques périvasculaires du système nerveux central et de ses annexes.

Les exemples de gliômes cérébraux que l'auteur a pu recueillir sont au nombre de 96, dont 79 gliômes purs et 17 gliosarcomes, gliofibromes et gliomyxomes, soit 99 en ajoutant les 3 cas qui lui sont personnels.

Dans plus de la moitié des cas (45 sur 99) les organes de la vision avaient été le siège primitif de la néoplasie, 38 fois c'était le cerveau, 10 fois le cervelet, 5 fois la moelle et une fois le nerf auditif; 31 fois sur 45 la rétine avait été atteinte primitivement, 2 fois seulement c'était le nerf optique, 9 fois c'est le globe qui est indiqué comme ayant été primitivement atteint et 3 fois la cavité orbitaire.

La symptomatologie ne présente rien de bien caractéristique : S'agit-il d'un gliôme de la rétine, on observe une perte de la vision ne s'accompagnant point de douleurs, le réflet métallique du fond de l'œil, le décollement de la rétine, l'augmentation de la tension intra-oculaire, plus tard, l'exophthalmie; il existe souvent du strabisme et de la dilatation des pupilles.

Dans les cas de gliômes limités au système nerveux central, on n'observe rien de particulier à ce genre de tumeurs.

Toutefois l'auteur fait remarquer que dans un grand nombre de cas la tumeur, bien que volumineuse, est longtemps restée latente, ou n'a été découverte qu'a l'autopsie.

Le gliôme oculaire est également fréquent dans les deux sexes. Il le serait beaucoup plus à droite qu'à gauche (16 sur 24). Le gliôme cérébral ou médullaire se rencontrerait un peu plus souvent chez l'homme.

L'âge a une bien autre importance. Le gliôme oculaire s'observe presque exclusivement dans les premières années. De 6 mois à 5 ans 34 cas; de 5 à 10 ans, 6 cas et 3 cas seulement pour les âges plus avancés. Les deux derniers cas où l'âge n'est pas indiqué appartiennent également à des enfants. Pour le gliôme central, la proportion est inverse; c'est de 20 à 30 et de 5o à 60 qu'il s'observe de préférence: de 5 à 10 ans, 3 cas, de 10 à 20 ans, 6 cas, de 20 à 30 ans, 16 cas, de 30 à 40 ans, 8 cas, de 40 à 50 ans, 7 cas, de 50 à 60 ans, 10 cas, de 60 à 70 ans, 1 cas. Un seul malade avait dépassé 70 ans.

La structure est suffisamment indiquée dans 64 cas, que l'on peut ranger en trois catégories.

1° Cellules rondes avec ou sans noyau. Substance intercellulaire peu abondante, homogène ou finement granulée : 25 cas ayant tous, à l'exception d'un seul, leur siège dans l'œil et observés seulement chez des individus jeunes.

2° Cellules rondes, ovales, polygonales, fusiformes, avec plusieurs prolongements peu étendus ; peu de substance intercellulaire, mais striée et fasciculée : 27 cas, dont 21 pour le cerveau et la moelle, 5 pour l'œil et 1 pour le nerf acoustique.

3° Cellules presque identiques, et par leur forme ronde ou ovale, et par leur diamètre ; ne différant que par l'aspect de leurs prolongements. Peu de protoplasma : noyaux et nucléoles souvent perceptibles. Substance intercellulaire constituée presque exclusivement par les prolongements cellulaires : 11 cas, tous observés dans le cerveau, à l'exception d'un, siégeant dans la moelle.

Dans 14 cas, la métastase a pu être rigoureusement constatée : 11 fois il s'agissait de gliômes appartenant à la première catégorie. Une fois seulement, il s'agissait d'une tumeur appartenant à la seconde.

Dans aucun cas, les gliômes de la troisième n'ont donné lieu à la métastase.

12 fois sur 14, l'œil avait été le siège primitif de l'affection, une fois le cerveau, une fois le cervelet.

Quel a été le chemin suivi par les éléments gliomateux ? Sont-ce les vaisseaux sanguins, ou bien les vaisseaux lymphatiques, ou bien la généralisation a-t-elle eu lieu par continuité ? Ce point n'a pas semblé éveiller beaucoup l'attention des observateurs; cependant 6 fois ce sont les vaisseaux lymphatiques et une fois les vaisseaux sanguins (Bizzozero) qui ont été regardés comme les instruments de la métastase.

Pour les cas où l'on a pu intervenir chirurgicalement (gliômes oculaires), 10 fois il y a eu récidive et par suite intervention trop tardive, avec 9 cas de métastase étendue. Dans la plupart des autres, l'absence de récidive est explicitement indiquée.   HAUSSMANN.

BULLETIN

SOCIÉTÉS SAVANTES

Académie de médecine.

Injection de peptone mercurique ammonique contre la syphilis. — Ablation des polypes fibreux de l'utérus. — Électrothérapie dans le traitement des opacités du corps vitré. — Bactéridies dans la lèpre. — Intoxication saturnine par l'alimentation. — Crises bulbaires à forme épileptique, de nature tabétique. — Intoxication par le chlorate de potasse.

Séance du 18 octobre. — M. Besnier présente au nom du Dr Martineau un mémoire ayant pour titre : des injections sous-cutanées de peptone mercurique ammonique dans le traitement de la syphilis. L'auteur conclut de ses expériences : 1° Que ces injections convenablement pratiquées n'amènent aucun accident local et ne produisent pas de salivation ; 2° que le mercure est réellement absorbé et éliminé par les reins ; 3° que les accidents secondaires et tertiaires guérissent plus rapidement par cette méthode que par l'ancienne ; 4° enfin que ces injections réussissent même dans le cas de syphilis maligne et alors que les autres procédés échouent complètement.

— M. Guéniot communique un travail sur les méthodes opératoires applicables à l'ablation des polypes de l'utérus, et notamment sur le procédé d'excision à l'aide du constricteur ou serre-nœud.

Jusqu'à Levret on avait recours à l'excision soit [avec le bistouri soit avec les ciseaux et seulement après l'application d'une ligature de sûreté au-dessus du point que devait attaquer l'instrument tranchant. Levret rechercha la destruction lente du polype en l'étranglant au moyen d'un lien constricteur ; cette méthode dura un demi-siècle jusqu'à Dupuytren qui, ainsi que Lisfranc et Velpeau, pratiquèrent l'excision sans ligature préalable sans se préoccuper de l'hémorrhagie qu'ils considéraient comme fort rare. Chassaignac enfin se servit de son écraseur.

A ces deux derniers procédés les plus usités aujourd'hui, M. Guéniot préfère le serre-nœud. Il reproche à l'excision d'exposer aux hémorrhagies, d'être d'une application souvent difficile et de nécessiter quelquefois l'abaissement préalable soit du polype, soit de l'utérus et par conséquent des tractions dangereuses. Quant à l'écraseur de Chaissaignac, il est peu commode pour l'excision des petits polypes; il n'effectue la section des tumeurs en général qu'en attirant à lui les tissus circonvoisins; il présente quelquefois une direction vicieuse de sa chaîne, direction qui entraîne une section très oblique de néoplasme, et enfin il ne peut être utilisé toutes les fois que le polype s'implante profondément dans l'utérus. Or, le serre-nœud répondrait à tous ces desiderata.

M. Labbé, après avoir signalé, pour le désapprouver, le procédé par la ligature élastique, préconisé par M. Courty, repousse pour les mêmes raisons que M. Guéniot l'excision et l'écraseur. Il leur préfère l'anse galvanique.

M. Verneuil fait remarquer que le fonctionnement de ce dernier instrument est trop délicat pour être employé 'communément. Il n'a pas d'ailleurs contre l'écraseur les mêmes griefs que les préopinants, surtout depuis les modifications qu'il a subies et notamment celles du Dr Desprez de Saint-Quentin. Il s'en tient donc à un procédé qui est à la portée de tout le monde, et qui n'offre pas plus de dangers que les autres agents d'exérèse.

L'excision à son tour trouve un défenseur dans M. Gosselin. Dans sa pratique l'hémorrhagie n'est survenue que bien rarement: et il l'a arrêtée facilement avec le tamponnement simple ou aidé du perchlorure étendu. Pour lui, d'ailleurs, tous les procédés dont on a parlé sont bons, mais aucun n'a une supériorité incontestable; chacun a ses avantages et ses inconvénients; l'important est de savoir ce qu'il faut craindre et ce qu'il faut éviter pendant et après les opérations des polypes. Ce sont des ressources, comme l'a dit M. Trélat, qu'il faut connaître et adapter aux indications opératoires.

Enfin M. Tillaux distingue les polypes implantés plus ou moins près du col de ceux qui, insérés au fond de l'utérus l'attirent en bas et finissent par le renverser. Pour la première catégorie, tous les procédés sont bons. M. Tillaux est autorisé plus qu'un autre à repousser l'écraseur dans la seconde. Il faut ici le bistouri ou les ciseaux. La ligne de démarcation n'est plus manifeste entre ce qui appartient au myôme et ce qui appartient à la matrice; les sensations de la malade peuvent éclairer le chirurgien.

Quoi qu'il résulte de cette discussion, il restera toujours l'observation intéressante qui y a donné lieu, dans laquelle M. Guéniot a fait avec succès l'ablation d'un polype utérin chez une femme enceinte de huit mois, et celle non moins heureuse présentée par M. Vérneuil au nom de M. Desprez de Saint-Quentin, la première favorable au serre-nœud, la seconde à l'écraseur perfectionné.

—M. Giraud-Teulon communique à l'Académie 24 observations des effets de l'électricité dynamique sur les opacités du corps vitré. Dans toute opacité du corps vitré, quels que soient d'ailleurs son degré et son étendue, mais dont le développement n'a pas atteint les formes confirmées de l'hypertrophie, les courants continus peuvent être considérés comme le moyen thérapeutique le plus efficace et le plus rapide. Plus ou moins prononcés suivant la nature des cas, ces effets ont toujours été concluants; et deux circonstances se sont toujours vues pleinement réalisées : 1º un éclaircissement plus ou moins marqué du corps vitré; 2º une action généralement calmante sur le système nerveux; 3º et en même temps, en cas de torpeur ou d'engourdisse-ment de la rétine, un réveil de la sensibilité de cette mem-brane.

Séance du 25 octobre. — M. Leblanc fait une communication sur l'inoculation préventive de la péripneumonie contagieuse. C'est une réponse au dernier plaidoyer de M. Bouley. A l'encontre de son con-frère, il défend la spontanéité de la maladie et cite de nouveaux exemples à l'appui ; il combat la contagion par virus volatil et de-mande des expériences faites dans des conditions offrant plus de ga-rantie que le sac communiquant de M. Chauveau. Enfin, aux faits rapportés par M. Bouley, il oppose d'autres faits qui paraissent non moins probants ; et il termine par une critique sur des mesures sani-taires prescrites par la nouvelle loi.

— M. Cornil lit une note sur le siège des bactéries dans la lèpre et sur les lésions des organes dans cette maladie. Les bactéries dans les tubercules cutanés sont loin d'être les seules ; le foie, le testicule organes mous ou contenant des cavités à l'état normal en contiennent, et comme elles n'y sont ni gênées, ni comprimées, elles y acquièrent une plus grande dimension. Dans le tissu fibreux, entre les lamelles et les fibres, dans la cornée etc., elles se disposent en longs filaments placés bout à bout, dont les articles sont séparés par des cloisons transparentes. Enfin, dans le protoplasma des cellules, dans les détritus accumulés dans les tubes testiculaires, dans les vaisseaux sanguins, on trouve des spores libres ou accumulées en amas qui remplissent par places les vaisseaux capillaires.

Quant aux lésions en rapport avec les bactéries, elles se divisent en deux séries : 1º lorsque l'infiltration atteint un organe parenchymateux mou comme le foie, les bactéries y deviennent volumineuses; dans les tissus presque mortifiés, la circulation sanguine est peu active ou nulle, et les vaisseaux capillaires sont remplis d'infarctus bactéridiens; 2° dans la plupart des tissus fibreux, les bactéries poussent de longs filaments dans les interstices des fibres, les cellules fixes du tissu fibreux étant peu altérées ou normales; il en résulte un épaississement de ces tissus.

Séance du 1er novembre. — Après quelques présentations, M. le Président annonce la mort de M. Bouillaud et lève la séance en signe de deuil.

Séance du 8 novembre. — M. A. Gautier fait une communication très importante sur l'absorption continue du plomb par notre alimentation journalière.

Il signale surtout les matières alimentaires conservées en boîtes métalliques soudées au moyen d'alliages plombifères. Les aliments les plus chargés du métal toxique sont les substances riches en corps gras et spécialement les poissons, surtout ceux qui sont conservés à l'huile. Les légumes n'en contiennent que de minimes quantités. Pour les viandes, c'est selon qu'elles sont plus acides et plus grasses. Les boissons et les condiments acides, spécialement les vins blancs et le vinaigre, empruntent lentement aux parois des vases de cristal où on les conserve, une minime quantité de composés plombiques. Enfin, le plomb nous envahit de toute part : habitations, meubles, tissus, vaisselle culinaire, tout en contient.

M. Gautier pense qu'à prolonger cet état de choses, il y a un danger réel, latent, insidieux. Sans doute, l'usage continu des eaux de boisson ayant traversé des tuyaux de plomb, ainsi que des conserves de légumes est inoffensif; mais il n'en serait pas de même de certains aliments gras et de certaines viandes. Le plomb est d'autant plus suspect que les premiers effets sont lents, obscurs, faciles à confondre avec ceux de beaucoup d'autres agents débilitants.

Dans la majorité des cas, chez les saturnins, le plomb pénètre par le poumon, mais surtout par le tube digestif. Il y est dissous à l'état de chlorure et d'albuminate et pénètre dans l'économie par les capillaires intestinaux. Nous ne le suivrons pas dans les divers organes où il se rend et qu'il désorganise insensiblement.

— Tout en rendant hommage à l'importance des recherches de M. Gautier, MM. Larrey, Leroy de Méricourt, Rochard, ont trouvé les conclusions trop rigoureuses et sont intervenus pour en atténuer les effets. Ils ont été à même de constater la rareté des intoxications saturnines par la voie des conserves signalées plus haut. Il n'y aurait donc pas là un danger vraiment sérieux.

Séance du 15 novembre. — M. Dechambre présente au nom de MM. Grasset et Amblart, de Montpellier, un mémoire intitulé : Etude expérimentale sur l'émétine et l'atropine. L'atropine et l'émétine, prises isolément, semblent avoir sur le cœur sain de la grenouille une action plutôt synergique qu'antagoniste; et cependant, quand on les superpose, elles agissent en antagonistes puisque l'atropine accélère un cours ralenti par l'émétine. Tant il est vrai que les actions thérapeutiques d'un médicament ne peuvent pas se déduire toujours de ses actions physiologiques.

— M. Brouardel offre, au nom de M. L'Hôte et au sien, un rapport médico-légal qu'ils ont été chargés de faire récemment à l'occasion de la mort de quatre enfants, survenue à la suite de l'ingestion de doses élevées de chlorate de potasse. Une solution de 7 à 8 grammes de ce sel avait été administrée à ces enfants par cuillerées de dix en dix minutes, c'est-à-dire dans un temps qui a varié de trois heures à neuf heures ; la mort est survenue rapidement après l'apparition de taches bleues sur la surface cutanée, de troubles gastro-intestinaux et enfin de collapsus. Ce fait comporte son enseignement.

— M. Marotte communique une observation de crises bulbaires, de nature tabétique, à forme épileptique. Il s'agit d'une dame de 40 ans qui, depuis cinq ans, a des crises à forme épileptique. Il n'y a pas de malformation du crâne, ni syphilis, ni tubercules, ni cancer probables. L'examen ophthalmoscopique démontre, au contraire, l'existence d'un processus sclérotique autour du bulbe de nature progressive. Si l'on groupe autour de cette altération anatomique une diarrhée à récidives tenaces, des sensations non pas fulgurantes mais agaçantes dans les membres inférieurs, le siège et la nature de l'aura qui précède les attaques, la faiblesse progressive des membres inférieurs qui va tout à coup jusqu'à l'affaissement, la chute imminente et qui n'est pas due à l'atrophie musculaire, il est permis de voir dans cet ensemble une ataxie locomotrice fruste.

— M. Le Dentu lit une observation qu'il résume ainsi : fistule urinaire de l'aine gauche consécutive à l'incision d'une volumineuse hydronéphrose; extirpation du rein correspondant; guérison.

— Au nom de la section d'hygiène, M. Léon Colin, rapporteur, soumet à l'Académie la réponse à une demande de M. le Ministre des travaux publics relativement aux mesures et précautions à prendre, et sur les soins à donner aux ouvriers lorsque les travaux s'exécutent dans des terrains marécageux ou dans des alluvions maritimes de formation récente.

II. Académie des sciences.

Choléra. — Euphorbia lathyris. — Cinchonamine. — Charbon. — Impaludisme. — Lait. — Métaux. — Spectroscope. — Tuberoulose. — Codéthyline. — Sourds-muets.

Séance du 10 *octobre* 1881. — M. D. de Wagner adresse une nouvelle lettre contenant l'emploi du fer dialysé contre le *choléra*.

—MM. E. Sudour et A. Caraven-Cachin adressent une note sur l'empoisonnement par les graines de *l'euphorbia latyris* et sur leur usage thérapeutique.

1° Le principe contenu dans les graines de *l'euphorbia latyris* appartient à la classe des purgatifs drastiques. Il est inégalement réparti dans les diverses graines, les unes sont très-pauvres et les autres très-riches en principe actif. Un effet vomitif précède presque toujours l'action purgative, même quand la substance a été prise à petite dose. L'action peut se manifester après 45 minutes ; mais elle peut également être retardée et ne se montrer qu'au bout de trois heures. 3° Ces graines agissent en produisant une action irritante sur la muqueuse des voies digestives ; cette action se porte principalement sur le gros intestin et à l'arrière-gorge, sous forme d'angine, lorsque la mastication a été suffisamment prolongée. 4° A haute dose, cette substance produit des effets toxiques qui peuvent se diviser en trois périodes : A. Période algide (vomissements, diarrhée) ; B. Période d'excitation (phénomènes nerveux, délire) ; C. Période de réaction (chaleur, sueurs abondantes). 5° Les opiacés constituent le plus prompt et le meilleur remède pour combattre les effets des graines de *l'euphorbia latyris*. 6° Les doses prescrites dans divers ouvrages de botanique médicale (6 à 12 graines) sont exagérées ; à cette dose, ses graines pourraient occasionner des irritations gastro-intestinales extrêmement graves. Cette substance, très active et d'un dosage difficile, ne doit pas être employée en médecine.

Séance du 17 *octobre* 1881. — M. Arnaud adresse une note sur un nouvel alcaloïde des quinquinas. Ce corps présente la même composition chimique que l'hydrocinchonine, obtenue par MM. Willis et Caventou par oxydation de la cinchonina. Mais les propriétés physiques et chimiques de ce nouvel alcaloïde, que l'auteur propose d'appeler *cinchonamine*, diffèrent complètement de celles de l'hydrocinchonine.

La *cinchonamine* est insoluble dans l'eau froide ; elle cristallise en prismes incolores, brillants et anhydres de sa solution alcoolique bouillante ; en fines aiguilles, de sa solution éthérée chaude, ou par évaporation spontanée. Une partie se dissout dans cent parties d'éther (densité 0,720) à 17 degrés. A la même température, une partie se dissout dans 31,6 d'alcool à 90 degrés. Elle fond au-dessous de 195 degrés, se solidifie par refroidissement en une masse transparente amorphe. En solution alcoolique, elle ramène au bleu le tournesol rouge. Elle est dextrogyre dans l'alcool à 93 degrés. Les sels en solution sont précipités par la potasse, l'ammoniaque. Elle neutralise parfaitement les acides en formant des sels peu solubles, en général. Enfin elle est légèrement amère. Les sels en solution acide ne sont pas fluorescents.

— Sur la cause de l'immunité des adultes de l'espèce bovine contre le *charbon* symptomatique ou bactérien, dans les localités où cette maladie est fréquente. Note de MM. Arloing, Cornevin et Thomas. Les auteurs supposent que la plupart des jeunes animaux qui vivent dans un milieu infecté s'inoculent spontanément avec des doses très diverses de virus ; ceux qui s'inoculent une dose forte contractent une maladie mortelle, tandis que ceux qui s'inoculent une dose minime contractent une maladie bénigne, avortée, suffisant toutefois pour leur conférer une immunité qui peut augmenter par des inoculations successives. Il résulterait de ce fait que les animaux adultes ayant traversé des épreuves plus nombreuses deviennent peu à peu réfractaires au *charbon*. Les expériences comparatives faites par les auteurs ont justifié les prévisions.

— M. Bouley fait remarquer que l'hérédité peut également avoir une part dans le développement des immunités de race et de lieux que possèdent les animaux dans les localités où sévissent les épizooties.

— M. Pasteur a constaté que des poussins provenant de poules vaccinées pour le choléra ont mieux résisté que les poules elles-mêmes à des repas infectieux ; tandis que des poussins de même âge provenant de poules non vaccinées ont tout aussi bien résisté.

Séance du 24 octobre 1881. — M. A. Laveran adresse une note sur la nature parasitaire des accidents de *l'impaludisme*.

On trouve, dans le sang des malades atteints *d'impaludisme*, des éléments parasitaires qui se présentent sous les aspects suivants :

..., presque toujours inca... ..., ..., transparents, ..., en moyenne, renfermant des grains pigmentés, ..., dessinant souvent un cercle assez régulier. ... ..., ..., les grains pigmentés s'agitent très vivement, ... par suite irrégulière. De plus, on aperçoit souvent, sur les bords des sphères transparentes, des filaments très fins qui semblent s'y insérer, et qui sont animés, dans tous les sens, de mouvements très rapides ; 3° éléments sphériques ou de forme irrégulière, transparents ou finement granuleux, de 0mm,008 à 0mm, 010 de diamètre, renfermant des grains pigmentés, arrondis, d'un rouge feu très sombre, qui tantôt sont disposés assez régulièrement à la périphérie, tantôt s'agglomèrent, soit au centre, soit sur un point périphérique. Ces corps sont immobiles, ainsi que les grains pigmentés qu'ils renferment.

Outre les éléments indiqués ci-dessus, on rencontre souvent, dans le sang des malades atteints de fièvre palustre : 1° des hématies qui paraissent trouées sur un ou plusieurs points et qui renferment des granulations pigmentaires ; 2° des leucocytes mélanifères ; 3° des grains pigmentés, de volume variable, libres dans le sang.

L'auteur conclut : « Les accidents de l'*impaludisme* sont produits par l'introduction dans le sang d'éléments parasitaires qui se présentent sous les différents aspects décrits ci-dessus ; c'est parce qu'il tue ces parasites que le sulfate de quinine fait disparaître les accidents de l'*impaludisme*.

Falsification du lait. — M. A. Letellier adresse, par l'entremise du ministère de l'intérieur, une note sur les précautions à prendre pour éviter les falsifications du *lait*.

De la toxicité comparée des différents métaux. Note de M. Ch. Richet. — Les recherches de l'auteur, faites sur des poissons plongés dans des solutions toxiques, tendent à établir qu'il n'y a pas de relation précise entre le poids atomique d'un corps et sa toxicité. Le cuivre est six cents fois plus toxique que le strontium, quoique son poids atomique soit moindre. Le lithium, dont le poids atomique n'est que le vingtième du poids du baryum, est cependant trois fois plus toxique, etc. Même pour les *métaux* de la même famille chimique, la relation entre le poids anatomique et la toxicité n'existe pas. Ainsi le cadmium (112) est moitié moins toxique que le zinc (65). Le lithium (17) est soixante-dix fois plus toxique que le sodium (23), etc.

Il ressort aussi de ces expériences qu'il n'y a pas de relation à établir entre la fonction chimique d'un corps et sa puissance toxique.
En effet, le potassium et le sodium, dont les propriétés chimiques
sont si voisines, sont très inégalement toxiques : le bromure de potassium est près de 250 fois plus toxique que 1 gramme de sodium.

Séance du 3 octobre 1881. — Après un hommage rendu à la mémoire de M. Bouillaud qui vient de mourir, la séance est levée en
signe de deuil.

Séance du 7 novembre 1881. — M. Ch. V. Zenger adresse une note
sur un nouveau *spectroscope* à vision directe. Il s'est assuré expérimentalement qu'aucune substance biréfringente ne se prête mieux
à cet usage, par sa transparence pour les rayons ultra-violets, que le
spath calcaire.

— M. H. Toussaint adresse une nouvelle note sur la contagion de
la *tuberculose.* Il insiste sur l'identité de la *tuberculose* chez l'homme
et les animaux, tels que la vache et le bœuf. De plus, il a observé que
la transmission peut avoir lieu aussi bien par le tube digestif que par le
sang et les liquides de sécrétion. Ce qu'il y a de plus remarquable,
c'est que la *tuberculose* devient plus intense à mesure qu'elle est plus
souvent inoculée.

— M. Bochefontaine adresse une note sur l'action physiologique de
la *codéthyline.* Ce dérivé de la morphine paraît agir uniquement sur
les centres nerveux, d'une manière analogue à la strychnine. Quant à
la méthocodéine isomère de la *codéthyline* et extraite également de la
morphine, elle paraît agir de la même manière que la morphine
elle-même.

— M. F. Hément adresse une note sur les caractères que présente la
parole chez les *sourds-muets* auxquels on parvient à faire articuler des
sons. D'après les résultats qu'il a constatés à l'institution des *sourds-
muets* fondée par la famille Pereire, les enfants qui recouvrent la parole ont l'accent de leur pays. Ce fait paraît dû à la conformation héréditaire des organes de la parole.

BIBLIOGRAPHIE.

TRAITÉ CLINIQUE ET PRATIQUE DES MALADIES MENTALES, par le Dr LUYS,
médecin de la Salpêtrière, avec planches. In-8°. Paris, Delahaye,
XVI-672 p., 1881.

Un livre personnel, qui n'est pas la photographie réduite ou ampli-

... légitime notoriété par des études persévérantes sur la structure intime du cerveau, publiées avec des figures à l'appui, exposées oralement chaque année dans ses cours de la Salpêtrière. Sa vie scientifique n'a pas été livrée au hasard ; d'anatomiste, plus qu'expérimenté, il est devenu médecin, et les occasions ne lui ont pas manqué, placé qu'il était à la tête d'un grand asile privé, pour observer les malades. Ce qu'il avait ainsi accompli, le programme d'après lequel il avait ordonné son activité toute méritoire, est devenu à ses yeux la règle méthodique qui s'impose à tous : commencer par l'anatomie, en déduire la physiologie et, en fin de compte, aboutir à une médecine qui résulte de ces antécédents comme la conclusion des prémisses.

L'ouvrage est composé d'après ces données doctrinales, trop bien arrêtées dans l'esprit de l'auteur pour qu'il s'en laisse détourner par les difficultés de l'application.

Nous regrettons qu'il nous soit impossible d'entamer la controverse sur la théorie ; ce que nous pouvons, c'est de rechercher jusqu'à quel point les résultats répondront aux espérances du savant écrivain. C'est d'ailleurs un mode de jugement si souvent pratiqué dans ce journal qu'il est familier à nos lecteurs.

Nous prendrons pour exemple une seule maladie mentale, la lypémanie, à laquelle l'auteur a d'ailleurs consacré un chapitre important ; les affections cérébrales, où le délire semble n'intervenir que comme un élément accessoire ou secondaire, sont hors de cause.

Les lypémaniaques se divisent en deux catégories, la première comprenant les cas où le malade subdélirant garde en tout ou en partie conscience de son état ; la seconde renfermant les cas de mélancolie généralisée avec inconscience complète. Cette division soulèverait cliniquement bien des objections que nous croyons devoir omettre pour nous borner à la première espèce, désignée sous le nom de lypémanies partielles. Suivant nos habitudes, nous laissons la parole à l'auteur :

« Les régions cérébrales psycho-motrices qui, dans les conditions normales, concourent à donner l'expression somatique aux opérations psycho-intellectuelles, sont susceptibles ... subir isolément le collapsus spécial lypémaniaque (ischémie partielle) ... donner naissance à des manifestations qui ont un caractère spécial.

« Les incitations psycho-motrices à l'état normal, donnant à nos actes volontaires leur expression somatique, ce sont les mêmes incitations physiologiques qui, en période d'excitation incoercible, se superposent au délire et constituent le symptôme excitation.

« Ici les mêmes forces psycho-motrices sont en jeu ; seulement, au lieu d'apparaître avec des manifestations dynamiques exagérées, elles se révèlent avec une tension moindre et une véritable rétrocession progressive. De même que les éléments nerveux qui les engendrent sont susceptibles de s'élever à des tonalités ultra-normales, de même ils sont susceptibles de s'abaisser à une phase ultra-normale qui est la phase de la dépression de l'activité psycho-motrice.

« Lorsque les canaux sanguins se raréfient dans la trame cérébrale, la vie se ralentit et s'arrête du même coup.

« Les malades ainsi frappés partiellement dans les éléments générateurs de leur volonté effective conservent la pleine possession de leurs facultés intellectuelles. Ils s'expriment régulièrement, se rendent compte de ce qui se passe en eux, ils veulent agir et sentent qu'ils se heurtent à des difficultés intimes d'exécution.

« Ces troubles sont afférents aux régions psychiques, aux régions mères où s'enfante la volonté et d'où la personnalité consciente s'exprime en manifestations somatiques. »

Suit une description en quelques lignes des symptômes observés.

Nous avons choisi ce chapitre sans autre visée que de montrer combien la relation est malaisée à établir entre les centres moteurs quels qu'ils soient, et les manifestations mentales sur lesquelles nous sommes si amplement renseignés par l'observation directe, abstraction faite de toute pathogénie cérébrale. Hâtons-nous d'ajouter que lorsqu'il s'agit de délires liés à des lésions cérébrales manifestes, lors même qu'elles seraient encore inconnues dans leur essence, l'auteur est sur un terrain mieux approprié à sa méthode d'exposition et de recherche.

La publication nouvelle est, à la fois, une seconde édition des ouvrages et mémoires, tant originaux que de simple vulgarisation, publiés par lui de 1860 à 1870, seconde édition condensée, amendée ou développée suivant les progrès accomplis depuis cette époque, et la refonte en un seul tout des leçons qui firent l'objet, pendant ce même intervalle, de son enseignement privé.

Le lecteur trouvera donc dans ce travail considérable (920 pages in-8), dont un bon tiers en petit texte, une sorte d'intégrale ou de résultante de toutes les publications ou leçons antérieures du même auteur, offrant sous la forme d'un cours continu, divisé en leçons, le tableau du *fonctionnement normal et pathologique* tant de la vision unioculaire (réfraction) que de la vision associée ou binoculaire.

Au moment où s'ouvrent, pour la première fois dans nos facultés, des tribunes officielles pour l'ophthalmologie, l'auteur a voulu apporter une dernière contribution à une œuvre à laquelle il a consacré la dernière partie de sa vie.

La forme de rédaction choisie par M. Giraud-Teulon accuse expressément l'intention de fournir en même temps un aide-mémoire au personnel enseignant et à l'étudiant spécial, comme la répétition anticipée de l'enseignement officiel. Ce plan ne constitue pas, en effet, un simple artifice de rédaction. La plupart des divisions adoptées répondent à des leçons antérieurement données. Leur coordination s'est tracée d'elle-même sous la direction logique des nécessités d'un enseignement méthodique. Il y a donc lieu d'espérer qu'elles ne s'éloigneront pas trop, dans leur ordre, de celui que pourront être appelés à suivre, dans leurs cours, les éminents professeurs chargés de ces nouvelles chaires.

Il est cependant à craindre que quelques esprits amis du repos, et peu enclins à accepter ce qu'ils pourront nommer des nouveautés prétentieuses, ne rééditent encore, à propos de cette publication, des critiques dont les dix années qui viennent de s'écouler ont trop cruellement démontré le peu de fondement.

Ces ██████ ████████████████████████████████████
mathé██
ces for████ sont █████████████████████████████████
médec███ ███ succombent déjà ████ ██ poids des █████████████
gées : ████████mie, physiologie, █████████████ ████████, █
mie, ████████████, micrographie, histoire littéraire et █████████
que de la médecine, etc., etc. Il crimination████████ logiques, si █████████
trouvaient dans les mêmes bouches pleines █████████████ ████████
cations contre tout enseignement spécial.

Or, s'il est certain que l'acquisition des données mathématiques
premières, nécessaires à l'intelligence courante de ces questions,
exige bien une bonne année d'études exclusives de géométrie et de
physique *élémentaires*, il ne l'est pas moins que l'attribut fondamental de l'œil est une fonction *géodésique*, et que l'intelligence d'un fonctionnement spécial aussi élevé réclame forcément un enseignement
préalable non moins spécial.

Cette question de principe vidée, disons que dans nul autre auteur
nous n'avons jamais rencontré une telle et si constante préoccupation de simplifier ces formes considérées légèrement comme inabor-
dables. Qui a, le premier, suggéré la substitution des quantités de réfraction régulièrement croissantes, aux inverses des longueurs fo-
cales, dans la mesure des effets des lentilles et des états de réfraction,
et préparé ainsi, dix ou douze ans à l'avance, la généralisation; dans
l'espèce, du système métrique? Qui, encore aujourd'hui, ouvre sa nouvelle publication, par la réduction à une simple formule de *géométrie
physique élémentaire*, de la célèbre et complexe loi de la réfraction
sphérique de Gauss? Lui, que sa conception première, relevant de l'a-
nalyse différentielle, faisait la propriété exclusive des mathématiciens
émérites!

Loin donc de faire un reproche à M. Giraud-Teulon de sa propension
vers les formules élevées, c'est une reconnaissance qu'on lui doit d'a-
voir, partout et toujours, réduit au minimum possible l'introduction
d'une méthode inévitable et fatale.

Et d'ailleurs, qu'on jette seulement les yeux sur les notes qui terminent sa préface, et l'on verra si l'auteur accueille avec faveur les pré-
tentions au pontificat scientifique.

Quoiqu'on en ait, si l'œil est un instrument de précision géométrique, quelle autre langue emprunter pour l'exposition du mécanisme
de son fonctionnement, qu'une langue géométrique?

Les seules conditions à leur imposer peuvent-elles être autres que la plus grande simplicité associée à la plus grande clarté. Or, il nous paraît que l'auteur n'a pas eu d'autre objectif.

Une seconde critique aussi peu fondée a été adressée à l'auteur par les mêmes esprits un peu superficiels, savoir : sa prédilection prétendue pour les sources allemandes.

Mais, où donc a été donnée la *démonstration* du siège de l'accommodation ? où donc est née l'ophthalmoscopie ?

Où a été synthétisée la physiologie de la réfract⋯

Où a pris origine la découverte des condit⋯ ⋯ ⋯ ⋯ ᵤ₁ constituent le glaucome et sa thérapeut⋯ ⋅

Où s'est vu démontré le méc⋯ ⋯ ⋯ ⋯ dynamique des mouvements oculaires soit ⋯ ⋯ ⋯ ⋯nologiques ?

Où ? si ce n'est ⋯ ⋯ ⋯ ⋯

Il est re⋯ ⋯ ⋯ ⋯ment qu'en ces grandes découvertes, nous ay⋯ ⋯ ⋯ ⋯ mais si notre patriotisme peut en souffrir, il ⋯ ⋯ ⋯ cation ouverte que dans les champs de l'avenir ou du ⋯ ⋯ ⋯ et dans d'autres branches le présent nous relève assez haut!

D'ailleurs, sur ce terrain même, le lecteur français, si préoccupé qu'il puisse être de la place à donner à son pays, rencontrera dans la publication de M. Giraud-Teulon plus d'un chapitre où il trouvera satisfaction.

Que l'on ouvre l'ouvrage, à sa cinquième partie consacrée au mécanisme physiologique de la vision binoculaire, et il sera difficile de persister à considérer l'auteur comme inféodé *à priori* aux théories ⋯llemandes. En sus des considérations purement théoriques, on y ⋯ ⋯ cera plus d'une raison particulière que l'auteur pourrait avoir ⋯ ⋯ontrer sévère à leur endroit.

⋯ laissons ces questions quasi personnelles, et rappelons briè⋯ ⋯t les principales matières comprises dans la publication qui ⋯ s'occupe. Nous n'avons pour cela qu'à indiquer sommairement le ⋯nu des six divisions particulières du livre. Il est assez réguliè⋯ ⋯nent ordonné pour qu'un simple résumé de la table des matières ⋯ffise à en donner une idée.

La *première partie*, portant le titre de Réfraction sphérique, expose ⋯oute la théorie mathématique de Gauss, en partant du simple principe de l'équivalence des forces en physique. Toutes les formules y sont reconstituées avec *les seules méthodes de la géométrie la plus élémentaire*.

La *seconde partie* (comprenant six leçons), après une description

très sommaire de l'anatomie de l'œil, traite : 1° de la Physiologie générale de l'organe; — 2° des Aberrations optiques; — 3° de l'Opto-
métrie. — Enfin de la Dioptrique géométrique appliquée à l'œil.

Dans la troisième partie (trois leçons), la Dioptrique physiologique y
est reprise au point de vue *clinique.*

La quatrième partie est consacrée à la Dioptrique pathologique, ou aux
Anomalies de [la vision unioculaire, c'est-à-dire considérée, comme
le faisaient les anciens, au point de vue d'un œil fonctionnant seul.
(Deux leçons entières, dans ce chapitre, sont affectées à l'Ophthalmoscopie théorique et pratique.)

Cette quatrième partie est le résumé des travaux de l'école hollan-
daise, ou la reproduction du précis de la Réfraction et de l'Accommodation de l'œil (1865).

Les deux dernières parties sont consacrées à la Vision binoculaire ou
associée.

La Physiologie de ce fonctionnement prend toute la cinquième partie. L'auteur y met en regard les travaux de l'école allemande et ceux
de l'école française; et quoique intéressé dans les conclusions à
tirer de certains débats, sur le terrain purement mécanique, il rend
toute justice à nos rivaux.

L'école de Leipsig, en particulier, n'aura pas à se plaindre de l'exposé qu'il lui emprunte relativement *à la statique et à la dynamique des
globes oculaires.* Il se montre peut-être plus juste pour elle que certaines
écoles rivales, quoique de même nationalité.

La sixième et dernière partie (Pathologie fonctionnelle de la vision associée) s'occupe des troubles visuels qui naissent de la dissociation
des axes de la vision binoculaire.

L'auteur y examine successivement le Strabisme, tant au point de
vue de la pathogénie que de la thérapeutique; puis les déviations d'o -
dre paralytique (Diplopie). Dans ce chapitre, sont reproduites presqu'
en entier les leçons sur le strabisme et la diplopie publiées en 1863,
rapidement épuisées.

Enfin, une dernière leçon, résumant toutes les données immédiatement nécessaires pour l'analyse d'un cas pathologique quelconque,
offre *sous la forme d'une leçon clinique,* le plan d'une consultation sur
un trouble fonctionnel de la vue tel qu'il se présente au praticien.

INDEX BIBLIOGRAPHIQUE.

DE LA LUXATION CONGÉNITALE DU TI-
BIA EN AVANT AVEC RENVERSEMENT
DE LA JAMBE SUR LA CUISSE, par le
Dr Hibon, O. Doin, 1880.

L'auteur, en entreprenant ce travail,
a eu pour but de combler une lacune
dans l'histoire de cette lésion; c'est
l'étude de sa physiologie patholo-
Pour y arriver il a entrepri-
nouveau-nés une série
avec planches à l'...
l'évidence de...
complèt-
pe--
...-produire
-----rine. L'atten-
-----lée sur ce sujet par
..... qui a présenté dans le
c-- ---ue l'année 1880 trois cas de
-----ation congénitale à la Société de
chirurgie.

Dans une première partie, le Dr
Hibon décrit les symptômes de la lésion chez les enfants sains et bien
conformés d'ailleurs. La difformité
saute immédiatement aux yeux de
l'accoucheur, présentant toutefois des
degrés d'accentuation qui ont amené
l'auteur à admettre un renversement
complet et incomplet. Le traitement
assez simple consiste à réduire la
luxation par une série de manœuvres
quotidiennes; cette réduction doit être
maintenue par l'emmaillottement serré
des deux membres inférieurs, le
membre sain servant d'attelle au
membre malade.

La luxation du tibia en avant avec
renversement de la jambe sur la cuisse
chez les monstres est l'objet de la
seconde partie de cette thèse. Dans
ces cas, Cruveilhier a décrit une
double luxation, les pieds venant
s'arc-bouter contre la mâchoire inférieure.

Dans une troisième partie, toutes
les causes (hérédité, arrêt de formation,
attitudes vicieuses, arthropathies,
etc.) sont passées en revue et l'auteur
termine par une étude expérimentale
dont les conclusions sont malheureusement insuffisantes.

PATHOGÉNIE DES AFF--
L'OREILLE ÉCLAIR--
EXPÉRIMENTAL--
TOUX. A d--
niers ... ---ros-

..., comme son titre
----rasse une étude très
----sente trois parties différen-
, 1° anatomie et physiologie;
expérimentation; 3° partie clinique. La partie anatomique comprend
l'étude des nerfs auditifs, grand sympathique et trijumeau. On sait que le nerf
auditif se divise en deux branches, l'une
antérieure qui se rend aux canaux demi-
circulaires, l'autre postérieure qui se
distribue au limaçon. Ce dernier organe est l'objet d'une étude toute
spéciale tant au point de vue de son
embryogénie qu'au point de vue de
l'anatomie comparée, et l'auteur arrive à conclure que le limaçon est la
seule partie de l'oreille destinée à
l'audition. En outre l'expérimentation semble prouver l'action éminemment vaso-motrice du trijumeau sur
l'oreille interne.

DE L'HÉMORRHAGIE DANS L'OPÉRATION
DE LA TAILLE par le Dr A. Rouxeau,
interne des hôpitaux. A. Delahaye
et E. Lecrosnier, éditeurs, 1881.

L'opération de la taille s'accompagne toujours d'un suintement sanguin
qui de lui-même s'arrête assez rapidement. Mais une véritable hémorrhagie primitive ou plus rarement secondaire peut venir compliquer cette opération. Le sexe masculin, un âge
avancé, la longue durée de la maladie
calculeuse, l'existence d'un rétrécissement de l'urèthre, de fistules urinaires, une prédisposition hémorrhagique quelconque, en sont les causes
les plus fréquentes.

La taille latéralisée est le procédé
qui fournit toujours le plus de
sang.

L'hémorrhagie primitive est d'origine artérielle, lorsqu'elle survient pendant le temps des premières incisions ; il suffit d'une de ces anomalies fréquentes des artères bulbeuse et superficielle du périnée pour la produire. Une blessure du bulbe peut encore déterminer un écoulement sanguin considérable. L'hémorrhagie veineuse primitive moins fréquente résulte surtout des déchirures du col; c'est en effet, pour M. Guyon, à ce niveau que se produisent les hémorrhagies graves de la taille, hémorrhagies veineuses fournies par les veines périprostatiques et causées surtout par les déchirures que fait naître l'extraction d'une trop grosse pierre. Tel est encore le cas où le lithotome franchit les limites de la prostate. L'hémorrhagie la plus grave et heureusement la plus rare, est celle qui provient de la vessie; l'hémostase en est, en effet, des plus difficiles.

L'hémorrhagie secondaire, beaucoup plus sérieuse en raison du reflux possible du sang dans la vessie, peut ne s'observer que quelques jours après l'opération. Il résulte de nombreuses observations citées par l'auteur que le pronostic de cette complication est toujours sérieux et nécessite un traitement énergique dont le docteur Rouxeau indique avec soin tous les moyens.

En somme il existait jusqu'ici dans cette partie de la pathologie urinaire une lacune que l'auteur a su combler de la façon la plus satisfaisante.

CONTRIBUTION A L'ÉTUDE DES TRAUMATISMES DE LA VESSIE, par le Dr P. MALTRAIT, Paris 1881.

C'est une étude longue et consciencieuse des traumatismes de la vessie contenant un historique complet du sujet, près de quatre cents observations, un grand nombre d'expériences variées, et une étude clinique et doctrinale du sujet. Nous résumerons seulement ici les conclusions de l'auteur. Les blessures de la vessie sont relativement assez fréquentes : les plaies de vessie les plus fréquentes sont celles produites par les armes à feu dont les projectiles peuvent pénétrer par l'hypogastre, le périnée et les différents points de la ceinture pelvienne. La vessie peut se déchirer par un mécanisme indirect, à la suite d'une chute sur les pieds.

Parmi les symptômes il faut noter l'hémorrhagie qui peut être très abondante et le ténesme. Dans les ruptures il peut y avoir une ecchymose et de la tuméfaction de la paroi abdominale. La douleur est violente surtout si le péritoine a été atteint. La gravité des blessures de la vessie n'est pas douteuse, mais on est loin de les regarder aujourd'hui comme fatalement mortelles. Le pronostic dépend de l'étendue et du siège de la blessure. Les blessures intra-péritoneales se terminent généralement par la mort, tandis que les extra-péritonéales guérissent très souvent. Le diagnostic des ruptures est parfois très difficile, car la déchirure de la vessie est parfois disposée de telle sorte qu'elle fait valvule et empêche le liquide urinaire de tomber dans la cavité abdominale; de plus l'urine peut être teintée de sang venant d'une petite déchirure de la muqueuse sans qu'il y ait rupture vésicale proprement dite.

L'indication première du traitement est de favoriser l'écoulement de l'urine par l'urèthre ou la plaie extérieure avec ou sans débridement. Dans le cas de blessure intra-péritonéale, on devra pratiquer sans hésiter la laparotomie pour aller suturer la vessie et procéder à la toilette du péritoine. La suture, faite avec un fil de lin ou un fil métallique très fin, de préférence au catgut, devra adosser la couche péritonéale dans une certaine étendue, afin de faciliter la réunion. M. Maltrait a exclu de cette étude les blessures qui surviennent parfois pendant une manœuvre opératoire,

---

Les rédacteurs en chef, gérants,

CH. LASÈGUE, S. DUPLAY.

TABLE ALPHABÉTIQUE
DES MATIÈRES DU TOME 148ᵉ
(1881, vol. 2).

Abcès froids et tuberculose osseuse. V. *Lannelongue.*

Académie de médecine. 112, 236, 358, 491, 617, 746

Académie des sciences. 117, 240, 494, 622, 751

Acide (Valeur antiseptique de l'— phénique.). V. *Glénard.* — salicylique, 497. — urique.

ALBUTT. Origine et traitement des manifestations scrofuleuses du cou. 371

ALEXANDER. Quelques formes morbides rares accompagnées de lésions des nerfs trophiques ou des centres trophiques se traduisant par des troubles trophiques. 656

— (On rare forms of disease accompanied by lesions of trophic nerves or trophic centres. 669

Alimentation rectale. V. *Tyson.*

Allaitement artificiel. V. *Ardenne* (d'). — maternel. 358

Alun (Dangers de l'emploi de l'— en contact avec le cuivre dans les préparations culinaires). 862, 492

Anémie aiguë des mineurs du Saint-Gothard par l'ankylostome. 113

Anévrysmes (Du traitement des — par le bandage élastique. V. *Duplay.* — V. *Bellamy.* — V. *Walter Reid.*

ANGER (Th.). Nouveaux instruments pour pratiquer la taille hypogastrique avec le thermo-cautère, et indications opératoires. 505

Annuaire de thérapeutique pour 1881. V. *Bouchardat.*

Antiseptic inhalation in pulmonary affections. V. *Coghill.*

Arcades dentaires (Des déviations des —.) V. *Gaillard)*

ARDENNE (D'). De l'allaitement artificiel. 639

Arthropathies (Traitement de certaines — par l'électricité). V. *Joffroy.*

Atélectasie (De l'— pulmonaire). V. *Rommalaere.*

Atrophies viscérales. V. *Poulin.*

AVRARD. De l'involution incomplète de l'utérus après la grossesse et de ses conséquences. 256

Auscultation et percussion. V. *Flint.*

Bacillus de la fièvre typhoïde. V. *Klebs.*

Bactéridies dans la lèpre. 748

Bactururie (De la —). V. *Roberts.*

BADAL. Leçons d'ophthalmologie. 754

BALL. Du mal perforant du pied chez les ataxiques. 369

BALZER. Recherches histologiques sur le favus et la tricophytie. 385

Bandage de caoutchouc. V. *Forster.*

BARATOUX. Pathogénie des affections de l'oreille. 761

BARIÉ. Contribution à l'histoire des paralysies d'origine intestinale. 555, 680.

BARKER. Opérations qui se font sur les reins. 502

BARNES. Néphrite interstitielle. 95

BARWELL. Observation de néphrectomie par la néphrolithiase. 503

BAUMULLER. Un cas de fibrinurie aiguë. 736

BELFIELD. Deux cas de myôme de la vessie. 234

BELLAMY. Note sur le traitement des anévrysmes par la bande élastique d'Esmarch. 508

BIGELOW. Note sur les progrès récents de la lithotritie. 504

Botocudos (Etude anthropologique sur les —). V. *Rey.*

BOUCHARDAT. Annuaire de thérapeutique pour 1881. 128

BRAULT. Contribution à l'étude des néphrites. 127

BRODIE-SEWEL. V. *Miller.*

Bronchectasie. (De la — congénitale). V. *Gravitz.*

BROUSSIN. Note sur la rétention d'urine au début de la grossesse. 287

BROWN-SÉQUARD. Des localisations dans les maladies de l'encéphale et de la moelle épinière au point de vue du diagnostic. 362

BRYANT. Deux cas de gastrotomie suivis de succès. 106

BUCQUOY. Quelques renseignements cliniques sur le délire de la fièvre typhoïde, particulièrement le délire de la convalescence. 24

BUZZARD. Sur certaines phases peu connues de tabes dorsalis. 368

Cal (De la résection d'un — de la clavicule comprimant les vaisseaux et les nerfs sous-claviers.) V. *Delens.*

Calcul de cholestérine ayant déterminé des accidents d'obstruction intestinale. V. *Felts.* — du périnée.

LAVERAN. Nature parasitaire des accidents de l'impaludisme. 639

LAWSON TAIT. Des progrès récents de la chirurgie abdominale. 498

LECORCHÉ. Etudes médicales faites à la maison municipale de santé de Paris. 379

LEMEKE. Des gliomes du système cérébro-spinal et de ses annexes. 742

LÉPINE. Détermination de l'activité de la sécrétion biliaire dans différentes conditions morbides du foie. 377

Lésions corticales, 119. — intra-crâniennes. V. Williams-Macewens.

LETZERICH. Recherches expérimentasur la fièvre typhoïde. 488

LEVEN. Physiologie et pathologie de l'estomac. 877

Lithotritie. V. Bigelow.

Localisations (Des —). V. Brown-Séquard.

Logements insalubres. V. Marjolin.

LOUPIE. De l'opération de la hernie ombilicale étranglée. 256

LOZE. Variole et vaccine. 638

LUCAS. Cas de néphrectomie. 503

Luxation congénitale du tibia. V. Hibon.

LUYS. Traité clinique et pratique des maladies mentales. 756

MAGITOT. Etudes cliniques sur les accidents de l'éruption des dents chez l'homme. 536, 653

MAHOMED. Maladie chronique de Bright sans albuminurie. 873

Maladie (Un cas de — d'Addison). V. Lasègue. — V. Greenhow. — de Bright. V. Mahomed.— V. Roseinstein. — des femmes. V. Eustache. — des voies urinaires. V. Voillemier. — V. Guyon. — mentales. V. Luys. — virulentes. 617

Mal perforant du pied chez les ataxiques. V. Ball et Thibierge.

Malaria (Nouvelles études sur la nature de la —). V. Cuboni et Marchiafava.

MALTRAIT. Etude des traumatismes de la vessie. 762

Manifestations scrof. du cou. V. Albutt.

MARCHIAFAVA. V. Cuboni.

MARJOLIN. Etude sur les causes et les effets des logements insalubres. 631

MARTIN. Les cimetières et la crémation. 127

MATÉ. 495

MATHIEU. L'hypertrophie du cœur et l'endo-périartérite dans la néphrite interstitielle. 462, 583

MAYMON. La diphthérie chez l'adulte. 410

MAZZONI. Calculs du périnée. 506

Médicaments et série médicamenteuse 360

MAGNIN. Revue critique d'helminthologie. 712

MÉHU. Etude sur les liquides extraits des kystes ovariques. 257

Membrane (De l'influence du retrait de la — interosseuse sur la perte des mouvements de supination dans les fractures de l'avant-bras). V. Ramonet.

Mémoire (Les maladies de la —). V. Ribot.

Ménorrhagie (Transfusion dans une — profuse). V. Whiteside Hime.

Métaux. 753

Microzymas (Propriété et fonctions des — pancréatiques). 113, 118, 120

MILLER. Kyste volumineux dermoïde dans l'abdomen d'un homme. 103

MONOD. De la contusion du testicule et de ses conséquences. 431, 567, 692

MORRANT-BAKER. Des affections pathologiques du rein qui sont susceptibles de traitement chirurg. 501

MULLER. Pathologie des tumeurs de la base du cerveau. 866

— Contribution à l'étude de l'épilepsie de Jackson et de la localisation du centre cérébral correspondant au point de départ brachial. 367

Muqueuse vésicale. 626

Myôme de la vessie. V. Belfield.

Myocardite (De la — scléreuse hypertrophique). V. Rigal et Juhel-Rénoy.

Nanisme (Un cas de —). 622

Néphrectomie. V. Barwell. — V. Lucas.

Néphrites (Contribution à l'étude des —). V. Brault. — glomérulaire. V. Johnson. — interstitielle. V. Barres. — et arthrite saturnines. V. Lancereaux.

Nerfs (De l'élongation des —). V. Chauvel. — (Lésions des — trophiques). V. Alexander.

NEUBER. Deux cas de hernies inguino-propéritonéales étranglées. 231, 233

NIMIER. De la région maculaire au point de vue normal et pathologique. 297, 445

OLLIER. De la valeur comparative des résections hâtives et des résections tardives dans les diverses affections articulaires. 509

Ophthalmologie (Leçons d'—). V. Badal. 28

Orchite épidémique. V. Heller.

Oreille (Traité des maladies de l'—). V. Urbantschitsch et Calmettes.

Opération d'Emmet. V. Page.

Papaïne dans la diphthérie. 242
Paralysie agitante. V. *Chambard.*—
(Contribution à l'histoire des — d'origine intestinale). V. *Barié.*
PARIZOT. Essai sur les températures locales dans les affections chirurgicales. 382
Pectoriloquie aphone. V. *Powel.*
Pellagre. 238, 495
Percussion (De la — du crâne). V. *Robertson.*
Périchondrite du pavillon de l'oreille. V. *Powley.*
PETIT. — V. *Folinea.*
Peptones. 117, 746
Péripneumonie. 620, 748
Permanganate de potasse. 626
Phlébite rhumatismale. V. *Vicaji.*
Phthisie pulmonaire. V. *Jacooud.*
PICQUET. Hépatite interstitielle palmodéenne.
Plaies (Réunion par pr⸱⸱⸱ ⸱⸱⸱ tion des — chirurⸯ⸱ ⸱ phry. — d'oⸯ ⸱⸱⸱⸱⸱ ⸱ Gangee
Pleurⸯ⸱ ⸱⸱⸱⸱
⸱⸱⸱ ⸱⸱ ⸱ ⸱⸱ ⸱ et contre-⸱ ⸱ -ⸯ- V. *Robert.*
⸱ ⸱ ⸱ ⸱ ⸱ ⸱ ⸱a) — franche aiguë,
⸱ ⸱ evolution et de sa crise). V.
⸱ ⸱net.
⸱ ueumonie contagieuse (Inoculation de la). 493
Polype de l'amygdale droite. V. *Frühwald.* — (Ablation des — fibreux de l'utérus). 746
POOLEY. Périchondrite du pàvillon de l'oreille. 490
Psoriasis (Pathologie du —) V. *Thin.*
POULIN. Atrophies viscérales consécutives aux inflammations chroniques des séreuses. 489
Pouls (Etude expérimentale sur l'état du — carotidien pendant le travail intellectuel). 112
POWEL. De la valeur du symptôme de Bacelli « pectoriloquie aphone » pour le diagnostic différentiel de l'épanchemént de liquide dans la plèvre. 375
PROUST. La conférence sanitaire internationale de Washington. 196
Ptomaïnes (Réactifs particulier aux—) 113, 116
Quinoïdine (Borate de —). 113

RAFFO. Un cas de hernie inguinale ovarique simulant l'étrangl. 235
Rage. 114, 498
RAMONET. De l'influence du retrait de la membrane interosseuse sur la perte des mouvements de supination dans les fractures de l'avant-bras. 190

REDARD. Recherches cliniques sur la thermométrie locale. 376
Région maculaire (De la — au poiat de vue normal et pathologique). V. *Nimier.*
Rein (Affections du — susceptibles de traitement chirurgical. V. *Morrant Baker.* — (Extirpation du —). V. *Czerny.* — (Opérations qui se font sur les —). V. *Barker.*
Résections hâtives et résections tardives. V. *Ollier.* — de l'extrémité férieure du tibia et du pérⸯ⸱ ⸱
Rétine (Sensibilité de la
Réunion immédiate. ⸱ ⸱
REY. Etude anⸯ⸱ ⸱ ⸱ botocⸯ⸱ ⸱ ⸱ ⸱⸱⸱ 128
Rhuⸯ⸱ ⸱ ⸱ ⸱ ⸱umatisme
⸱⸱⸱ ⸱ ⸱on.
⸱ ⸱ ⸱ la mémoire. 126
⸱ ⸱ ⸱s cliniques sur l'hystⸯ⸱epsie. 633
⸱AL. De la myocardite scléreuse hypertrophique. 129, 313
RITTER. V. *Felts.*
ROBERT. Indications et contre-indications de la pleurotomie. 640
ROBERTS. De la bacturérie. 376
ROBERTSON. De la percussion du crâne dans le diagnostic des affections cérébrales. 865
ROMMELAERE. De l'atélectasie pulmonaire. 734
ROSENSTEIN. Des différentes formes de la maladie de Bright. 373
ROUSSEL. De la syphilis tertiaire dans la seconde enfance et chez les adolescents. 126
ROUXEAU. De l'hémorrhagie dans l'opération de la taille. 761
RYDYGIER. De la résection de l'estomac. 615

SAMPSON GAMGEE. Des causes qui empêchent la réunion par première intention dans les plaies d'opér. 506
Sécrétion biliaire. V. *Lépine.*
SMITH. De l'emploi de la codéine dans le traitement du diabète. 618
Société de médecine de Nancy (Mémoires de la —). 127
Sourds-muets. 754
Spectroscope. 754
Spirophore. 238
Strychnine. 625
Substance toxique extraite de la salive humaine. 359
Suture nerveuse et régénération des nerfs. V. *Wolberg.*
Symétries vaso-motrices. 119
Syphilis (La — comme cause de l'ataxie locomotrice. V. *Erb.* — (Etude sur les — ignorées). V. *Jumon.* —

(De la — tertiaire dans la seconde enfance et chez les adolescents). V. *Roussel.*

Syphilitiques (Des lésions traumatiques chez les —). V. *Folinea.*

Tabac (Abus du —). 113

Tabes dorsalis (Phases peu connues de —). V. *Buzzard.*

Taille hypogastrique. V. *Anger (Th.).*

— sus-pubienne avec distension préalable du rectum. 618

TALAMON. Recherches anatomo-pathologiques et cliniques sur le foie cardiaque. 347

Températures locales (Essai sur les — dans les affections chirurgicales. V. *Parisot.*

TERRILLON. V. *Monod.*

Testicule (De la contusion même et de ses conséquences. V. *Monod* et *Terrillon.*

Tétanos électrique.

Thermographe. 243

Thermométrie locale. V. *Redard.*

THIBIERGE. V. *Ball.*

THIN. Pathologie du psoriasis. 629

THOMPSON. Progrès récents dans la méthode d'extraction des calculs vésicaux. 504

Transplantation osseuse. 243

Traumatisme de la vessie. V. *Maltrait.*

Trichinose musculaire. 245

Tuberculose. 497, 626, 754

Tumeurs (Pathologie des — de la base du cerveau). V. *Muller.* — (Traitement des — érectiles par la vaccination). 620

TYSON. Alimentation rectale. 630

URBANTSCHITSCH. Traité des maladies de l'oreille. 636

Urée. 495, 626

Urémie expérimentale. V. *Feltz* et *Ritter.*

Urine et intoxication phéniquée dans le pansement de Lister. V. *Falkson.* — (Note sur la rétention d'— au début de la grossesse.) V. *Broussin.* — (Ferments et fermentation de l'—). 114

Utérus (Extirpation sus-vaginale de l'—). V. *Zwaan.* — (De l'involution incomplète de l'—). V. *Avrard.*

Vaccination animale, 236, 358, 316, 492, 638. — Charbonn., 117, 236, 240

Variole. V. *Loze.* — du pigeon. 245

— (Médication éthérée opiacée dans la —). 493

Venins. 359

VERNEUIL. De la réunion immédiate. 508

VICAJI. Phlébite rhumatismale. 228

Vision (La — et ses anomalies). V. *Giraud-Teulon.*

VOILLEMIER. Traité des maladies des voies urinaires. 250

VINCENT. De la laparotomie et de la cysthorraphie dans les plaies perforantes intrapéritonéales de la vessie. 499

Viscose. 494

WADE. Remarques sur la dilatation de l'estomac. 627

WALDSTEIN. Un cas d'échinocoque multiloculaire du foie. 343

WALKER. Rupture de l'intestin. 612

WALTER REID. Dans quelles espèces d'anévrysme externe peut-on appliquer le traitement par la bande élastique d'Esmarck. 508

WILLIAMS. Cas remarquable de fistule recto-vésicale et de calcul fécal chez l'homme. 614

WILLIAM-MACEWENS. Lésions intra-crâniennes éclairant certains points en rapport avec les localisations des affections cérébrales; avantages de la trépanation antiseptique. 738

WILTESIDE HIME. Transfusion dans une ménorrhagie profuse. 629

WOAKES. Le ganglion cervical inférieur considéré comme un centre nerveux de corrélation. 370

WOELFER. De l'histoire du cancer de la langue et de son traitement chirurgical. 35

WOLBERG. Recherches critiques et expérimentales sur la suture nerveuse et la régénération des nerfs. 613

Xanthélasma (Etude clinique et histologique sur le —). V. *Gendre.*

ZWAAN. Modifications apportées à l'extirpation sus-vaginale de l'utérus. 500

Paris. — Typographie A. PARENT,
A. DAVY, successeur, imp. de la Fac. de méd., rue M.-le-Prince, 29-31.

VI